CLINIQUE MÉDICALE

DE

L'HOTEL-DIEU DE PARIS

PAR

A. TROUSSEAU

PROFESSEUR DE CLINIQUE MÉDICALE DE LA FACULTÉ DE MÉDECINE DE PARIS
Médecin de l'Hôtel-Dieu, Membre de l'Académie de médecine

———

SEPTIÈME ÉDITION

PUBLIÉE PAR LES SOINS DE M. MICHEL PETER

Professeur à la Faculté de médecine de Paris
Médecin des hôpitaux

Accompagnée du portrait de M. le professeur Trousseau

TOME PREMIER.

PARIS

LIBRAIRIE J.-B. BAILLIÈRE ET FILS

Rue Hautefeuille, 19, près le boulevard Saint-Germain

1885

portrait de M. le professeur **Trousseau**, photographie Nadar, héliographie Baudran et de La Blanchère, format de la *Clinique médicale de l'Hôtel-Dieu* .... 1 fr.
and portrait format colombier, sur papier de Chine, franco d'emballage .... 5 fr.

CLINIQUE MÉDICALE

DE

L'HOTEL-DIEU DE PARIS

I

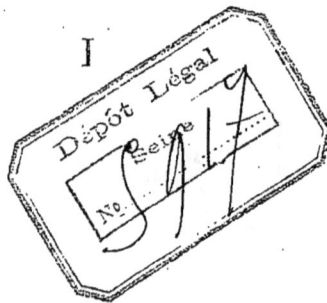

TRAVAUX DU MÊME AUTEUR

Traité pratique de la phthisie laryngée, de la laryngite chronique et des maladies de la voix. Ouvrage couronné par l'Académie de médecine. Paris, 1837, in-8° avec 9 planches gravées. (*En collaboration avec Belloc.*)

Traité de thérapeutique et de matière médicale, Paris, 1877 2 vol. in-8. (*En collaboration avec M. Pidoux.*) 9° édit. revue et augmentée par Constantin Paul

BOURLOTON. — Imprimeries réunies, **B.**

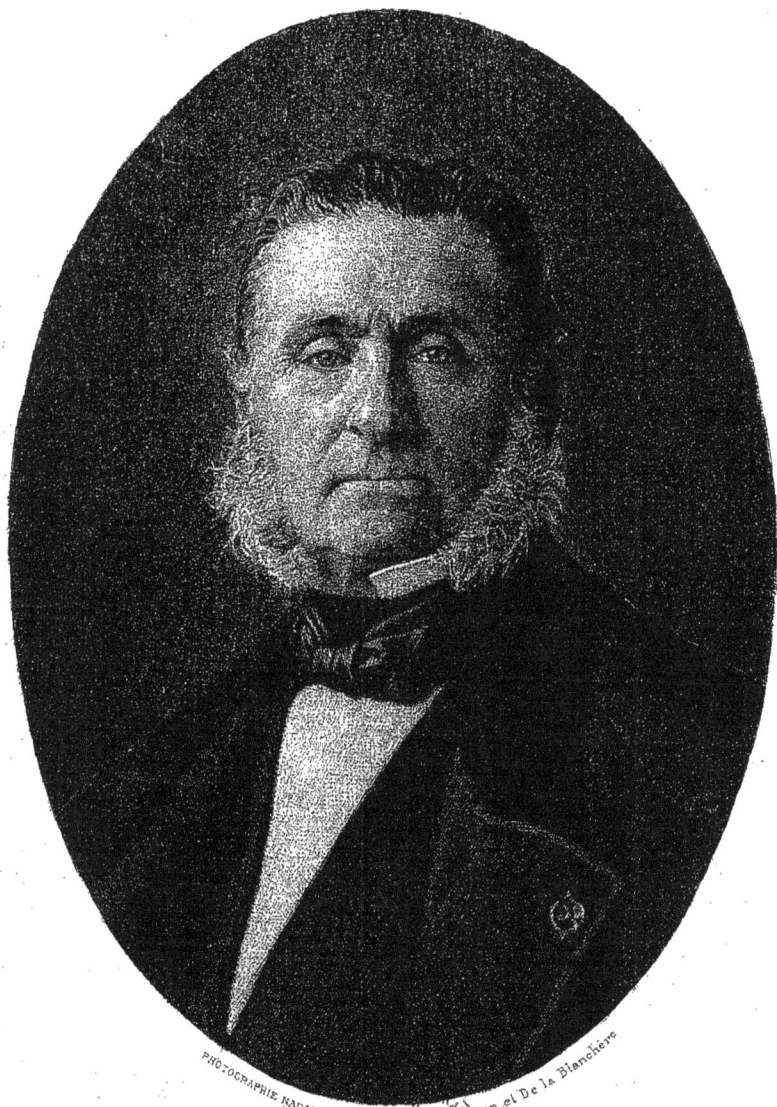

PHOTOGRAPHIE NADAR   Héliographie Baudren et De la Blanchère

TROUSSEAU

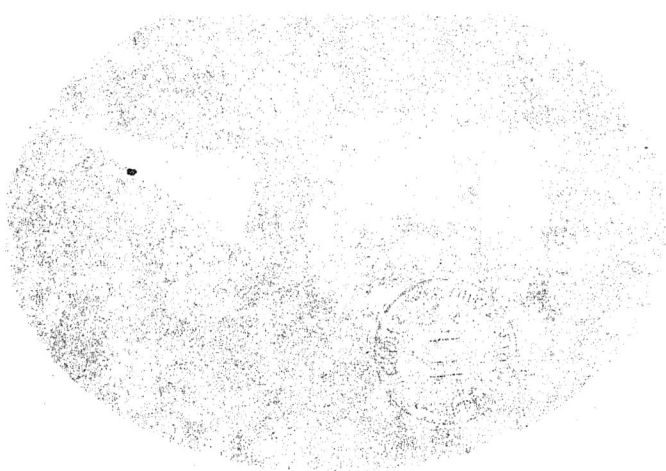

CLINIQUE MÉDICALE

DE

L'HOTEL-DIEU DE PARIS

PAR

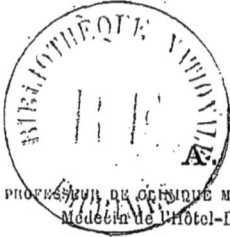

A. TROUSSEAU

PROFESSEUR DE CLINIQUE MÉDICALE DE LA FACULTÉ DE MÉDECINE DE PARIS
Médecin de l'Hôtel-Dieu, Membre de l'Académie de médecine

SEPTIÈME ÉDITION

PUBLIÉE PAR LES SOINS DE M. MICHEL PETER

Professeur à la Faculté de Médecine de Paris
Médecin des Hôpitaux

Accompagnée du portrait de M. le professeur Trousseau

TOME PREMIER

PARIS

LIBRAIRIE J.-B. BAILLIÈRE et FILS

Rue Hautefeuille, 19, près le boulevard Saint-Germain

1885

AVERTISSEMENT

Mon illustre maître, Trousseau, qui, de son vivant, m'avait déjà chargé de la publication de la troisième édition de la *Clinique médicale de l'Hôtel-Dieu de Paris*, m'a, par une de ses dernières volontés, expressément désigné pour publier les éditions ultérieures de cet ouvrage et y faire les additions que nécessiterait la marche de la science.

C'est en conformité de ce vœu que j'ai donné mes soins à cette nouvelle édition.

La tâche m'en a été d'autant plus facile que, chef de clinique de Trousseau, ayant vécu jusqu'au dernier jour de sa vie dans l'intimité de la pensée scientifique du maître, sachant quels étaient son enthousiasme pour le vrai et l'utile en médecine, et sa généreuse bienveillance pour tous les travailleurs, je n'avais en quelque sorte qu'à faire revivre mes souvenirs pour m'inspirer dans mon travail et remplir ma mission d'éditeur.

Ce n'est cependant qu'avec un pieux respect que j'ai touché à l'œuvre de Trousseau [1] : modifiée dans certains détails seulement, elle conserve intacte son originalité saisissante.

Dans l'avertissement de la seconde édition, Trousseau rappelait que MM. Léon Blondeau, Dumontpallier et Peter « avaient pris tous trois à son travail une part autre que celle de la rédaction pure et simple; qu'ils l'avaient aidé dans ses recherches et souvent lui avaient laissé l'honneur de travaux fort intéressants, dont ils avaient fait en quelque sorte le sacrifice. » Il eût été injuste de ne pas reproduire ici ce témoignage du maître qui n'est plus.

MICHEL PETER.

Paris, 20 août 1872.

---

1. Les principales additions faites à la *Clinique* portent sur les points suivants : TOME Iᵉʳ. — Leçon sur la Variole : marche de la température, p. 48, 55, 57 et 80; — description histologique de la pustule varioleuse, d'après M. Vulpian, p. 50; - altérations du sang, p. 51; — lésions du larynx, p. 68; — recherches de MM. Desnot et Huchard sur les complications cardiaques (endocardite, péricardite, myocardite), p. 71. — Leçon sur la Vaccine : recherches de M. Chauveau sur le virus vaccin, p. 113. — Leçon sur la Scarlatine : marche de la température, p. 156, 160; — altérations du sang, p. 156. — Leçon sur la Rougeole : marche de la température, p. 199; — altérations

INTRODUCTION

MESSIEURS,

Avant de vous parler des malades de notre service, j'ai besoin de bien vous dire ce que j'entends par un enseignement clinique, ce que doit être un professeur, ce que doivent être ceux qui suivent ses leçons. — Il m'est sans doute agréable de voir de nombreux élèves se presser autour des lits et remplir les bancs de l'amphithéâtre; mais il m'est bien plus agréable encore d'avoir la conscience de remplir une utile mission, et de laisser dans l'esprit de la jeunesse des notions qui seront fécondées plus tard. Du côté du professeur, du côté des élèves qui viennent l'entendre, il y a certaines conditions sans lesquelles un enseignement clinique est nécessairement stérile.

Bien que la clinique soit le couronnement des études médicales, cependant, messieurs, je ne voudrais pas vous laisser croire que cette étude ne doit être commencée que lorsque vous êtes bientôt arrivés au terme de votre carrière d'étudiants.

Du jour qu'un jeune homme doit être médecin, il doit fréquenter les hôpitaux. Il faut voir, toujours voir des malades. Ces matériaux confus, que l'on amasse sans ordre et sans méthode, sont pourtant d'excellents matériaux; inutiles aujourd'hui, vous les retrouverez plus tard enfouis dans les trésors de votre mémoire. Arrivé aujourd'hui à la vieillesse, je me rappelle les malades que j'ai vus il y a quarante-trois ans, lorsque je faisais les premiers pas dans la carrière; je me rappelle les principaux symptômes, les lésions anatomiques, les numéros des lits, quelquefois les noms des malades qui, à cette époque si éloignée, ont frappé mon esprit. Ces souvenirs me servent souvent, ils m'instruisent encore, et quelquefois vous m'entendez les invoquer dans nos conférences cliniques.

Je demande donc que le jeune étudiant assiste tous les jours à une visite d'hôpital. Il importe peu pour moi qu'il commence par la médecine ou par la chirurgie. Toutefois, il me semble que la fréquentation des salles médicales est plus profitable en commençant que celle des services de chirurgie. Le jeune homme est attiré par le spectacle des œuvres chirurgicales ; la solennité de l'appareil, l'adresse du chirurgien, les résultats immédiats conquis et obtenus par l'artiste frappent et séduisent sa jeune imagination ; mais il n'assiste qu'à un spectacle stérile pour lui. Il faut être déjà bien habile en anatomie et en physiologie pour comprendre le mécanisme d'une réduction de fracture ou de luxation ; mais l'élève qui assiste à ces opérations délicates, dans lesquelles le chirurgien ne donne pas un coup de bistouri sans se souvenir des détails anatomiques les plus minutieux, ne peut comprendre ce qu'il faut d'habileté, de sang-froid, d'intelligence, pour arriver à des résultats immenses pour l'artiste, inappréciables pour celui qui ne connaît rien encore. — J'ai toujours vu que les jeunes gens étaient plus séduits par ces opérations qui ne demandent pas beaucoup plus d'intelligence qu'il n'en faut à un garçon boucher pour dépecer un bœuf, que par ces merveilleux procédés, ces manœuvres délicates et intelligentes qui constituent le véritable chirurgien, et qui frappent d'admiration ceux qui, déjà profondément instruits, peuvent comprendre et apprécier. Vous ne tirerez donc de profit réel de la fréquentation des salles de chirurgie que lorsque vous serez déjà initiés à l'anatomie, tandis que, pour les premières études de médecine, il vous suffira d'avoir quelques notions superficielles de physiologie.

Vous vous habituerez bientôt à voir des malades, à lire sur leur visage la gravité de l'affection ; à tâter le pouls et à en apprécier les qualités ; vous prendrez les premières notions de l'auscultation et de la percussion. Vous connaîtrez de bonne heure les grands troubles fonctionnels des divers appareils de l'économie ; les modifications des sécrétions et des excrétions ; vous verrez dans les salles d'autopsie quelques-unes des relations qui existent entre les lésions cadavériques et les symptômes ou les signes observés pendant la vie ; et déjà, après quelques mois, vous aurez appris bien des choses qu'il vous eût fallu apprendre plus tard. Encore une fois, ce ne seront là que des notions indigestes ; mais, chemin faisant, les leçons et surtout les conversations intimes de vos maîtres et de vos condisciples, vous auront aidés à coordonner quelques-uns de ces matériaux ; et déjà vous en aurez assez pour que vos études soient désormais attrayantes.

Il semble étrange aux yeux du monde d'entendre des médecins parler du charme qui accompagne l'étude de notre art. Et cependant l'étude des lettres, de la peinture, de la musique, ne donne pas de jouissances plus vives que celle de la médecine; aussi celui-là doit-il renoncer à notre profession qui n'y trouve pas, dès le début de la carrière, un attrait presque irrésistible.

Mais cet attrait de l'étude de la médecine faite au lit du malade n'est pourtant pas quelquefois sans de légers inconvénients. Le jeune élève qui, chaque matin, a passé une ou deux heures dans les salles d'un hôpital, ne retrouve pas avec grand plaisir la table de dissection. Je conviens que, pour le débutant, l'étude de l'anatomie est souvent pénible. C'est une étude de nécessité, une étude préparatoire indispensable au médecin et au chirurgien; mais on n'en saisit pas tout de suite l'utilité, et le travail pénible, dégoûtant, auquel il se faut soumettre, l'attention soutenue qu'il faut avoir, fatiguent l'élève; il ne faut rien moins que l'inflexible nécessité des examens pour retenir dans les salles de dissection la plupart de nos jeunes recrues.

La facilité et le charme de l'étude de l'hôpital peuvent donc devenir un danger, en ce sens qu'ils offrent aux élèves une séduction trop grande, qui les éloigne d'études nécessaires et sérieuses.

Le peu de temps que vous consacrez à la médecine rend bien difficile pour vous l'étude des sciences accessoires. Il importe que, avant d'entrer dans la carrière médicale, vous ayez déjà des notions de chimie et de physique suffisantes pour comprendre les applications de ces sciences à la médecine; mais je déplorerais profondément le temps que vous perdriez à acquérir des connaissances chimiques trop étendues. Quoique la chimie ne rende à la médecine proprement dite que des services très limités, quoique, en général, les gens les plus éminents dans les sciences chimiques n'aient été que de pauvres médecins, de même que les véritables praticiens ont été de tout temps de tristes chimistes, je n'en conviendrai pas moins qu'il serait désirable que le médecin eût des notions de chimie plus étendues, ne fût-ce que pour se convaincre de la vanité des prétentions des chimistes qui s'imaginent connaître et expliquer les lois de la vie et de la thérapeutique, parce qu'ils connaissent quelques-unes des réactions qui s'accomplissent dans l'économie. La vie d'un homme intelligent suffit à peine à connaître la physiologie, la pathologie médico-chirurgicale et la thérapeutique; comment demander à un élève de dissiper son attention dans des études accessoires, qui, pour n'être pas complètement inutiles, sont cependant trop peu importantes pour qu'on leur doive sacrifier la physiologie, la clinique et la thérapeutique, sans lesquelles il ne peut y avoir de médecin?

Loin de moi, messieurs, la pensée de faire un procès aux sciences accessoires et à la chimie en particulier; je ne condamne que l'exagération et la prétention de ces sciences, leur immixtion maladroite et impertinente dans notre art. Personne, que je sache, ne nie que toutes les compositions et décompositions, que tous les mouvements moléculaires, que toutes les manifestations des forces appartenant à la vie végétative, ne soient des actes physico-chimiques; mais si, parmi ces manifestations, il en est qui soient régies par les mêmes lois que celles de la matière morte, il en est d'autres, et ce sont les plus nombreuses, les plus importantes, les plus essentielles à la matière vivante, qui obéissent à des lois essentiellement différentes; lois que la chimie découvrira peut-être un jour, mais qui, jusqu'à présent, restent autonomiques, spéciales, inexpliquées, inexplicables, et devant lesquelles doivent s'arrêter, vaincus, les chimistes et les physiciens. Qu'ils gardent par devers eux l'opinion de subordonner, dans un avenir plus ou moins lointain, les lois de la vie à celles de la cornue, j'y consens; mais, jusqu'à nouvel ordre, je veux qu'ils soient modestes et qu'ils ne nous imposent pas leurs espérances pour des vérités acquises. Je veux bien confesser mon ignorance comme chimiste, mais à la condition qu'ils confesseront la leur comme physiologistes et médecins.

Je serais au désespoir d'avoir à revenir devant vous sur des discussions qui laissent à chacun son opinion et qui, jusqu'ici, n'ont jamais conduit à un résultat.

Pour moi, comme pour la plupart des physiologistes et des médecins, les actes de la vie organique, et, à plus forte raison, ceux de la vie animale, sont soumis à des lois qui, jusqu'à nouvel ordre, doivent être considérées comme essentiellement différentes de celles qui régissent la matière inorganique.

Voici deux œufs, tous deux pondus par la même poule à quelques jours d'intervalle, l'un ayant reçu l'influence fécondante du mâle, l'autre ne l'ayant pas reçue.

Je supplie le chimiste le plus habile de me dire ce que l'analys lui apprendra relativement à ces œufs. Dans l'un et dans l'autre, de l'albumine, de la graisse, des phosphates terreux, des chlorures un peu de fer, etc., etc. Le chimiste y a-t-il trouvé ce en quoi chimiquement, physiquement, diffèrent ces deux œufs? Admettra-t-il avec moi, avec tout le monde, que la composition est iden tique? Il y a pourtant une différence toute petite, toute insigni fiante, nous disent les chimistes : c'est que l'un est une matièr organique non vivante, tandis que l'autre est de la matière orga nique absolument identique, mais douée d'une propriété que faute de mieux, nous appelons la *vie*.

Voyons pourtant comment chacun va se comporter. Ils seront placés sous le ventre de la poule, dans des conditions de lumière, de température et d'humidité absolument semblables. Quelques jours suffiront pour que le premier, obéissant aux lois de la matière organique morte, subisse les transformations que vous connaissez et se pourrisse; l'autre, après quelques jours, aura un vaisseau contractile déjà rempli de sang; encore quelques jours, et ce point imperceptible aura quatre loges séparées par des soupapes; ce sera un cœur recevant du sang de canaux distincts et le renvoyant à d'autres canaux. Cependant les phosphates calcaires se rendent à une place déterminée; ils s'allongent en leviers articulés, ils se modèlent en cavités, ils s'étendent en lames. L'albumine s'est répartie dans le sang, dans les muscles, dans les parenchymes, dans les membres; le fer, les sels, ont été prendre leur place, non pas une place de hasard, mais une place déterminée, connue à l'avance.

La cornue a ses mystères, disent les chimistes; mais l'œuf fécondé en a d'autres, un peu plus étranges, ce me semble. Ce talisman qu'ils n'ont pas, c'est la vie; ces propriétés singulières de la matière vivante, ce sont les propriétés vitales, et vous avez beau résister, il faudra bien que vous les acceptiez.

Mais avant l'incubation, tuez la matière vivante par une violente secousse, par une température un peu trop élevée, un peu trop basse, par une étincelle électrique; traitez l'œuf non fécondé de la même manière: désormais les conditions sont devenues identiques, les conséquences seront semblables. Il n'y a pourtant de moins que ce *rien*, cette *niaiserie* dont il ne faut pas tenir compte, la *vie*, ou, si vous l'aimez mieux, les *propriétés vitales*.

Mais cette évolution de l'embryon dans laquelle la force vitale apparaît si éclatante va se continuer plus simple peut-être, mais tout aussi évidente. Quand l'animal est parfait, ce n'est plus dans une matière amorphe que les tissus choisiront les éléments de leur composition; c'est dans un liquide à composition déterminée, dans le sang. C'est ce même liquide qui désormais va pourvoir à toutes les agrégations, à toutes les décompositions, à ce mouvement incessant, qui n'est, en définitive, qu'une évolution continue, moins extraordinaire en apparence, parce qu'elle s'accomplit avec des instruments tout faits.

Est-ce que par hasard il y a au monde un homme assez insensé pour nier que tous ces mouvements de composition et de décomposition soient autre chose que des actes de chimie? Que les combinaisons soient ternaires, quaternaires, elles n'en sont pas moins des combinaisons chimiques, et je ne sache pas que jamais quelqu'un l'ait nié. À ce compte, nous serions des iatro-chimistes, avec cette différence toutefois que les chémiâtres veulent que tout se passe dans la plante, dans l'animal vivant, conformément aux lois de la chimie inorganique, tandis que nous voulons, nous, que les lois qui président aux actes de la chimie organique soient des lois spéciales, et surtout que la chimie dans l'organisme vivant soit dominée par des propriétés spéciales qui lui impriment une direction spéciale, et la placent dans des conditions toutes différentes de celles qu'on observe dans la matière morte.

Ce qui me frappe dans l'œuf fécondé comme dans l'animal parfait, ce sont moins les combinaisons chimiques si complexes accomplies à si peu de frais et avec si peu d'efforts, que les affinités électives, s'il m'est permis de m'exprimer ainsi.

Dans cette matière amorphe, albumineuse, que nous appelons l'œuf, chaque principe ira se placer dans son département sans s'égarer : les phosphates calcaires d'un côté, le phosphore, les graisses, la fibrine, les poils, les matières cornées, d'un autre côté, avec un ordre, une méthode qui démontrent clairement l'existence de propriétés différentes de celles de la matière inorganique, de celles de la matière organique non vivante.

Encore une fois, dans l'œuf fécondé, organisme vivant, des actes chimiques ordonnés, réguliers, d'une perfection fatale, concourant tous à un but unique; dans l'œuf non fécondé, le hasard, le chaos des réactions chimiques de la matière organique morte.

Chimie de part et d'autre, chimie en fin de compte, mais si différente d'elle-même quand on l'étudie des deux côtés, qu'il faut bien admettre des propriétés spéciales puisqu'il y a des effets spéciaux.

Pardonnez-moi, messieurs, une digression que vous aurez peut-être trouvée trop longue et mal à sa place. L'immixtion exagérée des sciences physico-chimiques dans notre art a fait tant de mal et peut égarer si malheureusement les jeunes gens qui commencent à étudier la médecine, que, malgré moi, je me surprends à exagérer le danger et à vous éloigner de sciences auxquelles vous devez pourtant d'utiles enseignements.

Revenons à nos études cliniques.

L'organisme vivant, dans l'ordre animal et végétal, a des propriétés en vertu desquelles s'accomplissent les fonctions nutritives. Il y a en outre, surtout chez l'animal, des appareils qui établissent entre les diverses parties de l'économie vivante une solidarité incontestable.

Dans l'état de santé, ces fonctions diverses s'accomplissent avec régularité; mais, dans la maladie, les fonctions de nutrition sont modifiées et les fonctions de relation le sont également.

Toutefois, quelles que soient ces modifications, elles ne changent pas, au fond, les propriétés de la matière vivante, elles en changent seulement les manifestations. — Les propriétés restent les mêmes : « *Quæ faciunt, in homine sano, actiones sanas, eadem, in ægroto morbosas.* »

Lorsqu'un élément morbifique est introduit dans l'économie, lorsqu'il circule avec le sang, il s'y comportera comme les principes divers qui, chaque jour, sont absorbés dans l'acte de la digestion, de l'absorption, de la respiration.

Parmi ces principes, les uns s'assimilent en totalité, et, à ce titre, ils participent de la nature de nos éléments ; les autres contiennent des principes réfractaires à l'assimilation, et ces principes doivent être rejetés de l'économie, par divers émonctoires s'ils ont été absorbés, par l'intestin ou par l'estomac s'ils n'ont été qu'ingérés. Jusque-là, vous le voyez, messieurs, les choses ne se passent pas autrement que dans l'ordre naturel ; les aliments, en effet, pour ne prendre que ces principes, contiennent, outre les substances assimilables, des éléments qui seront nécessairement expulsés. Mais si, parmi ces principes, il en est qui déterminent une irritation topique énergique, il en résultera une phlegmasie locale qui exercera une influence prochaine ou éloignée sur diverses fonctions, suivant que la partie affectée sera unie à d'autres par des liens sympathiques plus étroits. Que si, outre les qualités irritantes de l'agent mis en contact avec l'économie, il y en a d'une autre nature qui puissent, par exemple, vicier le sang, lui imprimer des propriétés nouvelles, qui puissent agir immédiatement ou médiatement sur le système nerveux régulateur, on conçoit combien seront considérables les perturbations qui vont être produites.

Mais revenons à la physiologie, et croyez que, en fin de compte, les actes nutritifs et les actes plus ou moins complexes de la vie de relation sollicitent sans cesse des modifications organiques qui ont leur analogue dans l'ordre pathologique, de même que les phénomènes pathologiques ont leur corrélatif dans les fonctions physiologiques.

Entre l'excitant thérapeutique et l'alcool ou le café que tous les jours nous introduisons dans notre estomac pendant nos repas, où est la différence ?

Entre les stupéfiants que le médecin prescrit et les fumées enivrantes du tabac, qui fait aujourd'hui partie de la vie de la plupart des hommes, où est la différence ?

Entre l'aliment chargé d'épices associé aux condiments les plus énergiques, entre les viandes déjà arrivées à un état de corruption très avancée qui les fait d'autant plus rechercher par le gourmet, et les causes morbifiques qui stimulent et ébranlent le système nerveux ou qui altèrent la crase du sang, où est la différence?

Pourtant l'animal et les plantes sont ainsi faits qu'ils peuvent élire entre les aliments ce qui leur convient, et rejeter ce qui les offense.

Mais cet effort ne se fait qu'au prix d'un trouble transitoire dont l'organisme se remet bien vite. La fièvre de digestion, cet acte si simple, si vulgaire, est en définitive un acte pathologique dans une certaine limite. Plusieurs fois par jour, il s'accomplit sans détriment pour l'économie, sans perturbation durable; mais si vous supposez une altération des instruments fonctionnels, la perturbation pourra être telle, que sa durée et sa violence arrivent au degré de la maladie; de même que, si les instruments étant encore parfaits, l'acte à accomplir est hors de proportion avec la puissance organique, un trouble analogue surviendra, qui sera à son tour un acte maladif.

On peut toujours supposer, dans ce que nous appelons la fluxion, l'engorgement inflammatoire, ainsi que dans la formation des dépôts plastiques de quelque nature qu'ils soient, on peut, dis-je, supposer que chaque cellule organique n'est, en dernière analyse, qu'un animal à l'état le plus élémentaire, avec une bouche représentée par l'artère, un anus représenté par la veine, et une masse amorphe représentée par le parenchyme de la cellule (noyau et granulation). Le sang, l'élément nutritif, est l'aliment. Dans l'état physiologique, tout se réduit à un acte de composition et de décomposition, et le tissu se conserve *en l'état*, s'atténue quelque peu ou s'amplifie, sans subir des modifications qui soient plus qu'un acte exclusivement physiologique; mais si le sang charrie des matériaux viciés ou trop énergiquement nutritifs, qui ne voit qu'il se passera là quelque chose d'analogue à ce qui se passe dans le canal alimentaire? Ces matériaux seront mal reçus par la cellule organique, y détermineront des troubles morbides, pourront ou y demeurer trop longtemps, ou en être expulsés trop vite, ou bien y développer des phénomènes nouveaux de sécrétion anomale; et la perturbation sera d'autant plus persistante que les matériaux seront plus antipathiques à la cellule vivante, plus irritants, plus copieux.

Que si l'afflux insolite vient à cesser, les propriétés du tissu, un instant opprimées et troublées, reviendront à l'état normal, et la curation s'accomplira par un acte analogue à celui qui préside au retour de la santé après une indigestion.

C'est dans ce sens qu'il faut entendre la fameuse théorie hippocratique de la coction dans les maladies avec matière : pour Hippocrate, la digestion normale n'était qu'une coction; la coction dans les maladies n'était qu'un acte analogue à la digestion normale.

Je sais, messieurs, combien ces théories laissent à désirer; je sais que ces théories ne sont plus acceptables quand il s'agit de la grande classe des névroses qui tiennent dans la pathologie une place si considérable; mais, ainsi que j'ai déjà eu l'honneur de vous le dire, en étudiant les actes physiologiques dévolus au système nerveux et l'influence des causes hygiéniques qui s'exercent plus particulièrement sur ce système, on voit bientôt qu'en définitive ce sont encore les mêmes lois qui, dans ces circonstances, président aux actes physiologiques et pathologiques; et ce que je vous ai dit des maladies *cum materia*, dans leurs rapports avec les phénomènes digestifs et nutritifs, s'appliquerait aux névroses dans leurs rapports avec les sensations et les manifestations diverses qui ressortissent plus particulièrement au système nerveux.

Nous avons vu tout à l'heure que, dans l'ordre physiologique, les actes nutritifs ne s'accomplissaient, dans une certaine période et dans une certaine mesure, qu'en produisant une perturbation passagère. — Nous avons vu que les aptitudes fonctionnelles suffisaient pour la restauration de l'ordre. Élevez-vous un peu plus haut et arrivez au degré de la maladie : les aptitudes fonctionnelles restant les mêmes, il suffit d'un peu plus de travail, d'un labeur plus pénible, pour l'accomplissement de la fonction pathologique, comme tout à l'heure pour l'accomplissement de la fonction physiologique.

Que si l'instrument est insuffisant, il n'en conservera pas moins les aptitudes et les propriétés qui lui sont naturellement dévolues, mais il demandera plus de temps qu'auparavant, il rencontrera plus de difficultés dans l'exercice de la fonction pathologique. Si cette difficulté n'est pas insurmontable, il y a guérison, guérison accomplie en vertu des propriétés innées de la matière assemblée et constituée en organes; si la difficulté est insurmontable, et elle l'est malheureusement trop souvent, la maladie persiste, et la destruction de l'appareil, de la fonction ou de l'ensemble, en est la conséquence.

Il n'en est pas moins vrai qu'aux tissus vivants, aux organes, aux appareils, sont départies certaines propriétés qui survivent aux plus véhémentes secousses et à l'aide desquelles s'accomplissent les œuvres physiologiques et pathologiques. Il est donc vrai de dire, dans un sens figuré, que la nature tend à la guérison, ce qui n'implique pas que cette tendance ne rencontrera pas, dans l'intimité même de l'être vivant, par l'usure ou la destruction des organes, ou bien, en dehors de l'être, par la véhémence ou la malignité de la cause morbifique, des obstacles insurmontables.

Mais le médecin bien convaincu de cette puissance des propriétés des tissus sera moins disposé à agir, sera plus circonspect dans ses attaques thérapeutiques, et comprendra mieux que le rôle du médecin n'est quelquefois jamais plus utile que lorsqu'il se borne à observer et à diriger ces forces vives.

Nous croyons trop à nous-mêmes, et nous nous défions trop de ce que j'ai appelé métaphoriquement *la nature*. — Nous ne savons pas assez que, le branle donné, pardonnez-moi cette expression triviale, les choses reprennent leurs allures normales, et que rien ne doit être plus respecté par le médecin que le retour à l'activité des fonctions naturelles qui désormais feront, pour la curation, plus que tous les agents de la matière médicale.

Lorsque, sous l'influence de cette modification particulière de l'économie que nous appelons *inflammation*, faute d'un nom meilleur, il s'est formé, dans la cavité pleurale, un épanchement de sérosité et de produits plastiques, nous essayons d'intervenir, et, disons-le, dans un assez grand nombre de cas, nous intervenons utilement ; mais la limite de cette intervention est ce que la majorité des médecins sait le moins. A voir l'opiniâtreté de nos médications, l'incessante et tumultueuse activité de notre thérapeutique, il semble que nous devions nous défier de la nature et que nous soyons jaloux de faire tout par nous-mêmes et sans elle. Or une fois que l'état inflammatoire est dissipé, il reste encore quelque chose, et ce quelque chose, si nettement appréciable par l'auscultation et par la percussion, je veux parler de l'épanchement, va nous préoccuper et nous occuper plus que la lésion locale qui l'a produit. Nous nous refusons à croire que, l'orgasme inflammatoire une fois dissipé, la grande cellule organique que l'on nomme la plèvre puisse revenir à ses aptitudes normales et faire ce que font sans cesse les utricules organiques élémentaires dans l'acte de la nutrition. La plèvre désormais va absorber et digérer les produits morbides qu'elle contient, et elle suffira ordinairement à cette tâche qui pourtant s'accomplit lentement en général. J'accepte sans difficulté que la paracentèse du thorax pourra lui épargner bien des labeurs, au même titre qu'un vomissement copieux est le meilleur et le plus salutaire des remèdes quand il y a surcharge de l'estomac ; pourtant, quand l'épanchement n'est pas excessif ; quand il n'y a pas d'irrévocables tubercules dans le poumon ou à la surface de l membrane séreuse, les fonctions naturelles et innées de la plèvr suffisent désormais à la résorption du liquide épanché et à la cu ration définitive.

Il en est de même d'une multitude de maladies chroniques. Alors que, sous l'influence d'une cause syphilitique, il est survenu une exostose ou toute autre lésion, gardez-vous de croire que le mal doive être opiniâtrement poursuivi, tant que l'os et le périoste resteront gonflés. Déjà, depuis longtemps, le virus vénérien aura été subjugué, que les lésions resteront encore pour témoigner de son action passée; et si le thérapeutiste cesse d'agir, les fonctions d'assimilation, départies à chacun de nos tissus, suffiront pour faire disparaître ce qu'une médication trop longtemps continuée aurait peut-être laissé persister.

Les homœopathes, fort involontairement et à leur insu, j'en conviens, sont venus très à propos pour nous apprendre à connaître la puissance des forces inhérentes à l'économie vivante. Leurs succès, fondés précisément sur des faits de guérison qu'ils s'attribuaient et qui n'appartenaient qu'à la nature, nous ont été un bien utile enseignement et nous ont instruits à compter un peu moins sur nous, un peu plus sur les aptitudes merveilleuses des tissus et des appareils qui constituent la machine animale.

Encore une fois, messieurs, n'oubliez pas que, dans les maladies aiguës, le moment d'agir utilement passe avec rapidité et que l'expectation trouve bien vite son opportunité; et tout en convenant que dans les maladies chroniques l'intervention active, patiente, renouvelée du médecin, est longtemps utile, néanmoins, dans ce cas encore, il faut quelquefois fermer la main qui était pleine de médicaments, et attendre encore quelques jours; bien souvent alors on voit se réveiller les fonctions normales assoupies, étouffées ou dénaturées, et l'on assiste avec bonheur aux actes puissants de ce que l'on appelait, sans trop le comprendre, la *nature médicatrice*.

De bonne heure et après quelques mois d'étude, l'élève doit commencer à recueillir et à rédiger des observations. Il prendra l'habitude d'examiner les malades, d'interroger les appareils et les fonctions, de discerner dans les symptômes ceux qui doivent occuper le premier plan et qui ont la signification la plus large; il apprendra surtout à connaître la marche des maladies, la plus importante, la plus capitale des notions pour le praticien.

Je croirais manquer à mon devoir si je n'insistais sur ce que je viens de dire.

Connaître la marche naturelle des maladies, c'est plus de la moitié de la médecine.

Mais n'imaginez pas, messieurs, que ce soit une œuvre bien facile. Bien des causes, en effet, mettent un obstacle presque insurmontable à cette étude si nécessaire. La plupart des médecins ont de la puissance de leur art une si haute opinion, qu'ils ne croient pas devoir s'abstenir en présence d'une maladie aiguë ou chronique. Ils instituent un traitement énergique qui trouble nécessairement l'évolution normale de la maladie, et lors même que ce traitement est utile, il ne nous permet pas de connaître ce qui serait advenu si le mal avait été abandonné à lui-même. Si le traitement a été nuisible, la perplexité sera la même.

Il faut convenir, messieurs, que si nous autres qui avons vieilli dans la pratique des hôpitaux et de la ville, nous éprouvons un si grand embarras à connaître la marche naturelle des maladies, combien plus grand sera le vôtre, et quel sera le fil qui vous conduira dans ce dédale inextricable?

Il est pourtant un moyen assez facile d'acquérir cette notion si importante pour le praticien. Suivez la pratique de plusieurs médecins, ne croyez pas trop à la parole du maître, ne restez pas des écoliers serviles, allez, voyez, comparez.

Si, malgré les traitements les plus divers et les plus opposés, une maladie est généralement bénigne, jugez que le médecin est impuissant à la contrôler et que cette bénignité tient moins au traitement qu'à la nature du mal. Ce point acquis, cherchez dans les hôpitaux et vous ne tarderez pas à trouver un grand nombre d'individus qui entrent dans nos salles après avoir passé chez eux, sans traitement, les premiers jours de la maladie ; vous en trouverez un grand nombre qui arrivent au moment où commence leur convalescence. — Ce sont là les faits les plus importants que vous puissiez observer. Comparez maintenant ces malades à ceux que vous avez vu traiter dans les hôpitaux, voyez quelle a été la durée du mal, quelle est la rapidité de la convalescence, et, s'il demeure évident pour vous que la meilleure part est pour ceux qui sont restés sans traitement, ou que l'influence des médications les plus diverses a été nulle, presque nulle ou nuisible, vous savez déjà qu'il est une maladie aiguë dans laquelle la nature est plus puissante que le médecin, et, connaissant désormais l'allure de l'affection abandonnée à elle-même, vous pouvez, sans vous tromper, juger les médications diverses qui ont été employées. Vous saurez s'il en est qui n'ont produit aucun effet fâcheux, s'il en est qui ont notablement abrégé le mal, et désormais vous aurez un étalon avec lequel vous mesurerez les médications que vous verrez opposer à cette maladie.

Ce que vous avez fait pour une maladie, vous pouvez le faire pour un grand nombre, et juger ainsi en parfaite connaissance de cause les actes thérapeutiques de vos maîtres.

Mais qui ne voit que pour en arriver là, il faut une attention de tous les jours, un grand amour de la vérité, un grand désintéressement, et ce sont là des conditions difficiles. L'affection que vous avez pour un maître que vous écoutez depuis longtemps vous porte à croire trop volontiers à sa parole. Je fais tout ce qui est en moi pour vous apprendre ce que je crois être la vérité. Beaucoup d'entre vous, par un sentiment de déférence bien naturel et dont je leur rends grâce, jurent sur la parole du maître; mais je vous adjure de chercher encore d'autres renseignements. Je ne puis le faire aussi aisément que vous; je n'ai que la lecture pour m'éclairer sur mes fautes et redresser mon jugement. Vous avez, vous, avec la lecture, l'observation des méthodes de vingt médecins des hôpitaux dont les salles vous sont libéralement ouvertes, dont les conseils vous sont affectueusement donnés, et je vous remercie lorsque vous me rapportez des observations qui me permettent de rectifier une erreur. Il n'est pas d'année que je ne doive à quelques jeunes gens actifs et dévoués d'apprendre des choses que j'ignorais, de revenir sur des erreurs que j'enseignais depuis longtemps, et ce n'est pas pour moi la moins douce récompense des efforts que je fais pour leur être utile, et de l'affection que je leur porte.

La notion de la marche naturelle des maladies est donc, comme je vous le disais tout à l'heure, la plus importante qu'un jeune médecin doive chercher à acquérir. C'est à l'aide de cette boussole qu'il se dirige avec certitude dans l'étude si difficile de la thérapeutique; c'est par là qu'il sera à même d'apprécier les systèmes qui se succèdent pour mourir bientôt écrasés par d'autres qui surgissent.

Il n'y a pas jusqu'aux ridicules pratiques des amulettes et de l'homœopathie qui ne vous soient un très utile enseignement, et, spectateurs éclairés des merveilles dues à tant d'arcanes que se transmettent les familles, que propagent avec fureur les croyants de toutes les religions, et ceux même qui se mettent le plus au-dessus de ce qu'ils appellent des préjugés, vous voyez se dérouler devant vous les phénomènes morbides dans leur enchaînement régulier, et vous acquérez, sans que votre conscience ait rien à vous reprocher, la notion qu'il ne vous a pas été permis d'obtenir par vos propres recherches.

En effet, messieurs, il n'est pas permis à un médecin digne du sacerdoce auquel il s'est voué de mettre de côté ses croyances même fausses, pour expérimenter sur les malades et attendre curieusement ce que pourra faire l'expectation.

Il y a bien longtemps que je suis incliné à croire à l'impuissance de la médecine dans le traitement de la pneumonie aiguë. Il y a bien longtemps que je suis tenté de laisser à la nature le soin de mener à bien cette maladie contre laquelle nous sommes tous disposés à agir avec tant de vigueur; mais jusqu'ici je n'ai pas osé le faire. Les antimoniaux, les vomitifs, la digitale sont mes armes de prédilection, et je croirais manquer à tous mes devoirs, si, convaincu comme je le suis, peut-être à tort, de l'extrême utilité de ces moyens, je les mettais de côté pour voir comment la nature viendrait à bout de la maladie.

L'abstention dans les maladies qui n'ont aucune gravité se conçoit à merveille, et l'on peut, sans trahir ses devoirs, étudier les allures de ces maladies, sans permettre qu'elles soient troublées par l'intervention de l'art; mais quand il y a du danger et que nous croyons avoir dans nos mains un remède qui le puisse conjurer, la conscience nous crie d'agir et nous ramène à la médecine active, alors même que, pour un moment, nous aurions cédé à l'attrait d'une curiosité coupable.

Cette abstention que je blâme, je l'accepte au contraire entièrement, j'en proclame l'opportunité dans les maladies contre lesquelles tout jusqu'alors est resté impuissant. Attendre, dans ce cas, vous apprend au moins une chose : c'est qu'il est des remèdes nuisibles, et qu'il vaut mieux ne faire rien que de faire du mal. Cependant, dans ces mêmes cas, si l'abstention était nécessaire pour nous faire connaître la marche du mal, elle ne doit point être absolue, et elle doit céder devant les convictions de ceux qui croient, à tort ou à raison, avoir trouvé un remède utile. Dans des affections incurables, dans celles qui, bien que souvent curables, sont graves et ne cèdent qu'avec lenteur et après avoir conduit le malade par les voies les plus périlleuses, quelques essais sont permis, pourvu qu'ils ne soient que le corollaire de faits acquis dans des circonstances que vous jugez analogues, ou le résultat d'expériences heureuses tentées par d'autres que vous.

Le péril imminent, certain, que court un malade, justifie tous les remèdes, ou tout au moins les excuse, puisque, dans le cas qui nous occupe, nous ne pouvons faire pis que ce qui va inévitablement arriver.

Mais dans ces cas mêmes, il faut que l'acte thérapeutique soit justifié par une idée, par une analogie.

En présence d'un enfant qui meurt étranglé par le croup, agir comme le chirurgien qui ouvre une issue à un corps étranger introduit dans la trachée, et qui permet à l'air de pénétrer au-dessous du larynx obstrué, c'est agir avec intelligence et en vertu d'une analogie puissante, et lors même que le succès ne justifierait pas l'audace de l'artiste, encore est-il que sa conscience l'absoudrait, et c'est un grand point.

Depuis des siècles, la paracentèse abdominale est pratiquée pour évacuer des collections séreuses. Pourquoi réserver la paracentèse thoracique aux épanchements de pus, comme on le faisait naguère ? Et n'étais-je pas justifié lorsque dans la pleurésie aiguë, et quand la suffocation était imminente, je plongeais mon trocart dans la plèvre? Il se pouvait faire que la trachéotomie, que la ponction thoracique fussent inutiles; mais à coup sûr, si une expérimentation était permise, c'était celle-là.

Tant que l'homme de l'art ne fera que des expériments de ce genre, il sera absous d'abord devant sa conscience, et c'est le principal, et ensuite devant ses pairs qui le jugent; tandis qu'il sera condamné et justement flétri, si l'expérience n'est faite que dans un intérêt de coupable curiosité.

Mais combien sera plus coupable encore celui qui expérimentera de cette manière dans un hôpital; là où il n'a pas cette responsabilité qui le fait souvent trembler dans la pratique particulière; là où il n'a pas à garantir les intérêts de sa position qui pourraient être compromis; là où il y a des malades subordonnés qui ne peuvent résister à son autorité qu'à la condition d'être jetés hors de l'hôpital, sans asile et sans secours !

Tâchez, messieurs, si vous êtes témoins de ces méfaits, si rares, Dieu merci, tâchez de ne pas les imiter. Vous vous prépareriez des remords qui vous poursuivraient pendant toute votre carrière.

Le médecin a le droit d'expérimenter, mais dans des limites, dans des conditions que je vous ai en partie indiquées, et sur lesquelles je veux insister davantage. Pour le bien comprendre, il faut savoir comment s'acquièrent les notions pratiques et thérapeutiques.

Je vous ai déjà dit, messieurs, que la plupart des faits thérapeutiques procédaient de l'empirisme; mais j'ai eu soin de vous faire comprendre que si le fait primordial était purement empirique, les conséquences appartenaient à l'intelligence du médecin qui savait les trouver. Je vous ai dit encore que le médecin intelligent voyait dans un fait ce que bien d'autres n'y voyaient pas, et qu'il agrandissait ainsi l'horizon autour de lui. Cependant, les conséquences d'un fait primordial ne prendront de valeur médicale qu'autant que l'expérience aura prononcé, et l'expérience ne s'acquiert que par l'expérimentation. Il n'y a pas au monde un médecin, à moins qu'il ne soit stupide ou malhonnête, qui expérimente sans autre motif que de constater les résultats de son expérimentation. Il est conduit par un fait ou par plusieurs faits déjà acquis, et les essais qu'il tente sont réellement légitimés par des notions antérieures fournies par le hasard, ou bien à la fois par le hasard et par l'observation attentive des faits.

Lorsque les femmes occupées à éplucher les stigmates de safran ont eu souvent à se plaindre de l'exagération du flux menstruel, ce fait, de notoriété populaire, n'a pas pu ne pas frapper l'esprit des médecins les moins intelligents, et de là à l'action thérapeutique emménagogue et souvent abortive du safran, il n'y avait qu'un pas.

Comment est-on arrivé à essayer de réprimer les bourgeons charnus d'une plaie avec la pierre infernale? je l'ignore. Mais cette pratique, toute vulgaire, laissée entre les mains de ceux qui font leurs premières armes dans la carrière médicale, de ceux qui sont les plus étrangers à notre art, a conduit les praticiens à l'expérimentation la plus féconde et la plus riche en résultats. Assimilant les affections catarrhales des membranes muqueuses au bourgeonnement de la peau dans les plaies, ils se sont demandé s'il ne serait pas opportun de mettre en contact avec ces membranes muqueuses ce même cathétérique, et des essais, d'abord timides, ont donné des résultats tels, que bientôt on s'est enhardi, et les solutions de nitrate d'argent portées d'abord sur le pharynx, sur la membrane muqueuse buccale, sont devenues d'un usage banal dans le traitement des phlegmasies des membranes muqueuses du nez, des yeux, de l'urèthre, du vagin, et même dans celles de la membrane muqueuse intestinale.

Mais si le plus énergique des cathétériques était aussi évidemment utile, ne pouvait-on pas attendre les mêmes effets de ceux qui se placent à côté du nitrate d'argent ? Les sulfates de cuivre et de zinc, le sublimé corrosif, les solutions alcalines de potasse, de soude, d'ammoniaque, essayés successivement par divers praticiens, ont répondu à l'attente de l'expérimentateur, et chaque jour le champ de l'expérience a été s'agrandissant.

Cependant on ne tardait pas à s'apercevoir que le premier effet de ces agents divers n'était qu'un phénomène analogue à celui de l'inflammation, et il fut aisé de comprendre que l'inflammation sollicitée dans des tissus déjà atteints par l'inflammation amenait la guérison des accidents.

Cette notion une fois acquise, et, comme vous le voyez, elle était toute expérimentale, il en découla le grand système thérapeutique de la *substitution*, qui domine aujourd'hui toute la pratique.

C'est ainsi que, pas à pas, la thérapeutique s'est enrichie; c'est ainsi que chaque jour un fait expérimental est venu s'ajouter à un autre ; et, comme on voyait des analogies entre ces faits, comme on en pouvait saisir les rapports, il se faisait d'abord des groupes de systèmes, qui plus tard s'élargissaient et constituaient une espèce de doctrine thérapeutique, laquelle sans doute laissait en dehors d'elle bien des faits inexpliqués. Et ces faits doivent provisoirement rester dans le domaine de l'empirisme, jusqu'au jour où il sera donné de les placer dans une catégorie spéciale, et plus tard dans un système général.

Certes nous ne sommes pas plus avancés que du temps de Sydenham relativement à l'action du quinquina dans le traitement des fièvres intermittentes; mais la notion empirique de l'influence puissante de l'écorce du Pérou n'est pourtant pas une notion brute qu'il suffise de faire connaître pour qu'elle devienne du domaine vulgaire. Quand la comtesse d'el Cinchon, dans son enthousiasme reconnaissant, envoya à Rome et à Madrid la poudre miraculeuse qui l'avait guérie de la fièvre, elle ne faisait qu'un acte d'empirisme; mais reçue et essayée par Torti et par Sydenham, l'écorce du Pérou devint un remède administré suivant des règles, suivant une méthode qu'il n'appartenait qu'à de grands médecins de déterminer. Ainsi, lors même qu'un remède ne s'applique qu'à une maladie spéciale, lorsque nulle théorie, nulle induction ne conduit à l'essayer; lorsqu'il semble être, par conséquent, du domaine exclusif de l'empirisme, le médecin peut encore intervenir avec son intelligence et instituer une médication avec un seul médicament.

Il ne systématisera pas; il ne pourra même essayer la plus petite catégorie; mais il appréciera l'opportunité de l'usage du remède, son influence dans le cas spécial, la durée de cette influence. Il réglera les doses, le retour de l'application de ces mêmes doses. Il cherchera le moyen de rendre le remède plus inoffensif; il étudiera, dans les conditions accessoires de la maladie, s'il n'existe pas d'autres indications que l'expérience lui a déjà appris à apprécier et à remplir. Il verra que l'anémie qui accompagne l'empoisonnement palustre obéit avec une certaine facilité aux mêmes remèdes qui réussissent si bien dans la cachexie chlorotique; et le fer deviendra, entre les mains du médecin, un adjuvant utile inconnu à l'empirique. L'empirique peut guérir un accès de fièvre; au médecin il appartient de guérir la fièvre. Au médecin il appartient de faire une diagnose impossible à l'empirique. — Savoir qu'un malade a, chaque jour, un paroxysme fébrile commençant par du frisson et suivi de chaleur et de sueur, c'est là une notion d'une vulgarité extrême, ce n'est pas un diagnostic; mais savoir que ce paroxysme n'est pas lié à une phlegmasie cachée, à une suppuration profonde, à une disposition toute spéciale du système nerveux, si commune chez certaines femmes; savoir qu'il est bien l'expression de l'influence exercée par le miasme palustre : c'est là une notion fort complexe qui ne peut être que du domaine du médecin. Apprécier maintenant la gravité de cet empoisonnement, l'influence qu'il a exercée et qu'il doit encore exercer sur l'individu malade, et proportionner par conséquent la durée et l'énergie de la médication à la gravité du mal, c'est encore ce qui ne peut être du ressort de l'empirique.

Mais quand il faut, dans les fièvres larvées simples ou pernicieuses, trouver le fil qui vous mène à la notion de la cause, à la notion de la nature intime de la maladie ; quand il faut, chez un homme qui tousse, qui a de l'orthopnée, une expectoration ensanglantée, un point de côté, quand il faut, dis-je, lever ce masque trompeur et montrer la fièvre intermittente, qui réclame impérieusement et immédiatement l'emploi de hautes doses de quinquina ; quand il faut chercher et découvrir la même indication au milieu des désordres les plus violents d'un accès qui se prolonge et qui affecte les formes d'une fièvre continue ; le médecin seul peut intervenir utilement, et l'empirique grossier, qui par hasard a guéri un accès de fièvre intermittente, est inhabile à manier l'arme thérapeutique, voire dans les cas les plus simple , et ne sait pas même qu'il doit s'en servir dans les formes un peu complexes de la fièvre intermittente.

Ainsi, bien que l'empirisme ait fourni la première notion de l'emploi du quinquina, bien qu'aujourd'hui toute interprétation du mode d'action de ce puissant médicament nous échappe complètement, cependant le médecin s'est emparé de cette action, l'a fécondée, et avec ce médicament empirique, il institue une médication qui ne l'est pas.

Le professeur de clinique a une toute autre mission que le professeur de pathologie. — Celui-ci doit méthodiquement tracer l'histoire des maladies, en indiquer les causes, la nature, les symptômes, le traitement. Il les doit classer autant que possible dans un ordre nosologique, et, autant qu'il est en lui, il en fait un tableau précis, bien arrêté, auquel tous les faits devront se rapporter. Pour le professeur de clinique il n'en est pas de même : si une série de malades atteints de la même affection se présente dans les salles, il en profitera sans doute pour tracer un tableau de la maladie ; mais la description sera en quelque sorte le résumé, le corollaire des faits observés, et il aura bien plus souvent à étudier les formes que le mal subi en vertu de certaines constitutions médicales, en vertu de l'idiosyncrasie de chacun, qu'il n'aura à en tracer un tableau général. Il montrera surtout en quoi et jusqu'où le cas présent s'éloigne des descriptions classiques; il fera voir les modifications sans nombre que des conditions individuelles font naître dans la forme, dans l'allure, dans le traitement des maladies. En un mot, tout en indiquant ce en quoi le cas présent se rapporte aux formes classiques, il indiquera avec un soin plus minutieux ce en quoi il en diffère, et il tâchera de montrer pourquoi il en diffère. Cette étude capitale est précisément celle qui forme le praticien.

Lorsque l'élève vient de lire un traité de pathologie médicale, il lui semble qu'il est déjà médecin; mais, mis en présence d'un malade, il éprouve le plus étrange embarras et comprend bientôt que le terrain manque sous ses pieds.

Je ne parle pas seulement de l'embarras qui résulte du défaut d'habitude, cela se comprend, et de reste; mais je veux parler de ce que les signes et les symptômes ont d'insolite pour lui. — Il n'est pas jusqu'aux maladies les plus vulgaires, dont le diagnostic passe pour être le plus facile, qui ne deviennent une source d'insurmontables difficultés. — Dans ses traités de pathologie, l'élève a vu dessinée à grands traits la phthisie pulmonaire tuberculeuse; les signes fournis par l'auscultation et la percussion sont indiqués avec méthode et clarté; l'auteur a insisté sur les nuances délicates, sur des exceptions nombreuses; mais ces nuances, ces exceptions ont moins frappé le jeune homme, et ce sont elles précisément qui, au début et dans le cours même de la phthisie, arrêtent le plus souvent le véritable clinicien; et celui qui, pendant plusieurs mois, dans un service d'hôpital, a étudié la phthisie tuberculeuse dans toutes ses formes, dans tous ses symptômes, peut seul comprendre les difficultés immenses qui entourent quelquefois le diagnostic, difficultés dont ne se doute jamais le jeune homme qui est arrivé au doctorat sans avoir passé plusieurs années dans le service d'hôpital.

Mais, messieurs, je souffre de voir des commençants se presser autour du lit des malades pendant les visites qui précèdent les leçons de l'amphithéâtre, et s'absenter des salles le jour que nous n'avons pas de leçons publiques à faire. Permettez-moi de vous dire que vous faites là une œuvre bien peu profitable pour vous. C'est à peine si vous avez pu tâter le pouls du malade, c'est à peine si vous avez pu apprécier l'expression de ses traits, vous n'avez pas osé le fatiguer par un examen qui ne peut être répété sans danger, tandis que, dans les services où il n'y a que peu d'élèves et même dans celui des professeurs de clinique, le jour qu'il n'y a pas de leçon publique, vous avez tout le droit d'interroger, d'examiner le malade, de demander des explications à votre maître et à vos collègues, et vous remporterez d'un examen ainsi fait un enseignement d'autant plus utile, que désormais vous pourrez comprendre les discussions publiques auxquelles se livrent les professeurs.

Je sais combien laisse à désirer l'enseignement clinique dans la Faculté de médecine de Paris; je sais que les jeunes gens ne sont pas assez exercés à l'examen des malades; mais ce qui manque dans l'enseignement officiel, vous le trouverez dans l'enseignement privé, et la plupart des jeunes médecins et des jeunes chirurgiens de nos hôpitaux, ceux des agrégés de notre Faculté, qui, presque tous, ont un service nosocomial gagné au concours, s'empressent de diriger la jeunesse dans l'étude si difficile des maladies, et l'on doit dire qu'il n'est pas de ville au monde où cet enseignement officieux soit donné avec plus de zèle et de libéralité. Les immenses hôpitaux de la capitale sont tous ouverts gratuitement aux Français et aux étrangers; chaque matin, plus de cinquante services offrent à la jeunesse studieuse les éléments de travail les plus féconds et les plus variés, et quand le jeune médecin, ainsi préparé, vient assister aux visites et aux leçons des professeurs de clinique, il le fait désormais avec fruit.

Comprenez qu'il est matériellement impossible au professeur de clinique d'exercer des jeunes gens à l'auscultation et à la percussion, sans lesquelles on ne peut arriver à la connaissance d'un grand nombre de maladies; il lui est impossible, quand il a cent cinquante ou deux cents élèves autour de lui, de les instruire à interroger méthodiquement un malade, à discuter le diagnostic, à indiquer le traitement; cela ne se fait utilement que dans les services privés, que chez le professeur de clinique lorsqu'il n'est pas obligé de descendre à l'amphithéâtre à une heure déterminée, lorsqu'il n'est pas entouré d'une foule d'élèves qui ont besoin d'entendre la parole autorisée du maître, et non le balbutiement de l'écolier timide s'essayant auprès du malade.

Je ne saurais assez vous le dire, messieurs, l'anatomie ne s'apprend jamais dans un cours; il faut le cadavre, et le cadavre entouré de deux ou trois élèves qui dissèquent avec vous, et d'un élève plus intelligent qui vous dirige; la clinique ne s'apprend qu'à l'hôpital, avec un interne ou un chef de service qui vous enseigne l'art de poser les questions et de procéder méthodiquement dans l'examen d'un malade.

Je ne veux pas ici vous parler de ces méthodes d'interrogation, fort utiles d'ailleurs, que vous trouverez indiquées dans tous les manuels que vous avez entre les mains. — Ces méthodes, vous dis-je, sont fort utiles; mais je voudrais vous prémunir contre certains excès qui m'ont toujours profondément blessé et que vous ne me voyez jamais commettre.

Il faut nous souvenir, messieurs, que les malades des hôpitaux sont des pauvres, que la détresse et le besoin amènent forcément dans nos salles. Rien que cette situation doit nous conseiller des égards et nous inspirer du respect. A l'égard des hommes, j'en conviendrai, nous pouvons agir avec moins de réserve. Il n'y a pas en somme un grand inconvénient, au point de vue de la pudeur et de la convenance, à découvrir un homme, pour examiner la surface de son corps ; il n'est pas permis pourtant de le faire si cet examen peut avoir quelques inconvénients pour sa santé, et, je dois le dire, trop souvent les jeunes gens qui découvrent les malades oublient que la peau couverte de sueur ne peut, sans un très grand danger, rester exposée au contact d'un air glacé. Il n'est permis à personne, même dans un intérêt scientifique, de prolonger un examen, de se livrer à des pratiques d'auscultation et de percussion qui épuisent les forces d'un pauvre malade, et mieux vaut, à moins de la plus impérieuse nécessité, laisser une investigation incomplète, sauf à y revenir le soir ou le lendemain, que de briser un malade déjà si profondément abattu.

Ce que je dis là s'applique aux deux sexes ; mais quand il s'agit des femmes, le médecin doit se souvenir qu'il a une fille ou une sœur ; et que jamais l'examen ne doit prendre les apparences d'une coupable curiosité. Les femmes perdues qui entrent dans les hôpitaux, et elles sont en grand nombre, n'ont de respect pour nous qu'à la condition que nous en ayons pour elles. Elles nous savent gré d'une retenue qu'elles railleraient peut-être ailleurs, et je ne suis pas sûr qu'elles n'emportent pas de l'hôpital de meilleurs sentiments quand elles y ont été traitées avec les mêmes égards que les pauvres filles dignes de tous nos respects qui souffrent dans les lits voisins.

On peut faire avec la plus grande chasteté les investigations qui semblent être le moins chastes, et, pourvu que ces recherches soient utiles et surtout jugées telles par les malades, elles sont acceptées, souvent même avec reconnaissance.

Il ne s'agit point ici de pruderie, mais seulement de savoir-vivre, et rappelez-vous que le médecin a d'autant plus de chances de réussir dans sa carrière si difficile, qu'il oubliera moins à l'égard de ses malades les règles de bienséance qui sont l'apanage de la bonne éducation.

Lorsque vos études cliniques seront plus avancées, lorsque déjà vous pourrez, avec un réel avantage, faire un faisceau de connaissances acquises, et systématiser les faits et les observations, vous jugerez alors plus sainement la valeur des diverses nosologies et des nomenclatures qui surchargent malheureusement notre art.

Tous les nosologistes ont cru être dans le vrai, tous ont pris en
pitié leurs devanciers, et tous ont été parfaitement convaincus que
les classes, les ordres, les genres, les espèces de maladies n'avaient
jamais été reliés par des liens plus légitimes et plus naturels que
ceux qu'ils ont adoptés. Tous ont été bien convaincus que les dénominations nouvelles imposées aux maladies constituaient une
nomenclature impérissable. — Que reste-t-il de tant de nosologies
et de tant de noms? Rien que ce qui a été consacré par l'assenti-
ment de tous les siècles, rien que ce qui a été adopté par la généralité des médecins, débris de tous les systèmes, de toutes les nomenclatures.

On se donne bien de la peine pour torturer la langue grecque,
et entasser de savants solécismes; on travaille longtemps à assem-
bler les dénominations les plus ridicules et les plus bizarres; le
bon sens public fait prompte justice de toutes ces inepties, et chacun
les comprend infiniment mieux que les mots barbares qu'on leur
voudrait substituer.

Les faiseurs de nomenclature devraient bien regarder autour
d'eux et voir quelles sont les dénominations qui ont survécu et qui
traverseront bien des siècles encore, toujours jeunes, toujours in-
telligibles et toujours triomphantes, malgré les attaques dont elles
sont l'objet.

Je ne veux pas justifier les mots de danse de Saint-Guy, épilepsie,
hystérie, variole, scarlatine, coqueluche, ourles, choléra, dysenterie et tant d'autres dont la liste serait bien longue; mais dites-
moi, messieurs, bien que le nom de danse de Saint-Guy ait été
primitivement appliqué à une névrose différente, n'est-il pas vrai
que, depuis Sydenham, tous les médecins, sans en excepter un,
comprennent par cette dénomination la névrose bizarre que nous
observons si souvent dans l'enfance et chez les adolescents?

J'admets avec vous que le mot coqueluche ne signifie rien noso-
logiquement; si, dans le moyen âge, on a imposé ce nom à un
catarrhe pulmonaire épidémique étrange, qui engageait les malades
à se couvrir la tête avec une coiffe appelée coqueluchon, il n'en est
pas moins vrai que pas un praticien au monde, pas une personne,
même étrangère à notre profession, ne se trompera sur le sens
qu'il faut donner au mot coqueluche. — J'admets avec vous qu'il
est singulier d'avoir donné à la vérole le nom du berger de Fracastor; mais enfin, par syphilis, on sait aujourd'hui ce qu'il faut
entendre, et tous les mots les plus grecs ou les plus barbares ne
vaudront jamais celui qui a été adopté par tous.

On parle et l'on écrit en général pour être compris, et les mots
qui s'appliquent nettement et exclusivement à la chose que l'on

veut désigner sont nécessairement les meilleurs. Ils seront d'autant meilleurs qu'ils auront moins de signification nosologique.

Les mots que je viens de citer sont parfaits, précisément parce qu'ils n'impliquent l'adhésion à aucune doctrine médicale ; à cause de cela, ils sont excellents, et ils sont adoptés par tous, justement parce qu'ils ne constituent pas un article de foi pathologique.

Libre à nous maintenant de les placer où nous voudrons dans le cadre que nous nous serons fait ; mais la place nosologique n'implique nullement la nécessité, la convenance de changer les noms ; car nous devons être assez modestes et assez sensés pour croire que nous ne connaissons le fond de rien ; et que mieux vaut une dénomination synthétique toute conventionnelle, qu'un mot descriptif qui aura toujours l'inconvénient d'être trop court pour suffire à toutes les exigences de la description.

Lorsque l'immortel de Jussieu classa les plantes, il se garda bien de rien changer aux dénominations de celles qui, déjà connues, avaient reçu un nom depuis un grand nombre de siècles ; il ne changea pas les noms imposés par Tournefort et Linné ; il accepta ceux de Virgile, de Théophraste, de Dioscoride, et tous les noms populaires imposés aux fleurs et aux arbres. — La pomme resta la pomme, la belladone conserva son nom élégant, la mandragore put garder l'appellation qui l'avait rendue si célèbre et si redoutable ; il laissa à la ciguë de Socrate le nom que les anciens lui avaient imposé, et il se contenta de classer les végétaux par affinités de structure et d'organisation, respectant, toutes les fois que la chose était possible, non seulement les noms, mais les épithètes linnéennes. — Voyez où nous en serions, dans l'étude de la botanique, si Linné avait refusé d'accepter les noms de Tournefort ; si Jussieu avait mis de côté ceux de Linné, et si Lamarck et Richard avaient cru s'illustrer en substituant à la nomenclature de Jussieu celle qui leur eût paru plus à leur goût.

Il est clair que pour des maladies nouvelles, il faut des noms nouveaux ; mais même dans ce cas il importe d'éviter les dénominations nosologiques. — Combien je préfère le nom de *maladie de Bright* à celui de néphrite albumineuse ; non pas seulement parce que c'est un hommage rendu à l'illustre praticien anglais, qui le premier a bien décrit cette maladie, mais surtout parce que cette appellation ne m'impose pas une doctrine ou une opinion. C'est à peine si quarante ans se sont écoulés depuis les beaux travaux de Bright, et vingt théories se sont succédé. Laissez au diabète sucré le nom qu'il a depuis si longtemps, ne vous hâtez pas, après avoir vu les ingénieuses expériences de Claude Bernard, de lui donner une dénomination nouvelle, qui rappellera l'irritation du plancher du quatrième ventricule ou celle du foie; attendez, et lors même que vous serez le mieux instruits de la cause et de la nature du diabète, conservez ce nom, qui ne préjuge rien.

Ces appellations vulgaires et reçues de tous sont une espèce de monnaie commune dont on ne peut changer l'effigie et le poids sans introduire la confusion dans le commerce scientifique. Croyez bien que toutes ces nomenclatures, dont le ridicule n'est que le moindre défaut, ne valent guère la peine qu'on en salisse sa mémoire, et que jamais des médecins sérieux ne daigneront s'en servir, autant par respect pour la philologie que dans l'intérêt véritable des progrès de notre art.

Il serait sans doute à désirer que, en médecine, la nosologie, c'est-à-dire la systématisation des maladies, précédât la clinique et la thérapeutique. Si le système était vrai, les conséquences en seraient nécessaires, et par conséquent faciles ; mais malheureusement il a été tenté bien des systèmes nosologiques, et pas un n'a survécu à son auteur. La clinique et surtout la thérapeutique viennent donner chaque jour de trop cruels démentis aux propositions fondamentales de ces sciences factices, et il n'est pas un médecin qui, après une carrière pratique assez courte, ne fasse prompte justice de toutes les nosologies comme de toutes les nomenclatures.

Que les nosologies soient utiles à celui qui commence l'étude de la médecine, j'y consens, au même titre qu'une clef analytique est assez bonne, au même titre que le système si faux de Linné peut être fort utile à celui qui essaye l'étude de la botanique; mais, messieurs, lorsque vous *connaissez* assez pour pouvoir *reconnaître*, permettez-moi cette espèce de jeu de mots, hâtez-vous d'oublier la nosologie, restez au lit du malade, étudiant chaque maladie, étudiant la même maladie sur chaque malade, comme le naturaliste étudie la plante en elle-même, dans tous ses éléments, dans toutes ses variétés, oublieux des classes, des familles, des genres, des espèces, jusqu'au jour où il saura assez pour systématiser, c'est-à-dire pour comprendre, pour découvrir, pour établir des analogies.

J'accepte que vous veniez, dans un service de clinique, avec des notions de nosologie, j'accepte même que ces notions vous facilitent l'étude première des maladies, mais à mesure que les faits se dérouleront devant vos yeux, à mesure que vous aurez examiné et que vous serez aptes à comparer, hâtez-vous de vous débarrasser des entraves scolastiques! Hâtez-vous de secouer le joug du maître, exercez votre esprit et votre jugement, et efforcez-vous de systématiser vous-mêmes, soit que, par l'étude, vous arriviez aux conclu-

sions de vos devanciers, soit que vous jugiez la médecine d'un
autre point de vue qui vous devient ainsi personnel. Je ne veux pas
dire que vous deviez faire table rase sur tout ce que vos lectures
vous ont laissé dans l'esprit, je ne veux pas dire que vous deviez
ne croire qu'en vous ; mais vous devez contrôler par votre observation personnelle tout ce qui vous a été enseigné de doctrinal, vous
devez réunir les faits de votre observation privée, en catégories, puis
en systèmes, systèmes qui, bien que n'embrassant pas tous les faits
de la médecine, tous ceux même que vous avez étudiés, vous auront
appris à voir les rapports immédiats et éloignés, et seront une sorte
de pierre d'attente à laquelle d'autres faits analogues viendront successivement s'ajouter.

Vous arriverez, par cette gymnastique intellectuelle, à donner
à votre esprit une puissance de déduction inconnue à ceux qui
restent servilement dans le sillon creusé par le maître, moins par
respect pour ceux qui ont ouvert les portes de la science, que par
paresse ou par insuffisance.

J'aime, je recherche dans la jeunesse cette indépendance d'esprit
un peu aventureuse qui serait un péril dans l'âge où il faut appliquer à l'homme malade les notions que l'on a acquises par l'étude
dans les hôpitaux.

L'heure de la subordination va bientôt arriver ; l'élève va devenir
médecin. C'est alors que la lecture, cet exemple écrit, doit venir en
aide à l'observation personnelle ; c'est alors qu'il faut juger les
méthodes de ses devanciers et de ses maîtres ; c'est alors surtout
que l'on devient modeste, car on s'aperçoit bien vite que ce que
l'on a vu et jugé a été vu et jugé par d'autres hommes, et par des
hommes plus éminents que vous ; que leurs vues d'ensemble sont
plus élevées, plus fécondes que les vôtres ; que leurs systèmes sont
mieux reliés ; et s'il s'agit des procédés thérapeutiques du domaine
de la médecine ou de la chirurgie, nous constatons bientôt que ces
procédés ont été mûris et contrôlés par une expérience digne d'un
grand respect.

Mais nos lectures, les leçons de nos maîtres nous profitent d'autant plus que nous avons plus de connaissances personnelles, plus
d'idées à notre service. Les déductions que d'éminents médecins ont
tirées de faits observés nous semblent toutes naturelles, et nous
reconnaissons déjà des idées qui nous sont familières, parce qu'elles
avaient aussi surgi dans notre esprit, et les aperçus nouveaux pour
nous le sont moins, parce que nous y sommes plus naturellement
amenés. Un élève se prend à être fier d'avoir jugé comme ont jugé
avant lui les maîtres de l'art, d'avoir rêvé une application thérapeutique, un procédé opératoire déjà depuis longtemps dans le dc-

maine de la pratique. Il comprend mieux alors combien sont dignes de respect ses devanciers qui ont tant fait pour l'art, et sa confiance en eux s'accroît en proportion du nombre d'idées communes entre eux et lui.

Celui qui a toujours obéi à l'impulsion étrangère et qui n'a jamais eu de spontanéité, ne sera jamais un médecin aussi éminent et un admirateur aussi passionné des grands hommes qui nous ont précédés, que celui qui se sera presque élevé jusqu'à eux, ou qui, tout au moins, jeune encore, aura comme eux cherché des voies nouvelles.

Il doit se faire entre les élèves et le maître une sorte d'échange, dans lequel les premiers reçoivent la plus grande part, dans lequel pourtant le maître lui-même trouve à gagner quelque chose. Combien je me suis souvent applaudi d'avoir encouragé les jeunes hommes qui m'entouraient à penser par eux-mêmes, à me communiquer leurs idées, à m'entretenir de ce qu'ils croyaient être leurs découvertes! Que de fois ces jeunes et ardentes intelligences ont ranimé mon esprit vieillissant, m'ont montré des horizons nouveaux! Que de choses j'ai apprises dans les causeries familières des salles d'hôpital! Je me suis toujours trouvé heureux de favoriser, d'aider leurs recherches, et si mon expérience ne leur a pas été inutile, leur ardeur m'a stimulé et m'a empêché de me rouiller dans la vanité du maître qui croit n'avoir plus rien à apprendre dans l'art si difficile de la médecine.

Celui-là gagnera toujours quelque chose qui sera bien convaincu qu'il y a toujours quelque chose à gagner, et que, dans les sentiers les plus battus, il y a toujours du nouveau à trouver, pourvu qu'on le cherche avec ardeur et intelligence. C'est pourquoi, lorsqu'un homme ardent et jeune s'attelle à une idée (permettez-moi cette expression vulgaire), il arrive à des notions inconnues, à des aperçus nouveaux, et il apprend à ses maîtres des choses qu'ils ignoraient, ou qu'ils n'avaient qu'entrevues.

Sans doute, messieurs, le jeune médecin qui prend cette voie hardie s'égare souvent, et après de longs efforts se voit obligé de revenir sur ses pas; mais l'exercice de l'esprit lui a profité, soyez-en bien sûrs, et il est d'autant plus apte à apprendre qu'il a plus souvent fait œuvre de son intelligence et appliqué son attention.

Cherchons donc si les méthodes d'étude ont toujours été mauvaises, si celles que l'on met en œuvre aujourd'hui sont les meilleures, si elles sont suffisantes pour établir une science.

Tout d'abord, messieurs, je mettrai de côté les sciences prépara-

toires qui sont à l'art médical ce que l'étude des lois de la lumière
est à la peinture, ce que la science de la coupe des pierres est à
l'architecture ; je laisserai donc ici la physique, la chimie, l'histoire
naturelle qui, à coup sûr, sont utiles en médecine, mais qui ne
font pas plus le médecin que la science de la perspective ne fait le
paysagiste.

La médecine est l'art de guérir, elle n'est que cela ; guérir est le
but, et toutes nos méthodes aboutissent à la thérapeutique médico-
chirurgicale. Que quelques connaissances accessoires soient bonnes
en elles-mêmes, c'est ce que j'admets volontiers ; mais, ces connaissances acquises, comment devient-on médecin ?

Il se présente plusieurs méthodes ; mais toutes, sans exception,
dans tous les temps, dans toutes les écoles, sont fondées sur l'observation préalable des faits.

Il n'est jamais, que je sache, entré dans l'esprit d'un homme
sérieux, qu'on puisse connaître sans regarder, qu'on puisse
regarder sans voir. On a donc toujours vu, toujours regardé,
quand on voulut acquérir une notion et systématiser ses connaissances.

L'attention implique de toute nécessité la comparaison, qui est
virtuelle si elle n'est explicite.

Ainsi, tout médecin, dans le monde, a vu, regardé, comparé :
ce qui n'empêche pas qu'il n'ait pu mal voir, voir quelquefois avec
de mauvais yeux, voir par les yeux des autres, mal regarder, mal
comparer, peu importe. Ce que je veux établir ici, c'est que les
procédés élémentaires sont les mêmes pour tous et partout.

La question des méthodes d'observation se réduit donc à savoir
comment il faut regarder pour acquérir les notions, comment il
faut comparer pour bien juger.

La notion des méthodes tangibles s'acquiert par la simple perception de tous les phénomènes à l'aide desquels se manifestent ces
choses. Cette perception ne demande aucun effort d'intelligence ;
elle requiert de l'attention, de la mémoire, et, comme la mémoire pourrait nous faire défaut, l'enregistrement des phénomènes.

Lorsque l'aveugle de Genève faisait, sur les mœurs des abeilles,
ses merveilleuses recherches, il empruntait les yeux des plus vulgaires paysans, dont il dirigeait l'attention, et les paysans les plus
vulgaires, instruments matériels de son intelligence, lui suffisaient pour la constatation du fait, pour l'acquisition de la notion
brute.

Vous tous, après quelques mois d'habitude, pourrez, adoptant
une formule d'examen, par appareils, par fonction, par organe,

remplir une feuille d'observation, d'une manière aussi complète
que vos maîtres : il ne vous faut pour cela que de la patience, que
l'intelligence de celui qui dresse un inventaire. N'en soyez donc pas
trop fiers, car vous n'êtes. encore que les paysans de Fr. Huber de
Genève : vos yeux ont vu l'abeille industrieuse revenir chargée de
miel et de pollen, construire des cellules hexagones; ils ont vu une
mouche plus grosse entourée de la sollicitude générale, suivie d'une
nuée de mouches paresseuses, d'une autre forme, d'une autre couleur, subir enfin un accouplement, signal du massacre de tout ce
qui ne travaille pas dans la ruche; ils ont vu grossir les flancs de
cette mouche respectée ; ils l'ont vue se reposer sur des cellules que
les abeilles ouvrières façonnent de diverses manières; ils ont vu
les ouvrières déposer le miel dans les alvéoles où se meut quelque
chose qui ressemble à un ver; ils ont vu certaines cellules plus
vastes recevoir un tribut plus riche, et le ver qu'elles contiennent
devenir plus gros que les autres; ils ont vu tout à coup ces vers
revêtir des formes nouvelles, les plus gros devenir des mouches
respectées, les autres devenir une nuée de mouches de deux formes
bien différentes, vivant en bonne intelligence jusqu'au moment où
les plus petites, qui sont armées, extermineront les autres jusqu'à
la dernière ; ils ont vu, en un mot, ce qu'on voit avec de l'attention.
Mais l'aveugle a compris : la nature lui avait refusé des instruments; il s'en est fait, comme Galilée s'est fait un télescope. Il a
fécondé les notions brutes et inintelligentes de ceux dont il s'est
servi, et il a tracé, avec une admirable sagacité, les mœurs curieuses de ces insectes précieux, mœurs que jusqu'ici on avait à
peine entrevues.

A Dieu ne plaise, messieurs, que je veuille ici déprécier la valeur
des notions que l'on acquiert par une observation attentive et minutieuse; cette valeur est immense comme résultat : ce que je veux
dire, c'est qu'elle est à peu près nulle comme acte intellectuel. Sans
tailleurs de marbre, Saint-Pierre de Rome ne serait pas édifié ; mais
je m'indigne de voir un tailleur de marbre se croire presque un
Michel-Ange.

Parce que, pour acquérir les notions brutes, il ne faut que de
l'attention, parce que les esprits les plus vulgaires sont aussi propres, et quelquefois même plus propres que les autres à l'accomplissement de cette œuvre, s'ensuit-il, messieurs, que, dédaignant
un travail modeste, vous deviez laisser à d'autres le soin de recueillir les faits, satisfaits de les coordonner, de les interpréter, de
les systématiser? Ce serait là une prétention aristocratique, qui re
comprend à peine chez l'homme qui a vieilli sous le harnais, mais
qui serait au moins singulière de la part de celui qui fait les pre-

miers pas dans la carrière. On ne s'arme du ciseau pour créer le Laocoon que lorsque l'on a longtemps pétri la terre, ébauché des formes élémentaires, modelé péniblement des contours et brisé bien des burins sur un marbre grossier. Ceux qui ont dédaigné des commencements pénibles, tout matériels, tout inintelligents qu'ils puissent être, ne sont jamais que des artistes faux et incomplets.

Voyez donc beaucoup, observez par vous-mêmes, car il faut posséder des notions personnelles pour comprendre et utiliser celles que les autres ont acquises.

Il faut le dire, à la louange de tous les bons esprits qui ont illustré notre art, l'observation des faits a été par eux proclamée comme une nécessité absolue, et aujourd'hui plus que jamais cette nécessité est admise par ceux qui président à l'enseignement de la médecine.

Mais si l'on est universellement d'accord sur ce point, on ne l'est plus sur la manière dont il faut procéder à l'interprétation des faits.

Deux méthodes principalement existent aujourd'hui en médecine : l'une, qui se dit *nouvelle*, la *méthode numérique ;* l'autre, *ancienne,* la *méthode d'induction.*

La première a pris pour devise la phrase célèbre de J.-J. Rousseau : « Je sais que la vérité est dans les choses et non dans mon esprit qui les juge ; et que, moins je mets du mien dans les jugements que j'en porte, plus je suis sûr d'approcher de la vérité. » La seconde est celle qui a été jusqu'ici suivie par tous les grands praticiens, quelles que fussent d'ailleurs leurs doctrines ; elle a été conservée par la plupart des professeurs de notre Faculté.

La méthode numérique, qui faisait la base de la statistique, et qui avait été introduite dans l'hygiène par Parent-Duchâtelet, fut appliquée à l'étude de la pathologie et de la thérapeutique par un homme d'une probité scientifique incontestable, doué d'une patience à toute épreuve, passionné pour la vérité qu'il croyait atteindre avec certitude.

La méthode numérique reconnaît la puissance souveraine du chiffre. Le médecin doit imposer silence aux élans de son imagination ; il analyse, compte et enregistre sévèrement les résultats : rien de plus, rien de moins. C'est l'inflexibilité du magistrat intègre, qui applique la loi, sans écouter ses passions, ses souvenirs ; c'est la rigueur du statisticien, qui, faisant une table de mortalité, ne fait acception d'aucune cause de mort, et se borne à supputer les chances de vie que présente la masse d'une population. La méthode numérique, enfin, applique à la médecine le calcul des probabilités dans toute sa rigueur.

La méthode d'induction procède tout autrement : elle recueille, analyse les faits; mais elle les compare, et ne les compte pas toujours. Au lieu du résultat *nécessaire* de la statistique, elle cherche autre chose, les rapports systématiques des faits, leur liaison; elle les interroge, les commente, les sépare, les groupe, les examine sous toutes leurs faces, pour en tirer quelque chose de nouveau, d'applicable. En un mot, au rebours de la méthode numérique, *elle met le plus possible du sien dans les jugements qu'elle porte sur les choses, bien sûre d'approcher ainsi davantage de la vérité.*

La première portion de la phrase de J.-J. Rousseau que je citais tout à l'heure est un non-sens. Il est clair que les choses, par cela même qu'elles sont, sont nécessairement vraies, en ce sens que l'affirmation de leur existence les constitue telles qu'elles sont, et non autrement; ou, pour mieux dire, elles ne sont ni vraies ni fausses, elles *sont* tout simplement. La qualification des choses peut être vraie ou fausse; mais la qualification est dans l'esprit qui juge, et nullement dans les choses elles-mêmes : il est donc absurde de dire que *la vérité est dans les choses, et non dans l'esprit qui les juge.* La seconde portion de la phrase n'a qu'un faux semblant de vérité : il est clair, en effet, que si, deux choses étant données, on se borne à indiquer le rapport immédiat qui les unit, on *aura mis le moins possible du sien* dans le jugement que l'on aura porté, et que, si l'on n'a pas jugé beaucoup, du moins on aura pu juger quelque chose assez sainement. Mais enfin, même pour juger les rapports les plus grossiers, il *faut mettre du sien*, puisque le jugement est œuvre de l'âme et est essentiellement en dehors des choses : la question est donc de savoir s'il faut mettre *tout ce qu'on peut du sien*, ou si, comme semble le vouloir J.-J. Rousseau, il *en faut mettre le moins possible.* Or, pour moi, la réponse ne saurait être douteuse; car on aura approché de la *vérité entière* d'autant plus qu'on aura saisi et indiqué un plus grand nombre de rapports entre les choses, la vérité étant d'autant moins vraie qu'elle est moins complète.

Je ne reproche pas à la méthode numérique de compter, car on ne peut systématiser sans compter; mais je lui reproche de compter seulement, en un mot, de s'en tenir au résultat rigoureux, comme le mathématicien. Je lui reproche de trop compter, de compter trop longtemps, de compter toujours, de ne vouloir pas mettre de son esprit dans les choses.

Cette méthode est le fléau de l'intelligence, elle fait du médecin un agent comptable, serviteur passif des chiffres qu'il a superposés; et le plus grand reproche que je lui fasse, c'est d'étouffer l'intelligence médicale.

Vous vous applaudissez de ce que nous déplorons; vous ne voulez pas que l'intelligence intervienne : nous voulons, nous, que
l'intelligence s'exerce dans toute sa puissance.

Je tiens à bien faire comprendre ma pensée ; j'adopte la statistique, j'adopte même, si vous le voulez, la méthode numérique,
pourvu qu'elle ne soit qu'un moyen, quelquefois préparatoire, le
plus souvent complémentaire, un peu moins imparfait que ce qui
existait auparavant ; mais je la repousse de toutes mes forces si elle
se donne pour une méthode complète, capable de conduire nécessairement à la vérité.

La méthode numérique mène à des résultats qui ne sont et ne
peuvent être que des faits bruts, que des notions élémentaires. Ces
faits, ces notions, sont une pâture pour l'intelligence qui les éla-
bore.

Au fond, la méthode numérique ne diffère que bien peu de la
méthode universellement suivie jusqu'ici. Un praticien qui étudiait
la rougeole voyait une fièvre d'invasion, un exanthème, une desquamation, des complications dont il tenait compte, ce me semble ;
il enregistrait ses observations sur le papier, puis il indiquait les
faits généraux et communs, les faits accidentels et spéciaux. Ce n'est
pas autrement que procédaient les praticiens des siècles passés ; ce
n'est pas autrement que, de nos jours, procédaient Corvisart, Bayle,
Laennec, MM. Rostan, Lallemand, Andral, Bouillaud, Calmeil et
tant d'autres, avant que la méthode numérique fût inventée. Quand
ils avaient examiné, dans le cabinet, les observations recueillies
au lit des malades, ils indiquaient les résultats, puis tiraient des
conclusions.

Que fait de plus la méthode numérique? Elle compte rigoureusement. Au lieu de dire une centaine de malades elle dit 99 ou 104
malades; au lieu de dire, comme Bretonneau l'a dit le premier :
Dans la fièvre putride, les perforations intestinales se font dans les
glandes de Peyer et de Brunner ulcérées, et s'observent assez souvent, elle a dit : Les perforations intestinales s'observent tant de
fois sur 100. Au lieu de dire : Le ramollissement accompagne le
plus souvent l'hémorrhagie du cerveau, elle dit : Le ramollissement l'accompagne 16 fois sur 20, par exemple. La méthode vulgaire disait et dit encore que la pneumonie lobulaire complique
très fréquemment l'exanthème morbilleux; la méthode numérique
indiquera la proportion relative.

C'est donc un procédé qui semble plus exact; mais, en définitive,
c'est toujours le même procédé.

Il suffit d'observer avec attention pour arriver aux mêmes résultats capitaux que ceux où conduit le numérisme. Quand je me mis

à étudier la coqueluche, je m'aperçus promptement que les quintes convulsives cessaient presque toujours, ou tout au moins qu'elles devenaient beaucoup moins fréquentes quand le malade éprouvait un accident fébrile, quelle qu'en fût la cause d'ailleurs. Ce fait d'observation je l'avais indiqué dans mes leçons cliniques avant d'avoir compté ; j'ai compté ensuite, et, au lieu de dire *presque toujours*, j'ai dit *tant de fois sur tant d'observations recueillies :* ce qui revenait exactement au *presque toujours.*

Et n'imaginez pas, messieurs, que cette exactitude mathématique existe réellement : elle n'est que relative, car elle change sous l'observation du même homme, suivant l'année, suivant la saison, suivant la constitution médicale. De sorte que le même fait qui, l'an dernier, s'observait une fois sur 5, cette année n'existe plus qu'une fois sur 10 ; l'an prochain, peut-être, il n'arrivera qu'une fois sur 20 : de sorte que votre loi, votre *vérité vraie* n'est pas absolue, et ne peut l'être ; et si le pathologiste cherche à formuler les faits que vingt partisans de la méthode numérique ont donnés chacun comme l'expression extrême de l'exactitude, il en est réduit ou à prendre une moyenne qui ne sera plus vraie demain, ou à recourir à ces odieuses et détestables formules que l'on voulait bannir du langage médical : *quelquefois, souvent, le plus souvent, généralement.*

Que m'importe cette apparence d'exactitude ! Quand un de nos collègues signala au monde médical la coïncidence qui existe entre les maladies du cœur et le rhumatisme articulaire aigu, cette belle découverte fut-elle moins bien accueillie parce qu'il dit *très souvent*, au lieu de dire 44 fois sur 100 ? L'influence du sulfate de quinine sur l'hypertrophie miasmatique de la rate est-elle moins bien établie quand Bailly a dit *presque toujours*, que si l'on avait dit 90 fois sur 100 ?

Mais, objectera-t-on, la méthode numérique nous permet de constater la véracité des assertions d'un médecin. Pensez-vous, par hasard, messieurs, que si l'on veut mentir, on ne le puisse aussi bien avec des chiffres exacts qu'avec des à peu près ? Pensez-vous que le médecin impudent et menteur, s'il en existait, ne fera pas un résultat numérique aussi aisément qu'une assertion générale ? Il se donnera seulement la peine de mentir plus tôt que l'autre, il mentira dans l'histoire dont il aura fabriqué les détails, et il donnera un résultat exact ; l'autre, sans autant de labeur et d'hypocrisie, ne mentira que dans la conclusion.

Ainsi, quoique je n'accorde à la méthode numérique, telle qu'on la veut pratiquer aujourd'hui, qu'une importance très minime comme moyen d'étude, cependant j'en conseillerai l'emploi, parce qu'elle habitue l'élève et le médecin à l'attention, et qu'elle leur permet de mieux apprécier certains détails qui n'échappent pas à un observateur instruit et intelligent, mais qui pourraient rester inaperçus pour ceux qui ont moins l'habitude des malades.

Le médecin qui a popularisé la méthode numérique a en même temps introduit l'analyse des statisticiens dans l'étude de la pathologie, et la dissection minutieuse des faits observés l'a conduit quelquefois à des notions nouvelles, qui, pour être accessoires, n'en méritent pas moins d'être connues et enregistrées. L'analyse rigoureuse n'est donc pas sans utilité, et, bien qu'elle présente l'inconvénient très grave d'*émietter les faits*, pour se servir de la spirituelle expression de M. Bretonneau, de manière à les défigurer complétement, elle nous initie pourtant à quelques notions subalternes qui, tôt ou tard, pourront acquérir une certaine valeur scientifique.

Si la statistique appliquée à la médecine n'élevait pas trop haut ses prétentions, si elle se considérait non comme la clef de voûte de toute science, mais comme un procédé un peu moins imparfait que la plupart de ceux que l'on suivait jusqu'ici, je ne songerais qu'à la louer, qu'à la présenter à votre choix, parce que réellement je la crois utile; mais elle fait tant de bruit pour de si pauvres résultats, qu'on ne peut, en conscience, l'aider à tromper la jeunesse par une sorte de charlatanisme d'exactitude et de vérité.

La statistique veut trop de faits, elle sent bien qu'elle ne vaut que par le nombre, et c'est le nombre qu'elle cherche surtout. Il n'en est plus de même de la méthode d'induction dont je veux maintenant vous entretenir.

La *forêt des faits* de Bacon n'a pas grande valeur, prise au pied de la lettre, elle ne vaut rien surtout comme on l'a comprise de nos jours. Sans doute, deux faits permettent mieux de conclure qu'un seul, cent que deux, mille que cent : est-ce à dire qu'un fait tout seul ne puisse porter son enseignement? On vous dit : assemblez des faits, recueillez des observations de votre mieux, aussi complètes que possible, recueillez-les passivement, sans faire intervenir votre intelligence; loin de là, réprimez jusqu'à nouvel ordre tout élan de votre esprit, soyez le calculateur qui aligne des chiffres, et qui ne pense au résultat que lorsqu'il a épuisé toutes les colonnes.

Et moi, je vous dis aussi : assemblez des faits, recueillez des observations de votre mieux, aussi complètes que possible; mais dès que vous avez un fait, un seul fait, appliquez-y tout ce que vous possédez d'intelligence, cherchez-y les côtés saillants, voyez ce qui est en lumière, laissez-vous aller aux hypothèses, courez au-devant, s'il le faut; que chacun des mots de cette phrase soit l'objet de votre indagation, cherchez à comprendre cette langue inconnue, et, dussiez-vous la bégayer longtemps, n'attendez pas, pour essayer de la parler, que les cent mille mots du vocabulaire soient inscrits dans votre mémoire.

Demain, un fait nouveau viendra s'ajouter au premier : il surgira de nouveaux points de comparaison, d'autant plus lumineux pour vous que le fait principe avait été mieux étudié, mieux compris; déjà vous marchez à la vérification de vos hypothèses, vous assemblez, vous dissociez; car comment, dans une tête intelligente, deux notions resteraient-elles en présence, que l'âme n'ait su ce qu'elles ont d'étranger ou de commun ?

Bientôt vous possédez la *forêt de faits baconienne*; chemin faisant, mille idées ont germé dans votre tête; mille hypothèses, mille systèmes ont été conçus et détruits. Vous n'êtes plus alors à la remorque des faits, vous les tenez dans votre main, enchaînés et sommés de vous répondre; ils ne vous imposeront pas une idée, mais vous leur demanderez la vérification de vos idées; esclaves soumis de l'intelligence, ils doivent obéir, mais ils veulent que l'on compte sur eux; c'est alors qu'interviennent la méthode numérique et la statistique.

« Mieux vaut, dit Gaubius, s'arrêter que de marcher dans les ténèbres » : *Melius est sistere gradium quam progredi per tenebras*. Mais comment a marché l'esprit humain depuis le commencement des siècles ? Je vous le demande, n'allait-il pas à la vérification d'une hypothèse, le hardi navigateur qui, le cap tourné vers l'ouest, confiait à des mers inconnues son génie, sa gloire et la vie de ses compagnons avantureux ! Que d'idées germèrent dans la tête de Galilée avant qu'il découvrît le pendule; et croyez-vous qu'il ait eu besoin de voir osciller mille candélabres sous le dôme de Pise, pour créer cette admirable hypothèse qui bientôt devint du domaine de la science ! Torricelli fait une hypothèse, il met du mercure et de l'eau dans des tubes, et découvre une loi. Lavoisier pèse le peroxyde de mercure, et la chimie nouvelle est découverte. Toute la science lui est révélée par un seul fait. Combien de millions d'individus avaient vu la vapeur soulever le couvercle d'une théière? Watt le voit une fois, le fait est fécondé, et l'homme de génie, qui invente la vapeur, illustre en même temps et lui-même et sa patrie.

La proposition de Gaubius, adoptée par un des praticiens les plus éminents de notre époque, est vraie, si l'on veut seulement l'appliquer à ces incroyables rêveries que l'esprit imagine, sans fait directeur préalable. Il est certain que si, en l'absence de toute prémisse, de toute induction, on vient à créer un système dont plus tard on demandera la vérification à l'expérience, on fait une œuvre inutile et absurde ; mais cette proposition cesse d'être vraie, et surtout d'être scientifique, si certains faits, si peu nombreux qu'ils soient, bien qu'ils ne nous mènent pas à une systématisation, nous servent pourtant à guider nos premiers pas dans les ténèbres. Ces faits sont en quelque sorte le fil de Thésée, le bâton de l'aveugle ; et quoique, très réellement, nous marchions dans les ténèbres et que nous courions vers l'inconnu, nous ne le faisons pourtant qu'avec un guide ; que si nous trouvons le chemin fermé, nous aurons bien mérité de nos neveux en leur apprenant que la route n'est pas ouverte, et nous leur aurons épargné des recherches dans une fausse direction. Mais le plus souvent nous faisons mieux encore, nous posons les premiers jalons dans ces passes ignorées.

Je dis donc : *Mieux vaut marcher dans les ténèbres que de s'arrêter*, si vous entendez par ténèbres les faits principes et les actes intellectuels qui devancent les faits secondaires. Pourquoi Dieu nous aurait-il donné une âme qui tend incessamment vers le progrès et dévore l'avenir? Pourquoi Dieu nous aurait-il donné une intelligence toujours active, avide de comparer, d'induire, d'abstraire, de systématiser, si ce n'est pour que les facultés de l'entendement mettent sans cesse en œuvre cette matière première qu'on appelle les faits? et quels sont les produits de cette mise en œuvre, sinon des idées, des inductions, des hypothèses, des systèmes que l'on vérifiera par la méthode numérique et par la statistique?

Je vous entends me demander : pourquoi commencer par l'induction, par la systématisation, puisque, en définitive, il faut compter avec les faits et compter les faits?

Il vous est bien facile de me dire : fermez les yeux de votre entendement ; cet objet vous apparaît avec une couleur, une forme, un poids, une densité ; constatez les modalités, je vous défends de faire un *concret*. Suis-je donc libre, moi, de refuser l'attribut au sujet, de disjoindre avec violence ce que forcément mon esprit réunit et combine? puis-je voir, ouïr, sentir, et ne pas juger? puis-je juger sans induire, puis-je induire sans systématiser? Que voulez-vous? Que je fasse un répertoire d'idées, que je refrène mon intelligence en attendant le signal de la course intellectuelle? Partez, me dites-vous : mais comment fournirai-je la carrière? Prétendez-vous qu'à votre commandement s'efface la rouille de l'inaction? Vous voulez que l'élève ne voie que le fait brut, qu'il étouffe son intelligence ; et quand, par ce triste labeur, son esprit est en quelque sorte mutilé, pouvez-vous lui demander la virilité, oserez-vous espérer quelque chose de fécond?

Laissons croître en liberté ce qu'a de luxuriant l'intelligence de la jeunesse ; gardons-nous d'arrêter cette sève généreuse qui ne cherche qu'à s'épandre en fleurs et en rameaux, et tant que la vie se puisera dans le terrain si fécond de l'observation clinique, ne craignez jamais que l'on aille trop loin. Ceux qui, dans cette Faculté, sont chargés du soin de guider les élèves dans la carrière de la pratique, tempéreront cette fougue. Eux aussi ont quelques comptes à régler avec les hypothèses ; mais l'âge est venu, qui a blanchi les cheveux, mûri l'expérience, et, praticiens consommés, ils mettent au service de votre instruction leurs fautes, leurs mécomptes, leur savoir, et ce qui peut se transmettre de l'art qui fait leur individualité.

Ce que je vous ai dit des méthodes de philosopher ne s'applique qu'à la partie scientifique de la médecine, et nullement à l'art médical. En effet, il y a dans les sciences des méthodes ; dans les arts il n'y en a pas, il ne doit point y en avoir : la méthode et l'art s'excluent réciproquement.

Toute science touche à l'art par quelques points, tout art a son côté scientifique : le pire savant est celui qui n'est jamais artiste ; la pire artiste est celui qui n'est jamais savant.

Jadis la médecine était un art : elle se plaçait à côté de la poésie, de la peinture, de la musique ; aujourd'hui on veut en faire une science, et la placer à côté des mathématiques, de l'astronomie, de la physique.

Ce qui, à mes yeux, constitue une science, c'est d'agir sur des éléments concrets ou abstraits calculables, ce qui implique la possibilité des formules, et exclut l'individualité ; ce qui constitue l'art, c'est de créer des manifestations, sans liaison calculée avec les éléments générateurs, ce qui implique l'impossibilité de la formule, ce qui implique l'idée d'individualité.

Le plus stupide mathématicien est un Newton, s'il ne s'agit que d'un calcul ; un peintre n'est que lui et ne peut être que lui-même. Les résultats scientifiques sont, en quelque sorte, stéréotypés ; ils ne sont réellement scientifiques qu'à la condition d'être identiques : c'est là le criterium. Les résultats de l'art sont essentiellement variés, variables, et l'artiste est d'autant plus artiste qu'il est plus individuel. Dans les sciences, il n'y a pas d'écoles ; dans les arts, il y a autant d'écoles que de grands maîtres.

D'après la définition que j'ai donnée de la science, et si les conséquences que j'en ai tirées sont justes, on me permettra de regarder la médecine comme un art, et ceux mêmes qui veulent avec le plus d'ardeur la voir s'élever au rang des sciences admettent sans doute avec moi que jusqu'ici elle est peu digne de l'honneur qu'on veut lui faire.

Ce serait sans doute une chose bien désirable, que de voir tous les médecins, une maladie étant donnée, en calculer les causes, l'issue, le traitement, avec une précision, une identité mathématiques; il serait beau de voir tous ceux qui seraient chargés de gérer la santé des populations, faire, chaque année, un bilan exact de leur pratique, et soumettre, avec orgueil, leurs inflexibles résultats à l'inflexible examen d'une cour médicale des comptes.

Malheureusement, il n'en sera jamais ainsi : pour toujours nous serons appelés à gémir du vague déplorable de la médecine, précisément parce que, si la science a nécessairement des principes, l'art, qui s'ignore lui-même, qui marche à son but souvent à travers les ténèbres, peut tout au plus avoir des procédés qui ne se transmettent que bien difficilement.

Ne confondez donc pas, dans la médecine, l'art et la science. Il n'appartient pas à tous de devenir artistes; il appartient aux intelligences les plus subalternes d'acquérir de la science : ce qui ne veut pas dire, messieurs, que la science soit inutile, qu'elle ne soit pas même une nécessité aujourd'hui pour le plus grand artiste.

Il nous est donc permis d'exiger de vous le savoir, parce que le savoir s'acquiert, et que le travail vous le donnera à tous, dans des proportions plus ou moins grandes; mais nous n'exigerons jamais que le savoir : le reste est un don du ciel.

Mais, messieurs, quand vous connaîtrez les faits scientifiques, gardez-vous de vous croire médecins : ces faits ne sont, pour votre intelligence, qu'une occasion de produire et de vous élever à la hauteur de l'artiste.

Je me rappelle encore les dernières années de mes études médicales : comme tant d'autres, j'allais dans un amphithéâtre célèbre étudier la médecine opératoire; comme tant d'autres, j'étais séduit par ces procédés précis qui dirigeaient d'une manière invariable le couteau et le lithotome; comme tant d'autres, je m'étais fait un jeu des opérations chirurgicales les plus laborieuses; et lorsque la curiosité, l'envie de nous instruire, nous entraînaient à l'Hôtel-Dieu, à la Charité, où les maîtres de l'art devaient mettre en pratique les préceptes que nous connaissions si bien, souvent nous surprenions, avec un malin plaisir, le couteau qui s'égarait entre les surfaces inégales d'une articulation rebelle, ou qui ne s'inclinait pas toujours assez pour éviter sûrement un vaisseau, et nous n'étions pas éloignés de croire que notre place n'était pas sur les bancs de l'amphithéâtre. Comme si celui-là était le meilleur chirurgien qui abat le mieux une épaule; comme si la médecine

opératoire était une œuvre plus difficile que celle de l'écuyer tranchant! et certes, s'il nous était permis de rassembler et d'animer
les cendres d'Ambroise Paré, s'il nous était permis d'évoquer ici
le plus illustre chirurgien des temps modernes, J.-L. Petit, je
crains bien que ces deux grands hommes ne fussent des opérateurs moins brillants que tant de jeunes élèves si fiers d'un si facile talent.

Presque tous, messieurs, vous connaissez plus de chimie que
Paracelse, beaucoup d'entre vous, plus que Scheele et que Priest-
ley, quelques-uns même, plus que notre Lavoisier : vous savez de
la chimie, mais vous n'êtes pas chimistes; et, parmi ceux qui
m'entendent, croyez-vous qu'il en soit beaucoup que la postérité
jugera dignes de s'asseoir à côté de ces hommes dont je viens de
vous citer les noms glorieux? C'est qu'il y a, messieurs, une
grande différence entre le savant qui recueille et l'artiste qui produit.

Ne vous croyez donc pas médecins, parce que vous avez acquis
l'habitude d'appliquer au diagnostic des maladies ces procédés ingénieux dont la science s'est enrichie depuis le commencement de
ce siècle : ces méthodes admirables de percussion et d'auscultation,
que Laennec a faites du domaine public, et qu'il n'est permis à
personne de ne pas connaître, sont entre nos mains ce que le télescope et la loupe sont entre les mains de l'astronome et du naturaliste, des instruments intermédiaires entre notre intelligence et
les objets; mais la loupe et le télescope ne feront jamais un Tournefort ou un Galilée, pas plus que le stéthoscope ne fera un Sydenham ou un Torti.

Et pourtant, messieurs, on ne peut contester que les moyens
d'investigation multipliés que nous possédons aujourd'hui, en multipliant les notions premières, ou tout au moins en les rendant plus
exactes, ne mettent l'esprit dans de telles conditions, que des manifestations artistiques ne se puissent produire plus fécondes, plus
pratiques, plus sûres. Comment se fait-il donc que l'intelligence
devienne plus paresseuse à mesure que les notions scientifiques se
multiplient, contente de recevoir et de jouir, peu soucieuse d'éla-
borer et d'enfanter? Les formules de la science aident moins l'art
qu'on ne le croit. La chimie vous a appris à former les couleurs;
elle vous a dit pourquoi et quand elles se dissociaient; elle vous a
appris à les fixer sur une toile moins altérable et mieux préparée;
un savant illustre vous a fait connaître les modifications que les
tons colorés exerçaient les uns sur les autres; en un mot, on a
fait une science de l'harmonie des couleurs. Et le sang circule encore sous la palette de Rubens, les étoffes brillent sur les toiles de

Van Dyck; et les madones de Raphaël sont toujours ce que la beauté a de plus divin et de plus suave. Pourquoi donc, avec tant de moyens d'études, tant de notions scientifiques précieuses, nos peintres restent-ils si loin des maîtres moins savants, qui font la gloire de l'art ? Pourquoi donc nous, si riches de connaissances préparatoires, si riches de moyens de diagnostic, ne produisons-nous pas des hommes comme Baillou, Sydenham, Torti, Stoll ? Ce n'est pas à coup sûr que la nature ait été envers nous plus avare de ses dons : chaque siècle enfante les mêmes intelligences, et les âges de la barbarie la plus abjecte ont eu probablement des hommes aussi vigoureusement organisés que ceux des siècles de Périclès, d'Auguste, de Léon X et de Louis XIV. Combien de fois, dans nos rapports avec les jeunes hommes qui se pressent sur nos bancs, ne distinguons-nous pas des intelligences d'élite, auxquelles il ne manquera pour produire des fruits, qu'une occasion utile, qu'une direction favorable ? Mais ceux de vous qui se révèlent par une aptitude exceptionnelle, lorsqu'ils ont acquis, par un travail long peut-être, mais qui n'est nullement difficile, les notions qui constituent les sciences préparatoires et auxquelles on accorde une place malheureusement si large, lorsqu'ils ont, en quelques mois, égalé, surpassé leurs maîtres dans l'art si facile d'appliquer au diagnostic local et leurs sens et les instruments dont on peut les armer, tout fiers d'une conquête qui leur a coûté si peu de peine, encouragés dans cette bonne opinion d'eux-mêmes par les personnes qui font consister toute la médecine dans ces notions vulgaires, ils s'habituent à ne rien faire produire à leur intelligence, et tombent dans une sorte d'inertie morale ; tandis que nos devanciers, moins riches que nous de ces connaissances que vous devriez tant utiliser, avaient sans cesse l'esprit en travail de production : pauvres, ils mettaient en œuvre la plus mince des connaissances que le hasard, que l'expérience leur avait donnée ; ils exerçaient incessamment les forces de leur esprit, comme les athlètes exercent celles de leurs muscles, et il en résultait une puissance qui se traduisait quelquefois par des écarts singuliers, mais souvent aussi par des vues pleines de grandeur et de fécondité. Les efforts se multipliaient donc en raison de la pauvreté des moyens, et les résultats étaient immenses ; et vous, autour de qui les moyens abondent, gâtés, énervés, rassasiés par ce qui vous est si abondamment offert, vous ne savez que recevoir et qu'engloutir, et votre intelligence paresseuse étouffe d'obésité et meurt improductive.

De grâce, un peu moins de science, un peu plus d'art, messieurs !

Mais j'ai dit que l'on naissait artiste, que l'on devenait savant ;

ai dit que le savoir était facile, et j'entends déjà ceux qui comprennent mal, ou qui croient devoir mal comprendre ce que je viens de dire, m'accuser d'encourager la jeunesse dans la quiétude du fatalisme. S'ils sont nés artistes, ils sont nés médecins; qu'ils attendent, tranquilles, les inspirations faciles de l'art.

Je ne laisse à personne le droit d'interpréter ainsi mes paroles. On naît artiste dans ce sens que, si le ciel vous a refusé l'aptitude artistique, quoi que vous fassiez au monde, vous ne serez que des savants; mais avec l'aptitude la plus heureuse, vous ne serez rien sans travail. Le travail est une source d'inspirations puissantes; la contemplation des chefs-d'œuvre de l'art fait l'éducation de l'artiste, et le peintre qui, avec l'intelligence la plus élevée, n'irait pas vivre pendant quelques années dans cette atmosphère de génie que l'on respire au delà des Alpes, ne serait jamais qu'un homme incomplet, renfermé dans une indivualité restreinte : tandis qu'avec l'étude, avec l'exemple, il profite tout d'abord de ces laborieux procédés inventés par les artistes des siècles passés, mais désormais acquis à la science, et partant faciles ; il corrige les écarts de son imagination fougueuse, sans cesse ramené vers le beau par la contemplation du beau; il épure son goût instinctivement, involontairement, et toute sa spontanéité, désormais bien dirigée, le jette d'emblée dans ces régions élevées où l'art, dans toute sa puissance, enfante ces merveilleuses pages que l'artiste lègue à l'admiration des races futures.

Dieu a fait Lavoisier; mais notre immortel chimiste n'eût été qu'un traitant heureux si, de bonne heure, il n'eût dans les vapeurs du fourneau, dans la fréquentation des savants de son époque, fait l'éducation de cette intelligence par qui devait être enfantée la plus féconde des découvertes.

Croyez-vous que Paré, J.-L. Petit, Sabatier, Dupuytren ; croyez-vous que Baillou, Fernel, Laennec, Corvisart; croyez-vous que Lavoisier, Fourcroy, Berthollet, Dumas; croyez-vous que d'autres encore, dont le nom est dans toutes vos bouches, et ne saurait être convenablement placé dans la mienne, avec les dons puissants que la nature leur avait départis, seraient devenus les princes de leur art, si, de bonne heure, ils n'avaient exercé les heureuses facultés de leur intelligence; si, de bonne heure, ils n'avaient avidement dévoré ces trésors de science répandus autour d'eux, comme ils le sont autour de vous, fatigués, jamais rassasiés de travail, ne se croyant pas le droit de réserver pour eux-mêmes ces richesses qu'ils se sont acquises, ces découvertes qui les illustrent, et jaloux de voir leur pays, le premier par la gloire littéraire, le premier aussi par la gloire scientifique ?

A vous ce noble héritage, messieurs; mais pour le recueillir, il vous faudra de pénibles labeurs. Jeunes encore, et lorsque vous faites vos premières armes, les hôpitaux et les cliniques; les cliniques et les hôpitaux, lorsque vous en saurez davantage; les hôpitaux et les cliniques, quand vous aurez acquis toutes les notions scientifiques que nous exigeons dans vos actes probatoires. Ainsi vous arrivez à la pratique de votre art, sachant et capables de produire par vous-mêmes : alors aussi commence pour vous ce sacerdoce que vous honorerez et qui vous honerera; alors commence cette carrière de sacrifices, dans laquelle vos jours, vos nuits sont désormais le patrimoine des malades. Il faut vous résigner à semer en dévouement ce qu'on recueille si souvent en ingratitude; il faut renoncer aux douces joies de la famille, au repos si cher après la fatigue d'une vie laborieuse; il faut savoir affronter les dégoûts, les déboires, les dangers; il faut ne pas reculer devant la mort, quand elle vous menace; car la mort conquise au milieu des périls de notre profession fera prononcer votre nom avec respect.

CLINIQUE MÉDICALE

DE

L'HOTEL-DIEU DE PARIS

I. — VARIOLE

MESSIEURS,

Depuis la grande découverte de Jenner, la variole semblait devoir occuper en médecine une place beaucoup moins importante. On pouvait même espérer, dans les premiers temps de l'importation de la vaccine, que l'on réussirait à détruire ce fléau, certainement le plus grave de ceux qui décimaient l'espèce humaine ; mais vingt-cinq, trente années ne s'étaient pas écoulées, qu'en dépit de l'inoculation vaccinale, la variole apparaissait de nouveau sous forme d'épidémies qui n'épargnaient pas toujours les individus vaccinés. Lorsque nous ferons l'histoire de la vaccine, nous dirons comment celle-ci a pu perdre quelques-unes de ses propriétés primitives ; nous étudierons le mode suivant lequel on parviendra peut-être à rendre au virus vaccin ce qu'il a perdu ; nous dirons aussi par quels procédés on peut, dès aujourd'hui, faire que l'inoculation vaccinale soit aussi efficace que possible.

Toujours est-il qu'actuellement les cas de variole sont si communs, qu'il ne se passe pas une semaine sans que nous voyions des varioleux dans le service d'hôpital dont nous sommes chargé ; tandis qu'il y a trente ans, dans le même service, ces cas étaient excessivement rares et ne se montraient que sur des individus non vaccinés. Ne serait-on pas en droit de se demander si cela ne tient pas à la constitution médicale que nous traversons depuis un certain nombre d'années, et dont l'influence serait bien autrement fâcheuse si la vaccine n'en atténuait les effets ? Quoique les épidémies de variole n'épargnent même pas les individus vaccinés, il faut avouer qu'elles en épargnent le plus grand nombre ; de plus, chez ceux qu'elle atteint, la maladie est, le plus souvent, modifiée dans sa forme et dans ses allures, et cela par le fait de la vaccination antécédente : de telle sorte qu'à notre époque encore, la vaccine, tout en ayant perdu de son efficacité première, conserve encore une efficacité qui ne peut être contestée.

Toutefois, je le répète, bien qu'une vaccine antécédente la modifie généralement, la variole n'en est pas moins une terrible calamité lorsqu'elle vient à sévir sur des populations vaccinées ; mais lorsqu'elle frappe sur des sujets non vaccinés, elle devient la plus grave de toutes les maladies épidémiques. Quelques-uns d'entre vous ont lu peut-être la relation d'une de ces épidémies, qui, il y a quelques années, ravagea les tribus indiennes du Canada : près de vingt-deux mille individus furent atteints, et, dans l'espace de cinq à six mois, la presque totalité de la population disparut, enlevée par cette épouvantable pyrexie. A la fin du siècle dernier, à mesure que les navigateurs pénétraient dans les îles de l'océan Pacifique, ce mal qu'importaient avec eux les hommes de l'ancien continent sévissait avec fureur sur ceux du monde nouvellement découvert, et la mortalité prenait des proportions effrayantes.

L'étude de la variole reprend donc aujourd'hui une grande importance, et cette importance grandira de plus en plus, en raison de la négligence que l'on apporte dans la pratique des revaccinations, pratique recommandable s'il en fut jamais, mais rejetée par un assez grand nombre de médecins et non acceptée par toutes les familles.

Depuis cinquante ans, cette étude de la variole était devenue un point secondaire dans l'enseignement de la médecine. Il est nécessaire maintenant d'y revenir, d'y insister : aussi vais-je essayer d'esquisser les principaux traits de la maladie. Quoique j'aie acquis une triste expérience de cette maladie, je n'ai pourtant presque rien appris qui n'ait été beaucoup mieux observé et beaucoup mieux dit avant moi. Je prendrai donc pour guide Sydenham. Quelques-uns d'entre vous ont entre les mains des *excerpta* que je lui ai empruntés et que j'ai coordonnés dans un petit fascicule renfermant en quelques pages, sous forme d'aphorismes, tout ce que l'Hippocrate anglais a écrit de capital sur la matière. Je paraphraserai ce très petit opuscule, j'y ajouterai quelques observations critiques ; j'en appellerai quelquefois des livres de Sydenham à l'étude clinique que nous avons faite ensemble à l'hôpital, et, en ne changeant que peu de chose à ce qu'en dit cet homme illustre, j'espère vous apprendre ce qu'il est essentiel de savoir sur cette pyrexie exanthémateuse.

Il n'en est pas de la variole comme de la scarlatine, toujours elle se montre à découvert. Si dans les premiers jours, si dans la période d'invasion, on peut ne pas l'avoir soupçonnée, aussitôt qu'apparaît l'éruption, l'hésitation n'est plus guère permise. Ses manifestations sont nettement caractérisées, et il n'est pas possible de les confondre, même avec celles de la varicelle, maladie essentiellement différente, que l'on confond pourtant quelquefois encore avec celle dont nous nous occupons.

La variole peut être modifiée dans son éruption et dans sa marche. Cette modification, cette nouvelle manière d'être de la maladie est la conséquence d'une variole antérieure ou de la vacine. C'est à tort, et nous nous expliquerons à ce sujet, qu'on a donné le nom de varioloïde à la variole modifiée. Quoi qu'il en soit, modifiée ou non, la variole revêt deux formes principales : elle est *discrète* ou *confluente*, et, quelle que soit sa forme, elle est normale ou anormale dans ses allures.

Il n'est pas indifférent d'établir ces variétés, il est essentiel surtout de distinguer ces deux formes principales ; car la variole discrète est habituellement exempte de danger ; la variole confluente, au contraire, est une maladie des plus terribles, et qui tue presque toujours ceux qu'elle a frappés.

Leur marche, leur terminaison sont si différentes, les phénomènes qui les caractérisent sont tellement tranchés, qu'il est de la plus haute importance de donner de chacune d'elles, à l'exemple de Sydenham, une description spéciale et de les étudier séparément.

VARIOLE DISCRÈTE.

§ 1. — Constipation. — Convulsions. — Rachialgie. — Paraplégie variolique. — Durée de la période d'invasion. — Description histologique de la pustule variolique. — Examen du sang des varioleux. — Éruption considérée au visage, sur le tronc, sur les membres. — Orchite varioleuse. — Dessiccation.

Dans toute variole, le clinicien peut reconnaître une période d'incubation et quatre autres périodes dites d'invasion, d'éruption, de maturation ou de supuration et de dessiccation.

La *période d'incubation* a une durée établie par l'observation dans les cas de contagion ordinaire, et cette durée est démontrée par l'expérimentation, puisque pendant plus d'un demi-siècle en Europe la variole a été inoculée. Les observateurs attentifs ont donc pu savoir d'une manière précise combien de jours après l'inoculation la maladie se manifestait : ils ont vu qu'à moins de circonstances extraordinaires et exceptionnelles, la durée de l'incubation était de huit à onze jours.

La *période d'invasion* est caractérisée dans la variole discrète par un *frisson* violent, quelquefois par plusieurs frissons interrompus par des mouvements de chaleur assez vive, mais toujours ces phénomènes sont plus prononcés que dans aucune autre pyrexie exanthémateuse. La peau reste ouverte jusqu'au huitième jour, et les *sueurs*, chez l'adulte (chez l'enfant les choses se passent différemment), sont un symptôme essentiel. Apparaissant avec le premier accès de *fièvre*, cette transpiration, que rien ne peut empêcher, qui continue alors même que les malades sont légèrement couverts, cette transpiration ne s'arrête qu'au moment de la période de maturation; elle persiste alors même que la fièvre est tombée, après que l'éruption variolique s'est faite : elle semble constituer une crise favorable du côté de la peau, venant en aide, comne une sorte d'émonction, à la grande manifestation cutanée de l'éruption. Dans la variole confluente, nous aurons soin de le dire, cette tendance à la diaphorèse manque ordinairement.

Cette période d'invasion, dans la variole discrète, est encore caractérisée par des *envies de vomir*, par des *vomissements*, dont l'absence est un des phénomènes les plus rares. Un symptôme plus important, qui manque plus rarement encore, c'est la *constipation;* elle persiste pendant tout le cours de la maladie, ou du moins les malades vont difficilement à la garde-robe. Dans certaines épidémies, on a noté au contraire de la diarrhée [1]

A l'inverse de ce qui arrive chez les adultes, cette *diarrhée* est le fait habituel chez les enfants, qui, indépendamment de cet accident et de ceux que nous venons d'indiquer, en éprouvent d'autres encore plus essentiels à signaler. C'est d'abord une tendance au sommeil, et plus souvent encore, même chez ceux qui ont fait leurs dents, des accès convulsifs. Ces *convulsions* marquent plus fréquemment le début de la variole, chez les enfants, que le début de la rougeole ou de la scarlatine; si bien que, passé l'époque de la dentition, leur apparition faisait soupçonner à Sydenham l'imminence d'une variole; il les considérait comme des accidents sans gravité. D'une manière générale, cette dernière proposition est trop absolue : si, en effet, il n'a qu'une ou deux convulsions peu avant que l'éruption se fasse, l'enfant ne court pas de grands dangers; il n'en est plus ainsi lorsque ces accidents, se manifestant plus tôt se répètent davantage, et, pour ma part, bien que j'aie été rarement à même d'observer la variole chez les enfants, il m'a semblé que les convulsions étaient plutôt une complication fâcheuse qu'un symptôme favorable. Ce phénomène est d'ailleurs d'autant plus trompeur, cette complication est d'autant plus sérieuse, que les accidents convulsifs peuvent, suivant la remarque de Borsieri, emporter les malades avant que l'éruption se doit déclarée.

En même temps que les frissons et les sueurs, en même temps que la fièvre et les vomissements, survient un phénomène considérable : c'est la *douleur lombaire* ou la *rachialgie*, qui ne fait presque jamais défaut,

1. *Diarrhée chez l'adulte.* — « In quadam constitutione epidemica variolas observavit Carolus Richa, quæ cum alvi fluxu incipiebant, et eundem ad finem usque comitem habebant, bono cum eventu, sive id a saburra primarum viarum complicata eveniret, sive a materiæ variolosæ portione, quæ hac via excerneretur. (*Consil. epid. Taurin.,* anno 1720, § xv.) — Vogelius etiam diarrhœam salutarem ab initio ad undecimum usque diem vidit, lethalem vero eam quæ postea supervenerit. »

(*Note* de Borsieri, page 150.)

et qui ne se manifeste avec la même violence que dans une autre pyrexie bien grave aussi, dans la fièvre jaune. Cette rachialgie n'est pas, comme on l'avait cru, une douleur musculaire, elle dépend d'une affection de la moelle épinière; en voici la preuve : dans un assez grand nombre de circonstances, — et l'an dernier, dans l'espace de quelques jours, j'ai pu vous en montrer deux exemples, — la douleur lombaire est accompagnée de *paraplégie*. Sans que vous les interrogiez dans ce sens, les malades accusent d'eux-mêmes cette paralysie; ils se plaignent d'engourdissements douloureux dans les membres inférieurs qu'ils ne peuvent plus remuer; et lorsque vous cherchez si les membres supérieurs sont également affectés, vous constatez que la mobilité n'est nullement troublée. Cette paraplégie frappe quelquefois la vessie, comme le prouve la *rétention d'urine*, ou du moins la dysurie très notable qui survient alors.

Ordinairement fugaces, ces accidents de paralysie peuvent, en quelques cas, persister jusqu'aux neuvième et dixième jours de la maladie ; le plus souvent ils cèdent spontanément au moment où l'éruption apparaît. Par opposition, dans d'autres cas, ils persistent non-seulement pendant toute la durée de la variole, mais même après elle, et ils constituent alors une des complications de la convalescence. Il arrive d'ailleurs ici ce que nous voyons arriver dans les fièvres graves, comme j'aurai certainement occasion de vous le signaler, lorsque nous aurons à parler de la dothiénentérie, par exemple.

Quand les douleurs lombaires ne sont pas très vives, le malade éprouve seulement de la lassitude, des douleurs obtuses, comme rhumatismales, dans tous les membres ; quelquefois aussi des douleurs au creux de l'estomac, s'exagérant par la pression. *Doloris sensus in partibus quæ scrobiculo cordis subjacent, si manu premantur*, dit Sydenham.

En résumé, la période d'invasion est caractérisée par des frissons, avec chaleur vive et sueurs constantes ; par des envies de vomir, de la constipation, par des troubles nerveux, tels que les convulsions chez les enfants ; par des douleurs générales, principalement des douleurs lombaires, auxquelles se lie souvent la paralysie des extrémités inférieures, et quelquefois la paralysie de la vessie.

Faisons remarquer toutefois que dans quelques circonstances extrêmement rares, il est vrai, mais qui ont été notées par les auteurs anciens, la variole est tellement bénigne, que l'éruption arrive sans avoir été précédée d'aucun appareil fébrile : l'apparition des pustules est la seule manifestation de la maladie; ou, s'il y a de la fièvre, elle est si peu marquée, qu'elle passe inaperçue. Dans ce cas, comme le fait observer Borsieri, il n'y a pas de période d'invasion appréciable.

Dans la variole discrète, cette période d'invasion dure trois jours pleins, rarement trois et demi, plus rarement encore quatre, presque jamais deux seulement. Cette durée est tellement la loi générale, que, lorsque après une inoculation variolique on voit la fièvre d'invasion se produire avec une certaine véhémence, et que trois fois vingt-quatre heures se passent avant le développement de l'éruption, on peut pronostiquer d'une manière certaine que la maladie ne sera pas grave. *Ainsi, plus la manifestation cutanée de la variole tarde à se produire, moins sérieuse est celle-ci ; mais réciproquement, moins l'éruption se fait attendre, plus dangereuse est la maladie.* Lorsqu'elle apparaît à la fin du deuxième jour, elle est infailliblement confluente ; au troisième jour, elle l'est presque toujours ; au quatrième, et à plus forte raison au cinquième ou sixième, comme Violante en avait observé un exemple, — de Haen a vu chez une jeune fille l'éruption n'apparaître qu'au quatorzième jour, — elle est nécessairement discrète.

Toutefois Sydenham nous dit que dans quelques circonstances tout exceptionnelles, à cause de quelques lésions profondes de l'organisme, ob *atrocius aliquod symptoma*, l'éruption de variole discrète ou confluente peut être retardée jusqu'au sixième ou septième jour. Mais alors aux symptômes ordinaires de la période d'invasion s'en ajoutent d'autres, indiquant le trouble profond de l'économie, et le danger caché dans l'affection d'un organe intérieur. A l'appui de l'observation de Sydenham, rappelons qu'en 1862 nous avons vu (salle Saint-Bernard, n° 27) l'éruption ne se montrer que le cinquième jour chez une femme de trente ans qui, au début de la maladie, avait eu tous les symptômes d'un choléra sporadique : vomissements, diarrhée, crampes, refroidissement général, coloration blanche des menbranes muqueuses, langue sèche, froide, et injection de la conjonctive avec aspect terne des cornées oculaires. Les symptômes cholériques disparurent le quatrième jour, et le cinquième jour se montra l'éruption.

Au moment où la seconde période commence, au moment où l'éruption apparaît, la fièvre tombe, — il n'est ici question, bien entendu, que de la variole discrète, car dans la variole confluente les accidents persistent ; — les autres symptômes cessent, excepté, comme nous l'avons déjà dit, la tendance à la transpiration, qui persiste jusqu'à la maturation des pustules.

Ici je dois vous dire que la précision scientifique moderne est venue confirmer l'observation des cliniciens du passé. Il résulte, en effet, des recherches thermométriques de Wunderlich et de ses émules que, au moment où l'éruption se fait, et où l'on constate la diminution de la fréquence du pouls, ainsi que la disparition des autres phénomènes caractéristiques de la fièvre, il y a simultanément un *abaissement notable de la température générale,* qui revient graduellement à la normale, laquelle est, comme vous savez, de 37 degrés dans l'aisselle.

Voici quelle est la marche de la température dan la variole discrète : Au début, la température s'élève très vite et reste, pendant quelque temps, à une hauteur considérable, qui est de 40°,5 à 41°,5 c'est-à-dire que la température du corps est de 3 à 4 degrés et demi plus élevée qu'à l'état de santé, ce qui est énorme. Puis, dès que l'éruption a paru, la température descend rapidement (non pas d'une manière continue, mais graduellement, diminuant de 1 degré le matin et remontant de 1/2 degré le soir), de sorte qu'en trente-six heures environ elle tombe au-dessous de 38 degrés, c'est-à-dire redevient normale. (C'est à ce retour de la température à la normale que les Allemands ont donné le nom de *défervescence*.) Ainsi, au moment où la maladie devient pour ainsi dire extérieure, la température centrale s'abaisse et il y a rémission complète de la maladie générale.

Nous verrons plus tard ce que deviennent les phénomènes thermométriques, quand chaque pustule se transforme en un foyer de suppuration ; je reviens maintenant à la description de l'éruption.

L'éruption. — Elle se montre d'abord au visage et au cou, c'est là qu'on l'aperçoit tout de suite ; mais, suivant van Swieten et Borsieri, elle se développe simultanément sur le cuir chevelu, comme on le peut constater plus facilement chez les individus chauves ; elle apparaît un peu sur la partie supérieure de la poitrine ; peu après, elle gagne les bras et les mains ; plus tard, le tronc, c'est-à-dire la partie inférieure du thorax, l'abdomen, où les boutons varioleux sont très rares et manquent quelquefois ; en dernier lieu, elle envahit les jambes.

Cette prétendue succession des pustules n'est pas aussi régulière que l'ont écrit les auteurs. Si elle paraît commencer sur le visage, c'est que là on l'aperçoit mieux ; mais quand j'ai eu le soin de découvrir les malades, j'ai constaté rarement l'existence de boutons sur le visage, sans en trouver de tout aussi avancés sur le tronc et sur les membres.

Dès le début aussi de cette période, les malades accusent une douleur de gorge, l'éruption s'étant développée sur le pharynx et la membrane muqueuse buccale.

Dans quelques circonstances rares, très rares, l'éruption variolique reste bornée, et les manifestations caractéristiques de la maladie consistent uniquement, ainsi qu'on en a cité des exemples, ainsi que j'en ai vu moi-même, dans la présence de quelques pustules sur le pharynx ou le voile du palais.

Du côté de la peau, là où l'on doit tout naturellement chercher d'abord l'éruption, elle est, au commencement, constituée par de petites macules ressemblant à des piqûres d'aiguille excessivement fines, et mieux encore à ces papules que l'on observe chez les individus affectés de lichen ou de prurigo ; rouges, légèrement acuminés, faisant à peine saillie sur la peau, ces petits points sont disséminés sur le visage, le cou, la partie supérieure de la poitrine. Le lendemain, la saillie est plus prononcée, et dès le sixième jour de la maladie, troisième de l'éruption, ces vésico-papules

commencent à contenir un liquide lactescent; le lendemain, elles gran-
dissent très notablement, leur saillie est considérable, et le liquide
qu'elles contiennent devient un peu plus opaque. Le huitième jour, les
boutons sont plus grands encore et leur opacité est aussi plus prononcée.

On doit à M. le professeur Vulpian une excellente *description histologique* de la pustule variolique.

Dans une première période, correspondant à l'état *papuleux* de l'éruption, il y a congestion de la couche papillaire du derme et gonflement
du corps muqueux de Malpighi, dans l'épaisseur même duquel la pustule
se développe; à ce moment déjà il y a extravasation de quelques leucocytes dans les couches superficielles du derme.

Lorsque la papule se transforme en *vésicule*, la portion moyenne de
la couche de Malpighi se creuse de vacuoles séparées incomplètement
par une charpente plus ou moins largement réticulée; et ces vacuoles apparaissent d'abord au niveau de la partie la plus saillante de la papule, elles
sont séparées de la couche cornée de l'épiderme et de la couche superfi-
ciellé du derme par quelques rangées de cellules appartenant encore à la
couche de Malpighi et ayant subi elles-mêmes de notables modifications. La formation des vacuoles est due, d'une part, au refoulement
en tous sens de ces cellules épidermiques par le liquide provenant du
corps papillaire et, d'autre part, à la destruction d'un certain nombre de
cellules épidermiques. Les alvéoles de la *vésico-pustule* contiennent un
liquide transparent dans lequel on trouve un nombre plus ou moins considérable de corpuscules; ce liquide est formé du sérum du sang modifié
par son passage à travers les tissus qui séparent les vaisseaux de la vacuole. Quant aux corpuscules, ce sont des cellules épidermiques plus ou
moins altérées et des leucocytes dont le nombre va en augmentant avec
l'âge de l'éruption, enfin des granulations et quelques corpuscules mou-
vants. Les vésico-pustules s'agrandissent par la destruction et le refoulement des cloisons qui séparent les vacuoles, et alors elles s'ombiliquent
si elles doivent s'ombiliquer.

Relativement aux causes de l'ombilication, M. Vulpian déclare que
celle-ci n'est due ni à l'existence, au centre de la pustule, d'un tubule
de glande sudoripare ou sébacée, ni à celle d'un follicule pileux : il
suffit, en effet, d'injecter un peu de liquide dans une pustule ombiliquée
pour faire disparaître la dépression centrale; et l'on peut tranformer en
pustule ombiliquée une pustule qui ne l'était pas, par la soustraction
d'une partie du liquide que celle-ci contenait. L'ombilication n'est pas
due davantage à la présence d'un disque pseudo-membraneux spécial,
comme on l'a prétendu.

L'ombilication paraît due principalement à l'affaissement de la couche
cornée de l'épiderme au niveau de la partie la plus fortement vacuolée
de la couche de Malpighi; la portion périphérique gonflée, n'ayant subi

encore qu'une destruction cellulaire peu considérable, forme une saillie à l'entour du point affaissé.

Quant au disque pseudo-membraneux des auteurs, ou plutôt quant à cette matière discoïde qu'on peut extraire de la pustule variolique, elle n'est pas un produit de sécrétion fibro-plastique, un produit pseudo-membraneux, mais bien, d'après l'opinion de tous les histologues, une eschare épidermique infiltrée de liquide et mélangée avec une petite quantité de fibrine et quelques leucocytes.

Enfin pour ce qui est du mode suivant lequel les leucocytes arrivent dans les vacuoles, M. Vulpian ne doute pas qu'ils n'y parviennent par une extravasation des petits vaisseaux capillaires; on peut suivre de l'œil, pour ainsi dire, leur migration, car on en trouve d'accumulés avec des globules rouges dans les vaisseaux en arcades situés dans les papilles dermiques, puis on en voit qui entourent ces vaisseaux comme dans une sorte de manchon; on en sait enfin d'autres dans le tissu même de la papille et dans les cellules de la couche de Malpighi qui séparent le derme de la vacuole. De sorte qu'il n'est pas besoin d'un grand effort d'imagination pour comprendre d'où viennent ceux qui se trouvent dans cette vacuole. Ce fait spécial est d'ailleurs d'accord avec la théorie générale de la suppuration par émigration des leucocytes primitivement contenus dans le sang en circulation, théorie à laquelle M. Vulpian donne sa complète adhésion [1].

Il est très naturel de rapprocher de ces recherches de M. Vulpian celles de M. Brouardel, médecin des hôpitaux de Paris, qui a eu l'heureuse idée d'examiner le *sang* des varioleux, et qui a trouvé que, dès le cinquième jour de la maladie, c'est-à-dire avant le début de la fièvre de suppuration, ce liquide contient un grand nombre de leucocytes. Ces globules blancs deviennent très abondants le sixième et le septième jour; de sorte que, avant sa pustulation, et M. Brouardel insiste avec raison sur ce fait, on trouve sous le champ du microscope un nombre considérable de leucocytes, quelquefois dix ou douze et même jusqu'à trente le sixième jour. Outre ces globules blancs, on rencontre de petites granulations excessivement fines et brillantes, placées sur deux lignes parallèles au nombre de quatre ou cinq. Ainsi les leucocytes s'accumulent peu à peu dans le sang dès les premiers jours de la variole et leur migration s'effectue au niveau des pustules au moment de la fièvre de suppuration.

De leur côté, dans des études extrêmement bien conduites, M. L. Coze et M. V. Feltz, professeurs à la Faculté de médecine de Nancy, ont trouvé que les globules rouges de sang paraissent plus petits, comme réduits dans leurs diamètres. Ils sont en outre déformés, comme armés de piquants à la façon d'un chaton de marron d'Inde; ces piquants

---

1. *Bulletin de l'Académie de médecine*, XXXVI, séances des 31 octobre et 7 novembre 1871.

semblent être, d'après MM. Coze et Feltz, des bactéries fixées aux globules. Les bactéries sont en grand nombre, et ce serait là un caractère spécial à l'infection variolique. Le sérum du sang montre un nombre incalculable de bâtonnets qui, par leur aspect, rappellent le *bacterium bacillus* de Pasteur et le *bacterium termo* de Müller. Ces éléments sont tantôt isolés, non striés, ni disposés en chaînette, droits ou courbés; tantôt accolés et comme articulés deux à deux. Quant au nombre des globules blancs, dans l'intoxication aigüe, il ne serait pas augmenté[1]. Ce qui est en désaccord avec l'observation de M. Brouardel.

A partir du huitième jour, il est important de considérer la *variole dans les diverses parties du corps*, où elle prend des formes très différentes.

En l'examinant à la face, au cou, sur le tronc, à la partie supérieure des membres, on constate une sorte de dégradation, qui permet parfaitement de reconnaître que partout on a affaire à une même éruption; mais en comparant les pustules des mains avec celles du visage, on saisit tout de suite des différences considérables entre elles. ·

Au visage, le premier jour, ce sont, ainsi que je le disais, de petits boutons rouges légèrement acuminés, augmentant de saillie le lendemain, et se remplissant, le troisième jour de l'éruption (sixième de la maladie), d'un liquide opalin qui n'est pas encore du pus. Ils s'élargissent : généralement inégaux, ils ne se ressemblent pas tous les uns aux autres ; ceux-ci très petits, ceux-là plus larges, mais n'atteignant jamais les dimensions que nous retrouvons sur d'autres parties du corps : petits ou grands, ils se comportent d'ailleurs de la même manière. Au septième jour (en partant toujours du début de la maladie), ils augmentent encore de volume; on commence à voir à leur base une rougeur qui n'entoure encore que le limbe de chacun d'eux. Le huitième jour, cette coloration devient très vive, d'autant plus rose que la variole est plus légitime. L'éruption est maintenant constituée par autant de petits abcès, de pustules ; la *pustule devient douloureuse* et la tuméfaction commence : c'est le début de la troisième période, *période de maturation et de suppuration*.

La tuméfaction est à son apogée le lendemain ; elle décroît le dixième jour, le onzième elle a disparu. — Toujours considérable à proportion des pustules qui couvrent la peau, elle est, non pas plus réelle, mais plus apparente dans la variole discrète que dans la confluente ; elle est surtout prononcée dans certaines parties, principalement aux paupières, qui se gonflent notablement en raison de la laxité du tissu cellulaire qui entre dans leur composition. Alors même qu'il n'existe que trois ou quatre pustules sur ces voiles membraneux, les paupières sont tellement tuméfiées, que Sydenham a pu justement les comparer à des vessies gonflées,

---

1. L. Coze et V. Feltz, *Recherches cliniques et expérimentales sur les maladies infectieuses.* Paris, 1871.

vesicam inflatam non malè refert, et que pendant le neuvième et le dixième jour, le malade ne peut pas ouvrir les yeux. Dans quelques cas (nous en avons vu un exemple dans les salles de la clinique), des pustules se développent sur la conjonctive oculaire.

La tuméfaction est quelquefois au moins aussi notable en d'autres régions : ainsi van Swieten a vu la présence d'une seule pustule sur le prépuce d'un enfant occasionner un phimosis qui rendait difficile l'émission des urines. Et ici, messieurs, je vous rappellerai que le tissu cellulaire du prépuce est tout à fait de même nature que celui des paupières. Dans la variole confluente, — nous y reviendrons, — le gonflement de la face étant plus général, les paupières ne paraissent pas aussi tuméfiées qu'elles semblent l'être dans la forme que nous étudions.

En même temps que commence cette période de maturation, les pustules du visage suivent une marche particulière. Jusqu'au huitième jour, elles étaient veloutées, douces au toucher, *leves ad tactum*, suivant l'expression de Sydenham ; mais à partir de cette époque, on sent, en passant la main sur le nez et les joues, que ces pustules sont rudes, *asperiores ad tactum rudiores*, et cette rudesse dépend de ce qu'il se fait à la surface de la pustule un petit suintement d'une matière jaunâtre ressemblant à du miel concret.

Cette exsudation n'a lieu qu'à la face, où les pustules se dessèchent immédiatement, et leur dessiccation est complète le onzième jour.

Les pustules du tronc et des extrémités ont une forme plus régulière, elles se ressemblent davantage entre elles ; tandis qu'à la face elles n'étaient point ombiliquées, sur le corps au contraire, vers le huitième jour, elles commencent à s'aplatir, et au centre de quelques-unes d'entre elles on aperçoit une petite dépression grisâtre que l'on appelle l'*ombilication*. Il faut cependant se garder de croire que cette ombilication soit un fait nécessaire. Dernièrement, nous circonscrivîmes sur le bras d'une femme atteinte de variole légitime un certain nombre de pustules, et sur ce nombre nous n'en trouvions que deux ou trois qui fussent ombiliquées. Gardez-vous donc de croire que ce soit là un caractère spécial à la pustule variolique ; vous trouverez cette ombilication sur de simples pustules d'ecthyma, en particulier sur l'ecthyma produit par des frictions stibiées, et cela est bien d'accord avec les recherches histologiques de M. Vulpian que je vous ai citées tout à l'heure. Bien mieux, — nous noterons ceci pour mémoire, sans y attacher d'autre importance, — quelques médecins du siècle dernier regardaient comme de fâcheux augure l'apparition de pustules qui, tout en s'élevant un peu, n'étaient pas pointues, mais avaient une petite fossette dans leur milieu : *in apice foveolam impressam gerunt*.

Vers le onzième jour, les pustules sont remplies d'un liquide purulent ; à partir de ce moment, à la partie supérieure des membres, et surtout aux genoux et aux coudes, on en voit quelques-unes, les plus petites, se dessécher, mais sans rien laisser exsuder à leur surface, comme cela s'observait au visage; du quatorzième au dix-septième jour, la dessiccation est en général achevée.

Aux mains, les allures sont différentes.

Du huitième jusqu'au onzième jour, les pustules ressemblent à celles du corps, si ce n'est que l'inflammation qui les circonscrit survient plus tard; mais, vers la fin du neuvième jour, les mains commencent à devenir un peu douloureuses; le dixième, elles se gonflent, et, en même temps que la tuméfaction des mains, on observe souvent un gonflement œdémateux de l'avant-bras; cet œdème s'étend jusqu'au coude : il est fort douloureux. Il est rare qu'il se montre également intense des deux côtés, sans que je puisse dire pourquoi cette inégalité a lieu. Peut-être faut-il l'attribuer à ce que la confluence est un peu plus prononcée d'un côté que de l'autre, peut-être à ce que le malade restant couché plutôt d'un côté que de l'autre, le gonflement est plus prononcé là où l'obstacle à la circulation veineuse est plus grand. Si l'éruption a été, je ne dis pas confluente, mais un peu abondante, le malade ne peut pas fermer ses doigts, en raison de la tuméfaction de la peau. Ce gonflement œdémato-phlegmoneux se constate de la façon la plus simple : il suffit de presser plus ou moins légèrement dans l'intervalle des pustules, pour que les téguments gardent l'impression du doigt; cette tuméfaction, cette douleur qui n'arrivent jamais avant le onzième jour, durent jusqu'au quatorzième. Aux pieds, il en est de même, pourvu que l'éruption soit abondante.

Tandis que, sur le tronc, les pustules ont acquis ordinairement toute leur ampleur vers le onzième jour de la maladie, elles continuent, au contraire, à s'accroître aux mains, aux pieds, ainsi qu'aux avant-bras, à la partie inférieure des jambes; et lorsque, vers le quatorzième jour, la tuméfaction œdémato-phlegmoneuse qui les circonscrit vient à tomber, elles ressemblent exactement à de belles gouttes de cire vierge parfaitement arrondies, sans ombilication. Ce sont des phlyctènes un peu épaisses, remplies de pus.

Sur le tronc et sur les membres, en général, les pustules ne se sèchent pas, elles se rompent : *disruptione abitum sibi parant;* le pus qu'elles contenaient s'échappe et souille les draps et la chemise du malade. Cette rupture s'opère en trois ou quatre jours; mais aux mains, aux pieds, aux avant-bras et vers le bas de la jambe, les pustules persistent jusqu'au dix-huitième, au dix-neuvième, au vingtième, jusqu'au vingt-deuxième jour même, comme je vous en ai montré un exemple. Sydenham s'est donc trompé lorsqu'il a écrit qu'elles ne duraient qu'un ou deux jours de plus que celles du corps : *dici unius aut alterius mora illas vincunt.*

Cependant, messieurs, je vous ai fait déjà remarquer au lit du malade, que si, sur le dos de la main et aux avant-bras, les pustules prénaient les allures que je viens de vous faire connaître, sur la partie dorsale des doigts et des orteils elles se cornent, elles se sèchent sans suppuration, exactement comme dans la variole modifiée, ainsi que cela se passe aux genoux, et surtout aux coudes.

C'est dans les parties les plus vasculaires de la peau que l'éruption variolique est le plus abondante : c'est à la face d'abord et aux extrémités ; c'est aussi au pourtour d'une petite plaie, d'un cautère par exemple, autour d'un vésicatoire, comme cela avait été depuis longtemps signalé, que les pustules se développent en plus grand nombre. Nous vous rappellerons, à ce propos, le malade que vous avez vu couché au n° 9 de la salle Sainte-Agnès, et chez lequel l'éruption était très considérable à la face postérieure de l'avant-bras; ce garçon, cuisinier de profession, avait ces parties constamment exposées à la chaleur des fourneaux.

Au moment où commençait la période de maturation ou de suppuration, un phénomène nouveau s'était manifesté, c'était la *fièvre de la maturation*. Les accidents qui s'étaient montrés au début, puis avaient disparu, lors de l'éruption, si complètement que le malade avait repris sa gaieté et son appétit, ces accidents apparaissent de nouveau au huitième jour.

Ici encore l'investigation thermométrique donne de précieux renseignements. Nous avons vu qu'au quatrième jour de la maladie, quand s'accomplissait l'éruption et tout le temps qu'elle durait, la fièvre faisait trève et la température centrale baissait, tout l'effort morbifique se concentrant pour ainsi dire vers la peau; mais la température ne reste ainsi qu'un jour ou deux, trois jours au plus, aux environs de 37 degrés, et elle remonte un peu pendant la période de suppuration, sans arriver à la hauteur qu'elle atteignait pendant la fièvre initiale. Cependant, dans les cas graves, cette fièvre de suppuration est plus intense et la température peut même s'élever aussi haut qu'avant l'éruption. Par exemple, dans les cas légers, la température remonte en trois jours jusqu'à $38^0,5$ environ tandis que, dans des cas plus graves, elle peut s'élever rapidement jusqu'à $40^0,6$ et même $41^0,2$. Mais ces derniers faits s'observent surtout dans la variole confluente, dont je vous parlerai tout à l'heure. Ainsi, en résumé, la température centrale s'élève de nouveau vers le septième ou huitième jour de la maladie.

La fièvre dure trois jours ; le onzième, elle cède, et, à partir de cette époque, le malade ne doit plus en être tourmenté lorsque sa variole est discrète. La température est de nouveau l'exacte expression de la marche de la fièvre ; ainsi, après avoir au moins atteint $38°,7$ dans cette fièvre de suppuration, elle retombe progressivement, en trois jours, jusqu'à la normale. Si la fièvre persiste, elle dépend de complications ; mais, je l'ai dit, ces complications sont rares dans cette forme de la maladie.

Il est un autre phénomène qui apparaît encore en même temps que l'éruption, phénomène dont, dans ces derniers temps, un chirugien des hôpitaux, Béraud, a fait l'objet d'un travail très complet[1] : je veux parler de l'*orchite varioleuse* qui se déclare chez l'homme, et qui, chez la femme, a son analogue dans l'*ovarite varioleuse*. Sous ce nom d'orchite et d'ovarite il ne faut pas entendre exclusivement l'inflammation du parenchyme testiculaire ou ovarique, mais bien aussi l'inflammation de la tunique vaginale et de la portion du péritoine qui entoure les ovaires. — Cette inflammation des membranes séreuses est causée par l'éruption variolique, qui se fait à la surface de ces membranes comme elle se fait à la surface de la peau, quoique, bien entendu, elle présente, dans ces parties, les caractères très différents, de même que l'éruption herpétique qui se fait à la surface des membranes muqueuses diffère de celle qui a son siège à la peau. Cette apparition de la variole sur les membranes séreuses ne s'observe pas seulement dans les organes dont nous parlons : depuis longtemps van Swieten, Hoffmann, avaient signalé des méningites varioleuses ; Fernel, Werlhoff, Violante, avaient fait mention des varioles internes pulmonaires et intestinales, lorsqu'en 1836 Petzholdt mit en lumière les faits de méningite et de péritonite varioleuse qu'il avait observés dans l'épidémie qui régna à Leipzig pendant l'hiver de 1832 à 1833[2]. L'orchite varioleuse se traduit par la douleur qu'éprouve le malade lorsqu'on presse même légèrement le scrotum, ou lorsqu'il veut faire un mouvement; on constate de la tuméfaction des parties, et plus tard il y a de la fluctuation : la douleur est plus obtuse quand l'inflammation occupe le parenchyme de l'organe. Les symptômes de l'ovarite sont moins bien indiqués et moins connus.

Les faits rapportés par Béraud ont été regardés comme exceptionnels. Jamais mon attention, ni celle de personne, n'avait été fixée sur ce point. A peine son travail avait-il été publié, que, dans l'espace d'une semaine, je vous montrais dans mon service deux cas d'orchite varioleuse. Depuis cette époque, nous en voyons de très nombreux exemples, non pas que la maladie soit plus commune qu'elle ne l'était du temps de Sydenham, mais parce que nous la cherchons, parce que nous avons appris à la constater. — Il en est ainsi de la paralysie diphthérique, de la maladie rhumatismale du cœur, non pas plus communes, mais mieux observées qu'elles ne l'étaient.

De tout ce que je vous ai dit, messieurs, sur la marche de la température dans la variole, il s'ensuit que le tracé graphique des températures dans cette maladie est la représentation matérielle et saisissante de la marche singulière de la fièvre. Et, en effet, rien n'est plus caractéristique que la courbe des températures dans la variole. Ainsi, 1° rapide ascen-

---

1. Béraud, *Orchite et ovarite varioleuses*. (*Arch. gén. de méd.*, mars et mai 1859.)
2. Petzholdt, *Die Pockenkrankheit*. Leipzig, 1836.

sion de la température au début, puis état stationnaire de cette haute température pendant deux ou trois jours (c'est là l'expression de la *fièvre initiale*); — 2° diminution graduelle de la chaleur pendant deux jours (ce qui correspond à la période d'*éruption*); — 3° ascension nouvelle, mais moins élevée que celle du début (c'est la *fièvre de suppuration*); — 4° enfin, retour à la chaleur normale (la période de *dessiccation* est atteinte).

Étudions maintenant cette quatrième période, et la manière dont va se faire la *cicatrisation*.

Au visage, sur le corps, les croûtes qui s'étaient formées tombent; aux mains, l'épiderme rompu laisse à sa place une petite surface rouge, absolument comme le fait la pustule d'ecthyma. Au moment où tombent ces croûtes, ce qui arrive à la face vers le quinzième, le dix-huitième, le vingtième jour, et un peu plus tard sur le corps (je ne parle pas de la dessiccation, mais de la chute des croûtes, ce qui est autre chose), il reste à leur place, non un enfoncement, mais une saillie d'un rouge violacé, d'autant plus foncé que l'individu s'exposera au froid. Sur cette saillie on voit se produire une petite lamelle d'épiderme qui, après quelques jours, se soulève, est remplacée par une autre plus mince, qui tombe à son tour, fait place à une autre encore, et successivement ainsi pendant dix, quinze, vingt, trente jours. Graduellement, la saillie diminue; après quatre ou six semaines on voit alors, à sa place, un léger enfoncement; quatre, cinq, six mois après, la coloration rouge de la peau disparaît et ne laisse qu'une petite cicatrice blanchâtre légèrement gaufrée que chacun de nous connaît. Cependant, il faut le dire, lorsque la variole a été discrète, lorsque les pustules de la face n'ont pas été trop larges, ces taches rouges disparaissent généralement sans laisser sur la peau autre chose qu'une petite inégalité qui finit par s'effacer; mais aussi il est d'autres cas où la variole même très discrète laisse de profondes cicatrices.

Telle est la marche de la variole discrète normale, celle-là ne tue pas.

Cependant, messieurs, la variole discrète, en apparence la plus normale, peut encore, quoique bien rarement, se terminer de la manière la plus inattendue, comme cela se passe si souvent dans la scarlatine. — Rappelez-vous une jeune femme de vingt et un ans, couchée au n° 7 de notre salle Saint-Bernard. Elle avait une variole discrète d'une bénignité remarquable; le neuvième jour, elle était sans fièvre, elle mangeait une portion. La religieuse de la salle la quittait, à huit heures du soir, dans les plus favorables conditions. Peu à près, elle était prise de troubles cérébraux, d'oppression, et une heure plus tard elle était morte. Ainsi, lorsqu'elle est *anomale*, la variole discrète est plus promptement mortelle que la confluente. Il est remarquable, en effet, — Sydenham est là pour le témoigner, et moi-même j'en ai observé plusieurs exemples, — que la mort, dans les varioles discrètes, arrive vers le huitième ou le neuvième jour, tandis que c'est du onzième au treizième jour qu'elle arrive dans les confluentes.

L'illustre médecin que nous venons de nommer, Sydenham, et après lui, van Swieten, Borsieri, avaient observé des épidémies de ces *varioles discrètes anomales* et *malignes*. Ce qui les caractérisait, c'était, dans la *période prodromique*, la douleur de tête, la rachialgie exagérée, un plus grand abattement des forces, de l'anxiété, de l'agitation, de la stupeur et quelquefois du délire. L'inappétence était plus prononcée, le malade avait du dégoût pour toute espèce d'aliment. Le délire et le pervigilium persistant, ou bien, au contraire, le coma profond, les soubresauts des tendons, la tendance à la syncope, et surtout une respiration inégale, accélérée, laborieuse, indiquaient un grand danger. La fièvre était tantôt plus vive; tantôt, au contraire, le pouls était faible, inégal ; la chaleur de la peau très peu élevée, la transpiration très abondante.

L'*éruption* apparaissait bien au troisième ou quatrième jour, mais elle ne se faisait pas d'une seule poussée ; au cinquième ou sixième jour, de nouveaux boutons se développaient encore, les pustules n'atteignant pas toutes le même volume, quelques-unes restant pâles et indolentes, tandis que dans les varioles bénignes, la pression, au niveau de ces pustules, occasionnait une vive douleur au malade. La fièvre et les autres accidents persistaient, au lieu de céder au moment de l'éruption, comme cela a lieu dans les cas ordinaires.

La transpiration, exagérée jusqu'alors, s'arrêtait brusquement, sans que rien pût la rappeler ; les urines étaient fréquentes, mais peu abondantes, ou bien elles se supprimaient, ce que Sydenham regardait comme du plus fâcheux augure dans la période d'état, et même dans celle du déclin des varioles discrètes. Quelquefois, une diarrhée abondante s'établissait. Enfin le malade succombait, comme nous l'avons dit, au huitième ou neuvième jour, avec les accidents nerveux et comateux dont nous avons parlé.

Ainsi, lorsque au début ces phénomènes se sont manifestés, lorsque l'éruption ne s'est pas bien faite vers les cinquième, sixième ou septième jours, lorsque les pustules se sont inégalement développées, ou qu'elles s'affaissent ; lorsque la transpiration, soit qu'elle ait été plus abondante, soit qu'elle ait eu lieu sans peine, se supprime sans que rien puisse la rappeler ; lorsque enfin le délire ou le coma profond, les soubresauts des tendons continuent ou surviennent, s'ils n'avaient point apparu au début, il faut porter le pronostic le plus terrible : la terminaison fatale est prochaine et imminente.

Le délire, toutefois, ne doit pas être confondu avec la manie aiguë, dont nous avons observé un cas chez une femme qui, dans le cours d'une variole modifiée, ne présenta d'autres troubles nerveux que des accès de manie sans fièvre. Ces troubles nerveux peuvent bien avoir une certaine gravité, mais ils n'ont pas celle que prennent les accidents dépendant de la malignité.

Au moment où va commener la *fièvre de maturation*, le sixième ou le septième jour, il n'est pas rare, même dans la variole discrète, de voir souvent le *délire*, lequel dure un ou deux jours ; on l'observe surtout la nuit, et quelquefois il a une certaine violence. Cet accident nerveux, qui m'épouvantait beaucoup naguère, ne m'inspire plus de craintes aujourd'hui. Il cède sans l'intervention de l'art, et ne modifie en rien les allures ni le pronostic de la variole discrète.

J'ai cependant quelques réserves à faire à ce sujet. Je ne crains pas le délire, si le pouls conserve de l'ampleur et s'il ne prend pas une fréquence insolite, si la sueur persiste ; mais si la peau devient sèche ou froide, si le pouls perd de sa vigueur pour devenir petit, serré ou irrégulier, le délire prend alors une tout autre signification, il est le plus sûr indice d'une mort prochaine.

VARIOLE CONFLUENTE.

§ 2. — Diarrhée au début, principalement chez les enfants. — Salivation. — Gonflement du visage. — Gonflement des pieds et des mains. — Accidents nerveux. — Furoncles. — Abcès multiples. — Infection purulente. — Albuminurie. — Anasarque. — Complications cardiaques, et en particulier myocardite varioleuse. — Traitement.

Lorsque la fièvre d'invasion est beaucoup plus intense, quand le frisson du début a été plus prolongé, la douleur lombaire plus vive, la paralysie des extrémités inférieures et de la vessie plus prononcée, les vomissements plus persistants, et que, quelquefois même, chez les adultes, les troubles cérébraux ont été assez notables, lorsque enfin il n'existe pas de transpiration abondante, on juge que la variole sera confluente.

Mais indépendamment de ces phénomènes que nous venons d'indiquer, le signe capital auquel on reconnaît que l'éruption varioleuse sera confluente, c'est que cette éruption, — je parle des varioles normales, car, dans quelques cas graves, *malo simper omine*, suivant la remarque de Sydenham et de Borsieri, l'éruption est retardée jusqu'au cinquième, sixième, septième jour, et même au delà, — c'est que cette éruption, dis-je, apparaît dès la fin du second jour, jamais plus tard que le troisième. Il en est donc autrement que dans la variole discrète, où, ainsi que nous l'avons dit, l'apparition des pustules est habituellement retardée jusqu'au quatrième, et même jusqu'au cinquième jour.

Dès le début de la variole confluente chez l'enfant, chez l'adulte lui-même, on observe très fréquemment la *diarrhée*, fait essentiellement différent de celui qui se produit le plus généralement dans la forme de la maladie que nous avons précédemment étudiée, où nous avons vu que la constipation était le phénomène habituel, chez l'adulte du moins. Cette diarrhée, qui s'observe plus communément chez l'enfant, persiste non seulement jusqu'au quatrième et cinquième jour (deuxième et troisième de l'éruption), mais encore jusqu'au neuvième et dixième, remplaçant, dans le jeune âge, un symptôme capital de la variole confluente de l'adulte, la salivation.

Tandis que dans la variole discrète la *fièvre* cesse, ou tout au moins diminue au moment où l'éruption apparaît, à ce point que le malade n'éprouve plus aucun malaise, qu'il semble être revenu à la santé, dans la variole confluente elle ne se modère en rien ; elle persiste jusqu'au huitième jour, augmentant même, augmentant encore jusqu'au onzième, douzième et treizième. Vous ne trouverez donc plus ici les périodes de fièvre initiale durant du premier au quatrième jour, de maturation reprenant du huitième au dixième ; la fièvre est continue depuis le début de la maladie jusqu'à la fin du second septénaire et souvent au delà. Aussi est-ce tout au plus si, pendant vingt-quatre heures, la chaleur centrale s'abaisse de 1 degré, puis, quand la suppuration des pustules s'accomplit, la température peut atteindre et même dépasser 41 degrés.

En outre, la variole confluente est caractérisée par trois grands phénomènes qui ne se montrent pas dans la variole discrète. J'ai déjà indiqué la salivation, j'ajouterai la tuméfaction considérable du visage, le gonflement des pieds et des mains. — Ces derniers accidents n'existent pas dans la variole discrète, ou du moins s'ils existent alors que l'éruption est un peu abondante aux extrémités, ils ne sont pas comparables à ce qu'ils sont dans la variole confluente ; quant à la salivation, presque jamais elle ne s'observe dans la variole discrète.

Voyons d'abord quelles sont les allures de l'éruption dans la variole confluente.

Le premier jour de l'éruption (fin du deuxième ou commencement du troisième de la maladie), apparaît sur le visage une rougeur qui semble diffuse, à moins qu'on n'y regarde de très près. Le lendemain cette rougeur est telle, qu'il est souvent impossible de savoir si l'on a affaire à une variole ou à une rougeole. Sydenham insiste beaucoup sur ce point, en disant que, quant aux phénomènes extérieurs, l'éruption de la variole confluente se faisant, *nunc erysipelatis ritu, nunc morbillorum*, il est très difficile, pour ceux qui n'ont pas une grande habitude de ces maladies, d'éviter la confusion, si l'on ne tient pas compte des phénomènes généraux. En tenant compte de ceux-ci, la confusion n'est plus possible.

Ce n'est guère que le troisième jour de l'éruption que l'on voit survenir des saillies notables sur le visage, plus prononcées encore sur d'autres parties du corps. Les rougeurs diffuses que l'on avait pu prendre pour des taches morbilleuses sont devenues des papules dont quelques-unes contiennent déjà un liquide un peu lactescent.

Sur la face, ces papules ne laissent entre elles presque aucun intervalle, à ce point que lorsqu'on passe les mains sur le front et sur les joues des malades, c'est à peine si l'on sent les inégalités qu'elles forment à la surface de la peau; d'ailleurs plus petites que celles de la variole discrète, elles ont une forme moins bien déterminée, se confondant plus ou moins les unes avec les autres.

Cependant, vers le cinquième jour (septième de la maladie), leur saillie se prononce davantage, et la *tuméfaction du visage*, — bien qu'elle soit loin d'être alors arrivée à son apogée, — est universelle : l'épiderme est soulevé par une petite sécrétion comme lactescente, et le lendemain on voit des plaques épidermiques, analogues à celles que produit l'application d'un vésicatoire. Cette sorte de vésication est parfois tellement générale, que la face semble couverte d'un masque de papier gris blanchâtre, opalin, de papier joseph, de parchemin :« PERGAMENÆ *speciem visu horrendam (cutis faciei) exhibet* », disait Morton dans sa *Pyretologia*. C'est là le signe pathognomonique de la variole confluente : jamais il ne se rencontre dans la variole discrète, si ce n'est dans des points excessivement limités, lorsque les pustules, étant cohérentes, forment quelques plaques isolées.

La tuméfaction du visage va en augmentant; arrivée à son summum, vers la fin du neuvième jour, elle persiste le dixième et doit commencer à décroître le onzième. La tête, la face, principalement l'angle des mâchoires et les oreilles, sont considérablement gonflés, tout autant et plus qu'ils ne le sont dans l'érysipèle : moins tuméfiées que dans la variole discrète, les paupières participent à ce gonflement général du visage, et les malades restent quatre, cinq, six jours sans pouvoir ouvrir les yeux. L'éruption peut ne pas épargner le globe oculaire lui-même, intéresser la conjonctive, la cornée, déterminant ainsi des ophthalmies plus ou moins graves qui vont jusqu'à amener des perforations, des fontes purulentes, et entraîner la perte complète de la vue.

Je reviens sur le caractère de l'éruption, je reviens surtout sur ce soulèvement universel de l'épiderme, causé par la confusion générale des pustules et porté souvent au point que la surface de la peau ne présente plus qu'une large phlyctène. Vers le onzième jour, et non plus au huitième, comme cela arrive dans la variole discrète, cette phlyctène devient jaune, commence à être rugueuse, exhale une horrible fétidité, qui ne s'observera pour le corps que quatre ou cinq jours plus tard. Jamais cette odeur fétide ne se produit dans la variole discrète.

Cependant, dès le deuxième jour de l'éruption, quelquefois dès le premier, le malade a été pris de *salivation*. Cette sécrétion consistait d'abord en un liquide ressemblant à de la salive claire, peu visqueuse, mais sa viscosité augmentant les jours suivants, en même temps que son abondance, vers le huitième ou le neuvième jour de la maladie (sixième ou septième jour de l'éruption), elle devient énorme, le varioleux rendant jusqu'à un ou deux litres de ce liquide, ce qui l'incommode au plus haut degré et l'empêche de dormir. Lorsqu'il cède au sommeil, sa tête étant inclinée sur l'oreiller, un écoulement constant de salive inonde le lit, et le réveil est suivi d'un malaise considérable ; enfin, une soif vive et inextinguible le tourmente. Cette salivation coïncide avec l'apparition des pustules dans la bouche, sur le voile du palais, dans le pharynx. Nous disons que la salivation coïncide avec l'apparition des pustules sur la membrane muqueuse buccale, et non qu'elle dépend de la présence de ces pustules. En effet, si l'excrétion salivaire se lie jusqu'à un certain point à l'excitation inflammatoire retentissant sur les glandes, ce qui ne peut être contesté, il n'en est pas moins vrai que la salivation exagérée, dans la variole confluente, est un phénomène jusqu'à un certain point indépendant de cette excitation et dépendant peut-être de la nature de la maladie. La preuve de ce que nous avançons est dans ce fait important à signaler, à savoir, que cette salivation n'a pas lieu dans la variole discrète, alors même que de nombreuses pustules se sont développées sur la muqueuse buccale. Nous en avions un exemple chez un jeune homme couché au n° 11 bis de la salle Sainte-Agnès dans le courant du mois de juillet 1857, et atteint d'une variole discrète avec éruption abondante dans la bouche.

Dès le troisième jour de l'éruption, vous constatez l'existence des pustules qui deviennent confluentes, amenant le gonflement de toute la membrane muqueuse buccale et pharyngienne. Ce gonflement est plus prononcé le sixième jour de l'éruption, moment où la salivation est, avons-nous dit, plus abondante ; il persiste au moins jusqu'au neuvième ou dixième jour, tant que cette salivation persiste elle-même, mais celle-ci dure encore un ou deux jours après que le gonflement s'est un peu dissipé.

La salivation reconnaît encore une autre cause que vous avez vue bien évidente chez une jeune fille couchée au n_0 7 de la salle Saint-Bernard ; elle remplissait chaque jour trois ou quatre crachoirs, mais en même temps elle déclarait que si elle crachait, cela tenait à ce que la violence de la douleur de la gorge l'empêchait d'avaler sa salive. Elle ne pouvait pas non plus avaler ses boissons, qu'elle rejetait après s'être rincé la bouche.

Je ne voudrais pourtant pas, messieurs, prétendre que, dans ce cas, la salivation est uniquement le résultat de la dysphagie, car dans la scarlatine, par exemple, qui le plus souvent est accompagnée d'une très violente angine, on ne l'observe pas.

C'est donc là un phénomène complexe auquel on connaît un certain nombre de causes, sans qu'il nous soit bien facile d'assigner la part que chacune d'elles doit occuper.

Le malade tousse, sa voix prend une certaine raucité. Ces phénomènes s'expliquent par l'affection du larynx, auquel s'est propagée l'inflammation de la bouche et de l'arrière-gorge, et qui souvent aussi est envahi par l'éruption. Ces accidents laryngés ne sont pas sans gravité, car, dans quelques circonstances, les individus sont subitement emportés par des accès de suffocation. Vous avez pu observer trois faits de ce genre dans cet hôpital. Trois varioleux arrivés au onzième jour de leur maladie, qui avait marché très normalement, furent pris tout à coup d'un épouvantable accès de suffocation qui les enleva en quelques instants, sans qu'on ait eu le temps de venir à leur secours. Chez l'un de ces individus, on trouva, à l'autopsie, des traces de lésions inflammatoires dans le larynx et des pustules.

Dans quelques épidémies, on a vu des pustules varioliques s'étendre à la totalité des voies aériennes, depuis le larynx jusqu'aux bronches et aux dernières ramifications de celles-ci. Ces pustules, disent MM. Desnos et Huchard, rappelaient, par leur aspect, celles de la cavité bucco-pharyngienne, et se montraient avec ou sans lésions notables concomitantes de la membrane muqueuse des bronches ou du parenchyme pulmonaire. Dans ces cas, la mort peut survenir par le fait de ces lésions bronchiques et pulmonaires, et non par suite d'une asphyxie causée par des accidents laryngés.

Cependant, les pustules varioliques des voies aériennes siègent le plus habituellement sur les ligaments aryténo-épiglottiques, la base de l'épiglotte et ses parties latérales, la portion sous-glottique, au-dessous des cordes vocales inférieures; celles-ci sont rarement envahies; cependant au laryngoscope, Neuman, Türk, Krishaber et Peter en ont pu observer sur l'une d'elles. Il va de soi que cet examen n'est pas seulement très difficile, en raison de la tuméfaction parfois excessive de l'isthme du gosier, mais qu'il est d'ailleurs assez inutile, les symptômes laryngés étant suffisamment significatifs.

Lorsque le phénomène de la salivation est arrivé à son summum, vers le neuvième ou dixième jour, le lendemain, au onzième jour du début de la maladie par conséquent, quelquefois un peu plus tard, il diminue en même temps que le gonflement de la face décroît aussi.

Alors commence à se produire quelque chose de non moins solennel que la salivation et le gonflement du visage, c'est le *gonflement des mains et des pieds*. Accident nécessaire dans la variole confluente, il succède à la salivation et plus encore à la tuméfaction de la face; manque-t-il, le malade meurt, sinon toujours, du moins presque toujours. Depuis que je fais de la médecine, je n'ai vu que trois malades guérir, bien qu'il n'y ait pas eu chez eux le gonflement des pieds et des mains après que la salivation et la tuméfaction du visage avaient cessé. De ces trois individus, l'un était dans nos salles il y a deux ans; un autre s'y trouvait cette année, et quelques-uns d'entre vous ont pu le voir : ce dernier, vous vous le rappelez, a été fort malade ; pendant plus de quatre mois il a été tourmenté par d'immenses abcès, par des furoncles très douloureux et multipliés, qui se développèrent sur les membres et sur d'autres parties du corps.

Le troisième était un jeune homme qui, dans le courant du mois d'août 1861, se trouvait couché au n° 12 de la salle Sainte-Agnès. Arrivé au onzième, au douzième et treizième jour d'une variole confluente, il ne nous présentait pas la tuméfaction des extrémités ; les accidents généraux étaient si graves, que nous désespérions tous de sa vie. J'eus l'idée, tout en lui donnant de la limonade sulfurique recommandée par Sydenham, de lui faire faire plusieurs fois par jour des ablutions générales avec de l'eau froide. Dès le lendemain, à notre grande joie, il y avait du mieux, et la convalescence s'établissait quatre jours après, sans que pourtant les mains et les pieds se fussent gonflés.

Faut-il ne voir dans cet œdème rouge des pieds et des mains chez les varioleux, qu'une conséquence d'une fluxion régulière, salutaire même, en rapport avec le nombre des pustules dont l'évolution inflammatoire est normale? S'il en était ainsi, on comprendrait comment les affusions froides, en réagissant énergiquement sur tout le système, peuvent rétablir les fonctions de la peau et rendre à la maladie ses allures normales.

Cette tuméfaction des extrémités s'annonce par une douleur assez vive, qui commence à la fin du neuvième jour, devient très violente le onzième ou le douzième ; persiste jusqu'au treizième et jusqu'au quatorzième : le gonflement et la douleur cessent alors. C'est un phénomène du même genre que la tuméfaction du visage; comme celle-ci, il dépend de la maturation des pustules. De même que dans la variole discrète, dans la variole confluente les pustules de la face atteignent leur entier développement plus vite que les pustules du corps, tout en restant toujours plus petites qu'elles ne le sont dans la première forme de la maladie. Sur le tronc, elles arrivent plus vite à maturation qu'aux extrémités; or, l'inflammation qui se produit autour des pustules commençant vers le dixième jour, atteignant son apogée le onzième ou le douzième, il n'est pas extraordinaire qu'à cette époque les extrémités se tuméfient, alors que le gonflement de la face cesse au contraire. Mais le fait capital, c'est la valeur de ce phénomène, valeur à laquelle Sydenham, Morton, van Swieten, Borsieri, attachaient une immense importance, et sur laquelle nous insistons encore, au point de vue du pronostic, à savoir, que cette tuméfaction des pieds et des mains est un phénomène nécessaire, que les malades succombent à peu près invariablement lorsqu'il n'a pas lieu; à moins qu'il ne s'établisse une grande crise par les urines ou par un flux de ventre : la diarrhée étant alors aussi dangereuse qu'elle est à craindre dans des circonstances opposées, au dire même de Sydenham et de Morton, qui la redoutaient comme un accident sérieux.

Le gonflement des extrémités, qui est la règle dans la variole confluente, survient quelquefois aussi dans la petite vérole discrète, mais exceptionnellement, et alors que les pustules sont nombreuses sur les pieds et sur les mains.

Chez une jeune femme que nous avions à l'Hôtel-Dieu, en janvier 1861, et qui était atteinte d'une variole discrète normale, bien qu'elle portât trois marques de vaccine légitime, nous voyions la tuméfaction des mains et des pieds se manifester à la fin du neuvième jour, le visage et le cou étaient cependant encore très gonflés. L'enflure des mains et des pieds persista jusqu'au treizième jour.

Au début de la variole confluente, je vous l'ai dit, il survient assez fréquemment quelques symptômes nerveux, de l'agitation, et parfois un délire léger. Ordinairement ce *délire*, lorsqu'il doit avoir lieu, apparaît d'une manière passagère au moment où l'éruption se fait, puis il revient vers le troisième jour (cinquième du début), et continue alors jusqu'à la fin, ou tout au moins jusqu'au treizième ou quatorzième jour de la maladie. Quand il est violent, quand il revêt la forme du délire typhique, qu'il est accompagné de coma vigil, de carphologie, de soubresauts de tendons, il prend une valeur pronostique de la plus haute gravité.

Il en est de même de la *diarrhée*. Se manifestant ordinairement dans les premiers jours de la maladie, cessant aussi vers le cinquième jour à partir de l'invasion, c'est-à-dire vers le deuxième ou le troisième de l'éruption, le flux intestinal, quand il persiste et quand il est violent vers le huitième, le neuvième ou dixième jour, est un phénomène pronostique fâcheux, sauf lorsqu'il s'établit dans les conditions que nous avons indiquées plus haut; dans les cas ordinaires, presque toujours les malades succombent. Telle pourtant n'était pas l'opinion d'Hoffmann, qui, loin de redouter une diarrhée même violente dans la variole confluente, la regardait comme avantageuse; mais l'opinion opposée, celle que nous soutenons, est celle de Sydenham, de Morton et de Borsieri.

Lorsque l'éruption arrive au treizième ou au quatorzième jour, au moment où la tuméfaction, qui depuis deux ou trois jours déjà a cessé à la face, tombe également aux extrémités, le malade exhale, comme je vous l'ai fait remarquer, une insupportable fétidité. Si l'on soulève ses draps, on est péniblement affecté par l'odeur repoussante qui s'en échappe, odeur provenant de la putréfaction du pus qui s'est écoulé des pustules. Cette putréfaction est peut-être bien pour quelque chose dans les accidents graves qui surviennent quelquefois alors; on comprend, en effet, qu'il puisse se faire une résorption de ces liquides, de ces miasmes putrides, et que de l'infection du sang puissent résulter les phénomènes graves qui surgissent. Je n'oserais pas affirmer, toutefois, que le fait lui-même réponde exactement à cette théorie, qui a pour elle l'autorité de Borsieri. Afin de s'opposer à l'infection qu'ils redoutent, quelques praticiens ont l'habitude, vous le savez, de faire ouvrir les pustules le plus tôt possible, de faire faire des lotions avec de l'eau chlorurée, de baigner ainsi très souvent leurs malades. Cette pratique était celle des Arabes, d'Avicenne, de Rhazès, du moins quant à l'ouverture des pustules ; A. Paré la suivait aussi : elle peut être fort avantageuse, mais son exécution me semble devoir être souvent très difficile. Les bains ont également leur grande utilité, comme tous les soins de propreté d'ailleurs, que préconisait si fort van Swieten lorsqu'il recommandait de changer fréquemment les malades de linge ; mais, bien entendu, ces soins réclament de grandes précautions, et dans la pratique, dans nos hôpitaux, il est quelquefois très difficile de mettre en action ces utiles préceptes.

A mesure que la maladie marche, lorsqu'on entre dans le troisième septénaire, le délire, qui avait duré jusqu'au treizième ou quatorzième jour, cesse ; la fièvre cependant persiste encore et dure ordinairement jusqu'au vingtième, vingt et unième et vingt-deuxième jour ; on trouve la raison de cette persistance dans l'inflammation violente de la peau, encore presque universellement couverte de pustules plus ou moins profondément ulcérées. Cependant, alors, les *croûtes* qui s'étaient formées sur ces ulcérations offrent l'aspect de croûtes d'ecthyma ; elles se détachent et laissent à leur place le derme plus ou moins fortement creusé ; puis de nouvelles croûtes se forment, moins épaisses que celles auxquelles elles ont succédé, et tombent à leur tour pour être remplacées par d'autres plus minces encore : ainsi, pendant deux, trois, quatre semaines, les croûtes se succèdent les unes aux autres sur les petites ulcérations, qui se cicatrisent enfin, non sans laisser, on le comprend, des stigmates plus ou moins difformes qui couturent le visage des varioleux.

Souvent, à partir de la quatrième semaine de la maladie, survient, après la chute des croûtes, une véritable *diathèse furonculaire*, en vertu de laquelle les malades ont sur la surface du corps, jusqu'à vingt, trente, cent furoncles qui déterminent d'atroces douleurs, et se renouvellent de manière à durer deux, trois, quatre, cinq et six mois.

Cette disposition à la suppuration consécutive à la variole confluente se traduit, non seulement par cette éruption de furoncles, mais encore par des *abcès* siégeant plus ou moins profondément dans l'épaisseur des tissus. Trop fréquemment ces accidents sont graves : on voit les convalescents être pris tout à coup de frissons et de fièvre plus intense ; ils accusent des douleurs dans la profondeur des muscles, et la fluctuation que vous percevez en examinant les parties ne laisse plus de doute sur l'existence d'une collection purulente plus ou moins considérable à laquelle il vous faudra donner issue. Ces abcès, comme les furoncles, se produisent pendant deux, trois, quatre et six mois ; à moins que, ce qui est malheureusement le fait le plus ordinaire, l'individu ne succombe, épuisé par une suppuration aussi longtemps prolongée.

Presque toujours ces abcès existent dans les membres. Quelquefois ils occupent le pourtour de l'anus et causent des décollements du rectum qui nécessitent plus tard l'opération de la fistule.

Dans quelques circonstances, plus rares encore, ils peuvent se développer plus profondément et causer de redoutables accidents.

Le 7 février 1861, nous faisions l'autopsie d'un jeune garçon que vous avez vu couché au n°21 de la salle Sainte-Agnès, avec une variole confluente. Pendant la convalescence, il eut de nombreux furoncles et des abcès sous-cutanés qui s'ouvrirent spontanément ou que nous ouvrîmes nous-même. Cependant il se plaignait beaucoup d'une vive douleur en avalant, douleur que j'attribuais à la persistance de l'inflammation, qui, dans le cours de la variole, avait occupé le pharynx et le voile du palais. Vers la fin de janvier, il fut pris d'une bronchite aiguë (la grippe régnait alors épidémiquement), et peu après nous constatâmes l'existence d'une pleurésie légère en arrière à gauche. La phlegmasie thoracique semblait enrayée, lorsque, le 5 février je trouvai le malade avec de l'orthopnée, l'inspiration difficile, sifflante, l'expiration très laborieuse ; les symptômes de l'œdème de la glotte étaient grossièrement évidents ; je supposai qu'il existait une nécrose de quelque portion du larynx, et une inflammation érysipélato-phlegmoneuse occupant les replis aryténo-épiglottiques. Je donnai l'ordre de diriger dans le fond du pharynx, à l'aide de l'appareil de Mathïeu, de l'eau pulvérisée et chargée de tannin, en même temps je voulus que l'on se tînt prêt à faire la trachéotomie. A quatre heures du soir, les accidents avaient pris une intensité si formidable, que la religieuse de la salle ayant envoyer chercher l'aumônier avant l'interne de garde, celui-ci arriva quand le malade était mort.

A l'autopsie, vous vous le rappelez, nous trouvâmes un œdème inflammatoire des replis aryténo-épiglottiques, et un abcès, gros comme un œuf de pigeon, placé entre l'œsophage et la partie postérieure du larynx ; cet abcès, limité en avant par le cartilage cricoïde dénudé, fusait sous le tissu cellulaire qui tapissait l'intérieur du larynx, de manière à faire une saillie considérable en dedans, au-dessus des cordes vocales.

Ce n'est pas ordinairement de cette façon que l'œdème de la glotte survient chez les varioleux. Il se manifeste, ainsi que je vous l'ai dit, du neuvième au douzième jour de la maladie, lorsque l'éruption est très confluente dans la gorge et dans le larynx ; la tuméfaction des ligaments aryténo-épiglottiques arrive comme arrive celle des paupières et des mains, et vous avez vu, dans notre service, un jeune homme mourir en quelques heures, suffoqué par cette variété d'œdème varioleux de la glotte.

Mais aussi, messieurs, vous pouvez vous rappeler une jeune femme qui, entrée salle Saint-Bernard dans le courant de l'année 1860, fut prise, vers le douzième jour de sa variole, d'une dyspnée avec raucité de la voix, inspiration sifflante, et qui fut heureusement et rapidement guérie par des injections d'eau saturée de tannin dans le fond de la gorge.

Ainsi, comme l'ont justement fait observer deux de mes élèves, MM. Krishaber et Peter, la variole frappe ou peut frapper le larynx à trois périodes différentes de son évolution : au moment de la pustulation et par le fait même de la présence des pustules sur la membrane muqueuse ; il n'y a alors que des troubles fontionnels du côté de la sensibilité (douleur), de la phonation (raucité de la voix), des mouvements réflexes (toux) ; au moment du gonflement des extrémités, phase pendant laquelle l'œdème peut survenir dans la région laryngée et produire de formidables accidents du côté de la respiration (œdème de la glotte) ; et enfin pendant la convalescence, à cette période de purulence, où la tendance à la suppuration se manifeste et sous forme de furoncles et sous celle d'abcès multiples. Les accidents laryngés de la période de pustulation sont très fréquents, pour ne pas dire constants ; ceux de la période de gonflements sont heureusement beaucoup moins fréquents ; et ceux de la phase de convalescence moins fréquents encore [1].

Dernièrement, nous avons eu l'occasion d'observer un fait d'un grand enseignement clinique sur un enfant de vingt mois.

Ce jeune enfant, au troisième jour de l'éruption d'une variole discrète, fut pris de symptômes dyspnéiques, qui paraissaient avoir en grande partie leur cause dans une laryngite œdémateuse. La trachéotomie fut pratiquée ; au moment de l'ouverture de la trachée, deux fausses membranes furent rejetées hors de la plaie. Le petit malade succombait quelques heures après l'opération, et l'autopsie démontrait que la variole avait été compliquée, dans ce cas, d'une inflammation pseudo-membraneuse, s'étendant jusqu' aux bronches du deuxième et du troisième ordre ; on trouvait de plus des îlots de pneumonie purulente du côté droit et un épanchement pleural purulent peu considérable du même côté. Cette complication, bien qu'infiniment rare, devait vous être signalée.

Je saisis cette occasion de vous faire remarquer avec quelle facilité chez les varioleux tout travail inflammatoire devient purulent ; qu'il en est ainsi des inflammations parenchymateuses comme des inflammations du tissu cellulaire. Mais outre cette tendance à la purulence, résultat d'une disposition spéciale propre à la variole, il est une autre complication qui peut survenir : cette complication est l'infection purulente avec abcès métastatiques, analogue par ses symptômes généraux à celle que l'on observe chez les amputés ou chez les femmes nouvellement accouchées. Elle débute surtout du neuvième au quatorzième jour de la maladie, c'est-à-

1. Voir LARYNX (*Pathologie médicale*), dans le *Diction. encyclopédique des sciences médicales*, 2ᵉ série, t. l.

dire lorsque la peau est recouverte d'une nappe de pus ; peut-être existe-t-il alors une phlébite capillaire, point de départ de l'infection, comme le voulait Ribes, et comme Legallois a cherché à l'établir dans son mémoire sur l'infection purulente.

L'existence de la phlébite capillaire dans la variole n'est point démontrée, mais cette hypothèse devient très vraisemblable, lorsqu'on se rappelle qu'il existe quelquefois dans la variole confluente un érysipèle des bras et des jambes ; dans ces cas, les vaisseaux lymphatiques ou les veines peuvent participer à l'inflammation purulente de la peau et devenir l'occasion de l'infection.

Si la variole discrète est exceptionnellement dangereuse, il n'en est plus ainsi — ce que nous avons dit l'établit suffisamment — de la variole confluente. L'histoire des épidémies le prouve : tantôt la moitié des malades, tantôt les quatre cinquièmes sont morts, et dans les épidémies moins meurtrières on a vu périr le tiers des individus frappés par ce fléau ; il n'y a donc pas de maladie pestilentielle aussi grave que celle-ci : la fièvre jaune, le choléra sont loin d'emporter dans la même proportion ceux qu'ils touchent. Ce que la variole a de terrible, c'est que non seulement elle tue dans sa période aiguë, mais c'est qu'elle tue encore alors qu'elle avait pour ainsi dire fait retraite, et que le danger paraissait complètement passé ; elle tue par ses suppurations profondes dont nous avons parlé, suppurations envahissant le tissu des membres, se développant aussi dans les membranes séreuses, les plèvres plutôt que le péritoine ; elle tue par des péripneumonies qui arrivent rapidement à suppuration, et cela dans le deuxième et troisième mois après le début de la fièvre éruptive. Nous avons donc raison de le dire et de le répéter, la variole est plus grave que les autres maladies épidémiques, car celles-ci, lorsqu'elles atteignent mortellement les individus, les enlèvent ordinairement dans la période aiguë et rarement dans la convalescence.

Lorsque dans la variole, la *mort* arrive pendant le cours de la maladie même, c'est *à une époque* qu'il est nécessaire d'indiquer, car il importe au plus haut point de la connaître, afin de savoir prévoir et prédire ce qui peut se passer. Très rarement, dans la variole confluente, l'individu succombe avant le onzième jour ; et le douzième, le treizième, le quatorzième sont généralement les époques fatalement marquées. Quelque graves que soient les symptômes d'une variole confluente, quand même la mort semble imminente au septième ou huitième jour, il est permis d'espérer que la vie se prolongera encore au moins jusqu'au onzième ou douzième. Quelquefois cependant la maladie se termine dans les cinq ou six premiers jours, mais c'est qu'alors elle a revêtu des formules anomales, c'est que son génie est d'une malignité exceptionnelle. Tout à coup, sans cause apparente, les forces tombent, des symptômes insolites qui ne sont pas en rapport avec la marche et le caractère habituel de la fièvre varioleuse se déclarent; c'est une exagération des accidents nerveux, délire, coma, abattement, anxiété, gêne de la respiration sans qu'il existe aucune lésion thoracique appréciable. Cette terminaison rapide arrive surtout dans les épouvantables varioles hémorrhagiques dont nous avons eu des cas dans l'hôpital et dont nous parlerons tout à l'heure.

L'*anasarque* qui survient dans la dernière période de la scarlatine;, quelquefois, mais plus rarement à la fin de la rougeole, l'anasarque survient aussi dans la variole confluente, moins souvent, à la vérité, que dans la scarlatine, mais plus fréquemment que dans la rougeole.

L'*albuminurie* est une autre complication de la maladie dont nous faisons l'histoire, et cette complication est presque aussi commune dans la variole confluente que dans la fièvre rouge. Il y a cette différence, toutefois, que dans la scarlatine, l'albuminurie apparaît dans son décours, tandis que dans la variole c'est dès la période aiguë. Des observations faites sur une grande échelle par M. le docteur Abeille ont démontré que, pour la variole confluente comme pour la scarlatine, l'albuminurie se rencontrait dans un tiers des cas environ[1]. Développée dès le début, l'affection des reins peut, on le comprend, persister encore à la fin, et présenter alors une espèce d'analogie avec l'albuminurie scarlatineuse. Si l'albuminurie ne survient pas dans la convalescence de la variole, à beaucoup près aussi souvent que dans le décours de la scarlatine, cependant on l'observe encore assez fréquemment pour que vous deviez en tenir compte.

Il en est de même de l'*hématurie*, qui assez habituellement précède et annonce l'albuminurie scarlatineuse. Plus rare dans la variole confluente que dans la scarlatine, cet accident, quand il se produit, survient, non plus dans la période de déclin, mais au commencement de la maladie.

Indépendamment de ces cas dans lesquels il se lie à une affection brightique plus ou moins passagère des reins, il en est d'autres où le *pissement de sang* constitue un épiphénomène du plus sérieux augure. C'est lorsqu'il coïncide avec la production d'autres hémorrhagies hémorrhagies nasales, buccales, bronchiques, intestinales, hémorrhagies sous-cutanées, dans ces formes terribles que les anciens ont décrites sous le nom de *varioles noires* (*variolæ nigræ*).

Plusieurs d'entre vous, messieurs, doivent avoir encore présents à l'esprit deux faits de cette nature que nous observions, en 1860, dans le service de nos collègues MM. Legroux et Pelletan. Ceux qui en ont été témoins ont vu chez ces malades des hémorrhagies par le nez, par la bouche, par les yeux, par l'anus, par l'urèthre, par tous les émonctoires, en un mot, accompagner une éruption sous-cutanée, générale, d'une effroyable intensité, d'un rouge violacé, lie de vin, telle que les individus

---

1. Abeille, *Traité des maladies à urines albumineuses et sucrées.*

semblaient avoir été trempés dans des cuves remplies de marc de raisin.

Vous vous rappelez que quelques-unes des pustules étaient colorées en rouge noir par le sang qui les remplissait, et vous avez été surtout frappés du petit nombre de ces pustules, bien que la date de leur apparition, dans les premières quarante-huit heures de l'invasion de la fièvre, ne laissât aucun doute sur l'existence d'une variole confluente.

Quelques années auparavant, en 1854, nous avions eu dans notre salle des exemples analogues. Mais tandis que dans ces cas, sur lesquels je reviendrai quand je vous parlerai des éruptions morbilliformes et scarlatiniformes de la variole modifiée, tandis que dans ces cas les accidents, qui d'ailleurs furent loin d'avoir la même intensité, n'eurent pas de suites fâcheuses en raison de ce que nous avions affaire à des varioles modifiées par une vaccine antécédente, il n'en fut point ainsi chez les deux malades auxquels je fais allusion. Ces malheureux, pris de délire, d'agitation, de fièvre excessive, succombèrent rapidement dès le début de la maladie.

L'épidémie qui vient de sévir si cruellement sur Paris a donné l'occasion à l'un de nos savants collègues des hôpitaux, M. Desnos, et à son interne, M. Huchard, de faire un excellent travail sur les *complications cardiaques* dans la variole.

D'après leurs recherches, l'*endocardite* est assez fréquente dans les varioles discrètes, en corymbe, ou varioles cohérentes de Borsieri ; rare dans les varioles discrètes à pustules clair-semées. Ces médecins ne l'ont pas observée dans les varioloïdes.

L'endocardite varioleuse, ainsi d'ailleurs que la généralité des endocardites secondaires, se développe d'une façon insidieuse et presque latente ; elle est la plupart du temps passagère, et disparaît avec la maladie qui l'a engendrée. Néanmoins, lorsque les lésions des valvules sont profondes, l'endocardite de la variole, disent encore MM. Desnos et Huchard, peut devenir le point de départ d'une maladie organique persistante du cœur. Mais ce cas est rare. Les souffles révélateurs de l'endocardite ne doivent pas être confondus avec ceux que la fièvre fait naître, car MM. Desnos et Huchard les ont perçus parfois dans la période apyrétique de la maladie. On les entend à la pointe du cœur. D'assez nombreuses autopsies ont démontré à ces médecins qu'ils étaien dus à l'épaississement des valvules, conséquence de la prolifération épithéliale, surtout au bord libre de ces voiles membraneux.

La *péricardite* se rencontre moins souvent que l'endocardite, et, quand elle existe, elle se lie presque toujours à l'inflammation de l'endocard et quelquefois à celle de la plèvre.

L'inflammation de la séreuse interne et de la séreuse externe du cœur s'observe dans la variole discrète et dans la variole confluente ; mais, ce qui est bien autrement fréquent et autrement grave dans celle-ci, c'est la *myocardite.* Pour MM. Desnos et Huchard, la myocardite parenchymateuse est la forme anatomique de l'inflammation du cœur le plus spécialement propre à la variole. Elle se rattacherait, du reste, par de nombreux points de contact, à l'inflammation des autres muscles striés qui sont affectés en même temps que le cœur. La fibre musculaire est d'abord d'un rouge vif, en même temps qu'elle est plus friable; alors, au microscope, elle apparaît gonflée, irrégulière et sinueuse. Plus tard, elle change de couleur devient d'un rouge pâle, puis rougeâtre; sa friabilité augmente et le tissu du cœur présente à la coupe une apparence presque comparable à celle de la substance corticale du rein dans la maladie de Bright. Alors, au microscope, on voit les striations pâlir et s'effacer de plus en plus jusqu'à disparaître entièrement; le faisceau musculaire prend un aspect trouble, devient opaque; il se gonfle, est envahi par une foule de granulations disposées suivant l'axe du faisceau comme une rangée de perles; les cellules musculaires augmentent et se multiplient par scission. Enfin, dans un dernier degré d'altération, le muscle cardiaque perd de plus en plus de sa consistance, il prend un aspect plus terne, pâle; ses fibres ne sont plus apparentes, elles se désagrègent et offrent une teinte jaunâtre, quelquefois ocreuse, de couleur feuille morte. Au dernier degré de la désorganisation musculaire, la friabilité devient excessive, et le doigt pénètre sans difficulté dans le tissu ramolli du cœur, qui se déchire avec la même facilité. Dans ces conditions, le microscope fait voir que les fibres musculaires sont atrophiées pour la plupart; qu'un grand nombre même ont disparu, remplacées qu'elles sont par une infiltration graisseuse généralisée. Quant au tissu conjonctif, participant au travail irritatif, il a proliféré, est devenu graduellement plus abondant, et des éléments cellulaires de diverse formation se sont produits. Il peut se faire de petites hémorrhagies intra musculaires. La myocardite varioleuse débute par la pointe et la paroi antérieure du ventricule gauche.

Au début de l'affection, on observe cliniquement, d'abord, une véritable excitation du cœur, qui correspond au premier degré de l'altération musculaire; et, plus tard, les symptômes de l'affaiblissement cardiaque, indices de la dégénérescence graisseuse aiguë et du ramollissement du myocarde. Ainsi l'excitation du cœur se traduirait par la force des pulsations cardiaques et artérielles, avec augmentation du choc précordial et battements précipités. Cependant nous devons faire observer ici qu'il est assez difficile alors de savoir si ces phénomènes cardiaques appartiennent à une complication de myocardite et ne sont pas le fait de l'intensité de la fièvre varioleuse. D'autant plus que la myocardite est rarement accompagnée de symptômes subjectifs; que les malades qui en sont atteints n'éprouvent pas cette douleur très aiguë, comparée par quelques auteurs à celle de l'*angor pectoris ;* tout au plus ressentent-ils une souffrance sourde, profonde, sous-sternale, avec oppression et resserrement de la poitrine. Les mouvements respiratoires sont accélérés. Bientôt les battements du cœur diminuent d'énergie, le choc précordial devient moins sensible, le pouls moins fort et il ne tarde pas à se développer un souffle cardiaque que MM. Desnos et Huchard considèrent comme un signe important de la myocardite. On comprend, disent-ils, que l'altération graisseuse gagnant les muscles papillaires ou leur surface d'insertion, elle puisse déterminer, par suite de l'impuissance absolue ou relative de leur contraction, une insuffisance des valvules mitrale ou tricuspide. Ce souffle myocarditique est doux, parce qu'il est dû à une insuffisance pure et simple de la valvule, qui n'est ni altérée ni épaissie. Dans certains cas néanmoins la tonalité et l'intensité du souffle peuvent être augmentées par une endocardite concomitante, qui a déterminé l'épaisissement des valvules. Cette intensité décroît en général graduellement, c'est-à-dire à mesure que, l'altération musculaire augmentant et se généralisant, l'ondée sanguine est lancée avec une moindre énergie. Ce souffle myocarditique est d'ailleurs diffus, profond, transitoire, et migrateur. Il apparaît à la seconde période de la myocardite, alors que l'adynamie cardiaque vient traduire la dégénérescence musculaire Son maximum d'intensité est d'abord à gauche sous le mamelon, puis il se perçoit plus à droite sous le sternum à mesure que s'étend l'altération du muscle. Enfin il s'affaiblit comme le cœur lui-même. Alors aussi, et nécessairement, les battements du cœur sont plus faibles, et le choc précordial, à peine sensible, finit par ne plus offrir à la palpitation qu'un léger frémissement, une faible ondulation, véritable tremblement du cœur. A ce degré, la matité précordiale est augmentée, car le cœur s'est dilaté par suite du ramollissement progressif de ses parois; les bruits sont plus sourds par la même raison, et ces deux signes réunis ont même pu faire croire à l'existence d'une péricardite avec épanchement. Les irrégularités, les intermittences, les faux pas du cœur peuvent alors se produire. Les battements s'accélèrent, deviennent tumultueux; enfin ces dernières convulsions du muscle se distancent de plus en plus et finissent même par s'éteindre complètement. C'est alors que les lipothimies sont fréquentes et que les malades ne tardent pas à succomber au milieu de ces désordres de l'adynamie cardiaque. Le pouls, plein et vibrant dans la période d'excitation du cœur, devient ondulant, faible, dépressible, inégal et irrégulier, quand le muscle cardiaque dégénère et s'affaiblit.

Suivant MM. Desnos et Huchard l'adynamie cardiaque produirait des *désordres cérébraux et pulmonaires* particuliers : ainsi un délire qui aurait des allures moins violentes que celui de l'intoxication variolique du début, des convulsions générales ou partielles par anémie cérébrale ou simplement une légère trémulation musculaire qui agite les membres et précède le coma dans lequel le malade va succomber. Du côté des poumons, il se fait une congestion passive qui, seule ou ajoutée à la lésion pustuleuse des bronches quand existe celle-ci, provoque une asphyxie graduelle, par le fait de laquelle l'éruption pâlit et s'affaisse, l'aréole des pustules prend une teinte violacée et le malade succombe.

Il importe de pouvoir diagnostiquer la myocardite varioleuse, et, à cet effet, MM. Desnos et Huchard se sont efforcés de bien caractériser l'un de ses signes révélateurs, le souffle. Celui qui est simplement lié à la fièvre et qui est dû à la contraction énergique des muscles tenseurs des valvules, entraînant le mouvement exagéré de la colonne sanguine contre des surfaces fortement tendues, celui-là, suivant les auteurs dont je vous cite l'opinion, est rapide, bref, et disparaît en général en même temps que l'excitation cardio-vasculaire du début de la fièvre; il est donc plus précoce que le souffle de la dégénérescence du cœur, n'est pas migrateur comme lui, ni suivi des signes de la parésie croissante du viscère. D'un autre côté, il ne faudrait pas confondre le souffle anémique de la période avancée ou terminale des fièvres avec le souffle de la myocardite, le souffle anémique siégeant à l'orifice aortique et se propageant dans l'aorte et les gros vaisseaux du cou.

La myocardite varioleuse a une marche rapide et une terminaison ordinairement funeste. C'est donc une des plus redoutables complications de la variole confluente. On n'a guère à lui opposer que des révulsifs, tels que de larges vésicatoires à la région du cœur, et le café, qui semble être un excitant direct du cœur et qu'on peut donner en infusion à haute dose. On peut administrer mieux encore, son alcaloïde, la caféine, à la dose progressivement croissante de 10, 30 40 et même 50 centigrammes dans un julep ou dans une potion cordiale. Il va sans dire que le vin et le quinquina sont parfaitement indiqués.

Passant en revue les *causes de mort* dans la variole confluente, MM. Desnos et Huchard sont disposés à croire que le ramollissement et la paralysie consécutive du cœur par myocardite sont la cause la plus ordinaire de la mort, toutes les fois que la terminaison funeste arrive avant le onzième jour. Plus tard, la mort peut être, comme l'avaient indiqué les auteurs anciens, le résultat de la septicémie due, pendant la fièvre secondaire, à l'entrée dans le sang des matières purulentes et septiques. D'autres fois c'est par asphyxie que succombent les malades, alors que leur salive devient épaisse et visqueuse et que la douleur, non moins que la parésie des muscles du pharynx consécutifs à l'angine varioleuse, déterminent l'accumulation dans l'arrière-gorge de mucosités qui obstruent la partie supérieure du larynx. Enfin la présence de nombreuses pustules dans le larynx et dans les bronches peut aussi entraîner la mort par asphyxie et sans qu'il y ait obstruction de l'isthme du gosier.

Les recherches de MM. Desnos et Huchard sur les complications cardiaques, et en particulier sur la myocardite dans la variole confluente, me paraissent expliquer matériellement un certain nombre de symptômes qui rendent si grave cette forme de la variole et qu'on attribuait un peu vaguement au génie de cette affection. Aussi doit-on leur en être reconnaissant[1].

Chez les *petits enfants*, la variole offre dans son début, dans sa marche et sa terminaison, des particularités importantes à noter.

La durée de l'incubation varioleuse est la même que chez l'adulte, c'est-à-dire de neuf à onze jours. Si les prodromes passent souvent inaperçus parce que le petit malade ne peut rendre compte de ce qu'il éprouve, le clinicien expérimenté devra cependant toujours redouter l'éruption de la variole, dans les cas où il verra survenir l'accélération du pouls, des vomissements, de la diarrhée, de l'agitation, des convulsions ou du coma, chez un enfant non vacciné et dont l'état morbide antérieur ne donnera point une raison suffisante de ces symptômes nouveaux. Deux ou trois jours après ces épiphénomènes, on constate une éruption discrète ou confluente. Cette éruption varioleuse se fait par jetées successives sur la surface de la peau; discrète en un point, elle se montre au contraire confluente là où il existe une cause d'irritation antérieure ; ainsi aux fesses et sur toutes les parties qui sont irritées par le contact des urines ou des langes. Le dévoloppement des pustules ne diffère guère du développement que nous avons étudié chez l'adulte; cependant l'anomalie dans la marche de le maladie est d'autant plus à craindre que le sujet est plus jeune. Ainsi, il n'est pas rare chez les enfants de un, deux ou trois mois, de voir l'éruption s'éteindre dès le premier jour de l'apparition des papules; la surface du corps est alors d'une grande pâleur, et les boutons varioleux ont une teinte opaline. D'autres fois, et cela a lieu surtout vers le deuxième, le troisième et quatrième jour de l'éruption, les boutons de la variole ont une teinte hémorrhagique, présage d'une terminaison funeste et prochaine ; alors les malades restent assoupis, leur pouls devient petit, filiforme, irrégulier, et ils meurent sans agonie. D'autres fois, aussitôt après le début de l'éruption, ils prennent le sein avec appétit, leur peau reste chaude, leur pouls encore un peu fréquent, mais régulier, et ils supportent bien la fièvre de maturation. S'ils ont plus d'un an, ils peuvent guérir; mais s'ils n'ont que quelques mois, ils meurent presque toujours. La mort arrive le quatorzième, le quinzième jour, au moment où on les croyait en voie de guérison; dans ces cas, ils succombent encore sans agonie, ou après avoir eu une ou deux attaques de convulsions.

Ces remarques prouvent combien il faut être réservé dans le pronostic de la variole de l'enfance, lors même que tout autorise en apparence à ne point redouter une terminaison funeste. En général, la variole confluente et même la variole discrète sont presque toujours mortelles chez les indi-

---

1. Desnos et Huchard, *Des complications cardiaques dans la variole, et notamment de la myocardite varioleuse.* Paris, 1871.

vidus âgés de deux ans; ils peuvent être emportés sans avoir présenté aucune des complications qui, chez l'adulte, sont d'un pronostic si fâcheux. La mort arrivant dans les premiers jours paraît être le fait de l'intoxication produite par le virus varioleux. Arrivant plus tard, vers la troisième semaine, elle paraît être la conséquence d'une lutte prolongée qui a épuisé toutes les forces du malade. Ai-je besoin de vous rappeler que dans la variole discrète, chez l'enfant, la diarrhée n'est point un symptôme grave, qu'elle semble être au contraire un phénomène favorable au même titre que la transpiration chez l'adulte; que, dans le variole confluente, elle remplace la salivation, et cesse spontanément lorsque apparaît la tuméfaction des pieds et des mains? Les petits enfants qui ne succombent point présentent souvent, de même que l'adulte, de nombreux abcès à la surface du corps.

Comme c'est dans les salles d'hôpitaux que l'on est exposé, plus que partout ailleurs, à contracter la variole (vous en comprenez la raison), la première chose dont le médecin doit s'enquérir, est de savoir si les enfants qui lui arrivent ont été vaccinés; et lorsqu'ils ne l'ont pas été, son premier soin, à moins de contre-indications positives, doit être de les vacciner.

Après vous avoir exposé ce que j'avais à vous dire de la variole vraie, discrète ou confluente, il me reste à vous parler de son *traitement.* Je serai nécessairement bref sur ce point de la question, car, dans les fièvres éruptives, la médecine a rarement lieu d'intervenir énergiquement. Ces maladies ont une marche naturelle, fatale, déterminée, et ce qui est vrai pour la rougeole, pour la scarlatine, l'est encore plus pour la variole dont les périodes sont nettement tranchées, pour ainsi dire mathématiquement limitées, suivant qu'elle est discrète ou confluente.

Généralement bénigne, la variole discrète doit être généralement aussi abandonnée à elle-même. On se contentera de prescrire au malade des boissons rafraîchissantes, des tisanes légèrement acidulées, telles que des limonades, des orangeades, de l'eau de groseille, etc.

La variole confluente ne réclame pas malheureusement un traitement bien différent. Si dans ces derniers temps on a vanté l'emploi de certaines médications, les faits apportés à l'appui sont loin d'être concluants. Quant à nous, à moins de complications comportant des indications spéciales, nous nous bornons à donner à nos varioleux les tisanes acidulées avec l'acide sulfurique que conseillaient Sydenham et van Swieten, à titre de médicaments antiseptiques.

Lorsque les accidents cerébraux sont considérables, ici comme dans la scarlatine, moins pourtant que dans la scarlatine, les bains, les affusions froides, ont rendu de réels services. Ces bains, ces lotions, non plus froides, mais à une température modérée, peuvent jouer un certain rôle parmi les moyens hygiéniques auxquels on doit attacher une grande importance dans le traitement de la variole. — Déjà, nous avons vu que

quelques praticiens baignaient fréquemment leurs malades pour combattre l'infection putride que peuvent occasionner l'écoulement et la
stagnation du pus varioleux sur la surface du corps. Il est bon également
de les changer fréquemment de linge, et sans aller, comme le prescrit
van Swieten, jusqu'à avoir soin d'exposer ce linge aux vapeurs de substances aromatiques pour enlever l'odeur du savon et de la lessive, on ne
saurait cependant apporter trop de précautions dans cette opération.
Toutefois, c'est à tort que l'on s'exagérerait la crainte d'exposer au froid
les varioleux. Une erreur, contre laquelle s'élevait Sydenham, est de
croire que les individus atteints de fièvres éruptives doivent être tenus
dans une haute température ; rien n'est aussi dangereux que ce préjugé
vulgaire, suivant lequel ces malheureux sont calfeutrés dans une chambre
que l'on ose à peine aérer, et écrasés sous le poids de leurs couvertures.
Le froid est moins à redouter que cette excessive chaleur; pour cette
raison, Sydenham défendait de trop couvrir ses varioleux, et même, dans
la variole discrète, pendant le temps chaud, en été, il ne les retenait pas
au lit : bien plus, Cullen et Stoll voulaient qu'ils fussent exposés à un air
modérément frais.

La diarrhée, dans la variole confluente, est un phénomène terrible
quand elle persiste vers le huitième, neuvième, dixième jour; elle doit
être combattue par l'opium donné à petites doses, mais la constipation
doit également être évitée. C'était l'opinion de Sydenham, de Freind, de
Lobb, d'Huxham, de bien d'autres. Morton lui-même, qui redoutait tant
le flux de ventre, conseillait cependant l'emploi des lavements et même
des cathartiques, lorsque le malade n'allait pas à la garde-robe et que la
réaction était trop considérable, lorsque aussi il voulait exciter une crise
salutaire, dans les cas où, la salivation cessant, le gonflement des extrémités ne se faisait pas.

Dans la variole, comme dans la fièvre typhoïde, nous nous trouvons
bien de ne pas tenir nos malades à une diète trop absolue ; nous les ali-
mentons à l'aide de bouillon de viande, de potages gras ou maigres, légers et donnés en petite quantité, à diverses reprises, dans le courant des
vingt-quatre heures.

VARIOLE MODIFIÉE.

§ 3 — Ne diffère pas de la variole dans son essence. — Mais diffère de la varicelle. —
Bien connue avant notre époque. — Identique avec la variole à la période d'invasion.
— Éruptions scarlatiniformes et pétéchiales au début. — Varioles noires. — Modes
spéciaux de dessication. — Rarement dangereuse.

Occupons-nous maintenant, messieurs, de la *variole modifiée*.
Dans ces derniers temps, on a avec raison désigné sous les noms de
douleurs rhumatoïdes, d'exsudations diphthéroïdes, des douleurs et des

exsudations qui ressemblaient aux douleurs rhumatismales et aux exsudats diphthériques, voulant par ces dénominations nouvelles montrer
qu'il existait seulement une analogie dans les manifestations et non une
identité dans la nature des maladies ; ainsi on a pu nommer rhumatoïdes
les douleurs de la syphilis, diphthéroïdes les exsudats pultacés de certaines inflammations des membranes muqueuses de la bouche et des
organes génitaux, qui ne sont point la conséquence de la maladie générale dite diphthérie.

Si l'on a eu raison de dénommer ainsi les accidents dont nous parlons,
ce serait à tort que nous conserverions à la variole modifiée la dénomi-
tion de varioloïde, car ce serait permettre de supposer, ce qui n'est pas,
que la varioloïde est différente dans sa nature de la variole. Nous substi-
tuerons donc désormais au mot *varioloïde* l'expression de *variole modifiée*. La variole modifiée a été observée depuis longtemps ; ceux de vous
qui voudront lire les histoires des varioles anomales dans Sydenham, le
long et intéressant chapitre sur la variole des *Commentaires* de van Swieten,
les *Institutes* de Borsieri, se convaincront facilement que, bien avant l'invention de la vaccine, on voyait des individus prendre des varioles présentant tous les caractères des varioles modifiées que nous observons de nos
jours. Elles se montraient chez ceux qui antérieurement avaient eu la variole, soit qu'elle leur eût été communiquée par contagion, soit qu'ils eussent
été inoculés, soit même qu'ils eussent contracté la maladie dans le sein de
la mère, *in utero*, fait aujourd'hui péremptoirement démontré et parfaitement connu des anciens. On ne saurait trop lire et relire l'intéressant
passage des *Commentaires* de van Swieten aux *Aphorismes* de Boerhaave,
dans lequel, en discutant les questions de récidives de la variole, l'illustre
médecin de Vienne signale plusieurs espèces de ces varioles modifiées,
bâtardes, qu'il désigne sous le nom de *variolæ spuriæ*, bien que, sous ce
nom, il ait confondu indifféremment la varicelle avec la variole modifiée,
maladies cependant essentiellement différentes l'une de l'autre.

Cette dernière, en effet, n'est rien autre que la variole elle-même,
modifiée soit par une variole, soit par une vaccination antécédentes ; la
varicelle, au contraire, nous insisterons sur ce point lorsque nous en
parlerons, est une maladie spéciale, spécifique, n'ayant aucune parenté
avec l'autre.

Il est facile d'arriver à la démonstration de ces deux faits. Quand nous
étudierons la varicelle, nous verrons que jamais elle n'engendre la variole, pas plus que la variole n'engendre la varicelle. De plus, la vaccine
n'a aucune action préventive sur la varicelle.

Pour la variole modifiée, au contraire, il n'en est plus ainsi ; qu'un
malade atteint de variole légitime, discrète ou confluente, entre dans une
salle où se trouvent des individus vaccinés, mais ne jouissant plus de
l'immunité vaccinale d'une manière suffisante, ces individus pourront

prendre la variole, mais elle se présentera avec des allures différentes de la variole légitime ; ils auront la variole modifiée. Réciproquement, un malade affecté d'une variole modifiée, la plus simple, la plus bénigne, se trouvant en contact avec un individu qui n'a jamais eu la variole, qui n'a pas été vacciné, celui-ci pourra prendre une variole, non plus modifiée, mais une variole légitime, discrète ou confluente ; et cet individu, transmettant à son tour à un troisième la contagion variolique, ce troisième prendra la variole qui sera légitime ou modifiée, suivant qu'il se trouvera dans les conditions du second ou du premier malade.

Ces faits, vous en avez été témoins ; à eux seuls, ils suffisent largement pour donner la démonstration rigoureuse, incontestable, de l'identité absolue de la variole modifiée et de la variole. Cette démonstration, on peut d'ailleurs l'obtenir plus directement encore.

Plusieurs fois une impérieuse nécessité m'a forcé de pratiquer l'inoculation, lorsque, dans mon service d'enfants à l'hôpital Necker, et ici en quelques circonstances, manquant de virus vaccin et la variole sévissant dans les salles, j'espérais par là donner, à ceux à qui je l'inoculais, la maladie plus bénigne qu'ils ne l'auraient peut-être prise au contact des varioleux. On comprend qu'en pareil cas je n'inoculais jamais que le virus d'une variole modifiée aussi discrète que possible. Or, malgré cette précaution, je communiquai toujours des varioles, discrètes, il est vrai, mais des plus légitimes ; elles étaient si légitimes, que si quelques jours après leur guérison, — j'ai voulu fare la contre-expérience, — j'essayais d'inoculer le vaccin à un bras, tandis qu'à l'autre j'inoculais du virus varioleux, l'enfant restait réfractaire à l'un comme à l'autre, le vaccin ne se développait pas plus que la variole ne se déclarait de nouveau. L'individu avait perdu l'aptitude à contracter la maladie, qui, de même que les autres fièvres éruptives, ne sévit qu'exceptionnellement deux fois sur un même sujet.

La variole et la variole modifiée sont donc bien identiques, puisqu'elles s'engendrent réciproquement.

Dans les vingt-cinq premières années de ce siècle, l'existence de la variole modifiée était presque contestée. Cependant, à l'hôpital des varioleux de Londres, on recevait de temps en temps des individus qui disaient avoir été vaccinés, et Jenner avoue lui-même en avoir vu quelques-uns ; mais comme alors on voulait que la vaccine ne pût jamais faire défaut, on prétendait que ces varioleux avaient été mal vaccinés, et leurs varioles passaient pour être légitimes. Il fallut enfin se rendre à l'évidence, lorsque, en 1822, on vit des épidémies de variole frapper des populations qui avaient été vaccinées, lorsque, trois ans plus tard, ces épidémies gagnèrent Paris, où depuis ces dernières années elles règnent presque continuellement.

L'influence qu'exerce sur l'économie le virus varioleux, les modifications qu'il imprime à l'organisme, étant néeessairement subordonnées à le prédisposition acquise par cet organisme sous l'influence d'une variole, ou, ce qui revient au même, par le fait, sous l'influence d'une vaccination antécédente, il en résulte nécessairement qu'une seconde inoculation variolique produira sur l'économie des effets variés, proportionnés au degré d'immunité qui lui aura été conféré antérieurement, et dont elle jouira encore plus ou moins complètement. Aussi, bien que par sa nature la variole modifiée soit identique avec la variole, il s'en faut qu'elle soit identique quant à ses formes; au lieu d'avoir, comme celle-ci, des allures fixes, nettement tranchées, la variole modifiée est essentiellement différente d'elle-même, et n'a rien de déterminé; de telle sorte qu'on ne peut la décrire qu'en parlant de ses nombreuses manières d'être, ce que je vais essayer de faire.

Il est une période dans laquelle la variole modifiée est toujours identique avec la variole : c'est la *période d'invasion*. Quelque attention que vous apportiez dans l'étude des phénomènes initiaux de la maladie, il vous sera impossible, comme il m'a été impossible à moi-même, d'établir une distinction entre les symptômes de la variole normale et ceux de la variole modifiée. Frissons suivis de chaleur, anxiété, maux de tête, douleurs à la région précordiale, nausées, vomituritions, vomissements, rachialgie, faiblesse et jusqu'à la paralysie des extrémités inférieures et de la vessie, tel est le cortège des accidents prodromiques survenant dans la variole modifiée comme dans la variole.

Là, comme ici, ces phénomènes du début sont peu violents et la variole modifiée doit être discrète; ils le sont plus ou moins si la maladie doit prendre la forme confluente. L'*éruption* se fait aux mêmes jours et de la même manière : discrète, c'est vers le quatrième jour qu'elle apparaît; c'est au deuxième ou troisième si elle est confluente.

L'investigation thermométrique fournit ici de précieux renseignements : ainsi, la température qui avait pu atteindre une hauteur considérable, 40 et même 41 degrés, tombe brusquement aux environs de 37 degrés, alors que l'éruption apparaît. Cette diminution rapide de la chaleur s'accomplit d'une façon continue et non plus par degrés assez lents, comme on l'observe dans la variole discrète. Et cette brusque défervescence peut servir à diagnostiquer une variole modifiée, alors que l'apparente gravité des symptômes avait pu faire croire à une variole légitime.

Ajoutons que, dans la variole modifiée, on commence, dès l'époque de l'apparition des pustules, à retrouver quelques caractères des varioles anomales décrites par Sydenham, dans lesquelles on observait quelquefois des éruptions, prématurées dans les varioles discrètes, retardées au contraire dans les varioles confluentes.

Un phénomène important doit être signalé. Dans la variole confluente, nous avons vu le *délire* survenir pendant la période d'invasion et per-sister jusqu'à la fin de la maladie, les individus succombant générale-ment alors vers le douzième ou le treizième jour. Dans la variole modi-fiée, ces accidents cérébraux s'observent plus fréquemment encore que dans la variole, mais avec cette différence capitale que leur signification pronostique n'a pas grande gravité. L'année dernière, entre autres, nous avons reçu dans nos salles des malades en proie à un délire violent qui, après avoir persisté non seulement le lendemain de l'éruption, mais même les deux ou trois jours suivants, cessait tout à coup, et les indi-vidus entraient en convalescence vers le septième ou huitième jour de leur maladie.

C'est dans la variole modifiée, plus fréquemment que dans la variole, que l'on rencontre, suivant les constitutions épidémiques, ces *éruptions cutanées particulières*, apparaissant soit le jour, soit la veille de l'érup-tion pustuleuse. Elles simulent, à s'y méprendre, quand on regarde même d'assez près, les taches morbilleuses, et mieux encore l'exanthème scar-latineux; ce sont de petites macules rouges plus ou moins foncées, quelquefois noirâtres, presque toutes confondues les unes avec les au-tres, de manière à former de grandes plaques comme hémorrhagiques, auxquelles les Anglais ont donné le nom de *rash*. C'est là, à un faible degré, ce qui s'observe dans ces varioles noires hémorrhagiques, dont je vous ai parlé dans notre dernière conférence, en vous rappelant les ter-ribles exemples que nous en avions eus dans le service de nos collègues MM. Legroux et Pelletan. Ces éruptions scarlatiniformes, hémorrhagi-ques, qui, dans la variole vraie, sont un phénomène épouvantable, n'ont dans la variole modifiée, aucune signification pronostique grave. C'est généralement au pli de l'aine, sur les cuisses, sur le bas-ventre qu'elles apparaissent; elles ne s'effacent pas sous la pression du doigt, ou du moins elles laissent après elles une coloration jaune verdâtre, à laquelle succède bien vite la coloration rouge, plus ou moins violacée, que le doigt avait fait disparaître. Quelquefois ce *rash* est plus uniformément répandu : les accidents sont plus graves en apparence, et je me rappelle avoir eu dans nos salles, en 1854, trois exemples remarquables d'individus atteints de ces varioles modifiées avec éruptions scarlatiniformes ou mor-biliformes hémorrhagiques, qui présentèrent au début des symptômes fort alarmants.

Dans deux de ces cas, auxquels j'ai déjà fait allusion, il s'agissait de jeunes femmes de vingt à vingt-trois ans, qui entrèrent à l'hôpital, ac-cusant des douleurs lombaires violentes, avec nausées, vomissements, frissons; la rachialgie était accompagnée d'une faiblesse excessive des extrémités inférieures, d'une paraplégie incomplète. Au troisième jour de la maladie chez l'une, au quatrième jour chez l'autre, nous vîmes une éruption de petites taches rouges, livides, dont le volume variait entre celui d'une tête d'épingle et celui d'une lentille; elles ne disparaissaient pas à la pression. Limitée, chez la première de ces deux jeunes femmes, aux aines et aux aisselles, chez la seconde, outre qu'elle fût plus confluente sur ces régions, elle couvrit aussi la base et la partie u érieure du cou; elle apparut aux jambes, où elle se montra moins foncée, et même elle fut disséminée sur toute la surface du corps, qui présentait un petit pointillé d'une couleur rosée assez vive, s'effaçant sous la pression du doigt. Cette éruption se prononça davantage encore le lendemain; mais ce jour-là, qui était le sixième du début de la maladie, se développa l'éruption caractéristique de la variole. Des taches hémorrhagiques s'étendirent encore le deuxième jour de l'apparition des pustules, et dans la nuit la malade eut une épistaxis assez légère. En même temps, il y eut une fièvre persistante, un délire et une agitation extrêmes, qui durèrent jusqu'au onzième jour du début. A cette époque les boutons varioleux avortèrent en grande partie, tandis que les autres se séchèrent, se cornèrent; alors aussi les accidents généraux cessèrent d'eux-mêmes.

Ainsi, dans ce cas, non seulement il y eut éruption scarlatiniforme, mais encore il y eut une véritable hémorrhagie nasale, et les taches sanguines sous-cutanées laissèrent, au douzième et au treizième jour de la maladie, des traces caratéristiques, quelques-unes rougeâtres, d'autres jaunâtres; de plus, la fièvre, le délire, l'extrême agitation persistant jusqu'au onzième jour, devaient nous donner de grandes inquiétudes. Cependant ces phénomènes nerveux cessèrent tout à coup, et la malade guérit. Chez l'autre jeune femme et chez un jeune homme que nous observions à peu près à la même époque, les accidents généraux, les éruptions hémorrhagiques furent presque aussi prononcés que chez la première malade, néanmoins la terminaison fut également heureuse. C'est que nous avions affaire à des individus vaccinés, nous trouvâmes en effet les cicatrices évidentes d'une vaccine légitime; c'est que nous avions affaire à des varioles modifiées, et que, dans ces circonstances même graves, la variole se termine généralement bien.

Je vous ai dit que les éruptions scarlatiniformes de la variole modifiée persistaient après l'apparition des pustules varioliques; en quelques cas, elles disparaissent rapidement et peuvent échapper à l'observateur. Un fait remarquable et depuis longtemps déjà signalé, c'est que généralement il ne se développe pas de pustules varioliques, ou tout au moins il s'en développe peu sur les points où siège cette éruption.

Jusqu'ici, messieurs, je vous ai parlé d'éruption *scarlatiniforme*, et non d'éruption *scarlatineuse*, et j'ai beaucoup insisté sur l'épithète que j'ai donnée. J'y veux insister encore, car j'avoue que je comprends peu comment des hommes graves, des médecins d'hôpital, qui occupent dans notre art une position éminente, peuvent tous les jours dire et imprimer que, dans les cas cités par moi tout à l'heure, la variole a été compliquée de *scarlatine*. — Erreur déplorable de l'école anatomique, qui, ne jugeant une maladie que par une de ses manifestations extérieures, ne tient pas compte des éléments qui la constituent, et dont le faisceau représente l'unité morbide telle qu'on doit la concevoir. Ici il n'y a pas plus de scarlatine que de dothiénentérie, lorsque, dans le cours d'une pneumonie, d'une variole, ou d'une scarlatine, on observe des symptômes typhoïdes. D'autres fois, mais le fait est rare, l'éruption varioleuse peut être *morbilliforme*.

En juillet 1862, nous recevions dans le service de la clinique une jeune femme au troisième jour de la variole. Elle avait été vaccinée. Les symptômes de la période initiale avaient été assez graves, mais ne s'étaient pas éloignés de la forme normale. Au moment de la visite, la malade avait déjà quelques pustules caractéristiques; en même temps, nous trouvions sur les mains, sur la face dorsale des avant-bras, sur les coudes, sur les genoux et sur la face antérieure des cuisses, une éruption qui ressemblait à celle de la rougeole. Elle se montrait par plaques irrégulières, laissant entre elles des intervalles blancs de formes bizarres. L'exanthème était donc morbilliforme et non scarlatiniforme. Mais, parmi les plaques rouges que l'on observait sur les avant-bras et sur les cuisses, il y en avait quelques-unes qui présentaient un caractère très particulier. On voyait au centre un petit bouton rouge, et, alentour, une aréole d'un centimètre de diamètre. Ce qu'il y avait de singulier, c'est que l'injection du derme ne partait pas du bouton central, pour s'atténuer à mesure que l'on s'avançait vers la partie saine de la peau; tout au contraire, la tache était nettement limitée par un limbe étroit d'un rose vif, et entre ce limbe et le centre, la coloration était notablement moins foncée.

Quant à l'*éruption caractéristique de la variole modifiée*, elle se fait comme celle de la variole normale. Commençant par le visage, gagnant immédiatement le tronc et les membres, elle finit par les mains après trente-six et quarante-huit heures, à partir du moment de son apparition. Elle est identique d'abord avec celle de la variole. Comme celle-ci, elle est formée par de petites taches rouges, devenant acuminées, puis s'aplatissant vers le troisième jour. Mais ordinairement, à partir du septième ou huitième jour (troisième ou quatrième de l'éruption), elles éprouvent une notable modification que ne présente jamais l'éruption de la variole normale discrète ou confluente : au lieu de tendre à s'accroître jusqu'au huitième jour, où, dans les cas de varioles non modifiées, elles vont s'entourer de l'aréole inflammatoire, et commencer, celles du pourtour du nez et du menton, à se couvrir de petites croûtes rugueuses, jaunâtres, d'une couleur rappelant celle du miel concret, dans la variole modifiée elles se sèchent sans avoir présenté une aréole inflammatoire, et laissent à leur place des espèces de petites saillies dures, *cornées*, qui tombent, par une sorte de desquamation, vers le dixième, douzième, treizième ou quinzième jour.

Telle est la variole modifiée dans sa forme élémentaire, le *horn-pox* des Anglais (variole cornée). Cependant dans certains cas les pustules persistent pendant trois, quatre, cinq et six jours de plus. Si vous examinez trois malades actuellement dans nos salles, l'un couché au n° 8, l'autre au n° 11 *bis*, le troisième au n° 17 de la salle Sainte-Agnès, et tous trois atteints de variole modifiée, vous verrez que, chez le premier, les pustules se sont cornées le huitième jour de l'éruption; chez le second, elles n'ont pris cette apparence que le neuvième; chez le dernier enfin, elles ne se sont séchées que le douzième, le treizième et même le quatorzième. Ces trois faits sont des exemples de diverses variétés de la maladie; ils vous montrent que celle-ci est bien une variole avortée, et qu'elle ne se développe qu'en raison de l'aptitude que trouve la semence morbifique dans le sol où elle a été jetée. Il semble, en effet, qu'il en soit de certaines maladies, des varioles en particulier, comme des graines végétales qui, placées dans des terrains différents, germent et se développent différemment : dans le sol approprié à leur nature, levant avec tous leurs caractères, arrivant à la floraison, à l'évolution de semences nouvelles, en un mot à la perfection; dans un terrain moins riche, se développant plus péniblement, fleurissant à peine, arrivant mal à maturation; enfin, dans un terrain plus pauvre encore, germant, mais mourant presque immédiatement. Comme les semences végétales, les semences morbifiques peuvent dégénérer. La qualité du germe, la réceptivité du sol (permettez-moi cette expression incorrecte), que ce soit la terre, que ce soit l'économie humaine, auxquelles le germe est confié, ne sont pas toujours les mêmes. Dans quelques circonstances, l'organisme subit une modalité suivant laquelle il est plus ou moins apte à recevoir et à laisser germer la semence morbifique : la coqueluche, par exemple, imprime à l'économie une manière d'être telle que l'individu ne la prendra pas deux fois; de même pour la rougeole, pour la scarlatine, de même pour la variole. Pour cette dernière, le fait, tout aussi inexplicable dans son essence que pour les autres maladies, est encore plus évident. Une variole, une vaccination antécédentes, nous l'avons déjà dit, mettent l'organisme dans des conditions spéciales qui le rendront incapable de contracter de nouveau la variole. Toutefois cette résistance à la conception morbifique n'est pas absolue, les récidives de variole, les varioles après vaccine en font foi, mais le germe morbide ne lève plus avec ses caractères; ses effets sont proportionnés, nous l'avons dit encore, au degré d'immunité qui lui a été conféré, et ce degré d'immunité semble le plus souvent dépendre du plus ou moins de temps qui s'est écoulé entre l'évolution d'une variole ou d'une vaccine antécédente et le développement de la seconde. Si la vaccine est de date récente, la variole sera plus profondément modifiée, plus bénigne que si la vaccination remonte à vingt-cinq ou trente ans, par exemple A côté de ces varioles modifiées franches, vous en verrez d'autres qui, pendant dix ou douze jours, marcheront exactement comme des varioles normales : la tuméfaction du visage, celle des paupières auront lieu ; les pustules s'entoureront aux membres d'une aréole inflammatoire, accompagnée de douleurs dans les régions qu'elles occupent. Puis cette tuméfaction cédera plus vite qu'elle ne doit normalement céder ; les pustules des mains, au lieu d'acquérir au quatorzième jour leur summum de développement, se seront remplies de pus le onzième ou le douzième, et se flétriront alors, au lieu d'attendre le dix-huitième, le vingtième, le vingt-deuxième jour, ainsi que cela arrive dans la variole discrète. En un mot, la maladie, après avoir pour ainsi dire cherché, chez quelques individus, à se faire jour suivant les allures ordinaires, changera tout à coup, se terminera un peu plus brusquement, tandis que chez d'autres elle se développera à peine.

Chez certains individus, l'organisme semble tellement réfractaire à l'action du virus variolique, ou, pour continuer la comparaison dont nous nous servions tout à l'heure, le terrain semble si mal préparé chez eux à recevoir le germe morbifique, que, bien qu'il n'y ait pas eu de vaccine antécédente, la variole, lorsqu'ils la contractent, est néanmoins modifiée. Ainsi, M. le docteur Firmin me racontait dernièrement le fait suivant qu'il venait d'observer dans sa clientèle : Un malade avait été vacciné par lui, et le vaccin n'avait pas pris ; à quelque temps de là, il se proposait de le revacciner, lorsqu'il fut mandé pour lui donner ses soins. Cet individu avait une variole discrète, qui marcha absolument comme une variole modifiée.

Ce fait ne vous offre-t-il pas une certaine analogie avec celui que vous présente en ce moment même la jeune femme couchée au n° 18 de notre salle Saint-Bernard, et qui a pris la variole quelques jours après son enfant, qui vient de succomber à une variole confluente ? Cette malade n'avait point été vaccinée, elle n'avait jamais eu la petite vérole ; elle le dit, et elle ne porte en effet aucune trace de vaccine ni d'éruption variolique. Cependant sa variole, arrivée aujourd'hui au dixième jour, se comporte à la façon d'une variole modifiée. La période d'invasion a été caractérisée par du malaise général, par de la courbature, par des nausées, par des douleurs épigastriques : la rachialgie seule a fait défaut.

Deux choses nous restent à indiquer encore. Dans la variole discrète, après la cessation de la fièvre, lors de l'apparition de l'éruption, nous voyons, le huitième jour, quand commence la maturation des pustules du visage, la fièvre reparaître, durer le neuvième et le dixième jour, pour cesser complètement le onzième ; dans la variole modifiée, alors même que la maturation commence le huitième jour, ce qui est assez rare, c'est à peine s'il se fait un mouvement fébrile qui continue au plus vingt-quatre heures; et c'est à peine également si la température s'élève pendant le même temps dans l'aisselle. Dans la variole confluente, au moment où commence l'éruption, apparaît la salivation, ce grand phénomène de cette forme de la maladie; puis au cinquième jour la tuméfaction du visage a lieu et va croissant jusqu'au neuvième, époque où elle acquiert son summum de développement, persistant le dixième pour diminuer le onzième, en même temps que se montre la tuméfaction des extrémités; dans la variole modifiée la plus confluente, il n'y a presque jamais de salivation, rarement il existe de tuméfaction du visage, et quand cette tuméfaction se montre, jamais elle n'apparaît aux mains et aux pieds.

Si la variole modifiée se termine généralement bien, elle n'est pas nécessairement une maladie bénigne. Il y a cinq ans, je perdais d'une variole modifiée confluente le parent d'un des membres de ma famille : le délire qui survint dès le début ne cessa pas jusqu'à la fin, et le treizième jour le malade succombait, après avoir présenté de la tuméfaction au visage. Il avait été vacciné et portait les stigmates évidents de la vaccine; il ne mourait pas moins avec des phénomènes propres à la variole confluente, phénomènes très peu modifiés. C'est que l'immunité que donne le vaccin peut se perdre entièrement ou presque entièrement, après un certain nombre d'années, chez certains individus, qui se trouvent alors complètement exposés aux coups de la maladie dont l'inoculation vaccinale devait les garantir. Dans ces cas encore, cependant, la variole confluente, la seule qui tue les individus vaccinés, n'a pas ses allures normales.

Des exemples de *récidive* de variole, rares, je le répète, ont été rapportés par les auteurs les plus recommandables. Diemerbroeck raconte même avoir vu des individus prendre trois fois la maladie dans l'espace de trois mois; et Borsieri, en rappelant ces observations, en cite d'autres, dont une célèbre dans l'histoire, celle de Louis XV mourant de la variole confluente à l'âge de soixante-quatorze ans, après en avoir été une première fois atteint à l'âge de quatorze ans. J'ai eu dans mon service un étudiant en médecine qui, portant les stigmates de deux varioles antérieures, fut frappé par une troisième, qui eut une certaine gravité.

II. — INOCULATION. VARIOLIQUE.

Ses avantages. — Expériences sur la clavelisation. — Avantages, dangers de l'inoculation. — Moyens d'atténuer ceux-ci. — Procédés d'inoculation. — Pustule mère, satellites. — Symptômes généraux.

MESSIEURS,

Les populations effrayées, les médecins justement préoccupés des terribles ravages causés par la variole, cherchaient tous les moyens possibles de s'en préserver, ou du moins d'en atténuer les effets. Remèdes prétendus rationnels, remèdes empiriques, tout semblait bon pour arriver au but; mais tous ces moyens prophylactiques échouaient également, lorsque, au commencement du siècle dernier, en 1721, une femme, lady Montague, vint annoncer à l'Angleterre qu'elle avait été témoin à Constantinople d'une pratique grâce à laquelle ceux qui s'y soumettaient restaient pour toujours à l'abri des coups de la maladie. Cette pratique, empruntée à la Chine et à la Perse, où de temps immémorial elle était vulgarisée, comme elle l'était aussi en Géorgie, en Circassie et en Grèce, c'était l'*inoculation variolique*. Elle consistait à donner la variole à des individus bien portants. On savait déjà par expérience que la prophylactique du mal était dans le mal lui-même ; que ceux qui une fois en avaient été atteints, quelque bénignes qu'eussent été alors ses manifestations, pouvaient ensuite traverser impunément les épidémies et s'exposer à la contagion ; on savait que les exemples de récidive, bien qu'incontestables, étaient des faits exceptionnels. Mais on savait aussi, d'une part, qu'on n'était pas maître de donner la variole à volonté par le simple contact ; que, d'autre part, en eût-on été maître, on ne pouvait pas, en la donnant ainsi, en modérer les coups, et faire que l'individu, en s'exposant à la contagion d'une variole bénigne, ne la prît pas grave. L'inoculation semblait offrir tous les avantages désirables; car en conférant le bénifice d'une immunité à peu près absolue pour l'avenir, elle n'entraînait à sa suite aucun danger : jamais, disait-on, la variole ainsi communiquée n'était grave, toujours elle était discrète et ne laissait aucune trace de son passage ; du moins on n'avait point à redouter ces cicatrices hideuses qu'elle produit si souvent lorsqu'on l'a prise par la contagion.

Les merveilleux récits de lady Montague, qui, alors qu'elle résidait à Constantinople, en 1717, n'avait pas craint de faire inoculer son propre fils, âgé de six ans; le nouvel exemple qu'elle donnait encore lorsqu'à son retour à Londres, elle voulut que sa fille fût également soumise à l'inoculation; les heureux résultats qu'elle proclamait de cette opération, dont elle offrait les preuves, entraînèrent un grand nombre de bons esprit parmi les médecins et les gens du monde.

Des expériences furent bientôt tentées en Angleterre, où bientôt aussi l'inoculation fut adoptée et ne tarda pas à être vulgarisée. Cette nouvelle pratique, qui eut pour elle bien des adhérents, mais contre laquelle s'élevèrent cependant beaucoup d'adversaires, fut, l'année même de son introduction dans la Grande-Bretagne, importée en Amérique, puis, trois ans plus tard, en Allemagne, où l'on inocula un certain nombre d'enfants des premières familles de Prusse. Si en Angleterre, en Amérique et en Allemagne, elle ne fut pas admise sans opposition, en France cette opposition se montra encore plus acharnée. Absolument proscrite, dès la première fois qu'il en fut question, en 1723, ce fut seulement trente-trois ans plus tard, en 1756, qu'on osa tenter l'expérience. Bien que l'impulsion partît d'en haut, car les enfants du duc d'Orléans furent les premiers inoculés, cette impulsion fut loin d'être généralement suivie. Ceux d'entre vous qui seraient curieux de connaître les différentes phases par lesquelles a passé l'inoculation variolique, tant dans notre pays que dans les pays étrangers, devront lire l'histoire qu'en a écrite Sprengel [1]. Elle finit toutefois par être acceptée et généralement pratiquée jusqu'au jour où la vaccine vint la détrôner, et peut-être connaissez-vous encore des personnes qui ont été inoculées au commencement de ce siècle, alors que la découverte de Jenner trouvait, elle aussi, à son tour, de nombreux adversaires.

A cette époque, en effet, bien que très avantageusement remplacée par la vaccine, l'inoculation qui, dans le principe, avait soulevé tant d'opposition, l'inoculation variolique comptait des partisans inébranlables, surtout, il est vrai, en Angleterre, où comme je viens de vous le dire, elle avait été d'abord introduite à son arrivée d'Orient. On l'y pratiquait même encore en 1841, et il ne fallut rien moins qu'un acte du Parlement pour la proscrire impitoyablement. Aujourd'hui, la vaccine a complètement pris sa place; il se pourrait cependant, pour les raisons que je vous expliquerai, qu'on fût en quelques circonstances obligé d'y revenir, malgré les inconvénients qu'elle présente et qu'on ne saurait se dissimuler.

Ces circonstances se sont offertes à moi, et c'est parce que je vous dois toujours compte de ma manière d'agir au lit du malade que j'ai à vous entretenir de l'inoculation variolique. Ainsi que je vous l'ai dit dans une précédente leçon, à propos de la variole modifiée, cette inoculation, je l'ai plusieurs fois pratiquée : pour la première fois, il y a longtemps déjà,

1. Sprengel, *Histoire de la médecine*, traduite de l'allemand par A. J. L. Jourdan, tome VI.

à l'hôpital Necker, et dernièrement encore sous vos yeux, dans le service que je dirige ici. Mais à l'hôpital Necker, comme à l'Hôtel-Dieu, je n'y ai jamais eu recours qu'alors que nous manquions de vaccin, et qu'une épidémie de variole pouvait nous faire craindre un danger imminent pour nos jeunes enfants.

En la pratiquant, j'ai toujours eu le soin — ceci est de la plus haute importance — de me placer, autant que possible, dans les conditions où se plaçaient eux-mêmes les inoculateurs des derniers siècles. Sans m'astreindre aux précautions qu'ils croyaient devoir prendre, sans préparer les sujets comme ils prétendaient le faire, précautions qu'ils avaient d'ailleurs eux-mêmes bientôt abandonnées, après en avoir compris l'inutilité, je m'arrangeais de façon à donner la variole la plus bénigne possible.

Un fait emprunté à la médecine vétérinaire m'avait frappé. La clavelée du mouton est une maladie identique, dans ses allures, avec la variole de l'homme, et ces deux maladies ont une assez grande analogie pour qu'on puisse tirer de l'étude de l'une des conséquences pratiques pour l'étude de l'autre.

Or, depuis le siècle dernier, l'inoculation de la clavelée est employée par les vétérinaires et les agriculteurs les plus éclairés, lorsque la maladie commence à sévir, pour empêcher une épizootie de devenir meurtrière. Pour obtenir une clavelée aussi bénigne que possible, un agriculteur de la Bessarabie, où l'inoculation se fait encore aujourd'hui universellement, imagina le procédé suivant : il choisit cent moutons, les mit dans un parc séparé, puis il les inocula. Neuf à dix jours après, la maladie s'était déclarée parmi ces animaux : l'inoculateur prenant alors le virus sur l'animal dont la clavelée était la plus bénigne, l'inocula à cent autres moutons. Il répéta, pour une troisième série d'un même nombre de moutons, ce qu'il avait fait pour la seconde, ayant toujours la précaution de choisir l'animal chez lequel la maladie se présentait avec les manifestations les moins sérieuses, et voici ce qu'il observa :

Des animaux de la première série, un assez grand nombre succomba, le virus claveleux n'ayant encore rien perdu de son énergie; toutefois la maladie fut moins meurtrière qu'elle ne l'eût été si elle se fût produite spontanément par les voies ordinaires de la contagion. Les moutons de la seconde série eurent une éruption discrète, et aucun ne périt. Ceux de la troisième série eurent une clavelée encore plus discrète; chez quelques-uns même, la pustule d'inoculation se développa seule. On pensa donc que ce dernier résultat pouvait être obtenu constamment. En continuant les expériences, on obtint en effet cette clavelée préservatrice conférant l'immunité complète, et dont l'éruption se bornait à la pustule mère. L'inoculation d'une clavelée grave, pratiquée sur des moutons ainsi préservés, donna la preuve absolue de l'immunité qu'ils avaient acquise, car cette inoculation resta sans effet.

Ce fait m'avait frappé, et je me demandai s'il n'en serait pas de la variole de l'homme comme il en était de la clavelée du mouton; si, par des inoculations successives pratiquées suivant cette méthode, on n'arriverait pas à obtenir aussi une variole modifiée au point de ne plus avoir d'autre éruption que celle de la pustule d'inoculation. Je tentai l'expérience à l'hôpital Necker, avec M. le docteur Delpech, alors mon interne, aujourd'hui mon collègue dans les hôpitaux et professeur agrégé de notre Faculté; chez quelques enfants, nous obtînmes le résultat désiré, en ce sens que la pustule mère, le maître bouton, la pustule d'inoculation se développa seule, entourée des petites pustules ses satellites. Si l'on était sûr d'arriver constamment à un aussi heureux résultat, l'inoculation devrait être la règle, car elle serait évidemment sans péril, et ses avantages resteraient seuls incontestables. Elle serait sans péril pour l'individu chez lequel on la pratiquerait; elle serait sans péril pour ceux avec lesquels il se trouverait en contact. Cette variole localisée, sans éruption générale, sans symptômes graves, ne serait peut-être pas plus contagieuse que ne l'est la vaccine. Malheureusement, il n'en est point ainsi.

Si, dans quelques cas, je suis arrivé à n'avoir que la pustule d'inoculation, dans d'autres, en opérant avec le même virus, j'ai vu des éruptions générales, et, qui pis est, j'ai vu alors la variole se communiquer à des personnes qui n'avaient point été inoculées. J'ai vu, dans une circonstance dont j'aurai à vous parler à propos de la régénération de la vaccine, la variole reprendre toute son énergie primitive, après avoir été successivement inoculée à une série d'individus; fait d'ailleurs en contradiction avec ceux rapportés par les inoculateurs, qui avaient établi que le virus variolique devenait de plus en plus bénin par *transplantations* successives. Voilà les inconvénients de l'inoculation : d'une part, la crainte où l'on est de donner à celui que l'on y soumet une variole sérieuse; d'autre part, la dangereuse possibilité de la voir devenir un foyer de contagion. Ces inconvénients sont graves, on ne saurait se le dissimuler; et ce sont eux qui, après avoir longtemps donné prise à ses adversaires, lui ont fait préférer la vaccine lorsqu'elle fut découverte; ce sont eux aussi qui, pour ma part, m'ont empêché de continuer mes expériences et m'ont forcé de réserver l'inoculation pour ces cas exceptionnels auxquels j'ai fait allusion, et dont je reparlerai encore. Il était de mon devoir d'y renoncer lorsque j'avais à craindre qu'en inoculant une variole, même la plus bénigne, à un individu, je ne devinsse la cause de la mort de ceux qui, n'ayant été ni vaccinés ni inoculés, pourraient la prendre grave de celui auquel je l'avais donnée. Ma conduite serait différente si nous pouvions isoler les individus que nous inoculons.

En temps d'épidémie, et à défaut de vaccin, je n'hésiterais pas à tenter encore et à conseiller l'expérience, car alors je n'aurais plus à redouter de propager une maladie dont le danger est partout

S'il est des individus, en petit nombre il est vrai, ainsi prédisposés que, s'exposant mille fois à la contagion, ils n'en soient jamais touchés, s'il en est même auxquels la variole ne saurait être inoculée, il est plus général d'en voir d'autres, plus ou moins réfractaires à l'action du virus, chez lesquels la maladie ne se manifeste que très tardivement.

Prenant toujours l'exemple que nous avons cité plus haut, et l'empruntant à la médecine comparée, il arrive que si, dans une bergerie de cinq cents moutons, la clavelée se déclare, elle les frappe, non pas tous à la fois, mais successivement, de telle sorte que l'épizootie ne se termine souvent qu'après trois, quatre, cinq mois. C'est que, parmi ces moutons, il s'en trouvait qui, dès le premier contact et en vertu d'une disposition toute spéciale, avaient été infectés, tandis que chez d'autres il avait été besoin d'un contact plusieurs fois répété. De même pour la variole.

Lorsque autrefois elle régnait sous la forme épidémique, frappant tous les individus d'une localité, d'un hospice, d'une caserne, d'une prison, on la voyait se manifester successivement à des périodes différentes, chez des individus qui cependant avaient été soumis tous ensemble au premier contact. C'est qu'en effet, pour que la maladie se produise, non seulement il est besoin de sa cause, du germe morbifique, mais il est nécessaire encore que l'économie, que le terrain soit préparé à le recevoir; il est besoin d'une aptitude particulière de l'organisme pour que la *conception* contagieuse ait lieu. L'inoculation, en introduisant forcément le virus dans l'économie, sans attendre que cette aptitude se soit développée, trouve le sujet dans des conditions favorables au but qu'on se propose d'atteindre, en ce sens que le terrain n'est pas suffisamment préparé pour que le germe lève avec la même vigueur. De plus, avec l'inoculation, il nous est possible de choisir ce germe et de prendre le virus dans les conditions les plus favorables. En prenant le pus d'une varioloïde discrète, d'une variole déjà modifiée par une vaccination antécédente, nous avons les plus grandes chances de communiquer une variole des plus bénignes aussi, comme dans ses expériences, l'agriculteur de Bessarabie était arrivé à donner à ses moutons une clavelée des plus légères.

En dernière analyse, l'inoculation, faite en temps d'épidémie, a pour résultat de préserver les individus d'une variole grave, de les mettre à l'abri de la contagion dont il est impossible de mesurer les effets, tandis qu'on peut jusqu'à un certain point mesurer ceux de la maladie qu'on inocule. Si dans quelques circonstances l'inoculation d'une variole discrète a déterminé le développement d'une variole confluente, le fait est exceptionnel. Plus commun aux premiers temps où cette pratique fut introduite en Europe, il est devenu plus rare lorsque les inoculateurs ont eu la précaution de prendre le virus dans les conditions que j'ai indiquées, et, lorsqu'on lit les écrits que nos prédécesseurs nous ont laissés, on reste convaincu que l'inoculation devenait de jour en jour presque aussi inoffensive que la vaccine.

Les procédés à l'aide desquels on inoculait autrefois consistaient à insérer dans une petite plaie faite à la peau, — c'était le bras qu'on choisissait de préférence, — le pus variolique dont on avait imprégné un fil que l'on plaçait dans l'incision. Il y a plus d'un siècle, Kirckpatrick, dans son *Traité de l'inoculation*, disait qu'il suffisait de frotter la plaie avec un linge souillé de pus variolique pour arriver aux mêmes résultats. Il disait encore que ces fils imprégnés de virus, et renfermés dans des boîtes bien closes, pouvaient conserver leur vertu pendant plusieurs mois. « Pour prouver combien longtemps se conserve le virus varioleux, le docteur Sunderland (de Barmen) prétend que des couvertures de laine imprégnées de pus (couvertures dont il se servait pour donner la variole aux vaches dans ses expériences sur la régénération du cow-pox) conservaient pendant plus de deux ans leurs propriétés contagieuses, et produisaient encore alors le développement des pustules caractéristiques sur le pis des vaches. Il fallait toutefois avoir soin d'envelopper de papier ces couvertures, et de les garder dans un petit tonneau à l'ombre, dans un lieu frais, dont la température ne fût jamais à plus de 10 degrés Réaumur au-dessus de zéro. Enfin on rapporte que les Chinois conservaient dans des boîtes de porcelaine bien bouchées avec de la cire les croûtes des pustules varioliques. L'inoculation se faisait en recouvrant de pus desséché des tentes de charpie qu'on introduisait dans les narines des individus.

Le procédé des inoculateurs de la fin du siècle dernier était beaucoup plus simple, plus expéditif et plus sûr que tous ceux-ci. C'est celui que nous employons : il consiste à soulever l'épiderme avec une lancette pour y porter le pus dont on l'a chargée.

Une piqûre est suffisante, et voici les symptômes que l'on observe. Ce sont d'abord des *phénomènes locaux ;* ainsi, le second jour après l'inoculation, on voit à la place où elle a été faite un petit bouton rouge semblable à celui que produit la vaccine. Vers le cinquième jour, ce bouton est devenu une vésicule acuminée, présentant quelquefois à son centre la trace de la piqûre, qui semble affaissée, de manière à former une sorte d'ombilication. Le septième jour, cette vésicule, devenue pustule, s'entoure d'une aréole légèrement rouge, elle s'aplatit et prend une teinte bleuâtre. Le lendemain, l'aréole inflammatoire augmente ; elle augmente encore le neuvième et le dixième jour. Cependant la pustule s'élargit toujours en se creusant davantage et prenant une teinte de plus en plus bleuâtre ; ses bords sont inégaux, comme froncés, puis on voit apparaître sur l'aréole inflammatoire un nombre variable de petites pustules, quelque-

---

1. Kirkpatrick, *Analysis of Inoculation* with a consideration of the most remarkables appearances in the small. Pocks. 1761.

fois dix, quinze, vingt, véritables satellites de la pustule mère, contenant d'abord de la sérosité simple, et enfin du séro-pus. Alors aussi les ganglions lymphatiques de l'aisselle ont commencé à s'engorger, et le neuvième jour l'engorgement est à son apogée; il décroît pour disparaître vers le quatorzième ou le quinzième jour. Ordinairement treize ou quatorze fois vingt-quatre heures ne se sont pas écoulées, que la pustule d'inoculation est sèche, mais quelquefois au-dessous d'elle s'est formée une eschare profonde qui tombe après vingt, vingt-six et même trente jours, laissant à sa suite une cicatrice plus ou moins difforme. Le plus souvent il n'y a pas d'eschare, la croûte tombe, se reproduit pour tomber de nouveau, se reproduire encore, et donner lieu définitivement à une cicatrice plus large que celle laissée par la vaccine.

La *pustule mère*, que l'on retrouve quelquefois lorsque la maladie a été transmise par la contagion suivant les lois ordinaires, le maître bouton, suivant l'expression allemande, présente absolument les mêmes caractères que la pustule d'inoculation. Ceux qui suivent la clinique en ont vu un exemple au n° 11 *ter* de la salle Sainte-Agnès, chez un homme qui fut pris dans nos salles, au commencement de juin 1857, d'une varioloïde. Indépendamment des pustules, assez discrètes d'ailleurs, qui s'étaient développées sur la peau, on constata au niveau du sillon naso-labial, l'existence d'une pustule plus large que les autres, mesurant un diamètre à peu près égal à celui d'une pièce de 20 centimes; elle était assez profondément creusée : *cutim satis profunde exederat*, comme disait Van Swieten, à propos de cette espèce de pustule qu'il appelait le *master pokken*. Une aréole très rouge l'entourait dans une largeur d'une pièce de un franc, et était couverte de petites vésico-pustules satellites. Le malade affirmait que ce bouton avait disparu douze jours au moins avant les autres.

Au neuvième ou dixième jour de l'opération, apparaissent les *phénomènes généraux* : l'individu est pris de mal de tête, de douleurs lombaires, de vomissements; en un mot, ce sont tous les symptômes initiaux de la variole. Vers le onzième, le douzième et le treizième jour, se montre l'éruption spécifique, ordinairement très peu confluente, marchant avec les allures de la variole normale, quelquefois avec celles de la variole modifiée. Mais, dans tous les cas, l'individu jouit dès lors d'une immunité aussi complète que peut la conférer une première variole.

Ces symptômes locaux et généraux de la variole inoculée, vous avez pu les observer chez le jeune enfant sur lequel j'ai cru devoir pratiquer l'inoculation, lorsqu'une épidémie sévissait dans nos salles de nourrices et que nous manquions de vaccin.

Chez ce jeune enfant, âgé de vingt-quatre jours, allaité par sa mère, j'inoculai, par une piqûre au bras droit, le pus d'un bouton variolique pris, au onzième jour de la maladie, chez une femme affectée de variole modifiée assez discrète. Une première tentative faite chez le même enfant avec le pus d'une varioloïde excessivement discrète n'avait produit au troisième jour aucun effet. Notre seconde opération eut pour résultat de déterminer l'apparition, au quatrième jour, d'une petite pustule ombiliquée, qui, suivant une marche régulière, laissa à sa place, vingt et un jours après sa manifestation, une eschare assez profonde. Au onzième jour de l'inoculation, septième de l'apparition de la pustule mère, l'enfant eut une variole discrète, sans symptômes généraux graves. Les pustules se desséchèrent, se cornèrent au septième jour, à partir des premiers accidents prodromiques, tels que les vomissements, la diarrhée, qui s'étaient montrés au neuvième jour de l'inoculation. Le petit malade se rétablit rapidement, et désormais il était à l'abri de la variole et même réfractaire à la vaccine. Au dix-huitième jour, en effet, nous avions en vain essayé de lui inoculer le virus vaccin, et vingt-cinq jours plus tard nous pûmes sans danger lui inoculer le pus d'une variole confluente, qui ne donna même pas lieu au développement d'une pustule d'inoculation.

Quelque heureux qu'eût été le succès de cette expérience, succès qu'autrefois j'avais d'ailleurs obtenu, je dus ne pas la continuer. Nous avions pu nous procurer du vaccin, l'épidémie semblait s'arrêter, je devais dès lors renoncer à l'inoculation variolique, pour les raisons que je vous ai données.

III. — VACCINE.

§ 1. Eaux aux jambes chez le cheval. — Cow-pox chez la vache. — Vaccine chez l'homme. — Le *cow-pox*, le *horse-pox*, sont des maladies analogues mais non iden-tiques à la variole; importance pratique de cette distinction, — Régénération du cow-pox.

MESSIEURS,

Vers la fin du siècle dernier, alors qu'en Angleterre la pratique de l'inoculation s'était généralisée, c'était une croyance, répandue dans quelques comtés, que les individus qui contractaient le cow-pox, en soi-gnant les vaches qui en étaient atteintes, étaient à jamais préservés de la variole, soit qu'ils s'exposassent à la contagion, soit qu'on cherchât à les inoculer. E. Jenner, inoculateur de son district, n'ignorait pas cette tradi-tion populaire. D'abord il n'y ajouta aucune foi, mais bientôt il fut con-vaincu de la vérité du fait, ayant su de source certaine que plusieurs per-sonnes, après avoir pris le cow-pox dans les laiteries du pays, vingt-cinq, trente, cinquante ans auparavant, avaient depuis cette époque toujours échappé à la petite vérole. Recherchant alors dans quelles conditions ce cow-pox se développait chez l'homme, il eut l'idée de l'inoculer, et ses expériences le conduisirent à des résultats identiques avec ceux produits par la contagion directe, car les sujets auxquels il communiqua le cow-pox restèrent aussi réfractaires à l'influence de la variole que ceux qui l'avaient contractée naturellement[1].

Loin de nous l'idée de contester à Jenner la découverte de la vaccine, et, lors même qu'il serait accepté de tous que ce ne fut point lui le pre-mier qui inocula le cow-pox à l'homme, il ne lui en resterait point une moindre part de gloire, car il paraît probable qu'il ne connaissait point les expériences que Benjamin Jesty a faites sur sa propre famille. Quoi qu'il en soit de la question de priorité, il revient à Jenner l'incontestable mérite d'avoir lutté contre tous les obstacles que rencontrait la pratique de la vaccine, et d'avoir fait partager à quelques médecins, ses contem-porains, la foi qu'il avait puisée dans l'observation et dans l'interprétation rigoureuse des faits.

Cependant, s'il n'est pas douteux que Jenner ait été l'inventeur *scien-*

---

1. Jenner, *Inquiry into the causes and effects of the variolæ vaccinæ, or Cow-pox*, London, 1798-1799.

tifique de la vaccine, il est juste de vous faire-savoir qu'un simple fermier en avait tenté avant lui l'aventure. En effet, Benjamin Jesty, cultivateur du Gloucestershire, pratiqua le premier, en 1774, l'inoculation du cow-pox sur sa femme et sur ses deux fils, afin de les mettre à l'abri de la variole. La tentative réussit, mais le bon fermier risqua fort d'être lapidé par ses voisins, qui le considéraient comme une brute sans entrailles. Le journal *the Lancet*, de Londres (13 septembre 1862, n° XI), contient à ce sujet des renseignements qui ne laissent aucun doute. Le même journal rapporte une note de M. John Webb, de laquelle il résulterait que la variole peut être communiquée à la vache, et que les individus qui prennent de la vache cette variole artificiellement transmise deviennent, après quelques jours de malaise, réfractaires à la contagion varioleuse. Mais ce que la vache contracte ainsi, ne n'est pas le cow-pox, c'est aussi la variole ; et ce qu'elle transmet alors ce n'est pas la vaccine, c'est aussi la variole, ainsi que l'ont démontré les expériences de M. Chauveau, dont je vous parlerai plus au long tout à l'heure [1].

Tout en se gardant d'affirmer d'une manière trop absolue, dans sa première publication, qui parut en 1798, la vertu préservatrice de la vaccine, Jenner s'empressa de faire connaître ce qu'il venait de découvrir. Les expériences, répétées d'abord par Pearson [2], furent reprises sur une grande échelle par Woodville, médecin de l'hôpital d'inoculation à Londres, et bientôt le témoignage de ces médecins, auquel s'en joignit une foule d'autres, vint déposer en faveur de la découverte de Jenner. Malgré les oppositions qu'elle rencontra, malgré les attaques passionnées et injustes qu'elle eut à subir, malgré les résistances les plus tenaces, les préjugés les plus absurdes qu'elle eut à combattre même en Angleterre, la vaccine se vulgarisa promptement, et le mouvement d'adhésion qui l'accueillit se propagea tout de suite en Hanovre, dans le reste de l'Allemagne et presque simultanément en France, où le duc de la Rochefoucauld-Liancourt, témoin, pendant son séjour dans la Grande-Bretagne, des succès obtenus, appela énergiquement l'attention publique et celle de l'administration sur ce sujet important.

Cette singulière maladie, empruntée à la vache, se transmettant de l'homme à l'homme avec une merveilleuse facilité, on ne se préoccupa plus de la source première à laquelle on l'avait puisée, et l'on oublia pour ainsi dire le cow-pox. Les mentions très rares que, dans les années qui suivirent la découverte de la vaccine, on fit de la *picote*, donnèrent à penser que celle-ci était elle-même très rare, qu'elle ne se montrait que dans certains pays privilégiés et à des époques assez éloignées. En Angle-

---

1. Voir plus loin, p. 110.
2. Pearson, *Examination on the claims of remuneration for the Vaccine-Pock Inoculation* London, 1802.

terre il n'en était presque plus question ; lorsqu'en 1812 on en signala plusieurs cas aux environs de Berlin ; en 1816, on la retrouvait sur plusieurs vaches dans le duché de Brunswick. Cependant plus tard, quand des exemples de variole développée chez des individus vaccinés firent concevoir l'idée d'une dégénérescence du virus vaccin, on jugea nécessaire de remonter au point d'origine, et l'on alla à la recherche du cow-pox. C'est en Allemagne qu'on s'en occupa d'abord, et dès les premiers pas on arriva à établir que la picote des vaches n'était pas aussi rare que pouvait le faire croire le silence gardé pendant aussi longtemps sur cette affection. Dans le Holstein, sans compter des cas isolés nombreux, on l'avait observée sous forme d'épizooties, cinq fois dans le cours de onze années. L'attention du gouvernement une fois éveillée sur ce sujet, des ordres furent donnés en 1826, 1829, 1830 et 1831, pour rechercher le vaccin naturel ; des primes furent promises aux propriétaires des vaches qui seraient atteintes de la maladie, et alors les cas se multiplièrent dans le Wurtemberg et dans le duché de Baden.

En 1836, une commission fut nommée par l'Académie de médecine de Paris pour examiner le fait suivant qui lui avait été signalé. Une dame Fleury, habitant Passy, ayant déclaré à M. le docteur Perdreau (de Chaillot) que sa vache atteinte de picote lui avait communiqué sa maladie à la main, MM. Bousquet, Émery et Gérardin furent chargés d'étudier ce fait, et obtinrent un vaccin légitime en inoculant sur le bras d'un enfant le pus de la pustule pris sur la main de la dame Fleury[1].

Pendant que ces choses se passaient en Europe, le docteur Macpherson publiait, en 1833, ses expériences sur la vaccination, et disait avoir été témoin, aux environs de Calcutta, dans l'Inde, d'une épizootie qu'on appelait la clavelée des vaches. En essayant de l'inoculer, Macpherson vit que non seulement cette maladie se transmettait de la vache à la vache, mais encore de la vache à l'homme et de l'homme à l'homme.

Un fait remarquable avait frappé les observateurs, c'est que cette transmission s'opérait plus facilement lorsque, si l'on peut ainsi parler, la maladie avait été humanisée, c'est-à-dire qu'inoculée de l'homme à l'homme, elle avait une action plus puissante que lorsqu'on l'inoculait de la vache à l'homme[2]. M. le docteur Steinbrenner en rapporte un remarquable exemple que nous allons reproduire textuellement.

« Le 18 mai 1845, un propriétaire vint nous annoncer qu'une de ses » vaches avait une éruption au pis et aux trayons... Après cet examen, » nous rappelant les descriptions données par des auteurs, nous étions » à peu près sûr d'avoir enfin trouvé le cow-pox ou picote ; et quoique

1. Bousquet, *Sur le cow-pox découvert à Passy près Paris le* 22 mars 1836 (*Mémoires de l'Académie de médecine*, t. V, p. 600).
2. Steinbrenner, *Traité de la vaccine*, 1846.

» l'éruption fût déjà trop avancée pour espérer d'en obtenir encore une
» lymphe très efficace, nous nous empressâmes d'en recueillir une quan-
» tité notable sur quatre plaques de verre. Cette lymphe était épaisse, jau-
» nâtre et laiteuse. Une heure après environ, nous l'inoculâmes par seize
» points à deux enfants non vaccinés. *Une seule* de ces seize piqûres pro-
» duisit une pustule vaccinale très belle, très grande, et parcourant ses
» différentes périodes de la manière la plus régulière. Le huitième
» jour, deux enfants furent vaccinés avec cette lymphe de *bras à bras* et
» *cette fois les seize points d'inoculation nous ont produit seize belles*
» *pustules vaccinales.*

» Depuis lors, nous n'avons plus employé à nos vaccinations que la
» lymphe dérivant de cette source, elle nous a produit absolument les
» mêmes résultats.... Nous avons envoyé de la lymphe des premières
» générations à l'Académie de médecine de Paris (par l'intermédiaire de
» M. Bousquet), à la Société de médecine de Strasbourg, et à beaucoup
» de nos confrères, principalement à notre frère, médecin cantonal à
» Saar-Union, à MM. les docteurs Fodéré, Kuntz, Clausing, etc., etc.,
» et partout elle a produit une très belle vaccine, dont on s'est hâté de
» substituer la lymphe à celle dont on se servait jusqu'alors[1]. »

Les mêmes résultats ont été obtenus plus récemment par des médecins
et des vétérinaires du département d'Eure-et-Loir, qui, eux aussi, avaient
trouvé le cow-pox.

C'est également ce qui a lieu maintenant pour les vaccinations et surtout pour les revaccinations qu'on pratique actuellement dans nos hôpitaux
avec la lymphe vaccinale prise sur les génisses du docteur Lanoix. Ce
vaccin donne beaucoup moins souvent naissance aux pustules vaccinales
que celui qu'on recueille sur un enfant. Et, à ce propos, je ferai observer
que ce n'est pas là du cow-pox primitif et par conséquent plus actif que
le vaccin humain, mais un cow-pox modifié, amoindri par une série considérable de générations successives. Il me paraît avoir perdu de ses
qualités virulentes en passant successivement de génisse à génisse. Quelque théorie qu'on se fasse, le fait est certain, ce vaccin de génisse est
moins actif que le vaccin pris sur l'homme, que le vaccin humanisé : on
n'en a eu que trop la démonstration dans la dernière épidémie de variole
qui a sévi à Paris. Dans la plupart des cas, le vaccin de génisse s'est
montré tristement impuissant, et a produit les plus cruels mécomptes.
Quant à son impuissance, elle se manifestait par des faits tels que ceux-
ci : des enfants nouveau-nés étaient vaccinés avec du vaccin de génisse,
et aucune pustule n'apparaissait ; deux à trois semaines plus tard, on les
vaccinait à nouveau avec du vaccin humain, et de magnifiques pustules
vaccinales en étaient bientôt la conséquence. D'ailleurs, quand la lymphe

1. Steinbrenner, *Traité de la vaccine,* p. 534

empruntée à la génisse produisait quelques pustules, celles-ci étaient toujours moins belles et moins franches que celles du vaccin humain ; et tous ces faits ont été observés par centaines. Aussi la question me paraît-elle jugée et ne saurais-je trop déconseiller la vaccination par la génisse.

Il est d'un trop grand intérêt pour les médecins, pour ceux surtout qui, devant excercer dans nos campagnes, peuvent être exposés à manquer de vaccin, il est d'un trop grand intérêt de savoir reconnaître le cow-pox pour que je laisse échapper l'occasion d'exposer ici les caractères de cette affection.

L'éruption est constituée par des pustules siégeant sur le pis et sur les trayons de l'animal, et ressemblant beaucoup à celles que nous voyions dernièrement sur le visage du varioleux couché au n° 11 *ter* de la salle Sainte-Agnès, dont je vous ai rappelé l'observation à propos de l'inoculation variolique, et chez lequel, ainsi que je vous l'ai dit, nous rencontrions un remarquable exemple de la pustule d'inoculation que nous avons décrite. Les pustules de cow-pox consistent d'abord en des boutons dont la grosseur varie depuis celle d'une lentille jusqu'à celle d'une fève ronde ordinaire. Ils s'élèvent de plus en plus ; le deuxième ou troisième jour de leur apparition, ils deviennent pustuleux, ils sont remplis d'une lymphe incolore, et leur centre commence à se déprimer. D'un blanc bleuâtre, livide vers le centre, ces pustules, vers leur périphérie, où l'aréole existe déjà, sont d'un blanc rougeâtre et d'un blanc jaunâtre ; c'est alors qu'elles ressemblent à la pustule d'inoculation variolique. Dans d'autres cas, elles sont d'une couleur argentée, ou d'un rouge pâle, d'un jaune rougeâtre, d'un jaune clair. Cette différence dans la couleur des pustules dépend de leur degré de développement et en partie aussi de la couleur naturelle du pis. Les jours suivants, elles deviennent plus grandes et atteignent souvent la largeur d'une pièce de 50 centimes ; dans les cas rares, leur développement est encore plus considérable, le pis et les trayons présentent quelquefois huit, dix, quinze et vingt pustules, qui arrivent au summum de leur développement le neuvième ou dixième jour : à cette époque aussi, l'aréole, qui dès la formation de la pustule formait un anneau mince, gagne en étendue ; mais chez les vaches à pis brun ou noir elle est à peine marquée ; on constate alors une dureté, un gonflement, une augmentation de chaleur à la peau et une sensibilité quelquefois très grande. En même temps augmentent les symptômes généraux, manque d'appétit, agitation, mouvement fébrile ; la sécrétion du lait se modifie, elle perd de sa qualité, diminue de quantité, et se tarit même tout à fait quand l'éruption, très abondante, est accompagnée d'une réaction trop vive. Immédiatement après le neuvième jour, les croûtes se forment au centre, tandis qu'à la périphérie la lymphe s'épaissit de plus en plus et se change en un pus caséeux. Quand elles ne sont pas arrachées, ces croûtes ne tombent que

du dix-huitième au vingt-quatrième jour, et laissent à leur place des ulcérations qui, dans quelques cas, creusent profondément les tissus, jusque-là que les trayons des vaches peuvent tomber détachés par ces ulcérations qui les ont cernés. D'autres fois, il survient des phlegmons de la
mamelle, des abcès qui durent pendant trois ou quatre mois.

Puisque nous avons abordé l'histoire du cow-pox, permettez-moi, messieurs, de dire quelques mots des questions qui s'y rattachent. Et d'a-
bord, quelle en est l'origine? En considérant l'immunité qu'elle confère
à l'homme contre la variole, on s'est demandé si la picote n'était pas la
petite vérole qui se serait modifiée en se transmettant aux races bovines,
comme le cow-pox se modifie en se transmettant des vaches à l'homme.
On s'est demandé aussi si ce n'était pas une maladie à part, spéciale aux
animaux sur lesquels on l'observait; si, enfin, ce n'était pas une maladie procédant, non plus de la variole de l'homme, mais d'une autre maladie propre à d'autres espèces animales.

Jenner, partageant l'opinion généralement répandue dans son pays,
regardait le cow-pox comme provenant de la maladie connue en Angleterre sous le nom de *grease*, et en France sous celui d'*eaux aux jambes*,
maladie spéciale aux chevaux. L'illustre inventeur de la vaccine avait remarqué, ce que savaient bien aussi les fermiers et les habitants des campagnes, que le cow-pox se développait seulement dans les vacheries où
les animaux étaient soignés et traités par des garçons également chargés
de panser les chevaux. Lorsque l'on observait les eaux aux jambes dans
les écuries, le cow-pox ne tardait pas à se manifester dans les étables, où il
était communiqué aux vaches par les valets de ferme qui venaient les
traire, ayant les doigts encore souillés du pus des chevaux. Là où les
femmes s'occupaient seules des vacheries, comme en Irlande, le cow-
pox était très rare. En enlevant à cette proposition de Jenner ce qu'elle
a de trop absolu, il reste un fait incontestable, que des expériences
répétées ont mis hors de doute, à savoir la grande analogie, sinon
l'identité des deux maladies. Mais de ce que les eaux aux jambes
peuvent se transmettre du cheval à la vache, et produire même chez
l'homme la véritable vaccine, ce n'est pas à dire pour cela que le cow-pox
ne puisse se développer que par l'inoculation ou par la contagion des
eaux aux jambes.

Quand à l'identité des deux maladies, un exemple récent en a de nouveau donné la démonstration.

Dans les premiers jours du mois de mars 1856, un médecin du département d'Eure-et-Loir, M. le docteur Pichot (de la Loupe)[1], fut consulté
par un garçon maréchal ferrant, qui présentait sur la face dorsale des

---

1. Pichot, *Bulletin de l'Académie de médecine*, Paris, 1856, t. XXI, p. 701, 813, 839,
849; 1862, t. XXVII, p. 837.

mains des pustules opalines, confluentes, larges d'un centimètre environ, déprimées à leur centre, où l'on voyait une petite croûte linéaire. Elles avaient absolument l'apparence de pustules vaccinales arrivées au huitième ou neuvième jour. Cet homme, qui n'avait jamais été vacciné, affirmait n'avoir jamais été non plus en contact avec une vache malade, on n'en ferrait pas dans la boutique où il travaillait; mais il se rappelait avoir ferré, vingt-quatre jours auparavant, un cheval atteint des eaux aux jambes. Ce cheval appartenait à un cultivateur : le vétérinaire de la Loupe, élève distingué des Écoles d'Alfort et de Toulouse, alla constater la maladie, qui existait encore. M. le docteur Pichot recueillit immédiatement entre des plaques de verre le liquide des pustules, et l'envoya à M. Maunoury (de Chartres).

Sans attendre le résultat des expériences que devaient faire ce médecin, M. Pichot essaya de vacciner son malade; mais bien qu'il ait employé un virus vaccin pris sur le bras d'un jeune enfant, bien que ce même virus inoculé le même jour à deux autres enfants, eût produit chez tous deux une éruption vaccinale très légitime, l'inoculation resta sans effet chez le premier individu. Le sixième jour, sur six piqûres faites, on ne voyait que deux petites pustules arrondies, couvertes d'une croûte sur une partie de leur étendue, et en aucune façon semblables à celles développées sur les bras des enfants. Cependant on tenta d'inoculer à un autre enfant le liquide fourni par ces deux pustules, et le huitième jour il ne s'était produit aucun résultat. Ce même jour, on vaccina le même enfant avec du vaccin ordinaire; sept jours après, il présentait quatre boutons de superbe vaccine, qui servit à inoculer trois autres enfants.

De son côté, M. Maunoury inoculait un enfant avec le liquide qu'on lui avait envoyé; sur cinq piqûres pratiquées, trois au bras droit, deux au bras gauche, *une* au bras droit avait donné au huitième jour une belle pustule de la largeur d'une lentille, remplie de sérosité jaunâtre, claire, et entourée d'un cercle rougeâtre d'un centimètre d'étendue environ.

Ce bouton unique devint la source à laquelle puisa M. Maunoury pour pratiquer plusieurs vaccinations. Trois enfants furent inoculés avec le pus de cette pustule, et tous trois furent parfaitement vaccinés. Le vaccin de l'un d'eux servit à vacciner un cinquième enfant. Enfin, arrivé à cette troisième génération, le virus vaccin fut efficacement transmis encore à un sixième et à un septième enfant.

C'était donc bien une vraie vaccine qui avait été communiquée au premier malade, et cette vaccine, il l'avait prise des eaux aux jambes du cheval qu'il avait ferré. Ainsi se trouvait confirmée l'opinion de Jenner.

Jenner, toutefois, en dépit de sa théorie, n'avait pu jamais produire qu'une simple inflammation chez les individus auxquels il avait inoculé la

matière des eaux aux jambe; il est vrai que jæmais il n'avait employé
la lymphe claire contenue dans les pustules du début, mais le pus d'anciennes ulcérations. Depuis lui, des expérimentateurs avaient prouvé
d'une manière irréfragable le fait que l'observation de MM. Maunoury
et Pichot vient de nouveau de mettre en lumière. En 1801, le docteur
Loy (d'Aislaby), publiant le compte rendu de ses expériences sur l'origine
du cow-pox [1], disait avoir inoculé avec succès la matière des eaux aux
jambes à des hommes et à des vaches. « Ayant observé une éruption
» pustuleuse sur les mains d'un maréchal ferrant et d'un boucher, dans
» le comté d'York, pustules qui étaient accompagnées d'un trouble de
» toute l'économie, et qui ressemblaient beaucoup aux pustules vaccinales
» (l'un et l'autre de ces individus avaient soigné pendant un certain
» temps des chevaux qui avaient les eaux aux jambes), Loy inocula de la
» lymphe prise de ces pustules à son frère et à un autre enfant, qui
» eurent des pustules dont la marche et l'aspect concordaient parfaitement
» avec les pustules de la vraie vaccine. » L'observation de MM. Pichot et
Maunoury présente avec celle-ci, on le voit, une grande analogie. « Loy
» inocula aussi de cette lymphe à une vache, qui eut une très belle pus-
» tule de cow-pox avec tous ses accessoires. Il se servit de ce cow-pox
» pour vacciner un enfant qui eut la plus belle vaccine, et se montra
» préservé contre la variole qu'on lui inocula le sixième jour de la vac-
» cination.
» Mais quand il voulut inoculer aux vaches la matière des eaux aux
» jambes qui avaient produit ces éruptions, il ne réussit pas. Il répéta
» ces expériences encore plusieurs fois sans aucun succès avec de la ma-
» tière prise sur d'autres chevaux, et il ne parvint pas non plus à l'ino-
» culer avec succès à des hommes. A la fin, il réussit à trouver un che-
» val qui n'avait la maladie que depuis quinze jours, tandis que chez
» tous ceux qui avaient servi aux expériences la maladie avait été plus
» ancienne. Il inocula la matière qu'il recueillit à cinq vaches, et toutes
» les cinq eurent des pustules de cow-pox, dont il put se servir parfaite-
» ment pour vacciner des enfants, auxquels plus tard il inocula la variole
» sans aucun résultat [2]. »
Sacco (de Naples), qui avait inoculé d'abord sans succès vingt-sept
vaches et huit enfants avec la lymphe extraite des eaux aux jambes, vit
cependant des pustules se développer sur les mains d'individus qui avaient
soigné des chevaux malades ; ayant inoculé le liquide de ces pustules à
neuf enfants et à une vache, chez deux enfants il obtint une vaccine normale, absolument comme l'ont fait les médecins du département d'Eure-
et-Loir.

1. J. C. Loy, *Account of some experiments on the origin of Cow-pox.* Witby, 1801, in-8.
2. Steinbrenner, p. 608.

Enfin, en 1805, le médecin vétérinaire danois Viborg, ayant inoculé au pis des vaches la matière des eaux aux jambes, obtint, après plusieurs insuccès, le résultat qu'il attendait : le cinquième et le sixième jour de l'inoculation, une éruption de cow-pox nettement caractérisée se développa.

D'autres observateurs encore, et parmi eux le professeur Ritter (de Kiel), ont signalé aussi des faits de vaccine se manifestant par suite de l'inoculation du pus des eaux aux jambes et pouvant fournir un virus vaccin parfaitement légitime.

Ajoutons à ces documents les faits observés au printemps de 1880 par MM. Sarrans (de Rieumes) et Lafosse (de Toulouse). Une épizootie régnait sur l'espèce chevaline ; une jument tombe malade d'un engorgement aux jarrets, d'où s'écoule une matière sanieuse. M. Lafosse, ayant pris cette matière au bout de sa lancette, l'inocula successivement à deux jeunes vaches auxquelles il donna, par le fait de cette inoculation, des pustules ayant toutes les apparences du cow-pox. Avec la matière de ces pustules, il obtient la vaccine avec tous ses caractères et toutes ses propriétés.

Jusqu'ici, j'ai dit les *eaux aux jambes*, me servant d'une locution en usage ; mais, en vérité, on n'est pas encore fixé sur la nature précise de la maladie du cheval qui, inoculée à la vache, donne naissance à la vaccine. Dans une discussion à l'Académie de médecine[1], puis plus tard à la Société de biologie, en 1861, M. H. Bouley a longuement insisté pour faire remarquer que les vétérinaires étaient encore aujourd'hui d'avis différent sur ce qu'on devait appeler les eaux aux jambes. M. Leblanc, qui se transporta à Toulouse pour y étudier la maladie de la jument qui avait fourni à M. Lafosse la matière du nouveau vaccin, prouva que cette jument n'avait point la maladie dite eaux aux jambes ; mais tous les vétérinaires qui ont observé l'épizootie de Rieumes ont été d'accord pour reconnaître que cette épizootie avait présenté tous les caractères d'une fièvre éruptive. Il ne m'appartient pas de dénommer une maladie de l'espèce chevaline à laquelle les vétérinaires n'ont point encore donné de nom. Peut-elle être comparée, à titre de fièvre éruptive, à la clavelée de l'espèce ovine ? Existerait-il chez le cheval une fièvre éruptive qui, transmise à l'homme par l'inoculation directe ou indirecte, serait susceptible de fournir le virus vaccin ou un virus analogue par ses propriétés ? Ces questions peuvent être posées aujourd'hui, mais l'avenir seul en donnera peut-être la solution.

À côté des expériences concluantes en faveur de la transmission de la maladie des chevaux à la vache et à l'homme, on en a cité un certain nombre d'autres contradictoires : ainsi, en France, les tentatives, faites à

1. *Bulletin de l'Académie de médecine*, 1861-1862, t. XXVII, p. 854 et 880.

Alfort et à Rambouillet, pour inoculer aux vaches le cow-pox en employant la matière des eaux aux jambes, furent infructueuses jusque dans ces derniers temps; on n'essaya pas, il est vrai, l'inoculation de la maladie des chevaux aux enfants. On a dit, pour expliquer ces résultats négatifs : d'une part, que, comme on ne savait jamais positivement les antécédents des animaux sur lesquels on expérimentait, il se pouvait que les vaches soumises à l'inoculation des eaux aux jambes aient eu autrefois le cow-pox; d'autre part, que la maladie n'était pas susceptible d'être inoculée indifféremment à toutes ses périodes, et, de plus, qu'elle ne s'inoculait pas également bien sur tous les points que l'on choisit pour y introduire le virus contagieux. Enfin, comme le professait le docteur Loy, il y a évidemment plusieurs maladies confondues sous le nom d'eaux aux jambes; or de ces diverses maladies une seule est la vraie, la seule, susceptible de se transmettre et de se transformer, par l'inoculation, en cow-pox chez la vache, en vaccine chez l'homme. Cette opinion de Loy vient d'être de nouveau soutenue et confirmée par les recherches de M. H. Bouley. Il ne semble pas que Jenner connût exactement la maladie du cheval qui, transmise à la vache, lui donne la vaccine; il l'appelle vaguement le *sore-heels*, c'est-à-dire la *maladie du talon*. De plus, à ce *sore-heels* de Jenner, au *javart* de Sacco, à l'*affection furonculeuse* de Hertwig, à la *maladie pustuleuse* de M. Lafosse, qui « toutes sont réputées pouvoir donner naissance au cow-pox par inoculation » (et pour quelques-unes même la démonstration est complète); à toutes ces maladies du cheval, dis-je, M. H. Bouley est venu ajouter la *stomatite aphtheuse*. Seulement M. Depaul a prouvé que ce qu'on avait pris pour de simples aphthes à la bouche, était une maladie éruptive généralisée, de forme pustuleuse, assez analogue à la variole. En d'autres termes, il s'agit là du *horse-pox*, et c'est cette maladie qui donne à la vache le *cow-pox*. Mais les caractères du *horse-pox* sont encore mal déterminés et attendent jusqu'ici leur historien.

Quant à ce fait qu'une maladie contagieuse n'est pas susceptible d'être inoculée indifféremment à toutes ses périodes; quant à cet autre fait que les virus ne s'introduisent pas également bien par tous les points de l'économie, nous en avons de nombreux exemples dans la pathologie humaine. Si nous savons, en effet, que le pus d'un chancre s'inocule facilement par une piqûre, nous savons également qu'il n'en est point généralement ainsi de la matière recueillie dans une pustule d'ecthyma syphilitique ou sur une plaque muqueuse. Quelques médecins même contestent d'une manière absolue, mais bien à tort, la possibilité de cette contagion. Il est incontestable aujourd'hui que les accidents secondaires de la vérole peuvent transmettre la syphilis, mais seulement dans des circonstances tout à fait exceptionnelles. Lorsque nous reviendrons sur cette question, à propos de la syphilis des enfants nouveau-nés, nous verrons que la transmission de la vérole d'un enfant à sa nourrice n'a lieu que dans des conditions toutes particulières.

Ces conditions consistent principalement dans le contact prolongé et souvent répété entre les parties affectées et celles qui vont absorber le virus syphilitique; elles sont d'autant plus actives que, d'un côté, l'enfant exerce sur le mamelon une succion énergique et puissante; que, de l'autre, le mamelon est dans un état d'érection continue, qui a commencé dès que les lèvres du nourrisson s'en sont approchées, et qui augmente encore par le fait de la succion. Cette excitation dont il est le siége imprime au mamelon une modalité anatomique et physiologique en vertu de laquelle la peau qui le recouvre, subissant les lois de l'endosmose, ouvre une porte à l'absorption du virus contagieux, sans qu'il soit besoin que les surfaces soient dénudées, sans qu'il existe ces excoriations, ces fissures qui sont, il est vrai, les voies les plus habituelles par lesquelles a lieu la transmission des accidents syphilitiques de l'enfant à sa nourrice.

Si donc nous comparons ce qui se passe dans la transmission des manifestations avancées de la vérole avec ce qui dut avoir lieu dans la transmission des eaux aux jambes dans leurs périodes avancées, nous nous rendrons compte des insuccès obtenus dans les tentatives d'inoculation de cette dernière maladie; il sera permis de penser que si les expériences d'Alfort et de Rambouillet et bien d'autres ont été négatives, cela pouvait dépendre de ce que, dans ce cas, on avait employé la matière virulente prise à une époque trop éloignée du début des accidents. Comment expliquer autrement les résultats positifs obtenus par des observateurs instruits et consciencieux, tels que Loy, Sacco, Viborg, Ritter, Berndt, MM. Pichot et Maunoury?

De ce court exposé des faits nous conclurons avec M. Steinbrenner, qui se range à l'opinion de Woodville, de Coleman, de Viborg, de Sacco, etc., que le cow-pox peut tirer son origine des eaux aux jambes; mais nous répéterons ce que nous avons eu déjà le soin d'établir, que ce n'est pas à dire pour cela que le cow-pox ne puisse se développer nécessairement que par l'inoculation ou la contagion de la maladie des chevaux: il se développe tout à fait indépendamment de ces circonstances, et ce dernier cas paraît même le plus ordinaire.

Tout en se transmettant incontestablement du cheval à la vache, et du cheval à l'homme, la maladie ne se transmet pas semblable à elle-même dans ses manifestations; le cow-pox ne ressemble pas plus aux eaux aux jambes que la vaccine ne leur ressemble, pas plus que celle-ci ne ressemble réellement au cow-pox. Ces modifications dans les formes d'affections essentiellement identiques quant au fond, modifications dépendant de la nature des organismes qu'elles prennent pour siége, s'observent encore assez souvent dans la pathologie comparée.

Ainsi le *sang de rate*, maladie spéciale à l'espèce ovine, transmise aux

bêtes à cornes, devient chez celles-ci le *charbon*; chez l'homme elle donne
la *pustule maligne.*

Lorsqu'un mouton meurt de cette maladie générale, typhoïde, étrange,
qui tue souvent un grand nombre de bêtes à laine dans certaines contrées
de l'Europe, et particulièrement en France, dans les départements formant les anciennes provinces de la Beauce, du Berry et de la Brie; lorsqu'un mouton meurt du sang de rate, si l'on prend un peu de sang contenu dans sa rate au moment où il vient d'être sacrifié, alors qu'il n'y a
pas encore de putréfaction, et qu'on inocule ce sang à l'oreille, au pli de
l'aine, à la région inguinale d'un autre mouton, vingt à trente-six heures
se passent sans que rien se manifeste, puis tout à coup l'animal perd l'appétit, des symptômes typhiques se déclarent, et en une heure ou deux la
mort arrive. A l'autopsie on trouve les mêmes lésions qu'on avait constatées chez le premier malade. En inoculant le sang de la rate du second
à un troisième, dans une localité même très éloignée de celle où vivaient
les deux autres, on lui donne la maladie, qui va se transmettre ainsi chez
les individus de la même espèce, toujours semblable à elle-même, toujours
identique dans ses manifestations.

Que si vous inoculez le sang de rate à un bœuf, à une vache, vous leur
donnerez non plus la maladie du mouton, mais une affection charbon-
neuse qui, d'abord locale, sera bientôt accompagnée d'accidents généraux
rapidement mortels, à moins que, par une énergique cautérisation, vous
n'ayez éteint le mal sur place.

Enfin un berger, en *dépouillant* un mouton mort du sang de rate, s'inocule la maladie, soit que ses mains souillées par le sang aient présenté
quelque écorchure par laquelle le virus contagieux aura été absorbé, soit
même, comme on en a cité des cas, qu'en l'absence de toute excoriation,
de toute écorchure, on ne puisse expliquer cette inoculation que par le
contact trop longtemps prolongé de la peau avec le cadavre de l'animal.
Après un certain temps, il se développe chez cet homme une maladie
toute particulière, exclusivement locale au début, — tandis que le sang
de rate est d'emblée une maladie générale, — consistant en ce qu'on a
appelé la pustule maligne. C'est une petite vésicule occasionnant, pendant un jour ou deux, des démangeaisons, bientôt suivies d'un sentiment
d'engourdissement se prolongeant dans les bras, si la pustule avait les
mains ou l'avant-bras pour siége; bientôt encore, lorsqu'au centre de
cette petite vésicule apparaît un point gangrené insensible à la piqûre du
bistouri, surviennent des troubles généraux; et les malades succombent
emportés par des phénomènes ataxo-adynamiques qui se prolongent
quelquefois pendant cinq à six jours. La pustule maligne est au début si
bien une affection toute locale, qu'en la combattant alors par les moyens
généralement employés aujourd'hui en Beauce, c'est-à-dire par une
vigoureuse cautérisation, plus spécialement par l'application du sublimé

corrosif sur la partie préalablement profondement scarifiée, on prévient ces accidents, et l'on sauve tous les malades. Les médecins du département d'Eure-et-Loir, ceux du Perche et du Berry, savent bien cela; aussi se préoccupent-ils assez peu de la pustule maligne, lorsqu'ils sont appelés au début, assez à temps pour arrêter court les progrès du mal. J'ai pu juger moi-même du fait. En 1856, un de mes serviteurs, à la campagne, gagna la maladie en *habillant* trois moutons morts du sang de rate. Au moment où j'arrivais chez moi, cet homme vint me montrer sa main, et je reconnus une pustule maligne nettement caractérisée : je le voyais le dimanche; le début du mal remontait au mercredi; déjà il y avait un mouvement fébrile et quelques troubles généraux. Je scarifiai la partie affectée, j'introduisis dans la plaie du sublimé corrosif; quarante-huit heures après, la guérison était assurée, et le dimanche suivant je retrouvais mon malade parfaitement portant; il gardait seulement à la main une eschare douloureuse.

En voyant ces remarquables mutations s'opérer dans la forme d'une même maladie, lorsqu'elle se transmet d'un animal d'une certaine espèce à un autre d'une autre espèce; en voyant les organismes différents répondre d'une manière si différente à une même cause morbifique, on ne s'étonnera plus que l'affection des eaux aux jambes change aussi de forme en se développant chez la vache, comme, en se développant chez l'homme, on ne s'étonnera pas davantage que le cow-pox et la vaccine se ressemblent si peu, bien qu'ils soient de même nature. On comprendra également comment on a pu, comment on peut se demander encore si le cow-pox n'est rien autre chose que la variole de l'homme, modifiée par l'organisme de la vache sur laquelle elle s'est développée, modifiée de telle sorte qu'elle va perdre ses qualités primitives et se transmettre de nouveau à l'homme sous une manière d'être toute différente de celle qu'elle affectait originairement.

Arrêtons-nous un instant sur ce qui a été fait pour élucider cette question qui a tant d'intérêt.

Plusieurs inoculations avaient d'abord été tentées sans qu'on fût parvenu à produire avec le virus de la variole rien qui ressemblât au cow-pox, de quelque façon qu'on eût opéré, à quelque âge qu'on eût pris les animaux sujets des expériences, lorsqu'en 1807, le docteur Gassner (de Günsbourg) annonça être arrivé au résultat désiré. Sur onze vaches auxquelles il avait inoculé le virus variolique, il avait obtenu des pustules de vrai cow-pox, dont il se servit pour vacciner des enfants, qui eurent une vaccine très légitime. Le fait fut contesté; mais plus tard, en 1839, le docteur Thielé (de Kazan), ayant repris ces expériences de Gassner, raconta qu'après avoir vainement essayer d'inoculer le vaccin et la variole de l'homme à la vache, il était parvenu à inoculer la variole à des vaches qui eurent des pustules de cow-pox dont il se servit pour donner à des enfauts une vaccine tout à fait normale. Ces expériences dataient de 1836; depuis, le docteur Thielé avait continué de vacciner, avec ce virus, qui avait passé, au moment où il écrivait, par soixante-quinze générations, et s'était toujours montré très efficace chez plus de trois mille individus. Plus tard, pour vérifier cette efficacité, il inocula le virus variolique à vingt et un de ces vaccinés, et jamais la variole ne put se développer. Pour obtenir ces résultats, il avait recours au procédé suivant. Il choisissait des vaches entre l'âge de quatre à six ans, ayant nouvellement vêlé, et, le plus possible, ayant des trayons blancs. Il les confinait à l'étable, dont la température devait être constamment à 15 degrés Réaumur; leur nourriture restait la même et l'on continuait à les traire. Au moment de faire l'inoculation, on rasait la place sur laquelle on voulait agir : cette place, c'était la partie postérieure du pis, afin que la vache ne pût pas se lécher. Après avoir pratiqué des incisions un peu plus profondes qu'on ne fait les piqûres chez l'homme, on les recouvrait de linge imprégné de pus. Le virus était pris sur des pustules varioliques, encore transparentes, nacrées, perlées, et dont la lymphe était très limpide; pour agir encore plus sûrement, le docteur Thielé se servait de lymphe qui avait séjourné dix à douze jours entre deux verres. Le troisième jour de l'inoculation, il se formait un tubercule sous la peau; le cinquième apparaissait une pustule semblable à une pustule vaccinale, qui, du septième au neuvième, contenait de la lymphe limpide et présentait une dépression centrale. Du neuvième au onzième, elle commençait à se sécher; il se formait une croûte qui, en tombant, laissait une petite cicatrice lisse. De trois à six points d'inoculation, il obtenait en général une ou deux pustules.

En 1840, le docteur Ritter (de Munich) annonça qu'il avait aussi essayé d'inoculer la variole aux vaches; que d'abord, ayant expérimenté, dans l'espace de dix ans, sur plus de cinquante vaches, il n'avait eu aucune espèce de succès; qu'enfin ayant adopté le procédé du docteur Thielé, il avait obtenu les mêmes résultats que lui. Il avait produit le cow-pox, avec lequel il avait pu donner à des enfants une vaccine parfaitement normale et légitime.

A l'époque où le docteur Thielé publiait le résultat de ses observations, un médecin anglais, le docteur Cely (d'Aylesbury), réussissait de la même façon. Je ne reproduirai pas les détails de ces expériences, que vous trouverez relatés tout au long dans le remarquable ouvrage de M. Steinbrenner.

Le docteur Sunderland (de Barmen) essaya de son côté d'obtenir le cow-pox en inoculant la variole; mais il employa à cet effet un procédé différent de celui adopté par MM. Thielé et Ritter. Ce procédé, que l'auteur a décrit dans le *Journal de Hufelande*, en 1830, consistait à couvrir les vaches avec une couverture de laine qui avait servi à un homme mort d'une variole grave dans la période de suppuration. Cette couverture roulée sur le lit de mort, était immédiatement enveloppée dans un drap et emportée dans une étable où se trouvaient de jeunes vaches ; on la plaçait sur le dos des animaux, on l'y fixait soigneusement, et on l'y laissait vingt-quatre heures ; on la mettait alors successivement, en la laissant toujours vingt-quatre heures, sur le dos des autres vaches. Non seulement on les en couvrait, mais lorsque toutes l'avaient portée, on fixait cette couverture le long de la mangeoire, de façon que les animaux respirassent les miasmes qui s'en exhalaient. Au bout de quelques jours, les vaches ne mangeaient plus, buvaient beaucoup ; elles avaient de la fièvre ; vers le quatrième ou le cinquième jour de la maladie, on apercevait des pustules sur le pis et sur d'autres parties molles. Ces pustules suivaient la même marche que celles produites par les vaccinations. La lymphe qui les remplissait pouvait servir à vacciner depuis le quatrième jusqu'au huitième jour de leur apparition.

Cette merveilleuse découverte devait appeler l'attention : on s'empressa de répéter les expériences. Nulle part, ni en Danemark, où, en 1833, le gouvernement sollicita les médecins à s'occuper de la question, ni à Berlin, ni à Weimar, ni à Dresde, ni à Calcutta, on n'obtint aucun des résultats annoncés par M. le docteur Sunderland. En France, on ne fut pas plus heureux. M. Miquel (d'Amboise) essaya inutilement, à diverses reprises, d'inoculer de cette façon la variole aux vaches et de produire le cow-pox, jamais il n'en vint à bout. Notre savant confrère de Touraine expérimentait cependant dans les conditions en apparence les plus favorables à la réussite. Ceux qui ont visité les bords de la Loire, de Blois à Angers, ont vu les habitations creusées dans la pierre des coteaux où vivent un grand nombre de paysans pêle-mêle, pour ainsi dire, avec leurs bestiaux, dont les écuries, également creusées dans le roc, ne sont guère séparées de la demeure des hommes que par de minces cloisons. Or M. Miquel eut l'occasion d'observer une épidémie de variole confluente qui régnait sur ces populations. C'était en hiver ; les vaches restaient enfermées jour et nuit dans leurs étables, vivant vraiment au milieu des malades. Eh bien! dans ces circonstances, jamais M. Miquel ne put constater la variole chez les vaches ; il eut beau les envelopper des couvertures des malades, jamais il ne vit se développer chez elles la plus petite pustule de cow-pox. La méthode du médecin de Barmen n'aurait donc donné de résultats satisfaisants qu'entre les mains de son inventeur, si nous n'avions à tenir compte de la note de John Webb que je vous ai citée au début de cette leçon.

M. Depaul a soutenu de nouveau, dans ces derniers temps, que la vaccine et la variole étaient identiques, et que la vaccine n'était autre que la variole humaine transmise à la vache et modifiée par celle-ci ; en d'autres termes, la vaccine ne serait que la variole *mitigée*. Il suffirait d'une épidémie de variole pour expliquer, par contagion, le développement de

cette même maladie chez les chevaux, et l'inoculation à la vache de la
variole du cheval donnerait probablement lieu à une variole modifiée,
c'est-à-dire à la vaccine. Puis « celle-ci inoculée à l'homme se reproduirait avec ses caractères », c'est-à-dire avec ses caractères de vaccine.
Enfin « la clavelée ne serait autre chose que la variole du mouton et elle
a probablement les mêmes propriétés que la variole du cheval », d'où il
suit que « le véritable secret pour mitiger les effets de la variole chez
l'homme, consisterait à la faire passer préalablement par une autre espèce animale, et la redonner ensuite à l'homme par voie d'inoculation [1] ».

Ces opinions de mon savant collègue (que j'ai tenu à vous citer textuellement), il les appuya ultérieurement d'expériences qui semblèrent momentanément lui donner raison. En effet, la variole est inoculable au
bœuf et au cheval ; en effet, l'inoculation donne naissance à une affection
pustuleuse analogue à la vaccine, mais analogue seulement, car c'est bien
réellement la variole qu'ont dans ce cas le cheval et le bœuf. Les expériences d'une commission nommée par la Société des sciences médicales
de Lyon devaient définitivement le démontrer.

Comme il s'agit là d'un point de doctrine où la théorie s'associe intimement à la pratique, et où des conclusions hasardées peuvent entraîner
et entraînent — ainsi que vous l'allez voir — d'irréparables malheurs, je
vous demande la permission de citer quelques-uns des passages les plus
saillants du rapport fait à l'Académie par M. Chauveau, au nom de la
commission lyonnaise.

Le savant rapporteur a démontré d'abord que la variole s'inocule parfaitement au bœuf et qu'elle est à celui-ci ce qu'est la vaccine à l'homme,
c'est-à-dire que la variole inoculée au bœuf le préserve du cow-pox,
comme le cow-pox inoculé à l'homme le préserve de la variole. Mais, ce
qui était pratiquement bien plus important, « la variole inoculée au bœuf
ne se transforme point en vaccine en passant par l'organisme de cet
animal. Elle reste variole et REVIENT A L'ÉTAT DE VARIOLE quand on la
reporte sur l'espèce humaine ». Et les expériences de la commission
lyonnaise sur les solipèdes ont donné des résultats semblables à celles
pratiquées sur les ruminants de l'espèce bovine. Il n'y a que des différences de forme. Ainsi, chez le bœuf, la variole ne produit qu'une éruption de papules si petites qu'elles passent inaperçues quand on n'est pas
prévenu de leur existence. La vaccine, au contraire, engendre l'éruption
vaccinale type, avec ses pustules si larges et si bien caractérisées. Chez
le cheval, c'est aussi une éruption papuleuse, sans sécrétion ni croûtes,
qu'engendre l'inoculation de la variole ; mais quoique cette éruption soit
beaucoup plus grave que celle du bœuf, on ne saurait jamais la confondre
avec le horse-pox, si remarquable par l'abondance de sa sécrétion et l'é-

---

1. Depaul, *Bulletin de l'Académie de médecine*, 1863-64, t. XXVIII.

paisseur de ses croûtes. D'où il résulte que la variole et la vaccine ou le horse-pox sont des maladies différentes, et qu'en vaccinant d'après la méthode de Thielé et de Cely, on inocule en réalité la variole.

On pouvait croire que cette inoculation serait constamment inoffensive, la variole étant, par hypothèse, modifiée en passant par l'organisme de la vache et du cheval. On avait même admis l'existence d'un virus mixte, le virus *vaccino-variolique*. L'expérience devait donner à la théorie le démenti le plus cruel. C'est encore à M. Chauveau qu'on doit cette démonstration. Voici les faits : une petite fille de deux ans et demi fut inoculée avec le prétendu virus vaccino-variolique (c'est-à-dire qui provenait des pustules d'une vache à laquelle on avait inoculé la variole). Cette petite fille eut à chaque bras trois magnifiques pustules *initiales*, puis, plus tard, une éruption *secondaire* d'une quinzaine de boutons disséminés. Les pustules du bras fournirent un virus à l'aide duquel on inocula deux enfants très bien portants. « Le dixième jour, les deux sujets prirent simultanément une *variole générale extrêmement grave :* éruption aussi confluente que possible, fièvre très intense, vomissements, convulsions. L'un d'eux faillit être emporté par la violence de la maladie. »

Ce n'est pas tout : un autre enfant fut inoculé avec le virus vaccino-variolique, directement emprunté à une vache : au onzième jour, éruption locale nettement caractérisée ; trois jours plus tard, variole confluente, qui mit pendant plusieurs jours dans la plus vive inquiétude sur la vie de l'enfant. Finalement, cicatrices indélébiles de la variole. Ici l'inoculation a seulement défiguré l'enfant. Voici un dernier cas où cette inoculation fut homicide. Dans ce cas, c'est le cheval qui fournit le virus. L'enfant inoculé avec ce virus eut une variole *anomale* et *il en mourut*. M. Chauveau, par des motifs d'une discrétion très louable, n'a pas donné, à l'égard de ce dernier fait, des renseignements plus circonstanciés, mais ils sont parfaitement suffisants.

En conséquence, je crois la question définitivement jugée. La variole et la vaccine, tout analogues qu'elles soient, sont au fond de nature essentiellement différente. Il est impossible d'obtenir l'une par la transformation de l'autre, ce qui est d'accord avec l'observation de tous les temps ; il n'est pas plus possible à l'homme de changer une espèce morbide en une autre qu'il ne lui est loisible de changer en une autre une espèce végétale.

Pour régénérer le vaccin, dont la puissance semblait faiblir, on eut encore l'idée d'inoculer aux vaches le vaccin de l'homme. En France comme à l'étranger, on annonça des succès obtenus; on put citer aussi des insuccès. Bretonneau, dans les expériences qu'il entreprit et qu'il répéta à différentes reprises, n'obtint jamais aucun résultat en opérant sur des génisses, qu'il choisissait de préférence, de crainte de faire tarir le lait en agissant sur des vaches nourrices. Mais d'autres expérimentateurs furent plus heureux. Les docteurs Haussmann (de Stuttgard), Numann, Billing, professeur à l'école vétérinaire de Stockholm, Magliari (de Naples), Heim (de Meschede); les docteurs Zybel, Nicolaï, Leutin; HM. With, professeur à l'école vétérinaire de Copenhague, Prinz, à Dresde, etc.; enfin le docteur Bousquet, membre de l'Académie de médecine, qui s'est beaucoup occupé de cette question de la vaccine[1], M. le docteur Steinbrenner, MM. Boutet, Maunoury (de Chartres), ont reproduit, en inoculant la vaccine de l'homme à la vache, le véritable cowpox, dont ils ont pu se servir pour vacciner les enfants.

En présence de ces faits contradictoires, on doit se demander la raison de ces succès et de ces insuccès. La solution du problème n'est pas exempte de difficultés. Faut-il invoquer, pour expliquer ces différences dans les résultats obtenus, la question de l'*opportunité morbide?* Prenons un exemple. Je suppose une maladie régnante, la grippe, si l'on veut. Un individu vivant au milieu de l'épidémie va en être atteint sous l'influence de la moindre cause; un autre, à côté de lui, s'exposera aux mêmes influences ou à d'autres plus actives encore, sans en éprouver le plus petit accident. Cet individu pourra traverser sans danger toute l'épidémie, ou bien, après avoir échappé à la maladie alors qu'ils s'y était d'abord exposé impunément, un jour il prendra la grippe sans cause connue appréciable. Il y a, dans certains moments, en vertu de je ne sais quoi, une disposition particulière, une manière d'être de l'organisme, qui le met à l'abri des influences morbides; puis cette disposition cesse, cette manière d'être se modifie, et ce même organisme va subir avec une grande facilité la plus petite de ces influences auxquelles il résistait auparavant. Est-ce là ce qui a eu lieu dans les différents cas où l'inoculation de la vaccine à la vache a été tentée avec des résultats si opposés? ou bien faut-il mettre en cause les vertus du vaccin qui a été employé dans ces diverses expériences? Faut-il dire, avec M. Steinbrenner, que le manque total des résultats obtenus à une certaine époque (tandis que dans les premiers temps de la découverte de Jenner, les succès primaient les insuccès) tenait à ce que la lymphe ancienne avec laquelle on opérait était très affaiblie? Les observations de M. Fiard, celles de MM. Boutet et Maunoury, tendraient à le prouver; les inoculations qu'ils ont faites avec du virus ancien sur les vaches n'ayant jamais réussi, tandis que dès qu'ils eurent employé dans leurs expériences du virus régénéré, ils obtinrent des pustules dont ils se sont servis avec avantage pour la vaccination des enfants.

Avec M. Steinbrenner, on se demande encore si le vaccin, dans une première génération sur la vache, ne produirait qu'une vaccine locale, et si, par de nouvelles inoculations, ce même vaccin, arrivé à plusieurs gé-

---

1. Bousquet, *Nouveau traité de la vaccine et des éruptions varioleuses*, Paris, 1848.

nérations chez les animaux, ne reprendrait pas peu à peu les propriétés du cow-pox tel que Jenner l'avait trouvé.

Il était intéressant de savoir quel est, dans la lymphe vaccinale, le véhicule du virus, l'agent de la contagion; est-ce le liquide? sont-ce les parties solides? La question a été résolue par M. Chauveau, dans une série d'expériences bien conduites et qui sont toutes concordantes : la contagion s'opère par les particules solides, ou, comme on dit maintenant, les corpuscules figurés; quant au liquide vaccinal débarrassé de ces corpuscules, il est absolument impuissant.

Pour arriver à cette démonstration, M. Chauveau a d'abord soumis du vaccin à la diffusion dans de l'eau distillée : les parties dissoutes dans le plasma vaccinal se diffusant seules, il a inoculé ce liquide diffusé, et les inoculations ont toujours été négatives; donc la propriété virulente ne réside pas dans les parties dissoutes au milieu de la lymphe vaccinale.

Inoculant au contraire la couche inférieure du liquide en diffusion, celle où sont accumulées les leucocytes et les granulations du vaccin, il a toujours obtenu une vaccination de tous points comparable à celle que produit le vaccin le plus pur; donc la propriété virulente réside dans les particules solides du vaccin.

Mais on pouvait encore objecter que ces particules solides sont enveloppées d'une légère couche de sérum et que celui-ci pourrait bien être le véhicule de la contagion. M. Chauveau a prévu et réfuté l'objection non seulement en isolant ces particules par la filtration, mais en les dépouillant, par une série de lavages suffisants, de toute sérosité adhérente. Cette filtration et ces lavages n'ont pas été opérés, il est vrai, sur les leucocytes et les granulations du vaccin, mais sur ceux du pus de la morve, qu'on peut obtenir en plus grande quantité que le virus vaccin. Seulement l'analogie autorise à conclure comme l'a fait l'auteur.

Maintenant, sont-ce, parmi les particules solides, les granulations ou les cellules, ou leucocytes, plus ou moins infiltrés de ces mêmes granulations, qui sont contagieux? Eh bien, ici encore l'expérience répond que ce sont les granulations, puisque seules en suspension dans le sérum, elles suffisent pour lui communiquer l'inoculabilité.

§ 1. — Transmission de la vaccine de l'homme à l'homme. — Conditions d'une bonne vaccination. — Prendre le vaccin du cinquième au septième jour. — Choix de sujets qui le fournissent — Conditions de santé de ceux qui le reçoivent. — Transmission de la syphilis par la vaccination. — Éruptions vaccinales.

Quoi qu'il en soit, messieurs, des faits que je vous ai rapportés, il est bien remarquable que le vaccin, dans les premiers temps de son importation, ait eu une activité plus grande que celle qu'il paraît avoir aujour-

TROUSSEAU, Clinique. I. — 8

d'hui. Jenner avait prévu cette dégénération de la vaccine ; il la prévoyait parce qu'il supposait d'abord que, par le fait de sa transmission de génération en génération, le virus perdrait de sa puissance, parce qu'il comptait aussi sur les fautes des vaccinateurs.

Ce que je vous ai dit de l'affaiblissement du cow-pox lui même par sa transmission de génisse en génisse, prouve en partie le premier point. Ce que je vais vous dire sur la façon dont on vaccine trop souvent prouvera le second point. Oubliant en effet les règles que Jenner avait établies, au lieu de prendre le vaccin avant le huitième jour, de s'en servir de préférence le cinquième, on attend le huitième jour, — c'est un usage général, — quelques médecins ne craignent pas d'employer le vaccin du neuvième jour. De plus, on ne s'occupe pas de rechercher si les conditions dans lesquelles se trouve l'individu que l'on doit vacciner sont plus ou moins favorables au parfait développement d'une belle vaccine. Ce sont là cependant des considérations du plus grand intérêt ; c'est parce qu'elles ont été trop souvent omises, que nous avons à déplorer aujourd'hui de nombreux mécomptes.

Étudions donc les conditions nécessaires pour produire un vaccin dont les vertus préservatrices se conservent autant que possible en se transmettant d'âge en âge. Jenner les avait signalées : un de mes élèves, M. le docteur Truchetet, les a de nouveau indiquées dans sa thèse inaugurale [1], en posant les conclusions des expériences qu'il avait faites dans le service clinique.

De ces conditions, les unes sont inhérentes au virus lui-même ; les autres tiennent au sujet auquel on l'inocule.

Si le virus a dégénéré, c'est, ainsi que le fait observer M. Steinbrenner, qu'on s'est servi à peu près indistinctement de la lymphe vaccinale de tout individu, quel qu'il fût, pourvu qu'il présentât des pustules normales, sans s'inquiéter de la beauté et du développement de ces pustules, sans s'inquiéter, comme nous l'avons dit, de leur âge. En réfléchissant cependant à ces lois biologiques, aussi bien applicables à la vie des animaux qu'à celle des plantes, les médecins auraient toujours agi comme le font les agriculteurs, qui ont soin de toujours choisir les plus belles graines pour ensemencer leurs champs, parce qu'ils savent bien que la récolte en sera plus assurée et qu'elle produira des grains de qualité supérieure. Et sans sortir du terrain de la biologie pathologique, n'était-ce pas un fait bien connu, qu'arrivé à une certaine époque du développement des pustules, le virus variolique inoculé ne pouvait plus mettre à l'abri de la contagion ? Dans le siècle dernier, en 1784, un médecin anglais, Earle, communiquait à Jenner le résultat de ses observations sur ce sujet. Il lui racontait que des inoculations qu'il avait pratiquées en

1. Truchetet, *Quelques recherches sur la vaccine* (Thèse de Paris, 1855).

employant un virus pris sur des pustules varioliques trop avancées avaient manqué leur effet.

Le choix de la lymphe vaccine a donc une grande importance. Son activité est loin d'être la même à toutes les époques de sa durée. Nulle vingt-quatre ou trente heures après l'inoculation, elle commence à se manifester quarante-huit ou soixante-douze heures à partir de cette époque; elle est dans toute sa force au quatrième, cinquième et sixième jour, puis elle décroît déjà le septième, pour se perdre presque entièrement du onzième au quatorzième.

Jenner, qui d'abord se servait du vaccin du huitième jour, croyait que cette époque était le moment le plus favorable, mais plus tard il reconnut que dès le cinquième jour il y avait dans les boutons de vaccine une lymphe parfaitement inoculable et de grande énergie; il disait que cette énergie diminuait lorsque l'aréole inflammatoire paraissait : et non seulement il n'employait plus le vaccin après le huitième jour, lorsqu'il pouvait faire autrement, mais il choisissait de préférence celui du cin- quième. C'était aussi l'opinion de Delaroque, traducteur français du livre du médecin anglais; c'est encore celle d'un certain nombre de praticiens des plus considérables, celle de M. le docteur Bousquet. C'est enfin notre manière de voir.

Ces préceptes, messieurs, ont été formulés en très beaux vers par l'un de nos poètes les plus illustres :

> Puisez le germe heureux dans sa fraîcheur première,
> Quand le soleil *cinq fois* a fourni sa carrière.

dit Casimir Delavigne dans son poème de la *Vaccine*, où il rend compte, avec un rare bonheur et une élégante précision, des symptômes de cette maladie qu'il avait observée avec le docteur Pariset, secrétaire de l'Aca- mie de médecine.

La première condition pour que le virus vaccin conserve toute son activité et confère l'immunité aussi absolue que possible contre la variole est donc de le recueillir à une époque assez rapprochée du développement des pustules vaccinales; *c'est de le prendre du cinquième au septième jour inclusivement.* Il produit alors des pustules plus larges, qui s'en- tourent d'une aréole inflammatoire plus étendue, dont l'inflammation dure plus longtemps; en un mot, il donne un vaccin plus vigoureux que ne le fait un virus pris à une époque plus avancée.

Bien que le bouton vaccinal développé quarante-huit heures après l'inoculation fournisse un vaccin assez actif déjà pour être employé en temps d'épidémie, alors qu'on n'en aurait pas d'autre à sa disposition, son activité est cependant moindre que celle qu'il acquiert les jours suivants; mais elle est bien plus grande que celle du vaccin du huitième jour.

Celui-ci fait plus lentement son évolution : il ne devient papuleux que le troisième jour, tandis que celui du cinquième au septiéme l'est dès le second. Avec ce dernier, l'aréole apparaît du cinquième au sixième jour; avec le premier, elle n'apparaît que le septième ou le huitième. L'un ne se flétrit que du douzième au treizième, l'autre commence à se dessécher du onzième au douzième. Enfin, tandis que pour le vaccin de huit jours la période de maturation est de huit à neuf fois vingt-quatre heures, pour le vaccin du cinquième au septième jour elle est plus longue, et dure de onze à douze nychthémères

Le choix des sujets qui fournissent la matière de l'inoculation vacci, nale, les conditions de santé de ceux sur lesquels on pratique cette inoculation, ont aussi leur importance ; car si les conditions favorables au développement parfait d'un germe sont inhérentes à ce germe lui-même, elles le sont encore au terrain dans lequel il s'est développé, et dans lequel il doit lever.

Relativement au *choix des sujets qui fournissent la matière de l'inoculation vaccinale*, il est de toute évidence que le vaccin sera d'autant meilleur qu'il sera pris sur des individus bien portants et d'une vigoureuse constitution; puisque chez eux, ainsi que je vais vous le répéter tout à l'heure, il sera beaucoup mieux développé qu'il ne le sera chez des individus chétifs et languissants.

Mais ce qui importe beaucoup, messieurs, le point sur lequel j'appelle aujourd'hui votre attention, c'est d'éviter de prendre le vaccin sur des individus en puissance de diathèse syphilitique. La *transmission de la vérole par la vaccination* est un fait qui semble à présent démontré. Aux exemples qui, depuis le commencement de ce siècle, avaient été rapportés et dont le nombre s'est singulièrement augmenté dans ces dernières années, tant en France qu'à l'étranger, je pourrais ajouter celui-ci, que vous avez été à même d'observer dans nos salles de clinique et que je vais vous rappeler brièvement.

Il s'agissait d'une jeune femme, âgée de dix-huit ans, qui était entrée à l'Hôtel-Dieu pour une affection utérine. Comme nous avions alors un certain nombre de cas de variole, j'engageai la malade à se faire vacciner. Le vaccin fut pris sur un enfant parfaitement sain en apparence, et qui en fournit aussi pour quatre autres enfants de notre salle des nourrices. Chez ces enfants, il se développa une vaccine légitime, et pendant les cinq, dix, quinze et vingt jours qu'ils restèrent à l'hôpital, nous ne constatâmes aucun phénomène anomal; mais, malheureusement, nous les perdîmes de vue. Chez la jeune femme, il y eut une fausse vaccine : le lendemain de l'inoculation, les piqûres devinrent saillantes, s'entourèrent d'une aréole inflammatoire, avec une démangeaison vive à la peau; quatre ou cinq jours après, il ne restait aucune trace de piqûre. La malade nous quitta à cette époque, mais il fut convenu qu'elle reviendrait

tous les quinze jours pour suivre le traitement auquel nous l'avions soumise en vue de son affection utérine. La première fois qu'elle revint,
vingt-trois jours après sa vaccination, elle fit remarquer que, sur les piqûres qu'elle portait aux deux bras, deux de celles pratiquées sur le
bras gauche semblaient avoir pris ; nous reconnûmes que c'étaient des pustules d'ecthyma. A la seconde visite, quinze jours plus tard, ces pustules
d'ecthyma étaient transformées en plaque de rupia, à base indurée; dans
l'aisselle nous trouvions des ganglions lymphatiques engorgés et indo-
lents ; enfin une éruption de roséole ne laissa aucun doute dans l'esprit
de personne sur une infection syphilitique, dont l'origine était incontestablement dans les points où l'inoculation vaccinale avait été faite.

Vous savez, messieurs, combien de questions ont été soulevées, dans
ces derniers temps, à l'occasion de faits analogues à celui-ci ; les débats
de cette grave affaire sont loin encore d'être clos. S'il est des médecins
qui doutent toujours de la possibilité de la transmission de la vérole par
la vaccination, le plus grand nombre s'est rendu à l'évidence et se tient
dès lors sur le qui-vive. Mais parmi ces derniers, que d'opinions contro-
versées : les uns veulent que la vérole soit transmissible, inoculable, par
le virus vaccin ; les autres, absolvant complètement la vaccine, considèrent que la contagion n'a lieu que par l'intermédiaire du sang que le
vaccinateur a pris avec sa lancette en même temps que la matière vaccinale.

Je ne m'arrêterai pas à discuter ces deux ordres de faits, mon expérience personnelle n'étant pas suffisante pour trancher la difficulté ; ce
que je dois vous dire, ce sur quoi je dois insister, c'est de vous tenir en
garde lorsqu'il s'agira de vacciner des enfants ; c'est d'avoir présentes à
l'esprit les nombreuses observations de syphilis transmises par la vaccination[1].

Comme M. Viennois, je suis d'avis qu'il importe de ne jamais emprunter du vaccin à un individu suspect, et, s'il s'agit d'un nouveau-né, de ne
pas lui emprunter de vaccin avant l'âge où la syphilis héréditaire a l'habitude de se manifester par des signes apparents, c'est-à-dire avant l'âge
de quatre à cinq mois; car cette syphilis, qu'elle se soit ou non montrée
au dehors, est susceptible de se transmettre. Mais je ne saurais en aucune façon souscrire aux conclusions du même auteur, lorsqu'il ajoute :
« Si des circonstances spéciales rendaient nécessaires de prendre du vaccin
chez un syphilitique, il faudrait avoir le plus grand soin de ne recueillir
que du vaccin pur, sans aucun mélange de sang ou d'autre humeur syphilitique. » En aucun cas, je ne saurais approuver qu'on prît du vaccin sur
un sujet syphilitique. L'assertion que c'est du *sang* seulement de syphi-

---

1. Viennois, *Transmission de la syphilis par la vaccination.* (*Archives générales de
médecine,* juin, juillet et septembre 1860.)

litique qui transmet la vérole est plus hypothétique que démontrée. Il est
d'ailleurs assez difficile de comprendre que ce que le sérum du sang contient (c'est-à-dire le virus syphilitique), la sérosité vaccinale ne le contient pas. Enfin, il est pratiquement si difficile de recueillir du vaccin
« sans aucun mélange de sang ou d'autre humeur syphilitique », que de
telles recommandations équivalent pour moi à une prohibition. Mon opinion sur ce point est absolue : abstenez-vous toujours de prendre du vaccin sur un sujet syphilitique.

Dans la discussion qui eut lieu à l'Académie en 1864 et 1865 sur la
transmission de la syphilis par la vaccination, MM. Depaul et Bouvier ont
démontré la fréquence relative de ces faits de transmission, et fait voir
que la vaccination à l'aide du vaccin recueilli sur un enfant syphilitique
revêt parfois les caractères d'une véritable calamité sociale [1]. Ainsi, en
1856, à Lupara, dans le royaume de Naples, M. Marone vaccina, dans les
premiers jours de novembre, un certain nombre d'enfants avec du vaccin
en tube qui venait de Campo-Basso et qui se trouvait coloré par un peu
de sang, quoique clair et transparent comme à l'ordinaire [2]. Un premier
enfant, Philomène Listori, âgée de huit mois, fut inoculée avec ce vaccin
et servit à en inoculer d'autres. Vingt-trois de ces enfants, y compris le
vaccinifère, formant la presque totalité des vaccinés, nés de parents
sains, et eux-mêmes exempts, depuis leur naissance, d'accidents vénériens, furent atteints de syphilis à la suite de cette vaccination, qui
réussit chez la plupart et ne dut être recommencée que chez quelques-
uns. Des ulcérations caractéristiques succédèrent chez tous à l'éruption
vaccinale; elles étaient accompagnées de ganglions axillaires. Puis un
peu plus tôt chez les uns, un peu plus tard chez d'autres, mais en général vers le milieu de janvier 1857, se montrèrent des éruptions de roséole, d'impétigo, de papules syphilitiques et même de pemphigus, bientôt
suivies de plaques muqueuses aux lèvres, dans l'intérieur de la bouche,
aux environs de l'anus, à la vulve, sur le scrotum, engorgement consécutif des ganglions cervicaux postérieurs et inguinaux, amaigrissement
et troubles de la santé générale, variables selon la gravité de l'affection.

Les mères de ces enfants, qui, pour la plupart, les allaitaient elles-
mêmes, contractèrent à leur tour la syphilis par cette voie. Une série de
symptômes vénériens, locaux d'abord, puis généraux, parfaitement indiqués par M. Marone, se manifesta sur ces malheureuses. Un certain
nombre d'entre elles communiquèrent le mal à leurs maris. Des pères et
mères il s'étendit à d'autres membres de la famille, à des enfants impu-
bères des deux sexes, quelquefois à des familles entières. Celles de

1. Bulletin de l'Académie de médecine, 1865, t. XXX, p. 340 et suiv.
2. L'Imparziale de Florence, 1862, n° 6. — Bulletin de l'Académie de médecine,
1862, p. 353 et 460.

ces femmes qui devinrent enceintes accouchèrent presque toutes avant terme d'enfants syphilitiques ou de fœtus morts, offrant, dans quelques cas, des traces de syphilis.

Un traitement spécifique guérit beaucoup de ces malades; toutefois, cette forme de syphilis montra beaucoup de tendance aux récidives, et il se trouva des sujets chez qui elle persista plus de deux ans et demi. Quelques enfants moururent et des adultes furent en danger de mort.

M. Marone avait puisé du vaccin sur les premiers vaccinés pour inoculer une seconde série d'enfants. Onze de ceux-ci eurent la vérole comme les premiers et la donnèrent à leurs mères; ces dernières la transmirent à onze nourrissons qu'elles avaient, et qui ne faisaient pas partie des enfants vaccinés. Quelques-unes la donnèrent à leurs maris; de toutes jeunes filles furent aussi affectées par leur contact avec les nourrices et avec les enfants.

Ainsi, trente-quatre enfants inoculés de la syphilis par le fait de la vaccination; un plus grand nombre d'individus de différents âges contaminés immédiatement ou médiatement par ces enfants : voilà ce qui s'est passé à Lupara. Le nombre des victimes a été de quatre-vingts à Rivalta; on voit qu'il n'y en a guère eu moins dans le fait de M. Marone.

En joignant à ces faits, dit M. Bouvier, auquel j'emprunte les détails que je viens de vous rapporter, en joignant à ces faits celui de M. Depaul, celui de ces quarante enfants infectés sur quarante-six vaccinés en 1821, au rapport de Cerioli, on trouve, pour ces quatre cas seulement, cent cinquante-cinq enfants infectés de syphilis par le fait de la vaccine, et un nombre de contagions secondaires qui porte le total des sujets ainsi infectés à près de *trois cents!* Je ne saurais donc trop vous recommander de faire l'examen le plus minutieux de l'enfant qui vous servira à recueillir du vaccin, et de vous abstenir d'en prendre sur lui s'il présente les moindres apparences de syphilis; à plus forte raison s'il est syphilitique.

Relativement aux sujets que l'on veut vacciner, l'âge, la constitution, certaines maladies antécédentes, d'autres qui surviennent pendant le cours de la vaccination, peuvent avoir une influence sur la vaccine. Celle-ci réussit mieux dans le jeune âge que dans l'âge adulte; toutefois il ne faudrait pas croire qu'elle réussit d'autant mieux que le sujet est plus près de sa naissance. Sur un enfant de quelques mois, la vaccine se développera beaucoup mieux que sur un enfant qui vient de naître; le vaccin d'un individu sain et bien constitué sera beaucoup plus beau que celui d'un individu chétif et languissant. Chez celui-ci, le bouton vaccinal est plus mou, moins saillant; son aréole, moins étendue, est d'un rouge sombre; sa dessiccation est plus précoce. A la troisième génération, dans les expériences de M. Truchetet, le vaccin parut si faible qu'on l'abandonna.

Les maladies aiguës antécédentes à la vaccination n'ont pas d'effet sur la vaccine, lorsque l'enfant a récupéré sa santé. La variole ét une vaccine antérieures font exception à cette loi; est-il besoin de le dire, après ce que nous avons plusieurs fois répété de l'antagonisme de ces deux maladies, de l'immunité acquise pour l'une et pour l'autre par une infection passée, qu'il s'agisse de la variole ou de la vaccine? On a cité des cas et nous en avons vus nous-même, dans lesquels la vaccine s'était développée chez des individus qui autrefois avaient eu la petite vérole; mais ces faits sont bien peu nombreux, et dans ces faits, le plus souvent, on avait eu une vaccine affaiblie, bâtarde : les exemples de vaccine régulière sont excessivement rares. Quant à l'influence d'une vaccine antécédente sur l'inoculation d'une vaccine nouvelle, dès les premiers temps mêmes de la vaccine on connaissait des exemples — Jenner en avait cité deux pour sa part — d'individus vaccinés qui avaient éprouvé une seconde et même une troisième fois, à d'assez longs intervalles, il est vrai, les effets de la vaccination. Cependant ces faits étaient au moins aussi exceptionnels que les faits de vaccine se développant chez les sujets antérieurement atteints de variole.

Qu'y avait-il de surprenant, du reste, dans ces récidives? Ne savait-on pas que la variole récidivait? Pourquoi la vaccine, congénère à la petite vérole, n'aurait-elle pas présenté, comme elle, des exceptions à la règle générale? Ces exceptions d'ailleurs étaient moins fréquentes autrefois qu'elles ne le sont maintenant que la vaccine a incontestablement dégénéré. Mais encore, avant de se prononcer sur le nombre et sur la valeur de ces récidives, il est important de savoir si les individus qui en subissent ainsi plusieurs fois les effets ont eu autrefois une vaccine légitime, dans quelles conditions elle s'est développée, comment a été pratiquée l'inoculation vaccinale, à quelle époque remonte la première vaccination, etc., etc., toutes questions déjà très complexes; il faut surtout être certain que cette seconde éruption vaccinale n'est pas ce que l'on a appelé la fausse vaccine, que l'on peut quelquefois confondre avec la véritable, et sur laquelle je reviendrai, parce qu'il est indispensable de la faire connaître.

On s'est aussi demandé, messieurs, si une affection qui modifie l'économie aussi profondément que la vaccine (et qui, pour quelques observateurs, semble n'être qu'une forme de variole elle-même), on peut, dis-je, se demander si la vaccine ne se manifeste pas quelquefois par une éruption générale; on peut même s'étonner qu'il n'en soit pas ainsi ordinairement. Je vous ai souvent rappelé un fait dont j'ai été témoin à l'hôpital Necker, et je ne suis pas le seul vaccinateur qui en ait observé de ce genre.

J'avais inoculé par huit piqûres le vaccin à un jeune enfant vigoureux. — Le onzième jour à partir de l'inoculation, à mon grand étonnement je vis sur la face, sur le tronc et sur les membres, vingt-sept pustules ayant tout à fait la forme de pustules vaccinales.

J'avoue que je crus tout d'abord à une éruption générale, semblable à celle qui succède à l'inoculation variolique; mais, en y regardant de bien près, je dus renoncer à cette idée, ou tout au moins conserver de biens grands doutes. L'enfant avait une petite éruption sudorale sur tout le corps avant la vaccination. — C'était l'été. — Il grattait ses boutons de vaccin, qui étaient en effet écorchés, puis il allait porter le virus avec ses ongles sur des surfaces dépouillées d'épiderme, et il s'inoculait ainsi la vaccine.

Cette inoculation, chez un enfant vacciné, se fait avec une grande facilité, mais il arrive un moment où elle avorte complètement.

Vous avez été témoins des expériences que je fais souvent dans mon service. J'inocule le vaccin. Le quatrième jour, je fais une nouvelle piqûre après avoir chargé ma lancette sur une des pustules qui commencent à se développer; j'en fais autant chaque jour, et vous avez pu voir que, jusqu'au neuvième, et quelquefois jusqu'au dixième jour, la vaccine se développait là où j'ai pratiqué de nouvelles piqûres; passé cette époque, elle ne se développe plus. Les secondes pustules n'acquièrent pas pourtant toute l'ampleur des premières, et l'on constate que celles qui sont le plus rapprochées du premier jour de la vaccination sont celles qui acquièrent le plus de force; que les suivantes se dénaturent de jour en jour, jusque-là que celles du neuvième et dixième jour avortent peu après s'être légèrement enflammées, tandis que, après le dixième jour, la piqûre n'a pas plus d'influence que si la lancette avait été chargée de pus appartenant à un phlegmon ordinaire. — Il a donc fallu, pour notre enfant de l'hôpital Necker, que l'inoculation qu'il s'était faite lui-même eût été pratiquée au plus tard sept ou huit jours après la vaccination.

Il ne faudrait pas, messieurs, confondre l'éruption générale de pustules dont je viens de vous parler, et qui est un fait tout à fait exceptionnel, avec une éruption secondaire de la vaccine qui s'observe au contraire très communément, et qui a pu être interprétée diversement par les médecins. Le septième jour de la vaccination, au plus tard le huitième jour, une fièvre s'allume, analogue à la fièvre de maturation de la variole. On suppose alors que cette fièvre est symptomatique de l'inflammation très vive qui se développe autour de chaque pustule et de l'engorgement des ganglions lymphatiques de l'aisselle. Cette interprétation est, je l'avouerai, celle qui me semble la plus naturelle. — On aurait pu penser aussi qu'elle n'était rien autre chose que la fièvre d'invasion de la maladie générale à laquelle donnait lieu l'intussusception du virus vaccin, exactement comme la fièvre du huitième et du neuvième jour, après l'inoculation de la variole, n'est, en fin de compte, que la fièvre d'invasion de la variole qui va se développer, et nullement le symptôme de l'inflammation qui s'est manifestée autour de la pustule d'inoculation.

Enfin, se plaçant à ce point de vue, on est obligé d'accepter que la fièvre vaccinale n'a pas comme conséquence nécessaire l'éruption cutanée générale, contrairement à ce qui se passe pour la variole et la rougeole, par exemple. Mais comme l'éruption vaccinale secondaire apparaît fort souvent, et que durant l'été il y a au moins autant d'enfants qui en sont atteints qu'il y en a qui ne l'éprouvent pas, on peut se demander si la fièvre initiale vaccinale sans interruption ne peut pas, jusqu'à un certain point, être assimilée à la fièvre scarlatineuse qui, ainsi que je vous le dirai un jour, n'est pas toujours suivie de la manifestation de l'exanthème spécifique.

Enfin on peut accepter, sans aller chercher des explications plus ou moins hypothétiques, que l'éruption du dixième et du onzième jour de la vaccine n'est rien autre chose que cet exanthème si commun chez les enfants qui ont un point de suppuration quelque part et qui ont en même temps de la fièvre et des sueurs abondantes.

En effet, messieurs, l'éruption vaccinale secondaire ne diffère en rien de ce que j'ai appelé les *éruptions sudorales*, dont je compte vous entretenir dans l'une de nos prochaines conférences. Elle consiste en un exanthème morbiliforme, scarlatiniforme, presque toujours très fugace, quelquefois pourtant prenant la forme plus sévère de l'eczéma aigu, de l'eczéma impétigineux, et constituant le premier anneau d'une chaîne bien longue de ces suppurations de la peau et des membranes muqueuses qui ont été la cause de l'espèce de réprobation dont la vaccine est encore l'objet de la part de gens prévenus et ignorants.

Revenons maintenant, messieurs, aux autres conditions qui modifient la vaccine.

En appauvrissant l'économie, en affaiblissant la constitution, les maladies chroniques dont est atteint l'individu que l'on vaccine le placent nécessairement dans des conditions peu favorables au développement du vaccin. Les jeunes enfants qui ont hérité de la syphilis sont aptes à recevoir l'inoculation vaccinale, soit que la syphilis reste encore chez eux à l'état latent, soit au contraire qu'ils portent déjà des manifestations évidentes de la diathèse. Pour ne point entrer dans de trop longs détails à ce sujet, je vous ferai remarquer, à l'appui de cette assertion, que souvent, dans mon service, vous avez vu le vaccin se développer régulièrement chez des enfants qui plus tard devaient présenter les symptômes d'une syphilis héréditaire, et chez d'autres qui entraient à l'hôpital pour y être soignés d'accidents syphilitiques, plaques muqueuses, psoriasis ou rupia, etc., etc. La syphilis ne fait donc pas obstacle au développement de la vaccine. Le contraire a lieu pour les fièvres éruptives.

La rougeole et la scarlatine survenant dans le cours de la maladie, l'arrétent dans sa marche, et celle-ci ne reprend son cours qu'après la disparition de l'exanthème.

La variole et la vaccine s'excluant l'une l'autre, il semblait rationnel de croire que ces deux maladies pouvaient exister simultanément. Or l'expérience a démontré que l'incompatibilité ne se manifeste que du cinquième au septième jour d'une vaccine légitime. Si dans les premiers jours de la vaccination, l'économie se trouve sous l'influence du virus variolique, qu'elle l'ait reçu par contagion ou par inoculation, vaccin et variole naissent et se développent simultanément sans s'influencer en aucune manière. Les expériences de Woodville ne laissent point de doute à cet égard, et M. Bousquet rapporte que le professeur Leroux a vu un bouton de vaccine comme implanté au centre d'un bouton varioleux. « Il inocula séparément les deux virus; le vaccin donna la vaccine avec tous ses avantages; le virus variolique communiqua la variole avec tous ses dangers. » Nous avons eu nous-même occasion de constater ce développement simultané des deux maladies. Je sais bien, et je dois vous le dire, que des faits contradictoires à ceux dont j'ai été témoin ont été publiés. Ainsi, dans des expériences qu'il a entreprises pendant une épidémie de variole et de varioloïde, un médecin de Dunkerque, M. le docteur Zandyck [1], est arrivé à cette conclusion que, en vaccinant des individus pendant la période d'incubation de la variole, celle-ci était toujours modifiée et prenait les allures de la varioloïde, dont elle présentait les caractères. Des expériences analogues avaient été faites; les mêmes résultats avaient été obtenus par MM. Rayer, Hérard et Tardieu. Ce dernier a même cité un cas où il avait vu réussir la vaccination pratiquée au début de l'éruption variolique. Bien que ce fait soit unique, M. Zandyck n'en conseille pas moins de vacciner dans ces conditions; car il est convaincu que les dangers ne sont jamais imputables à la vaccine, mais à la variole seule ou compliquée : assurément il a raison. Quant aux observations dans lesquelles le médecin de Dunkerque a constaté le développement simultané des deux maladies, il prétend que celle-là seule des deux éruptions qui a la priorité d'invasion influence l'autre, mais n'en est point influencée. Je vous ai dit que les expériences de Woodville, de Bousquet, les miennes propres, démontraient que variole et vaccine se développaient simultanément sans s'influencer l'une l'autre; mes observations sont confirmées par celles que M. Marc d'Espine a consignées dans un mémoire que vous trouverez dans les *Archives de médecine* pour juin et juillet 1859.

Dernièrement encore vous en aviez sous les yeux un nouvel exemple : — Un jeune enfant de deux mois contracta dans nos salles la variole en

---

1. Zandyck, *Essai sur l'épidémie de variole et de varioloïde qui a régné à Dunkerque en 1848 et 1849*, Paris, 1857.

même temps que sa mère. Celle-ci, bien que non vaccinée, eut une variole discrète qui marcha à la façon des varioles modifiées ; mais l'enfant succombait le onzième jour de sa maladie avec une éruption confluente. Il avait cependant été vacciné le deuxième ou le troisième jour de la période d'incubation de la variole ; son vaccin avait eu une marche parfaitement régulière, toutefois sur six piqûres un seul bouton s'était développé. Le huitième jour, époque à laquelle rien ne permettait de penser que l'enfant couvait la variole, deux nouvelles piqûres ayant été pratiquées au-dessous de la première pustule d'inoculation, deux nouveaux boutons se développèrent régulièrement. Ce ne fut que le troisième jour de l'éruption varioleuse que toutes les pustules d'inoculation vaccinale furent modifiées dans leur évolution ; elles devinrent le siège d'hémorrhagies qui s'étendirent au tissu cellulaire ambiant, et l'ecchymose sous-vaccinale acquit une dureté très grande. Dans ce cas, vous venez de le voir, la vaccine ne fut d'aucun bénéfice pour le malade, et ne l'empêcha point de succomber à une variole confluente ; il est juste toutefois de faire remarquer que cet enfant n'avait que deux mois, et que le pronostic de la variole, de même que celui de l'érysipèle, est presque toujours fatalement mortel à cet âge.

En opposition à ce fait malheureux, je dois vous en rappeler un autre que plusieurs d'entre vous ont été à même d'observer en 1861, et qui viendrait à l'appui de l'opinion soutenue par MM. Zandyck, Rayer, Hérard et Tardieu. Le sujet de cette observation était encore un jeune enfant, mais un enfant de onze mois. L'inoculation vaccinale que nous avions pratiquée dans la période d'incubation d'une variole avait été enrayée dans sa marche jusqu'au huitième jour, c'est-à-dire que les papules avaient apparu le cinquième jour seulement, et que les pustules s'étaient développées avec une extrême lenteur. Le huitième jour, l'enfant avait été pris de fièvre, de vomissements, de diarrhée qui dura deux jours, lorsque le troisième apparut l'éruption varioleuse. Elle suivit son cours normal jusqu'au cinquième jour, époque à laquelle les pustules devinrent sèches et croûteuses. La variole avait donc été modifiée par le vaccin qui, le jour même de l'éruption varioleuse, s'était montré sous forme de belles pustules et suivit une marche régulière.

En dernière analyse, et pour en finir avec la question qui nous occupe, lorsqu'on veut propager une vaccine légitime, apte à faire jouir de l'immunité qu'elle confère ordinairement, il faut rechercher le virus dans les conditions les plus favorables à son activité, le prendre sur des enfants bien portants, bien constitués, choisir les pustules belles, larges, de bel aspect, bien fleuries, si l'on veut me passer l'expression, du cinquième au septième jour de leur développement.

Quoi qu'il en soit, messieurs, et si nous tenons compte de toutes les conditions, de toutes les circonstances sur lesquelles je viens d'appeler voire attention, il est incontestable d'abord que la vaccine anomale, qui est à la vaccine ce que la variole modifiée est à la variole, est aujourd'hui beaucoup plus commune qu'au commencement de ce siècle ; d'autre part, tous les vaccinateurs ont vu et j'ai vu pour mon compte un assez grand nombre de vaccines parfaitement régulières, développées chez des individus antérieurement vaccinés. Or, chez ces derniers, la légitimité d'une première vaccine était démontrée par ce fait que l'immunité avait duré plusieurs années ; que vainement on avait jusque-là essayé d'inoculer de nouveau la vaccine ; que les individus vaccinés avaient pu traverser impunément des épidémies de variole, et que la possibilité d'une vaccination nouvelle ne se produisait que beaucoup plus tard.

C'est assurément en vaccinant de bras à bras qu'on aura le plus de chance de succès. Toutefois, comme on n'a pas toujours sous la main des pustules vaccinales, on est le plus souvent forcé de faire usage du vaccin conservé.

Je n'énumérerai pas ici les moyens imaginés pour arriver à cette conservation de la lymphe vaccinale. Vous connaissez celui qui consiste à la charger entre deux plaques de verre de 2 à 3 centimètres carrés et parfaitement plates ; le vaccin desséché entre ces deux plaques intimement appliquées l'une sur l'autre se conserve ainsi assez bien à l'abri du contact de l'air et à l'abri de la lumière, lorsqu'on a soin d'envelopper ces plaques, comme on le fait, d'une lame d'étain. Le moyen que je préfère consiste à enfermer le virus vaccin dans des tubes capillaires, et non pas dans ces tubes renflés d'une ampoule, moyen détestable, car on ne parvient jamais à les remplir, de telle sorte que le virus recueilli, n'étant pas à l'abri du contact de l'air que le tube contient, ne se conserve pas. Je parle donc des tubes strictement capillaires : vous nous avez vu bien des fois nous en servir, et le procédé est des plus simples.

Pour les remplir, on ouvre une pustule vaccinale, en pratiquant sur l'épiderme soulevé de très légères scarifications : on voit alors suinter des petites gouttelettes de sérosité ; on les recueille en promenant à la surface de la pustule l'extrémité du tube que l'on tient presque horizontalement. Par le fait de la capillarité, le liquide est aspiré. On continue l'opération jusqu'à ce que le tube soit à peu près plein. Alors on le ferme, en présentant à la flamme d'une bougie d'abord celle des extrémités par laquelle l'aspiration s'est faite, puis l'autre.

Pour en retirer le vaccin, quand on veut en faire usage, il suffit de briser les deux extrémités du tube, et de souffler par l'une tenue entre les lèvres, tandis que l'autre est dirigée sur l'ongle du pouce, ou bien sur une lancette où la gouttelette se dépose.

Quant à l'opération de la vaccination, il n'est pas besoin de la décrire. Vous savez tous comment elle se pratique ; vous savez aussi le lieu d'élection habituellement pris pour inoculer le vaccin. Deux particularités nécessaires à indiquer vont seules m'occuper ici. L'une a trait au nombre des piqûres qu'il faut faire; la seconde, à des modifications à établir, suivant certaines circonstances, relativement au lieu habituel d'élection.

Combien faut-il faire de piqûres? Cette question n'est pas indifférente. Bien qu'une seule pustule vaccinale soit ordinairement suffisante pour que l'immunité de la variole soit acquise, cependant les travaux d'Eichhorn ont montré que cette immunité pouvait, dans ce cas, n'être pas parfaite. Dans ces derniers temps, un médecin anglais, le docteur Marson, a confirmé de la façon la plus péremptoire les opinions du pathologiste allemand. Il a constaté, à l'aide de relevés statistiques bien faits, que les individus affectés de variole, bien qu'ayant été autrefois vaccinés, prenaient cette maladie d'autant moins grave et d'autant plus fortement modifiée, qu'ils présentaient les cicatrices plus nombreuses d'une vaccine antécédente. J'emprunte à mon ami le docteur Lasègue le résumé des observations du docteur Marson. Sur 768 varioleux portant une seule cicatrice vaccinale, 550 eurent la varioloïde, 3 moururent, ce qui donne une proportion de mortalité de 3,9 pour 1000. Sur 608 malades portant deux cicatrices vaccinales, 486 eurent la varioloïde, un seul mourut; la mortalité totale a donc été ici de 1,6 pour 1000. Sur 187 malades ayant trois cicatrices vaccinales, 155 eurent une variole modifiée. Enfin, sur 202 individus présentant quatre cicatrices vaccinales et plus, 182 eurent la varioloïde, pas un ne succomba. Ces chiffres parlent suffisamment haut, et cette démonstration, qui vient s'ajouter à d'autres, quoique moins décisives, ne saurait laisser aucun doute sur l'importance du nombre des pustules vaccinales.

Il est encore un préjugé contre lequel je veux vous mettre en garde. C'est celui qui consiste à défendre de laver ou de baigner l'enfant le jour de la vaccination et dans les jours qui suivent. Des expériences pratiquées en 1863, par M. le docteur Peter, alors mon chef de clinique, maintenant mon collègue dans les hôpitaux et professeur agrégé de cette Faculté, montrent l'inutilité de ces précautions. Par mon conseil, M. Peter, après avoir fait trois piqûres vaccinales à chaque bras, lavait aussitôt le bras droit à grande eau et en frottant vigoureusement. Or, non seulement jamais l'éruption vaccinale n'a manqué de se produire au bras droit de ces enfants; mais, par un étrange hasard, le plus souvent les pustules étaient plus nombreuses ou plus belles au bras qui avait été lavé qu'à celui qui ne l'avait pas été. L'expérience a été répétée sur plus de soixante enfants; et, comme elle a toujours donné des résultats identiques, j'en conclus que vous ne devez pas vous associer à ces puériles prohibitions, relativement aux soins de propreté après la vaccination. Comment, d'ailleurs, pourrait-on croire que l'absorption du virus vaccin serait empêchée par un bain ou une lotion, alors que les expériences faites en 1862 par

M. le docteur Martin démontreut que la cautérisation n'arrête pas cette absorption? Ce jeune médecin, alors interne à l'hospice de Saint-Lazare, appliqua du caustique de Vienne sur les piqûres d'inoculation vaccinale quelques minutes après les avoir pratiquées, et cette cautérisation profonde, qui empêcha l'apparition des pustules vaccinales, ne prévint pas l'absorption, ainsi que le démontra l'*immunité* acquise par le sujet, sur lequel une nouvelle inoculation de vaccine ne put réussir [1].

Relativement au lieu d'élection de l'inoculation et des modifications à apporter à la règle habituellement suivie, je veux vous parler de la *vaccination* comme *moyen curatif des nævi materni vasculaires*.

Cette méthode de traitement des tumeurs érectiles, appliquée en Angleterre par Hodgson, Earle, Cumming, mentionnée par un grand nombre de médecins français et mise en usage par quelques-uns d'entre eux, en particulier par Baudelocque, MM. Rayer, Velpeau, Bousquet, Paul Guersant, Pigeaux, Lafargue (de Saint-Émilion), Costilhes, Laboulbène, Marjolin, Blache, etc. ; cette méthode offre le double avantage de conférer l'immunité vaccinale tout en débarrassant l'enfant d'une affection qui, plus tard, pourrait prendre un plus grand développement et devenir, sinon une maladie, du moins une infirmité sérieuse. Vous lirez, dans les *Archives générales de médecine* pour le mois de mai 1856, une intéressante note de Legendre sur ce sujet éminemment pratique. Notre regrettable confrère, en publiant un fait dont il avait été témoin, a formulé quelques règles pour l'application de cette méthode. C'est d'abord, dit-il, de s'enquérir, avant de vacciner un enfant, s'il ne porte pas un nævus; car, on le conçoit, il est nécessaire, avant toute chose, qu'une vaccine antécédente ne vienne pas empêcher le développement de celle que l'on doit pratiquer. Une fois l'existence de la tumeur érectile constatée, il faut faire l'inoculation. On peut bien de cette façon agir sur des nævi, qui auraient pu disparaître spontanément; mais cela n'a aucun inconvénient, car à côté de ces disparitions spontanées des tumeurs érectiles, on rencontre souvent des cas où de simples taches vasculaires, à peine saillantes et semblables à des morsures de puce, sont devenues des tumeurs larges et volumineuses.

La guérison de ces nævi s'opérant en vertu d'un travail inflammatoire qu'ils subissent par le fait du développement des pustules vaccinales, plus la tumeur sera étendue, plus les piqûres d'inoculation devront être multipliées. Il est important aussi, par conséquent, que toutes ces pustules se développent franchement, et dès lors on préférera, pour ces cas, les vaccinations de bras à bras avec du virus d'une grande activité, c'est-à-dire du cinquième ou du sixième jour. Ces piqûres doivent être faites

---

1. Michel Peter, *Des maladies virulentes comparées*, 1863, p. 17.

seulement de façon à n'intéresser que le réseau lymphatique superficiel
de la peau ; on aura soin de charger la lancette chaque fois. Pour éviter
les hémorrhagies qui sont à craindre lorsque la tumeur est très vasculaire, on peut remplacer la lancette par une aiguille ou par un instrument piquant extrêmement fin, que plusieurs médecins ont fait fabriquer
à cette intention. On a conseillé de faire les inoculations, non sur la
tumeur elle-même, mais autour d'elle. On obtient ainsi une série de
pustules qui, en se développant en partie sur la peau saine, en partie
sur le nævus, circonscrivent celui-ci, l'envahissent, y déterminent une
inflammation dont le résultat définitif est la guérison. A la place de la
tumeur, on voit, quand tombent les croûtes vaccinales, une cicatrice
unie et complètement blanche, ou bien parsemée encore de quelques
points rouges, mais rares, isolés, sans saillie, de l'étendue à peine d'une
très petite tête d'épingle, et dont le développement ultérieur est rendu
impossible par le tissu cicatriciel sur lequel ils reposent. Cette dernière
manière de procéder, applicable aux tumeurs du tronc ou des membres,
ne l'est plus à celles de la face ; car, dans ces cas, on aurait une cicatrice
plus étendue, plus peut-être que ne l'était la tumeur elle-même.

§ 3. — Vaccine modifiée. — Régénération du vaccin. — Revaccination.
Procès de la vaccine.

J'ai dit que je reviendrais sur la question de la *fausse vaccine*, qu'il
est indispensable de connaître, puisqu'on peut la confondre avec la véritable. Nous en emprunterons la description à M. Bousquet :

« Tandis que la bonne vaccine débute à peine à la fin du troisième
jour, la mauvaise, beaucoup plus précoce, se montre dès le premier ou
le deuxième jour de l'insertion ; en sorte qu'on peut dire qu'elle s'en
sépare dès les premiers jours. Mais ce signe à lui seul ne suffit pas pour
les distinguer. La fausse vaccine est quelquefois si rapide, qu'elle ne
fait que paraître et disparaître ; d'autres fois elle s'annonce par un petit
tubercule plus sensible à l'œil qu'au toucher. Ce tubercule grandit jusqu'au quatrième ou cinquième jour, et laisse encore le médecin incertain
sur ses suites ; mais le lendemain ou le surlendemain, au lieu de se
développer, il s'arrête, pâlit et se sèche ; d'autres fois, il va plus loin
encore, et, dans son rapide développement, il conserve toujours la forme
conique et globuleuse, signe certain, selon moi, de la fausse vaccine,
comme l'aplatissement, la dépression de la pustule forment le caractère
spécifique de la vraie.

» L'aspect de la fausse pustule est tantôt rouge et tantôt jaunâtre.
Jamais elle ne prend cet aspect brillant, cet éclat argenté qui caractérise
la vaccine préservatrice. Sa forme est, sinon irrégulière, du moins mal
circonscrite. Arrivée au quatrième, cinquième, sixième, septième jour,

car la fausse vaccine n'a rien de fixe, rien de réglé, elle jaunit, suppure et se sèche. »

Ajoutons que la fausse vaccine est souvent accompagnée, comme phénomènes locaux, d'une induration inflammatoire du tissu cellulaire sous-jacent, d'un prurit désagréable dans les parties malades, d'engorgement et de douleur dans les ganglions axillaires; comme symptômes généraux, de malaise, de céphalalgie, quelquefois de fièvre. Les croûtes qui se sont formées, moins épaisses, moins larges que celles de la vraie vaccine, laissent, en général, après leur chute, de simples taches à la peau au lieu de cicatrices.

Il est encore une autre espèce de fausse vaccine, ou, pour mieux dire, de vaccine avortée : c'est celle qui se produit lorsque le développement normal des pustules de vraie vaccine est arrêté ou gêné, soit parce que l'enfant s'est gratté et a écorché ses boutons, soit lorsque ceux-ci ont été comprimés par des vêtements trop étroits, ou tourmentés par des manœuvres hors de propos. Dans ce cas la suppuration survient immédiatement; la pustule jaunit, se gonfle, et la lymphe virulente qu'elle contenait disparaît.

L'expression de *fausse vaccine*, dont nous venons de nous servir, n'est pas parfaitement régulière. — Il n'y a pas plus, messieurs, de fausse vaccine que de fausse variole. Quand l'économie n'est pas apte à recevoir et à développer les virus de la petite vérole ou du cow-pox, la piqûre d'inoculation ne produit rien de plus qu'une piqûre faite avec le pus d'un phlegmon; quand l'aptitude n'est qu'incomplète, il se produit une vaccine qui avorte au bout de quelques jours; quand l'aptitude est encore plus grande, la vaccine, plus rapide dans son évolution que dans l'état normal, prend néanmoins des caractères qui se rapprochent beaucoup de la vaccine régulière; mais elle s'éteint plus promptement. En un mot, il existe une vaccine modifiée comme il existe une variole modifiée.

Nous avons indiqué les moyens de propager une vaccine légitime, apte à faire jouir l'individu auquel on la donne de l'immunité de la variole: nous avons dit les moyens de s'opposer à la dégénérescence du virus; mais est-il possible de le régénérer lorsqu'il a perdu de son activité première? Assurément la chose serait facile, si l'on pouvait toujours retrouver la source qui l'a d'abord fourni, si l'on pouvait toujours revenir au cow-pox de la vache. Malheureusement il n'en est point ainsi. Nous nous sommes demandé si, dans les conditions où nous sommes placés, on n'arriverait pas, par certains procédés, à cette *régénération* si désirable *de la vaccine;* nous nous sommes demandé si l'on n'y arriverait pas en prenant du vaccin dans les meilleures conditions d'activité possible et en l'inoculant successivement à des individus présentant aussi les conditions les plus favorables à son développement, nous proposant de faire pour la vaccine ce que les horticulteurs font pour les plantes, lorsque, de

TROUSSEAU, Clinique. 1. — 9

graines d'espèces végétales les plus simples, ils obtiennent, par générations successives, des variétés de plus en plus belles, en confiant toujours
des semences choisies à des terrains de choix.

Les faits d'inoculation variolique que j'avais observés avec M. Delpech
venaient à l'appui de cette idée. Une jeune fille âgée de dix-sept ans, vaccinée jadis par moi, était entrée dans mon service de l'hôpital Necker,
atteinte d'une variole bénigne. Sur cette jeune fille je pris du pus variolique, je l'inoculai par une seule piqûre à un enfant non vacciné; la
pustule de l'inoculation se développa sans produire d'autre éruption. Un
deuxième enfant fut inoculé avec le pus du premier : la pustule se développa de même, mais ici elle fut accompagnée d'une éruption secondaire
assez discrète. Un troisième enfant fut inoculé avec du pus recueilli sur
le second, l'éruption fut encore plus abondante. Enfin à la cinquième génération, je vis survenir une éruption confluente : la variole était régénérée.

Pourquoi n'en eût-il pas été de même du vaccin? Des expériences furent instituées sous mes yeux par M. Truchetet dans les salles de la clinique
que je dirige aujourd'hui. On recueillit au sixième jour le vaccin dont
nous disposions, c'est-à-dire du vaccin faible qui ne devenait papuleux
que du troisième au quatrième jour, pustuleux le sixième, s'entourait de
l'aréole le septième, se desséchait le dixième, et dont les croûtes tombaient environ au quinzième. On l'inocula à un enfant bien portant; puis
le prenant le cinquième, le quatrième jour, on le transmit successivement à des enfants dans les meilleures conditions possibles. Au bout d'un
certain nombre de générations, il nous sembla que ce vaccin était plus
virulent, manifestait plus tôt ses effets, terminait plus tard son évolution
que le vaccin dont nous étions partis. Ne voulant pas nous fier à nos
illusions, un enfant fut envoyé à la mairie du XIᵉ arrondissement pour
être vacciné. Au huitième jour on prit le vaccin, on l'inocula au bras
gauche d'un autre enfant bien portant, tandis qu'au bras droit on inséra
le vaccin de nos salles. Plusieurs enfants furent inoculés de la même
manière, et il nous parut que notre vaccin *régénéré* était plus énergique
que celui de la Ville.

Ces expériences, pour que leurs résultats reçussent une sanction définitive, auraient besoin d'être répétées, d'être généralisées. Dans l'état
actuel des choses, il reste ce fait malheureusement incontestable, à savoir
la dégénération du virus vaccin, dégénération qui tient peut-être uniquement, comme nous l'avons signalé, aux conditions fâcheuses dans lesquelles on pratique les inoculations vaccinales. En définitive, le vaccin,
tel qu'il est aujourd'hui, ne procurant plus, chez bien des individus,
qu'une immunité temporaire au lieu de l'immunité absolue qu'il semblait
avoir au commencement de ce siècle, il est nécessaire de recourir à une
pratique depuis longtemps préconisée, celle des *revaccinations*.

Dès les premiers temps de la découverte de Jenner, des doutes, nous avons eu l'occasion de le dire, s'élevaient déjà en Angleterre sur les vertus de la vaccine ; déjà aussi plusieurs médecins avaient proclamé la nécessité de revenir chez un même individu à une seconde inoculation du virus vaccin après un temps donné. Plus tard, en France, MM. les docteurs Berland, Boulu, Caillot, Genouil, limitèrent la propriété préservatrice de cette affection à dix, douze, quatorze, quinze, dix-sept, dix-huit, vingt et vingt-cinq ans. En 1825, Paul Dubois, tout en reconnaissant que ces assertions étaient fondées sur des faits en apparence concluants, entreprit de les réfuter, rejetant comme inutiles les revaccinations. En 1838, cette question importante fut mise à l'ordre du jour de l'Académie de médecine ; elle y rencontra de nombreux adversaires, mais aussi elle eut pour défenseurs les hommes les plus éminents, tels que Chomel et M. le professeur Bouillaud. Les conclusions de la commission chargée de faire un rapport sur ce sujet, conclusions défavorables à la pratique des revaccinations, furent adoptées. L'Académie souleva en dehors de son sein des protestations énergiques. Dezeimeris plaida chaleureusement, dans son journal *l'Expérience*, la cause que l'on croyait avoir jugée, en prenant ses arguments dans des faits nombreux observés en France, dans des statistiques rigoureuses recueillies dans les pays du nord de l'Allemagne. De leur côté, MM. les docteurs Fiard et Hardy protestaient contre la décision de l'Académie : le premier dans une lettre qu'il adressait à ce corps savant ; le second dans un mémoire qu'il publiait dans *l'Expérience*, et où il montrait la concordance des documents venus d'Angleterre avec ceux fournis par le Danemark, la Suède, l'Allemagne, et rapportés par Dezeimeris.

Cependant, dans les pays du nord de l'Europe, en Allemagne particulièrement, les revaccinations étaient pratiquées en grand, et déjà, depuis l'année 1823, aucun soldat n'était incorporé dans l'armée prussienne sans être aussitôt revacciné.

Ainsi, adoptée à l'étranger, d'abord condamnée en France, quoique vigoureusement défendue, quoique suivie par un grand nombre de médecins des plus recommandables, parmi lesquels on compte MM. Favart, Rayer, Robert et bien d'autres, ensuite mollement conseillée, la pratique des revaccinations fut enfin acceptée ; aujourd'hui elle est devenue désormais d'ordre public, et déjà elle est prescrite pour l'armée française. Les épidémies n'ont que trop fait voir que la variole, frappant maintenant très communément les populations, n'épargnait pas les individus vaccinés depuis déjà quelque temps ; que chez eux la maladie se montrait d'autant plus grave que les vaccinations auxquelles ils avaient été soumis remontaient à des époques plus éloignées.

L'influence des revaccinations sur la marche de la variole ressort d'un excellent travail de M. le docteur Gintrac :

« En février 1854, une épidémie de variole frappait chaque jour un grand nombre d'individus.

» Les vaccinations et *revaccinations* furent pratiquées immédiatement et d'une manière générale. En moins de dix jours, on atteignit le chiffre de 180 vaccinations et de 712 revaccinations. Le résultat dépassa toutes les espérances. *L'épidémie fut arrêtée sur-le-champ.*

» Voici les résultats de ces opérations vaccinales : Parmi les 180 individus vaccinés pour la première fois, 171 présentèrent des pustules vraies. Chez les neuf autres, l'effet resta nul.

» Voici maintenant le résultat des 712 revaccinations :

» Chez 302 individus, le succès fut complet; les pustules se développèrent vers le quatrième jour, se remplirent au septième; au huitième, s'entourèrent ensuite d'une aréole érysipélateuse, se desséchèrent, et fournirent des croûtes qui tombèrent le vingtième jour. Les pustules avaient été ombiliquées; elles avaient offert incontestablement tous les caractères de l'éruption vaccinale légitime.

» Sur 85 revaccinés, les pustules étaient modifiées; elles survinrent à la suite des piqûres dès le troisième jour, se remplirent du cinquième au septième jour d'une lymphe plastique, s'entourèrent d'une aréole rougeâtre, et quelquefois même provoquèrent un engorgement des ganglions lymphatiques de l'aisselle. Ces pustules non ombiliquées ne présentaient ni tumeur ni induration, comme dans la vaccine; elles ne laissaient, lors de la chute des croûtes, aucune cicatrice apparente.

» Cent dix-neuf fois, l'insertion du virus vaccin a produit, dans les vingt-quatre heures, un bouton pointu qui s'est effacé rapidement.

» Dans 206 cas, elle n'a déterminé aucun effet sensible sur la peau.

» Les individus vaccinés ou revaccinés, avec ou sans succès, ont été presque tous exempts de la variole. Cinq seulement ont fait exception à cette règle; mais il convient de dire que la vaccination n'avait précédé que de quelques jours l'éruption de la variole.

» En résumé, voici quelques-unes des conclusions qui ressortent de l'ensemble des faits observés pendant cette épidémie :

» La variole n'a pas frappé indistinctement et au hasard; elle a généralement attaqué les anciens vaccinés et respecté les nouveaux. Si cette épidémie a montré que la vaccine n'est pas absolument préservatrice, ce que démontrent d'ailleurs tous les jours les varioles sporadiques, elle a montré, du moins, qu'elle exerce une influence salutaire sur l'issue d'une variole, en abrégeant sa durée et en diminuant son danger.

» *La revaccination, pratiquée d'une manière générale en pleine épidémie, en a arrêté d'emblée les ravages et éteint le développement: elle a préservé indubitablement, et ceux-là même qui se trouvaient déjà sous l'influence d'une incubation variolique ont paru jouir d'un certain degré d'immunité.*

» *Enfin les revaccinations pratiquées dans le foyer épidémique, contrairement aux craintes exprimées par quelques médecins, se sont montrées d'une complète innocuité.* »

Ces résultats obtenus par M. Gintrac concordent remarquablement avec ceux de la pratique suivie en Allemagne, en Danemarck et en Suède.

Les relevés des auteurs allemands, pris dans les anné s 1834-35-36 et 37, établissent qu'à mesure que la pratique des revaccinations s'étendait de plus en plus, les cas de variole devenaient de plus en plus rares.

Ainsi en 1834, on avait compté 619 varioleux ; en 1835, on n'en comptait que 259; en 1836, le nombre était descendu à 30; en 1837, bien qu'il fût remonté à 94, il était loin encore du chiffre 619.

D'autres relevés démontrent aussi combien l'immunité vaccinale était devenue faible et temporaire, et de quelle utilité, par conséquent, étaient déjà, il y a plus de vingt-cinq ans, les revaccinations. Ces relevés constatent que sur 44 000 individus soumis à une nouvelle inoculation vaccinale, on avait obtenu 20 000 vaccines légitimes; ce qui indiquait surabondamment que la moitié presque des sujets avait perdu cette immunité vaccinale. 9 000 avaient eu des vaccines avortées; chez 15 000 seulement, la vaccine n'eut d'autre effet que de déterminer une petite rougeur à la peau, au point où l'inoculation avait été faite, rougeur qui persistait entre vingt-quatre ou trente-six-heures.

M. le docteur Marc d'Espine (de Genève) est arrivé à des résultats analogues [1].

Une autre question reste à débattre. Quelle est la durée de l'immunité vaccinale; en d'autres termes, à quel âge convient-il de revacciner les individus? Faut-il les revacciner plusieurs fois?

Déjà, en 1804, le docteur Godson, élevant des doutes sur les propriétés préservatrices de la vaccine, avait prétendu que la permanence de son efficacité ne s'étendait pas au delà de trois ans; mais Jenner, de son côté, ayant inutilement essayé d'inoculer la variole à des individus qui avaient eu le cow-pox, l'un vingt-trois, l'autre vingt-sept, le troisième cinquante ans auparavant, avait démontré que les effets de cette vertu préservatrice étaient de beaucoup plus durables. Toutefois, si dans les premiers temps de la vaccine cette immunité semblait avoir été assez longtemps permanente pour qu'on la crût susceptible de durer toute la vie, plus tard, lorsqu'il fut reconnu que la vertu préservatrice se perdait après un certain temps, on rechercha quelles étaient ses limites. Nous avons dit qu'en France les docteurs Caillot, Boulu, Berland et Genouil les avaient fixées, le premier à dix ou douze ans, le second à quatorze ou quinze ans, le troisième à dix-sept ou dix-huit ans, le dernier à vingt ou vingt-cinq ans. On ne pourrait, à cet égard, affirmer rien d'absolu; car pour ma part,

1 Mc d'Espine *archives générales de médecine,* juin et juillet 1859.

ayant dans ma propre famille revacciné les trois enfants de ma fille, j'ai vu la vaccine légitime se reproduire trois ans après une première vaccination, chez l'aînée, âgée alors de moins de sept ans, et chez le second, âgé de cinq ans et demi, tandis que chez le dernier, qui n'avait pas quatre ans, le vaccin n'a pas pris lors que je tentai de le lui inoculer pour la seconde fois.

Suivant M. Marc d'Espine, c'est vers l'âge de dix à quinze ans que la première revaccination doit être pratiquée. Ainsi que la pratique généralisée de la vaccine a porté, dit-il, l'âge du maximum de fréquence de la variole, du bas âge et de l'enfance à la puberté et à l'âge adulte, ainsi la pratique généralisée de la revaccination vers douze ou quinze ans pourrait reculer ce maximum au delà de trente ans, et dès lors on peut prévoir qu'avec le progrès des premières revaccinations, une deuxième vers trente ans, et même une troisième vers quarante ans, deviendront un jour nécessaires.

Me fondant sur les faits que j'ai signalés, je conseille généralement de revacciner autant que possible tous les cinq ans. Si cette pratique est inutile, quels inconvénients présente-t-elle? Ne doit-on pas chercher à multiplier les chances d'immunité contre la variole et même contre la varioloïde, qui, toute bénigne qu'elle est, dans la majeure partie des cas, n'en est pas moins grave exceptionnellement, ainsi que j'ai eu le soin de vous le dire en faisant son histoire?

Cela s'applique également aux revaccinations chez les individus âgés de plus de trente-cinq ans. On a objecté à M. le docteur Vleminckx, qui prescrivait de revacciner même les individus au delà de cet âge, que cette pratique était inutile, puisque, à partir de cette époque de la vie, on était moins apte à contracter la variole; que les succès de revaccination chez les individus âgés même de cinquante à soixante ans ne prouvaient en rien cette aptitude. Soutenant ce grand principe, qui a prévalu jusqu'ici, que ces succès de revaccination prouvaient le retour de l'aptitude à contracter la variole, M. Vleminckx émettait l'idée que si les individus dont on parle ne sont plus ou sont moins susceptibles de prendre cette dernière maladie par les voies ordinaires de la contagion, peut-être la contracteraient-ils, si on les inoculait comme on leur inocule le vaccin; puis, défendant sa pratique, il répliquait que les exemples de variole chez ces mêmes individus étaient encore trop communs.

La conséquence à tirer de tous ces faits est la nécessité de prescrire la revaccination, d'y revenir à plusieurs reprises, suivant les circonstances, surtout en temps d'épidémie; de s'attacher à la propager avec le même zèle que la vaccine, puisque en augmentant incontestablement les chances de préservation contre la variole, elle atténue évidemment, tout au moins, les effets de la maladie chez ceux qu'elle n'en a pas mis complètement à l'abri.

Messieurs, les oppositions que rencontra, à son apparition dans le monde, l'immortelle découverte de Jenner, les attaques injustes et passionnées qu'elle eut à subir, se sont renouvelées de notre temps. Dans ces dernières années, quelques médecins, en fort petit nombre, il est vrai, suivant la voie qu'avait ouverte un mathématicien complètement étranger à notre art, ont voulu faire de nouveau le *procès de la vaccine.*

Revenant aux idées de Rhazès, pour qui la variole était une dépuration naturelle et utile du sang ; exhumant les théories du célèbre Hoffmann, de Willis, de Violante, de Hahn, idées et théories que, du reste, ils ne connaissaient peut-être pas, ces *vaccinophobes* (c'est le nom ridicule qu'ils se sont donnés) ont prétendu que la variole était une maladie nécessaire; qu'aussi ancienne que le genre humain, elle existait en germe dans l'économie; que l'individu portait en lui une disposition particulière en vertu de laquelle il devait tôt ou tard en être affecté; qu'enfin, empêcher la manifestation du germe varioleux, c'était agir à la façon de ceux qui voudraient empêcher la manifestation dn principe herpétique ou du principe goutteux. Bien plus, ils ajoutaient que la vaccine, en s'opposant aux manifestations extérieures de la variole, avait été la cause du développement de maladies nouvelles plus terribles que celle que l'on voulait détruire, et qu'en définitive, le résultat de la vaccination avait été d'élever en Europe le chiffre de la mortalité.

Telles sont, messieurs, les conclusions auxquelles des statisticiens sont arrivés après de longs et pénibles efforts ! Mais ne savaient-ils pas que la statistique est une arme à deux tranchants ? qu'avec les mêmes éléments, les mêmes données, elle pouvait conduire et conduisait souvent à des buts opposés ? qu'un un mot le statisticien lui faisait dire ce qu'il voulait ? S'il en fallait la preuve, je la prendrais dans ce procès même intenté à la vaccine. Si, d'un côté, les vaccinophobes ont prétendu, à l'aide de la statistique, fournir des faits à l'accusation, dans la même statistique leurs adversaires ont pris leur arguments pour la défense. Cela tient à ce que les premiers ont agi sous l'empire d'une déplorable idée préconçue ; à ce que les autres ont apporté, dans l'examen des chiffres, un esprit de sage et judicieuse critique.

Que l'augmentation du chiffre de la mortalité en Europe soit un fait réel, cela dépendrait de causes intéressantes à étudier sans doute, mais qu'il est inutile de rechercher ici, car la vaccine, comme je vais essayer de le prouver, ne saurait être incriminée. Vraie ou fausse, cette conjecture se rattache à une immense question, celle du *déplacement de la mortalité,* principe général dont l'hypothèse accréditée conduit à admettre que l'humanité paye, sous une forme ou sous une autre, sa dette à la mort, suivant une loi fatale et inébranlable.

Si la variole jouait le rôle nécessaire qu'on a voulu lui assigner, si elle était une dépuration naturelle du sang, si elle était une condition presque indispensable à l'économie de notre organisation, il faudrait qu'elle eût de tout temps existé. Or, bien que Hahn se soit efforcé, par un laborieux travail, de déterrer les traces de cette maladie parmi les monuments que les Grecs nous ont laissés de l'histoire de la médecine, il faut se ranger à l'opinion déjà soutenue par Werlhof et reproduite par Van Swieten. Au temps d'Hippocarte, de Galien, d'Aétius, on ne connaissait pas la variole : ces grands observateurs n'en parlent pas. Si elle eût existé, ils en auraient fait mention, ils l'auraient décrite ; car ils n'auraient pas su méconnaître une maladie si nettement caractérisée.

En admettant que la variole soit aussi ancienne que le monde, il faudrait admettre aussi que le germe varioleux est resté silencieux pendant plusieurs siècles pour se manifester à une certaine occasion ; il faudrait admettre pour le genre humain, considéré depuis sa création, ce que Rhazès et les partisans de sa théorie admettaient pour l'individu pris en particulier, savoir : que le principe morbifique de la variole reste caché pendant un temps plus ou moins long dans un foyer qu'Hoffmann localisait dans certaines parties de la moelle épinière, que Willis et, d'après lui, Violante plaçaient dans les capsules surrénales (*capsulis atrabilariis sive renibus succenturiatis dictis*), d'où il faisait irruption plus ou moins tard. Est-il besoin de le dire ? une semblable doctrine n'est d'accord ni avec les faits, ni avec le raisonnement.

La variole n'est donc pas une maladie nécessaire, puisqu'elle n'a pas toujours existé ; ce n'est point non plus une maladie constitutionnelle, car en fait de maladies constitutionnelles, il n'y a que les diathèses.

Quelle idée en effet nous faisons-nous d'une diathèse ?

Une diathèse est un état spécial, une disposition particulière de notre économie, héréditaire ou acquise, mais essentiellement, invariablement chronique, pouvant se transmettre de père en fils, et en vertu de laquelle se produisent, sous des expressions identiques au fond, variables et mobiles quant à la forme, des manifestations morbides en général assez franchement caractérisées.

Ainsi la goutte, le rhumatisme, par exemple, sont des maladies diathésiques. Lorsque la goutte reste silencieuse dans l'intervalle de ses accès, l'individu paraît jouir de la santé la plus parfaite, la plus absolue ; que l'accès survienne, la diathèse se manifeste alors, ici par des fluxions articulaires, par des sécrétions particulières affectant des sièges différents (tantôt les articulations, tantôt la peau, en particulier celle des mains, celle de la plante des pieds), là par des accidents névralgiques ; chez celui-ci par une attaque d'asthme, chez celui-là par de la gravelle ; chez un troisième par des accidents dyspeptiques. Quelles que soient ces manifestations, nous pouvons généralement reconnaître en elles l'expression de la diathèse goutteuse. De même pour le rhumatisme : la diathèse qui le constitue se traduira par des expressions extrêmement variées, par des lésions particulières très différentes, soit qu'il touche le cœur, les tissus fibreux, le système nerveux, etc. Ces formes multiples se rattachent toujours à une même maladie dont, avec de l'attention, nous pouvons saisir le fond.

On doit en dire autant de la scrofule. Mais la condition capitale de ces diathèses sera, d'une part, la chronicité; d'autre part, la tendance aux retours, aux répétitions, non seulement chez un même individu, mais encore chez ses descendants, en ligne directe ou collatérale.

Ainsi, une manifestation de la diathèse strumeuse, ou de la diathèse tuberculeuse vers un organe de l'économie, fait craindre des manifestations vers les autres organes. Une attaque de goutte ou de rhumatisme donne lieu d'en redouter une suivante; elle fait craindre de voir la maladie reparaître chez les enfants de celui qui a présenté ces manifestations ou éprouvé ces attaques; car il est d'expérience que tubercules et scrofule, goutte et rhumatisme, se transmettent de génération en génération.

En est-il de même de la variole? En est-il de même des maladies contagieuses comme elle? Essentiellement aiguë, la première accomplit ses périodes en un temps déterminé, sans laisser d'autres traces de son passage que des cicatrices à la peau. Qui oserait dire qu'elle se transmet héréditairement? Si les faits de variole *in utero* sont incontestables, ils s'expliquent par la contagion. Mais a-t-on vu les enfants nés de parents qui ont eu autrefois la variole devenir nécessairement varioleux, comme ceux engendrés par des parents tuberculeux ou goutteux naissent prédisposés à la goutte ou aux tubercules?

En quelques points les maladies contagieuses touchent aux maladies diathésiques, on les a même appelées des diathèses aiguës : comme elles, elles amènent une disposition spéciale de l'économie mais elles en diffèrent déjà par le fait capital de leur acuité, par leur non-transmissibilité par voie héréditaire; elles en diffèrent en ce qu'elles surviennent accidentellement sous l'influence d'un principe morbifique spécial dont l'action est nécessaire pour les produire; en ce qu'il faut qu'elles soient transmises d'une certaine façon, d'individu malade à un autre individu; elles en diffèrent, en un mot, par le *contagium*.

Sans doute, par cela seul qu'elle n'a pas toujours existé, la variole s'est développée spontanément chez le premier sujet qui en fut atteint; elle s'est alors développée sous l'influence de causes qui nous échappent. Et si, comme cette lèpre dont il était souvent question autrefois et qu'on n'observe guère aujourd'hui, la variole disparaissait un jour de la pathologie, si du moins elle ne présentait plus les caractères que nous lui connaissons, il est permis de supposer qu'elle pourrait se reproduire de nouveau telle qu'elle est, indépendamment de toute contagion, sous l'influence des mêmes causes qui l'ont engendrée une première fois. En attendant, ce mode de développement est actuellement impossible à saisir, et personne ne pourrait citer un seul fait bien incontestable de variole spontanée. Importée en Europe par la contagion, c'est encore par la contagion qu'elle se propage aujourd'hui. Difficile à démontrer dans les grands centres de population, où les individus se mêlent et se confondent, ce mode de propagation est plus saisissable dans les petites localités. Que la variole frappe un village où, depuis vingt, vint-cinq, trente ans on n'a pas vu de varioleux, généralement on arrive à savoir que l'épidémie a été apportée par un individu venant d'un pays où elle régnait. Lisez, entre autres exemples, les faits publiés par M. Gintrac, dont je vous ai parlé à propos de la revaccination ; lisez le travail de M. Marc d'Espine, et vous verrez comment on a pu suivre, jusqu'à leur source, certaines épidémies.

Il n'est pas nécessaire, pour que la contagion ait lieu, que l'individu qui l'apporte ait eu la maladie. Le *contagium* varioleux jouit d'une incroyable puissance de reproduction, tous les auteurs sont là pour l'attester. Non seulement la moindre goutte de pus variolique est un agent de transmission, mais les effluves s'échappant du corps d'un varioleux suffisent pour la communiquer ; il n'est pas besoin pour cela que le varioleux soit vivant. Bien plus, le germe morbifique, semblable à ces substances volatiles qui, pour un temps plus ou moins long, imprègnent de leur odeur pénétrante les vases qui les ont renfermées, les appartements où elles ont été placées, ce germe morbifique a une action qu'on ne saurait limiter, sa divisibilité est poussée à l'infini ; un atome le plus imperceptible suffit quelquefois, dans des conditions particulières, pour engendrer la maladie, comme la plus petite étincelle peut amener l'incendie, lorsque celui-ci trouve son aliment dans le milieu où elle tombe.

Quelle que soit son origine, qu'elle soit inoculée, qu'elle soit communiquée par l'absorption de l'air charriant les effluves varioliques, la variole est une maladie contagieuse. Ce n'est donc point une maladie diathésique ; ce n'est point dès lors une maladie essentiellement constitutionnelle ; c'est encore moins une maladie nécessaire à l'organisation humaine, puisqu'elle n'a pas de tout temps existé.

Elle n'est pas d'ailleurs, messieurs, la seule qui soit nouvelle. Le choléra asiatique n'était-il pas nouveau pour nous, lorsqu'en 1832 il vint fondre sur la France? Qu'il fût depuis longtemps connu dans l'Inde, le fait est accepté ; mais, dans l'Inde même, où il paraît avoir pris sa source, la date de son apparition est encore assez récente, puisque la première épidémie bien authentique de choléra dans ce pays n'a été observée que vers le milieu du siècle dernier.

Il y a une huitaine d'années à peine la fièvre jaune n'était-elle pas inconnue à plus des quatre cinquièmes du globe, aux deux tiers de l'hémisphère transatlantique? Jusque-là elle avait épargné l'Amérique du Sud, si bien que, malgré de nombreuses communications établies entre le Nord et le Midi, le Brésil, Bahia, Fernambouc, les républiques de Buénos-Ayres et de Montevideo, n'en avaient vu aucun exemple. Tandis que depuis lors, ayant passé la ligne, elle exerce ses cruels ravages sur ces pays, elle ne fait que commencer d'atteindre les côtes de l'océan Pacifique; depuis deux ans seulement, elle apparaît à Lima, où elle est peu meurtrière et à peine grave; même encore aujourd'hui on ne l'a point observée en Californie. S'il faut désirer qu'elle s'arrête dans sa course, il est malheureusement à redouter qu'elle ne continue sa marche, et que, sortant de ses limites actuelles, elle n'envahisse les contrées qui en ont été jusqu'ici préservées.

A côté de ces maladies nouvelles, comme l'est la variole (bien que celle-ci soit de date beaucoup moins récente que le choléra et la fièvre jaune), il en est d'autres qu'à tort on a crues nouvelles aussi, soit qu'elles aient été méconnues, les moyens d'investigation ayant fait longtemps défaut, soit qu'oubliant les relations qu'en avaient laissées nos prédecesseurs, on ait pu penser que ces maladies n'existaient pas avant nous. C'est surtout pour celles-ci que les détracteurs de la vaccine l'ont mise en cause, lorsqu'ils ont prétendu qu'en empêchant les manifestations extérieures de la variole, la vaccination avait occasionné le développement de maladies plus terribles souvent que la variole elle-même.

Ainsi, messieurs, on a dit, on a écrit que si les affections utérines, que si la diphthérie, et surtout que si la fièvre typhoïde se montraient aujourd'hui si fréquemment, que si les deux dernières décimaient les populations, cela tenait à ce que la variole n'était plus là pour dépurer le sang, pour mettre l'économie en état de résister aux causes de ces maladies.

Mais il y avait de bonnes raisons pour que les affections utérines fussent assez mal connues. Le spéculum, qui nous rend à présent de si grands services, inventé cependant du temps de Paul d'Égine, de Rhazès, modifié déjà par Ambroise Paré, par Scultet, par Garengeot, n'était pas d'un usage aussi répandu qu'il l'est à présent, depuis que, dans les premières années de ce siècle, Récamier en a vulgarisé l'emploi. Bien plus, il y a cinquante ans, c'était chose inouïe que de pouvoir pratiquer le toucher vaginal en dehors des cas de grossesse; les femmes se seraient révoltées à l'idée de semblables examens, et aucun médecin n'eût été assez osé pour le proposer. Maintenant il n'en est plus ainsi, et jusque chez nos voisins d'outre-Manche, le toucher et le spéculum sont facilement acceptés. Aussi connaissons-nous mieux la pathologie utérine qu'on ne la connaissait autrefois. Néanmoins, toutes mal connues qu'elles fussent, les maladies utérines l'étaient de nos devanciers; leurs écrits sont là pour en témoigner. Leur anatomie pathologique avait occupé les médecins; vous pouvez vous en assurer en lisant les faits rapportés par Morgagni [1],

---

1. Morgagni, *De sedibus et causis morborum*, 45e, 46e, et 47e lettres.

qui en emprunte un certain nombre aux auteurs antérieurs à son époque. Quelque imparfaite que fût cette connaissance des affections de l'utérus, elle était assez répandue, même dans le public, pour que nous trouvions à leur sujet des allusions très significatives dans les épigrammes des poètes anciens.

Quant à la diphthérie, on la donne aussi comme une conquête nouvelle de l'infirmité humaine : triste conquête, en vérité! On a dit qu'inconnue aux siècles passés, cette terrible maladie n'avait commencé à apparaître qu'après la vulgarisation de la vaccine. Est-il besoin de discuter une semblable proposition? Il suffit d'avoir la plus faible notion de l'histoire de la médecine, pour savoir que l'angine couenneuse, cette expression la plus commune de la diphthérie, avait été depuis longtemps observée et décrite, qu'il en est fait mention dans les auteurs de la plus haute antiquité. Arétée l'appelait le *mal syriaque, égyptiaque*, ce qui tendrait à prouver que, de son temps déjà, cette affection était commune en Syrie et en Égypte. Sans remonter si haut, mais encore fort loin de nous, au XVIe siècle, les médecins espagnols relataient les épouvantables épidémies d'angine et de croup qui ravagèrent alors la péninsule ibérienne et l'Italie, désignant le mal trachéal sous le nom de *morbus strangulatorius*, mieux encore, lui conservant les dénominations de *garotillo*, de *male in canna*, sous lesquelles il était vulgairement connu. Enfin, près de nous, il y a une centaine d'années, ne signalait-on pas en France, en Suède, en Allemagne et en Amérique, *ces maux de gorge gangréneux*, ainsi qu'on appelait à cette époque l'angine diphthérique et le croup? La vaccine ne peut donc pas être incriminée, comme ayant occasionné le développement d'une maladie bien antérieure à elle ; et même, si l'on raisonnait à la façon des vaccinophobes, ne serait-on pas en droit de dire que la vaccine a plutôt arrêté ce développement, puisque, par le fait d'un singulier hasard, l'angine diphthérique, le croup, paraissent n'avoir jamais été moins communs que dans les premières années de ce siècle, c'est-à-dire juste au moment où la vaccine commença à se propager.

L'argument sur lequel s'appuient de préférence les détracteurs de la vaccine est celui qu'ils veulent tirer de la *fièvre typhoïde*, maladie plus fréquente aujourd'hui, suivant eux, qu'elle ne l'était avant la découverte de Jenner. Pour leur répondre, on n'aurait qu'à prendre quelques pages des *Aphorismes* de Stoll; car dans le court chapitre consacré à la fièvre putride (*febris putrida*) il est impossible de ne pas reconnaître notre fièvre typhoïde, avec ses caractères les plus frappants, ses allures les plus nettement tranchées. La fièvre ataxo-adynamique de Pinel était-elle autre chose? Les œuvres de Prost, publiées en 1802, ne nous montrent-elles pas cette fièvre attaquant les sujets de l'âge de vingt à trente ans, qui, bien entendu, n'avaient pas été vaccinés, et chez lesquels on constatait, après la mort, les lésions intestinales que nous regardons comme essentiellement caractéristiques de la dothiénentérie? Ces preuves anatomiques, le *Traité de la fièvre entéro-mésentérique* de Petit et Serres nous les fournirait encore ; or ces médecins observaient l'affection qu'ils ont décrite en 1814, sur des individus âgés de plus de quinze ans, et qui, par conséquent, n'avaient pas été vaccinés. Cette fièvre typhoïde, si malencontreusement mise en cause, n'a donc en rien affaire avec la vaccine ; elle existait bien avant Jenner, mais elle existait sous des noms différents de celui que nous lui avons donné : c'était le *synochus putris*, la *febris putrida*, la *fièvre adynamique, maligne, nerveuse,* etc.

Les médecins dont nous combattons l'opinion, parce que, dans ces dernières années, elle a eu un certain retentissement, ces médecins voient dans la fièvre typhoïde une variole retournée, une variole faisant irruption sur la surface muqueuse intestinale, au lieu de faire irruption sur la peau ; ils répètent ce que Lecat disait, lorsqu'il donnait le nom de petite vérole gangréneuse mésentérique à la maladie qu'il avait vu régner à Rouen en 1763. Si par là on voulait entendre que la fièvre typhoïde ressemble à la variole, en ce sens qu'elle a, comme elle, les allures d'une fièvre éruptive, que, comme elle, elle a pour caractère anatomique spécifique une éruption boutonneuse, je me rangerais à cet avis ; mais ce n'est pas de cette façon que l'on entend les choses. En l'appelant variole, ces médecins admettent que la fièvre typhoïde est non pas une maladie analogue à la variole, mais la même maladie ; or, à ne considérer que les caractères anatomiques, les lésions intestinales de la fièvre typhoïde ne ressemblent en rien aux pustules de la variole. Que si l'on objecte que le siège qu'elles occupent est la cause de leur dissemblance, nous répondrons qu'en comparant l'éruption dothiénentérique à l'éruption variolique des membranes muqueuses buccale et pharyngée, on ne saurait, avec la meilleure volonté, trouver entre ces lésions la moindre analogie. Enfin, si la fièvre typhoïde et la variole sont la même maladie, ceux qui ont l'une ne prendront pas l'autre : les faits sont encore ici en pleine contradiction avec la théorie des vaccinophobes. Dans notre service même, vous avez vu tout récemment des varioleux prendre la fièvre typhoïde, et réciproquement, des individus prendre la variole dans la convalescence d'une fièvre typhoïde grave. Ces exemples parlent assez haut pour n'avoir pas besoin de commentaire.

Enfin, messieurs, à ceux qui objectent que depuis l'inoculation vaccinale, les tables mortuaires portent un plus grand nombre de décès causés par la fièvre typhoïde, ne doit-on pas faire remarquer que la population infantile n'étant plus, grâce à la vaccine, décimée par les épidémies de variole, ces enfants, devenus jeunes gens ou adultes, sont restés soumis aux causes de toutes les maladies de l'adolescence et de l'âge adulte, et que cela explique pourquoi la fièvre typhoïde est peut-être plus fréquente aujourd'hui qu'autrefois ?

S'il arrivait qu'un jour on fût assez heureux pour trouver les prophylactiques de la rougeole et de la scarlatine, comme on a trouvé dans la
vaccine le prophylactique de la variole, il viendrait peut-être des gens
qui, à leur tour, chercheraient à démontrer que la scarlatine et la rougeole étaient des maladies nécessaires, et qu'en les empêchant, on a occasionné le développement de maladies nouvelles. Ces gens-là ne seraient
pas plus mal fondés que ceux qui professent à l'égard de la vaccine les
théories que nous combattons.

Conséquents dans leur manière de voir, ces médecins devraient arriver à conclure que, plus la variole est grave, plus son éruption est abondante, plus la dépuration de l'organisme est complète et plus l'économie
se trouve alors à l'abri des maladies dont la variole exempte; que, par
conséquent, mieux vaut l'avoir confluente que discrète.

vant d'avoir jamais été sérieusement entamé, le procès de la vaccine
est donc jugé en faveur du prophylactique de la variole; et la découverte
de Jenner restera l'un des plus grands bienfaits de la médecine.

Le seul défaut qu'on puisse lui reprocher, c'est que ce prophylactique
est devenu aujourd'hui assez souvent infidèle, l'immunité qu'il confère
se perdant peu à peu : pour cette raison, adoptant en principe l'opinion
de Grégory, je lui préférerais de beaucoup l'inoculation, une première
variole préservant bien plus sûrement de la variole que la vaccine; mais,
en fait, c'est à cette dernière que nous devons recourir, pour les motifs
que je vous ai exposés en vous parlant de l'inoculation variolique.

IV. — VARICELLE.

Essentiellement différente de la variole modifiée. — Ne met pas à l'abri de la contagion
variolique comme le fait la variole. — Réciproquement, la variole ne met pas à
l'abri de la varicelle. — Marche et caractères de l'éruption.

MESSIEURS,

Si, relativement à l'identité de la variole et de la variole modifiée, je
suis de l'avis de tous les médecins, il n'en est plus de même quant à la
varicelle ou *petite vérole volante*, comme on l'appelle encore vulgairement. Vous lirez, vous entendrez dire et répéter qu'elle n'est qu'une variole modifiée ; que la varicelle et la varioloïde sont deux maladies identiques, que toutes deux sont des manières d'être de la variole. Vous connaissez déjà mon opinion à cet égard : pour moi comme pour bien d'autres,
la varicelle et la varioloïde sont des maladies aussi étrangères l'une à
l'autre que le sont la variole et la rougeole, se ressemblant aussi peu que
celle-ci et la scarlatine se ressemblent, aussi différentes par leurs allures, par leur nature intime, par leurs formes, que deux maladies peuvent
l'être ; et, j'ose le dire, il faut que les médecins qui soutiennent l'opinion
contraire ne se soient jamais donné la peine de regarder des varicelles,
pour ne pas être convaincus de leur erreur.

Considérée d'une manière générale, abstraction faite de ses caractères
anatomiques, la varicelle présente des différences tellement tranchées
avec la variole modifiée, que l'on ne comprend pas comment cette confusion a pu être possible. D'une part, l'histoire des épidémies nous l'apprend, la varicelle peut régner isolément ; la variole modifiée ne règne
jamais épidémiquement sans être accompagnée de cas de variole légitime.
D'autre part, ces deux maladies éruptives se comportent d'une manière
bien différente relativement à l'âge des sujets qu'elles affectent. Tandis
que la variole, avant la découverte de la vaccine et avant la pratique des
inoculations, tout en attaquant surtout les enfants, attaquait aussi les
adultes, la varicelle restait, comme elle le fait aujourd'hui, presque exclusivement réservée aux jeunes sujets, et épargnait généralement les
adultes qui ne l'avaient pas contractée dans leurs premières années. L'inoculation datant, en Angleterre, en Allemagne et en France, du dernier
siècle, la vaccine n'ayant été vulgarisée qu'au commencement de celui-ci,
on voyait, par conséquent, alors bien peu de varioles modifiées ; cependant,
dès avant cette époque, la varicelle était parfaitement connue et décrite.
Jamais, à moins d'exceptions fort rares, la variole n'attaque un enfant

qui a été vacciné deux, trois ans auparavant. Vous pouvez impunément tenter sur lui l'inoculation. Mais au contact d'un autre enfant qui a la varicelle, il prend très facilement cette maladie. Par ce seul fait, il est donc évident déjà que la varicelle n'est pas la variole; de plus, si un individu qui vient d'avoir la varicelle se trouve dans un foyer de contagion variolique, il ne devra pas contracter la variole, puisque la varicelle dont il porterait encore les traces ne serait qu'une variole modifiée : néanmoins l'expérience nous apprend que cet individu peut parfaitement prendre la petite vérole la plus légitime.

Ces deux exanthèmes peuvent même marcher simultanément. Ainsi, M. le docteur Delpech, dans un mémoire publié en 1844, a rapporté l'histoire d'un enfant qui avait eu en même temps la variole et la petite vérole volante.

Exposez un individu à contracter la varicelle, et jamais il ne contractera la variole. En sera-t-il de même si vous inoculez le virus pris sur un malade atteint de la variole modifiée la plus bénigne, la plus discrète? En outre, si la variole présente des manières d'être très variables, la varicelle est une dans ses formes comme dans ses allures; en aucun cas, surtout, une variole antécédente n'exerce la moindre influence sur la varicelle qui la suit. De plus, tandis que les récidives de variole se présentent comme des cas exceptionnels, les récidives de varicelle sont loin d'être aussi rares. Toutes ces considérations ne donnent-elles pas la démonstration évidente que la *vérolette,* — c'est aussi le nom qu'on lui a donné, — diffère essentiellement de la petite vérole?

Ces dissemblances vont ressortir encore de l'étude que nous allons faire de la première de ces deux maladies, de la comparaison que nous établirons entre elles, la variole modifiée et la variole légitime.

Dans la variole discrète, — nous avons, à diverses reprises, insisté sur ce point, — la *fièvre d'invasion* dure trois jours, *l'éruption* se fait le quatrième; dans la variole confluente, l'invasion dure deux jours, l'éruption arrive le troisième; dans la variole modifiée enfin, discrète ou confluente, la période d'invasion a la même durée que dans la variole légitime, discrète ou confluente. Les choses se passent d'une façon tout autre dans la petite vérole volante.

Un enfant est pris aujourd'hui de malaise, de mal de tête; il présente les phénomènes qui accompagnent tout mouvement fébrile; mais ce jour même, avant que vingt-quatre heures soient révolues, on commence à apercevoir sur une partie quelconque de la surface du corps, tantôt sur le visage, tantôt sur le dos, sur le ventre, sur les jambes, indifféremment, des petites taches roses et légèrement acuminées, ressemblant aux taches rosées lenticulaires de la fièvre putride. Dans les premières vingt-quatre heures, on en voit dix, douze, quinze. Cependant la fièvre continue. Le lendemain vous pouvez comptez cent, cent cinquante taches de plus, mais

celles de la veille ont soulevé l'épiderme; elles l'ont soulevé ordinairement sous forme d'une *bulle* quelquefois arrondie de la manière la plus
parfaite et renfermant une sérosité transparente comme de l'eau de roche
sans qu'aucune aréole inflammatoire l'entoure.

Ce n'est pas là assurément la façon dont se comporte l'éruption variolique; ce n'est pas là non plus, quant au siège, quant au développement,
quant à la forme, le mode d'apparition des pustules de la variole modifiée.
Celles-ci ne ressemblent point, comme celles-là, à une phlyctène, à la
bulle du pemphigus et de certains herpès. Ces caractères anatomiques
palpables suffisent, à eux seuls, pour établir catégoriquement les différences qui distinguent si nettement ces deux maladies.

Le lendemain matin, la fièvre est presque nulle; il a paru cent à cent
cinquante boutons de plus dans la nuit. Le soir, le mouvement fébrile
reprend et dure jusqu'au jour suivant, où les taches de la veille sont encore devenues des bulles, tandis que de nouvelles taches se sont montrées
sur le corps, sur les parties occupées par les premières apparues, et toujours indistinctement. Ces poussées, ces accès de fièvre quelquefois violents, ayant lieu pendant la nuit, cessant le jour, se répètent ainsi pendant quatre à cinq nychthémères. Cette *fièvre* ne ressemble donc en rien
à la fièvre varioleuse; car celle-ci est d'une seule tenue, faisant ordinairement du premier coup tous les frais de l'éruption, qui se montrera
d'emblée, aussi générale qu'elle doit l'être, et non par accès successifs se
fractionnant en quatre ou cinq actes.

L'éruption de la varicelle est enfin complète; la fièvre tombe tout à
fait; les élevures roses qui se sont transformées après sept, huit ou dix
heures, en bulles parfaitement arrondies, brillantes, tendues par la sérosité lactescente, après vingt-quatre ou trente-six heures encore, s'agrandissent, deviennent irrégulières comme certaines pustules d'ecthyma;
leur sérosité est opaline, et elles s'entourent d'une aréole inflammatoire.
Cela dure trois jours environ, et vers le troisième jour la sérosité a fait
place à du pus; la pustule se crève; large et irrégulière, elle est douloureuse. Ainsi, tandis qu'il faut huit à neuf jours au bouton varioleux pour
accomplir son évolution, trois fois vingt-quatre heures suffisent à la bulle
de la varicelle. De plus, c'est sur les mains que la pustule variolique
offre les dimensions les plus grandes; c'est sur le dos et le tronc
qu'elles atteignent dans la varicelle leur plus grand développement.

Au septième jour, elles sont sèches, et laissent à leur place des croûtes
noirâtres comme celles qui succèdent aux pustules de l'ecthyma, ou bien
des taches rouges comme celles produites par un vésicatoire imparfaitement séché, suivant qu'elles ont marché plus ou moins franchement à la
suppuration, ou qu'elles ont ulcéré la peau à la façon d'un emplâtre cantharidien ou ammoniacal.

Ainsi, *la varicelle est une maladie éruptive à forme bulleuse;* la variole et la variole modifiée sont à forme pustuleuse : différence capitale suffisant à elle seule pour faire distinguer les deux maladies indépendamment des autres caractères tirés des symptômes généraux.

L'observation suivante, recueillie par M. Dumontpallier, me fournit une preuve nouvelle de la différence de nature entre la variole et la varicelle :

« Le mardi 4 mars 1862, écrit M. Dumontpallier, je fus mandé dans la famille de R... L'aînée des jeunes filles, âgée de treize à quatorze ans, était un peu souffrante depuis la veille seulement, et déjà, dès ma première visite, le 4 mars, je constatai une éruption de vésicules sur la face, les bras, les jambes, le tronc. Il y avait un peu de courbature, très peu de mal de reins, pas d'envie de vomir, à peine de la fièvre; cette jeune fille portait de belles cicatrices de vaccin. Je diagnostiquai une variole modifiée. L'enfant fut bientôt rétablie, mais elle portera sur la face une ou deux cicatrices de la fièvre éruptive.

» Le samedi suivant, 8 mars, je vaccinai les deux sœurs de mademoiselle de R..., âgées de dix et douze ans, en même temps que madame de R... et son frère, jeune homme de 23 ans. La vaccine ne prit pas sur ce dernier, non plus que sur les deux jeunes filles; mais une pustule de vaccin se développa sur le bras de madame de R...

» Les choses en étaient là, lorsque le lundi 17 mars, c'est-à-dire treize jours après le début de la fièvre éruptive de mademoiselle de R..., fille aînée, et neuf jours après l'inoculation vaccinale sur la famille de R..., je fus encore appelé près des deux jeunes filles cadettes. Toutes deux, le dimanche 16 mars, avaient éprouvé un peu de malaise; elles avaient pu se promener dans la journée; mais, le soir, elles avaient demandé à se mettre au lit de bonne heure. Le lendemain 17, elles présentaient sur le visage, les membres et le dos, une très belle éruption papuleuse, qui bientôt devint légèrement bulleuse; le deuxième jour, les bulles étaient remplies de sérosité lactescente, et se desséchaient bientôt sous forme de croûtes. — Aucun symptôme général grave ne se déclara; le troisième jour, l'appétit était revenu.

» J'appelai en consultation M. le professeur Trousseau, qui n'hésita pas à reconnaître une varicelle, s'appuyant sur le peu de durée de la période d'invasion, sur la forme bulleuse de l'éruption, sur la rapidité de la dessiccation et le peu de réaction générale.

» Il ressort de cette observation, d'une part, que mesdemoiselles de R... étaient à l'abri de la contagion variolique, puisqu'elles jouissaient encore du bénéfice d'une première vaccination, et que, d'autre part, la variole et la varicelle sont deux maladies de nature différente, de germe différent, puisque ne pouvant contracter la variole, mesdemoiselles de R... ont subi la contagion de la varicelle. »

Quelquefois la varicelle présente des phénomènes qui ne se retrouvent jamais dans la variole. Ainsi, dans une épidémie qui régna à l'hôpital Necker, la maladie commencée, la fièvre tomba; et pendant quinze, vingt, trente, quarante jours, apparaissaient des bulles pemphigoïdes sur diverses parties du corps, laissant sur les points qu'elles avaient occupés une ulcération absolument semblable à celle du pemphigus, persistant six semaines, deux mois. Jamais dans les varioles on n'observe rien de semblable.

En résumé, conditions épidémiques, symptômes généraux, mode d'apparition de l'éruption, forme de cette éruption, tout sépare la varicelle de la variole. Enfin jamais la première n'a amené la mort; jamais aucun médecin n'a vu un enfant mourir de la *petite vérole volante*, à moins d'une complication tout à fait indépendante de la fièvre exanthémateuse. On ne peut point en dire autant de la variole, ni de la variole modifiée.

Enfin, l'incubation de la variole dure de neuf à onze jours, — le fait a été démontré par l'inoculation; l'incubation de la varicelle dure quinze à dix-sept jours, non qu'ici l'inoculation ait appris quelque chose, car la varicelle ne s'inocule pas, du moins je n'ai jamais pu l'inoculer; mais lorsqu'un enfant affecté de cette maladie éruptive revient dans sa famille, on peut pronostiquer, d'après ce que l'expérience a démontré, que du quinzième au dix-septième jour qui suivra son arrivée, d'autres enfants la prendront probablement à leur tour.

V. — SCARLATINE.

§ 1. — Variété des épidémies. — Contagion. — Incubation. — Accidents du début.
Caractères de l'éruption. — Desquamation.

MESSIEURS,

Depuis près de six mois, nous voyons entrer fréquemment dans notre
service des malades atteints de la scarlatine; dans la ville, elle semble
régner épidémiquement et prendre une certaine gravité. — Vous avez pu
juger ici, par vous-mêmes, des formes assez étranges que cette maladie
est susceptible de revêtir. Je ne veux pas laisser échapper l'occasion de
vous en entretenir, car elle est en général assez peu connue des jeunes
gens qui fréquentent nos hôpitaux.

De toutes les pyrexies exanthémateuses et contagieuses, la scarlatine
est, en effet, la plus variable dans ses formes et dans ses allures; elle est
aussi celle dont les dangers peuvent être le moins prévus. La variole
discrète ou confluente, bénigne ou maligne, est toujours la variole; toujours on la reconnaît à ses grands caractères; toujours, sauf de très
rares exceptions observées surtout par les médecins qui nous ont précédés, elle se traduit à l'extérieur par des lésions anatomiques qui lui sont
propres, qu'elle ait été ou non modifiée, comme elle l'est si souvent par
une vaccination ou par une variole antécédentes. La scarlatine, au contraire, peut ne pas apparaître du côté de la peau; elle n'en est pas moins
grave. La rougeole garde toujours aussi ses allures, à peu de choses
près; son diagnostic est simple ordinairement ou presque toujours facile;
ses complications, généralement prévues, arrivent à un certain temps, à
un certain jour que le médecin peut prédire. La scarlatine, nous le verrons, présente des complications le plus souvent imprévues, que le praticien le plus expérimenté ne peut connaître d'avance, alors même
qu'elles sont imminentes.

Elle est tantôt tellement bénigne, qu'un des plus grands observateurs
des siècles passés, Sydenham, disait d'elle : *Hoc morbi* NOMEN (*vix enim
altius assurgit*). C'est que Sydenham ne nous a donné dans ses écrits
que les résultats de son expérience personnelle, et comme il ne l'avait
jamais vue grave, il traitait la scarlatine avec cette sorte de dédain qu'il
est loin d'avoir pour la rougeole et pour la variole. De nos jours, des écrivains qu'il faut toujours consulter nous disent que, pendant longues
années, les scarlatines qu'ils ont observées étaient si peu sérieuses, qu'ils

n'avaient vu personne en mourir. Graves rappelle qu'en 1800, 1801, 1802, 1803 et 1804, la scarlatine ravagea l'Irlande et fut très meurtrière [1]; tandis que de 1804 à 1831, les médecins qui l'avaient trouvée si terrible dans les années que nous avions citées ne voyaient presque plus de malades succomber à cette affection, devenue d'une étrange bénignité. En 1831, une nouvelle épidémie de scarlatine maligne se manifesta à Dublin et aux environs; en 1834, elle couvrit l'Irlande d'un deuil plus grand que ne le fit le typhus quelques années plus tard, que ne l'avait fait le choléra asiatique deux ans auparavant.

Lorsque je suivais, au commencement de mes études médicales, la clinique de Bretonneau, mon illustre maître nous enseignait que la scarlatine, dont il avait autrefois entendu parler comme d'une maladie très dangereuse, lui avait paru tout autre. Il nous disait que depuis 1799 jusqu'en 1822, il ne se souvenait pas d'avoir vu mourir un scarlatineux, et cependant il avait longtemps exercé dans la campagne avant d'être médecin en chef de l'hôpital de Tours. Les nombreux cas qu'il avait rencontrés, tant dans sa pratique nosocomiale que dans celle de la ville, avaient semblé lui démontrer que cette pyrexie exanthémateuse était de toutes la plus bénigne. Mais en 1824 une épidémie éclate à Tours et aux environs; en moins de deux mois, Bretonneau apprend que plusieurs malades ont péri avec une si effroyable rapidité, que, ennemi des doctrines de Broussais, alors en honneur, il accuse les médications instituées par ses confrères qui saignaient à outrance pour combattre l'angine et la prétendue fièvre inflammatoire du début; bientôt, en venant lui-même aux prises avec le mal, il reconnaît qu'il ne peut pas toujours lutter avec avantage, il voit mourir un nombre considérable de ceux auxquels il donnait ses soins, et lui qui, jusque-là, avait regardé la fièvre rouge comme une maladie si légère, apprend alors à la redouter à l'égal de la peste, du typhus et du choléra.

Ainsi, messieurs, vous le voyez, pendant un quart de siècle la scarlatine règne épidémiquement sans présenter aucune gravité; tout à coup ses allures changent, et elle frappe cruellement ceux qu'elle atteint. Il en est moins souvent ainsi de la rougeole et de la variole. Sans doute les épidémies de rougeole et de variole sont quelquefois fort graves, mais jamais elles ne sont aussi généralement graves, jamais non plus elles ne sont aussi généralement bénignes que le sont les épidémies de scarlatine. Pour celle-ci, le génie épidémique est plus dominant que pour celles-là, car, suivant la nature de ce génie, une épidémie de scarlatine est extraordinairement simple ou singulièrement grave.

Vous avez pu voir, messieurs, avec quel soin j'ai interrogé nos malades pour me rendre compte des circonstances dans lesquelles ils avaient pu

---

1. Graves, *Leçons de clinique médicale*, traduit par Jaccoud, 2ᵉ édit., Paris, 1863, t. I.

contracter la scarlatine. Je n'ignorais pas que les causes qui favorisent ordinairement l'apparition des autres maladies sont pour bien peu de chose
dans l'évolution des pyrexies exanthémateuses, et que la contagion doit
être plus particulièrement recherchée. J'aurai plus tard à revenir avec
vous sur cette évolution des germes contagieux; je craindrais d'être au-
dessous de cette grande question si je ne faisais que l'effleurer; j'aurais
le tort de n'être pas compris de vous, et cela par ma faute. Vous avez vu
combien j'attachais d'importance à connaître le jour que, pour la première fois, un contact direct ou indirect avait eu lieu avec un individu
contaminé; vous avez vu que si ce contact était quelquefois évident,
d'autres fois on ne pouvait le constater, et que lorsque des communications
avaient existé entre le malade et un scarlatineux, ces communications
avaient été telles que nous restions dans l'impossibilité d'apprécier la
durée de la période d'incubation.

Dans une fièvre exanthémateuse, alors que le virus n'est pas directement inoculé, rien n'est plus difficile à préciser; aussi rien n'est plus
variable que la manière dont, en général, cette question a été résolue :
tandis que, suivant les uns, l'*incubation de la scarlatine* dure de trois à
cinq jours, suivant les autres elle en dure huit, et suivant d'autres encore
elle peut se prolonger quinze, vingt et même trente jours. En un mot, on
a donné des chiffres hypothétiques, parce qu'on n'a pas voulu voir qu'il
n'y avait de certitude possible qu'autant qu'on était en mesure d'assigner
une date précise au début même de cette période d'incubation. Or, cette
date précise, nous ne pouvons l'avoir que pour une seule pyrexie, la
variole, parce que la variole est directement inoculable. Comme, pendant
un demi-siècle, cette inoculation a été pratiquée sur une grande échelle
dans toute l'Europe, on a été à même de poser exactement les limites
du temps qui s'écoule entre le moment où le virus variolique a été introduit sous la peau, et celui où la maladie se déclare; mais si, grâce à
cela, on est arrivé à déterminer rigoureusement la durée de la période
d'incubation dans la variole, il n'en est plus ainsi des autres pyrexies
exanthémateuses que l'on n'a pas encore inoculées, parce que peut-être
elles ne sont pas inoculables. Pour celles-ci il a donc fallu, à défaut d'inoculation, prendre pour point de départ de la période d'incubation le moment où l'individu s'était trouvé en contact avec un autre individu affecté.
Mais contact et inoculation ne sont pas même chose : en voici un exemple.
Cinq cents moutons sont réunis dans un même parc ou dans une même
bergerie; l'un d'eux prend la clavelée, maladie éruptive des bêtes ovines,
analogue à la variole de l'homme. Quinze et vingt jours plus tard, sept
ou huit autres moutons sont pris, et successivement chaque jour on en
voit quelques-uns tomber malades; il faut quelquefois que quatre mois
se passent avant que le dernier ait été atteint. Or, tous ces animaux
enfermés dans un même endroit, respirant un air confiné, serrés les uns

contre les autres et souillés par le pus de eurs voisins, tous ces animaux ont été affectés à des époques très différentes. Conclurez-vous de là que chez ceux-ci la période d'inoculation a été plus longue que chez ceux-là? Nullement, car l'inoculation pratiquée au même jour chez tous vous ferait voir la maladie se manifestant, au même jour aussi, chez tous sans exception. Contact et inoculation sont donc deux faits essentiellement différents : par l'inoculation, le virus est introduit presque nécessairement dans l'économie ; par le contact médiat ou immédiat, l'absorption, et si cette expression m'est permise, la conception de ce virus ne se fait pas toujours fatalement, elle n'a lieu que lorsque l'économie se trouve dans des conditions particulières : il faut, pour ainsi parler, que la voie soit ouverte. Une fois que l'absorption a eu lieu, que ce soit par inoculation, que ce soit par contact, l'évolution de la maladie se fait bien probablement dans un temps déterminé et égal chez tous, à peu d'heures, à peu de jours près.

Eh bien! de même que dans le cas que je viens de citer, on ne saurait juger le temps de la période d'incubation chez les animaux frappés par la contagion, de même pour la scarlatine on n'arrivera à préciser cette période qu'alors qu'on sera parvenu à inoculer le virus scarlatineux. Dans une même famille composée de dix individus, la maladie mettra quelquefois cinq semaines à se déclarer chez tous les membres de cette famille ; il arrivera pour eux exactement ce qui arrivait pour les moutons du troupeau dont je parlais tout à l'heure. Cela tient non à ce que ces individus ont été hors du contact pendant un certain temps, non à ce que la période d'incubation a duré plus longtemps chez les uns que chez les autres, mais à ce qu'ils se sont trouvés dans des conditions différentes pour subir l'influence et les effets du contagium. Il se passe dans ce cas ce qui se passe dans la syphilis. Le virus syphilitique, inoculé méthodiquement, détermine, après un certain nombre de jours, l'évolution d'une vésicule spécifique, et ce nombre de jours est à peu près rigoureusement déterminé ; mais que plusieurs hommes aient des rapports avec une femme infectée, les uns prendront la vérole immédiatement, tandis que les autres, s'étant exposés au contact infectieux plusieurs jours de suite, pourront n'être infectés que le dernier jour ou ne l'être pas du tout. Cela dépend de ce que les uns se sont trouvés dès le premier contact dans des conditions physiologiques ou pathologiques telles que le virus leur a tout de suite été inoculé, tandis que les autres ne se sont trouvés que plus tard dans ces mêmes conditions nécessaires à l'absorption du principe morbide.

En dernière analyse, la période d'incubation dans la scarlatine, c'est-à-dire celle comprise entre l'époque précise de l'absorption du virus scarlatineux et l'époque précise des premières manifestations de la maladie, cette période ne saurait être rigoureusement déterminée dans l'état actuel de nos connaissances. Les mêmes réflexions s'appliquent à la rougeole.

Il est pourtant des circonstances très exceptionnelles où l'on peut avoir sur ce point des notions assez précises.

J'étais, au commencement de l'année 1859, témoin d'un fait fort curieux dans la clientèle de mon ami M. le docteur Mac-Carthy, qui me faisait l'honneur de m'appeler en consultation. — Un négociant de Londres avait conduit une de ses filles aux Eaux-Bonnes, dans les Pyrénées, et avait passé l'hiver, avec elle, à Pau. En retournant en Angleterre, il s'arrêtait à Paris, où il désirait rester quelques jours. Sa fille aînée était demeurée à Londres, à la tête de la maison. Pressée d'embrasser son père et sa sœur, elle part; en traversant la Manche, elle est prise de fièvre, de mal de gorge, et arrive sept ou huit heures plus tard à Paris avec une scarlatine fort grave. Elle descend à l'hôtel presque au même moment que son père et sa sœur arrivaient de Pau. Celle-ci reste dans la même chambre que son aînée, et vingt-quatre heures après, elle éprouvait les premiers symptômes d'une scarlatine qui fut bénigne. — Or la scarlatine régnait à Londres, il n'y en avait pas à Pau.

Ce fait si curieux prouve que l'incubation, dans certains cas de scarlatine, peut ne durer que vingt-quatre heures; mais je suis bien loin d'en conclure qu'il en soit ordinairement ainsi. Il est assez probable, je le répète, que si le temps d'incubation de la variole a quelque chose de nettement déterminé, il n'en est plus de même pour les autres pyrexies exanthémateuses.

La *période d'invasion* de la scarlatine ne présente pas non plus de limites bien fixes. Rappelez-vous ce qui se passe pour la variole. Dans les varioles régulières, lorsque l'éruption apparaît avant quarante-huit heures à partir du début de l'invasion, on peut affirmer que la variole sera confluente, parce que, en règle générale, c'est à la fin du second jour ou au commencement du troisième que les pustules se montrent dans cette forme de la maladie; que si l'éruption s'effectue seulement vers le quatrième jour, on diagnostiquera une variole discrète. Rarement, en effet, l'éruption de la variole confluente est retardée jusqu'au quatrième jour, rarement aussi dans la variole discrète elle est avancée au second. Bien entendu, je parle seulement des varioles régulières, car, j'ai eu soin de vous signaler le fait, souvent les allures des varioles modifiées ne sont plus les mêmes.

Dans la scarlatine, les choses marchent différemment. Chez certains malades l'éruption apparaît dans les quatre ou cinq premières heures de la fièvre; chez quelques-uns même, ainsi que l'ont écrit les anciens auteurs, Heister en particulier, et comme on l'a depuis répété, il n'y a pour ainsi dire pas de fièvre de début. Quatre fois sur quatre-vingt-sept, suivant les recherches de MM. Barthez et Rilliet, l'éruption a été la première manifestation de la maladie; dans le plus grand nombre des cas, la fièvre d'invasion dura vingt-quatre heures, et très rarement elle se prolongea plus loin que le premier jour. Il est plus rare encore, à moins de complications, que l'éruption n'arrive que dans le cours du second jour, à plus forte raison dans le cours du troisième. Si quelques méde-cins croient avoir observé cette apparition à la dernière époque, je le ré-pète, le fait est extrêmement rare. Je ne nie pas d'une manière absolue sa possibilité : à mon avis pourtant, dans les observations auxquelles je fais allusion, souvent l'éruption n'aura pas été notée parce quelle sera passée inaperçue, parce que l'attention n'étant pas suffisamment éveillée sur une particularité que je vais vous rappeler, on ne l'aura pas cher-chée là où elle existait. En général, c'est sur le visage que nous cher-chons d'abord les exanthèmes fébriles, parce qu'en effet c'est là qu'ils se montrent en premier lieu, dans la rougeole du moins et dans la variole ; il n'en est plus de même pour la scarlatine. Dans cette maladie, c'est plus particulièrement sur le tronc, sur les avant-bras, sur le bas-ventre, au pli des cuisses, que l'éruption apparaît d'abord, de sorte qu'elle peut exister depuis vingt-quatre à trente-six heures avant de se mon-trer au visage, au cou. Nous pouvons croire alors qu'elle commence seulement, bien qu'en réalité elle ait débuté déjà depuis quel-que temps; mais lorsqu'on est prévenu de ce fait, l'erreur est facile à éviter.

Toutefois il est des cas dans lesquels la période d'invasion est effecti-vement prolongée bien au delà de son terme ordinaire; de même que dans la variole, nous l'avons dit en faisant son histoire, l'éruption peut apparaître plus tard que le quatrième jour, en raison de complications graves qui se sont présentées, de même aussi, en raison de complications graves dans la scarlatine, non-seulement l'exanthème peut se manifester dans le cours du second et du troisième jour, comme nous l'avons indiqué, mais encore son apparition peut être retardée jusqu'au huitième jour, ainsi que le fait suivant l'a appris.

Il y a six ans, j'étais mandé par M. le docteur Sarrazin, pour un jeune enfant que l'on croyait atteint de fièvre cérébrale. Le petit malade avait six ou sept ans; il accusait du mal de tête, il avait des vomissements; nous constatons du strabisme, de la lenteur du pouls, de la stupeur et de la somnolence. En présence de ces symptômes, nous croyions à une méningo-encéphalite. La maladie se prolongeant, je revis l'enfant le cin-quième, le sixième, le septième jour, ne changeant en rien mon diagnos-tic et portant toujours le pronostic le plus fâcheux. Le huitième jour, apparut une éruption scarlatineuse franchement caractérisée, accom-pagnée du mal de gorge habituel; à partir de ce moment, les accidents nerveux cessèrent complètement. Je n'ai vu, à la vérité, que ce seul fait dans tout le cours de ma carrière médicale, mais je sais que d'autres en ont observé d'analogues. Ce sont de bien rares exceptions, et, en règle générale, je le répète, la période d'invasion de la scarlatine est très courte.

Les phénomènes qui la caractérisent sont ordinairement une fièvre avec ou sans frisson préalable; chez les derniers malades que vous avez vus dans nos salles, ce frisson a manqué. La fréquence du pouls est considérable, plus considérable qu'elle ne l'est dans les autres pyrexies exanthémateuses. Ce fait a de l'importance; car, en étudiant la maladie dans ses éléments, en parlant de la scarlatine sans éruption, nous verrons que, dans bon nombre de circonstances, on arrive au diagnostic par la seule considération de cette extrême fréquence du pouls qui ne se retrouve que bien rarement dans les autres affections que l'on pourrait confondre avec la scarlatine. A cette fièvre s'ajoutent souvent des vomissements et de la diarrhée. Presque toujours, au moment où la fièvre apparaît, apparaît aussi le mal de gorge; c'est sur ce phénomène que le malade appelle tout d'abord l'attention des médecins, et il prend alors une signification diagnostique toute particulière. La langue ne présente, le premier jour, rien de particulier; elle est fébrile, c'est-à-dire chargée d'un enduit un peu limoneux, à peine rouge à la pointe et sur les bords; mais sur le voile du palais on peut déjà constater une rougeur assez vive, et, dans quelques circonstances, un aspect pointillé. Cette coloration rouge est très prononcée sur les amygdales, qui sont légèrement gonflées.

Lorsque la maladie est maligne, les accidents se présentent sous une tout autre forme. La fréquence du pouls est plus grande encore, à ce point que chez un adulte on peut compter 130, 140, 150, 160 pulsations dès le premier jour, avant même que l'éruption ait apparu à la peau. En même temps surviennent des troubles du côté du système nerveux, se traduisant par une grande agitation, par des convulsions, par une insomnie que rien ne saurait vaincre, par du délire, tout au moins par du subdelirium lorsque le malade est laissé à lui-même. Ce sont là des accidents bien rares dans les simples maux de gorge, bien rares aussi au début des autres pyrexies. Dès le premier jour, dès les premières heures, la scarlatine maligne s'annonce donc avec toute sa malignité, et cette malignité peut être telle, que les malades succombent avant que vingt-quatre heures se soient écoulées.

J'étais mandé par mon ami M. le docteur Bigelow, dans un pensionnat de Paris, auprès d'une jeune Américaine. Elle était depuis le matin en proie à un délire effrayant elle avait des vomissements incessants, une fièvre intense, la fréquence du pouls ne permettait pas d'en compter les battements; la peau était d'une sécheresse extraordinaire. Ces symptômes me firent déclarer, en arrivant auprès de la malade, que nous avions affaire à une scarlatine; et, en effet, bien que rien autre chose n'en démontrât l'existence, mon diagnostic se trouvait confirmé par la présence de l'éruption caractéristique chez une autre jeune fille du même pensionnat, où régnait alors une épidémie. Notre malade mourut avant la fin de la journée.

En 1824, au commencement de cette désastreuse épidémie qui sévit à Tours, et dont je vous ai parlé, nous voyons, avec Bretonneau, une jeune femme succomber en moins de onze heures avec des accidents terribles, délire, agitation excessive, fréquence extraordinaire du pouls ; or rien ne nous indiquait la maladie, si ce n'est que nous étions en pleine épidémie de scarlatine, et que, dans la famille de cette jeune femme, plusieurs personnes en avaient été atteintes.

Défiez-vous donc, en pareille circonstance, au milieu d'une épidémie de scarlatine, alors surtout que celle-ci a attaqué déjà des individus dans l'entourage de celui auprès duquel vous êtes appelés, défiez-vous de ces accidents nerveux arrivant ainsi au début d'une maladie. Presque toujours ces accidents annoncent une scarlatine maligne, qui presque toujours aussi tue avec une épouvantable rapidité ceux qu'elle frappe.

Je dois beaucoup insister sur ce point, parce qu'il y aurait là une occasion d'erreurs de diagnostic des plus sérieuses, parce qu'il y aurait aussi lieu à des fautes de pronostic des plus graves pour la réputation du médecin. Dans la pratique, en effet, on nous pardonne plutôt de laisser mourir les malades que de nous tromper sur l'issue d'une maladie.

Ces préceptes sont d'une grande importance. Hippocrate le proclamait déjà bien haut lorsqu'il dit au chapitre premier du *Pronostic* [1] :

« Le meilleur médecin me paraît être celui qui sait connaître d'avance. Pénétrant et exposant, au préalable, près des malades, le présent, le passé et l'avenir de leurs maladies, expliquant ce qu'ils omettent, il gagnera leur confiance ; et convaincus de la supériorité de ses lumières, ils n'hésiteront pas à se remettre à ses soins.... Rendre la santé à tous les malades est impossible, bien que cela valût mieux que de prédire la marche successive des symptômes.... Il importe de reconnaître la nature d'affections semblables, de savoir de combien elles dépassent la force de la constitution, et en même temps de discerner s'il y a quelque chose de divin dans les maladies, car c'est encore un pronostic à apprendre. De la sorte, le médecin sera justement admiré, et il exercera son art habilement. En effet, connaissant ceux dont la guérison est possible, il sera encore plus capable de les préserver du péril, en se précautionnant du plus loin contre chaque accident ; et prévoyant et prédisant quels sont ceux qui doivent périr et réchapper, il sera exempt de blâme. »

Ce sont là des considérations que vous devez avoir toujours présentes à l'esprit et dont vous comprenez déjà toute la portée. Pour revenir à notre sujet, lorsque dans une épidémie de scarlatine vous vous trouverez en

---

1. Hippocrate, *Œuvres complètes*, trad. Littré. Paris, 1840, t. II, p. 111.

présence des accidents dont je vous parle, faites vos réserves, car ces accidents vont peut-être se terminer rapidement par la mort. Presque jamais ils ne se montrent aussi inopinément funestes dans la rougeole ni même dans la variole.

De toutes les fièvres éruptives la scarlatine est celle qui exalte le plus la force de calorification. La peau du scarlatineux donne à la main la sensation de chaleur la plus âcre et la plus mordicante. Or, il en est de même de la température centrale : le thermomètre, placé dans l'aisselle, peut s'élever jusqu'à 42 degrés et même 42°,5 ; ce qui est une des plus hautes températures morbides qu'on puisse constater. Tant que, dans la période prodromique, la fièvre reste modérée, la chaleur est peu considérable ; mais vingt-quatre heures environ avant l'éruption, la *température s'élève subitement et reste à cette hauteur pendant tout le développement de l'exanthème*. De sorte que le maximum de l'éruption correspond exactement au maximum de la température ; ce qui est exactement le contraire de ce qu'on observe dans la variole, où je vous ai dit que la température diminuait à mesure que se faisait l'éruption. A l'inverse également de ce qui a lieu dans la variole, la *défervescence* dans la scarlatine est *traînante*, au lieu d'être rapide, s'effectue sans exacerbations notables et n'est complète qu'au bout de quatre à huit jours.

. Dans le sang des scarlatineux, suivant MM. Coze et Feltz, les globules rouges ne s'emplissent pas comme ceux du sang normal, mais se collent ensemble de manière à former des espèces de mares d'une teinte jaune rougeâtre, dans lesquelles les contours des globules ne sont plus visibles. Ceux que l'on voit isolés sont presque tous irréguliers, à bords frangés. Quelques-uns cependant ont conservé leur forme normale. On trouve dans le sérum des bâtonnets de bactéries, mesurant de trois à quatre divisions. Il y a une augmentation assez notable de globules blancs.

J'ai essayé de vous indiquer, au lit des malades, les caractères de l'éruption, et, quelque soin que j'y aie mis, je crains de n'y être pas parvenu.

Lorsque l'on consulte certains livres, il semble, en verité, qu'il ne soit pas permis à un médecin d'hésiter dans le diagnostic différentiel des fièvres éruptives. La rougeole, dit-on, consiste en une éruption constituée par de petites taches isolées, de forme irrégulière, laissant entre elles des intervalles de peau blanche. La variole se reconnaît à ses petites papules acuminées, devenant vésiculeuses le second jour, pustuleuses le troisième, s'ombiliquant et s'entourant vers le huitième d'une auréole inflammatoire. Ces traits sont si bien dessinés, qu'on ne saurait s'y méprendre. Quant à la scarlatine, ses caractères sont encore mieux tranchés : c'est une coloration diffuse, par plaques, d'un rouge écarlate. Tout cela est simple, mais les descriptions sont loin de rendre exactement ce qui existe en réalité pour tous les cas. Je vous ai montré, en effet, des rougeoles avec l'éruption diffuse, uniforme, sans taches isolées par des îlots de peau blanche. Cette forme n'est pas la règle ordinaire, à la vérité, mais enfin elle existe. Par opposition, vous rencontrerez des scarlatines secrètes, et même des scarlatines très confluentes, dans lesquelles l'éruption sera, dans certains points, formée par des taches, e mieux encore par une multitude de petits points rouges arrondis, parfaitement isolés les uns des autres, n'ayant pas cette coloration vineuse, framboisée, qu'on lui attribue ; bien qu'elle diffère de l'éruption morbilleuse, on pourrait cependant les confondre l'une avec l'autre. Ce que l'on confond surtout avec la scarlatine, ce sont ces éruptions qui annoncent encore assez souvent le début des varioles, plus particulièrement des varioles modifiées, éruptions dites *scarlatiniformes*, *morbilliformes*, sur lesquelles j'ai appelé votre attention.

Ce qui distingue la scarlatine des autres fièvres éruptives au début, c'est la présence de la *miliaire*, qui très souvent accompagne la rougeur de la peau ; elle se rencontre presque invariablement lorsque l'éruption scarlatineuse est tant soit peu confluente. Elle se montre sur les parties latérales du cou, de la poitrine, sur le bas-ventre ; on la reconnaît même sans la voir ; il suffit de passer la main sur ces régions pour sentir de petites saillies qui donnent l'idée de ce que l'on appelle la *chair de poule* ou de la peau de chagrin. En regardant alors, on distingue une multitude de petites vésicules qui, après trente-six ou quarante-huit heures, sont remplies d'un liquide lactescent.

Quant à l'éruption scarlatineuse elle-même, elle n'est pas constituée véritablement par une teinte uniforme comme celle de l'érysipèle, mais bien par une série infinie de petites élevures rouges de la peau, ressemblant aux vésicules d'un eczéma extrêmement serré. Au toucher, elles se reconnaissent ; à la loupe, la disposition que nous signalons est des plus évidentes. Ces petites élevures reposent d'ailleurs sur un fond rose. La rougeur de la peau présente son summum d'intensité sur le cou, sur la poitrine, sur le ventre, à la face interne des bras et des cuisses. Lorsque avec le doigt on comprime fortement les parties occupées par l'éruption, ou bien si l'on passe sur la surface cutanée un crayon, par exemple, comme pour tracer une raie, la rougeur fait momentanément place à une coloration d'un blanc qui tranche sur la teinte rouge qui l'entoure, mais quand on cesse la compression, la rougeur reparaît rapidement. Cela n'avait pas échappé à nos devanciers, et vous le trouverez parfaitement indiqué dans Borsieri. L'éruption se fait à peu près en même temps partout, bien qu'elle se montre le plus souvent au cou et à la poitrine avant de se montrer au visage. Ici elle n'a pas les mêmes caractères que sur le tronc : vergetée, d'un rouge très vif en quelques places à côté de traînées blanches, la peau de la face semble porter l'empreinte de doigts qui l'auraient vigoureusement souffletée ; et de plus elle est tuméfiée, et celle *tu-méfaction* est également notable *aux mains et aux pieds*. Produit au moment où l'éruption apparaît, le gonflement augmente avec elle, et par conséquent il est plus prononcé vers le second ou le troisième jour. Aux mains, il gêne le mouvement des doigts que le malade ne peut plier que difficilement, et à la vue on le constate aisément. Marchant avec l'éruption, il disparaît généralement avec elle aussi bien au visage qu'aux extrémités. Ce gonflement, messieurs, doit être très soigneusement distingué de celui qui appartient au rhumatisme scarlatineux, dont nous parlerons tout à l'heure.

En examinant la gorge du malade, on voit une rougeur très vive, et une *tuméfaction du voile du palais et des amygdales;* très souvent celles-ci présentent de petites concrétions blanchâtres, première manifestation de l'angine couenneuse scarlatineuse sur laquelle j'aurai à insister.

L'aspect de la langue que je vous ai déjà indiqué est tel, il est tellement spécifique, qu'à lui seul il peut suffire à faire reconnaître la maladie. Ni dans la rougeole, ni dans la variole, vous ne trouverez rien de semblable ; c'est là un caractère aussi spécial à la scarlatine, que peut l'être, dans la variole, la présence des pustules sur la membrane muqueuse buccale. Le premier jour il n'y a que l'enduit limoneux plus ou moins épais, plus ou mains blanc, coloré en jaune ou en vert lorsque le malade a vomi ; il n'y a que la légère rougeur de la pointe et des bords dont nous avons déjà parlé ; le lendemain cette rougeur augmente d'intensité et d'étendue ; elle augmente le troisième jour, et, vers le quatrième ou le cinquième, l'enduit saburral a plus ou moins complétement disparu. Toute la langue est alors d'un rouge écarlate ; elle est tuméfiée, et la saillie considérable de ses papilles donne à sa surface un aspect analogue à celui d'une fraise. S'il en est ainsi, c'est qu'elle s'est dépouillée de son épithélium, et, dans quelques cas, on peut assister à ce travail de desquamation, on peut même le hâter en faisant sur elle de légères frictions avec un linge. C'est là un phénomène constant, invariable dans la scarlatine, à moins que celle-ci n'ait été marquée par aucun phénomène fébrile. Rien de semblable, je le redis encore, n'arrive dans la rougeole ni dans la variole, lors même que cette dernière est accompagnée de stomatite. Vers le septième ou huitième jour, tout en conservant sa coloration rouge, la langue devient plus lisse ; vers le huitième ou neuvième jour, l'épithélium se forme d'une manière très apparente, d'abord excessivement mince, comme une pelure d'oignon ; vers le douzième jour il a repris à peu près son épaisseur naturelle, mais la membrane muqueuse reste un peu plus rouge qu'elle ne l'est dans son état normal.

En étudiant les rapports qui existent entre la gravité de la maladie et l'intensité de l'éruption, on reconnaît que certains auteurs ont commis à cet égard une faute capitale, capable d'induire en erreur les praticiens qui ne sont pas familiarisés avec la scarlatine. Ces auteurs disent que lorsque l'éruption est bien fleurie, bien vive, bien sortie, suivant l'expression vulgaire, le malade a d'autant moins de chances d'être pris d'accidents sérieux. Il faut dire le contraire : il faut répéter, à propos de la scarlatine, ce que l'on proclame à propos de la variole : *la gravité*, dans l'une comme dans l'autre, *est en raison directe de l'intensité de l'éruption*. Dans une scarlatine discrète, le danger est ordinairement moindre que dans une scarlatine confluente, comme dans une variole discrète il y a moins à redouter que dans une variole confluente. Dans l'une comme dans l'autre de ces pyrexies exanthémateuses, plus intense est l'éruption et plus graves sont les symptômes, plus grand est le péril : voilà ce qu'établissent les faits observés dans le cours des épidémies; voilà ce que vous avez pu constater vous-mêmes sur nos malades.

Cette proposition, messieurs, n'est pourtant pas absolue. Pour la scarlatine comme pour la variole, si l'éruption est empêchée par quelque grave fluxion antagoniste, par de grandes hémorragies, par des perturbations nerveuses, profondes, elle ne se fait pas, ou bien elle se fait mal et incomplètement.

La scarlatine, j'ai insisté sur ce point en commençant, ne se ressemble pas à elle-même; identique, bien entendu, dans son essence, elle ne l'est plus dans ses formes. Dans quelques cas, après dix ou douze heures de fièvre, une éruption insignifiante apparaît sur le cou, sur le tronc, et, deux ou trois jours après cette éruption, le mouvement fébrile léger qui l'accompagne a disparu. Ce que le malade a éprouvé a à peine été du malaise; la desquamation s'opère, elle se fait par petites bandes, par petites plaques, quelquefois elle est à peine apparente; puis, encore cinq ou six jours, et le malade est complètement guéri : s'il ne s'expose pas au froid, s'il ne commet pas d'imprudence, tout est fini. Sa maladie a été tellement simple, qu'elle a pu passer inaperçue.

Entre cette forme si bénigne et celle plus grave que j'ai principalement eue en vue et dont j'ai esquissé les grands traits, on trouve tous les intermédiaires; on trouve enfin la scarlatine maligne qui, je vous l'ai dit, est un fléau terrible, à l'égal des maladies pestilentielles les plus redoutées.

La *desquamation* dans la scarlatine est un phénomène assez mal connu de la plupart des médecins. Je vous ai montré ce matin deux femmes, l'une dont la desquamation n'est pas encore terminée au soixante-dixième jour; l'autre chez laquelle elle est encore en pleine activité le trente-cinquième.

Ordinairement la coloration rouge de la peau s'éteint d'abord plus ou moins rapidement; en quelques cas cependant l'éruption est encore très apparente, que la desquamation se fait en plusieurs points. C'est par le cou, par la poitrine qu'elle débute, du sixième au neuvième jour; ensuite elle se montre sur les membres, sur la face dorsale, puis sur la face palmaire des mains, en dernier lieu à la plante des pieds. Sur le corps elle présente des caractères tout particuliers, mais qui sont plus nettement tranchés aux mains et aux pieds que partout ailleurs. Sur le tronc ce sont des squames assez larges, n'ayant, il est vrai, souvent pas plus de 2 ou 3 millimètres de largeur, d'autres fois pouvant mesurer 1 centimètre, 1 centimètre et demi, 2 centimètres. Aux bras, aux jambes, là où l'épiderme est un peu plus épais, ces plaques atteignent jusqu'à 4 à 5 centimètres, et l'on peut les enlever par larges bandes comme à la suite des érysipèles et des phlegmons. Jamais cette desquamation scarlatineuse n'a la forme furfuracée de la desquamation morbilleuse. Dans la rougeole ces furfures sont tellement petits qu'on est obligé d'y regarder de très près pour les voir, que souvent même on ne les voit qu'à la condition de brosser la peau des malades avec la manche de son habit, pour recueillir de cette façon la poussière épidermique, blanche, sèche et comme farineuse, qu'ils forment. Dans la scarlatine, la desquamation présente aux mains et aux pieds un aspect tellement significatif qu'il est impossible de la méconnaître. L'épiderme s'enlève par lambeaux irréguliers, d'une étendue variable, quelquefois énorme, ressemblant à des morceaux de gant. Aux pieds, où cette desquamation est plus lente à se faire, des lambeaux détachés sont encore plus épais qu'ils ne le sont aux mains et, en quelques cas, les ongles qui sont, on le sait, une production épidermique, les ongles tombent. Le fait est rare, mais on l'a observé, et Graves en rapporte un exemple.

Wunderlich a noté une *élévation assez considérable de la température* lors de la desquamation. Ce fait, assez inattendu, diffère absolument de ce qu'on observe dans la variole. Il nous paraît démontrer que la fièvre est loin d'être terminée à ce moment qui semble en caractériser matériellement la fin ; et, puisque l'action morbifique n'est pas alors complètement épuisée, on comprend jusqu'à un certain point le développement des accidents parfois si redoutables qui surviennent à cette période insidieuse, accidents dont je vous entretiendrai longuement un peu plus tard.

§ 2. — Accidents nerveux. — Angine compliquée de diphtérie. — Bubons. Rhumatisme.

Les phénomènes qui vous ont frappés le plus dans la scarlatine, ceux qui vous ont le plus effrayés, sont les *accidents nerveux*. Leur intensité, il faut le dire, a dans cette maladie quelque chose de tellement particulier, qu'à eux seuls ils suffisent, dans le plus grand nombre des cas, pour permettre de distinguer cette pyrexie d'une autre fièvre exanthémateuse. Jamais, ou très rarement du moins, ni la rougeole ni la variole ne s'annoncent par des troubles cérébraux graves, à l'exception des convulsions éclamptiques qui sont assez fréquentes au début de ces deux maladies, surtout chez les enfants ; mais comme en définitive il n'y aurait, une fois l'éruption apparue, de confusion possible qu'entre la rougeole et la scarlatine, l'intensité des accidents nerveux établit entre elles une différence capitale.

Ils se montrent dès le début, dès le premier jour ils consistent en du *délire*. Je parle ici de ce qui se passe dans la scarlatine à forme grave, car dans la scarlatine bénigne cet accident ne se produit que chez les malades dont la sensibilité nerveuse est exceptionnelle. Dans la scarlatine grave le délire manque donc rarement, et lorsque la maladie est sérieuse, il est au moins aussi prononcé que dans la fière typhoïde la plus sévère ; il se déclare dès l'apparition de l'éruption exanthématique, et persiste souvent jusqu'à la période de desquamation, ou, pour mieux dire, jusqu'au moment où la fièvre tombe.

Ce n'est pas la seule manifestation des troubles survenus dans le système nerveux, qui se traduisent encore par la *carphologie*, la *jactitation*, le *coma*, en quelques cas par le *coma vigil*. On retrouve, en un mot, toutes les formes des accidents nerveux typhiques. Chez les enfants, on voit aussi survenir des *attaques d'éclampsie* dans les deux ou trois premiers jours de la maladie, moins souvent pourtant qu'au début de la variole et de la rougeole, où, ainsi que je vous le disais tout à l'heure, elles sont assez fréquentes. Elles ont dans la scarlatine un caractère bien autrement grave ; car tandis que celles de la variole sont considérées par certains auteurs, et en particulier par Sydenham (dont je ne saurais partager l'opinion à cet égard), comme d'un favorable augure, tandis que l'éclampsie initiale de la rougeole est généralement regardée comme un accident de médiocre valeur, les convulsions se produisant au premier ou second jour de la scarlatine sont au contraire d'une gravité considérable. Leur gravité est bien plus grande encore lorsqu'elles surviennent dans la troisième période de la maladie, alors qu'il existe un œdème général ; nous aurons à revenir sur leur signification, nous aurons à dire que ce sont dans ce cas des accidents presque constamment mortels.

Chez les adultes eux-mêmes les phénomènes épileptiformes ne sont pas sans exemple ; ils se montrent du second au troisième jour de la maladie chez les individus surtout qui sont sujets à de véritables attaques d'épilepsie et qui en ont eu antérieurement. Ces convulsions initiales se répétant, le coma leur succède, et la mort peut arriver les premières vingt-quatre heures à partir du moment de leur apparition.

Il est encore un phénomène nerveux considérable et d'un bien sinistre présage : je veux parler de cette *dyspnée* qui, n'étant liée d'ailleurs à aucune lésion matérielle appréciable du poumon, se retrouve avec sa triste signification dans un grand nombre de maladies septiques, le typhus puerpéral, le typhus des camps, le choléra, etc. ; dyspnée dont vous avez vu un terrible exemple dans nos salles, chez une femme récemment accouchée, que la scarlatine enleva avec une effroyable rapidité, et dont je rappellerai l'histoire lorsque nous étudierons la question du traitement.

TROUSSEAU, Clinique. I. — 11

Indépendamment des désordres inhérents aux troubles de l'innervation cérébrale et rachidienne, il en est d'autres qui se rattachent aux perturbations éprouvées par le système ganglionnaire, et que je dois indiquer; peut-être la dyspnée considérable que nous venons de signaler est-elle elle-même déjà un de ces phénomènes morbides.

Chacun aujourd'hui connaît les remarquables travaux de M. Claude Bernard sur le grand sympathique ; on sait que la section de ce nerf amène, dans les parties où il distribue ses filets, non une paralysie, mais au contraire une exagération de certaines fonctions, de la calorification et des sécrétions. Le savant professeur du collège de France a montré comment, en coupant les filets du trisplanchnique qui se rendent à l'oreille et à la face du lapin, on constatait dans ces parties une élévation de température qui pouvait être de 4 à 5 degrés centigrades au-dessus de la température normale, au-dessus de celle que conservait le côté opposé où l'on n'avait pas opéré la section du nerf. Il a fait voir qu'en détruisant les ganglions thoraciques et ceux du plexus solaire, on produisait des effets de vascularisation analogues à ceux que l'on observe dans les expériences dont je viens de parler et donnant lieu à des inflammations violentes; il a montré que les lésions de ce système ganglionnaire avaient une grande influence sur les sécrétions[1]. En appliquant à la pathologie le résultat de ces expériences physiologiques, on arrive à conclure que, toutes les fois que la calorification s'exagère chez un animal, il y a lieu de supposer une perturbation survenue dans le système nerveux trisplanchnique, bien plus que des troubles dans les fonctions du système cérébro-spinal. Or, il n'y a certainement pas de maladie qui soit accompagnée d'une *élévation générale de température* aussi grande que la scarlatine. Chez les scarlatineux, en effet, je vous l'ai déjà dit, le thermomètre, placé dans le creux de l'aisselle ou introduit dans le rectum, a marqué 40,41 degrés centigrades; J. Curie a même noté 112 degrés Fahrenheit, ce qui correspond à 44 degrés et demi de notre thermomètre. Cette élévation de température ne peut s'expliquer que par un trouble considérable de l'innervation ganglionnaire, trouble qui se manifeste encore du côté d'autres fonctions qui sont sous la dépendance du grand sympathique : ainsi les *vomissements bilieux* incessants du début, qui sont de si mauvais augure, et qui persistent chez quelques individus, quatre, cinq, six jours ; les *diarrhées abondantes* incoercibles que nous avons souvent observées.

La nature non inflammatoire de ces symptômes morbides est essentielle à noter. Si, en effet, dominés par une idée de phlogose que semble indiquer la chaleur brûlante, âcre de la peau, on veut combattre la diarrhée et les vomissements par les antiphlogistiques, on fait de toutes les médications la plus pitoyable, la plus périlleuse ; car, de toutes les fièvres érup-

1. Claude Bernard, *Leçons sur le système nerveux.* Paris, 1858.

tives, la scarlatine est celle qui demande le moins ce genre de traitement, rarement avantageux, du reste, dans la variole et dans la rougeole.

Outre ces accidents, nous avons encore à noter les *hémorrhagies* qui se font par toutes les membranes muqueuses et dans le tissu cellulaire sous-cutané. Quand la scarlatine prend ainsi, dès les premiers jours, la forme hémorrhagique, elle est invariablement mortelle, tandis que l'hématurie que l'on observe si souvent dans le décours de la maladie, et qui souvent est accompagnée d'anasarque, est d'un présage beaucoup moins funeste ; vous avez, en effet, messieurs, vu déjà plusieurs de nos malades guérir facilement après avoir rendu, pendant plus de quinze jours, des urines sanguinolentes. — Nous reviendrons plus tard sur cet accident.

J'arrive à présent à l'*angine scarlatineuse.*

Cette angine est assurément une des affections les plus difficiles à bien décrire et à bien connaître. Indiquer ses formes simples ou graves me paraît en général chose aisée ; mais il n'en est plus ainsi d'une de ces dernières formes que nous étudierons à son tour, et dans laquelle la diphthérie vient jouer probablement le rôle de complication, déconcerter les prévisions des médecins et imprimer à l'angine scarlatineuse un caractère d'une épouvantable gravité.

La scarlatine, nous l'avons établi, est une maladie essentiellement angineuse. Quelque bénigne qu'elle soit, il est bien rare qu'elle ne soit pas accompagnée de mal de gorge, comme il est rare que la rougeole, même très légère, ne soit pas accompagnée de douleur du larynx. Ce mal de gorge se retrouve aussi dans la variole, car la présence de trois ou quatre pustules sur le pharynx suffit pour l'occasionner ; mais l'angine varioleuse diffère incontestablement de l'angine scarlatineuse.

Dès le premier jour de la maladie, dans la scarlatine, le voile du palais, ainsi que je vous l'ai dit, est rouge, d'une teinte analogue à celle de la peau, plus foncée pourtant ; les amygdales, légèrement tuméfiées, sont d'une couleur violacée. La fièvre marche, et après deux, trois, quatre jours, apparaissent souvent sur l'une des tonsilles, quelquefois sur les deux, de petites concrétions blanchâtres, ordinairement d'un blanc laiteux, à moins que, le malade ayant vomi, elles ne soient colorées par quelque substance venue de l'estomac. En les examinant de près, en les enlevant avec le manche d'une cuiller, vous reconnaîtrez que ces concrétions diffèrent des fausses membranes diphthériques. Celles-ci, d'un blanc jaunâtre, sont adhérentes, et lorsqu'on les saisit à l'aide d'une pince, elles s'enlèvent généralement par lambeaux ; les concrétions scarlatineuses, pultacées, moins adhérentes à l'amygdale qu'elles recouvrent, n'ont pas le caractère de la fausse membrane, et ressemblent bien plus à ces sécrétions qui se font, par exemple, à la surface des ulcères de mauvais aspect. En réalité, il n'y a là qu'un mélange d'épiderme et de matière sébacée produite par l'amygdale, et non point une sécrétion pseudo-membraneuse. M. le docteur Peter a, en effet, démontré que l'angine pultacée est caractérisée par une production exagérée d'épithélium, qui, en se desquamant rapidement, donne naissance à ces plaques d'apparence couenneuse. C'est, on le voit, une affection qui n'a rien de diphthérique.

L'affection faisant des progrès, l'intensité de l'angine peut devenir assez considérable pour gêner la respiration et surtout la déglutition. Le malade rend ses boissons par le nez ; sa voix est nasillarde, les ganglions du cou, principalement ceux des angles de la mâchoire, s'engorgent. En dehors de toute intervention médicale, ou sous l'influence d'une médication très peu active, au moment où l'éruption scarlatineuse de la peau s'éteint et s'efface, cette angine rétrocède également. Les amygdales se dépouillent de leurs concrétions, tout en restant rouges et quelquefois excoriées : l'affection est guérie. Cependant la gorge et la langue restent encore sensibles, et cet excès de sensibilité persiste plus longtemps sur le premier de ces organes que sur le second. Tout se termine par une sorte de desquamation analogue à celle que nous avons déjà vue se faire sur la langue.

Telle est la forme ordinaire, la forme la plus simple de l'angine scarlatineuse.

Il en est d'autres plus graves, avons-nous dit ; il en est une, en particulier, à laquelle j'ai déjà fait allusion, que j'ai vue presque invariablement mortelle, et sur laquelle je dois appeler votre attention.

Des individus prennent une scarlatine de moyenne gravité, ils ont un peu de délire la nuit, à peine quelques accidents nerveux : le pouls est assez fréquent, la douleur de gorge est du reste assez modérée. La maladie arrivée au huitième, au neuvième jour, il semble que la guérison soit assurée ; la fièvre est retombée, l'éruption a disparu, et l'on rassure la famille. Tout à coup un engorgement considérable se montre à l'angle des mâchoires, il occupe non seulement cette région, mais s'étend encore au cou et quelquefois à une partie de la face ; un liquide sanieux, fétide, très abondant, s'écoule des fosses nasales ; les amygdales sont très volumineuses, l'haleine exhale une odeur insupportable ; le pouls reprend subitement une grande fréquence, il est petit ; le délire reparaît, d'autres accidents nerveux se reproduisent. Puis, le délire persistant, le coma survient ; en même temps la peau se refroidit, le pouls devient de plus en plus misérable, et le malade succombe, après trois ou quatre jours, dans une lente agonie, ou il meurt subitement enlevé comme par une syncope.

Comment expliquer ce qui s'est passé ? On peut se demander si la diphthérie n'est pas venue compliquer la scarlatine et se jeter à la traverse. Ces phénomènes, il faut le dire, ressemblent tellement aux formes terribles de cette épouvantable maladie, à ces formes qui tuent les individus, adultes ou enfants, avant que l'affection couenneuse ait eu le temps de se propager au larynx, les fausses membranes restant localisées aux fosses nasales, aux oreilles, à la gorge ; ces phénomènes ressemblent tellement à ceux qui caractérisent ces formes foudroyantes de la diphthérie maligne, qu'on est tenté de croire que ce n'est plus la scarlatine, mais bien cette dernière et funeste affection qui est venue emporter le malade. Je suis d'autant plus disposé à adopter cette manière de voir que, dans quelques circonstances, le larynx est envahi. Graves cite des observations d'individus mourant du croup à la fin d'une scarlatine, et guérissant de cette fièvre exanthémateuse après avoir rendu des fausses membranes tubulées, moulées sur la trachée. Graves, en citant ces faits, me reproche d'avoir méconnu cette forme de l'angine scarlatineuse ; je l'avais en effet méconnue, et je disais : *La scarlatine n'aime pas le larynx.* Mais pendant mon séjour à l'hôpital des Enfants, j'avais, dans un grand nombre de circonstances, trouvé une identité si extraordinaire entre l'angine maligne scarlatineuse et l'angine maligne diphthérique, que j'avais été ébranlé dans mon opinion. Aujourd'hui je ne puis m'empêcher de croire, bien que n'osant l'affirmer, que ces accidents dont je viens de parler ne sont autre chose que des accidents diphthériques arrivant à la fin de la scarlatine comme une complication redoutable. Les malades succombent, en réalité, avec tous les symptômes de l'empoisonnement diphthérique : refroidissement général, petitesse du pouls, fétidité de l'haleine qui s'exale par la bouche et par le nez, pâleur universelle de la peau ; tous symptômes qui ne s'observent dans aucune autre espèce d'affection grave. Il peut donc se faire que les individus étant placés dans des conditions particulières, au milieu d'un foyer épidémique (cela se voit surtout dans les hôpitaux d'enfants où la diphthérie est pour ainsi dire toujours en puissance), il peut se faire que l'angine scarlatineuse devienne le point d'appel d'une fluxion diphthérique, absolument comme une petite excoriation derrière l'oreille, comme une ulcération de la vulve ou des plis de la peau, comme tout autre plaie peut, chez les individus se trouvant dans les mêmes conditions épidémiques, devenir le point de départ des manifestations de la diphthérie. Ce qui tend encore à me fortifier dans cette manière d'envisager les faits, c'est que, de ces angines survenant subitement au neuvième et dixième jour de la scarlatine, je me rappelle n'avoir vu guérir qu'une malade, la fille de mon honorable ami M. le docteur Caffe ; tandis que par la véritable angine scarlatineuse, même grave, ayant débuté avec la fièvre exanthémateuse, et arrivant à son summum d'intensité vers le cinquième, sixième, septième et huitième jour de la maladie, la guérison est la règle et s'opère le plus souvent sans le secours de l'art.

Lorsque nous nous occuperons du traitement de la scarlatine, je parlerai du traitement du mal de gorge qui l'accompagne ; pour le moment je dirai que l'angine couenneuse scarlatineuse (il n'est plus question de cette forme maligne sur laquelle je viens d'appeler l'attention, mais de la forme simple qui, je l'ai dit, est presque toujours accompagnée de concrétions couenneuses pultacées), cette angine scarlatineuse simple se comporte très différemment de l'angine diphthérique. Tandis que celle-ci est très mobile et tend à se propager du côté du nez et du larynx, celle-là, au contraire, reste plus généralement limitée au pharynx, et pour elle je maintiens la proposition que Graves a condamnée : *elle n'aime pas le larynx.* L'angine scarlatineuse vraie est donc pharyngienne, bien différente de l'angine morbilleuse qui est laryngienne, de l'angine varioleuse qui est à la fois l'une et l'autre. La voix des malades qui en sont affectés est nasillarde, mais son timbre est sonore ; elle ne subit d'autres modifications que celle qu'elle éprouve en passant par la gorge, le nez et la bouche. Dans la rougeole, le timbre de la voix, très souvent altéré dès sa formation dans le larynx, n'éprouve plus de modification en traversant l'arrière-gorge.

En décrivant l'éruption, nous avons noté la tuméfaction qui l'accompagne, nous avons dit qu'elle gênait aux mains et aux pieds le mouvement des doigts ; mais cette tuméfaction n'est pas la seule cause de la gêne accusée par les malades, elle n'a pas lieu par le seul fait de la congestion des téguments, elle est aussi le symptôme d'un autre accident qui se rencontre encore dans la période aiguë de la scarlatine. Cet accident, c'est le rhumatisme.

Le *rhumatisme scarlatineux* est, chez les adultes du moins, un épiphénomène très commun, et deux de nos malades en sont actuellement atteints ; mais comme il ne se traduit pas par les symptômes généraux du rhumatisme ordinaire, comme il reste borné, dans le plus grand nombre des cas, à trois ou quatre articulations, principalement à celles de la main ou du poignet, il est souvent méconnu. Les malades s'en plaignent peu d'ailleurs, et il faut avoir l'attention éveillée sur ce point pour constater l'existence de l'affection ; alors en interrogeant soigneusement les individus, en examinant attentivement leurs articulations, en exerçant sur elles une certaine pression, on trouve, peut-être dans un tiers des cas, ces douleurs articulaires. Cela est important à savoir, car dans le décours de la maladie, on voit souvent se déclarer des accidents aigus du côté des jointures, des arthrites généralisées, fréquemment aussi des péricardites, des endocardites, complications déjà signalées par Graves, que j'ai observées moi-même et qui me paraissent être de nature rhumatismale. Le rhumatisme scarlatineux a pour conséquence aussi, quelquefois, la danse de Saint-Guy, qui survient chez les enfants : nous reviendrons sur ce sujet.

Dans certains cas, vers la fin de la scarlatine, vers le déclin de son éruption, il arrive dans diverses régions, mais principalement du côté du cou, des *engorgements ganglionnaires*, de véritables *bubons scarlatineux*.

Toutes les maladies pestilentielles sont accompagnées de bubons. Ainsi la dothiénentérie a ses bubons mésentériques; car, vous le savez, vers le neuvième ou le dixième jour de cette maladie, les ganglions du mésentère peuvent présenter un volume énorme, égal à celui d'un œuf de pigeon. La scarlatine, qui est aussi une maladie pestilentielle, a donc ses bubons. Leur siège principal est la région cervicale, et leur évolution est déterminée par les lésions qui occupent la gorge. Dès le début vous constatez déjà l'existence d'engorgements ganglionnaires sur les parties latérales du cou et aux angles de la mâchoire. Quelquefois, vers le dixième ou douzième jour, indépendamment des désordres produits par cette forme grave de l'angine dont j'ai parlé, les ganglions cervicaux s'enflamment subitement; la peau rougit, se tend, et en quatre, cinq ou six jours, il s'est formé un plegmon plus ou moins vaste. Si on l'ouvre on donne issue à du pus, et, en quelques cas, le tissu cellulaire qui entoure les ganglions est sphacélé. Je me rappelle un jeune garçon de quatorze ans chez lequel cette gangrène fut telle, que les muscles du cou furent disséqués, comme cela arrive dans les plegmons diffus, et que l'on voyait les carotides battre au fond de l'horrible plaie qui s'était produite : le malade guérit, mais garda une hideuse difformité ; Graves rapporte un cas identique avec celui-là.

Des lésions analogues peuvent se produire dans d'autres régions du corps, là même où n'existent pas de ganglions, là du moins où ceux-ci ne paraissaient pas avoir été le point de départ des accidents. Chez le jeune garçon dont il vient d'être question, en outre du vaste abcès du cou, survenait au dixième jour de la scarlatine, un plegmon diffus de la jambe qui détermina une rétraction, un raccourcissement considérable du tendon, et laissa le malade boiteux, au point que cette infirmité le fit exempter du service militaire lorsque, six ou sept ans plus tard, il tira à la conscription.

Non-seulement la scarlatine peut donner lieu à ces engorgements ganglionnaires, à ces bubons aigus, à ces plegmons diffus du tissu cellulaire, dans la période active de la maladie, mais encore elle peut occasionner des *engorgements ganglionnaires chroniques*. Chez des enfants qui ne sont en aucune façon scrofuleux, vous pourrez voir, à la suite de cette pyrexie exanthémateuse, subsister des engorgements chroniques ayant débuté avec elle, et persistant deux, trois, quatre mois après sa guérison. Chez les individus atteints de diathèse strumeuse, ces engorgements deviennent des écrouelles, et les inflammations ganglionnaires se terminent souvent par des ulcérations scrofuleuses.

Il nous reste à présent, d'une part, à étudier les accidents qui survien-nent pendant la période de décroissance de la fièvre rouge ; d'autre part, à considérer la scarlatine dans ses formes rudimentaires, ce qui est loin de dire dans ses formes simples, mais bien dans celles qu'elle revêt lors-qu'elle cesse de présenter ses caractères habituels, lorsqu'elle est si dé-figurée, qu'à moins d'une extrême attention, il est, dans beaucoup de cas, impossible de la reconnaître. Cette partie de l'histoire de la scarla-tine est à coup sûr la plus importante, moins encore au point de vue no-sologique qu'au point de vue essentiellement pratique.

Parmi les accidents de la période de décroissance, les uns peuvent être considérés comme immédiats, les autres comme médiats, en ce sens qu'ils arrivent beaucoup plus tard que les premiers.

Ici, messieurs, nous retrouverons encore les accidents nerveux. Un in-dividu guérit de la scarlatine, il est en convalescence, vous n'avez plus aucune inquiétude, lorsque tout à coup des vomissements surviennent, semblables à ceux du début ; avec ces vomissements du délire, une épou-vantable agitation, une grande fréquence du pouls, et le malade suc-combe dans le coma ou au milieu de phénomènes convulsifs. Cependant il n'y avait pas d'anasarque, pas d'albuminurie, pas d'hématurie, rien qui pût faire prévoir de pareils désordres. Ces accidents se montrent chez les adultes comme chez les enfants. Survenant dans le décours de la mala-die, ils ont une signification bien autrement terrible qu'ils n'en avaient dans la première période, et pourtant ils étaient, alors, déjà très graves. Je ne saurais donc trop dire et répéter que dans la scarlatine on ne doit considérer les malades comme guéris que longtemps après la cessation des derniers phénomènes morbides. Il n'est pas de maladie qui décon-certe davantage le médecin, qui le trompe davantage dans ses prévisions. La fièvre est éteinte, on n'observe plus que quelques accidents légers en apparence, vous annoncez la guérison, et cependant le mal est encore re-doutable, il va tuer le malade avec une extrême rapidité, alors que rien ne pouvait le faire craindre.

Des phénomènes immédiats de la période décroissante de la maladie, l'anasarque est un de ceux qui méritent le plus de fixer notre attention.

Cet accident survient, non pas dans la forme la plus grave, mais plutôt peut-être dans la forme moyenne de la scarlatine. Il arrive chez les con-valescents, non-seulement lorsqu'ils se sont exposés au froid, lorsqu'ils ont commis quelque imprudence, quelque écart de régime, mais alors même qu'ils sont restés entourés des soins les mieux entendus, de la plus constante sollicitude. MM. Barthez et Rilliet l'ont noté chez un cinquième des scarlatineux qu'ils ont observés. Il ne se montre guère que quinze ou vingt jours après l'éruption ; je l'ai vu survenir un mois après que celle-ci s'était complétement éteinte.

Cette anasarque se produit ordinairement d'une manière soudaine ; elle envahit la face, tout le reste du corps, et dans quelques cas elle est si considérable, qu'un enfant, par exemple, que la veille vous aviez laissé maigre, chétif, vous apparaît le lendemain comme obèse en raison de l'é- norme bouffissure dont il est pris. Cette bouffissure atteint quelquefois en vingt-quatre heures son maximum d'intensité ; elle est universelle et dans une proportion que vous retrouverez rarement dans les anasarques consécutives aux maladies organiques du cœur et à la maladie de Bright. En d'autres cas, au contraire, l'anasarque est très peu prononcée, limitée au visage et aux extrémités, mais elle se lie à une pâleur remarquable des téguments, et presque toujours elle a été précédée ou elle est encore accompagnée d'hématurie.

L'*hématurie* se montre, en effet, assez communément dans la scarlatine, bien que fréquemment elle reste méconnue. Si le sang est pur, s'il n'est que légèrement altéré par son mélange avec les acides de l'urine, qui prend alors une coloration noire, le pissement de sang est reconnu et si- gnalé par ceux qui entourent le malade ; mais il ne l'est pas lorsque, la sécrétion sanglante étant peu considérable, les urines sont colorées en rose. La coloration des urines sanglantes peut être aussi verdâtre comme du petit-lait, coloration essentiellement différente de celle de l'urine dans la maladie de Bright, de toutes les autres urines d'ailleurs. Dans les pre- miers jours, l'hématurie peut être assez considérable pour qu'au fond du vase où l'on a recueilli l'urine, on voie se déposer des globules sanguins formant dans le verre à expérience un précipité de 1 à 2 centimètres de hauteur. Le liquide ressemble alors à une solution fortement chargée de ratanhia ; à mesure que l'affection marche, l'urine prend la coloration que nous avons indiquée, mais on peut encore reconnaître la présence du sang, d'une part aux globules altérés que l'on trouve adhérents aux pa- rois du verre, d'autre part à la quantité énorme d'albumine contenue dans l'urine. Ce n'est plus, lorsqu'on chauffe celle-ci ou qu'on l'a traitée par l'acide nitrique, une albumine blanche, comme dans la maladie de Bright, que l'on obtient, mais une albumine brunâtre ou légèrement foncée en couleur, analogue à celle que l'on retrouve dans l'albuminurie aiguë.

Cette *albuminurie* aiguë, généralement passagère, disparaissant le plus souvent au bout de quinze jours, trois semaines, quelquefois plus rapidement encore, cette albuminurie peut passer à l'état chronique, et constituer alors une véritable *maladie de Bright*. Les accidents aigus ont disparu, tout semble être rentré dans l'ordre ; cependant, en examinant les urines, on constate qu'elles contiennent toujours de l'albumine. Lorsque cette albuminurie persiste un mois, six semaines, méfiez-vous de ce symptôme. Il indique que le rein a commencé à s'infiltrer d'éléments fibro-plastiques, et, dans un temps plus ou moins rapproché, les malades succomberont aux progrès de cette nouvelle complication.

Comme l'albuminurie passagère qu'elle accompagne, et à laquelle elle se lie, l'anasarque, surtout chez les enfants, guérit le plus habituellement vite et à l'aide de soins hygiéniques faciles à donner. Mais, dans quelques circonstances, malgré ces soins, cette complication, surtout lorsqu'elle est survenue très rapidement, emporte les malades en déterminant l'évolution d'accidents de nature variable qu'il importe de connaître.

Tantôt les individus accusent tout à coup un violent mal de tête accompagné de troubles de la vue; on doit alors redouter les convulsions. Il faut être prévenu de ce fait, car, d'une part, il est nécessaire d'instruire les familles de ce qui va arriver, et, d'autre part, on peut quelquefois parer à cet accident. Tenir la tête élevée, faire mettre le malade les jambes pendantes sur le bord de son lit, lui administrer des purgatifs un peu énergiques, sont des moyens quelquefois employés avec succès. Mais le plus généralement, quoi qu'on fasse, les attaques convulsives surviennent et tuent souvent immédiatement. D'autres fois elles se reproduisent avec rapidité à des intervalles d'une heure et demie, d'une heure, d'une demi-heure; elles sont presque continues, l'une est à peine terminée que l'autre commence, et le malade meurt dans la stupeur et le coma.

D'autres fois l'anasarque gagne les parties profondes. Je l'ai vue frapper le voile du palais, la luette, l'épiglotte, les ligaments aryténo-épiglottiques. Chez l'enfant qui présenta ces lésions survinrent immédiatement les accidents de l'*œdème de la glotte*; il ne dut la vie qu'à une énergique cautérisation pratiquée à la partie supérieure du larynx. Un de mes collègues, M. le professeur Richet, me racontait avoir été appelé, le 11 décembre 1857, auprès d'un enfant atteint de cet œdème de la glotte consécutif, chez lequel il fut obligé d'avoir recours à la trachéotomie pour empêcher une mort imminente. Les faits d'individus enlevés par cette affection du conduit respiratoire, dans l'anasarque scarlatineuse, ne sont pas très rares; la suffocation arrive d'autant plus facilement que la gorge, ayant été touchée par l'inflammation, celle-ci s'étend aux ligaments aryténo-épiglottiques, où elle devient le point d'appel d'une fluxion œdémateuse, et que la tuméfaction du pharynx complique le gonflement de l'orifice supérieur du larynx.

Il est d'autres accidents du décours de la scarlatine bien moins connus, quoiqu'ils commencent à l'être un peu plus aujourd'hui : je veux parler des pleurésies malignes, des péricardites et du rhumatisme dont il a déjà été question.

Lorsqu'il s'agit des fièvres éruptives, on dit que la rougeole invite aux affections thoraciques; le fait est vrai, car la rougeole s'attaque d'abord et avant tout aux bronches; elle s'y déclare avant de se manifester du côté de la peau, comme la scarlatine s'annonce par l'angine pharyngienne avant que l'éruption cutanée apparaisse. Le premier accident de la fièvre morbilleuse, c'est le catarrhe pulmonaire, et dès lors on comprend comment cette affection, pouvant être portée au delà du degré qu'elle prend ordinairement, les phlegmasies des poumons se produisent assez communément. Aussi lorsque, le septième ou le huitième jour d'une rougeole, un malade conserve de la fièvre, est-on à peu près certain qu'il a soit un catarrhe aigu, soit une pneumonie, soit même une pleurésie.

Les auteurs s'accordent au contraire unanimement sur ce point que, dans la scarlatine, les organes thoraciques sont respectés; ils le sont, il est vrai, dans la période aiguë de la maladie, mais ils ne le sont plus dans son décours. Il est, en effet, assez commun de voir chez les individus affectés d'anasarque, et même chez d'autres qui sont exempts de cette dernière complication, survenir tout à coup des accidents du côté de la poitrine; mais ici ce ne sont plus les poumons qui sont pris, comme cela a lieu dans la rougeole, ce sont les membranes séreuses, la plèvre et le péricarde.

Les *pleurésies scarlatineuses* sont ordinairement de mauvaise nature, non-seulement eu égard à la rapidité avec laquelle se fait l'épanchement, mais eu égard encore à la qualité du liquide épanché. Au huitième ou dixième jour de la pleurésie, ce liquide est souvent purulent, comme celui de la pleurésie puerpérale. Cette production du pus reconnaît pour cause une infection générale en vertu de laquelle les inflammations scarlatineuses ont, sans qu'on puisse en dire la raison, une extrême tendance à la suppuration. A l'hôpital des Enfants, j'ai eu l'occasion de pratiquer la paracentèse de la poitrine chez un scarlatineux qui, au douzième jour, avait déjà du pus dans la plèvre. Chez un autre petit malade dont je parlerai tout à l'heure, et qui avait été pris d'anasarque sans avoir eu l'éruption de la scarlatine (celle-ci régnait toutefois dans la famille de cet enfant), j'ai fait également la paracentèse pour une pleurésie au douzième jour, et j'ai retiré 750 grammes de pus parfaitement formé. Jamais vous n'observerez semblable chose que chez les individus sous l'empire d'une diathèse de suppuration, comme le sont, par exemple, les femmes dans l'état puerpéral. Il y a donc, dans ces accidents de la scarlatine, l'influence d'une malignité que nous retrouverons encore tout à l'heure.

Cette cause de suppuration, si active dans la pleurésie, l'est moins dans la *péricardite scarlatineuse*. A vrai dire, cette affection est plus rare et vient plus tardivement que la première. La phlegmasie du péricarde, indiquée par Graves, l'a été surtout par M. Thore (de Sceaux), à qui l'on doit d'avoir merveilleusement établi la relation existant entre elle et la scarlatine[1]. M. Thore a démontré qu'un certain nombre de malades, dans la convalescence de cette fièvre exanthémateuse, prenaient des hydropéricardes aiguës mortelles pour les uns, guérissables chez les autres.

Nous avons dit que le *rhumatisme articulaire* était un accident fort commun de la scarlatine ; nous l'avons montré se manifestant dans la période aiguë de cette maladie, et se rencontrant chez l'adulte plus fréquemment qu'on ne l'a prétendu. Il se retrouve encore dans la période décroissante. Déjà Graves avait signalé le fait : « Dans un grand nombre de circonstances, écrit-il[2], j'ai trouvé des rhumatismes articulaires à la suite de la scarlatine. » Des observateurs recommandables, MM. Pidoux, Murray, Valleix, entre autres, l'avaient également mentionné ; cependant il était généralement oublié, et, depuis plusieurs années, vous me voyez toujours insister de nouveau sur cette remarquable coïncidence. Le plus souvent, par une singulière bizarrerie, le rhumatisme scarlatineux ne prend pas une gravité très grande ; plus fixe que le rhumatisme ordinaire, il est moins sujet à retours ; une fois qu'il a quitté les articulations qu'il a d'abord prises, il n'y revient habituellement pas ; habituellement aussi, il guérit seul et vite sans qu'il soit besoin d'intervenir. Cette manifestation de la diathèse rhumatismale, dans la scarlatine, donne cependant jusqu'à un certain point l'explication du développement de la pleurésie et de la péricardite ; elle aide à comprendre pourquoi ces affections sont aussi fréquentes, comment l'*endocardite* peut se manifester, ainsi qu'on en a cité et que vous en rencontrerez vous-mêmes des exemples ; et comment, dans certains malheureux, les lésions de l'endocardite passant à l'état chronique, une *affection organique du cœur* peut en être la dernière et définitive conséquence. Le rhumatisme scarlatineux frappe d'abord ordinairement les articulations, puis les membranes séreuses, celles du cœur, la plèvre ; mais, dans quelques cas, il frappe d'emblée les organes thoraciques, comme le fait le rhumatisme franc, sans toucher au préalable les articulations. Quelquefois aussi il revêt cette forme terrible, la forme suppurative, qui tue impitoyablement. C'est, en effet, à la suite des scarlatines, comme à la suite des fièvres puerpérales, que l'on voit se produire le *rhumatisme suppuré*. Primitivement il paraît simple pendant quelques jours, les articulations deviennent ensuite plus douloureuses, une fièvre plus intense s'allume, le délire survient, des phénomènes ataxo-adynamiques se déclarent, et l'autopsie démontre la présence du pus dans les cavités articulaires et dans les gaînes tendineuses.

Tels sont les *accidents* immédiats du décours de la scarlatine ; d'au-

---

1. Thore fils, *De l'hydropéricardite aiguë consécutive à la scarlatine, et de son traitement* (Archives générales de médecine, février 1856, 5ᵉ série, t. XII, p. 174).
2. Graves, *Leçons de clinique médicale.*

tres, *médiats*, survenant beaucoup plus tard, se lient encore aux premiers, et entre tous la *danse de Saint-Guy* est celui qui mérite le plus
de vous être signalé.

Vous verrez, chez les enfants, cette maladie suivre de près la pyrexie
exanthémateuse, et se manifester six semaines, deux mois, trois mois
après elle. Les remarquables travaux de M. Germain Sée[1] ont mis en
lumière les relations existant entre le rhumatisme et la chorée ; de ces
travaux et des observations ultérieures ; de celles que j'ai pu faire moi-
même à ce sujet, découle cette conclusion, qu'il est assez rare de voir les
enfants échapper à cette dernière affection, lorsqu'ils ont subi des attaques de rhumatisme articulaire aigu, comme aussi, par une sorte de corollaire (mais cette proposition est moins absolue que la précédente), il
arrive assez souvent qu'un enfant qui a été affecté de danse de Saint-Guy
prenne, dans un temps plus ou moins éloigné, des accidents de rhumatisme. Dans la chorée consécutive à la scarlatine, les bruits de souffle indiquant l'existence des lésions cardiaques causées aussi par l'endocardite
qui a préexisté, quelquefois le bruit de frottement péricardique, dernière
manifestation caractéristique du rhumatisme scarlatineux, nous montrent
que c'est encore par l'intermédiaire de ce rhumatisme que la névrose
convulsive se rattache à la scarlatine, et constitue un de ses accidents
médiats.

Déjà plusieurs fois, messieurs, vous avez vu, à la suite des maladies
exanthémateuses, des suppurations se manifester dans divers points du
corps ; vous avez vu surtout, à la suite des varioles confluentes, ces *furoncles*, ces *abcès superficiels et profonds* qui éternisaient la convalescence, qui souvent même mettaient la vie en danger, et récemment encore, vous vous le rappelez, un malade de notre salle Sainte-Agnès mourait épuisé par ces suppurations colliquatives.

Après la scarlatine, certaines *membranes muqueuses*, et notamment
celles du *nez* et de l'*oreille*, restent prises d'un *eczéma chronique* qui
persiste des mois, des années. Tout récemment, quelques-uns d'entre
vous m'ont pu voir, non sans être un peu étonnés, faire, à la vue d'un de
ces coryzas eczémateux, le diagnostic rétrospectif de la scarlatine. C'é-
tait chez une femme qui entrait à l'hôpital pour un état de malaise caractérisé surtout par une grande faiblesse générale et l'absence de fièvre.
Elle était atteinte d'un de ces eczémas de la membrane de Schneider. Je
remarquai de plus qu'elle portait aux coudes des excoriations recouvertes
de croûtes et relativement assez récentes. Ces excoriations, je les attribuai
à des frottements violents, ces frottements au délire, ce délire à une
fièvre. D'ailleurs la scarlatine produisant fréquemment le délire, et entraînant parfois à sa suite le coryza, je pensai que la fièvre, dont je sup-

1. Germain Sée, *Mémoires de l'Académie de médecine*. Paris, 1850, t. XV, p. 373

posais l'existence antérieure avait bien pu être-la scarlatine. Et, en effet,
la malade me répondit qu'un mois auparavant elle avait eu cette fièvre,
accompagnée de délire et suivie de débilitation générale. Vous voyez que
mon diagnostic n'était pas fait d'inspiration, mais résultait logiquement
d'une association d'idées et d'un rapprochement de phénomènes. En
quelques circonstances, la lésion de la membrane muqueuse s'étendant
plus profondément, les os se carient et se nécrosent; il survient des fistules lacrymales; des perforations du tympan avec issue des osselets de
l'ouïe; une carie du rocher, qui a pour conséquence d'amener une surdité incurable; la paralysie faciale, et dans quelques cas, malheureusement trop fréquents, l'inflammation des méninges et des abcès du cerveau
dans les points qui sont en rapport avec la portion pierreuse du temporal.
Ce sont là de terribles accidents qui s'observent aussi à la suite de la
rougeole, moins fréquemment pourtant qu'après la scarlatine.

Nous voici arrivés à la partie la plus difficile de la question, à la partie
la plus importante au point de vue pratique : je veux parler de la scarlatine défigurée, de ce que j'ai appelé *scarlatine fruste*.

Vous savez ce qu'en archéologie on entend par inscription frustre :
c'est celle dont une partie plus ou moins considérable a été effacée, dont
il ne reste qu'une ligne, qu'une lettre et même seulement un point. En
prenant cet objet de comparaison, les maladies peuvent être frustes, c'est-
à-dire que souvent le médecin n'y lira qu'un mot de la phrase symptomatique, et avec ce mot il devra reconstruire la phrase tout entière,
comme l'archéologue et le numismate retrouvent l'inscription effacée
sous les lettres qui restent. Il en est du médecin comme de l'archéologue : au commencement de leurs études, l'un a besoin d'apprendre à
lire sur des médailles bien conservées, sur des pierres intactes, l'autre a
besoin de retrouver dans une maladie qui se présente à son observation
tous les symptômes dont l'ensemble la caractérise : mais, plus tard, de
même que l'archéologue, dans un mot, dans une lettre, déchiffrera une
inscription perdue, de même le médecin expérimenté devinera dans une
seule manifestation de la maladie, la maladie tout entière. Eh bien! de
toutes les maladies la scarlatine est celle qui le plus souvent est fruste.

Des exemples en disent plus que toutes les descriptions.

En 1829, un de mes amis m'écrivait que la scarlatine régnait dans un
petit village voisin de Mennecy, dans le département de Seine-et-Oise,
qu'elle sévissait principalement dans les communs du château de Villeroy.
Je voulus aller étudier cette épidémie, et j'étais d'autant plus à même de
le faire commodément que, le château étant parfaitement isolé du village, on pouvait aisément suivre toutes les évolutions de la maladie. Je
vis des individus de la même famille qui, ayant été affectés de mal de
gorge sans avoir eu d'éruption à la peau, restèrent ultérieurement inattaquables à la scarlatine, bien qu'autour d'eux les autres en fussent plus

ou moins violemment pris. Leur mal de gorge avait été intense, accompagné d'une fièvre vive ; la rougeur du pharynx très caractérisée, et enfin le dépouillement consécutif de la langue ne laissait aucun doute sur la nature de l'affection. Je vis d'autres malades chez lesquels la maladie avait été peu de chose en apparence, car ils avaient seulement traîné pendant huit à dix jours ; puis ces malades enflaient tout à coup et pissaient le sang. A cette époque, nous ne connaissions pas l'albuminurie. Ces faits me frappèrent, et me portèrent à penser que ces individus, qui n'avaient, les uns que l'éruption et l'anasarque consécutive, les autres que l'anasarque seule, les autres encore rien que le mal de gorge, avaient tous la scarlatine, et que les différentes affections qu'ils présentaient n'étaient que des manifestations de cette maladie.

En 1854, à Meaux, j'observais, avec mon savant ami M. Blache, un cas analogue. Dans une même maison, une jeune fille de quatorze ans prend une scarlatine violente, caractérisée par l'angine pultacée, une fièvre intense, l'éruption spécifique. A quelques jours de là, sa sœur est également prise des mêmes symptômes ; presque en même temps, une femme de chambre tombe malade ; deux ou trois jours après, un valet de chambre, qui restait toute la journée dans l'appartement, est affecté de mal de gorge violent avec productions pultacées sur les amygdales, avec rougeur, puis dépouillement de la langue, fièvre vive, mais il ne se fait aucune éruption du côté de la peau. Il nous parut clair, comme l'avait pensé le médecin de la famille, M. Saint-Amand, que tous ces malades avaient eu la scarlatine ; que le domestique, restant au milieu de ce foyer épidémique, l'avait contractée comme toute la famille, mais sous une autre forme ; tandis que, chez les autres, la phase scarlatineuse avait été complète, chez lui l'inscription avait été fruste. Restait un jeune enfant de six ans ; tout à coup, sans avoir été malade un seul instant, il devient enflé. M. Blache et moi sommes alors mandés en consultation ; nous reconnaissons l'anasarque scarlatineuse survenue d'emblée ; elle était considérable et accompagnée d'hématurie. Le père et la mère très attentifs sur la santé de leur fils, nous déclaraient que, le matin encore, il avait déjeuné comme à son ordinaire. Le maître de pension disait qu'il avait joué comme d'habitude. Il n'avait donc eu ni fièvre ni éruption, et la maladie s'était traduite chez lui par ce seul accident pour lequel nous étions appelés. A huit jours de là, ce jeune garçon eut une pleurésie double ; on croyait la mort imminente, lorsqu'on nous manda de nouveau, M. Blache et moi. Nous constatâmes l'épanchement dans les deux plèvres ; quatre jours plus tard, nous trouvions un côté de la poitrine guéri, tandis que l'autre avait pris un énorme développement. Nous proposâmes la paracentèse, et, la pratiquant immédiatement, nous retirâmes par la ponction 750 grammes de pus. Pendant deux ou trois mois, M. le docteur Saint-Amand fit des injections iodées dans la plèvre. Quoiqu'il

se soit produit, dans l'intervalle du traitement, une perforation pulmonaire, l'enfant guérit, et aujourd'hui, il jouit d'une très bonne santé.
C'est le seul fait de ce genre dont j'aie été témoin. Mais quant aux
exemples de scarlatine fruste que je viens de rapporter, vous en trouverez d'autres épars dans les auteurs, et Graves notamment en cite plusieurs;
je vais vous en traduire quelques-uns.

« Le jeune F... fut ramené chez lui de l'école, où régnait la scarlatine;
» il se plaignait de douleur de gorge en avalant, d'un peu de mal de tête,
» de nausées. Le lendemain les amygdales étaient tuméfiées, et le malade
» avait encore plus de difficulté pour avaler ; son pouls était vif, sa peau
» chaude, mais on ne voyait pas trace d'éruption. Ces symptômes durè-
» rent trois jours sans s'aggraver, puis ils se dissipèrent. Avant que cet
» enfant fût complètement guéri, la scarlatine prend ses deux sœurs et
» son père. Chez les deux sœurs, l'éruption apparut à la peau, et se ter-
» mina par desquamation ; chez le père il y eut seulement quelques petits
» points rouges sur la peau, sans desquamation ultérieure [1]. »

« Master O... revint aussi de l'école avec la scarlatine. Pendant qu'il
» était encore malade, ses deux sœurs et son frère furent pris de la même
» maladie. Chez tous trois elle se manifesta sous forme de petites érup-
» tions et de macules à la peau. En même temps le valet de chambre et
» la femme de chambre furent atteints d'une très violente angine avec
» fièvre considérable, qui dura plusieurs jours; il n'y eut pas d'exan-
» thème... »

Ces faits sont identiques avec ceux qui me sont personnels. Dans le
suivant, qui a pour sujet la famille d'un médecin, on voit la scarlatine se
manifester par l'anasarque d'emblée, comme dans celui du jeune garçon
dont, tout à l'heure, je vous racontais l'histoire.

« Le cas suivant, dit Graves, m'a été communiqué par un praticien
» très éminent de Dublin; il est encore plus curieux. Il y a quelques
» années, la scarlatine se déclara dans la famille de ce docteur; elle atta-
» qua tous ses enfants, à l'exception d'une jeune demoiselle qui, bien que
» soignant ses sœurs durant leur maladie, n'en eut aucun symptôme.
» Lorsque tout alla bien, on envoya la famille à la campagne pour res-
» pirer un air meilleur; la sœur qui n'avait pas été indisposée accompa-
» gna les malades. Là, au grand étonnement de tous, elle fut prise subi-
» tement de cette anasarque spéciale que l'on observe chez ceux qui ont
» eu la scarlatine. Son père, qui la soigna durant cette maladie, fut sin-
» gulièrement frappé du fait; il y fit une attention toute particulière et
» resta convaincu que c'était une scarlatine latente.

» Ces cas et ceux dont j'ai déjà parlé, continue Graves, sont fort inté-
» ressants au point de vue de la pathologie ; ils tendent à prouver ce fait

1. Graves, *Leçons de clinique médicale*, t. I.

» que, dans beaucoup de circonstances, des maladies produites par con-
» tagion peuvent ne pas donner lieu à la série des symptômes qui les ca-
» ractérisent ordinairement. »

Ces passages, empruntés à l'auteur irlandais, prouvent encore que, sous
le ciel de Dublin comme sous le ciel de Paris, les mêmes choses se présentent. Très certainement vous rencontrerez de ces scarlatines frustes ;
vous ne sauriez trop vous habituer à les reconnaître. Graves insiste beaucoup sur ces faits, et il indique que ce sont là positivement des cas de
scarlatine : car, dit-il, la maladie étant essentiellement contagieuse, il
serait impossible que ceux qui n'ont eu que le mal de gorge ou que l'anasarque se trouvassent seuls, au milieu de leur famille malade, exempts de
la scarlatine qui a sévi sur tous les autres.

En décembre 1860, je voyais, avec mon ami M. le docteur Léon Gros, un
jeune homme de quinze ans, qui nous offrait un nouvel exemple de ces
scarlatines *frustes*, dont le diagnostic serait impossible si l'on ne s'aidait
de toutes les conditions accessoires.

Ce jeune homme était venu du collège avec un peu de fièvre et un mal
de gorge insignifiant. Tout cela fut si simple, que M. le docteur Gros
n'intervint pas, et le malade était guéri après deux jours d'une indisposition très légère.

A quelques jours de là, sa sœur puînée prend la scarlatine, et pendant
que cette jeune fille était convalescente, le frère est atteint d'une hématurie qui dure plus d'un mois. Je n'ai pas douté un instant que ce jeune
homme n'eût communiqué la scarlatine à sa sœur, et que l'hématurie n'ait
été la conséquence de la pyrexie dont la manifestation avait été si légère.
M. le docteur Gros est resté indécis. Je dois faire observer que le malade
qui était revenu à la maison n'a pas contracté la scarlatine après sa sœur,
ce qui eût eu lieu probablement, si, au préalable, il n'avait pas eu lui-
même la maladie.

Ce jeune homme a conservé de l'albuminurie pendant près d'une année,
et il a fallu, de la part de M. le docteur L. Gros, les soins les plus assidus et les plus intelligents, pour l'empêcher de périr victime d'une maladie éruptive, qui pourtant avait paru si simple et même si douteuse au
début.

Les maladies éruptives, que l'éruption se fasse du côté de la peau,
qu'elle se fasse du côté des viscères, comme cela a lieu dans la dothiénentérie ou fièvre putride, qui est une maladie éruptive du tube digestif ;
les maladies éruptives, dis-je, ont une marche fatale, dans ce sens qu'elles
ont des allures déterminées contre lesquelles nous ne saurions prévaloir.
Dans le traitement de ces maladies, le médecin ne doit pas perdre de vue
ce grand fait d'expérience, qu'il lui est impossible d'enrayer la marche
d'une fièvre putride, de même que de couper court à une variole ou à

une rougeole. Si, par des soins mal entendus, il peut, au grand péril du malade, retarder quelque peu, modifier d'une certaine manière l'apparition des éruptions, il est impuissant pour empêcher l'évolution d'une pyrexie exanthémateuse, quelle qu'elle soit; il doit se borner à la surveiller pour combattre les accidents et les complications qui la traversent. Dans ces maladies plus que dans toute autre, le médecin doit être le *minister naturæ et interpres;* car, dans ces maladies plus que dans toute autre, en continuant la citation, *quidquid meditetur et faciat, si naturæ non optemperat, naturæ non imperat;* son rôle, lorsque les choses marchent régulièrement, doit être essentiellement passif. S'il ne survient aucun accident grave, il n'a qu'à se croiser les bras; en quelques jours, la maladie aura parcouru naturellement ses périodes. Alors même que les fièvres éruptives deviennent par quelques points menaçantes, notre intervention, avouons-le, est généralement de peu d'efficacité; en quelques circonstances cependant nous pouvons être utiles : ces circonstances heureuses, dans lesquelles l'art intervient efficacement, se rencontrent un peu plus fréquemment pour la scarlatine et pour la rougeole que pour la variole et pour la fièvre putride.

Je tiens à vous montrer ce que peut le médecin dans la première de ces maladies. Avant toute chose, il doit avoir présent à l'esprit que la scarlatine diffère beaucoup d'elle-même quant à sa forme, quant à sa gravité; il doit se rappeler que tantôt elle est d'une bénignité extraordinaire, que tantôt, au contraire, sa malignité la rend une maladie terrible, à l'égal de la peste et du typhus; il doit, en un mot, tenir compte de son génie épidémique. Il doit en tenir compte pour ne pas attribuer aux médications qu'il aura instituées les succès dont l'honneur reviendra tout entier à la bénignité de l'épidémie elle-même, comme il ne devra pas accuser de ses revers les traitements restés impuissants contre la nature essentiellement maligne de l'affection.

Les épidémies de scarlatine peuvent être généralement graves pour toute une population; elles peuvent aussi n'être graves que pour une seule famille. La malignité reste circonscrite, pour ainsi dire, dans un petit foyer; or, dans ces cas, elle est maligne pour presque tous ceux qu'elle frappe dans le cercle où elle s'est enfermée. Je rappellerai, à ce propos, le triste fait publié dernièrement, dans les journaux anglais, d'une scarlatine enlevant, dans l'espace d'une semaine, les six ou sept enfants d'un ecclésiastique de la ville d'York.

Il semble que le venin dont sont infectés les malheureux que la scarlatine touche ait une activité particulière, et que la constitution de chacun des malades soit disposée d'une manière spéciale pour le recevoir. Que sa malignité dépende de la nature même de la maladie, de son génie épidémique, comme le veulent Sydenham et tant d'autres, qu'elle dépende de la constitution particulière des individus, suivant l'opinion de

Stoll, toujours est-il que ce grand fait existe, à savoir : que lorsque, dans une famille, la scarlatine arrive avec des allures terribles, tuant le premier de ceux qu'elle a frappés, il faut se méfier et craindre, car probablement elle fera d'autres victimes ; mais aussi quand ses premiers coups seront modérés, lorsqu'elle se présentera d'emblée bénigne, il faut espérer, car, en général, elle restera bénigne pour tous ceux qu'elle touchera.

Cela soit dit, avant d'aborder l'étude du *traitement*, pour vous mettre en garde contre vous-mêmes. Je ne saurais trop le répéter, si, par la nature de son génie, la maladie est grave, les meilleures médications échoueront le plus souvent ; si elle est bénigne, la guérison sera le plus souvent assurée, et les médications le plus hors de propos pourront n'être pas nuisibles.

Il est un point sur lequel tous les épidémiographes sont généralement tombés d'accord, c'est que le *traitement antiphlogistique*, les saignées générales ou locales, les purgatifs par trop énergiques, la diète rigoureuse, sont d'un pernicieux effet. Il est peu d'auteurs, je parle de ceux qui ont suivi, étudié et raconté plusieurs épidémies successives, qui n'établissent le danger de cette médication dans les scarlatines graves, même lorsque, dans le cours de cette maladie, il survient des phénomènes franchement inflammatoires, tels que des phlegmons des amygdales, des ganglions lymphatiques du tissu cellulaire : les saignées, les sangsues réussissent ordinairement mal, probablement parce qu'elles s'adressent aux accidents d'une maladie septique, d'une maladie de mauvais caractère (*mali moris*), d'une de ces maladies malignes dans lesquelles le traitement antiphlogistique est presque invariablement fâcheux.

Cependant ces épidémiographes, en vous donnant les tristes résultats de leurs observations, en condamnant les moyens antiphlogistiques dont ils ont déploré les funestes effets, ces épidémiographes vous enseignent que, si les *purgatifs énergiques* sont nuisibles, les *minoratifs*, les mercuriaux, les sels neutres, donnés dans une juste mesure, sont d'une réelle utilité. Ils vous disent que sous l'influence des laxatifs qui procurent deux ou trois garde-robes dans les vingt-quatre heures, le mouvement fébrile est le plus ordinairement modéré. C'est aussi ce que mon expérience personnelle m'a démontré. Existe-t-il un état saburral des premières voies, des signes de cacochylie, je ne vois qu'avantage à relâcher le ventre par un purgatif approprié à l'âge et aux forces du malade. Je ne puis partager les craintes de Sydenham sur la diarrhée, tant qu'elle reste dans de justes limites et qu'elle est liée à cet état saburral du tube digestif.

Nous avons dit que dans la scarlatine, et principalement dans sa période aiguë, les malades succombaient souvent emportés par des troubles nerveux, ceux-ci pouvant partir des centres de la vie organique et caractérisés alors par une élévation extraordinaire de la température, par des

vomissements, par une diarrhée incoercible, ceux-là partant des centres
de la vie animale, et se traduisant par du délire, par le coma vigil, les
soubresauts de tendons, les convulsions. Les vomissements et la diarrhée
incoercibles du début de la scarlatine, j'ai déjà insisté sur ce fait, sont
d'un bien fâcheux augure, et il est difficile de leur opposer d'utiles médications. C'est en vain que les opiacés, les solanées vireuses sont administrés. Si la glace, les boissons gazeuses, les bains tièdes, le calomel à
très petites doses, modèrent quelquefois les accidents, les émissions
sanguines les aggravent ordinairement.

Toutefois, contre ces accidents nerveux, mais surtout contre ceux qui se
rattachent aux perturbations éprouvées par les centres de la vie animale,
il est une médication dont l'expérience a consacré les avantages, et que
pourtant le praticien n'aborde qu'en tremblant : je veux parler des
affusions froides.

Currie, le premier, a formulé leur emploi; il a traité un assez grand
nombre de malades très gravement atteints de la scarlatine, et par ces
affusions froides il a obtenu quelques succès. Enhardi par des tentatives
heureuses, il a insisté davantage sur ce mode de traitement, et il a établi
son application comme règle générale dans la scarlatine accompagnée
d'accidents nerveux graves, tels que le délire, les convulsions, la diarrhée,
les vomissements excessifs, l'exaltation considérable de la chaleur à la peau.

Le malade est mis nu dans une baignoire vide, on lui jette sur le corps
trois ou quatre seaux d'eau à la température de 20 à 25 degrés centigrades. Cette affusion dure d'un quart de minute à une minute au maximum. Immédiatement après, le patient est enveloppé dans des couvertures,
puis remis au lit sans être essuyé, mais recouvert convenablement. Généralement la réaction s'est établie avant que quinze à vingt minutes se
soient écoulées. Les affusions sont renouvelées une, deux fois dans les
vingt-quatre heures, suivant la gravité des accidents; elles doivent être
administrées aussitôt que les phénomènes nerveux commencent à prendre
une intensité qui fait craindre un péril imminent, et répétées jusqu'au
moment où les accidents se sont amendés de façon à ne plus laisser d'inquiétude sérieuse dans l'esprit du médecin.

Toutefois il faut avoir vieilli dans la pratique, il faut surtout ne pas
avoir besoin de l'opinion publique pour instituer une médication en apparence aussi audacieuse. Il faut être mû par un sentiment bien profond
du devoir pour oser lutter contre le préjugé populaire, — préjugé des plus
funestes, — qui veut que, dans les fièvres éruptives, les malades soient
tenus aux boissons chaudes et enveloppés dans des couvertures plus qu'ils
ne le sont dans l'habitude de la vie. Il n'y a pas, disons-nous, de préjugé
plus funeste; il n'y en a pas qui occasionne plus souvent la mort des malades. Cependant la grande voix de Sydenham, qui parle depuis près de
deux cents ans, l'autorité des médecins les plus graves, qui aujourd'hui

encore ne cessent de le combattre, luttent enfin contre lui. Vous comprendrez dès lors les difficultés que rencontrera dans sa pratique le jeune médecin qui croira devoir recourir à ces affusions froides; ces difficultés seront d'autant plus grandes que les indications de cette méthode de traitement se trouvent nécessairement dans les cas graves, dans ceux où la scarlatine menace d'être mortelle. En instituant cette médication, vous savez que la maladie ne vous présente qu'une chance de salut contre deux de mort, et vous pouvez prévoir, si le succès ne couronne pas vos efforts, quelle sera la pensée des familles !

Depuis longtemps j'emploie ces affusions; je les ai employées dans ma pratique particulière avant de les administrer à l'hôpital, car je n'ai jamais rien osé pour la première fois, que je ne l'aie fait dans ma clientèle privée, et je vous déclare que je ne les ai jamais administrées sans en retirer quelque bénéfice. Sans doute tous mes malades n'ont pas guéri, je suis loin de le prétendre; j'en ai, comme mes confrères, perdu le plus grand nombre, mais ceux-là même qui sont morts ont éprouvé un soulagement momentané : l'affusion, loin de leur avoir été nuisible, a toujours modéré les accidents, toujours elle a paru retarder le terme fatal. En agissant ainsi dans le monde, ma réputation courait de grands risques, et souvent aussi j'ai été mal récompensé du bien que ma conviction profonde me disait de tenter; mais je suis resté ferme dans cette ligne que mon devoir me traçait, et je persiste dans ma manière de faire, maintenant surtout que ma responsabilité ne m'effraye plus autant. Pour vous, je comprends vos craintes, non que vous deviez douter des avantages de la médication à laquelle vous n'oserez peut-être pas avoir recours, mais parce que, en consultant d'abord l'intérêt des malades qui vous seront confiés, vous aurez pourtant à veiller sur votre réputation qu'un rien bat si facilement en brèche au commencement de votre carrière. Cependant quand la voix du devoir commande, quand votre conscience vous dit que cette médication à laquelle vous n'osez pas recourir, parce qu'elle contrarie les préjugés du monde, est une médication utile, il faut la tenter. Alors, au lieu de lutter face à face avec le préjugé, au lieu de prendre le taureau par les cornes, passez-moi cette locution vulgaire, tournez la difficulté en usant d'un moyen d'administrer ces affusions froides qui permette de faire croire au malade, et surtout à son entourage, qu'elles sont chaudes.

La scarlatine, je l'ai dit et répété, surtout lorsqu'elle est maligne, est, de toutes les maladies, celle dans laquelle la température du corps s'élève au plus haut degré; assez fréquemment, ai-je dit aussi, elle est de 41 degrés, de 3 degrés par conséquent au-dessus de la température normale. Eh bien! faites aux malades, non plus des affusions, mais de simples lotions, et faites-les avec de l'eau à 25 degrés; cette eau est de 15 degrés moins chaude que la peau du scarlatineux; relativement, par conséquent, elle est froide. Le malade mis sur un lit de sangle, on passe rapidement, d'abord sur la face antérieure du corps, puis sur la face postérieure, des éponges imbibées de cette eau à 25 degrés; le malade est ensuite remis au lit enveloppé dans des couvertures comme après les affusions froides. Bien que moins efficaces que celles-ci, ces espèces d'affusions tièdes n'en ont pas moins une efficacité réelle. Consécutivement à leur application on observe les effets suivants. La peau, dont l'aridité extrême se joignait à une chaleur mordicante, devient, une demi-heure après, moins chaude et moite. La diminution dans la fréquence du pouls est plus remarquable encore : au lieu de battre, chez l'enfant 160, 170, 180 fois, chez l'adulte 140, 150, il tombe à 140, 135, 130 chez les premiers, à 120, à 115 chez les seconds ; il tombe par conséquent de 30, 35, 40 pulsations. En même temps les phénomènes cérébraux diminuent d'intensite, la diarrhée et les vomissements excessifs, accidents dépendants des troubles de l'innervation ganglionnaire, diminuent également. De cette façon, grâce à ces lotions, vous obtenez pour un temps très limité, j'en conviens, une remarquable sédation. Je dis pour un temps limité, car, deux ou trois heures après, les accidents se répètent quelquefois. Il faut alors aussi répéter les lotions ou les affusions, les renouveler deux, trois, quatre fois dans les vingt-quatre heures, et les reprendre quelquefois cinq ou six jours de suite.

Tout récemment encore je voyais avec mon excellent ami M. le docteur Baret, un jeune homme de treize ans atteint de scarlatine très grave. Dès le troisième jour, les accidents nerveux prirent un caractère si effrayant, que M. Baret songea aux lotions froides; je les crus également indispensables. Les parents, pleins de terreur, s'y soumirent pourtant avec cette résignation qui sied si bien aux gens intelligents qui comprennent que, dans des questions médicales, leur incompétence est absolue. Chaque lotion fut suivie d'un mieux considérable, et quatre jours plus tard, quand l'enfant fut hors de danger, ils reconnaissaient, ils proclamaient bien haut qu'il devait son salut à l'application du froid.

Ce qui réconcilie les familles avec l'affusion et les lotions froides, c'est que la peau, qui avant leur emploi était pâle ou peu colorée, prend, à peu près invariablement, au sortir de l'affusion, une teinte rosée beaucoup plus intense; l'éruption apparaît davantage. Ainsi, non seulement cette médication n'éteint pas l'exanthème, mais elle le ranime; si bien que les parents eux-mêmes en font la remarque, et que, tant que dure le péril, ils sont souvent les premiers à solliciter l'emploi de l'eau froide, ne pouvant se refuser à reconnaître l'amélioration produite par le traitement, frappés surtout par le fait matériel d'une éruption reparaissant plus éclatante. A la vérité, si la suite ne répond pas à cette amélioration, si la mort arrive par la marche fatale des choses, ils oublient assez souvent les encouragements qu'ils vous ont donnés.

Quelques-uns de vous, messieurs, se rappellent encore le fait suivant :

Le 10 mai 1857, entrait dans les salles de la clinique de Rostan une grosse belle fille d'une vingtaine d'années, prise d'une scarlatine excessivement grave, et malade depuis deux jours. Mon honorable collègue avait la bonté de me la faire voir et de me proposer de la recevoir dans mes salles. Elle était en proie à un délire violent, à une excessive agitation : son pouls battait 144 fois par minute et la chaleur de la peau était considérable ; nous constations une angine scarlatineuse assez intense. L'agitation, le délire constituaient des phénomènes sérieux et menaçants. Rostan voulut bien me demander mon avis sur le traitement à suivre : il inclinait vers les émissions sanguines, je proposai les affusions froides, et la malade fut portée dans mon service.

Dès son arrivée, je la fis mettre dans une baignoire vide, et pour l'y transporter il fallut l'aide de quatre personnes, tant était violente son agitation. Je jetai alors sur son corps et assez lentement, deux cruches de la capacité de deux litres à peu près, d'une eau à la température de la rivière, c'est-à-dire environ 15 degrés du thermomètre centigrade. J'arrosai également les membres et la face, puis la malade, sans avoir été essuyée, fut enveloppée dans une couverture de laine et remise au lit. Son agitation était déjà sensiblement calmée, son pouls était tombé de 10 pulsations, la chaleur de la peau était moins âcre.

Je recommandai à mon chef de clinique, M. le docteur Blondeau, de la revoir vers le soir, et de répéter l'affusion si, comme je l'espérais, la première avait produit quelque heureuse modification. Le soir, en effet, l'affusion fut répétée de la même façon que le matin, toutefois la malade opposa moins de résistance ; peu de temps après, le pouls était à 120, — le matin, il était à 144 ; — la chaleur de la peau était beaucoup tombée. A partir de cette heure le délire cessa, la nuit fut tranquille, et le lendemain, à la visite, la jeune fille répondait avec toute son intelligence aux questions que nous lui posions. La maladie avait repris sa marche naturelle, dégagée de toutes complications.

Bien qu'elle ait eu un peu d'albuminurie pendant une huitaine de jours, elle sortait parfaitement guérie, parfaitement bien portante, au commencement du mois de juillet, la desquamation n'ayant été complétement achevée que vers la fin de juin, au quarante-cinquième jour du début de la scarlatine.

Ici, messieurs, j'appellerai votre attention sur les deux points capitaux que je signalais tout à l'heure ; en premier lieu, sur la diminution de la chaleur fébrile, sur le ralentissement du pouls, sur la cessation du délire et de l'agitation ; en second lieu, sur l'exaltation de l'éruption.

Relativement à celle-ci, non seulement l'affusion ne l'a pas répercutée, j'insiste de nouveau sur ce fait, mais encore elle l'a rendue plus vive qu'auparavant. La malade, en effet, lorsqu'elle nous arriva, était à la fin du troisième jour du début de la scarlatine, et l'éruption devait être alors à son summum d'intensité, cependant elle devint plus éclatante après l'affusion.

Relativement à la diminution dans la fréquence du pouls, à l'abaissement de la température, relativement au délire, ces accidents ataxiques, qui auraient dû augmenter jusqu'au sixième ou septième jour de la maladie, non seulement ne sont pas restés stationnaires, ce qui eût été déjà un mieux relatif, mais encore ils se sont calmés pour cesser complètement.

A la même époque, le 23 mai 1857, une nouvelle occasion se présentait également dans nos salles d'appliquer la médication que nous préconisons. Mais, cette fois, la maladie était compliquée d'une telle sorte, que l'on ne pouvait guère espérer le succès obtenu dans le premier cas.

Il s'agissait d'une femme de vingt-quatre à vingt-cinq ans, accouchée depuis dix jours d'un enfant bien portant, et qui, quatre jours après, était prise de la scarlatine. Il ne s'était pas produit d'accidents inhérents à l'accouchement lui-même, pas de péritonite, pas de symptômes de phlébite, mais la malade n'en était pas moins en état puerpéral lorsque la fièvre éruptive éclata avec une extrême violence. A son arrivée dans nos salles, elle était en proie à une agitation, à un délire excessifs. La peau était très chaude et couverte d'une éruption d'un rouge très vif ; la langue était sèche et fuligineuse, l'*oppression considérable* ; le pouls battait 137. Nonobstant l'état puerpéral, sans tenir compte des lochies qui coulaient régulièrement, mon chef de clinique, M. le docteur Blondeau, qui vit la malade le soir, la fit mettre sous l'affusion froide ; j'approuvai cette pratique, qui eût été la mienne. Immédiatement après l'affusion, sous laquelle elle eut un accès de syncope, cette malheureuse femme témoigna d'un grand bien-être : son délire était tombé comme par enchantement, elle se trouvait soulagée des douleurs violentes qu'elle accusait dans les reins principalement, elle se montrait reconnaissante de ce soulagement rapide.

Cependant les accidents nerveux se reproduisirent quelques heures plus tard. La nuit fut très mauvaise, et, à la visite du lendemain matin, le délire, l'agitation, l'*oppression* étaient extrêmes ; le pouls, tombé, au moment de l'affusion du soir, de 136 à 120, avait repris sa fréquence première. L'éruption était tout au moins aussi vive qu'auparavant.

J'administrai une seconde affusion ; immédiatement après, le délire cessa, l'agitation diminua ; la malade éprouvait encore le même bien-être qu'elle avait éprouvé après le traitement de la veille, et le souvenir de ce bien-être toujours présent à son esprit lui faisait réclamer l'eau froide dans les moments que son délire lui laissait lucides. Ceux de vous, messieurs, qui assistaient à la visite purent constater comme nous ces heureux résultats : le pouls était de nouveau tombé, de 136 il était à 122 ; mais l'oppression était toujours considérable et ne pouvait en aucune façon s'expliquer par l'état des organes thoraciques, l'auscultation ne nous avait présenté rien de particulier ; ce phénomène nous donnait de sérieuses inquiétudes sur l'issue de la maladie qui compliquait si gravement l'état puerpéral.

Je saisis tout de suite cette occasion pour vous dire combien est périlleuse l'association de la scarlatine et de l'état puerpéral ; il arrive que les femmes succombent, ou bien par l'excès des troubles nerveux, sans lésions appréciables à l'autopsie, ou bien avec des plegmasies des membranes séreuses, de la plèvre, du péricarde et du péritoine, passant rapidement à suppuration.

En 1828, M. le docteur Ramon, Leblanc et moi, avions reçu de M. de Martignac, alors ministre de l'intérieur, une mission pour aller étudier les épidémies et les épizooties qui régnaient à cette époque dans l'ancienne Sologne, cette partie de la France comprise entre le Cher et la Loire, depuis Blois jusqu'à Gien. En même temps que nous observions beaucoup d'angines couenneuses, nous observions aussi des scarlatines graves. Ces dernières sévissaient particulièrement à Cour-Cheverny, commune située à quatre lieues au sud de Blois ; elles faisaient surtout des victimes parmi les femmes en couches, à ce point que les moins pauvres quittaient le bourg pour aller accoucher en ville. Le médecin de la localité nous disait en avoir perdu neuf ; or, dans la campagne, les épidémies de maladies puerpérales sont très rares, on le sait. Les femmes grosses restaient, en général, à l'abri de l'influence épidémique, mais trente-six, quarante-huit heures après leur délivrance, l'éruption scarlatineuse se manifestait, et en quelques jours les malades étaient enlevées.

L'état puerpéral compliquait donc ici, d'une façon très sérieuse, la fièvre éruptive. Il en était de même chez notre femme du n° 49. La maladie dite fièvre puerpérale régnait à Paris. Récemment l'hospice de la Maternité avait été fermé, et, dans nos salles de l'Hôtel-Dieu, nous avions des cas de cette grave affection ; des enfants nouveau-nés avaient été emportés par des érysipèles de mauvaise nature, manifestation de la fièvre puerpérale chez les jeunes sujets, et qui les tuent avec ou sans lésions appréciables des organes internes. Notre malade se trouvait donc dans de déplorables conditions.

Cette oppression, indépendante de toute affection matérielle des voies respiratoires, symptôme extrêmement grave dans un grand nombre de maladies septiques, dans la fièvre puerpérale en particulier, dans la fièvre typhoïde, dans le choléra, indiquait des troubles profonds de l'innervation. Cette dyspnée ne se rattachant à aucune lésion appréciable des poumons, du cœur, de ses enveloppes ou des gros vaisseaux, avait pour nous la signification pronostique la plus redoutable.

En effet, les accidents nerveux s'exagérèrent bientôt, et la malade mourut dans la journée.

A l'ouverture du corps, notre attention se porta principalement sur les

poumons, sur l'organe central de la circulation, sur l'appareil encéphalique. Je tenais d'autant plus à rechercher s'il existait des lésions dans ces
organes, que, chez la jeune fille qui a fait le sujet de notre première observation, l'encéphalo-méningite avait été mise en cause pour expliquer
les accidents nerveux qu'elle avait présentés.

L'autopsie, faite avec soin, ne nous révéla rien. L'encéphale, examiné
attentivement, n'offrit aucune trace de lésion, et dans le poumon, nous
ne trouvâmes qu'un peu de congestion, comme il s'en produit chez les
individus qui succombent à une mort violente. Le cœur, ses enveloppes,
les gros vaisseaux étaient parfaitement sains.

Ces résultats de l'examen nécroscopique ne me surprenaient pas, car
j'avais souvent fait l'autopsie d'individus emportés par des accidents analogues, et jamais l'encéphale ne m'avait présenté d'altérations appréciables : ce n'est pas à dire pour cela que jamais il n'existe de désordres
organiques locaux. Ces désordres se rencontrent dans certaines formes
d'accidents nerveux ; mais ces formes sont essentiellement différentes de
celles que nous avait offertes la malade dont nous examinions les organes,
et ces dernières ne laissent aucune trace de leur passage.

Nous avions donc eu affaire à ce *délire* que les anciens qualifiaient de
sine materia, à des troubles cérébraux sans lésions matérielles appréciables de l'encéphale. Tous tant que nous sommes, nous nous faisons, en
général, une étrange idée du délire : pour l'expliquer, quand il apparaît
dans le cours d'une affection aiguë, nous invoquons tout de suite l'hyperémie cérébrale, et notre théorie, qui se ressent, au reste, d'un vieux levain de la doctrine physiologique, a pour base l'irritation de l'organe dont
la fonction est troublée. C'est ainsi qu'on parlait en 1820, en 1824 et en
1825 ; aujourd'hui les idées sont modifiées. On voulait alors que le trouble
fonctionnel fût sous la dépendance d'un acte congestif qui mène à l'inflammation. Assurément la théorie est attrayante par sa simplicité. Un
individu délire, il tousse, il vomit de la bile ; rien n'est plus facile que de
dire : il y a une hyperémie cérébrale, pulmonaire, hépatique. Mais à l'autopsie, les choses changent de face, et l'examen des organes démontre
fréquemment l'erreur. Cette prétendue hyperémie ne révèle en aucune
façon son existence passée ; le raisonnement, d'ailleurs, démontre, du
vivant de l'individu, ce que les sens constateront après sa mort.

L'anémie, cet état diamétralement opposé à l'hyperémie, n'est-elle pas
accompagnée d'accidents analogues ? Les animaux égorgés, saignés, dans
les abattoirs, ne meurent-ils pas dans les convulsions ? Or, que sont les
convulsions, sinon une sorte de délire de l'action musculaire ? Pourquoi
l'anémie ne produirait-elle pas aussi bien le délire d'action intellectuelle ?
Une femme, à la suite d'une abondante métrorrhagie, est prise d'accidents nerveux, de troubles fonctionnels considérables des centres encé-
phalo-rachidiens chez elle, à coup sûr, l'hyperémie ne saurait être invo-

quée comme cause. Nous avons, dans ce fait, la démonstration rigoureuse que l'anémie peut amener les convulsions, les phénomèmes comateux, le délire ; nous ne sommes donc pas en droit d'affirmer, comme on est trop souvent tenté de le faire, que ces accidents dépendent d'un état congestif de l'appareil nerveux. Sans doute ils s'y rattachent quelquefois, et, dans la méningite, nous en avons la preuve évidente ; mais la méningite est loin d'être la condition essentielle de leur production.

Dans les maladies septiques, en particulier, ces conditions sont très différentes, car il s'agit ici d'un véritable empoisonnement. Soit que, sous l'influence du principe toxique, le sang soit profondément altéré, soit que le liquide nourricier ne soit que le moyen de transport du venin aux centres de l'innervation dont ce venin va troubler les actions, dans les maladies septiques, il arrive ce qui arrive quand nous donnons aux individus des médicaments agissant sur le système nerveux, tels que la belladone, la jusquiame, la mandragore, le datura stramonium, la ciguë, etc., poisons qui occasionnent le délire, et un délire variable suivant la substance employée : le délire de l'opium ne ressemblant pas à celui causé par les solanées vireuses, celui-ci différant encore du délire déterminé par les ombellifères. Ces différences sont tellement tranchées, qu'à la forme même des accidents nerveux, convulsions ou délire, le médecin, instruit des effets de ces divers agents, reconnaîtra celui qui les a produits. Les virus septiques, que ce soit le virus scarlatineux, le virus morbilleux ou variolique, que ce soit le virus charbonneux ou bien celui qui cause la dothiénentérie ou la fièvre puerpérale, portant aussi leur action sur le système nerveux, pourquoi s'étonner de voir le délire accompagner la maladie qu'ils déterminent ? A-t-on besoin, pour l'expliquer, de mettre en cause l'hyperémie, lorsqu'on reconnaît qu'elle n'est pour rien dans les empoisonnements par les substances végétales ? De même que les autres troubles fonctionnels nerveux, il est parfaitement indépendant, là comme ici, d'un état congestif, et si la cause prochaine nous échappe, nous n'en sommes pas moins forcés d'admettre une action inconnue que nous ne saurions expliquer.

Bien plus, le délire, les autres accidents nerveux, peuvent se manifester indépendamment de toute cause toxique ou septique : une simple vellication, dans l'acception du mot latin *vellicare* (chatouiller), suffit pour les occasionner.

On a cité des exemples d'individus qui avaient fait mourir des femmes par le chatouillement de la plante des pieds : ces malheureuses tombaient épuisées dans un délire violent, et présentant des phénomènes nerveux extraordinaires. Ce chatouillement peut donc à lui seul déterminer ces symptômes délirants, exagération de ceux occasionnés par une excitation forcée du système de l'innervation, et que nous voyons survenir chez quelques individus, dans un état presque physiologique, dans l'acte de la

copulation, par exemple. Cette vellication, pour continuer d'employer ce
mot, cette vellication, cette excitation hors nature de la sensibilité, peut-
être due à l'action réflexe, s'exerce aussi bien dans les appareils de la vie
organique que dans ceux de la vie de relation : ainsi s'expliquent certains
accidents plus graves, tels que les convulsions, le délire, les paralysies, la
perte de la vue, causés par la présence des vers intestinaux chez les
jeunes enfants, alors même qu'ils n'occasionnent dans les viscères abdominaux aucune douleur bien prononcée.

Dans ce cas, l'hyperémie cérébrale n'a aucun rôle à jouer, et dans
d'autres cas même où le cerveau est directement intéressé, la congestion
n'entre pour rien dans la production des phénomènes nerveux que nous
signalons. Ainsi, chez les aliénés, chez les individus qui ont eu du délire
souvent pendant de longues années, si, dans quelques circonstances, nous
trouvons à l'autopsie des lésions cérébrales inflammatoires chroniques,
chez le plus grand nombre nous ne rencontrons aucune trace d'hyperémie.
Celle-ci rendrait encore moins raison de ces sortes de délire, de ces troubles passagers des facultés intellectuelles, auxquels sont parfois sujets les
hommes d'une intelligence la plus vaste et la mieux organisée.

Revenons au traitement de la scarlatine et aux affusions froides. Bien
entendu, je ne les emploie pas indifféremment dans tous les cas ordinaires
de la maladie, ainsi que le font les partisans outrés de cette médication;
je les réserve uniquement pour combattre les accidents nerveux graves,
les symptômes ataxiques alarmants.

Pour lutter contre ceux-ci, d'autres remèdes encore peuvent être donnés à l'intérieur avec avantage : en première ligne se placent les *ammo-
niacaux*, le carbonate d'ammoniaque, l'esprit de Mindererus, qui est de
l'acétate d'ammoniaque mélangé de quelques produits empyreumatiques;
ces deux médicaments administrés à la dose de 2 à 4 grammes, l'ammoniaque elle-même, à la dose de 10 à 20 gouttes, peuvent être fort utiles.
J'en dirai autant du *musc*, dont on fait prendre 20, 30, 40 centigrammes
et jusqu'à 1 gramme dans le courant de vingt-quatre heures. Ces remèdes demandent à être maniés avec quelque prudence ; ils constituent
une médication accessoire dans les cas où l'on emploie les affusions.
Lorsque, pour une raison ou pour une autre, celles-ci ne sont pas employées, ceux-là sont les moyens thérapeutiques principaux que l'on a à
sa disposition.

L'*angine scarlatineuse*, accompagnée d'exsudations couenneuses, quand
celles-ci ne sont pas très abondantes, ne comporte pas un danger réel.
Sous les yeux des personnes qui suivaient la clinique, je suis resté sans
rien faire aux malades atteints de cette affection; et notamment chez un
jeune garçon couché au n° 17 de la salle Sainte-Agnès, on a pu voir que
les couennes, les taches pultacées des amygdales avaient complétement et
spontanément disparu après quatre ou cinq jours.

Si dans la scarlatine simple cette angine cède d'elle-même, dans la scarlatine maligne il n'en est plus ainsi, les accidents envahissent la gorge, et le plus ordinairement le médecin ne le peut empêcher. J'ai essayé la cautérisation avec le nitrate d'argent, avec l'acide chlorhydrique; j'ai essayé le borax en collutoire, j'ai donné le chlorate de potasse en gargarisme et en potions, et je dois déclarer que, dans l'angine scarlatineuse maligne, tous ces moyens ont bien souvent échoué entre mes mains. Néanmoins, de ces agents thérapeutiques, le moins infidèle a été l'*acide chlorhydrique*, qui, appliqué deux fois par jour, m'a paru avoir quelque efficacité. Ce caustique doit être employé avec prudence et avec précaution. Chez les enfants, alors que vous avez à lutter contre la résistance qu'ils vous opposent, vous pouvez leur brûler la langue, attaquer les dents, toucher les parois internes de la bouche, et presque toujours aggraver le mal sans cautériser comme il le faudrait. En maintenant convenablement l'enfant, en lui écartant les mâchoires à l'aide d'un solide abaisse-langue, on peut arriver à toucher exactement les parties malades avec un pinceau de blaireau imbibé d'acide; grâce à ces cautérisations, répétées deux fois par vingt-quatre heures, pendant cinq ou six jours, on obtient quelquefois d'heureux résultats.

Les *insufflations d'alun* et *de tannin*, faites alternativement, sont encorefort utiles.

Quant à cette forme d'angine arrivant, non plus dans la période aiguë de la scarlatine, mais survenant tout à coup vers le neuvième ou le dixième jour, avec une abondante exsudation par le nez, avec de la surdité et de la douleur très vive des oreilles, l'horrible fétidité de l'haleine, la fréquence considérable du pouls, la dépression notable des forces; quant à cette angine, qui n'est, à mon avis, qu'une complication diphtérique de la fièvre éruptive, elle résiste à nos efforts. Toutes les médications que j'ai essayées contre elle ont été impuissantes. Injections nasales avec des liquides styptiques, avec la solution de sulfate de cuivre, de sulfate de zinc, de nitrate d'argent, avec la décoction de ratanhia, avec le tannin, cautérisations vigoureuses de la gorge, tout a échoué; les malades succombent, quoi qu'on fasse, presque invariablement. Dans ces cas, c'est au traitement général qu'il faut s'adresser; c'est aux stimulants diffusibles; c'est au sulfate de quinine, aux infusions de café; c'est surtout à un régime, à une alimentation tonique qu'il faut avoir recours, et ce recours est trop souvent impuissant.

Le traitement de l'*anasarque scarlatineuse et des accidents qui la compliquent* doit enfin nous occuper.

Je l'ai dit, l'anasarque arrive peut-être moins souvent à la suite des scarlatines graves que dans le cours ou dans le déclin des éruptions bénignes. Souvent c'est une complication de la plus haute gravité, dans d'autres cas cette complication n'est pas sérieuse. *Lorsqu'elle est peu étendue,* quelques soins hygiéniques, le repos au lit, des boissons tièdes, une alimentation modérée, suffisent pour en venir à bout. Alors même que les urines contiennent un peu de sang, quelques boissons acides, des limonades, de la décoction d'*uva ursi* édulcorée avec du sirop de térében-thine, de petites quantités de digitale, des laxatifs légers, peuvent facile-ment combattre les accidents.

Mais *lorsque l'anasarque augmente* avec une grande rapidité, il faut recourir à d'autres moyens pour prévenir les phénomènes fâcheux qui menacent. C'est dans ce cas qu'il devient important d'avoir présentes à l'esprit les deux formes de l'affection, attendu que le traitement est diffé-rent suivant qu'on a affaire à l'une ou à l'autre. Celle qui est accompa-gnée d'une véritable réaction fébrile caractérisée par la chaleur de la peau, la fréquence du pouls, l'oppression, la soif et la sécheresse de la langue, réclame l'emploi d'un traitement antiphlogistique, et vous devez recourir à la *saignée du bras,* une, même deux fois, avec beaucoup de profit pour vos malades, dont le soulagement s'annoncera par la diminu-tion des phénomènes réactionnels. En faisant suivre les émissions san-guines de l'administration du *calomel à doses fractionnées,* qui est lui-même un antiphlogistique par excellence, vous enlèverez à l'anasarque son caractère d'acuité, en même temps que les sécrétions intestinales, sollicitées par l'action purgative du protochlorure de mercure, tendront à faire diminuer l'œdème. Pour hâter ce résultat, il convient d'administrer alors quelques *diurétiques* dont l'usage avant l'emploi du traitement antiphlogistique n'eût pas produit les bons effets qu'on est maintenant en droit d'en attendre.

Si, au contraire, vous constatez l'existence d'un œdème froid, sans fièvre, il faut vous donner de garde d'ôter du sang, mais administrer d'emblée les *purgatifs* capables de faire pleuvoir à la surface de la mem-brane muqueuse intestinale une quantité de sérosité, de manière à en-traîner la cessation de l'œdème, et, en même temps, pour arriver aux mêmes résultats, stimuler la sécrétion urinaire par l'emploi des *diuréti-ques.* Si le relâchement, la perte de ton des tissus, se trouvaient portés à un très haut degré, il serait avantageux d'associer aux moyens précé-dents les *toniques,* notamment le *quinquina,* ou de donner aussi l'*iodure de potassium* à doses élevées, remède tant vanté par Graves dans ces cas.

La première des deux formes d'anasarque est souvent précédée et accompagnée de *pissement de sang,* ou tout au moins, dans la présence de certains éléments constitutifs de ce liquide dans les urines. Tous les pathologistes s'accordent à rapporter ce passage du sang ou de ses élé-ments dans les urines à une hyperémie rénale souvent inflammatoire, comme on peut en juger par la réaction qui a lieu. Les *déplétions géné-rales,* que nous avons conseillées contre la forme aiguë de l'anasarque, agissent très heureusement sur cette congestion de l'appareil vasculaire du rein ; mais on peut arriver d'une manière plus sûre et plus rapide à la faire cesser à l'aide d'une dérivation sur la région lombaire. Tous les cliniciens, et je me range à cet avis unanime, pensent que les diurétiques, à cette période, sont nuisibles en augmentant l'hyperémie rénale, et, comme conséquence, le passage du sang dans les urines. Il est souvent avantageux d'administrer à l'intérieur quelques substances hémostatiques, telles que l'*acide sulfurique pur* ou *alcoolisé* (*eau de Rabel*), à la dose de 2, 3, 4 grammes par jour, dans une tisane sucrée avec du sirop de ratanhia.

Si, parmi les accidents de la scarlatine, l'anasarque est celui qui reconnaît le plus constamment pour cause l'*impression du froid*, il importe de prendre les précautions nécessaires pour *soustraire les malades à son influence*, surtout aux périodes de la maladie où l'anasarque survient le plus habituellement, d'après les relevés statistiques faits sur ce sujet : ainsi, pendant le deuxième et le troisième septénaire, et, d'une façon plus spéciale, aux approches du quatorzième et du vingt et unième jour. Les précautions à prendre seront d'ailleurs plus ou moins sévères, suivant les saisons.

Il n'y a pas d'analogie, mais des différences curieuses, entre la variole, la rougeole et la scarlatine au point de vue de l'influence fâcheuse du froid. Sydenham voulait que les varioleux, même en pleine éruption, se levassent chaque jour ; et, en effet, ces malades, à quelque période qu'ils soient, ne se montrent pas disposés à contracter d'affection intercurrente par refroidissement. Les individus atteints de rougeole n'ont ni l'indifférence absolue des précédents, ni l'exquise susceptibilité des scarlatineux. L'impression du froid passe inaperçue sur quelques-uns d'entre eux, tandis que chez d'autres elle exagère la bronchite, compagne inséparable de l'éruption, qui peut s'étendre aux ramuscules bronchiques, au tissu des poumons, et donner naissance à cette bronchite capillaire ou à cette forme particulière de pneumonie qui sont les complications les plus graves de la rougeole. Dans certains cas, il survient une anasarque sans importance. Chez les scarlatineux, la susceptibilité au froid est portée au summum ; il faut, dès lors, prendre les plus grandes précautions pour que ces malades ne soient pas exposés à se refroidir. Je ne veux pas dire par là qu'il faille, en aucun temps de la maladie, les renfermer dans une atmosphère étouffante, les surcharger de couvertures et les exciter par des boissons chaudes. Une température modérée, pas plus de couvertures qu'ils n'en ont en état de santé, l'usage des boissons tièdes, acidulées et légèrement rafraîchissantes, sont ce qui convient le mieux. Mais il faut retenir les scarlatineux longtemps dans leur chambre, leur épargner les transitions brusques d'une température plus élevée à une température plus basse, les courants d'air frais, surtout humides, sous peine de les exposer à l'anasarque, au pissement de sang, aux épanchements

des plèvres, du péricarde, et à ceux encore plus funestes des ventricules
cérébraux.

L'anasarque, survenant rapidement et d'une façon considérable, est
souvent accompagnée de *convulsions* qui emportent quelquefois le sujet
dès la première attaque. Les *purgatifs* énergiques sont utiles, dans ces
cas, en sollicitant du côté de l'intestin la sécrétion d'une partie de la sérosité épanchée dans le tissu cellulaire. Il importe aussi de placer le
patient les jambes pendantes sur les bords de son lit, la tête élevée sur
des oreillers. On peut prévenir de cette façon des convulsions imminentes. Mais, en quelques circonstances, ces convulsions arrivent d'emblée, sans que rien les ait pu faire prévoir. Le malade accuse un mal de
tête extraordinaire, du trouble de la vue, soit d'un seul côté, soit des
deux ensemble, quelquefois des tintements d'oreilles, une surdité notable. Dans ces cas, les *scarifications* sur les extrémités inférieures
pourront être avantageuses par le dégorgement qu'elles produisent. Ce
qui réussit encore mieux pour arriver au même résultat, c'est l'application sur les jambes, et non sur les cuisses, de très *larges vésicatoires.*
Après sept ou huit heures, des phlyctènes se sont formées, et lorsqu'on
les ouvre, elles donnent passage à des flots de sérosité qui dégagent singulièrement le malade et lui permettent de traverser la crise la plus
périlleuse de son anasarque.

Si la convulsion se produit, pendant l'attaque, donnez le *musc uni à*
de petites proportions de belladone. Chez un enfant de huit à dix ans, le
musc à la dose de 25, 30, 40 centigrammes ; la belladone, à celle d'un
centigramme seulement, dans une potion. En même temps, vous devrez
faire usage d'un moyen que j'ai préconisé depuis plus de vingt ans, et
qui m'a rendu, à moi comme à d'autres médecins, les plus grands services : je veux parler de la *compression des carotides ;* elle demande à
être soigneusement faite et suivant une certaine méthode. Lorsque la
convulsion épileptiforme est prédominante d'un côté, la compression devra être exercée plus spécialement du côté opposé. Si donc la convulsion
est prédominante à droite, c'est la carotide gauche que l'on devra comprimer ; si la convulsion est prédominante à gauche, il faudra comprimer
la carotide droite ; si la convulsion est équilatérale, la compression sera
exercée sur les deux carotides alternativement, — bien entendu sur les
carotides primitives, — et même sur l'une et l'autre alternativement, si
la chose est possible, sans trop gêner la respiration de l'enfant. Il est
beaucoup plus facile qu'on ne saurait se l'imaginer de comprimer ainsi
ces vaisseaux du cou. Vous vous placez de façon que la main droite puisse
agir sur la carotide gauche, et la main gauche sur la carotide droite ; vous
écartez les faisceaux du muscle sterno-cléido-mastoïdien, en même temps
qu'avec le dos de la phalange unguéale vous écartez la trachée-artère, et
vous sentez les battements du vaisseau, qui est extrêmement mobile. Le

saisissant alors en dedans avec la pulpe des doigts, vous le ramenez un peu en arrière, et vous l'aplatissez contre la colonne vertébrale: tout de suite vous vous apercevez qu'il est comprimé, d'une part à l'absence des pulsations de l'artère temporale correspondante, d'autre part à la pâleur qui succède quelquefois subitement à la coloration précédemment rouge de l'enfant; d'autre part encore à ce que, dans quelques heureuses circonstances, la compression n'est pas plus tôt établie, que la convulsion éclamptique cesse tout à coup pour faire place à la résolution la plus complète. Vous maintenez cette compression durant quinze à vingt minutes sur une des artères, puis vous comprimez l'autre. Si vous avez un aide, son assistance vous sera utile dans cette opération assez pénible. Les mères, que leur sollicitude rend si intelligentes, pourront elles-mêmes vous remplacer. Par ce moyen, en y mettant la patience nécessaire, on peut en quelques heures, dans un certain nombre de cas, arrêter les convulsions qui accompagnent l'anasarque scarlatineuse.

Contre d'autres accidents très graves qui surviennent encore dans cette période ultime de la scarlatine et se montrent à peu près à la même époque que l'anasarque, contre ces *épanchements séreux de la plèvre et du péricarde* que j'ai mentionnés, les applications réitérées de *larges vésicatoires volants*, et si l'hydrothorax, l'hydropéricarde sont considérables, la *ponction*, pourront être utiles. Dans les grands épanchements pleuraux, la paracentèse devient quelquefois nécessaire au bout de très peu de jours. Mais souvent, ainsi que je vous l'ai fait observer, dès la première ponction, alors même que l'épanchement n'a pas plus de dix, quinze à vingt jours de date, vous trouverez de la sérosité lactescente et même du pus déjà formé; vous avez affaire à un véritable empyème, accident formidable que vous guérirez fréquemment chez les jeunes sujets par des ponctions et des *injections iodées* souvent répétées, mais que, malgré ces moyens, vous guérirez bien rarement chez les adultes.

VI. — ROUGEOLE.

PRINCIPALEMENT DE SES ACCIDENTS ET DE SES COMPLICATIONS.

Rougeole normale. — De toutes les fièvres éruptives elle est celle dont la période
d'invasion est la plus longue. — Complication de la période d'invasion. — Convulsions du début. — Pseudo-croup. — Catharre suffocant. — Épistaxis. — Otite. —
Diarrhée. — Complications de la période d'éruption et de la dernière période.

MESSIEURS,

Je n'entrerai pas pour la rougeole dans des détails aussi circonstanciés
que ceux que j'ai donnés pour la scarlatine ; en voici la raison : si de toutes
les maladies éruptives la scarlatine est, ainsi que je l'ai établi, celle dont
les formes sont les plus étranges ; si elle fournit matière à un grand nombre de considérations pathologiques, il n'en est plus tout à fait de même
de la rougeole. Je me bornerai donc pour celle-ci à tracer rapidement le
tableau des symptômes qu'elle présente lorsqu'elle est normale, et j'insisterai d'une façon toute spéciale sur les accidents et les complications
qui l'accompagnent ou la suivent, accidents et complications malheureusement trop peu connus des jeunes médecins, et que j'ai eu bien des fois
occasion de vous signaler.

Vous comprenez, messieurs, que je n'ai pas ici, dans un cours de clinique, à vous faire l'histoire complète de la rougeole ; cette tâche est
celle du professeur de pathologie médicale ; mais je veux vous faire connaître les complications de cette pyrexie exanthémateuse, et vous montrer
leur évolution, en vous présentant des exemples choisis dans nos salles,
que nous puissions analyser et discuter ensemble. Je dois pourtant vous
rappeler sommairement les phénomènes ordinaires des diverses périodes
de la rougeole, qui, exagérés dans une certaine mesure, constituent ou
appellent les complications.

Dès le début de la maladie, et dans les formes les plus simples, on
voit tout de suite apparaître, du côté de la membrane muqueuse oculaire
et du côté des voies respiratoires, des symptômes qui sont parfaitement
connus de ceux qui les ont une fois observés : ce sont le larmoiement,
l'injection des yeux, une légère photophobie ; le *coryza*, caractérisé par
un écoulement de mucus ténu et âcre, par de fréquents éternuements,
accompagné fréquemment d'épistaxis abondantes ; c'est une *toux* assez
vive, quelquefois un peu rauque, d'autres fois très violente et très
pénible. Les membranes muqueuses des yeux, du nez, du larynx et

des bronches se prennent donc dès les premiers jours de la rougeole. Dès le premier jour, l'éruption se fait de leur côté; comme au début de la scarlatine, alors qu'il n'y a pas encore d'exanthème à la peau, vous voyez la maladie inscrite sur le pharynx, les amygdales et sur le voile du palais.

Dans cette période d'invasion, la fièvre n'a pas les mêmes allures que dans la variole, où, depuis le début des premiers symptômes de la pyrexie jusqu'au moment de l'éruption, le mouvement fébrile est d'une seule tenue, où jamais il ne cesse une fois qu'il a commencé, et dure toujours au moins jusqu'au jour de l'apparition des pustules. Dans la rougeole, les phénomènes fébriles ont une marche tout autre, qui trompe parfois singulièrement les médecins. Tantôt la fièvre persiste jusqu'au moment de la période d'éruption; tantôt elle ne dure qu'un ou deux jours, s'arrêtant le troisième et cédant quelquefois complètement, ne laissant au malade, adulte ou enfant, qu'un léger malaise, pour reparaître enfin au jour de l'éruption avec une grande intensité. Elle se manifeste par des petits frissons, se répétant trois, quatre, cinq, six fois dans les vingt-quatre heures, suivis de chaleur et de sueurs, de manière à simuler ces accès de fièvre intermittente ou rémittente, qui tendent à devenir continus et sont assez communs au début de la dothiénentérie. En l'absence du larmoiement, du coryza, du saignement de nez, de la toux, on est, dans un grand nombre de circonstances, fort embarrassé pour poser le diagnostic, et souvent on méconnaît les prodromes de la rougeole, si l'on n'est pas guidé par des faits pris en dehors du malade, tels que l'existence de cette maladie chez quelques-uns des membres de la famille, ou bien une influence épidémique.

Déjà donc, la durée de la période d'invasion est un élément capital pour le diagnostic.

De toutes les fièvres éruptives, la rougeole est celle dans laquelle cette période est la plus longue. La scarlatine, on le sait, est celle, au contraire, dans laquelle elle est la plus courte, puisqu'elle peut ne durer que quelques heures, quelques instants; vient ensuite la variole confluente, dont l'invasion dure deux jours, l'éruption se faisant à la fin du deuxième ou au commencement du troisième; enfin la variole discrète, dans laquelle cette période dure trois jours, l'apparition des pustules ayant lieu très régulièrement à la fin du troisième ou au commencement du quatrième. Dans la rougeole, l'exanthème cutané ne se montre que du quatrième au cinquième, quelquefois après six, sept ou huit jours, même dans les cas où la maladie est très simple. Nous venons d'en avoir précisément un exemple au n° 18 de la salle Sainte-Agnès, chez un ouvrier âgé de vingt-huit ans, dont j'ai méconnu complètement la maladie parce que l'éruption morbilleuse n'a paru que le septième jour, bien que, vous l'avez vu comme moi, il n'y eût aucune complication. Si, dans la scarlatine et dans la

variole, il arrive que des complications sérieuses, survenues au début,
retardent l'époque de l'apparition de l'éruption, comme j'en ai cité une
observation à propos de la scarlatine, ce sont là de rares exceptions, n'infirmant en rien la règle générale, tandis que, dans la rougeole, la règle
générale est que la période d'invasion dure de quatre à cinq jours, en
dehors même de toute espèce de complications.

Pour celles-ci, il en est qui se rencontrent fréquemment chez les enfants, alors même que la maladie doit avoir la marche la plus franche et
la plus régulière : ce sont les *convulsions*. J'aurai à y revenir plus spécialement.

Au moment où, dans la période d'invasion, la fièvre paraissait tomber,
tout à coup elle reprend une intensité considérable. Le larmoiement, le
coryza, la toux, un instant calmés, augmentent avec une extrême vivacité;
en même temps survient, dans la majorité des cas, une *diarrhée* très
abondante. Ce phénomène, la diarrhée, arrivant en même temps que l'é-
ruption, appartient essentiellement à la rougeole, et les auteurs ne l'ont
pas suffisamment indiqué. Sans être invariable, il est assez commun pour
qu'on en doive tenir bon compte. Il se manifeste, je le répète, le jour où
l'éruption apparaît. L'enfant va quatre, six, huit, dix et quinze fois à la
garderobe dans les vingt-quatre heures; chez quelques-uns il y a non
seulement une diarrhée séreuse, mais encore une diarrhée glaireuse et
sanglante, causée par une véritable colite qui dure un jour ou deux. Nous
insisterons sur ce fait à propos des complications; je dirai tout de suite
que si la diarrhée se prolonge au delà de vingt-quatre heures, elle peut
devenir une cause de danger chez les très jeunes enfants, et qu'elle doit
être arrêtée le plus tôt possible.

L'éruption apparaît le quatrième ou le cinquième jour, ainsi que nous
l'avons dit; elle se montre d'abord au visage, le lendemain elle a envahi
le tronc, le septième jour les membres : elle est dès lors complète. Je
m'aperçois, messieurs, que je vais faire entrer une erreur dans votre esprit, et déjà j'entends quelques-uns d'entre vous me rappeler que, dans
notre service de nourrices, je vous ai montré moi-même, et plusieurs
fois, de petits enfants chez lesquels, au deuxième jour de la fièvre morbilleuse, on voyait déjà poindre de petites efflorescences, là où la peau
était chaude et couverte de sueur. Le lendemain, le surlendemain même,
on avait peine à trouver et même on ne trouvait plus ces efflorescences,
jusqu'au jour où, au terme régulier de la période d'invasion, l'éruption
apparaissait avec ses caractères les plus nets. — Je tenais à vous répéter
ici ce que je vous avais dit devant le berceau de nos petits malades, et à vous
indiquer, ainsi que je l'ai fait tout à l'heure, les restrictions qu'il convient
d'apporter à la loi d'évolution de l'exanthème morbilleux. Mais, dans
bien des cas analogues à ceux que je viens de vous rappeler, les efflorescences dont je parle, et qui ne sont rien autre chose que des exanthèmes

sudoraux, ne doivent pas être confondues avec l'exanthème spécifique de la rougeole. — Tant que l'éruption reste vive et fleurie, la fièvre conserve une grande intensité, comme cela a lieu dans la scarlatine, contrairement à ce qui se passe dans la variole discrète, où elle tombe tout à coup, une fois les pustules *sorties*, pour ne se rallumer qu'au huitième jour de la maladie, moment où commence la période de maturation. Dans la rougeole, le mouvement fébrile se prolonge donc pendant les deux ou trois premiers jours de l'éruption, il cède alors parce que l'éruption cède elle-même ; s'il se prolonge au delà, on doit craindre des complications, et nous dirons quelles elles sont.

Au larmoiement, au coryza, à la toux qui ont augmenté, se joignent ordinairement un peu de *surdité*, quelquefois des douleurs d'oreille très vives, la trompe d'Eustache se prenant comme se sont pris les autres conduits revêtus d'une membrane muqueuse.

L'*éruption*, dans sa forme la plus simple, lorsqu'on l'examine principalement sur le ventre et sur la poitrine, plus encore qu'au visage, l'éruption présente l'aspect de petites saillies rouges, veloutées, n'ayant ni la rudesse, ni la rugosité des saillies qu'on observe si souvent dans la scarlatine ; elles ont une certaine analogie avec celles de l'urticaire ; le derme, lui-même soulevé, soulève l'épiderme, et ces saillies sont parfaitement appréciables au toucher, plus appréciables même à ce sens qu'à la vue. Ces taches morbilleuses plus ou moins grandes, de la largeur d'un grain de riz, d'un grain de blé, sont en général de formes inégales, circonscrivant des espaces dans lesquels la peau reste blanche. D'abord distinctes, disparaissant sous la pression du doigt pour reparaître dès que cette pression cesse, elles se groupent par plaques irrégulières, inégalement découpées sous forme de petits croissants.

Lorsque l'éruption est très confluente, la rougeur de la peau peut être diffuse, uniforme, et rendre dans quelques cas le diagnostic difficile. Il survient quelquefois aussi des *vésicules*, principalement en été, lorsque les malades, couverts outre mesure, ont abondamment transpiré : ce sont des vésicules acuminées, renfermant ordinairement un liquide pruriforme, à base enflammée, beaucoup plus larges que celles que nous avons notées dans la scarlatine ; mais, tandis que cette éruption vésiculeuse est la règle de cette dernière maladie, dans la rougeole elle est l'exception.

Quelquefois les taches morbilleuses sont plus saillantes qu'à l'ordinaire, comme papuleuses ; lorsque cette forme domine, la rougeole est dite *boutonneuse*.

Souvent, quand l'éruption a été très violente, on voit, principalement sur les membres, des rougeurs violacées, évidemment ecchymotiques car elles ne disparaissent pas sous la pression du doigt, comme le font les taches exanthématiques. Ces taches ecchymotiques, ces taches de *pur-*

pura, peuvent persister pendant sept, huit ou dix jours après la disparition de l'éruption morbilleuse, laissant à leur place une coloration jaune
verdâtre. Cette forme de la rougeole est plus grave que l'autre, en ce
sens qu'elle indique une violence plus grande dans l'éruption, et que
dans les fièvres éruptives, rougeole, scarlatine, variole, plus intense est
l'éruption, plus grande aussi est en général la gravité de la maladie ; elle
n'est jamais plus fréquente que sous l'empire de certaine constitutions
médicales, et elle s'élève alors au degré d'une complication des plus sérieuses sur laquelle j'aurai à appeler votre attention.

Ordinairement pendant ces deux périodes d'invasion et d'éruption, on
entend à l'auscultation de la poitrine des râles sibilants qui, très souvent,
deviennent sous-crépitants le jour de l'éruption, et qui, généralisés quelquefois dans toute l'étendue des poumons, sont accompagnés d'un certain
degré d'oppression, râles sous-crépitants qui indiquent que le *catarrhe*
morbilleux occupe déjà les petites bronches. Ce catarrhe peut, dès le
début, présenter de la gravité et augmenter encore vers le huitième ou
neuvième jour de la maladie, faisant alors explosion avec une redoutable
intensité. Les râles sous-crépitants, se produisant au moment où l'éruption apparaît, même lorsqu'ils sont très fins, ne doivent pas effrayer si les
autres symptômes de l'affection ne sont pas sérieux ; ils disparaissent
généralement ou diminuent habituellement le septième ou le huitième
jour ; on entend alors de nouveau les râles muqueux plus gros, puis les
râles sibilants, et enfin tout rentre dans l'ordre.

Ce catarrhe morbilleux donne lieu à une *expectoration* assez caractéristique. Je parle de ce qu'on observe chez les adultes et chez les enfants
du troisième âge ; car on sait que les enfants à la mamelle, et jusqu'à
quatre à cinq ans, n'expectorent pas. D'abord muqueux, clairs et limpides, les *crachats* deviennent épais, arrondis, d'un jaune verdâtre, parfaitement isolés les uns des autres, surnageant dans une plus ou moins
grande quantité de mucus glaireux et légèrement opalin ; ils sont nummulaires, comme ceux de quelques phthisiques.

Le huitième jour, l'éruption tend à disparaître ; elle quitte le visage,
s'éteint sur le tronc, et le neuvième jour elle a complètement disparu sur
les membres. Il ne reste plus qu'un peu d'ophtalmie, de coryza, de surdité et de toux. Ces accidents diminuent graduellement à leur tour ;
après sept ou huit jours, ils ont totalement cessé. C'est la période de
desquamation.

Les livres classiques parlent d'une desquamation furfuracée, constituée
par une poussière épidermique ressemblant à de petites plaques de son se
détachant de la surface du corps ; mais si l'on examine scrupuleusement
ce qui se passe, on voit quelquefois dix malades de suite sans pouvoir
trouver trace de rien de semblable. Pour peu que la peau soit couverte
de sueur, — et la transpiration, chez les individus atteints de rougeole,

est un fait assez ordinaire, — ces écailles épidermiques restent dans le linge, l'exfoliation de l'épiderme, qui a lieu en effet, étant extrêmement ténue. Elle se voit mieux au visage que partout ailleurs, et cela se comprend, puisque la face, où la transpiration est moins abondante que sur le corps, reste découverte. Mais là encore la desquamation est souvent imperceptible; lorsqu'elle est apparente, c'est au huitième jour, c'est-à-dire au moment où l'éruption commence à s'effacer, que se montrent sur le visage ces petites exfoliations dont on a parlé.

Le *courbe des températures* est exactement dans la rougeole ce que la clinique indiquerait qu'elle dût être, et elle présente graphiquement aux yeux la marche de la fièvre. Ainsi la température s'élève graduellement dans la période prodromique, pendant un à quatre jours, et n'atteint son maximum d'élévation qu'au moment où l'éruption est elle-même au maximum de son développement. Comme je viens de vous dire que le mouvement fébrile cédait alors que l'éruption cédait elle-même, ainsi je vous dirai qu'on voit dans la courbe des températures la *défervescence* être *subite, rapide*, de sorte que la normale est quelquefois atteinte en une nuit. Dans les cas graves, la défervescence est un peu moins brusque, bien que rapide encore, et l'abaissement s'effectue avec de légères exacerbations pendant vingt-quatre ou quarante-huit heures. Vous voyez que la défervescence dans la rougeole est bien différente de ce qu'elle est dans la scarlatine, où je vous ai dit qu'elle était traînante. Ce mode de défervescence rapide est si caractéristique pour la rougeole que si la température se maintient à une certaine hauteur et que l'éruption commence déjà à pâlir, on doit en conclure que la rougeole est anomale et que des complications vont surgir. La plus haute température observée a été de 42°,8; le plus souvent, dans les recherches du docteur Hugo Siegel, la température a oscillé entre 39°,4 et 40°,6.

MM. Coze et Feltz ont trouvé dans le sang des morbilleux des bactéries d'une finesse extrême et d'une grande mobilité, qui sont beaucoup plus nombreuses sur les parties couvertes d'éruption.[1]

Je vous ai décrit, messieurs, l'allure de la rougeole normale, simple, régulière. J'insisterai sur l'étude des accidents, des complications qui dérivent des phénomènes qui lui sont propres.

Les premiers de ces phénomènes sont, chez l'enfant, les convulsions, le pseudo-croup; chez l'enfant et chez l'adulte, le catarrhe, et souvent l'épistaxis. C'est aussi par l'éclampsie et le catarrhe que les enfants succombent dans la période d'invasion.

Les *convulsions* arrivent souvent dès le premier jour, dès le début de la fièvre chez les enfants sujets à ces accidents nerveux. Que chez eux, en effet, un mouvement fébrile soit sous la dépendance de la rougeole, qu'il

---

1. Coze et Feltz, *Recherches sur les maladies infectieuses*. Paris, 1872.

soit sous la dépendance de la variole, de la scarlatine, d'une affection intestinale, d'un simple catharre pulmonaire, au moment où il s'annonce par le frisson, une attaque d'éclampsie peut avoir lieu. Je dis au moment du frisson, et je dois vous en donner la raison.

Si vous voulez y réfléchir, le frisson lui-même n'est déjà rien autre chose qu'une convulsion ; vous le comprendrez : étudiez-le isolément dans une partie du corps, à la mâchoire par exemple : il se traduit par le claquement des dents, déterminé par la contraction et le relàchement alternatifs, plus ou moins rapides, des muscles élévateurs du maxillaire inférieur, contractions involontaires et violentes : or, vous le savez, c'est là même la définition de la convulsion. Quand le frisson est général, il est accompagné de céphalalgie, de douleurs violentes le long du rachis, de tremblement de tout le corps causé par des secousses violentes et convulsives des muscles. Ce sont de véritables accès d'éclampsie continus, moins les phénomènes cérébraux. Vous voyez alors combien la transition est facile à établir entre le frisson et la grande attaque convulsive, vous comprendrez aussi pourquoi c'est ordinairement au moment du frisson initial d'une fièvre quelconque que l'enfant, dont le système nerveux est si excitable, va être pris de convulsions. Le branle une fois donné à l'appareil de l'innervation, une première attaque est suivie d'une seconde, de plusieurs, qui se répètent à l'occasion d'une émotion physique ou morale un peu vive, d'une impression extérieure un peu violente, comme à l'heure du réveil où le système nerveux sort du repos qu'il avait gardé.

En général, les *convulsions du début* de la rougeole ne sont pas très graves lorsqu'elles ne se répètent pas souvent. Deux ou trois n'ont rien d'alarmant en elles-mêmes à cette période d'invasion de la maladie; exceptionnellement ce sont des accidents sérieux, mais c'est qu'alors elles ont continué un jour ou deux, et que, dans leurs attaques, l'enfant peut être enlevé. Malheureusement aussi l'intervention médicale est, en quelques cas, pour beaucoup dans les tristes résultats que l'éclampsie entraîne avec elle. Rien n'épouvante une famille autant que ces convulsions; rien, en effet, je l'avoue, n'est plus épouvantable. On appelle de tous côtés un médecin; celui-ci, n'arrivant qu'à la fin de la crise, ne constatant que les phénomènes apoplectiques, perd quelquefois son sang-froid, et, dans son trouble, peut commettre bien des fautes. Il fait d'abord appliquer des sangsues derrière les oreilles, quatre, six, huit; il voit là une congestion cérébrale, et l'émission sanguine lui paraît l'indication urgente, puisqu'elle doit nécessairement amener la déplétion des vaisseaux. Si l'on a affaire à un enfant de deux, trois ou quatre ans, on commence, en agissant ainsi, par le rendre exsangue, de telle sorte que, contrairement au but qu'on se propose d'atteindre, on le met dans les conditions les plus favorables au retour des accidents qu'on prétendait combattre; puis on ordonne des bains froids, recommandant de faire, pendant la durée du bain, des affusions également froides sur la tête et sur les épaules. Ces bains, ces affusions, sont répétés deux ou trois fois dans le courant de la journée. Cependant le malade a déjà du coryza, du catarrhe pulmonaire ; si, dans ces conditions, une affusion rapide, de quelques secondes, peut ne pas nuire, il n'en est plus de même de ces immersions prolongées, encore moins de ces applications de glace sur la tête, comme on en voit souvent prescrire. Assurément le catarrhe (et le catarrhe morbilleux est toujours assez sérieux pour qu'on cherche à le modérer) ne devra qu'augmenter sous l'influence d'un pareil traitement. Ce que je dis ici n'est malheureusement pas exagéré. Combien de médecins, lors même qu'ils ne sont pas très convaincus de son utilité, ne cèdent-ils pas aux exigences d'une famille qui réclame une médication active, énergique, à grand appareil, si l'on peut ainsi parler, dans ces cas où le mal a lui-même de si terribles et si rapides allures! Or la médication par les sangsues, par les bains, cette médication pourtant si meurtrière, est tellement d'accord avec les théories et les préjugés du monde, toujours disposé à raisonner médecine, que, lorsqu'on en ignore les graves inconvénients, il paraît souvent difficile de ne pas y avoir recours. L'ignorance des uns, le manque d'énergie des autres, ont pour résultat d'augmenter le péril.

Dans d'autres cas, les personnes étrangères à notre art, des médecins même, agissent d'une façon plus fâcheuse encore. Ils arrosent d'eau bouillante, ils entourent de linges qu'ils en ont imbibés, les jambes des malheureux enfants, et déterminent chez eux des accidents plus graves que le mal qu'ils voulaient empêcher. Qui n'a pas entendu parler de ces épouvantables accidents, de ces horribles brûlures par l'eau ou tout autre liquide bouillant, accidents malheureusement trop fréquents auxquels succombent chaque année un grand nombre d'enfants? Qui d'entre nous n'a pas eu l'occasion d'observer ou d'entendre raconter de semblables faits? Cependant combien encore les oublient, lorsque, appelés auprès de petits malades pris de convulsions, ils se hâtent de recourir à la brutale médication que nous condamnons énergiquement! Le contact de ces serviettes trempées dans l'eau bouillante est alors bien plus prolongé que dans le cas de brûlure accidentelle. Ici les malheureux ont toute leur connaissance : à la première impression de la douleur, ils appellent pour se faire dépouiller de leurs vêtements ou s'en dépouillent eux-mêmes; dans le coma consécutif aux convulsions, ils ne sentent rien, et ceux qui devraient les secourir, laissant volontairement un temps très prolongé ces linges brûlants en contact avec leur peau, les tuent en croyant les sauver.

Lorsque ces infortunés ne succombent pas sous l'effet de la douleur, ils sont enlevés par la douleur de l'inflammation ou s'éteignent épuisés par la suppuration. Lorsqu'ils guérissent, ils gardent des cicatrices plus ou moins profondes, qui, suivant la place qu'elles occupent, peuvent entraîner d'horribles difformités. J'ai été plusieurs fois témoin de ces accidents; entre autres exemples, j'en ai été témoin chez un homme qui a été mon maître et celui de plusieurs d'entre vous. A la suite d'une application d'eau bouillante sur les cuisses, employée pour combattre des phénomènes comateux ou de stupeur profonde survenus dans le cours d'une fièvre typhoïde dont il fut atteint, Marjolin garda de profondes eschares qui compliquèrent singulièrement sa maladie et entravèrent longtemps sa convalescence.

Lorsqu'au début de la rougeole un enfant a des convulsions, sachez attendre; ne faites pas de médecine tumultueuse; informez-vous si le malade est sujet à l'éclampsie, et si les attaques passent habituellement seules. S'il en est ainsi, une médication plus active suffira, car en général les convulsions initiales des fièvres éruptives cèdent d'elles-mêmes, sans que nous ayons besoin d'intervenir. Les saignées, les bains prolongés, les cautérisations à l'eau bouillante, les vésicatoires, qui agissent d'une façon analogue aux brûlures, j'ajouterai les purgatifs énergiques, loin d'être de quelque utilité, aggraveront la maladie, en entraveront la marche, retarderont l'époque de l'éruption, et prépareront pour la suite des complications souvent mortelles.

Je le répète, ces convulsions du début des fièvres éruptives ne sont pas graves, en général; toutefois, je l'ai dit aussi, elles le sont quelquefois lorsqu'elles se répètent et se rapprochent, elles le sont même dès la première attaque, mais exceptionnellement. J'ai souvent raconté ce fait, qui s'est passé sous mes yeux à l'hôpital Necker. Un enfant de deux ans, qui ne présentait aucun symptôme d'affection cérébrale, fut pris de convulsions au moment même où je l'examinais. J'annonçai aux élèves présents à la visite la marche que les accidents allaient probablement suivre : je leur parlais de la forme tonique, qui, précédant la forme clonique, durerait cinquante à soixante secondes, occupant les muscles des membres, ceux de la poitrine et du ventre, les maintenant raides, comme au début d'une attaque d'épilepsie. Cependant deux minutes s'étaient écoulées; la raideur ne cédait pas, et je commençais à m'alarmer, lorsqu'en effet une demi-minute encore avait à peine été comptée, que tout à coup nous vîmes la face bleuir, cette coloration bleue augmenter progressivement, puis une résolution subite s'effectuer. L'enfant était mort.

Ce fait et ceux analogues que l'on pourrait rapporter, tout exceptionnels qu'ils sont, peuvent se rencontrer dans votre pratique médicale; il est essentiel de prévoir les mauvaises chances, et de faire des réserves sur le pronostic. Il n'est question ici que des convulsions initiales de la rougeole et de la variole; car celles du début de la scarlatine, au lieu d'être exceptionnellement graves, le sont, au contraire, généralement.

Tout récemment, messieurs, vous avez vu dans notre salle de nourrices deux enfants, l'un, au début de la rougeole, ayant tous les symptômes du croup, mais du faux croup, et guérissant; l'autre, mourant du croup, mais du vrai croup, dans la convalescence de l'exanthème.

Je ne saurais vous dire combien souvent les familles sont épouvantées par l'explosion de ces accidents, survenant dans les quatre ou cinq premiers jours d'une rougeole que ne caractérise encore aucune manifestation du côté de la peau. Après avoir d'abord présenté tous les symptômes d'un catarrhe léger, l'enfant est pris tout à coup d'une oppression formidable, accompagnée d'une toux rauque, d'une inspiration sifflante, d'une respiration excessivement laborieuse, en même temps que la fièvre s'allume. S'il n'y a pas, dans l'entourage du malade, d'autres malades atteints de rougeole, le diagnostic devient fort embarrassant, et l'on croit avoir affaire uniquement à cette forme de laryngite aiguë connue sous le nom de *pseudo-croup*.

Cette erreur ne tirerait pas à conséquence, si le médecin n'intervenait encore ici quelquefois d'une façon déplorable, s'il restait convaincu que ce pseudo-croup est généralement peu grave et qu'après quelques instants d'angoisses, plus terribles peut-être pour le cœur d'une mère que compromettantes pour la vie de l'enfant, les accidents se calmeront seuls.

J'aurai à revenir plus tard sur le diagnostic entre la laryngite aiguë et le croup, je suppose que ces notions vous sont familières; mais lorsque vous aurez reconnu le faux croup, gardez-vous de vous laisser gagner par le trouble d'une famille désolée; gardez-vous de céder à son impatience, en vérité bien naturelle; gardez-vous, avant tout, d'appliquer des sangsues au cou, à la base de la poitrine, comme on le fait trop souvent. Sans doute en elle-même, et dans le traitement du faux croup, cette médication n'est pas dangereuse, mais elle le devient en ce sens que la perte de sang peut être considérable : chez un enfant, vous ne savez souvent où elle s'arrêtera, et l'anémie consécutive peut entraver la marche de la maladie, dont la laryngite n'était qu'un accident précurseur. D'ailleurs, si elle n'est pas dangereuse par elle-même, elle est inutile et mieux vaut ne pas l'employer. Graves, qui, du reste, a fort mal connu les affections diphthériques dont il a vu peu de cas, a indiqué, pour combattre le faux croupe, une méthode que je vous recommande : elle consiste à passer sous le menton et au-devant du cou de l'enfant une éponge trempée dans de l'eau excessivement chaude, à une température toutefois insuffisante pour produire la brûlure, et légèrement exprimée. Cette opération est répétée dix, quinze minutes de suite; elle amène vers la peau une sorte de fluxion, sous l'influence de laquelle l'oppression cesse ordinairement d'une façon remarquable, tandis que la toux perd de sa raucité. Indépendamment de sa puissance, cette médication est, on le voit, d'une merveilleuse simplicité; à elle seule elle suffit ordinairement pour faire cesser les accidents sans qu'il soit be. soin d'avoir recours aux vomitifs. Je parle des accidents laryngés, car, après leur disparition, il n'en reste pas moins le catharre bronchique, cortège habituel de la fièvre morbilleuse et qui peut être menaçant pour l'avenir.

Le catharre, en effet, le *catharre suffocant*, est souvent une complication sérieuse de la rougeole, chez l'adulte comme chez l'enfant.

Vers le troisième ou le quatrième jour avant le développement de l'éruption, la fièvre s'allume avec une extrême véhémence; l'oppression survient, accompagnée d'une toux grasse qui, chez l'enfant, succède à la toux rauque de la laryngite striduleuse, et l'auscultation révèle l'existence de râles sous-crépitants dans toute l'étendue de la poitrine. Ces accidents, se manifestant au deuxième ou troisième jour de la période d'invasion, sont en général redoutables. Toutefois le râle sous-crépitant tout seul, quand il n'est pas accompagné d'oppression, n'a pas une signification aussi grave.

On sait, du reste, que le catharre capillaire, indépendamment de toute cause spécifique, est en lui-même une affection des plus sérieuses, principalement chez l'enfant, beaucoup plus sérieuse que la pneumonie lobaire, que la pleurésie; on ne doit pas être surpris dès lors de ce que nous disions de sa gravité, plus grande encore, lorsque cette affection est dominée par une cause spécifique, comme la cause morbilleuse. Toute la maladie se portant du côté de l'appareil bronchique, toute la fluxion exanthémateuse se faisant là, rien ou presque rien n'apparaît vers la peau. Les malades, les enfants surtout, succombent alors après trois ou quatre jours de l'invasion des accidents, sans qu'aucune apparence d'éruption se soit manifestée sur la surface cutanée. On peut croire avoir eu affaire, dans ce cas, à un simple catharre, tandis que ce catharre est bien réellement morbilleux. J'ajouterai que, dans un grand nombre de circonstances, le diagnostic différentiel est impossible à établir, lorsqu'on n'a pas pour point de repère quelques symptômes qui vous mettent sur la voie, tels que des saignements de nez, du coryza, de l'otite, du larmoiement, lorsque surtout on ignore qu'il existe, soit dans la famille du malade, soit même dans la localité qu'il habite, des individus atteints de rougeole.

Chez l'adulte, la forme de ce catharre est à peu près la même. L'oppression est tout aussi grande; mais dès le premier ou dans le second jour, l'expectoration prend un caractère tout particulier : phlegmorrhagique d'abord, elle présente, au plus tard vers le troisième jour, un aspect puriforme, le malade rendant des flots de mucus absolument semblable au pus d'un abcès. Ce ne sont pas des crachats nummulaires, nageant dans une sérosité légèrement opaline, que nous avons donnés comme caractéristiques de l'expectoration dans la rougeole régulière, et qu'on observe au septième, huitième, neuvième, dixième jour de la maladie, épouvantant souvent, hors de propos, les malades et parfois les médecins; ce sont des crachats mucoso-puriformes, analogues en tout point à ceux qui accompagnent le catharre suffocant des vieillards.

Quoiqu'un peu moins grave chez les adultes que chez les enfants, — car, après une longue pratique, j'ai rarement vu ces derniers guérir de cette affection, — le catarrhe suffocant de la rougeole est encore d'une excessive gravité et résiste aux médications les plus énergiques. Généralement, les malades meurent en quelques jours, d'autres fois après une semaine et plus encore, et, dans ce dernier cas, la bronchite capillaire est devenue le catarrhe péripneumonique, la pneumonie pseudo-lobaire, ou bien est survenue une pneumonie lobaire, compliquée ou non de pleurésie, quoique cette pneumonie franche soit en général beaucoup moins dangereuse que l'autre.

Les vomitifs, l'ipécacuanha en tête, les antimoniaux, le kermès, l'oxyde blanc d'antimoine, les *larges* visicatoires appliquées à plusieurs reprises sur la poitrine, sont des moyens thérapeutiques trop souvent impuissants dans cette forme si funeste du catarrhe et dans les pneumonies qui lui succèdent.

Une autre médication m'a paru rendre des services momentanés dans un certain nombre de circonstances : c'est l'*urtication*. Lorsqu'au quatrième jour je voyais se manifester les signes du catarrhe, alors que l'exanthème morbilleux aurait dû apparaître, je faisais fustiger le corps du malade deux ou trois fois dans les vingt-quatre heures, de façon à produire sur la peau une abondante éruption. Cette urtication, moins douloureuse qu'on ne l'imagine, produit un effet immédiat. Bien que la fièvre ne cède pas, l'oppression diminue graduellement à mesure que la fluxion vers le tégument externe se prononce. Un fait étrange, c'est qu'au second jour de ce traitement, l'éruption ortiée, alors même qu'on emploie la petite ortie (*Urtica urens*), plus active que la grande (*Urtica dioica*), est notablement moindre, et à la fin, après trois ou quatre jours, l'urtication ne produit plus aucun effet. Cela tient, non à ce que la vie s'éteignant chez l'individu, le venin n'agit plus sur un organisme qui ne réagit pas, mais à ce que cet organisme s'est habitué à l'action de ce venin, comme nous le voyons s'habituer à l'action d'autres poisons. Il arrive, chez le sujet soumis à plusieurs reprises successives à l'urtication, ce qui arrive aux filles de la campagne, qui, après un certain temps, prennent et portent impunément sur leurs bras nus ces mêmes orties qui, les premiers jours, agissaient énergiquement sur leur peau. En dernière analyse, l'urtication, dans le catarrhe morbilleux des enfants, nous rend quelques services et nous en rend plus encore chez les adultes; cela dépend probablement de ce que chez ceux-ci l'affection pulmonaire est moins grave que chez ceux-là.

Il est encore d'autres complications du début de la rougeole moins importantes à étudier ; ce sont l'épistaxis et l'otite ; ce dernier accident est bien souvent méconnu.

Sans aucun doute l'*épistaxis*, phénomène ordinaire de la maladie, n'a pas de gravité quand elle est modérée ; mais elle devient quelquefois assez abondante pour menacer les jours de l'enfant, ou du moins pour altérer sa santé dans l'aveuir. On la combat à l'aide de la glace ou de l'eau glacée, que l'on applique sur le front où que l'on fait respirer par le nez. Ces moyens sont bons. Les astringents réussissent aussi ; cependant ce qui réussit mieux encore, ce sont les *injections* faites dans le nez, non plus avec de l'eau froide, mais *avec de l'eau* aussi *chaude* que le malade peut la supporter. Les injections avec une forte solution de sulfate de cuivre, de sulfate de zinc, avec une décoction de ratanhia, avec une solution de perchlorure de fer, sont d'excellents hémostatiques. Toutefois le perchlorure de fer a l'inconvénient de déterminer la formation d'un énorme caillot qui devient une cause de douleur, et lorsque, deux ou trois jours après, on veut le détacher pour faire cesse la gêne qu'il occasionne, on s'expose quelquefois à voir reparaître l'hémorrhagie ; mais quand le cas est urgent, quand les autres moyens ont échoué, je n'hésite pas à l'employer. Il faut aussi quelquefois recourir au tamponnement.

Si le diagnostic de l'*otite* est généralement simple chez l'adulte, qui peut expliquer ce qu'il éprouve, il n'en est pas de même chez l'enfant, qui, incapable de rendre compte de ses sensations, accuse seulement par des cris ses souffrances dont il faut deviner la cause et le siège. Cependant les accidents marchent, ils deviennent des complications sérieuses. L'excès de la douleur produit le délire, un délire souvent très violent ; la fièvre augmente, sans que cet appareil formidable de symptômes semble avoir une raison d'être lorsqu'on n'est pas prévenu. Aussi, lorsqu'un enfant a passé l'âge de la dentition, et, pendant cette époque, lorsqu'on ne constate aucune fluxion du côté de la bouche ; lorsqu'en examinant le petit malade avec soin, on ne trouve ni hernie, ni ballonnement du ventre ; lorsqu'en cherchant si quelque épingle mal fixée dans ses langes ne le pique pas ; lorsque, en un mot, on ne trouve aucune cause capable d'expliquer ces cris continuels et lamentables, on peut croire à une otite ; presque toujours, trente-six ou quarante-huit heures après, vos prévisions sont confirmées par la suppuration qui se fait jour à l'orifice extérieur de l'oreille. Cela est important à connnaître pour éviter des fautes thérapeutiques et pour arriver à un traitement utile ; pour se contenter d'injecter dans le conduit auditif externe un peu de baume tranquille, ou d'extrait de belladone en dissolution dans de l'eau ou de l'huile, au lieu d'instituer une médication trop énergique qui tournerait au détriment du

malade. La belladone, la jusquiame, suffisent donc pour calmer les douleurs; malheureusement elles ne sauraient prévaloir contre les accidents
plus graves que l'otite entraîne avec elle, ainsi que nous le dirons en parlant des complications de la troisième période[1].

En énumérant les symptômes qui accompagnent l'éruption, je vous ai
dit qu'en général la *diarrhée* apparaissait à cette époque de la maladie.
Presque toujours sans gravité, ce phénomène semble même, dans les
cas simples, constituer une crise favorable, au moment où l'exanthème
se porte vers la peau. Il semble qu'à ce moment le levain morbide a atteint son summum d'activité, à ce moment où la *despumation*, comme
l'appelait Sydenham, va se faire dans toute sa force, il semble qu'il n'y
ait pas assez d'émonctoires ouverts. Ainsi, indépendamment du coryza, du
catarrhe oculaire, du catarrhe bronchique, la maladie, frappant les intestins, produit une diarrhée catarrhale, qui paraît un symptôme avantageux,
chez les enfants surtout; chez les adultes, ce symptôme est plus rare. Je
parle toujours, bien entendu, de la diarrhée au jour de l'éruption. Elle
est, ainsi que je l'ai dit, quelquefois très abondante, les malades allant
jusqu'à dix et même quinze fois à la garderobe dans les vingt-quatre
heures. Mais si cette diarrhée n'a rien d'alarmant lorsque les autres symptômes, l'éruption, la fièvre, marchent naturellement, il n'en est plus ainsi
lorsque l'éruption se fait mal, que les yeux se cavent, que le flux intestinal prend une trop grande proportion et se prolonge au delà de son
terme habituel. Il faut alors se hâter d'intervenir, car chez les jeunes enfants peuvent arriver des accidents cholériformes. Si même la diarrhée,
durant plus de vingt-quatre heures, reste aussi violente le second jour
que le premier, il faut agir, et dans ce cas l'opium est le remède héroïque;
il arrête le flux intestinal, en agissant sur l'intestin, en même temps que,
par ses vertus diaphorétiques, il favorise le développement de l'exanthème en agissant sur la peau.

Je ne saurais trop insister sur les précautions à prendre pour administrer ce médicament; les enfants présentent une sensibilité si extraordinaire
à son action, qu'à l'âge d'un an et au-dessous ils peuvent être stupéfiés
et rester plongés dans ce demi-sommeil pendant deux jours par une seule
goutte de laudanum, c'est-à-dire par un trentième de grain d'opium. Je
prescris dans ce cas une potion avec : eau de chaux, 60 grammes; laudanum de Sydenham, *une demi-goutte*. Pour cela on met une goutte de
laudanum, dans deux cuillerées à café d'eau, et de ce mélange on prend
la moitié que l'on associe avec l'eau de chaux. Cette potion doit être
donnée par cuillerées dans les vingt-quatre heures.

Il arrive souvent que le catarrhe intestinal morbilleux épuise son action
en se manifestant sur le gros intestin, en produisant cette *colite* de forme

1. Voyez page 211.

particulière caractérisée par des selles sanglantes, glaireuses, et par du ténesme. Soit dit en passant, le mot dysenterie appliqué à cette colite l'est ici fort mal à propos. La dysenterie est une maladie épidémique, spécifique, contagieuse, à forme toute particulière, tout indépendante, toute personnelle. Si c'est une colite, c'est une colite toute spéciale, et la colite de la rougeole en est une très différente, aussi différente de la première que l'exanthème morbilleux est différent de l'exanthème scarlatineux; bien que l'une et l'autre éruption occupent également la peau aussi différente encore que l'ecthyma l'est de la variole, bien que les pustules de l'une ressemblent beaucoup aux pustules de l'autre. Cette distinction entre la colite morbilleuse et la dysenterie est essentielle à poser, car celle-ci est bien autrement dangereuse que celle-là. La première se guérit généralement seule ; on peut la faire cesser, lorsqu'elle se prolonge, en administrant au malade des lavements albumineux; si l'on veut aller plus vite, un lavement avec 5 ou 10 centigrammes de nitrate d'argent dissous dans 100 grammes d'eau distillée, ou bien avec 25, 30 centigrammes de sulfate de cuivre ou de sulfate de zinc dans une même quantité de véhicule, suffit pour arrêter cette diarrhée colique qui, survenant au cinquième ou sixième jour de la rougeole, n'est, en définitive, pas plus un accident sérieux que ne l'est l'irritation, souvent assez violente, qui survient à la lèvre supérieure sous l'influence du coryza. Ces accidents sont très analogues, leur siège seul est différent.

A près avoir passé en revue les diverses complications de la période d'invasion de la rougeole, convulsions, faux croup, catarrhe suffocant, épistaxis, otite, diarrhée colique, j'arrive aux complications de la seconde période, dite d'*éruption*.

A proprement parler, ces complications n'appartiennent pas à cette seconde période. Ainsi, le catarrhe capillaire, qui l'accompagne souvent, a débuté avec la maladie et ne fait que se continuer pendant la période d'éruption. Dans un grand nombre de circonstances, il est vrai, il appartient plus spécialement à celle-ci, en ce sens qu'ayant commencé à apparaître dans la première période, mais sans présenter aucune gravité, il fait explosion vers le sixième ou septième jour, c'est-à-dire vers le second ou troisième jour de l'éruption, prenant les allures du catarrhe suffocant, de la pneumonie lobulaire et pseudo-lobaire. En définitive, le catarrhe, en tant que catarrhe simple, est un accident propre à l'invasion de la rougeole, tandis que le catarrhe suffocant, tandis que le catarrhe péripneumonique et la pneumonie franche elle-même appartiendraient davantage à la période d'éruption.

Bien que déjà nous nous soyons assez longuement étendu sur ce sujet, je ne crains pas d'y revenir, et d'y insister encore, car le *catarrhe péripneumonique*, la *pneumonie lobulaire*, et *pseudo-lobaire*, conséquence extrême du *catarrhe capillaire*, est toujours, dans la rougeole, la complication la plus redoutable, bien plus redoutable que la pneumonie franche, que la pleurésie : c'est lui qui emporte, en effet, la majorité des malades. Lorsque, arrivés au septième jour d'une rougeole qui jusque-là marchait régulièrement, vous voyez l'éruption pâlir, si le lendemain la fièvre reprend avec une certaine intensité, vous devez craindre une complication, et le plus souvent, presque invariablement, c'est du côté de la poitrine que cette complication existe. Chez l'adulte, elle peut consister en une pneumonie franche; toutefois cela est rare, et le plus souvent on a affaire à une broncho-pneumonie. Chez l'enfant, cette broncho-pneumonie, ce catarrhe pneumonique est, pour ainsi dire, la règle absolue, tant sont rares les exceptions, l'inflammation du parenchyme pulmonaire n'étant que l'extension d'une bronchite qui a précédé et dont l'élément catarrhal prédomine encore. Il est d'autant plus important d'être fixé sur ce point d'étiologie et sur ce mode de processus pathologique, que tout de suite ils nous donnent l'explication de la gravité extrême de cet accident de la rougeol

Dans les deux ou trois premières années de la vie, il est presque toujours mortel. Pendant une épidémie que nous observâmes en 1845 et 1846, à l'hôpital Necker, sur 24 enfants atteints de rougeole, 22 furent emportés par le catarrhe péripneumonique; les deux autres échappèrent à cette terrible complication thoracique. Ce chiffre donne la mesure de l'épouvantable gravité de cette affection : toutefois celle-ci se rencontre plus souvent dans la pratique des hôpitaux que dans celle de la ville; mais pourtant, pendant certaines épidémies, elle peut aussi cruellement sévir en dehors des influences nosocomiales, et tel médecin qui, jusque-là, avait considéré la rougeole comme une maladie bénigne, apprendra dans ces tristes circonstances à la redouter. Lorsque, il y a trente-sept ans, je commençais l'exercice de la médecine, les deux premiers malades auprès desquels je fus appelé étaient deux individus atteints de rougeole, une enfant de onze ans, une servante de vingt et un ans : toutes deux succombèrent à la broncho-pneumonie, qui chez l'une fut compliquée de pleurésie. Je jugeai dès cette époque que la rougeole pouvait être une maladie sérieuse; et depuis lors, après être resté plusieurs années sans perdre d'individus, adultes ou enfants, qui en étaient atteints, j'ai rencontré la désastreuse épidémie de l'hôpital Necker, que je rappelais tout à l'heure; cette année encore, nous avons vu, tant dans notre clientèle privée que dans celle de nos confrères qui nous mandaient en consultation, un assez grand nombre d'enfants et même d'adultes enlevés par le catarrhe morbilleux péripneumonique.

Toutes les fois donc que, vers le huitième jour de la rougeole, la fièvre, qui devrait céder ce jour-là, persiste, si les râles sous-crépitants que l'on entendait à l'auscultation dès le quatrième jour de la maladie, et qui, au moment où l'éruption apparaît, ou tout au moins vers le deuxième

ou le troisième jour de cette nouvelle période, auraient dû devenir plus
gros, si ces râles ne présentent pas cette modification, s'ils restent aussi
fixes que dans la première période, il faut craindre quelque chose d'insolite du côté des poumons ; la broncho-pneumonie n'est encore caractérisée que par les symptômes généraux, les symptômes locaux restant les
mêmes, par la fièvre persistante et plus intense, mais bientôt le souffle
bronchique en sera le signe pathognomonique, et les malades succomberont à cette affection à une époque plus ou moins éloignée du moment
de son développement.

La nature même de cette complication rend compte de sa ténacité. De
toutes les affections pulmonaires, le catarrhe, en effet, est la plus tenace,
la plus incertaine dans ses allures. Le rhume le plus simple ne dure-t-il
pas souvent plus qu'une pneumonie ? Ces bronchites opiniâtres ne font-
elles pas tousser des mois entiers, tandis que la pneumonie franchement
inflammatoire est généralement une maladie passagère ? On comprend,
en conséquence, la persistance d'une affection pulmonaire dans laquelle
l'élément bronchique est prédominant. Même en dehors de toute influence morbilleuse, le catarrhe bronchique est, chez l'enfant, une maladie
interminable ; il cède un instant pour reparaître bientôt après, céder et
reparaître à deux, trois, quatre reprises, durant ainsi deux ou trois mois
avant d'arriver à la guérison, et après deux ou trois mois aussi pouvant
se terminer par la mort. L'affection pulmonaire, dans la rougeole,
étant essentiellement catarrhale, on ne doit donc pas être surpris de
voir la broncho-pneumonie durer trente à quarante jours, non seulement chez les enfants, mais encore chez les adultes. Indépendamment
de cet élément catarrhal qui la constitue, la broncho-pneumonie morbilleuse emprunte à la maladie virulente dont elle est l'expression un
principe spécifique, contagieux, septique, qui augmente sa ténacité et sa
gravité.

Cette ténacité du catarrhe morbilleux péripneumonique se retrouve
dans d'autres manifestations extérieures de la rougeole. Ainsi, l'ophthalmie généralement simple qui accompagne celle-ci peut quelquefois persister pendant plusieurs mois ; cette *ophthalmie exanthémateuse*, comme
l'appelle Wardrop, est quelquefois grave, et peut amener des granulations de la conjonctive des phlycténules, des onyx, des ulcérations de la
cornée, et Mabkensie dit avoir vu des cas où l'œil avait été détruit par
une violente ophthalmie puro-muqueuse à la suite de la rougeole. Toutefois ces accidents sont rares ; généralement l'affection se borne à une
rougeur plus ou moins prononcée de la conjonctive, avec intolérance de
la lumière, douleur légère et épiphora ; mais, je le répète, ces ophthalmies ont une ténacité considérable sous la dépendance de la cause spécifique qui les a dominées dès le début. Bien souvent aussi les blépharoph-
thalmies ont eu la rougeole pour point de départ.

Ce que nous disons pour les inflammations de la conjonctive s'applique également aux *inflammations de la membrane muqueuse nasale*. Combien d'enfants, d'adultes qui, exempts jusque-là de ces sortes de maux, conservent après la rougeole un eczéma chronique des fosses nasales, eczéma envahissant la lèvre supérieure qu'il tuméfie, et s'étendant quelquefois en arrière des cavités nasales jusque vers et dans la trompe d'Eustache, où il occasionne un gonflement qui cause à son tour la surdité !

Ces inflammations des yeux, du nez, peuvent amener des accidents sérieux. Si la rougeole a frappé un enfant, un adulte en puissance de la diathèse scrofuleuse, alors même que celle-ci ne s'est point encore manifestée, les affections morbilleuses pourront, comme les affections scarlatineuses, être le point de départ de l'évolution diathésique, qui imprimera son cachet aux lésions dont nous parlons, et déterminera des engorgements ganglionnaires qui, arrivant à suppuration, laisseront après eux des cicatrices indébiles.

Ces manifestations diathésiques ne sont pas les seules dont la rougeole puisse être cause. Chez les enfants qui sont assez rapidement enlevés par cette fièvre exanthémateuse, on trouve souvent des ganglions bronchiques plus ou moins notablement engorgés ; de même que dans la scarlatine nous avons noté les engorgements ganglionnaires du cou, de même qu'à la dothiénentérie appartiennent les engorgements ganglionnaires du mésentère, de même les engorgements des ganglions bronchiques appartiennent à la rougeole : ils sont la conséquence du retentissement de la phlegmasie qui occupe les bronches, comme dans la scarlatine l'adénite cervicale était la conséquence de l'angine pharyngée, comme les adénites mésentériques sont, dans la fièvre putride, le retentissement de la plegmasie intestinale.

Si la phlegmasie catarrhale des bronches a longtemps duré, si le malade était sous l'empire de la diathèse tuberculeuse, les engorgements ganglionnaires revêtent encore ici le caractère de cette diathèse : à l'autopsie, les ganglions se présentent convertis en des masses tuberculeuses. Ce qui s'observe chez l'enfant s'observe également chez l'adolescent et chez l'adulte ; chez les uns comme chez les autres, la rougeole devient la cause occasionnelle du développement des tubercules, lorsque l'individu portait en lui le germe héréditaire de cette maladie, et celle-ci marchera avec une rapidité beaucoup plus grande qu'elle ne l'aurait fait si la fièvre exanthémateuse n'en avait pas hâté le développement. C'est alors que la phthisie prend la forme aiguë, rapide, très différente de la phthisie galopante à forme typhoïde, dont j'aurai plus tard à vous entretenir.

Je vous ai dit que la rougeole pouvait déterminer une *otite* ; celle-ci n'est ordinairement que catarrhale. Mais il peut arriver que l'inflammation se propage du conduit auditif externe à l'oreille moyennne et de celle-ci aux cellules mastoïdiennes et au rocher. Alors la gravité de la situation est tout autre : car la carie du rocher peut entraîner la formation *d'abcès du cerveau*, et celle des cellules mastoïdiennes produire l'*infection purulente*. Un de vos maîtres, le professeur Gosselin, a trouvé que, de toutes les causes de l'infection purulente, la suppuration du tissu osseux, ou mieux la phlébite osseuse, était la plus active ; et cette condition est réalisée dans l'inflammation des cellules mastoïdiennes et même du rocher. Je dois à mon élève le docteur Peter la communication d'un bel exemple de cet accident. Le 3 avril 1865, il fut appelé en consultation à Boigneville, pour voir un enfant d'une douzaine d'années qui se mourait des suites d'une rougeole. Il y avait près de deux mois que cet enfant avait eu sa fièvre éruptive dans un des collèges de Paris. Il en était convalescent quand ses parents se décidèrent à le rappeler auprès d'eux, afin de hâter son rétablissement. Il ne toussait plus alors, il n'avait aucun des symptômes annonçant une complication thoracique ; d'ailleurs il était de forte race, et l'on n'avait aucune raison de croire à une tuberculisation imminente. Il n'avait conservé de sa rougeole qu'une inflammation de l'oreille gauche, d'où s'écoulait en abondance un pus verdâtre et d'odeur extrêmement fétide. Six jours avant la consultation de M. Peter, le jeune convalescent avait été pris d'un frisson très violent suivi bientôt après d'une douleur dans l'articulation scapulo-humérale droite, douleur aussi intense que subite. A partir de ce moment, l'enfant garda le lit, perdit l'appétit, eut chaque jour des paroxysmes fébriles avec frissons répétés. Quatre jours après l'apparition de la douleur de l'épaule, une souffrance de même nature se manifesta dans l'articulation coxo-fémorale droite. Enfin, quand M. Peter vit le malade, il présentait une tuméfaction énorme de la région de l'épaule et de la hanche, avec empâtement œdémateux de la poitrine, du ventre et de la cuisse au voisinage des articulations envahies. Tout mouvement spontané de celles-ci était impossible, tout mouvement communiqué était affreusement douloureux. Il y avait une fièvre véhémente, 160 pulsations à la minute ; de la dyspnée, des râles fins, disséminés dans la poitrine ; un subdélire continuel. Mais, de plus, il y avait de l'ictère, dont on ne s'était pas préoccupé et dont on ne pouvait pas préciser la date. La percussion du foie, pratiquée alors, permit de reconnaître deux choses, à savoir, qu'il était notablement augmenté de volume et très douloureux en certains points.

Rapprochant cet ictère de cet état du foie, cet état du foie des lésions articulaires, ces lésions articulaires des douleurs qui les avaient précédées et des frissons répétés qui les accompagnaient, M. Peter conclut à une infection purulente avec abcès métastatiques dans le foie, peut-être dans les poumons, certainement avec suppuration dans les articles. Quant au point de départ de cette infection, il n'hésita pas à le rapporter à l'otite profonde, à la carie du rocher ou des cellules mastoïdiennes. Tout motivait une pareille induction : la nature de la suppuration, son abondance, son excessive fétidité, — caractéristique des suppurations osseuses, — sa brusque suppression au moment où apparurent les frissons et les douleurs articulaires. Ce diagnostic fut accepté par le médecin traitant qui avait cru un moment, avec le médecin de la ville voisine, à une tuberculisation aiguë des extrémités articulaires, supposition absolument inadmisible.

Désolés du pronostic, les malheureux parents appelèrent, le lendemain matin, mon ami M. Blache, qui fit exactement le même diagnostic que M. Peter. Le petit malade succomba ce même jour.

Je me rallie complètement à l'opinion de M. Peter; je crois dans ce cas à une infection purulente, et je m'explique ainsi, rétrospectivement, certains accidents analogues que j'avais autrefois observés sans trop exactement m'en rendre compte. Soyez donc réservés, messieurs, dans votre pronostic quand vous verrez, à la suite de la rougeole ou de la scarlatine, une otite profonde se produire, et songez que l'inflammation, dans ce cas, n'est pas simple, qu'elle doit à la fièvre éruptive une gravité exceptionnelle, et qu'elle apparaît dans un organisme altéré quelquefois profondément par cette maladie infectieuse.

C'est encore à la suite de la rougeole que surviennent, chez les enfants, les *gangrènes* de la bouche et de la vulve. Ces accidents sont très fréquents dans les hôpitaux consacrés aux maladies du jeune âge : les religieuses attachées au service de l'hôpital de la rue de Sèvres ne l'ignorent pas; aussi, lorsqu'elles ont à soigner des rougeoles, redoublent-elles de soins de propreté, surtout pour les petites filles placées sous leur direction. Quand ces soins sont négligés, on voit de petites excoriations survenir à la vulve : en elles-mêmes ces excoriations n'ont aucune gravité, elles se produisent avec d'autant plus de facilité que la membrane muqueuse des parties génitales n'échappe pas plus que les autres aux influences de la rougeole; mais si dans ces conditions la malade est au milieu d'un foyer épidémique, comme cela n'est que trop commun dans les hôpitaux d'enfants, l'excoriation de la vulve va servir de porte d'entrée à la maladie. Le mal passe d'abord inaperçu, mais bientôt une tuméfaction notable survient du côté des grandes lèvres, elle s'étend dans le pli génito-crural; elle est accompagnée de rougeur vive des téguments, d'une induration des tissus sous-jacents, qui, au toucher, fait naître l'idée d'un phlegmon profond. Alors, en entr'ouvrant la vulve, on découvre des concrétions blanchâtres, quelquefois grisâtres, ordinairement d'une odeur fétide, et se prolongeant quelquefois jusqu'à l'anus. Alors aussi il n'y a plus à temporiser ; tout de suite il faut employer une médication énergique. Dès le lendemain de l'apparition de la concrétion pultacée, le tissu cellulaire serait mortifié, toute l'épaisseur de la grande lèvre serait sphacélée, et cette gangrène envahissant le vagin, perforant jusqu'au péritoine, les malades seraient rapidement emportées. Au début, une thérapeutique vigoureusement active peut seule conjurer le danger. Cautérisez avec l'acide chlorhydrique fumant, avec le nitrate d'argent, avec le sulfate de cuivre; si les caustiques ne suffisent pas, si les accidents marchent, une fois la gangrène produite, le fer rouge deviendra votre unique ressource.

Ces gangrènes peuvent se produire encore du côté de la bouche, et si ces accidents sont plus rares dans la pratique de la ville que dans celle des hôpitaux, ils n'y sont pas pourtant inconnus.

Dans quelques cas aussi, la rougeole peut être le point de départ de la *diphthérie*. Celle-ci prend généralement alors un caractère de malignité, soit qu'elle se développe sur les membranes muqueuses du vagin, dans les plis de la peau, là où l'enveloppe cutanée présente, chez les jeunes sujets, une si grande analogie avec les membranes muqueuses, soit qu'elle apparaisse, ce qui est le cas le plus fréquent, sur les membranes buccale, pharyngienne, nasale.

Une autre complication grave de la rougeole dont je vous ai déjà dit un mot au commencement de cette conférence, c'est le *purpura*, qui se présente sous une forme bien différente du *morbus hæmorrhagicus* de Werlhoff, très différente du purpura aigu tel que nous le connaissons. Cette complication, je ne l'ai vue que deux fois.

Il y a maintenant quinze à seize ans, j'étais mandé en consultation par M. le docteur Coqueret auprès d'une petite fille de cinq ans qui venait d'avoir la rougeole. La fièvre avait constamment été accompagnée d'une stupeur plus grande qu'il n'est d'habitude dans cette maladie. L'éruption s'était faite, mais les taches exanthématiques avaient eu cette coloration foncée, cette teinte hémorrhagique qui ne disparaît pas sous la pression du doigt. Lorsque, le huitième jour, survint un peu de délire, des épistaxis qui s'étaient produites dans la première période, comme c'est assez l'ordinaire, se reproduisirent avec une plus grande abondance. Les parents, alarmés de ces hémorrhagies nasales, me firent appeler. L'enfant avait perdu beaucoup de sang; nous conseillâmes des injections avec la décoction de ratanhia dans le nez, des injections d'eau très chaude, des injections avec la solution de sulfate de zinc, de sulfate de cuivre; l'épistaxis se modéra. Cependant, après quelques heures, d'autres hémorrhagies se déclarèrent : il y eut de l'hématurie, des selles sanglantes, des hématémèses; enfin, dans les deux jours qui suivirent, des taches ecchymotiques se montrèrent dans le dos, et l'enfant succomba dans un état d'anémie profonde. L'autopsie ne put être faite, mais, si j'en juge d'après ce que l'on a eu l'occasion de vérifier sur les cadavres d'individus morts à la suite de pareils accidents, nous aurions probablement trouvé des ecchymoses autour des reins, sous le péritoine, et peut-être, comme en quelques cas, sous les enveloppes du cœur et sous d'autres membranes viscérales.

Ainsi, dans certaines conditions difficiles à apprécier, bien que probablement, comme je vous le disais, le génie épidémique vienne ici jouer son rôle, la rougeole peut revêtir cette *forme hémorrhagique* terrible, analogue à celle que revêt quelquefois la variole, avec cette différence que, dans les varioles noires, les hémorrhagies se produisent le plus ordinairement dans la première période de la maladie, tandis que, dans la rougeole, elles ne surviennent que dans la dernière.

M. le docteur Chairou, dans un travail remarquable récompensé par l'Académie de médecine, nous a donné la relation d'une épidémie de rougeole très grave qui a sévi à Rueil en 1862. La maladie avait cela de particulier que, bien que l'exanthème morbilleux n'eût pas une intensité extraordinaire, elle était accompagnée de sueurs profuses et d'une éruption vésiculeuse assez analogue à la miliaire des femmes en couches. Aussi M. Chairou proposa-t-il de donner à la maladie le nom de rougeole-suette. Pour moi, je ne crois pas à la complication de la suette proprement dite, pas plus que je n'y crois chez les femmes en couches atteintes de miliaire.

Toujours est-il que l'épidémie de Rueil était caractérisée par des phénomèmes fort insolites. Dès le début, outre les épistaxis et les vomissements, on observait des accidents typhoïdes, et plus tard le muguet, des aphthes et des ulcérations plus profondes atteignant le périoste et amenant la névrose des os maxillaires. On voyait en outre survenir des abcès multiples au visage, au cou, comme cela s'observe plus souvent dans la variole et dans la scarlatine. Les autres membranes muqueuses se recouvraient souvent de sécrétions diphthéroïdes; il en était de même des excoriations qui arrivaient à la peau, soit sous l'influence des vésicatoires, soit par toute autre cause.

Les convulsions venaient souvent s'ajouter à cette scène déplorable, et elles annonçaient presque certainement une issue fatale, lors même qu'elles s'étaient manifestées au début. Je n'ai pas besoin d'ajouter que cette épidémie de rougeole fut aussi meurtrière que le sont ordinairement les épidémies de fièvre typhoïde.

Nous avons dit que les *accidents nerveux* arrivaient souvent au début dans la rougeole : on peut cependant les voir se manifester de nouveau *dans la dernière période de la maladie;* ils se rattachent alors, non à la pyrexie elle-même, mais à quelqu'une de ses complications. Ainsi, quand des broncho-pneumonies, des péripneumonies surviennent chez les enfants qui ont eu des attaques d'éclampsie lors de l'invasion de la rougeole, ces broncho-pneumonies peuvent occasionner le retour des convulsions, qui sont alors précédées et suivies de *troubles cérébraux* caractérisés par de la stupeur; elles durent deux, trois, quatre jours, parfois quelques heures seulement, quelques minutes même, et enlèvent ordinairement le malade. Ces accidents nerveux de la dernière période de la rougeole, qui relèvent le plus ordinairement d'une complication thoracique grave, ne s'observent guère chez les jeunes enfants.

La pyrexie exanthémateuse, dont nous avons passé en revue les complications, peut donc se terminer comme elle s'est annoncée, par les convulsions; mais il ne faut pas oublier que les convulsions initiales n'ont en général aucune gravité, tandis que les convulsions terminales, celles qui arrivent après le huitième jour de la rougeole, ont une signification des plus funestes.

VII. — ROSÉOLE.

Maladie très différente de la rougeole. — Elle est à celle-ci ce que la varicelle est à la variole. — Ne provoque pas de catharre des membranes muqueuses. — N'entraîne pas d'accidents consécutifs. — Peut récidiver et ne met pas à l'abri de la rougeole.

MESSIEURS,

La confusion dans laquelle sont tombés un grand nombre de médecins par rapport à la varicelle, considérée par eux comme une variété de la variole, a aussi existé par rapport à la roséole, que l'on regardait comme une rougeole modifiée. Mais aujourd'hui, tandis que certains auteurs confondent encore les deux premières maladies, tous établissent nettement les différences qui séparent la roséole de la rougeole, avec laquelle elle paraît offrir, à première vue, un semblant d'analogie, et décrivent comme une espèce nosologique parfaitement distincte, la fièvre éruptive dont je veux vous dire quelques mots.

Connue des anciens sous le nom de *roseola, rubeola, exanthème fugace*, elle est désignée dans Borsieri sous le titre d'*essera Vogelii*.

Elle est caractérisée, comme la rougeole, par une éruption exanthémateuse constituée par des taches roses, irrégulières, dont l'apparition est presque toujours précédée par des phénomènes fébriles.

Ces symptômes généraux, qui se manifestent pendant un ou deux jours et rarement pendant trois ou quatre, sont beaucoup moins prononcés que dans les autres fièvres éruptives. Quelquefois ils consistent seulement en un léger malaise; le plus ordinairement ce malaise est plus considérable, accompagné d'un mouvement fébrile assez marqué, de frissons, de mal de tête, de perte d'appétit et de soif vive, d'agitation, ou bien au contraire de prostration. Chez les enfants très jeunes, il n'est pas rare de voir la maladie s'annoncer par des vomissements, par de la diarrhée, par des accidents convulsifs.

Mais ce qui distingue tout de suite la roséole de la rougeole, c'est l'absence, dans le premier cas, du catarrhe oculaire, nasal et bronchique, phénomène obligé de la période prodromique de la fièvre morbilleuse. Jamais, en effet, vous ne verrez, dans la roséole, le larmoiement, le coryza, la toux de la rougeole.

L'éruption elle-même est très différente de l'éruption spécifique de cette dernière maladie. Les taches rubéoliques ne sont pas en effet saillantes comme le sont les taches morbilleuses : plus pâles, plus larges que celles-ci, plus distinctes les unes des autres, et plus isolées par des espaces de peau blanche, elles s'effacent sous la pression du doigt, pour reparaître aussitôt, et donnent lieu à des démangeaisons assez vives : *ardentes et prurientes*, disait Vogel.

Siégeant indifféremment sur toutes les parties du corps, plus spécialement sur le tronc et sur les membres, elles n'offrent plus dans leur mode
d'apparition, dans leur marche, dans leur disparition, la régularité que
présentent les taches de la rougeole. Extrêmement fugaces, persistant vingt-
quatre, quarante-huit heures, dans quelques cas elles disparaissent sans
laisser trace de leur passage, sans desquamation, et reparaissent alternativement pendant un septénaire.

Une fois l'éruption disparue, la maladie est guérie, et l'on n'a plus à
craindre les complications toujours menaçantes dans la rougeole, pas plus
qu'on n'avait à redouter dans la période prodromique et dans la période
d'éruption les accidents qui, dans cette dernière pyrexie, surviennent si
fréquemment du côté des appareils respiratoire ou digestif.

De toutes les fièvres éruptives, la roséole est la plus bénigne ; jamais
elle ne présente de gravité, et toujours elle se termine spontanément
sans que le médecin ait en aucune façon besoin d'intervenir.

A certaines époques, ainsi que Frank l'a observé, elle a régné épidémiquement, et quoiqu'on ait dit le contraire, elle est contagieuse. Assurément je ne prétends pas qu'elle le soit au même degré que la rougeole,
mais parmi les causes multiples de la roséole, la contagion joue un rôle,
à mon avis, incontestable.

Un fait capital peut servir encore à séparer la roséole de la rougeole,
comme il sépare la varicelle de la variole : c'est qu'une atteinte de l'une
ne met pas à l'abri de l'autre. De plus, tandis qu'un même individu ne
contracte généralement qu'une fois la rougeole, une roséole antécédente
ne préserve pas de nouvelles attaques ; et même, dit Borsieri, celui qui
en a été affecté une première fois est plus sujet à en être affecté par la
suite : « *Qui semel iis laboravit, facile iterum pluriesque prehenditur.* »

Si la roséole s'observe chez tous les sujets indistinctement, sans acception d'âge ou de sexe, le plus ordinairement elle se manifeste chez les
femmes et plus souvent encore chez les enfants. Les saisons chaudes, et,
pour mieux dire, une température élevée, en provoquant d'abondantes
transpirations, ont une grande influence sur le développement de l'exanthème rubéolique. J'aurai occasion de revenir sur ce sujet lorsque nous
traiterons d'une façon toute spéciale des éruptions sudorales. Je vous dirai alors comment, la roséole survenant quelquefois dans le cours d'autres
maladies, on a pu en distinguer plusieurs variétés.

J'ajouterai seulement qu'on ne saurait ranger parmi celles-ci la *roséole
syphilitique*. La nature éminemment spécifique, le cachet particulier que
lui imprime la maladie dont elle est une manifestation caractéristique, sa
marche et sa durée, en font, non pas une variété de l'espèce morbide
dont il est ici question, mais une affection tout à fait à part, et qu'il faut
bien se garder de placer dans le même groupe nosologique.

VIII. — ÉRYTHÈME NOUEUX (*erythema nodosum*).

Maladie à part, spécifique. — Éruptions successives. — Douleurs articulaires. Symptômes généraux. — Manifestation possible de la diathèse rhumatismale.

MESSIEURS,

Dans les traités de pathologie, quelques lignes à peine sont consacrées à l'érythème noueux. Les auteurs, semblent n'en faire mention que pour mémoire, en l'indiquant comme une des principales variétés de l'érythème en général. Ces descriptions me paraissent insuffisantes, car la maladie dont je vous montrais tout à l'heure un exemple, dans le service de la clinique, mérite d'occuper une plus large place dans les cadres nosologiques.

A proprement parler, malgré le titre générique sous lequel on le désigne et que je lui conserve faute d'une meilleure dénomination, l'érythème noueux n'est pas plus une variété de l'érythème que la variole n'est une variété de l'ecthyma, bien que, considérée isolément, la pustule variolique ressemble souvent, à s'y méprendre, à une pustule d'ecthyma. L'érythème noueux est une maladie à part, spécifique, qui, à côté de ses manifestations locales, assez nettement caractérisées pour qu'il ne soit pas permis de les méconnaître, présente aussi un ensemble de phénomènes, de symptômes généraux dont il est essentiel de tenir compte, symptômes généraux précédant presque toujours l'apparition de l'éruption érythémateuse, et n'étant pas plus sous la dépendance de l'affection locale de la peau que la fièvre prodromique de la variole ou de la rougeole n'est sous la dépendance de l'éruption qui va se faire.

Les manifestations locales de l'éruption érythémateuse semblent si parfaitement connues, qu'il devrait suffire de vous les signaler; je crois utile cependant d'insister sur sa description. Chacun de vous reconnaîtra, à première vue, ces taches plus ou moins régulièrement ovales, élevées vers leur centre, dont l'étendue varie de quelques millimètres à 2 ou 3 centimètres de largeur, du diamètre d'un pois, d'une noisette ou même d'une noix. Elles font saillie au-dessus de la peau, où elles forment de véritables nodosités; leur saillie augmente rapidement, et elles constituent de petites tumeurs dures d'un aspect particulier. Assez bien circonscrites, elles semblent comme enchâssées par leur base dans l'épaisseur de la peau, du tissu cellulaire, et peuvent être saisies entre les doigts. Au début, elles sont d'un rouge d'autant plus vif, qu'on les considère plus près de leur centre, et cette coloration s'étend un peu diffuse au delà de la tuméfaction. Passant successivement du rouge au rouge-violet, elle prend plus tard une teinte ecchymotique jaunâtre, ou bien, s'éteignant graduellement, elle fait place à une teinte bleuâtre plus prononcée vers la circonférence de la nodosité, et qui disparaît assez facilement sous la pression du doigt. Jamais, bien que quelquefois, en les pressant, on ait la sensation d'une fluctuation profonde, jamais je n'ai vu ces tumeurs passer à suppuration; la résolution s'opère d'elle-même et en très peu de jours. Toutefois, suivant M. le professeur A. Hardy, l'érythème noueux peut revêtir des allures de chronicité par suite d'éruptions qui se succèdent pendant plusieurs mois, pendant même une ou deux années [1]. Dans cet état chronique, il a vu quelquefois les tumeurs noueuses des jambes se prolonger, se ramollir et s'ulcérer; ces ulcérations sont arrondies, taillées à pic et ont un fond grisâtre; elles simulent des ulcères syphilitiques. L'observation attentive du malade, l'existence de tumeurs noueuses non ulcérées, l'examen des antécédents, vous feront éviter l'erreur. Cet état de chronicité de l'érythème avec ou sans ulcérations paraît, suivant mon savant collègue de l'hôpital Saint-Louis, se rattacher à une affection scrofuleuse qui donne à la maladie son aspect insolite.

Je n'oserais affirmer, messieurs, que l'érythème chronique dont parle ici M. Hardy soit bien la même maladie que celle dont je viens de vous entretenir; il serait possible qu'une affection cutanée à formes étranges eût donné le change à l'habile médecin, à l'opinion duquel j'hésite à me ranger.

Le siège de prédilection de l'érythème noueux est sur les membres, dans les points où la peau n'est séparée des os que par une couche très peu épaisse de parties molles; aux avant-bras, c'est au niveau du bord postérieur et à la face interne du cubitus; aux jambes, c'est au niveau de la face interne de la crête du tibia. C'est là qu'il présente, portée au plus haut degré, la nodosité qui le caractérise.

Douloureuses à la pression, même lorsque l'on presse légèrement, ces nouures le sont quelquefois à ce point, que les malades ne peuvent pas supporter le poids de leurs couvertures. Ordinairement disséminées, discrètes (distinctæ), assez peu nombreuses, elles sont d'autres fois plus abondantes et, dans certains cas, confluentes, se développant les unes à côté des autres, se confondant entre elles, de façon à former des plaques plus ou moins larges, d'un rouge plus ou moins vif, à bords irréguliers, qui rappellent l'aspect de l'érysipèle.

Tout en ayant pour siège de prédilection les points que je viens de vous indiquer, l'érythème noueux se montre non seulement sur toutes les

---

1. Hardy. *Nouveau Dictionnaire de médecine et de chirurgie pratiques*, art. ÉRYTHÈME, p. 111.

parties du tégument externe, sans en épargner aucune, au tronc comme à la face, mais il peut encore se développer sur les membranes muqueuses : ainsi, chez une femme dont je vous rappellerai tout à l'heure l'observation, vous avez vu une plaque d'érythème sur la conjonctive de l'œil gauche.

Cette tache de la conjonctive est bien plutôt une papule qu'une véritable nouure, et les taches que l'on observe sur les cuisses, sur les bras, au cou, au visage, dans l'érythème noueux, gardent la forme papuleuse. Tout à l'heure, en vous parlant de l'érythème papuleux, je vous rappellerai les différences qui séparent les deux formes de l'érythème ; je vous rappellerai en même temps les phénomènes communs qui semblent les rapprocher ; mais, d'avance, je veux vous dire qu'il est extrêmement rare de voir un érythème noueux sans papules, tandis que les nouures ne s'observent que rarement dans l'érythème papuleux.

L'éruption ne se fait pas toujours en une seule fois, mais bien par poussées successives ; les nouures apparues le premier jour ne sont pas encore éteintes et ne s'éteindront que plus tard, que d'autres apparaissent les jours suivants. Ces nouvelles poussées se font pendant un temps plus ou moins long, la maladie se prolongeant ainsi vingt à vingt et un jours ; sa durée, à l'état aigu, est d'un à trois septénaires. Tant que persistent les symptômes généraux, tant que la fièvre ne tombe pas, on doit s'attendre à voir paraître de nouvelles plaques.

C'est ce qui a eu lieu chez la malade à laquelle je viens de faire allusion. C'était une femme de cinquante-sept ans ; elle était entrée, le 15 décembre, au n° 25 *bis* de notre salle Saint-Bernard. Elle disait être souffrante depuis dix jours, et accusait un malaise général, du mal de tête, de l'inappétence ; la langue était rouge, la peau chaude et le pouls à 100. Nous constatons l'existence de plaques érythémateuses sur la cuisse droite, sur le bras gauche, au niveau de la face interne du cubitus. Il y avait de plus des douleurs articulaires dans l'épaule gauche ; le cœur, ausculté avec soin, n'offrait aucun bruit anomal.

Le lendemain, une nouvelle plaque apparaissait sur le bras gauche, tandis qu'une autre se montrait sur le bras droit, et encore au niveau de la face interne du cubitus. Ces plaques avaient, quant à leur dureté, l'aspect de gommes syphilitiques.

Le 17 décembre, l'éruption s'était faite à la face externe de la cuisse gauche, et l'état fébrile persistait avec la même intensité.

Le 18, les plaques étaient encore plus abondantes, et quelques-unes avaient la forme papuleuse, sur laquelle je reviendrai plus loin. La langue, rouge aux bords et à la pointe, était couverte d'un enduit blanchâtre ; la peau était chaude, et le pouls toujours à 100.

Le 20 décembre, au bras droit et au bras gauche, nous notions des plaques situées au niveau de la partie inférieure du cubitus ; leur con-

fluence était considérable sur les cuisses; autour de l'un des genoux cette
confluence était telle qu'au premier abord on avait l'idée d'un érysipèle.
C'est ce jour-là que nous vîmes une plaque érythémateuse sur la conjonctive, dans l'angle externe de l'œil gauche. La fièvre était un peu
tombée, mais le 22 elle avait repris l'intensité des premiers jours. En
même temps une nouvelle poussée s'était faite, et à la cuisse droite des
nouures d'un rouge très vif, très douloureuses, avaient, quelques-unes, la
largeur d'une pièce de 5 francs. Les douleurs articulaires de l'épaule
étaient plus violentes que nous ne les avions notées d'abord, la moindre
pression les exagérait. La tache érythémateuse de l'œil était éteinte et il
ne restait plus qu'un peu d'injection de la conjonctive.

Le 23 et le 24, de nouvelles plaques étaient apparues aux jambes; cependant, le dernier jour, la fièvre était considérablement tombée, la douleur d'épaule était beaucoup diminuée; à partir du 25, il n'y eut plus
d'autre poussée; à partir de ce moment aussi, la malade se trouva beaucoup mieux, la convalescence commença, et cette femme, complètement
guérie, quitta l'Hôtel-Dieu dans la première semaine de janvier.

Dans quelques circonstances, la durée de la maladie est encore plus
longue. L'état fébrile, après s'être complètement apaisé, reparaît tout à
coup avec les symptômes généraux qui avaient cédé pendant cinq ou six
jours, et une nouvelle éruption se fait. J'ai vu chez une jeune fille de
seize ans, un érythème durer ainsi pendant quarante-cinq jours. Mais
ordinairement, il faut le dire, il n'y a qu'une éruption, et, vers le quinzième ou le seizième jour, le malade entre en convalescence.

Cependant, messieurs, cette convalescence est parfois laborieuse,
presque aussi longue que dans certaines fièvres putrides.

Je reviens sur les symptômes généraux, je reviens surtout sur les douleurs articulaires qui, précédant et accompagnant l'éruption, me paraissent être un des phénomènes caractéristiques de l'érythème noueux. Les
symptômes généraux consistent en du malaise général, de la courbature,
de la céphalalgie, de l'inappétence avec un état saburral des premières
voies; en un mouvement fébrile plus ou moins prononcé, que le malade
éprouve pendant une période prodromique qui n'a rien de fixe, et varie
d'un à quatre et cinq jours. Dans la majorité des cas, l'éruption une fois
faite, la guérison arrive après un ou deux spténaires, mais, je le répète,
la maladie peut se prolonger bien au delà, et tant que les symptômes
généraux persistent, on peut prédire de nouvelles éruptions.

Presque en même temps que se sont manifestés les symptômes généraux, se sont déclarées aussi des *douleurs articulaires* qui persistent quelquefois tant que dure l'éruption, et peuvent même se prolonger après sa
disparition; se développant spontanément, s'exaspérant par la pression,
elles sont assez vives pour gêner les mouvements, quelquefois assez intenses pour les empêcher tout à fait, et vous vous rappelez une jeune fille

de notre salle Saint-Bernard, qui gardait les doigts fléchis sans qu'il fût possible de les lui étendre. En quelques cas, limitées à une seule articulation, dans d'autres cas, comme chez cette jeune fille encore, ces douleurs rhumatismales s'étendent à toutes les jointures. La douleur est aussi vive souvent que dans le rhumatisme franc, mais nous n'avons jamais constaté ni gonflement ni rougeur au niveau de parties affectées. Nous n'avons jamais trouvé non plus de signes d'affection cardiaque.

L'existence de ces douleurs articulaires semble indiquer la nature rhumatismale de l'érythème noueux. Des auteurs du plus grand mérite ont signalé les relations qui existent entre l'érythème noueux et le rhumatisme : ainsi, en France, mon collègue M. Bouillaud[1], en Allemagne, le professeur Schœnlein, qui a même donné à cet érythème le nom de *péliose rhumatismale*. Un savant médecin de l'hôpital Saint-Louis, M. Bazin, n'hésite pas à placer l'affection dont je vous parle en tête de ses *arthritides* pseudo-exanthématiques érythémateuses, et M. Rayer[2] a signalé chez des individus atteints de rhumatisme aigu un érythème papuleux, qui paraît n'être, aux yeux de M. Bazin, que l'érythème noueux lui-même.

Je tenais autrefois grand compte des douleurs articulaires, et je cherchais à les combattre, comme si j'avais eu affaire à un rhumatisme articulaire, par les préparations de sulfate de quinine ou de vératrine; en étudiant la marche naturelle de la maladie, j'ai vu que ces douleurs cédaient généralement sans l'intervention de l'art, et je me borne à tenir mes malades au lit, à leur prescrire d'éviter les causes de refroidissement. Ces moyens hygiéniques, quelques boissons rafraîchissantes, composent tout mon traitement. Lorsque l'état saburral est très prononcé, je cherche à le modifier par l'administration de quelques purgatifs doux.

Bien que peu fréquent chez les enfants, l'érythème noueux n'est pas absolument rare. Dernièrement encore, un de mes élèves me disait en avoir observé des exemples chez deux jeunes garçons de la même famille, âgés l'un de quatre, l'autre de deux ans et demi.

1. Bouillaud, *Traité clinique du rhumatisme articulaire*, Paris, 1840.
2. Rayer, *Traité des maladies de la peau*, 2º édition, Paris, 1835.

IX. — ÉRYTHÈME PAPULEUX (*erythema papulatum*).

Diffère de l'érhytème noueux par la forme et le siège de l'éruption, par la gravité, par les accidents concomittants. — S'en rapproche par sa nature rhumatismale.

MESSIEURS,

Quoique l'érythème papuleux et l'érythème noueux aient entre eux de notables affinités, je ne voudrais pourtant pas laisser dans votre esprit l'idée que ces deux affections soient identiques. Elles ont sans doute quelque chose de commun, comme la variole et la varicelle par exemple; mais elles diffèrent par des caractères qui, suivant moi, permettent d'en faire deux espèces différentes.

Voyez, messieurs, combien la physionomie des trois malades couchés, deux à la salle Saint-Bernard, l'autre à la salle Sainte-Agnès, et tous les trois atteints d'érythème papuleux, a été différente de celle de deux femmes que vous avez vues avec un érythème noueux. Tandis que les malades de la première catégorie ont présenté tous des symptômes graves, et assez graves pour que la mort en ait été la conséquence une fois; chez ceux de la seconde, les accidents, même dans la forme relativement la plus sérieuse, ont eu une remarquable bénignité. Et ne croyez pas, messieurs, que comme pour la variole et la scarlatine la gravité ait été en rapport avec l'intensité de l'éruption : les formes, le siège, le mode d'évolution de cette éruption ont varié de manière à ne pas laisser de doutes sur la diversité de nature des deux maladies. De plus, l'érythème papuleux a été accompagné de graves lésions pulmonaires, quelquefois de rhumatisme articulaire et d'endocardite, ce qui, du moins quant à la lésion du poumon, n'a pas été observé dans l'érythème noueux. Il vous sera bien facile de comprendre cette différence quand je vous rappellerai l'histoire des malades que vous avez pu comme moi étudier dans les salles de la clinique, et que vous pourrez les comparer à celle des individus atteints d'érythème papuleux. Je vous rappellerai d'abord cet homme que nous recevions au n° 24 de la salle Sainte-Agnès.

C'était un garçon de cuisine âgé de vingt-sept ans, qui habitait Paris depuis quatre mois, et n'avait jamais été malade jusqu'à présent. Entré le vendredi à l'hôpital, il était souffrant depuis le dimanche précédent et avait éprouvé, comme premiers phénomènes, du mal de tête et un sentiment de raideur avec picotement dans les yeux. Il ressentait également des douleurs dans les jointures du poignet et du doigt médius; ces douleurs étaient devennes plus violentes, le lendemain, au point d'empêcher les mouvements des parties affectées, d'ouvrir et de fermer la main. Le soir, elles se déclarèrent dans le genou. Cependant il n'y avait pas de fièvre; l'appétit était conservé.

Dès le dimanche aussi, le malade s'était aperçu de la présence d'une éruption sur les mains, qui étaient uniformément rouges. Le mardi, toute la face dorsale de ces extrémités était couverte de boutons qui couvraient également les joues et le front. Il y eut un mouvement fébrile.

Nous constatâmes, à l'arrivée de cet homme à l'hôpital, l'existence de cette éruption papuleuse, reposant sur un fond d'un rouge vineux, et faisant saillie au-dessus du niveau des parties saines. Indépendamment de quelques pustules d'acné qui se montraient sur les membres inférieurs, nous voyions une petite plaque noueuse à la jambe gauche; cette plaque était peu douloureuse. Nous ne trouvions nulle part ailleurs aucune trace d'éruption, si ce n'est sur la conjonctive des yeux dont la sclérotique présentait une injection d'un rouge livide; le bord des paupières était également rouge.

Le jeudi suivant, septième jour de l'entrée du malade dans nos salles, douzième du début de son affection, nous notions un peu d'engouement pulmonaire caractérisé par de la toux et par l'existence de râles muqueux sous-crépitants en arrière, à gauche et à la base de la poitrine. Toutefois le malade se levait et demandait à manger.

Le surlendemain, quatorzième jour du début de la maladie, les plaques érythémateuses avaient beaucoup pâli, mais de nouvelles papules se montraient sur les points où les premières s'étaient manifestées. Cependant l'état général restait toujours très mauvais, la fièvre persista plus de quarante jours. Il se fit cinq ou six éruptions successives, le malade maigrit beaucoup, et le soixantième jour il restait toujours faible comme après une dothiénenterie fort grave.

A côté de ce fait, je vous présenterai celui d'une femme qui était couchée au n° 11 de la salle Saint-Bernard, et chez laquelle la maladie prit rapidement une tournure fatale.

Cette femme, âgée de soixante ans, et depuis longtemps emphysémateuse, était entrée dans le service pour une bronchite accompagnée d'un mouvement fébrile et d'un état de stupeur qui ne nous paraissaient point en rapport avec l'affection des bronches. Plusieurs jours de suite l'auscultation fut pratiquée avec le plus grand soin pour rechercher si l'on ne découvrirait pas quelque point péripneumonique; enfin, après trois jours, on constata sur les jambes un érythème noueux, et sur la face dorsale des mains un érythème papuleux. La malade, blanchisseuse de profession, avait eu plusieurs attaques de rhumatisme: c'était pour s'être exposée encore au froid humide qu'elle avait contracté le catharre pulmonaire qui l'amenait à l'hôpital. Cette bronchite bientôt se généralisa, et le vingtième ou le vingt et unième jour se terminait par la mort, en se compliquant d'une double pneumonie hypostatique.

L'autopsie démontra l'existence d'un double engorgement pulmonaire séro-sanguinolent occupant de chaque côté le tiers inférieur des poumons, et la présence de muco-pus dans les dernières ramifications bronchiques. Le cœur offrait du côté du péricarde et de l'endocarde les traces d'une inflammation chronique.

Récemment vous venez encore de suivre l'éruption de l'érythème papuleux chez une femme couchée au n° 33 de la même salle, et dont la vie fut pendant plus de quinze jours dans un grand danger.

Je considère cette observation comme étant l'une des plus probantes que j'aie rencontrées à l'appui de l'opinion que je soutiens ici, que l'érythème est essentiellement une maladie générale. Voici le fait tel qu'il a été rédigé par M. Dumontpallier :

« Une jeune femme de trente-huit ans, assez bien portante depuis plusieurs années, mais rhumatisante, est entrée salle Saint-Bernard, n° 33, avec tous les symptômes d'une pyrexie : abattement général, courbature, fréquence du pouls, langue saburrale, envies de vomir, céphalalgie persistante, sueurs. Depuis plusieurs jours déjà cette malade présentait ces symptômes, et autant par leur durée que par le manque de prédominance d'aucun d'eux, il n'était point permis de penser à une fièvre éruptive ; il n'y avait pas davantage à songer à une lésion organique ; la malade disait seulement que quelques jours avant son entrée à l'hôpital, elle avait eu de la douleur dans les deux genoux. Le jour de son entrée, il n'existait plus trace de fluxion articulaire, aucune jointure n'était le siège d'une douleur bien accusée ; cependant la persistance de la sueur, de la fièvre, et la coloration d'un blanc mat de la peau invitait à s'arrêter à l'idée d'une fièvre rhumatismale ; il existait au premier temps du cœur un souffle léger à la pointe : ce bruit anormal était-il la conséquence des attaques rhumatismales antérieures, était-il lié à une endocardite subaiguë actuelle ? Il n'y avait point cependant de douleur cardiaque ni de palpitations. Bref, ne trouvant point dans les faits une explication satisfaisante de l'état général persistant déjà depuis plusieurs jours, et bien qu'ayant abandonné l'idée d'une fièvre éruptive, nous cherchions s'il n'existait pas sur la peau quelque trace d'une éruption éphémère. Notre recherche ne devait point rester stérile ; en effet, sur les bras et sur les avant-bras ainsi que sur les jambes et les cuisses, nous pûmes constater une éruption caractérisée par des papules d'étendue variable. Ces taches, confluentes sur la partie moyenne et externe du bras gauche formaient une légère saillie ; elles étaient rosées, douces au toucher et s'effaçaient sous une pression légère, puis elles reparaissaient, et l'on constatait que plusieurs, groupées à côté les unes des autres, affectaient la forme demi-circinée. D'autres taches identiques, mais isolées, existaient sur la face palmaire de l'avant-bras et sur le bras gauche. Ces taches étaient complètement ignorées de la malade, l'éruption avait eu lieu sans déterminer la moindre chaleur, ni la moindre démangeaison locale. Les cuisses et les jambes offraient sur la partie antérieure et latérale externe des taches analogues à peine saillantes et très rares. Mais la malade fut bien étonnée lorsque nous lui fîmes remarquer que sur la partie antérieure de la jambe elle portait des taches noueuses. Elle ne s'en était point aperçue. Ces taches étaient d'un rouge pâle, saillantes et reposant sur une nodosité de la grosseur d'une petite aveline; il y avait là bien manifestement de l'érythème noueux. Les jours suivants, des éruptions successives ne pouvaient laisser de doute sur la nature de l'érythème. En effet, de nouvelles papules et de nouvelles nouures apparurent par poussées, comme cela a lieu dans la varicelle, sur les bras et les jambes; nous devons remarquer qu'il n'y eut de nouures que sur les deux jambes et l'une des cuisses. L'érythème papuleux fut surtout marqué sur le bras gauche, au niveau de l'insertion deltoïdienne; plusieurs poussées eurent lieu dans le même point, si bien qu'après trois ou quatre poussées les papules étaient plus rouges et plus saillantes qu'en toute autre partie du corps. En même temps, chaque poussée érythémateuse était précédée d'une exacerbation fébrile, et accompagnée de douleurs articulaires rhumatismales sur les genoux, les poignets, les cous-de-pied, les mains et les pieds.

» La peau restait toujours ouverte; cependant l'auscultation, qui, dès le premier jour de l'entrée de la malade, avait permis de constater des râles sous-crépitants en arrière dans toute l'étendue de la poitrine, fit bientôt reconnaître l'existence d'une double pleurésie, sans point de côté et avec très peu de toux; mais la pleurésie n'en existait pas moins, ainsi qu'en témoignaient le souffle et l'égophonie de chaque côté de la poitrine, au niveau de l'angle inférieur de l'omoplate. Le double épanchement ne remonta jamais au-dessus du même point, mais il fut plus persistant à gauche qu'à droite.

» Voilà déjà quinze jours que la malade est dans nos salles, et la fièvre dure encore. Depuis deux jours cependant le mouvement fébrile est moins marqué, les sueurs sont moins abondantes, il n'y a plus de douleurs articulaires; il n'y a point eu de nouvelle éruption, les papules anciennes ont presque entièrement disparu; les nouures ne sont plus appréciables au toucher, et il ne reste d'autres traces de leur présence qu'une coloration ecchymotique du derme; l'appétit est revenu, la langue est bonne, et la double pleurésie est en voie de résolution. »

Si vous comparez tous ces faits entre eux, vous leur trouverez une physionomie commune; vous noterez un mouvement fébrile violent, continu, des sueurs profuses, principalement la nuit, des accidents toujours très graves du côté du poumon, et une durée beaucoup plus longue que ne l'auraient fait pressentir les premiers symptômes de la maladie.

Je ne veux pourtant pas, messieurs, omettre, dans l'intérêt de la cause que je défends ici, quelques circonstances qui semblent déposer contre mon opinion. Je vous ai dit combien je trouvais l'érythème noueux et l'érythème papuleux différents l'un de l'autre ; cependant vous n'observerez jamais d'érythème noueux sans papules assez nombreuses, et quelquefois vous trouverez de véritables nouures dans l'érythème papuleux.

D'un autre côté, les douleurs articulaires et même l'endocardite pourront s'observer dans les deux cas, toutefois bien moins souvent dans l'érythème noueux que dans l'érythème papuleux. Mais, pour moi, ces phénomènes communs n'impliquent pas l'identité de la maladie, pas plus, par exemple, que l'éruption scarlatiniforme du début de la variole modifiée n'implique l'identité de la petite vérole et de la scarlatine. Entre les accidents ataxo-adynamiques de la fièvre typhoïde et de l'infection purulente, il y a certes une grande similitude, ce qui ne veut pas dire que ces deux maladies ne soient profondément différentes l'une de l'autre.

Il est difficile de ne pas voir, dans les cas dont je vous entretiens, la confirmation des doctrines de mon collègue de l'hôpital Saint-Louis, M. Bazin, sur les arthritides. Pour ce judicieux observateur, l'érythème papuleux, comme l'érythème noueux, est une arthritide. Différentes quant à la forme, ces deux maladies sont identiques quant au fond ; elles dérivent l'une et l'autre d'une diathèse commune, l'*arthritis*. Cette doctrine, éminemment médicale, explique chez le même malade, d'une part, les antécédents de rhumatisme articulaire, et, d'autre part, la coexistence des manifestations cutanées avec les accidents pulmonaires et cardiaques La maladie de la peau est rhumatismale comme le sont les maladies des articulations, du cœur et des poumons. Au fond, ce n'est donc pas l'érythème papuleux qui est grave, c'est la diathèse dont il n'est que l'expression.

Il est pourtant des cas, messieurs, où l'érythème papuleux a une bénignité exceptionnelle et tout à fait comparable à celle de l'érythème noueux. Dans ce moment même, vous pouvez voir couchée encore au n° 33 de la salle Saint-Bernard, une femme d'une cinquantaine d'années, chez laquelle l'érythème papuleux, fort confluent au visage, au cou et surtout aux mains et aux avant-bras, n'est accompagné ni de fièvre, ni de douleurs articulaires, ni d'accidents gastriques ou pulmonaires. Ce qui veut dire qu'il peut y avoir des degrés dans l'érythème papuleux comme dans toutes les affections éruptives ; ce qui n'empêche nullement que telle de ces affections ne soit, en thèse générale, beaucoup plus sérieuse que telle autre. Messieurs, l'érythème papuleux s'annonce, comme l'érythème noueux, par des phénomènes généraux : malaise, mouvement fébrile, état saburral, qui ont à peu près manqué chez le malade de la salle Sainte-Agnès, il est vrai, mais qui se rencontrent habituellement. Cette période prodromique n'a rien de fixe, et dure deux à quatre ou cinq jours. En même temps surviennent, comme dans l'érythème noueux, des douleurs articulaires, quelquefois assez intenses pour gêner et même pour empêcher complètement les mouvements ; ces douleurs persistent pendant la durée de l'éruption, et se prolongent souvent après qu'elle est éteinte. L'endocardite, vous l'avez vu, peut s'observer dans quelques cas. Il en est du rhumatisme érythémateux comme du rhumatisme scarlatin, qui, ordinairement beaucoup moins grave et tenace que le rhumatisme articulaire aigu, prend souvent une intensité exceptionnelle.

L'éruption consiste en des plaques d'un rouge vineux, tantôt assez rapprochées les unes des autres, tantôt disséminées. Leur forme est variable ; quelquefois elles sont tout à fait rondes, d'autres fois elles sont irrégulièrement circonscrites. Constituées d'abord par de petites tumeurs douloureuses au toucher, ces taches érithémateuses s'affaissent, s'aplatissent, et leur coloration rouge passe au rouge-violet. Quelquefois, dit M. Hardy, c'est un véritable érythème circiné, les plaques formant des cercles dont le centre est tout à fait sain.

Une desquamation légère termine l'éruption ; enfin, en quelques cas, on a vu des vésicules se développer sur les plaques érythémateuses ; d'une durée très éphémère, elles se desséchaient, soit après s'être rompues, soit par le fait de la résorption de la sérosité qu'elles contenaient, et ne laissaient bientôt aucune trace de leur passage.

L'éruption est souvent indolente ; elle peut être aussi accompagnée d'un sentiment de chaleur, de cuisson ou de démangeaison. Elle a pour siège de prédilection, et c'est là un phénomène capital, les mains, les avant-bras, la face, la nuque, plus rarement les membres inférieurs, tandis que l'érythème noueux occupe de préférence la continuité des membres, et plus spécialement les points de la peau qui ne sont séparés des os que par une couche mince de parties molles. L'érythème papuleux dure de quinze à soixante jours.

Le traitement doit se borner, comme pour l'érythème noueux, à des précautions, à des soins hygiéniques, et les douleurs articulaires ne réclament pas de médication spéciale, lorsqu'elles sont peu intenses ; mais quand les accidents thoraciques prennent une intensité plus grande, quand le rhumatisme se généralise et qu'il envahit le cœur, le traitement ne doit pas différer de celui que nous mettons en usage pour combattre la pleurésie, la broncho-pneumonie ou le rhumatisme polyarthritique.

X. — DE L'ÉRYSIPÈLE,
ET PRINCIPALEMENT DE L'ÉRYSIPÈLE DE LA FACE.

Sa pathogénie. — Indépendamment de la prédisposition individuelle, de la cause
générale, il y a presque toujours une cause occasionnelle. — Il peut survenir spontanément dans les épidémies. — Le traumatisme augmente sa gravité. — Les phénomènes généraux sont sous la dépendance de l'inflammation des plaies et des
vaisseaux lymphatiques. — Le délire n'a pas la signification qu'on lui accorde. —
L'érysipèle est quelquefois contagieux. — Lorsqu'il n'arrrive pas comme complication
d'une autre maladie, c'est une affection sans gravité, qui guérit d'elle-même. —
La médecine doit être expectante.

MESSIEURS,

Nous avons, en ce moment, plusieurs malades atteint d'érysipèle : une
jeune fille, au n° 6 de la salle Saint-Bernard ; une autre âgée de vingt ans,
au n° 10 ; un jeune homme de vingt-cinq à vingt-six ans, au n° 8 de la
salle Sainte-Agnès. Ces trois individus ont été pris dans des circonstances à peu près analogues, et l'érysipèle de la face a revêtu chez eux
la même forme. Enfin, au n° 4 de la salle des hommes, nous avons vu
un quatrième malade affecté de la même maladie; mais qui, en raison
de la marche qu'elle a suivie, présente un intérêt particulier.

Cet homme avait, lors de son entrée à l'hôpital, un mal de gorge très
violent, avec retentissement dans les ganglions sous-maxillaires : au premier examen, j'avais prédit que, à notre seconde visite, nous aurions
affaire à un érysipèle de la face, et l'événement avait justifié mon pronostic. En me prononçant ainsi, messieurs, je me fondais sur l'existence
de certains phénomènes sur lesquels j'appelai toute votre attention.

Trois jours auparavant, ce malade avait ressenti une douleur de gorge
excessivement violente, et le lendemain l'angine était nettement caractérisée ; la douleur avait augmenté le surlendemain, en même temps que
s'était produit un engorgement ganglionnaire assez considérable au niveau de l'angle de la mâchoire, en même temps aussi que le mouvement
fébrile intense s'était prononcé. En abaissant la langue et en examinant
le pharynx, nous avions trouvé une rougeur très vive de la luette, du
voile du palais, des piliers et des amygdales. En présence de ces symptômes, je pensai à une angine catarrhale ou à une inflammation érysipélateuse du pharynx. Cependant, comme l'angine catharrhale n'est pas
habituellement, à beaucoup près, aussi douloureuse que l'est l'érysipèle
du pharnyx, comme la tuméfaction n'était pas aussi prononcée, que la

rougeur était plus vive, que la fièvre était plus considérable qu'elle n'aurait dû l'être dans le premier cas, et que les ganglions du cou étaient aussi plus tuméfiés, je m'arrêtai à l'idée d'un érysipèle. Ayant ainsi posé mon diagnostic, je devais m'attendre à ce que le mal gagnât les fosses nasales et apparût bientôt à la face. En effet, l'érysipèle, qui avait commencé à paraître pendant la nuit à l'ouverture des narines, s'était propagé au nez ; le lendemain matin, la douleur de gorge et la rougeur du pharynx avaient disparu, et l'affection avait marché absolument comme elle marche lorsque nous suivons son évolution sur la peau. Du nez, s'étendant aux joues, des joues aux paupières, au front, elle arrivait ainsi jusqu'au cuir chevelu, puis faisait le tour de la tête, restant deux à quatre jours à la même place, envahissant ainsi les parties de proche en proche.

Il importait beaucoup de connaître cette marche de l'inflammation érysipélateuse que M. le professeur Gubler a le premier signalée il y a une dizaine d'années [1], pour bien comprendre que l'érysipèle de la face n'était qu'une propagation de celui du pharynx [2], et pour ne pas répéter, ce qu'on a souvent dit, qu'il y avait métastase. Et, notez bien ceci, cette propagation, comme l'avait aussi parfaitement établi le médecin que je viens de vous nommer, cette propagation peut se faire en sens inverse, l'érysipèle primitivement développé sur la peau étant susceptible de gagner les membranes muqueuses. Cette inflammation érysipélateuse des membranes muqueuses ne doit pas être confondue avec d'autres espèces d'inflammations des mêmes membranes, et cela est essentiel à connaître au point de vue pratique. J'aurai, sans aucun doute, occasion de revenir sur ce point dans le cours de ces leçons.

Mais aujourd'hui, messieurs, je vais m'arrêter un instant sur l'érysipèle de la face. Ne vous attendez pas à ce que je vous en fasse l'histoire complète, cette histoire vous la trouverez dans les livres que vous avez tous entre les mains. Chomel et Blache dans le *Dictionnaire de médecine*, MM. Hardy et Béhier, Valleix, dans leurs *Traités de pathologie interne*, M. Gosselin et M. Maurice Raynaud, dans le *Nouveau Dictionnaire de médecine et de chirurgie pratiques*, vous en ont donné des descriptions auxquelles il ne reste rien à ajouter ; je veux donc seulement insister sur quelques particularités relatives à sa pathogénie et à son traitement.

Les chirurgiens sont généralement d'accord pour admettre que l'érysipèle, lorsqu'ils l'observent dans leurs services de blessés, en quelque partie du corps qu'il se manifeste, vient sous l'influence de causes traumatiques. Un malade a subi une petite opération, on lui a ouvert un abcès

1. Gubler, *Société de biologie*, 1856.
2. Voyez sur cette question les travaux plus récents de V. Cornil, *Observations pour servir à l'histoire de l'érysipèle du pharynx* (*Archives générales de médecine*, 1862), et J. Ciure, *De l'érysipèle du pharynx* (thèse inaugurale). Paris, 1864.

avec la lancette, on lui a fait, en un mot, une légère plaie à la peau, lorsqu'au bout d'un certain temps il est pris de malaise ; les ganglions correspondants à la partie blessée s'engorgent : ceux de l'aine, par exemple,
lorsque la plaie siège au membre inférieur; ceux du coude et de l'aisselle, lorsque la blessure occupe la main. Bientôt apparaît la rougeur érysipélateuse. Ici la cause de l'affection est évidente, chacun saisit à merveille son mode de développement : on admet bien une cause prédisposante existant soit dans l'individu lui-même, soit en dehors de lui; on admet
bien une constitution médicale en vertu de laquelle, à telle époque, on ne
pourra faire à un malade l'opération la plus insignifiante sans qu'il soit
sous le coup de cette complication, tandis qu'en d'autres temps les opérations les plus graves ne donnent lieu à aucun accident de cette nature;
mais, en définitive, c'est toujours un érysipèle traumatique, comme on
l'appelle, et l'on a grand soin de le distinguer de l'érysipèle dit médical.

Il semble, pour un grand nombre de médecins, que l'érysipèle dit médical soit placé en dehors de la loi qui régit l'érysipèle chirurgical :
ainsi Chomel et Blache disent que « l'érysipèle *n'est jamais le résultat
d'une cause externe,* ou du moins *si quelquefois une cause externe* concourt à sa production, *elle n'a qu'une part secondaire dans son développement* ». Nous croyons être plus près de la vérité en faisant intervenir
dans l'immense majorité des cas l'action des deux ordres de causes.

Il en est ainsi dans les circonstances auxquelles je viens de faire allusion (je dois le dire tout de suite, c'est un temps d'épidémies), circonstances dans lesquelles l'érysipèle semble se développer spontanément
sans causes occasionnelles appréciables. Ceux de vous qui suivent les
services de chirurgie savent que, tandis que pendant un certain temps,
un an, dix-huit mois, deux ans, il est rare de voir survenir cette affection
à la suite des opérations même les plus graves, à d'autres moments, ainsi
que je vous le rappellais il y a un instant, le chirurgien ne peut donner le
moindre coup de bistouri sans exposer son malade à cette complication.
C'est ce qui a lieu dans ce moment : en même temps que règne la plus
grave des épidémies de fièvre puerpérale qui aient jamais sévi depuis longtemps sur l'hospice de la Maternité, où soixante malades viennent de succomber dans l'espace de dix mois, enlevées par cette épouvantable peste [1];
au moment où la prudence a forcé les médecins de cet établissement de
le fermer pour envoyer les femmes faire leurs couches dans les autres hôpitaux, on voit dans un grand nombre de services chirurgicaux se déclarer,
chez les blessés, des érysipèles de formes graves. Ces coïncidences de la
fièvre puerpérale et de l'érysipèle chez les opérés ont été depuis longtemps signalées, et Graves [2] les avait nettement indiquées; mais c'est à

1. Voyez la longue discussion sur la fièvre puerpérale, qui a occupé l'Académie de
médecine : *De la fièvre puerpérale, de sa nature et de son traitement* (Paris, 1859).
2. Graves, *Leçons de clinique médicale.*

l'hôpital des Cliniques de la Faculté de médecine de Paris que l'on a été à même, plus que que partout ailleurs, de noter ce fait, cet hôpital renfermant des services destinés aux accouchements et des services de chirurgie.

Il y a donc incontestablement certaines conditions, un je ne sais quoi dans l'air, qui disposent les individus à prendre, sous l'influence de causes occasionnelles, des érysipèles qui, dans d'autres circonstances, ne se seraient pas développés. Il y a aussi, comme le pensait Graves, une influence contagieuse; je reviendrai tout à l'heure sur ce point; mais les causes occasionnelles, même dans ces cas, jouent le plus ordinairement un rôle dont la valeur a été trop méconnue. Observez le fait attentivement, et vous verrez que l'érysipèle décrit sous le nom d'érysipèle médical, non traumatique, dit chirurgical, a presque toujours, comme celui-ci, pour point de départ, sinon une véritable plaie, du moins une lésion, quelque légère qu'elle soit.

Chez trois de nos malades, la chose est hors de doute.

La jeune fille du n° 6 de la salle Saint-Bernard avait à l'angle de l'œil un bouton suppuré, elle l'a gratté, et a appelé en ce point une inflammation plus vive que celle qui existait auparavant. C'est de cette petite écorchure qu'est parti l'érysipèle, qui a gagné progressivement les joues, le front, et qui n'a guéri qu'après avoir envahi le cuir chevelu.

La malade du n° 10 avait un eczéma du nez depuis longtemps : l'inflammation érysipélateuse a débuté par là ; du nez elle s'est étendue aux yeux, à la face et au cuir chevelu, où elle commence maintenant à se montrer, après s'être éteinte sur les autre parties.

L'érysipèle chez le jeune garçon du n° 8 de la salle Sainte-Agnès a suivi la même marche, après avoir eu pour cause occasionnelle également un eczéma du nez, et c'est la troisième fois que cet eczéma, dont le malade est depuis longtemps affecté, devient le point de départ du même accident.

Je le répète, observez attentivement les faits que vous rencontrerez; et, sinon toujours, du moins dans la presque universalité des cas, vous trouverez en un point quelconque du visage, à l'angle de l'œil, dans le nez, aux lèvres, derrière l'oreille, sur le cuir chevelu, une petite lésion des téguments. Souvent ce sera une ulcération herpétique du visage, de la membrane muqueuse de la gorge, qui aura causé tout le mal ; ou bien encore ce sera une inflammation des gencives occasionnée elle-même par la présence d'une dent cariée. En définitive, s'il faut, bien entendu, tenir compte de la prédisposition individuelle, et plus encore de l'influence d'une cause générale dont la nature nous échappe, — cela est admis par tous les médecins, — il est besoin aussi d'une cause occasionnelle, déterminante; cette cause a donc une part essentielle, et non pas secondaire, au développement de la maladie.

Que dans quelques circonstances, sous l'influence des épidémies, l'érysipèle se développe spontanément, indépendamment de tout traumatisme, ce sont là des faits exceptionnels; et dans d'autres cas où l'on pourrait croire que la cause occasionnelle a fait défaut, on finit souvent par la découvrir.

Vous vous rappelez sans doute, messieurs, une femme entrée dans le service de la Clinique pour un érysipèle de la face et du cuir chevelu, et chez laquelle il semblait que cette affection n'eût pas eu son point de départ dans une lésion des téguments. En effet, lorsqu'à son arrivée, je l'avais interrogée avec soin, elle nia avoir rien eu antérieurement qui pût rendre compte de son accident : elle affirmait n'avoir eu aucun mal, soit aux oreilles, soit aux yeux, soit au nez, soit à la gorge; aucune écorchure en quelque point que ce fût du visage ou de la tête. On était donc autorisé à admettre un érysipèle survenu d'emblée; mais plus tard, lorsque je revins sur mes précédentes interrogations, la malade nous raconta qu'elle avait eu une douleur violente, une inflammation de l'oreille, qui, pendant quelque temps, lui avait troublé l'ouïe, et, suivant son expression, l'avait fait entendre dur. Elle se souvenait aussi qu'alors elle avait eu des glandes au cou; que, deux jours après, une plaque rouge et cuisante s'était montrée derrière l'oreille, gagnant successivement la face et le cuir chevelu, où nous constations sa présence. Remontant ainsi au point de départ, nous suivions la marche qu'avait suivie l'affection de la peau, et une fois de plus nous avions la preuve que cet érysipèle, qui, pour beaucoup de médecins, aurait été réputé *médical*, avait la plus grande analogie, quant à son point de départ, avec l'érysipèle *chirurgical* ou *traumatique*.

Toutefois là se borne l'analogie, car ce qu'on entend par traumatisme, quand il s'agit de l'affection dont nous parlons, donne à l'érysipèle une gravité toute particulière. La vérité de cette proposition est démontrée par ce qui arrive consécutivement aux plaies de la face, et plus encore du cuir chevelu, alors que se manifestent les symptômes cérébraux que l'on a regardés comme fréquents et d'un funeste augure dans l'érysipèle de la tête, tandis qu'ils ne le sont ordinairement que dans l'érysipèle de cause traumatique proprement dite. Cela dépend probablement de ce que, dans cette dernière circonstance, les vaisseaux mis récemment à nu de viennent le siège d'une inflammation violente, amenant des désordres beaucoup plus sérieux pour le reste de l'économie que cela n'a lieu dans l'érysipèle déterminé par une petite écorchure déjà en voie de cicatrisation, par une ulcération herpétique du nez, de l'oreille, des yeux. A ce point de vue, mais seulement à ce point de vue, il est nécessaire d'établir une distinction entre l'érysipèle chirurgical, si souvent mortel, et l'érysipèle dit médical, qui l'est si rarement. C'est de celui-ci que nous devons nous occuper.

Cet érysipèle a été dit de *cause interne*. Une des raisons qui ont déterminé les médecins à lui appliquer cette dénomination a été que, dans un certain nombre de cas, le mouvement fébrile, le malaise général, des troubles de la digestion, indiquant une modalité pathologique imprimée à l'économie, précédaient l'apparition de la peau. Considérant alors l'érysipèle comme une fièvre éruptive, on l'a rangé, à l'exemple de Borsieri, dans le même cadre nosologique que la scarlatine, la rougeole, la variole et tous les exanthèmes.

Messieurs, c'est à mon sens une erreur. Que dans quelques circonstances, la fièvre précède la phlegmasie cutanée, je ne le nie pas, mais le fait est rare, et généralement c'est au contraire la phlegmasie qui précède la réaction fébrile. On ne voit pas assez qu'il se passe dans l'érysipèle de la face absolument la même chose que dans les érysipèles des autres parties du corps, qu'ils soient ou non de cause externe. Un individu a, par exemple, une plaie au pied ou à la jambe, cette plaie s'enflamme et devient très douloureuse ; les vaisseaux lymphatiques, les ganglions correspondants se gonflent ; la fièvre s'allume, et l'érysipèle ne survient autour de la plaie qu'un, deux, trois jours plus tard. Le mouvement fébrile, dans ce cas, ne saurait être assimilé à la fièvre prodromique des pyrexies exanthémateuses ; l'inflammation de la plaie, l'inflammation des lymphatiques en rendent parfaitement compte. Or, cette lymphangite, l'adénite du moins, précédant l'apparition de l'érysipèle, personne ne pourrait contester son existence. Borsieri lui-même, tout en faisant de cette maladie une fièvre éruptive, avait noté l'engorgement ganglionnaire comme marquant le début de l'affection. « Illud etiam memoria probe te- » nendum est », dit-il dans le paragraphe qu'il consacre à l'érysipèle de la tête, « quod crebris ex observationibus constitit, si erysipelas artubus » inferioribus incubiturum sit, inguinis et femoris glandulas conglobatas, » vasis cruralibus additas, antequam se exserat, leviter dolere atque intu- » mescere consuevisse, axillares vero ac cervicales, si brachiis *aut supe- rioribus locis* immineat. » Chomel lui-même, dont vous connaissez les idées sur l'érysipèle, signale cependant l'engorgement douloureux des ganglions lymphatiques voisins de la région qui sera le siège de la maladie, comme un de ses phénomènes les plus remarquables et les plus constants.

Il ne faudrait pas cependant, messieurs, exagérer la portée de ce fait, et dire avec Blandin que l'érysipèle n'est rien autre chose qu'une lymphite. Ainsi que vous l'a parfaitement démontré M. Velpeau, la lymphite et l'érysipèle sont très distincts l'un de l'autre ; mais à son tour l'illustre chirurgien de la Charité me semble tomber dans un excès opposé lorsqu'il prétend que l'adénite est consécutive à l'inflammation érysipélateuse des téguments. Cet engorgement, ainsi que je vous le dis en m'appuyant sur mon expérience personnelle et sur l'autorité d'observateurs tels que Chomel, cet engorgement vous le trouverez presque toujours précédant l'explosion de la phlegmasie érysipélateuse, mais vous constaterez aussi qu'il répond à une lésion locale dans la région d'où partent les vaisseaux lymphatiques correspondant aux ganglions tuméfiés. Les malades vous diront, comme nous l'a dit cette femme dont je vous parlais tout à l'heure, ils vous diront, s'ils avaient, par exemple, une excoriation à l'oreille, que l'oreille leur fait mal; ils accuseront de la douleur, de la gêne dans les mouvements du cou. Il y a donc un travail inflammatoire antérieur à toute manifestation caractéristique de l'érysipèle, et ce travail suffit pour amener des accidents généraux.

En définitive, la fièvre prodromique de l'érysipèle, si on veut l'appeler ainsi, est une fièvre *avec matière;* c'est une fièvre symptomatique de l'inflammation qui s'est propagée aux vaisseaux lymphatiques correspondant à la lésion locale. Cette fièvre dure un, deux, trois jours; l'érysipèle se manifeste alors, et va se propager vers les différentes parties de la face et du cuir chevelu, restant à peu près trois à quatre jours fixé sur un point, s'effaçant là à mesure qu'il *s'écoule* vers un autre point; sa marche est d'ailleurs assez lente, et il met huit à neuf jours, quelquefois davantage, à parcourir son trajet autour de la tête, de telle sorte que, parti du côté droit, par exemple, il n'arrivera au côté gauche que dans cette période de temps. Puis, dans quelques cas rares, une fois ce premier tour accompli, il en recommencera un second, partant ordinairement du point le premier affecté. Cela, du reste, se voit plus rarement pour l'érysipèle de la face que pour celui des autres régions du corps.

En même temps que les accidents fébriles, la température procède d'une façon caractéristique : elle commence à monter pendant le frisson, sa marche ascendante continue alors même qu'il a cessé, de sorte qu'en peu d'heures, la chaleur fébrile est de près de 40° centigrades et quelquefois davantage. Cette température se maintient à ce chiffre ou s'accroît même un peu les jours suivants, en présentant le type continu, avec légère rémission matinale; et les choses vont ainsi tant que dure l'inflammation de la peau. Ainsi la température du soir reste à 40°; elle peut même atteindre 41°, 41°,5, mais rarement 42° ; tandis que le matin elle descend un peu au-dessous de 40°, et rarement au-dessous de 39°. Le maximum est généralement atteint un ou deux jours avant le moment où cesse la période d'état. Alors survient la défervescence, qui le plus ordinairement se fait avec une telle rapidité que, dans l'espace d'une nuit, la chaleur tombe au degré normal, 37° environ. Dans certains cas, cependant, cette chute ne s'opère pas d'un seul coup, mais se fait en deux temps; après une rémission matinale très marquée, la température s'élève une dernière fois dans la soirée, pour tomber définitivement à la normale dans la matinée suivante. C'est là ce qui résulte des nombreuses observations de Wunderlich.

L'extrême vivacité des accidents généraux est un fait remarquable. Il est peu de maladies où le mouvement fébrile soit plus prononcé, où les troubles gastriques soient plus considérables. On a accusé ceux-ci d'être la cause de l'érysipèle : pour mon compte, c'est la proposition inverse que je soutiens, c'est-à-dire que les troubles gastriques dépendent de l'inflammation de la peau. Je vous ai rappelé souvent les expériences par lesquelles M. Cl. Bernard a démontré qu'en provoquant chez un animal un mouvement fébrile et violent, les sucs gastriques et intestinaux cessaient d'être sécrétés dans leur état normal. Dans bien des cas, ces faits trouvent leur application au lit du malade; dans l'érysipèle, notamment, suivant moi, la fièvre est la cause des perturbations des fonctions digestives que l'on observe le plus ordinairement.

Indépendamment de ces troubles gastriques survient encore, dans l'érysipèle de la face, un autre accident sérieux, du moins en apparence : je veux parler du *délire*.

Lorsque l'affection gagne le cuir chevelu, il est bien peu d'individus qui ne présentent quelques phénomènes cérébraux. La malade du n° 8 de la salle Saint-Bernard en est prise depuis deux jours, et son délire ne cessera probablement pas avant deux fois vingt-quatre heures; il ne cessera que lorsque l'érysipèle aura envahi et successivement abandonné les différentes parties de la peau du crâne.

Malgré leur gravité apparente, ces symptômes nerveux ne m'effrayent pas : c'est que mon expérience m'a appris que l'érysipèle dit médical, lorsqu'il n'était pas la complication d'une autre maladie, était généralement exempt de dangers. Je dis lorsqu'il n'est pas la complication d'une autre maladie, car lorsqu'il survient à la fin d'une maladie aiguë, à la fin d'une variole, d'une scarlatine, d'une dothiénentérie, de la diphthérie, etc., ou bien dans le cours d'une maladie chronique, comme la phthisie, lorsqu'il se jette à la traverse d'un état cachectique profond, le pronostic doit être tout différent.

En dehors de ces cas, il en est encore où l'érysipèle est grave, c'est lorsque, sautant d'un point à un autre, il envahit progressivement le tronc, toutes les parties du corps : l'*érysipèle ambulant* est en effet bien autrement sérieux que celui qui reste limité à la tête.

Ce n'est pas, messieurs, que l'érysipèle ambulant soit accompagné d'accidents plus sérieux que celui qui reste limité au visage, tout au contraire la fièvre est généralement moins vive, le délire moins fréquent; mais, la maladie se prolongeant quelquefois un et deux mois, la constitution finit par s'épuiser, à moins que le médecin, nonobstant la vivacité du mouvement fébrile, ne prescrive impérieusement une alimentation substantielle, seule capable de lutter contre la destruction des forces. Mais, dans quelques cas, il survient des accidents dont les auteurs classiques ne font point assez mention : je veux parler de l'extension de l'érysipèle sur les membranes muqueuses de la bouche, des bronches, du canal alimentaire. Dans la suite de nos conférences, je reviendrai, ainsi que je vous l'ai dit au commencement de cette leçon, sur cette importante question. Je n'ai pas besoin d'ajouter que, dans ce cas, l'érysipèle ambulant prend une gravité dont il est bien difficile de triompher. Ainsi M. Peter a signalé[1] des cas où l'on a pu voir l'érysipèle de la face se transmettre au pharynx, puis aux voies de l'air, puis, une fois dans ces voies, l'érysipèle, obéissant à ses tendances extensives, se propager de proche en proche, de sorte qu'il y avait bronchite simple d'abord, puis bronchite capillaire, puis broncho-pneumonie, et finalement mort des malades. Les mêmes faits ont été observés par mes collègues dans les hôpitaux, MM. Labbé et Simon : l'un et l'autre ont vu la rougeur érysipélateuse avec gonflement s'étendre de la face au pharynx, puis à toute la membrane muqueuse du larynx, de la trachée-artère, des grosses bronches, et de celles-ci à quelques-unes des petites[2].

On a prétendu que lorsqu'il débutait par le nez, et qu'il s'étalait ensuite de chaque côté, l'érysipèle se bornait à la face et n'atteignait pas le cuir chevelu. J'ai observé des faits qui donneraient raison à cette manière de voir ; mais dans d'autres, dont je fus également témoin, l'érysipèle ayant débuté par le nez et s'étant étendu de chaque côté, gagna le cuir chevelu et fit le tour de la tête.

Il est des circonstances où la gravité de l'érysipèle est dans la nature même de l'affection ; il en est ainsi des érysipèles contagieux, qui ont souvent une marche fatale et sont accompagnés dès leur début de symptômes généraux qui éveillent les craintes du médecin. Il faut croire que dans ces cas l'érysipèle n'est pas la manifestation extérieure d'une affection générale grave primitive, ou bien encore qu'il se comporte à la façon de la diphthérie primitivement locale, qui bientôt infecte l'économie tout entière. Au commencement de l'année 1861, un de nos confrères nous racontait que plusieurs personnes d'une même maison avaient été affectées d'érysipèle, qui avait débuté chez les unes par le pharynx, chez les autres par l'angle interne des yeux ou par l'ouverture extérieure des narines. Un premier individu était mort ; la garde qui lui avait donné des soins succombait bientôt après lui à la même affection, dont furent sérieusement pris à leur tour plusieurs membres de sa famille et le concierge de la maison, qui avait eu occasion de se trouver en contact avec le malade.

Dans le mois de juillet de la même année 1861, la *Gazette des hôpitaux* publiait une note qui montre une fois de plus la gravité des érysi-

---

1. M. Peter, article ANGINES, dans le *Dictionnaire encyclopédique des sciences médicales*, t. IV, p. 720.

2. M. Reynaud, article ÉRYSIPÈLE MÉDICAL, dans le *Nouveau Dictionnaire de médecine et de chirurgie pratiques*, t. XIV.

pèles contagieux, à l'occasion de la mort de deux jeunes élèves de nos
hôpitaux, MM. Gaston Reynier et Ernest Gruteau, enlevés par cette maladie qu'ils avaient contractée dans les services de M. Nélaton et de
M. Voillemier. La mère de l'un de ces malheureux jeunes gens, M. Gaston Reynier, succombait elle-même, quelques jours plus tard, à un érysipèle qu'elle avait pris au lit de son fils.

Quelques mois après j'étais appelé en consultation par mon honorable
ami M. le docteur Paris, auprès d'un M. E..., chez lequel un de nos
chirurgiens les plus habiles, M. le professeur Nélaton, avait été obligé
de pratiquer le débridement du méat urinaire afin de faciliter l'introduction d'instruments lithotripteurs. M. E... succombait à un érysipèle
gangréneux du prépuce, qui avait eu pour point de départ cette petite incision. La veille de sa mort, sa femme qui l'avait soigné avec une grande
sollicitude, fut prise de frissons : le lendemain, elle avait une angine violente, et vingt-quatre heures après, un érysipèle de la face d'une extrême gravité, qui l'emporta alors qu'elle semblait entrer en convalescence. La femme de chambre tomba malade en même temps que sa maîtresse, elle n'avait cessé de donner des soins à M. E... La maladie chez
elle fut caractérisée surtout par une violente angine, et par un érysipèle
qui se limita aux paupières.

Enfin, messieurs, vous vous rappelez avoir vu, en juin 1862, dans
notre service, au n° 4 de la salle Saint-Bernard, une jeune fille de vingt-
trois ans atteinte d'un érysipèle de la face, assez peu grave d'ailleurs, qui
lui était survenu pendant qu'elle donnait des soins à son maître atteint d'un
érysipèle phlegmoneux de la jambe. — Si l'érysipèle spontané est ordinairement une maladie bénigne, il peut donc être aussi une affection
maligne et fatale, transmissible par contagion, comme Graves l'avait indiqué. Cette malignité a sa cause, soit dans le germe qui est infectieux à
un moment déterminé, soit dans des conditions spéciales de réceptivité
morbide.

Il semble surtout que ce soit l'érysipèle traumatique, ou chirurgical,
infectieux par excellence, qui soit éminemment contagieux. C'est dans ces
cas qu'on voit se produire de tristes séries où la contagion est de la plus
lamentable évidence. Le docteur Pujos (de Bordeaux), dans un mémoire
récompensé, en 1866, par l'Académie de médecine, en a rapporté des
exemples que je vous demande la permission de vous citer en les abrégeant :

Un chasseur se blesse au pied droit avec son fusil : la plaie, déjà grave
par elle-même et par une hémorrhagie consécutive, se complique, au
quinzième jour, d'un érysipèle. Le membre tout entier est envahi, des
plaques gangréneuses apparaissent, l'adynamie survient et entraîne, le
vingtième jour de l'accident, la mort du blessé.

Son frère, jeune homme bien portant, lui ayant donné des soins, est atteint, sans aucune cause locale, d'un érysipèle spontané de la face, qui s'étend au cuir chevelu, se complique de symptômes adynamiques, et le fait succomber au huitième jour.

Sa petite fille, enfant de trois ans, avait une très légère brûlure à la main qui devient le siège d'un érysipèle, lequel se propage au bras et à la poitrine avec imminence de symptômes redoutables, mais se limite enfin et permet à cette enfant de survivre.

La lavandière de la famille, après avoir blanchi le linge de la maison, est prise d'un érysipèle phlegmoneux de la main, dont elle guérit, et enfin la garde-malade, atteinte d'un érysipèle de la face et de la tête, échappe aussi aux accidents ataxiques.

Ce n'est pas tout : une sœur de Charité, qui avait été chargée de faire des irrigations sur le pied du blessé, est forcée, par la fatigue, de les interrompre, et ressent d'abord dans le bras droit des douleurs qui deviennent excessives, avec fièvre, nausées, vomissements et symptômes adynamiques. Un vaste abcès phlegmoneux, ouvert au bras, est suivi de plusieurs autres, dans diverses parties du corps ; une suppuration abondante s'établit, mais elle est de mauvaise nature ; des décollements, des eschares se forment ; les accidents généraux se compliquent, et la malade succombe dans d'atroces douleurs.

La communauté religieuse à laquelle appartenait cette sœur se trouvait, au moment de son retour dans la maison, en d'excellentes conditions de salubrité. Mais, dès lors, se déclarent diverses affections plus ou moins graves, offrant toutes le caractère adynamique et une forme infectieuse, sinon contagieuse. Les accidents cessent par l'évacuation du couvent et l'envoi des religieuses à la campagne.

Enfin, neuf autres sœurs, qui avaient aussi veillé ou pansé le même blessé ou bien soigné leurs compagnes, furent atteintes de sérieux accidents, auxquels deux d'entre elles succombèrent.

Le même auteur cite l'observation d'une femme atteinte d'érysipèle spontané, à forme typhoïde, et qui mourut dans l'état adynamique. Le médecin qui la soignait fut victime de l'érysipèle, ainsi que les deux garde-malades, et tous trois succombèrent, tandis qu'une domestique, un instant menacée du même sort, parvint cependant à guérir.

Le docteur S... ayant succédé à M. G..., devint malade lui-même, mais non d'un érysipèle, et se rétablit à l'aide de quelques soins hygiéniques.

Laissez-moi vous citer encore quelques faits de cette épidémie si tristement instructive : le docteur G..., ayant observé à l'hôpital de Bordeaux un malade entré pour une affection oculaire, près d'un autre affecté d'un érysipèle phlycténoïde, est atteint lui-même assez gravement. Une excoriation légère qu'il avait à la lèvre devient le point de départ d'un érysipèle également phlycténoïde, qui envahit la face et le cuir chevelu avec fièvre intense, puis s'arrête, se limite enfin et ne compromet pas la vie.

Le père de M. G..., médecin lui-même, qui était accouru auprès de son fils, est pris au troisième jour d'une angine, suivie d'un érysipèle phlycténoïde de la face et du cuir chevelu, avec quelques symptômes généraux qui disparaissent, et la guérison a lieu.

La belle-sœur de M. G... père, venue à Nantes pour le voir, y tombe malade de semblables accidents, et guérit de même, mais en perdant ses cheveux.

Dans une autre série contagieuse, il s'agit d'un marin qui présenta un érysipèle à la face, autour d'un simple bouton attribué à une piqûre. Un érythème, puis un érysipèle se déclarent, envahissent la tête, se compliquent d'adynamie et entraînent rapidement la mort.

Une femme ayant donné des soins au malade, puis le mari de cette femme, sont frappés de la même manière et succombent tous les deux.

Le capitaine de navire où s'était trouvé le marin est atteint à son tour d'un érysipèle de la face, mais qui guérit bientôt, lorsqu'on reprit la mer.

Je vous disais tout à l'heure que l'érysipèle était une maladie grave lorsqu'il venait compliquer une autre maladie qui, par sa durée et sa nature, avait déjà compromis l'existence des malades, comme la fièvre typhoïde chez les jeunes gens; mais il en est surtout et plus encore ainsi, lorsqu'il survient dans la pneumonie adynamique chez les vieillards, chez les femmes récemment accouchées et chez les enfants nouveau-nés.

Relativement à ce que je vous indiquais aussi des influences épidémiques au commencement de 1861, alors que sévissait sur presque tous les asiles destinés aux femmes en couches une épidémie terrible de fièvre puerpérale, les érysipèles du visage, ordinairement si peu graves, prenaient assez souvent une tournure fâcheuse, et l'événement donnait un démenti cruel à notre pronostic. On remarquait encore que la maladie avait quelque chose de contagieux; un de mes collègues de la Faculté en signalait quelques cas, et moi-même, dans ma pratique de la ville, j'en voyais des exemples. J'étais mandé, avec mon honorable confrère M. Higgins, auprès d'une jeune dame américaine qui, au sixième mois de l'allaitement, prenait un phlegmon de la mamelle. L'abcès fut ouvert par M. Nélaton; quelques jours plus tard, il survenait un érysipèle qui, du sein malade, s'étendait au reste de la poitrine. Le mari de cette dame, au service de la marine militaire américaine dans la Méditerranée, vint pour passer quelques jours avec sa femme. En chemin de fer, il s'était fait une écorchure insignifiante à la jambe. Deux jours ne s'étaient pas écoulés depuis son arrivée à Paris, qu'autour de la petite plaie se manifestait un érysipèle qui bientôt devint un phlegmon diffus et mit ses jours en danger pendant près de trois semaines.

Abstraction faite de ces cas particuliers et des conditions épidémiques, l'érysipèle de la tête n'est pas une maladie grave. Dans une période de quatre années, de 1831 à 1835, époque où je fus chargé de suppléer le professeur Récamier dans cet hôpital, sur cinquante-sept malades dont je pris avec le plus grand soin les observations, un seul mourut. C'était une femme entrée dans mon service avec un érysipèle du cuir chevelu, compliqué du délire le plus violent; elle succomba deux jours après son arrivée dans nos salles. Assurément, une maladie aiguë dans laquelle il ne meurt qu'un malade sur cinquante, est une maladie bien bénigne de sa nature, et vous n'en connaissez peut-être pas une qui le soit autant. Comparez, par exemple, la bronchite à l'érysipèle, et, toutes choses égales d'ailleurs, toute proportion gardée, la première tue plus de monde que le second. Les faits que j'ai recueillis dans ma pratique particulière, dans celle de mes confrères, comme dans les différents services d'hôpital que j'ai eu à diriger depuis vingt-huit ans, me confirment chaque jour de plus en plus dans ma conviction; et si j'ai vu quelquefois mourir des individus atteints d'érysipèle, je dois le dire, la faute en était beaucoup plus au traitement qu'ils avaient subi qu'à leur maladie. Généralement ils avaient été soumis à des médications que je regarde comme déplorables, et sur lesquelles je ne saurais trop appeler votre attention pour que vous vous gardiez bien de les appliquer.

Quant à moi, lorsqu'un malade affecté d'érysipèle se met entre mes mains, je m'abstiens de toute espèce de traitement : je prescrirai un lavement à celui qui ne va pas à la garde-robe, je donnerai 10 à 15 grammes d'huile de ricin, si la constipation ne cède pas; mais, en vérité, ce n'est pas là une médication bien énergique, c'est, si vous le voulez, de l'homœopathie, rien de plus. Telle est cependant ma manière d'agir depuis vingt-huit ans, et, grâce à elle, je n'ai pas souvenance d'avoir perdu plus de trois érysipélateux. L'expectation, voilà donc ma médecine dans l'érysipèle de la face. Je tiens mes malades au lit; car, avant toute chose, il faut éviter qu'ils ne prennent froid, et cela non seulement pendant la période aiguë des accidents, mais encore dans la convalescence, le froid amenant des rechutes. Je donne des tisanes légèrement acidulées; si le ventre n'est pas libre, j'aide les évacuations au moyen des laxatifs; si les vomissements sont violents, je les combats par des purgatifs. Mais, messieurs, j'alimente, j'alimente alors même qu'il y a de la fièvre, alors même qu'il y a du délire. Ainsi, loin d'abattre mes malades par des pertes de sang, saignées du bras, application de sangsues derrière les oreilles; au lieu de me faire une loi de leur administrer des émétiques, des purgatifs répétés, au lieu de les tenir à une diète rigoureuse, je reste spectateur de la lutte de laquelle, je le sais, la nature sortira victorieuse, si je ne la trouble pas dans ses opérations; je me tiens les bras croisés : et, je le répète, parmi le grand nombre d'érysipèles que j'ai vus, trois tout au plus ont eu une terminaison fatale : dans tous les autres cas, la maladie s'est éteinte d'elle-même. Ce sont des choses qu'il faut dire et ne pas craindre de proclamer bien haut : il en est de l'érysipèle comme d'un certain nombre de maladies qui ont une marche naturelle, que nous, médecins, devons bien nous garder de vouloir diriger, quand nous voyons les phénomènes pathologiques marcher régulièrement, car notre intervention intempestive troublerait le cours naturel du mal, et tournerait au détriment de celui qui réclamait notre secours.

Je tenais à insister sur ces considérations, parce que je vous devais des explications sur la manière dont vous me voyez agir, ou plutôt ne pas agir, chez nos malades atteints d'érysipèle. Lorsque dans d'autres services des hôpitaux, vous avez vu employer de grands moyens contre cette maladie ; lorsqu'ici vous avez vu saigner, là purger ou faire vomir, ailleurs appliquer des vésicatoires ; lorsque vous avez vu cautériser avec le nitrate d'argent les parties affectées et, *malgré* cela, la maladie guérir, vous avez dû penser que la médication avait été puissante, qu'elle avait été l'acte nécessaire et souverain pour arriver au résultat produit. Mais, avant de juger les effets d'un traitement médical, il importe de connaître la marche naturelle des maladies : c'est là la première notion que le praticien doive acquérir. Dans certaines circonstances, vous me voyez intervenir énergiquement ; dans d'autres, je laisse aller les choses, observant attentivement les phénomènes, prêt à appeler à mon secours, lorsque les indications se présentent, les moyens que la médecine tient à sa disposition. Savoir attendre, est une grande science de notre art ; et une prudente expectation explique bien des succès, elle explique surtout ceux obtenus quelquefois par les sectateurs d'Hahnemann.

L'érysipèle est donc une de ces affections qui guérissent d'elles-mêmes, je parle de l'érysipèle qui surprend l'individu en bonne santé, et non plus de celui qui survient, ainsi que je vous l'ai dit tout à l'heure, dans le cours d'autres maladies. J'ajoute enfin, il n'en est plus de même de celui qui se déclare dans ces conditions spéciales que je vous ai indiquées, car celui-là va revêtir des caractères tout différents, et sa gravité dépendra non de lui-même, mais de l'état général dont il n'est qu'une expression. Ainsi, dans les épidémies de fièvre dite puerpérale, les femmes succombent souvent à l'érysipèle ; mais elles succombent à l'érysipèle comme d'autres succombent à la péritonite, d'autres à la pleurésie ; et, pour mieux dire, les unes et les autres succombent avec un érysipèle, avec une péritonite ou avec une pleurésie, ce qui n'est pas la même chose : j'entends par là que ces différentes affections ne sont que l'expression d'un état pathologique plus général, qui est la vraie cause de la mort. Ce sont là, messieurs, d'importantes questions, et je les aborderai un jour, lorsque, dans le cours de nos cliniques, l'occasion se présentera de vous parler de la fièvre dite puerpérale ; je vais vous en dire un mot à propos de l'érysipèle de l'enfant nouveau-né.

ÉRYSIPÈLE DES ENFANTS NOUVEAU-NÉS.

Affection souvent puerpérale, il diffère essentiellement de l'érysipèle ordinaire.
Presque fatalement mortel.

MESSIEURS,

Au n° 21 de notre salle des nourrices, se trouve un enfant *âgé de trois mois*, atteint de syphilis congénitale, et qui, tout dernièrement, a été pris d'érysipèle. Cet érysipèle, après avoir d'abord recouvert les membres supérieurs, a gagné la base de la poitrine. C'était là deux maladies graves, habituellement mortelles dans les premiers temps de la vie, et cependant l'une, l'érysipèle, est aujourd'hui guérie, l'autre, la syphilis guérira vraisemblablement. Je veux vous signaler la condition particulière qui a été probablement la cause de ce résultat doublement heureux, et cette condition est la condition d'âge.

L'érysipèle des enfants nouveau-nés est une maladie considérée, à juste titre, comme à peu près aussi certainement fatale que l'est la fièvre cérébrale dans un âge plus avancé. C'est un fait d'expérience que tout médecin placé à la tête d'un service d'enfant a pu vérifier, ainsi que je l'ai vérifié moi-même après être resté pendant douze ans attaché à l'hôpital Necker. A peu près sans exception, les enfants atteints d'érysipèle, dans les quinze ou vingt premiers jours de leur existence, succombent sans qu'aucune médication puisse prévenir cette terminaison funeste. Passé ces premiers jours, passé surtout les premiers mois de la vie extra-utérine, plus, par conséquent, les individus s'éloignent de l'état fœtal, plus ils s'individualisent, plus aussi l'érysipèle perd de sa gravité. Lorsque surtout l'enfant a atteint dix-huit mois, deux ans, cette affection rentre alors dans la loi commune qui la régit lorsqu'on l'observe chez les adultes.

De quoi donc dépend sa gravité chez les nouveau-nés ? Est-ce exclusivement de l'extrême jeunesse, du peu de résistance vitale des sujets ? Non ; cette gravité tient à un autre ordre de causes que j'avais indiquées déjà depuis longtemps et qu'a parfaitement mises en lumière M. le docteur P. Lorain[1], dans l'un des plus remarquables travaux qui aient été publiés sur la matière. Il y a environ vingt ans, un fait m'avait frappé : alors que régnaient à la Maternité des épidémies de la maladie dite fièvre puerpérale, je voyais arriver dans mes salles de nourrices, à l'hôpital Necker, un grand nombre d'enfants atteints d'ophtalmies purulentes, de péritonites et d'érysipèles; j'avais donné à toutes ces affections la même

---

1. P. Lorain, thèse inaugurale *Sur la fièvre puerpérale chez la femme, le fœtus et le nouveau-né*, Paris, 1855.

épithète de puerpérales, et, dans mes leçons publiées alors, je disais que
ces enfants avaient tous la même maladie, caractérisée chez les uns et
chez les autres par des manifestations différentes. Je considérais donc
que la maladie dite fièvre puerpérale dominait la pathologie du nouveau-
né, au même titre que, dans ces épidémies, elle dominait la pathologie
de la femme récemment accouchée. Cette manière de voir, ne dépassant
guère l'enceinte de l'amphithéâtre de l'hôpital Necker, ou bien se glissant
silencieusement dans les colonnes de quelques journaux de médecine, ne
se vulgarisa pas. C'est au médecin que je nommais tout à l'heure, que
nous devons d'avoir proclamé en plein jour, et d'avoir catégoriquement
démontré cette vérité que j'avais entrevue; c'est à lui que nous devons
d'avoir donné droit de cité dans la science à une opinion qui est l'expression de faits bien observés. Aussi, messieurs, afin de vous mettre à même
de comprendre la question dont je veux toucher quelques points, est-il
nécessaire de vous présenter une analyse succincte du travail de M. Lo-
rin.

Pendant l'épidémie qui régna à l'hospice de la Maternité, où il était
alors élève interne, ce laborieux et intelligent observateur avait fait les
remarques suivantes : Sur 106 enfants mort-nés, 10 avaient succombé à
une péritonite, et dans ces dix cas, trois fois la mère, après l'accouchement, avait été enlevée par la fièvre puerpérale. Sur 193 enfants nés via-
bles, 40 moururent après leur naissance, emportés par des affections
identiques avec celles qui tuent les femmes en couches. C'étaient le plus
souvent des péritonites, c'étaient des abcès multiples ou l'infection purulente, des phlegmons, des érysipèles, des gangrènes des membres, l'infection putride, ou tout au moins un état septique remarquable. Souvent
la maladie était commune à la mère et à l'enfant, que la forme et le
siège de l'affection fussent ou non les mêmes chez l'une ou chez l'autre :
par exemple, un enfant succombait parfois à la péritonite, tandis que la
mère était atteinte d'infection purulente, et réciproquement. Sur 30 enfants nouveau-nés, morts de péritonite, simple ou compliquée d'érysipèle,
de méningite ou d'abcès multiples, etc., dix fois la mère et l'enfant ont
succombé avec la même lésion ; 50 femmes dont les enfants étaient morts
de péritonite avaient eu elles-mêmes des accidents puerpéraux, mais s'é-
taient rétablies.

D'après ces faits que je vous engage à lire dans l'excellente thèse où
ils sont consignés, l'auteur établit que l'influence qui atteint les uns atteint
aussi les autres ; et cette influence épidémique ne saurait être contestée,
quand on considère qu'en dehors de ces épidémies, les nouveau-nés succombent très rarement aux lésions que nous venons de signaler.

Il est impossible de ne pas accepter en pathologie la solidarité qui unit
entre eux la mère et l'enfant, le tronc et la branche qui en émane. Ce
fait, nous l'acceptons pour d'autres maladies, pour la syphilis, pour la

variole. Qui ne connaît les exemples d'individus présentant à leur naissance des stigmates de pustules varioliques ? Il n'est pas d'année, je dirais
presque de mois, où je ne vous montre dans nos salles des exemples de
syphilis chez des nouveau-nés engendrés par un père ou conçus par une
mère affectés de cette maladie. Personne ne met en doute, dans ces cas,
la solidarité dont nous parlons, et l'on refuserait d'admettre qu'elle existât pour la maladie dite fièvre puerpérale ! Dans les pays où les fièvres
intermittentes sont endémiques, dans la Sologne, dans la Bresse, dans
certaines contrées du Bourbonnais, on voit des enfants naître avec tous
les symptômes de la cachexie palustre; rien n'y manque, pas même l'hypertrophie de la rate : sans hésiter, on reconnaît que les nouveau-nés
ont subi, étant encore enfermés dans l'utérus, l'influence du miasme des
marais. Les faits de cette nature ont beau se multiplier, on veut que la
fièvre puerpérale fasse exception à la règle, l'opinion défendue avec tant
de talent par M. Lorain trouve des contradicteurs obstinés; il arrivera
cependant un jour où la vérité qu'il a si nettement démontrée sera une
notion vulgaire.

Mère et enfant subissent donc l'un et l'autre l'influence du même
milieu. Cherchons maintenant si les conditions anatomiques et physiologiques de ces deux organismes qui pendant la vie intra-utérine n'en font
qu'un, qui, pour ainsi dire, n'en font qu'un encore dans les premiers
jours de la naissance, voyons si ces conditions anatomiques et physiologiques ne présentent pas une grande analogie. Cette analogie physiologique
nous expliquera dès lors l'analogie pathologique.

Mais avant d'aller plus loin, il est indispensable de définir ce qu'il faut
entendre par enfant nouveau-né; c'est à M. Lorain que j'emprunterai cette
définition :

« L'enfant, dit-il, vient au monde pourvu d'appareils qui ne fonctionnent
plus et d'appareils qui n'ont pas encore fonctionné. Il passe sans transition
d'une vie à l'autre, et n'a point, comme d'autres animaux, un temps de repos
et de recueillement physique pendant lequel s'opèrent le changement, la
préparation pour la vie nouvelle. Il est jeté violemment dans un milieu
nouveau. Les premiers essais de ses organes, tenus jusque-là en réserve,
sont efficaces : du premier coup il respire, et toutes les autres inspirations
dès lors ressembleront à la première; sa première gorgée de liquide met
aussitôt en jeu tous ses organes digestifs; chaque organe répond à l'appel
de la vie nouvelle et se montre fidèle au principe qui l'a créé. Mais il ne
suffit pas au nouveau-né d'entrer en possession de ces organes, de les
essayer, d'en faire jouer tous les ressorts et de vivre pleinement de la vie
nouvelle; il lui faut se débarrasser d'organes, naguère les seuls qui le
fissent vivre, aujourd'hui inutiles. Le temps où les nouvelles fonctions
s'accomplissent et où disparaissent les organes du passé, c'est la période
de transition ou de métamorphose : le cordon ombilical tombe et la cica-

trice ombilicale tend à se faire ; l'épiderme se fend et tombe, les cheveux se renouvellent ; le méconium est expulsé ; les artères de la veine ombilicale s'oblitèrent, le trou de Botal se ferme. L'enfant nouveau-né est celui chez lequel s'accomplit ce travail de séparation, qui ne dure pas moins d'un mois. »

Revenons maintenant aux conditions anatomiques et physiologiques dans lesquelles la mère et l'enfant se trouvent placés. Chez la première, aussitôt après la parturition, quand l'utérus a chassé au dehors le produit de la conception, le placenta se détache et est expulsé à son tour. A sa place, il laisse une surface dépourvue de membrane muqueuse, membrane protectrice qui la recouvrait auparavant. Cette surface se trouve en contact non seulement avec l'air extérieur qui peut pénétrer par l'orifice vaginal, mais encore avec les liquides accumulés dans la cavité utérine, avec le sang d'abord, et plus tard avec le pus, dont la production est le fait obligé de la réparation artificielle de la plaie placentaire. Cette plaie placentaire, comme toutes les plaies récentes, est une porte ouverte aux contagions ; elle subit des modifications analogues à celles que subissent si souvent dans les hôpitaux des grandes villes les solutions de continuité qu'a faites le couteau du chirurgien, et peut devenir le point de départ d'une infection générale au même titre que la plaie faite par une lancette imprégnée d'un virus.

Eh bien, chez l'enfant, nous retrouvons ces mêmes conditions anatomiques. Alors que le nouveau-né vient d'être brusquement séparé de sa mère, alors que cessent les fonctions de la vie fœtale qui vont faire place aux fonctions nouvelles, on observe des modifications absolument comparables à celles qu'éprouvent l'organisme de la femme. Le cordon ombilical tombe ; désormais inutile dès que le placenta qui unissait l'enfant à la mère est décollé, il se dessèche jusqu'au point où il est soudé avec une sorte de manchon formé par la peau de l'abdomen, manchon cutané qui sera plus tard le nombril. C'est sur ce point que va se faire la séparation, et cette séparation n'a lieu qu'en vertu d'un travail inflammatoire nécessaire. Le cordon tombé, l'ombilic devient le siège d'un travail réparateur tout à fait analogue à celui qui s'opère dans la plaie de l'utérus ; les débris du cordon se détachant, cette élimination entraîne nécessairement une petite suppuration que M. Lorain appelle avec infiniment d'esprit les *lochies ombilicales*. Il était impossible de mieux exprimer un fait plus vrai. Du côté de l'enfant, il y a une plaie, absolument comme il y en a une du côté de la femme, et nous pouvons répéter avec M. Lorain : l'ombilic est au nouveau-né ce que l'utérus est à sa mère.

Le premier présente donc, comme la seconde, une voie ouverte à l'infection ; de telle sorte que, les trouvant placés sous une même influence épidémique, nous ne nous étonnons plus de les voir l'un et l'autre contracter une même maladie, absolument comme la contractent les blessés

d'un hôpital sur lequel sévit cette influence. Or, que voyons-nous survenir chez ces blessés? Des phlébites, des abcès métastatiques, des pleurésies suppurées, des érysipèles. Chez les femmes en couches, ce sont des
accidents analogues, avec cett différence que chez elles la péritonite est
la lésion la plus fréquente, et cela se conçoit, puisque, par le fait de l'accouchement, la membrane séreuse abdominale a été mise directement en
cause; à plus forte raison l'utérus et ses annexes, plus directement encore
intéressés, sont-ils aussi le plus ordinairement les premiers malades. De
même que chez la femme, la plaie placentaire sera l'occasion des accidents, de même la plaie ombilicale deviendra, chez le nouveau-né, le point
de départ des mêmes accidents. L'analogie pathologique sera d'autant plus
grande que, ainsi que je vous le disais, l'enfant à sa naissance représente
un rameau détaché d'un tronc, qui pendant un certain temps semble
vivre de la vie de l'arbre qui l'a fourni; on peut le comparer à ces mar-
cottes qui ne se développeront par elles-mêmes qu'à partir du moment
où elles auront pris racine. Dans ces conditions, le nouveau-né, comme
ces boutures, ne s'alimente pas encore entièrement de sa propre sève,
du sang qu'il ne fera que plus tard; il se nourrit de celui de sa mère; il
garde toutes les aptitudes de l'organisme maternel dont il est à peine séparé, et les maladies qu'il contractera sous les mêmes influences prendront l'expression qu'elles présentent aussi chez la femme.

L'érysipèle du nouveau-né ne sera donc pas un érysipèle ordinaire; ce
sera l'érysipèle puerpéral, ayant par conséquent l'excessive gravité des
affections puerpérales. Cette gravité dépend moins, en définitive, du peu
de résistance vitale des sujets que de la nature même de la maladie. Vous
vous expliquerez maintenant, messieurs, la guérison du petit enfant du
n° 21 de notre salle Saint-Bernard. Si cet enfant a guéri, c'est qu'il avait
passé les premiers jours de la naissance, c'est qu'il avait trois mois, c'est
que depuis un certain temps il n'était plus un nouveau-né.

Quand il survient dans les quinze ou vingt premiers jours de la vie,
l'érysipèle est fatalement mortel.

Il débute ordinairement, non par l'ombilic, mais par le pénil; il est
caractérisé par la rougeur vive de la peau, par la dureté et la rénitence du
tissu cellulaire sous-jacent. En même temps, l'enfant tombe dans un état
d'abattement prononcé; il souffre et exprime sa douleur par ses cris : il a
du reste à peine de la fièvre. S'il est vigoureux et dans de bonnes conditions apparentes de santé, l'affection dont il sera atteint vous paraîtra peu
de chose. Qu'est-ce en effet qu'un érysipèle ayant 3 ou 4 centimètres
d'étendue, accompagné seulement d'un léger mouvement fébrile, ne troublant en rien les fonctions, le petit malade tetant comme à son ordinaire?
En dépit de cette trompeuse apparence, vous devrez redouter une terminaison funeste : car demain l'érysipèle aura gagné le scrotum ou la vulve;
bientôt il s'étendra aux cuisses, envahira les jambes, s'étalera du côté

opposé, remontera sur le ventre, sur le tronc, marchant ainsi, avant de s'éteindre, sur les parties primitivement affectées. Au bout de deux ou trois jours, une fièvre violente s'allumera; l'enfant sera dans un état d'agitation excessive. Il restera sans sommeil, sera pris d'accidents gastriques, vomissements, diarrhée; des douleurs lui arracheront des cris incessants. A cette agitation succédera un collapsus qui terminera la scène au cinquième, sixième ou septième jour. A l'autopsie, vous tronverez du pus dans le tissu cellulaire, quelquefois une pleurésie suppurée, le plus souvent une phlébite de la veine ombilicale, ou de la veine porte, ou bien une péritonite. Suivant M. Lorain, et depuis longtemps je professe cette opinion, on aurait tort de regarder ces lésions comme la conséquence de la propagation de l'inflammation érysipélateuse de la peau aux vaisseaux et aux parties profondes. Érysipèle, phlébite, péritonite, etc., sont les manifestations d'une même maladie. Dans certains cas, en effet, on voit des péritonites chez des enfants dont l'érysipèle avait occupé, non le ventre, mais la face. Dans d'autres circonstances, on ne trouve à l'ouverture du corps que les traces de l'inflammation cutanée, sans aucune des lésions que je vous ai signalées.

Cet érysipèle des nouveau-nés a donc une marche insidieuse; sa gravité, je ne saurais trop vous le répéter, dépend de la nature de la cause sous l'influence de laquelle il s'est produit, non de l'importance de la lésion locale.

Je ne saurais assez vous dire combien il est facile de commettre de graves erreurs de pronostic. Quelques-uns de vous peuvent se rappeler un jeune enfant de vingt-trois jours qui avait un érysipèle, survenu sous l'influence de la vaccine, mais au milieu d'une épidémie de fièvre puerpérale. Cet enfant était né à la Maternité, alors décimée par le fléau : il était amené à l'Hôtel-Dieu, dans les derniers jours du mois de mars 1861, avec sa mère atteinte d'un phlgemon de la mamelle. Vous vous rappelez ce que je dis aux personnes qui suivaient ma visite ; malgré l'apparence de vitalité du petit malade, quoiqu'il tetât à merveille, que le cri fût vigoureux, que la fièvre fût modérée, j'annonçai que la mort aurait pourtant lieu avant trois ou quatre jours. Je me trompais, dans la nuit même l'enfant succomba. Il arrive, en effet, le plus souvent, que la maladie ait une marche infiniment plus rapide que l'état des forces, que les symptômes ne l'auraient fait supposer.

Il est un fait d'observation qui m'a toujours paru étrange : c'est que, ainsi que j'en ai vu des exemples, des érysipèles de ce genre guérissent quelquefois, alors qu'il s'est formé des *phlegmons* dans les parties qu'ils ont envahies. J'ai été témoin, dans l'espace de deux ans, de trois faits de cette nature. La seule manière de les interpréter est, suivant moi, que la violence de la maladie s'épuisant dans un même lieu, sa propagation ultérieure est arrêtée. Dans ce cas, la partie affectée est tuméfiée considérablement, la coloration rouge des téguments devient plus foncée. Il en est de même chez la femme en couches qui, atteinte d'accidents puerpéraux, a de bien plus grandes chances de salut quand il se forme un phlegmon du ligament large ou de la fosse iliaque.

Au commencement de l'année 1861, vous avez vu un enfant de vingt jours guérir d'un érysipèle généralisé, en même temps qu'un abcès profond se formait sur le dos de la main.

En avril de la même année, pendant qu'une épidémie de fièvre puerpérale, d'érysipèles et de furoncles sévissait dans nos hôpitaux, nous avons reçu dans notre salle de nourrices un jeune enfant de vingt-sept jours atteint d'érysipèle. L'érysipèle parcourut tout le corps, de la tête aux pieds; il envahit même de nouveau des parties qu'il avait occupées et quittées, et pourtant l'enfant résista pendant plus de vingt jours; mais il eut plus de dix abcès aux pieds, aux malléoles, aux coudes, sur le dos, etc., etc. Il succomba à une péritonite aiguë. J'avoue que je suis fort en peine d'expliquer pourquoi ces phlegmons, qui, *a priori*, sembleraient être une complication fâcheuse, sont au contraire une sorte de crise salutaire; mais les faits parlent si haut, que, dût-on ne jamais les pouvoir interpréter, faut-il du moins les faire connaître.

La *gangrène* est encore une terminaison assez fréquente de l'érysipèle des nouveau-nés; elle se produit assez rapidement; mais à l'inverse de ce qui a lieu dans le cas précédent, elle a la plus fâcheuse influence sur l'ensemble de l'économie, et la mort arrive beaucoup plus rapidement que dans aucune autre forme de la maladie. Cette gangrène est sous la dépendance de l'état puerpéral : il survient ici ce qui survient chez les femmes dans les mêmes conditions où nous voyons le sphacèle envahir la vulve, le vagin, l'utérus, toutes les parties, en un mot, qui, par le fait de l'accouchement, ont subi du traumatisme.

Enfin, messieurs, au lieu de suivre la marche rapide qui lui est le plus habituelle, l'érysipèle peut avoir une durée assez longue, de même que nous voyons chez les femmes les accidents puerpéraux marcher avec une lenteur qui permet de se laisser aller à des espérances trop souvent déçues. Ainsi, chez les nouveau-nés, l'érysipèle peut durer dix, quinze, et même plus de vingt jours, comme vous en avez été témoins chez un petit malade de notre crèche qui a succombé au vingt-troisième jour.

Contre cet érysipèle des nouveau-nés, je ne connais aucun moyen thérapeutique dont on puisse à bon droit vanter l'efficacité; le médecin est désarmé devant cette maladie terrible qui résiste à tous nos efforts

Il n'en est plus de même de l'érysipèle des enfants qui ont passé le premier mois de la vie . Cet érysipèle ressemble de tous points à celui des adultes, et il n'y a plus qu'à tenir compte de l'organisation du sujet, de son degré de résistance vitale auquel est subordonnée la gravité du mal. Pour cet érysipèle des enfants, j'ai souvent employé une médication qui m'a paru, dans certains cas, enrayer la marche de l'affection : le veux parler des *lotions* faites avec un pinceau, sur la peau, *avec une solution de camphre et de tannin dans l'éther*. Ces lotions doivent comprendre non seulement les parties malades, mais encore aller au delà sur les parties saines environnantes. Vous vous rappelez le fait suivant :

C'était chez un enfant de deux mois, entré avec sa mère au n° 14 de la salle Saint-Bernard. Dès les premiers jours de sa naissance, cet enfant avait eu derrière l'oreille gauche un petit abcès qui avait laissé une légère plaie. Notre attention avait été appelée sur une rougeur érysipélateuse occupant l'angle de l'œil gauche ; cette rougeur avait envahi la paupière, la joue et le nez. Bien qu'il y eût un peu de fièvre, l'état général paraissait satisfaisant. L'enfant tetait comme à son ordinaire, et ses digestions se faisaient régulièrement. Nous commençâmes les lotions d'éther camphré et tannique. Dès le premier jour, l'érysipèle resta limité dans la place qu'il occupait, et le cinquième jour de son arrivée à l'hôpital, la mère demandait sa sortie, emmenant son nourrisson complètement guéri.

XI. — OREILLONS.

Maladie spécifique, contagieuse. — Métastases. — Accidents généraux qui peuvent
les accompagner.

MESSIEURS,

Vous avez vu, au dernier lit de notre salle des hommes, un jeune
garçon atteint d'oreillons. Je saisis avec empressement l'occasion de vous
parler d'une maladie dont, selon toute apparence, nous ne rencontrerons
pas d'ici à longtemps un nouvel exemple.

Ce jeune homme s'était senti pris, six jours avant son arrivée à l'hôpital, de douleurs au niveau de l'angle et de la mâchoire, d'un côté d'abord,
et bientôt de l'autre. En même temps, il s'était aperçu que la joue et le
col étaient notablement gonflés; il éprouvait une grande difficulté dans
la mastication, du mal de tête, de la fièvre. Cependant, depuis la veille
du jour où ce malade se présentait à nous, le gonflement avait sensible-
blement diminué. Il eut dans le cours de sa maladie une métastase sur
les testicules, et sortit guéri de l'hôpital sans avoir présenté aucun accident sérieux.

Lorsque nous demandons aux élèves qui viennent subir leurs examens
à la Faculté ce que sont les oreillons, beaucoup répondent que c'est une
affection des glandes parotides survenant souvent dans le cours ou dans le
déclin des fièvres graves, scarlatine, rougeole, variole, dothiénentérie ou
fièvre puerpérale, confondant ainsi avec la parotidite la maladie dont je
veux vous entretenir. C'est là, messieurs, une grossière erreur: parotidite et oreillons, à ne considérer déjà que la lésion anatomique, sont
deux affections essentiellement différentes. L'une est une inflammation de
la glande, du tissu cellulaire qui entre dans sa composition, et cette inflammation, qui survient en effet dans le cours ou dans le déclin des fièvres graves, est susceptible de passer et passe fréquemment aussi à la suppuration. L'autre n'est, à proprement parler, qu'une simple fluxion de la
glande. Cette fluxion, ainsi que l'avaient parfaitement indiqué nos prédécesseurs, occupe bien plus le tissu cellulaire interglandulaire que la
glande elle-même, et ne se termine jamais comme l'autre par suppuration. De plus, tandis que la parotidite n'affecte généralement qu'un seul
côté, toujours ou presque toujours, dans les oreillons, les deux parotides
sont prises, l'une, il est vrai, un peu avant l'autre.

Les oreillons sont une maladie spécifique que l'on peut, à beaucoup
d'égards, ranger dans les fièvres éruptives où, à l'exemple de quelques

auteurs, je la place en effet. Spécifique comme elles, comme elles activement contagieuse, elle frappe ordinairement la jeunesse. On l'observe quelquefois cependant chez les adultes et même chez les veillards; mais c'est qu'alors, ainsi que vous en trouverez une observation consignée dans Borsieri, la maladie a été acquise par contagion, et c'est plus exceptionnellement encore qu'elle se développe autrement, enfin, et c'est là un fait important qui rapproche une fois de plus les oreillons des fièvres éruptives, cette maladie ne récidive pas.

Affection sans gravité, de courte durée (*nec diu, nec gravioribus, aut saltem non periculosis symptomatibus, si recta curentur, stipantur, brevique et perfecte resolvuntur*), les *ourles*, c'est le nom qu'on leur donne encore, n'amènent jamais d'accidents sérieux, excepté toutefois dans des circonstances analogues à celles que je vous indiquerai; mais alors même ces accidents se terminent ordinairement sans mettre en péril la vie des malades. Un fait sur lequel j'appelle tout de suite votre attention, c'est que la maladie est d'autant plus douloureuse qu'elle attaque des individus plus avancés en âge.

Les oreillons sont donc caractérisés par un engorgement fluxionnaire des glandes parotides; j'ajouterai des glandes salivaires en général, car les sous-maxillaires, les linguales sont souvent prises. Ils se manifestent par une douleur contusive que le malade accuse dans la région parotidienne, par de la difficulté dans l'acte de la mastication, difficulté dépendant, d'une part, de la douleur, d'autre part, du trouble survenu dans la sécrétion salivaire qui, dans quelques cas, est complètement supprimée, de telle sorte que, même dans la convalescence, le malade est obligé de boire sans cesse en mangeant, l'insalivation des aliments n'ayant pas lieu. La tuméfaction des parties affectées est plus ou moins considérable; quelquefois elle s'étend au cou et envahit la face de façon à défigurer complètement le malade; d'autre fois encore, ce gonflement s'étend aux amygdales, au tissu cellulaire intraguttural, et amène alors de la gêne de la déglutition. La coloration des téguments change peu; on observe assez souvent une légère rougeur.

Cette maladie si douloureuse, souvent accompagnée d'un mouvement fébrile intense au début, cède d'elle-même et cède rapidement en sept ou huit jours, sans laisser aucune trace de son passage; mais il est des cas où elle se termine par métastase, le gonflement parotidien disparaissant brusquement, se portant alors, chez l'homme, sur le testicule, l'épididyme et la tunique vaginale; chez la femme, sur les mamelles, et quelquefois sur les grandes lèvres.

Quand cette métastase est accomplie, il n'existe rien autre chose que les troubles généraux, assez légers d'ailleurs, que cause la phlegmasie des tissus que le principe morbide vient de frapper; mais il arrive quelquefois que lorsque la délitescence de la fluxion parotidienne est accomplie et que le principe n'est pas encore complètement fixé, des désordres généraux de la nature la plus insolite viennent épouvanter les familles, déconcerter les médecins, et jeter dans des voies thérapeutiques qui peuvent être singulièrement périlleuses.

Je veux, messieurs, vous en donner deux exemples dont j'ai été témoin. En 1832, je donnais des soins à un homme de trente-cinq ans environ qui était atteint d'oreillons. Les choses se passèrent fort régulièrement; la douleur avait diminué, et la tuméfaction de la région parotidienne commençait à décroître. J'avais vu le malade le matin ; il était aussi bien que j'avais droit de l'espérer, lorsque vers la fin de la journée je fus mandé précipitamment. Je le trouvai dans une anxiété inexprimable; le visage pâle, grippé ; le pouls petit, fréquent, inégal ; les extrémités froides. Il n'y avait ni vomissements, ni diarrhée, ni lésions appréciables du côté des poumons ou du cœur.

J'allai à l'indication : je donnai de l'éther, des boissons chaudes aromatiques; je promenai des sinapismes, et j'attendis avec anxiété l'issue d'une maladie qui s'annonçait sous d'aussi tristes auspices.

Le lendemain matin, je fus agréablement surpris en trouvant le malade avec une fièvre véhémente, le pouls large, la peau ouverte ; le visage était coloré et la contenance vivace.

Mais le scrotum était tuméfié; l'un des testicules, et surtout l'épididyme, était gonflé, douloureux : c'étaient tous les accidents de l'orchite blennorrhagique la plus aiguë.

Je me rappelai les faits rapportés par Borsieri, le *febris testicularis* de Morton; j'étais rassuré. Je respectai la manifestation locale qui avait débarrassé l'économie menacée : peu de jours suffirent pour la guérison de cette complication métastatique et pour le rétablissement complet.

Ce fait m'avait profondément frappé ; j'étais jeune alors, à l'âge où l'on n'oublie guère, et je me promettais, un cas semblable se présentant, de le rapprocher du premier qu'il m'avait été donné d'observer.

Vingt ans s'écoulèrent avant qu'une occasion nouvelle vînt s'offrir. En 1853, je fus mandé, par mon honorable ami M. le docteur Moynier, auprès d'un jeune écolier de dix-sept ans qui lui donnait les plus vives inquiétudes. Ce jeune homme avait été pris tout à coup, au milieu d'une santé qui semblait être assez bonne (du moins c'était ce que disaient les parents et le chef d'institution), avait été, dis-je, pris d'une fièvre ardente, avec fréquence extrême du pouls, tendances à la lipothymie, délire, carphologie, vomissements, selles séreuses et involontaires; cela ressemblait aux mauvais jours du troisième septénaire de la fièvre putride, ou au début de ces scarlatines malignes qui tuent les malades en quelques heures.

Vous comprenez, messieurs, toute l'épouvante de la famille et du médecin en présence d'aussi formidables symptômes. M. Andral avait vu le jeune malade dès les premiers jours des accidents, et, comme M. Moynier, il avait compris le danger sans en pouvoir reconnaître la cause. Ces deux messieurs avaient pensé qu'avant tout il fallait aller au secours de la vie menacée : l'opium à faible dose, le sulfate de quinine à dose assez élevée, les boissons légèrement cordiales, furent très judicieusement conseillés.

Le lendemain matin, quand je me trouvai réuni à mes deux confrères, l'état du malade n'avait pas notablement changé, mais peut-être était-il un peu moins mauvais. On nous parla alors d'un petit accident dont on s'était aperçu pendant la nuit : le scrotum était gonflé, l'un des testicules tuméfié et douloureux. C'était la seule lésion organique un peu notable, et certes elle n'était guère de nature à nous rendre compte de l'appareil symptomatique si terrible dont nous étions témoins.

L'histoire de mon premier malade me revint soudainement en mémoire ; je dis le fait à mes collègues. Je me hasardai à porter un pronostic un peu moins grave, supposant qu'il s'agissait d'une métastase des oreillons.

Les parents, le chef d'institution, interrogés, répondirent que le jeune malade n'avait rien eu les jours précédents qui ressemblât aux oreillons. Il me fallut céder devant des assertions aussi nettement formulées, et la médication de la veille fut continuée.

Le lendemain, le gonflement du testicule et de l'épididyme était beaucoup plus manifeste ; le délire avait cessé, aussi bien que les vomissements et la diarrhée ; la fièvre était encore vive, mais le pouls avait de l'ampleur, et la peau était halitueuse.

Quelques jours à peine s'étaient écoulés, que le jeune malade était rendu à sa famille et à la santé.

Alors nous l'interrogeâmes avec soin. Il nous raconta que, deux ou trois jours avant le début des accidents, il avait eu du malaise avec douleur de gorge et gonflement vers l'oreille à l'angle de la mâchoire ; qu'il avait été se promener dans la forêt de Saint-Germain où il avait été saisi par le froid ; que le gonflement avait diminué le lendemain, et que le jour suivant les accidents terribles signalés plus haut s'étaient manifestés.

A peu près à la même époque, les oreillons régnaient dans un pensionnat considérable dont j'étais le médecin. Je prévins le chef de l'institution du peu de gravité de cette maladie, mais je l'avertis aussi de la possibilité des métastases sur les testicules, pour que, prévenu, il ne soupçonnât pas des affections blennorrhagiques chez ceux de ses grands élèves qui en seraient atteints. A quelques jours de là, faisant une visite à l'infirmerie, j'eus en effet à constater un de ces accidents.

Dans le même temps aussi, les oreillons sévissaient sur des pensionnats de demoiselles, et nous observions les métastases, qui, chez les femmes, comme je vous l'ai dit, se font principalement sur les mamelles. Chose remarquable, personne ne les a notées du côté des ovaires, et cependant ces organes étant considérés comme les analogues des testicules, on pouvait penser qu'ils seraient spécialement aussi le siège des fluxions métastatiques dont nous parlons.

Il existe dans certaines familles une singulière tendance à cette métastase. M. le docteur Poinsot me racontait que ses deux frères et lui, après les oreillons, avaient eu une violente orchite.

Les deux premiers faits que je vous ai rapportés, sont certes fort curieux, non pas au point de vue de la métastase en elle-même que tous les auteurs ont signalée, mais au point de vue des accidents qui peuvent se manifester pendant que la métastase s'effectue, avant qu'elle se fixe.

Beaucoup de médecins, surtout depuis que l'organicisme a pris dans notre enseignement une place tristement importante, que, grâce au ciel, il tend de jour en jour à perdre, beaucoup de médecins ont nié les accidents de la métastase, en ce sens que les phénomènes symptomatiques ne se manifestent, suivant eux, que lorsque la lésion nouvelle a pris du développement. Pour les médecins hippocratistes, on suppose que le principe morbique, mobile dans l'économie, se met en contact avec tous les éléments organiques, et provoque des troubles généraux dont la gravité peut varier, absolument comme on voit, pendant la période d'invasion des fièvres éruptives, des accidents terribles se manifester quand les lésions des solides n'existent pas encore, pour cesser ou diminuer quand les lésions locales se montrent.

Ce sont là des faits cliniques importants, et qui, à eux seuls fournissent un enseignement utile; je devais, messieurs, vous les signaler.

La métastase dont je vous parle démontre la sympathie qui relie la grande parotide aux organes génitaux : elle est d'observation vulgaire; mais ce qui l'est moins, c'est de voir la chose inverse, c'est-à-dire la sympathie se manifester des organes génitaux vers la parotide. Le fait a cependant été observé par le docteur Peter, pendant qu'il était interne du professeur Gerdy. Le 1er mai 1855, une jeune femme de vingt-deux ans est admise à l'hôpital de la Charité. Elle présente tous les signes d'une violente congestion inflammatoire de la région parotidienne droite : il y a tuméfaction et douleur, mais on ne voit ni rougeur ni fluctuation. Il existe de plus un peu de fièvre et de l'anorexie.

Le mal a débuté, quatre jours auparavant, par une gêne très grande des mouvements de la mâchoire inférieure; la tuméfaction est survenue une heure après, puis la douleur.

Mais, ce qui est très intéressant, c'est que la malade raconte avoir eu, un très grand nombre de fois déjà, une semblable affection, qui se manifestait toujours aux époques menstruelles *et les remplaçait*. La malade, assez mal menstruée, est quelquefois plusieurs mois de suite sans voir ses règles, et alors, dit-elle, elle éprouve du mal de tête, la région paroti-dienne se gonfle, le plus habituellement à gauche, et quelquefois il y a perte de connaissance pendant une heure. Dans tous les cas, la guérison est obtenue promptement par l'application de sangsues et de cataplasmes.

Ce n'est pas tout : plus fréquemment encore que les parotides, et tou-jours aux époques menstruelles, quand les règles font défaut, la malade a eu des espèces de thrombus de la petite lèvre gauche, avec vive dou-leur, impossibilité de la marche, le tout durant quatre ou cinq jours ; pour se terminer par une légère hémorrhagie de la petite lèvre.

La malade sortit guérie le 5 mai et fut admise de nouveau, dans le même service, le 4 septembre, à une époque qui était rigoureusement celle de ses règles, et encore avec le même engorgement inflammatoire, du côté gauche cette fois. Elle disait avoir eu en juin, un commence-ment de parotide ; en juillet, un thrombus de la petite et de la grande lèvre gauche, suivi d'hémorrhagie assez considérable ; en août, une pa-rotide, et voici qu'en septembre elle se présentait de nouveau avec cet accident.

Enfin, le 2 novembre, M. Peter la vit à la consultation avec un vrai thrombus de la grande et de la petite lèvre gauches. La malade ne voulut pas entrer à l'hôpital.

Il est difficile, messieurs, de ne pas voir dans ce cas la réciproque des faits classiques. Si, dans les oreillons, il y a métastase possible sur les organes génitaux ; ici, il y a métastase, sur les glandes parotides, de la congestion cataméniale, qui avorte.

Et, notez-le bien, je n'ai pas dit que, dans l'observation si intéressante de M. Peter, il s'agissait d'oreillons ; j'ai dit parotide, ou, tout au plus, congestion inflammatoire de la parotide ; les oreillons, je vous le répète, étant une affection spécifique, analogue aux fièvres éruptives, conta-gieuse comme elles, et, comme elles, ne récidivant pas. Je n'ai donc cité ce fait que parce qu'il démontre une fois de plus, et sous une forme assez rare, un phénomène de sympathie jusqu'ici inexplicable.

XII. — DE L'URTICAIRE (fièvre ortiée, *febris urticata* de Vogel).

Espèce nosologique bien distincte. — L'éruption ortiée sudorale n'est pas plus l'urticaire
que les éruptions sudorales, morbiliformes ou scarlatiniformes ne sont la rougeole
ou la scarlatine. — Symptômes généraux précurseurs. — Causes occasionnelles.

MESSIEURS,

Un officier d'une trentaine d'années, d'une belle constitution, fut pris,
au milieu de la plus parfaite santé, d'accidents présentant, au premier
abord, un caractère alarmant : c'étaient de l'anxiété précordiale, de la
céphalalgie intense, une fièvre vive, des nausées. Ces phénomènes, qui
avaient débuté le soir, durèrent toute la nuit, et étaient à peine calmés
lorsque le médecin arriva auprès du malade. On constata alors une tuméfaction notable au visage, et cette tuméfaction, qui occasionnait une sensation de tension très gênante, s'observait à un moindre degré, il est
vrai, mais s'étendait à toute la surface du corps. On voyait alors la peau
couverte d'une éruption caractérisée par des élevures blanchâtres, entourées d'une légère aréole rouge. Les symptômes généraux se dissipèrent rapidement, et le malade, qui n'accusa plus que des démangeaisons
insupportables qui le sollicitaient à se gratter, fut complétement guéri
trente-six heures après le début des accidents.

A quelque temps de là, cet officier eut une seconde atteinte, et la
même maladie, qui revêtit le même appareil de symptômes, fut caractérisée par la même éruption à la peau, et céda avec la même rapidité peut-
être sous l'influence d'un léger laxatif qui fut administré l'une et l'autre
fois.

Il affirmait ne pouvoir attribuer ce qu'il avait éprouvé à l'ingestion d'a-
liments ; il se rappelait seulement, la première fois, avoir mangé de la
sole la veille ; mais il se rappelait que ce poisson était parfaitement frais,
et jusque-là il en avait toujours fait impunément usage, comme il pouvait
aussi manger impunément des moules et de toute autre espèce de coquillages, des écrevisses, de tous les aliments, en un mot, qui, chez d'autres
personnes, sont si souvent la cause occasionnelle de l'urticaire.

C'est, en effet, à cette dernière maladie qu'on avait eu affaire dans
cette circonstance, et, à la description très succincte que je vous en ai
donnée, vous avez reconnu, messieurs, l'exanthème de forme spéciale
dont le type absolu est l'éruption produite par la piqûre de l'ortie brûlante.

Je vous signalerai, un jour, l'éruption ortiée dans les exanthèmes sudoraux; mais cette éruption ne constituait pas plus alors la maladie dont je veux à présent vous entretenir, que les exanthèmes sudoraux morbilliformes et scarlatiniformes ne constituent la rougeole ou la scarlatine.

L'urticaire, la *febris urticata*, est une espèce nosologique bien définie, quoiqu'elle survienne sous l'influence de causes excessivement variées, ainsi que je le dirai tout à l'heure. Ces causes ne jouent qu'un rôle secondaire : ce sont des causes occasionnelles, éveillant, suivant les conditions idiosyncrasiques des individus, une prédisposition particulière en vertu de laquelle se forme la matière morbifique, vraie cause de la maladie, ce que les anciens auraient appelé sa cause prochaine.

La fièvre ortiée s'annonce, comme les fièvres éruptives, par des symptômes précurseurs qui durent avec une intensité variable, pendant quelques heures, et peuvent se prolonger un ou deux jours. Ces symptômes consistent en un malaise général, en de la céphalalgie, des horripilations, des frissons, en une anxiété précordiale, des lipothymies et de la gêne plus ou moins considérable de la respiration, portée quelquefois jusqu'au point de faire craindre au malade la suffocation. Des nausées, des vomissements surviennent en quelques cas ; en quelques cas aussi, il y a des coliques, de la diarrhée, tous les symptômes de l'indigestion, mais c'est lorsque la cause occasionnelle de la maladie a été l'ingestion de certaines substances. Toujours ces phénomènes sont accompagnés d'un mouvement fébrile très marqué. Il semble que la matière morbifique se soit formée en telle quantité, que les différents émonctoires soient à peine suffisants pour l'éliminer, ou bien qu'avant de trouver sa voie naturelle, qui est le tégument externe, elle aille, permettez-moi cette figure, frapper à toutes les portes, affectant le système nerveux, les appareils respiratoire et digestif.

Bientôt le malade éprouve une sensation de chaleur insolite, de démangeaison en certains points de la peau, puis ces différents points se tuméfient. Ce gonflement, très appréciable à la vue, se généralisant dans une étendue plus ou moins grande, donne lieu à une sensation de tension accusée par le malade, et l'éruption caractéristique apparaît enfin.

Celle-ci, qui occupe tantôt la face, tantôt d'autres parties du corps, et plus spécialement les épaules, les lombes, la face interne des avant-bras, des cuisses, le pourtour des genoux, est constituée par des élevures rosées ou d'un rouge vif, quelquefois d'un blanc mat, entourées toujours d'une aréole rouge, et ressemblant tout à fait par leur forme, par leur étendue, par leur aspect, à l'éruption produite par la piqûre des orties, et quelquefois par la piqûre des abeilles ou des guêpes : « *Forma, magnitudine et specie valde similes illis quas urticarum punctura, aut vesparum apumve ictus excitat.* »

Plus ou moins nombreuses, tantôt elles sont en très petit nombre et très distinctes les unes des autres, tantôt elles couvrent presque toute la surface du corps et peuvent être confluentes. Leur forme n'a rien de déterminé ; elles sont arrondies, ovales, par plaques irrégulières. Lorsqu'elles sont nombreuses et confluentes, l'éruption peut en imposer pour une éruption scarlatineuse, et la rapidité avec laquelle elle s'est faite, le peu de durée des symptômes précurseurs, augmenteraient la chance d'erreur, si la tuméfaction parfois très considérable des téguments, la sensation de prurit et de fourmillement, si enfin un examen attentif, en faisant découvrir les élevures caractéristiques, ne fournissaient des éléments suffisants au diagnostic. Ce prurit, cette sensation de fourmillement dont le malade est incommodé au plus haut point, s'exagèrent par la chaleur du lit.

Notons encore, ce qui avait déjà été indiqué par Koch, que l'éruption peut se développer jusque dans l'intérieur de la bouche, et nous pourrons nous demander si, dans les cas où surviennent les symptômes thoraciques dont nous avons parlé, ces symptômes ne sont pas occasionnés par une éruption, ou tout au moins par un mouvement fluxionnaire analogue à l'éruption et à la fluxion qui, au lieu de se faire à la peau, se fait alors du côté des bronches. A mon avis, il se passe là quelque chose d'identique avec ce qui a lieu dans la rougeole.

Tandis que, dans les pyrexies exanthématiques, les manifestations cutanées s'opèrent dans un ordre régulier et suivant une marche déterminée, il n'en est point ainsi dans la fièvre ortiée. La durée totale de la maladie, y compris la période prodromique, est très variable, depuis deux, trois et jusqu'à sept ou huit jours; mais les plaques, considérées individuellement, s'effacent très rapidement, ne durant que quatre, cinq, six minutes, jusqu'à une, deux ou trois heures. L'éruption ne se fait donc pas d'une seule poussée, mais par poussées successives, les phénomènes précurseurs qui ont annoncé leur première apparition pouvant se manifester de nouveau pour cesser encore, et ainsi à plusieurs reprises. Quelquefois il suffit que le malade se gratte pour faire revenir des plaques sur les points où la friction a été exercée.

Cette maladie n'épargne aucun âge et aucun sexe; on l'observe chez les vieillards comme chez les adultes et chez les enfants, chez les femmes comme chez les hommes. Loin de mettre à l'abri d'une seconde attaque, une première doit faire craindre le retour d'autres, alors surtout que l'urticaire survient sous l'influence de causes occasionnelles.

Il est, en effet, des individus qui ne peuvent manger certains aliments sans être pris d'accidents d'indigestion, ou plutôt d'un véritable empoisonnement, qu'accompagne bientôt une éruption ortiée plus ou moins considérable. Ainsi que nous l'avons fait observer en une précédente occasion, il serait impossible d'indiquer d'une manière générale quels sont les aliments dont l'ingestion provoque le développement de la maladie car les idiosyncrasies jouent ici un rôle incontestable. Si les coquillages, et plus particulièrement les moules, si les écrevisses, le homard, certains œufs de poisson, et même certains poissons frais ou fumés, paraissent avoir au plus haut degré le privilège de déterminer la fièvre ortiée chez certaines personnes, chez d'autres ce sont des aliments tout différents, la viande de porc, les champignons non vénéneux, les amandes, les concombres ; chez d'autres encore, ce sont les fraises, les framboises, le riz (Lorry en a cité des faits), le miel, etc. La disposition à contracter l'urticaire est quelquefois transmise par l'hérédité.

Au mois d'octobre 1861, je voyais en consultation dans mon cabinet une dame de cinquante ans, très sujette à des accidents nerveux assez étranges, et qui, presque toute sa vie, avait été victime de l'urticaire. Elle avait un fils et une fille qui avaient hérité de cette triste infirmité, aussi rebelle chez eux qu'elle l'avait été chez leur mère.

Cette affection, si simple en apparence, prend, chez certaines personnes, une opiniâtreté singulière et fait vraiment le tourment de la vie. J'ai vu l'urticaire durer plusieurs années, se renouvelant chaque jour, défiant tous les traitements.

Quelquefois aussi elle a sur le système nerveux une influence terrible. J'ai connu une jeune femme de vingt ans qui, pendant la période de l'invasion d'une fièvre urticaire, avait été prise d'accidents nerveux de la plus grande gravité. Elle était frappée d'une profonde stupeur, paralysée des extrémités inférieures, frappée d'anesthésie.

Enfin, dans quelques circonstances heureusement plus rares, après que l'éruption est entièrement dissipée, des phénomènes nerveux, de l'anesthésie, de l'amyosthénie, particulièrement dans les extrémités inférieures, persistent pendant un temps plus ou moins long.

Les chaleurs de l'été en sont souvent la cause occasionnelle; mais, ainsi que J. Franck l'avait fait remarquer, l'urticaire se manifeste quelquefois sous l'influence du froid, et disparaît sous celle de la chaleur.

Enfin, très souvent aussi, il nous est complètement impossible de saisir une cause à laquelle nous puissions rattacher le développement de la maladie.

Je ne vous parlerai point, messieurs, de l'urticaire chronique, ni de l'*urticaria tuberosa* : ce sont des formes que nous n'avons jamais observées dans les salles de la clinique, mais que seront à même de vous montrer et de vous faire connaître mes collègues de l'hôpital Saint-Louis.

Il me reste un mot à vous dire du traitement de la fièvre ortiée. Rarement, alors qu'elle s'est manifestée sans cause occasionnelle appréciable, l'art a besoin d'intervenir, et le mal cède promptement de lui-même. Toutefois, lorsqu'on est appelé pour combattre les accidents du début, de *légers purgatifs* sont quelquefois indiqués pour détourner, en le sollicitant vers l'intestin, le mouvement fluxionnaire qui semble se faire vers l'appareil respiratoire. Le plus souvent, des *boissons rafraîchissantes*, *acidules*, telles que les orangeades et les limonades, des *bains tièdes*, suffisent pour calmer les symptômes.

Mais lorsque l'urticaire est provoquée par l'ingestion des substances alimentaires, il faut se hâter, avant toute chose, de faire vomir le malade ; puis on lui donnera une potion éthérée, soit, par exemple, un quart de verre d'eau sucrée, dans lequel on ajoutera *vingt à quarante gouttes d'éther sulfurique*, et qu'on lui fera prendre toutes les demi-heures.

L'éther est encore indiqué, dans le premier cas, pour faire cesser les accidents spasmodiques contre lesquels on vient demander votre secours.

Mais quand l'urticaire prend les allures chroniques, elle résiste quelquefois aux traitements les mieux entendus. Toutefois les vomitifs fréquemment répétés, les préparations de quinquina à hautes doses, les solutions arsenicales, rendent quelques services.

Il est des cas, messieurs, où il faut respecter l'urticaire, c'est lorsque cet exanthème est la crise naturelle d'une affection chronique, frappant les membranes muqueuses. Pendant une partie de l'année 1860, je voyais en consultation, avec mon honorable collègue Alfred Becquerel, une dame de soixante ans, qui, au commencement du printemps, avait été prise d'une bronchite violente. Peu après le début de la maladie étaient survenus les symptômes d'un emphysème vésiculaire considérable, avec accès d'orthopnée nocturnes, difficulté habituelle de respirer, etc. Il serait trop long de vous dire tous les moyens thérapeutiques que nous avions mis en œuvre ; tous avaient échoué, lorsque, à la fin de janvier 1861, un coryza violent nous faisant craindre une aggravation des accidents, il survint sur toute la surface du corps une urticaire des plus intenses ; à l'instant même, tous les accidents cessèrent, et nous crûmes devoir respecter une éruption sans doute fort incommode et fort opiniâtre, mais d'ailleurs exempte de danger.

XIII. — ZONA.

Ses caractères. — Douleurs qui l'accompagnent. — Névralgies consécutives rebelles
à toute espèce de traitement, et persistant pendant des années.

MESSIEURS,

Vous vous rappelez cet homme de cinquante-cinq ans qui, au mois
d'avril 1859, était couché au n° 10 de notre salle Sainte-Agnès. Il avait
été pris, trois jours auparavant, d'une vive douleur derrière l'oreille
gauche. Cette douleur avait cédé momentanément le lendemain; mais
alors, et le jour suivant, le malade avait aperçu une éruption constituée
par des groupes de bulles. Ces groupes, qui se multiplièrent, existaient,
lorsque nous vîmes cet individu, dans les parties que je vais indiquer :

S'étendant depuis l'oreille jusqu'au-devant de la poitrine, sur l'épaule
et sur le bras gauche, l'éruption était plus abondante dans le triangle
formé par le muscle sterno-cléido-mastoïdien, le trapèze et la clavicule;
un large groupe, ayant à peu près 6 centimètres d'étendue, se voyait au
niveau du muscle grand pectoral, à 2 centimètres environ au-dessous de
la clavicule. Nous retrouvions derrière l'oreille, au niveau de l'apophyse
mastoïde, celui qui s'était montré le premier; d'autres plus petits étaient
compris entre les deux grands, dans l'espace que je vous ai dit. De plus,
quelques-uns occupaient la face externe, et trois aussi siégeaient en arrière du moignon de l'épaule.

Ces groupes étaient formés par des bulles qui n'étaient pas encore
complètement développées, et le malade, qui accusait de vives douleurs à
leur niveau, nous indiquait avec son doigt un trajet qui était celui des
divers rameaux du plexus cervical.

Il était d'ailleurs sans fièvre, avait bon appétit, et, selon son expression, il n'était en aucune façon malade de cœur.

Le deuxième jour de l'entrée de cet homme dans nos salles, l'éruption
était tout à fait bulleuse. Ces bulles se séchèrent successivement quarante-huit heures après, et la dessiccation était complète le sixième jour,
neuvième par conséquent à partir du début de la maladie. Les douleurs
névralgiques avaient diminué, et le vingt-deuxième jour, le malade quittait l'hôpital, ne se plaignant plus de rien; on voyait seulement quelques
taches rouges là où avaient existé les bulles de zona.

A quelques mois de là, un nouvel exemple d'*herpes zoster* se présentait
à votre observation.

C'était chez un homme de trente-huit ans, employé dans le service de la salle. Il s'était aperçu de l'existence de son affection depuis deux jours; mais il n'en éprouvait aucune douleur, il ne ressentait que quelques démangeaisons sur la partie malade, et il ne nous en parla que le troisième jour, parce qu'alors il commençait à en souffrir.

L'éruption naissait au niveau de la deuxième vertèbre, à droite, où, depuis la colonne vertébrale jusqu'au sternum, nous voyions, en effet, quatre groupes de vésicules reposant sur un fond rouge, ayant une étendue du diamètre d'une petite noix.

Les douleurs étaient assez vives pour empêcher le malade de dormir; cependant il était sans fièvre, bien qu'il y eût un peu de malaise général, mais pas de frissons.

En recherchant le siège de la douleur, nous fûmes frappés d'une chose, c'est que cette douleur n'existait pas sur le trajet du zona; que même la pression ne l'éveillait pas, mais qu'elle existait au-dessus et au-dessous des points affectés Elle était si vive que la plus légère pression était fort pénible. Cependant, le huitième jour de l'apparition de l'éruption, les plaques de zona se convertirent en des tumeurs furonculeuses très douloureuses à leur niveau; et bientôt la présence d'un ganglion lymphatique engorgé, que nous trouvâmes dans l'espace intercostal situé au-dessous, de plus la présence de traînées rouges remontant des parties malades vers l'aisselle et caractérisant une lymphangite ayant son point de départ dans les furoncles, ces phénomènes, dis-je, purent nous rendre compte de la douleur accusée par le malade en dehors du zona.

Enfin, au commencement de l'année 1863, un homme de quarante ans, qui est encore à mon service, prenait un zona du visage que je fis voir un jour à mon honorable collègue des hôpitaux, M. le docteur Cusco. Le zona occupait la partie gauche du front. L'éruption suivait, avec une régularité anatomique singulière, tous les rameaux cutanés de la branche ophtalmique de la cinquième paire. Plus particulièrement confluente dans les parties où le rameau frontal externe s'épanouit en rameaux ascendants, elle s'étendait encore sur les paupières où rampent les divisions des rameaux descendants, et devenait de nouveau plus violente au point d'émergence du rameau naso-lobaire.

Chez ce malade les douleurs névralgiques furent très vives et persistèrent encore assez longtemps après la guérison de l'exanthème. Il eut aussi une ophtalmie douloureuse avec photophobie.

Déjà avec mon honorable collègue, M. le docteur Delpech, j'ai vu, en 1862, un malade de soixante ans, qui avait eu un zona exactement semblable à celui que je viens de décrire; chez lui, la photophobie avec iritis persista pendant plus de trois mois.

Cette tendance qu'a le zona à suivre des trajets nerveux est très remarquable dans quelques cas, et ceux que je viens de vous citer suffisent amplement pour l'établir; toutefois, il ne faudrait pas croire que l'éruption se montre toujours sous cette forme. Il suffit de faire attention d'une part à la disposition du zoster à la poitrine, d'autre part à la direction normale des côtes, pour se convaincre que les plaques ne se trouvent pas sur le trajet des nerfs intercostaux. Le plus ordinairement, la demi-ceinture formée par l'éruption est à peu près exactement perpendiculaire à l'axe du corps, de telle sorte que, commençant, par exemple, au niveau de la septième vertèbre dorsale, elle se termine sur le sternum, dans un point correspondant; or, les côtes et les nerfs intercostaux, par conséquent, sont bien loin de suivre une ligne perpendiculaire à l'axe du corps. Parties de la colonne vertébrale, les côtes, depuis la cinquième, s'inclinent fortement en bas, et forment avec le rachis un angle de plus de 25 degrés; il s'ensuivrait que le zona devrait théoriquement prendre cette même direction, ce qui est contraire aux faits. Disons donc que si, comme la chose est évidente et comme le prouvent quelques-unes des observations que vous avez pu recueillir dans le service, et celles que je vous ai rapportées, l'éruption bulleuse du zoster suit le trajet des nerfs, cette règle n'est pas absolue.

Lorsque le zona occupe les membres, il ne les prend pas comme le ferait un bracelet ou une jarretière; mais il s'étend dans le sens de la longueur. Vous vous rappelez cet homme de notre salle Sainte-Agnès, couché au n° 8, chez lequel le zona occupait les cuisses, et s'étendait de l'aine jusqu'au genou. En août 1862, je voyais, dans mon cabinet, un malade chez lequel l'éruption s'étendait du creux de l'aisselle jusqu'à la main, en suivant plutôt la portion palmaire de l'avant-bras. Mais tandis que, chez le malade de la salle Sainte-Agnès, les plaques herpétiques se distribuaient assez exactement le long du trajet des principales divisions du nerf crural, chez l'autre il devenait assez difficile de trouver une relation entre la distribution des plaques et celle d'un ou plusieurs rameaux du plexus brachial : toutefois, chez l'un et chez l'autre, il y avait de vives douleurs névralgiques dans la partie du membre occupé par le zona.

Voilà assurément, messieurs, une singulière maladie, dont personne ne contestera la spécificité. L'éruption qui la caractérise est constituée par des plaques irrégulières, quant à leur disposition individuelle, d'une étendue variable, d'un rouge vif érythémateux, sur lesquelles sont groudées des vésicules, et, pour mieux dire, des bulles plus ou moins nombreuses, plus ou moins larges, formant quelquefois de véritables ampoules. Ces plaques, séparées les unes des autres par des intervalles de peau saine, dessinent dans leur ensemble une demi-ceinture, une sorte de zone (et c'est là ce qui a valu son nom à la maladie) qui reste presque toujours limitée à une moitié du corps, que l'éruption occupe le tronc ou la face. Sur le thorax, son siège habituel, la zone ne dépasse jamais en avant le milieu du sternum; sur l'abdomen, elle s'arrête au niveau de la ligne blanche, et ne franchit pas en arrière la colonne vertébrale. « *Perpetua lege*, disait de Haen, *ab anteriore parte abdominis nunquam lineam albam, nunquam a postica spinam (maculæ) transcendunt.* » C'est sur la poitrine que l'éruption se montre dans le plus grand nombre des cas, mais elle se voit aussi sur le ventre, où elle entoure la région lombaire, la région iliaque, arrivant alors jusqu'à l'aine, et se terminant à la partie antérieure de la cuisse, envahissant aussi quelquefois les parties génitales. Lorsque le zona occupe le thorax, il envahit généralement aussi le bras correspondant, et l'on voit alors quelques plaques continuer la ligne de ceinture, soit en dedans, soit en dehors, soit dans l'un et l'autre sens à la fois. Chez le premier de nos malades, l'éruption existait au cou, sur l'épaule, à la partie supérieure de la poitrine et du dos. Quelquefois elle reste limitée à la première de ces régions; elle peut aussi se montrer seulement à la face ; en quelques cas, rares il est vrai, sur le cuir chevelu. On l'a vue s'étendre jusque dans la bouche. Enfin, plus rarement encore, les membres seuls étaient envahis, mais toujours le zona n'affecte qu'un seul côté du corps. Toutefois, et cette observation est importante, lorsque l'*herpes zoster* envahit les membres, les groupes, qu'ils suivent ou non les cordons nerveux superficiels, sont disposés, ainsi que je vous le disais, dans le sens longitudinal, et n'entourent pas le membre.

Cette demi-ceinture, si régulièrement limitée à ses deux extrémités, a une largeur de plusieurs doigts. Les groupes qui la constituent sont quelquefois assez rapprochés, d'autres fois assez éloignés les uns des autres. L'éruption débute par l'apparition des plaques rouges, irrégulières, dont nous avons parlé, et qui apparaissent les unes après les autres, se montrant, en quelques circonstances, aux deux extrémités de la ligne que des éruptions successives vont compléter. Ces plaques des extrémités sont plus larges que celles placées entre elles. « Si l'on observe attentivement la marche de la maladie, dit M. Cazenave, auquel nous allons emprunter sa description, on voit bientôt se développer de petites saillies qui ont d'abord la teinte de la plaque, qui augmentent de volume, et qui constituent rapidement de véritables vésicules bien distinctes, bien transparentes, et ressemblant alors, par leur couleur opaline, à de petites perles. Ce développement, est, je le répète, très rapide, et en trois ou quatre jours il est complet. Les plus volumineuses de ces vésicules présentent la dimension de gros pois, rarement plus. Quand l'éruption est ainsi parvenue à son summum d'intensité, la plaque qui lui sert de base présente alors une rougeur considérable, qui dépasse ordinairement de 1 à 2 centimètres les limites du groupe vésiculeux. A mesure qu'une plaque suit ainsi les phases d'accroissement, une autre apparaît qui présente exactement les mêmes phénomènes, et ainsi de suite pour toutes celles qui composent la demi-zone.

» Au bout de cinq à six jours, les vésicules entrent dans la période de décroissement; le liquide qu'elles renfermaient est trouble, devient opaque, quelquefois noirâtre, comme sanguinolent ; les vésicules se rident, se flétrissent, s'affaissent, et bientôt elles se recouvrent de petites croûtes minces, brunâtres, qui tombent dans l'espace de quelques jours. Chaque groupe se comporte de même, et vers le dixième ou le douzième jour de la maladie tout est terminé. Il ne reste plus que des taches rouges qui disparaissent peu à peu. Cependant il peut arriver, même dans les cas les plus simples, que, par suite du frottement, les vésicules aient été déchirées, et qu'il leur succède alors des excoriations, quelquefois même de petites ulcérations qui souvent font durer la maladie beaucoup plus longtemps. On rencontre cette complication principalement à la base du thorax. »,

Ce mode de succession que M. A. Cazenave a indiqué est plutôt apparent que réel. Je conviens en effet que les groupes d'herpès ne se manifestent pas le même jour ; mais, en général, le troisième et au plus tard le quatrième jour, l'éruption est accomplie, en ce sens que pas un nouveau bouton n'apparaîtra. Alors les vésicules s'agrandissent, se confondent, et forment des bulles quelquefois fort larges, qui se remplissent d'abord d'une sérosité transparente, autour de laquelle on aperçoit le derme d'un rouge violacé, ce qui semble donner au liquide une teinte légèrement ardoisée. Du huitième au onzième jour, les bulles se remplissent de pus, et elles se crèvent successivement jusqu'au quatorzième ou quinzième jour à partir du début de la maladie. Cependant un assez grand nombre de boutons restent en chemin, s'il m'est permis de me servir de cette expresion, et disparaissent prématurément, ou tout au moins ne se remplissent pas de pus. Ceux qui sont arrivés à suppuration se crèvent, comme je vous l'ai dit, et le derme dénudé se recouvre alors d'une croûte noirâtre qui tombe du quinzième au vingtième jour, puis le derme, d'abord d'un rouge violacé, devient de moins en moins foncé, jusqu'à ce que l'on ne voie plus, après deux, trois ou quatre mois, qu'une cicatrice blanche assez semblable à celle que laisse une brûlure très superficielle.

Un fait remarquable, sur lequel, messieurs, j'appelle toute votre attention, c'est que généralement, mais non toujours, comme on l'a prétendu, le zona se développe sur le trajet des filets nerveux qu'il dessine : ainsi au thorax il suit à peu près le trajet des nerfs intercostaux, et vous l'avez vu, chez le premier de nos malades, dessiner, pour ainsi dire, les différents rameaux descendants et ascendants du plexus cervical.

Ce n'est point là un simple détail de description; mais cette disposition de l'éruption se lie à un autre phénomène qui, indépendamment de la forme de la maladie, en est un caractère nettement tranché. Ce caractère, c'est la douleur locale qui précède presque toujours, accompagne l'apparition des pustules et persiste souvent bien longtemps après leur disparition.

Je ne parle point ici de ces accidents prodromiques, léger malaise, mouvement fébrile, qui s'apaisent ou même cessent dès que l'éruption s'est faite ; je parle de cette douleur névralgique occupant les parties où le zona va se montrer, douleur névralgique vive, pongitive ; sensation pénible de cuisson, de chaleur ardente, qui avait fait donner autrefois à la maladie les noms de *feu sacré* (*ignis sacer*), de *feu de Saint-Antoine*. Ces douleurs accompagnent encore l'éruption, et je vous ai fait observer, chez notre premier malade, qu'elles suivaient parfaitement le trajet des branches auriculaires, sus-acromiales du plexus cervical, où la pression les exagérait absolument comme elle exagère la douleur dans les névralgies ordinaires.

Il y a, messieurs, des exceptions à cette règle, et le malade qui est le sujet de notre seconde observation en a été un exemple. D'une part, il n'y a pas eu chez lui de phénomènes prodromiques ; d'autre part, il n'y a pas eu ces douleurs névralgiques qui se rencontrent le plus habituellement, il faut le dire. Les douleurs qu'il accusa au troisième jour de son éruption siégeaient en dehors de la zone que cette éruption circonscrivait : c'était au-dessus et au-dessous ; et, comme nous le constatâmes, elles se rattachaient, non à une affection névralgique, mais à l'inflammation des vaisseaux lymphatiques.

Au commencement du mois de mars 1861, j'étais appelé en toute hâte auprès d'une dame de soixante-trois ans, assez bien portante habituellement, à cela près de quelques atteintes de gouttes. Elle ressentait dans la région lombaire gauche une douleur horrible qui lui arrachait des cris déchirants, et quoiqu'elle n'eût pas de vomissements, la constitution goutteuse de ma malade me fit croire à une colique néphrétique. Le lendemain matin, les douleurs étaient un peu calmées et je voyais naître au niveau du point qui avait été le siège d'une si exquise douleur, un herpès qui m'éclaira immédiatement sur la nature du mal. Quarante heures après le début des accidents, l'éruption était accomplie et s'avançait de la colonne vertébrale vers la ligne blanche.

Un phénomène qui, chez les vieillards surtout, me paraît être un des plus caractéristiques du zona, c'est la persistance de la douleur après la disparition de l'éruption. Cette douleur, qui présente toujours le même caractère d'acuité, causant au malade d'intolérables souffrances, persiste souvent, en effet, non seulement pendant plusieurs mois, alors que des taches, sortes de cicatrices laissées par les bulles, sont encore apparentes à la peau, mais elles peuvent persister pendant plusieurs années. J'ai connu une vieille dame qui à soixante et dix ans avait eu un zona, et qui quatorze ans plus tard éprouvait encore d'atroces douleurs qui apparaissaient surtout la nuit. Encore aujourd'hui je traite une dame de soixante ans qui, depuis cinq ans, est horriblement tourmentée par les douleurs du zona. Il se passe un singulier phénomène que j'ai déjà constaté plusieurs fois : le simple contact des vêtements provoque souvent des souffrances indicibles, et pourtant la peau a superficiellement une sorte d'insensibilité qui persiste bien longtemps encore après que toutes les douleurs se sont dissipées.

Je ne suis pas sûr que le zona ne soit pas quelquefois contagieux, comme l'est l'érysipèle de la face. Le 20 août 1862, j'étais mandé par M. le docteur Brossard, pour voir une vieille dame israélite, demeurant rue Montmorency. Elle était atteinte de ramollissement cérébral. Elle avait eu, six semaines avant notre visite, un zona fort douloureux qui avait occupé l'un des côtés de la poitrine. Son fils, qui lui donnait des soins et qui était âgé de trente ans, avait lui-même été pris de zona, au moment où sa mère entrait en convalescence.

Si le pronostic du zona n'est pas grave, en tant que jamais il ne compromet l'existence des malades, il est grave en ce sens que, chez les vieillards du moins, il laisse à sa suite ces intolérables douleurs, qui font le désespoir des malades et de la médecine.

Ce phénomène des douleurs, sa persistance après la disparition de l'éruption, ont depuis longtemps frappé l'attention des observateurs. Lorry, dans son traité *De morbis cutaneis*, et à la même époque Geoffroy, Borsieri, avaient signalé le fait en insistant. Il n'a point échappé depuis à Alibert, à M. Rayer[1], à bien d'autres ; et, plus récemment, M. le docteur J. Parrot[2] a très bien discuté la nature du zona et celle de la douleur qui en est un symptôme prédominant, douleur qu'il classe, comme nous la classons nous-même, dans les névralgies.

Mon éminent collègue à l'hôpital Saint-Louis, M. Bazin, s'est efforcé de distinguer deux espèces de zona, l'un arthritique ou de nature rhumatismale, l'autre herpétique ou de nature dartreuse. Le zona arthritique serait souvent produit ou influencé par le froid humide ou les changements de température. Il se montre ordinairement chez l'adulte, et n'apparaît presque jamais chez le vieillard. Le zona qu'on observe dans l'enfance est arthritique dans l'immense majorité des cas. Au contraire, le zona herpétique est plus fréquent dans la vieillesse. Il est souvent déterminé par des émotions morales et accompagné d'ictère dans un certain nombre de cas. Il présente des vésicules d'un volume assez égal et groupées d'une manière régulière ; au contraire, c'est surtout dans le zona arthritique qu'on observe les bulles dont je vous ai parlé. Le zona herpétique est souvent précédé et ordinairement accompagné de douleurs névralgiques. Ces douleurs *diminuent* quelquefois pendant l'éruption pour se montrer de nouveau avec cette dernière, qui, dans ce cas, ne semble être qu'un

---

1. Rayer, *Traité théorique et pratique des maladies de la peau*, Paris, 1835, t. I, p. 330.

2. J. Parrot, *Union médicale*, mars 1856.

symptôme secondaire. On a vu, dit encore M. Bazin, des douleurs névral
giques durer alors des mois et des années, suivre une marche intermittente
puis être remplacées par des névralgies qui occupaient d'autres régions que
les prem'ères. Enfin, dans le zona dartreux, on trouve habituellement
comme antécédents, des migraines, des dyspepsies et d'autres affections
herpétiques. Rappelez-vous, à propos de ces doctrines, la persistance des
douleurs consécutives au zona que je vous ai signalées chez les vieillards.

Prévenir le déchirement des vésicules, en saupoudrant les parties malades avec de la poudre d'amidon, quelques bains dans les derniers jours,
sont les seules médications à employer dans la période aiguë de la maladie. La cautérisation des vésicules avec le nitrate d'argent a été conseillée; mais on n'en a jamais obtenu les bons résultats qu'on en attendait.
Pour combattre les douleurs qui suivent l'éruption on s'est bien trouvé de
frictions avec la mixture de belladone, ou les solutions d'atropine, de
morphine, d'injections sous-cutanées faites avec ces mêmes solutions. Les
vésicatoires volants, les douches de vapeur, ont encore été mis en usage,
mais souvent toutes les médications sont impuissantes, et je connais des
malades, des femmes surtout, qui depuis plusieurs années restent sans
cesse tourmentées par d'atroces douleurs névralgiques. La connaissance
de la nature du zona herpétique a conduit M. Bazin à une thérapeutique
rationnelle. Ainsi il a combattu avec succès par les préparations arsenicales des névralgies rebelles et consécutives au zoster; névralgies qui
avaient résisté aux narcotiques, aux narcotico-âcres, et même à la cautérisation. C'est là une médication qu'il importe d'imiter.

XIV. — EXANTHÈMES SUDORAUX.

Multiplicité de formes. — Exanthèmes cutanés et muqueux. — Causes physiologiques.
— Antagonisme des sécrétions entre la peau et les membranes muqueuses intestinale,
respiratoire, urinaire. — Exanthèmes médicamentaux. — Exanthèmes sudoraux chez
les individus faisant du pus, chez les femmes en couche, etc. — Analogie des
exanthèmes produits par des virus et de ceux dépendant des maladies diathésiques
avec les exanthèmes sudoraux.

MESSIEURS,

A l'époque de l'année où la température s'élève, vous avez souvent
remarqué, chez un grand nombre de nos malades, des éruptions cutanées
se développant spontanément. Ces éruptions coïncidaient avec des transpirations abondantes, et n'étaient nulle part plus prononcées que dans les
parties du corps qui sont le plus habituellement baignées de sueur. Vous
les observiez principalement chez les enfants de notre salle de nourrices,
c'est-à-dire chez les enfants dans les deux premières années de la vie : la
disposition de leurs vêtements, des maillots, des langes de laine dont ils
sont constamment enveloppés, et qui les tiennent dans un état de sueur
continuelle, vous expliquait la plus grande fréquence de ces affections
chez les jeunes sujets. Vous avez été frappés de la multiplicité des formes
que revêtaient ces efflorescences : c'étaient des taches érythémateuses,
morbilliformes, scarlatiniformes; c'étaient de l'urticaire, ou bien des
éruptions vésiculeuses, pustuleuses, papuleuses. La rapidité de leur développement et de leur généralisation attirait votre attention; vous n'étiez
pas moins surpris de leur peu de ténacité, quelques-unes d'entre elles
disparaissant avec une merveilleuse facilité, soit spontanément, soit sous
l'influence de moyens peu énergiques.

Enfin, messieurs, vous avez pu suivre leurs transformations : aux
taches succédaient quelquefois, et en peu de temps, des vésicules, des
pustules, même des papules; de plus, ces différentes formes se combi-
naient souvent les unes avec les autres.

Bien qu'en apparence l'étude de ces affections, qui surviennent sous
l'influence de transpirations abondantes, semble de peu d'importance,
en réalité cette étude a un intérêt pratique beaucoup plus grand qu'on ne
l'imagine généralement. J'espère vous le démontrer en vous parlant des
accidents qui se produisent du côté des grands appareils pulmonaire et
digestif, et qui sont sous la dépendance de quelque chose d'analogue à
ces efflorescences cutanées apparaissant alors du côté du tégument in-

terne. Nous étudierons par conséquent les rapports qui peuvent exister entre les éruptions sudorales et les affections des membranes muqueuses auxquelles je fais allusion.

La multiplicité et la variété de ces éruptions sudorales qui s'associent chez un même individu, la mutation de leurs diverses formes les unes dans les autres, alors qu'elles se sont produites sous l'influence d'une même cause, sont déjà quelques chose de capital sur lequel je dois insister. Ainsi que l'a écrit mon ami, M. le docteur Duclos (de Tours), dans un excellent travail sur les *éruptions sudorales*, qu'il a publié alors qu'il était mon interne à l'hôpital Necker, le fait sur lequel j'appelle votre attention « démontre de la manière la plus évidente que, contrairement aux idées d'un grand nombre de dermatologistes, il n'est pas possible d'établir des espèces morbides dont la distinction serait fondée exclusivement sur la forme anatomique, puisque ces espèces varient suivant l'époque à laquelle on les étudie, se fondent l'une dans l'autre, et ne gardent pas, pendant tout le temps de leur durée, leurs caractères spécifiques. »

Afin de vous mettre à même de comprendre le sujet que je veux traiter ici, il vous sera indispensable de vous rappeler, chemin faisant, quelques notions physiologiques relatives aux fonctions de la peau.

Le système cutané est chargé de fonctions excrétoires et sécrétoires. Il excrète une certaine quantité de matières gazeuses, de l'acide carbonique, de l'hydrogène, de l'azote ; il excrète surtout des liquides qu'il a sécrétés, les sueurs contenant des matières solides, les unes en dissolution, les autres, en plus petite quantité, ne se dissolvant pas ; il sécrète enfin et excrète, par ses glandes sébacées, des produits graisseux. Lorsque ces diverses sécrétions et excrétions se font normalement ; lorsque, d'une part, relativement à leur quantité, l'évaporation qui a incessamment lieu et la sécrétion se font équilibre ; lorsque, relativement à la qualité, la composition de ces produits n'est pas modifiée, rien d'insolite ne se manifeste du côté du tégument. Mais si, sous l'influence d'une température élevée, d'une excitation quelconque, les excrétions deviennent plus abondantes, tout en restant identiques avec elles-mêmes quant à leur qualité, on voit bientôt se produire des phénomènes d'irritation. Cette irritation est le résultat du travail préalable, de la fluxion plus active dont l'appareil cutané a été le siège ; elle résulte aussi de ce qu'il s'est déposé à sa surface une quantité de matières solides plus considérable que celle qui s'y dépose normalement. Ces phénomènes d'irritation se traduisent par les exanthèmes dont nous parlons.

Qu'un individu sue abondamment, bien qu'il jouisse de la plénitude de sa santé, nous allons observer chez lui ces efflorescences particulières quelquefois très douloureuses, ayant les apparences de la rougeole, de la roséole, de l'urticaire, etc. Je dis les apparences seulement, et non point les caractères réels ; en effet, si ce sont des éruptions morbilliformes, nous constaterons bien des taches rouges isolées par des intervalles de peau blanche; mais, tout identiques qu'elles sont avec les taches de la rougeole, elles en diffèrent essentiellement par la rapidité avec laquelle elles se sont développées en l'absence de phénomènes généraux précurseurs, par la rapidité de leur disparition en l'absence encore des symptômes propres à la rougeole. Il est cependant des cas où le diagnostic présente quelque difficulté : c'est lorsque ces éruptions surviennnent chez des enfants qui, sous l'influence d'un rhume contracté par suite d'un refroidissement, sont pris d'accidents catarrhaux auxquels se joint un mouvement fébrile. Dans ce cas, le diagnostic différentiel n'est souvent pas possible à établir dès le premier jour; il faut attendre, car le meilleur moyen d'éviter l'erreur est d'observer attentivement la marche et les caractères consécutifs de la maladie.

De même pour les éruptions sudorales scarlatiniformes. Dans une épidémie de scarlatine qui régnait à Paris, je fus appelé auprès d'une jeune fille que l'on croyait atteinte de cette pirexie. A la suite d'un accès de fièvre, accompagné de sueurs très abondantes, entretenues par la température très élevée à ce moment et par le séjour de la malade au lit, il s'était fait, sur une grande étendue de la surface cutanée, une éruption complètement identique avec l'exanthème scarlatineux. L'absence de l'angine spécifique, la coloration naturelle de la langue, les phénomènes généraux que j'observai, me firent diagnostiquer un exanthème sudoral. Le lendemain, en effet, il avait disparu, et il ne survint aucun des accidents qui compliquent si souvent la scarlatine.

Ces faits, messieurs, peuvent bien expliquer certaines observations de soi-disant récidives de rougeole et de scarlatine, et rendre raison de la bénignité de prétendus cas de ces fièvres éruptives anomales.

Ainsi une exagération dans la quantité de la transpiration est souvent, à elle seule, la cause des exanthèmes sudoraux. Ce qui se passe pour les sécrétions cutanées s'observe d'ailleurs pour d'autres. Une sécrétion trop abondante des larmes, parfaitement inoffensives tant qu'elles ne sont sécrétées qu'en quantité suffisante pour lubrifier la surface de l'œil, n'irrite-t-elle pas la conjonctive, ne produit-elle pas une vive rougeur des paupières, et même des joues?

Vous voyez déjà que, pour les membranes muqueuses comme pour la membrane cutanée, une exagération de la sécrétion normale peut amener des phénomènes d'irritation et même d'inflammation. Dans un grand nombre de circonstances, certaines diarrhées se produisent suivant un phénomène analogue à celui qui donne lieu aux éruptions sudorales de la peau. Vous connaissez, messieurs, cette sorte de loi de balancement existant entre les sécrétions cutanée, intestinale et urinaire; vous savez que, commes toutes agissent sur la composition du sang, auquel elles doiven soustraire certains matériaux inutiles à l'entretien de la vie, aucune ne peut changer sans qu'on voie se troubler l'équilibre qui existait entre elles, eu égard à leur influence sur le sang; de là vient que la diminution ou l'augmentation d'une sécrétion entraîne l'augmentation ou la diminution d'une autre : c'est ce qu'on a appelé l'*antagonisme des sécrétions*. Or il existe des dispositions particulières, individuelles, des idiosyncrasies en vertu desquelles l'élimitation des produits qui doivent être excrétés se fera par un émonctoire plutôt que par un autre. Ainsi, chez celui-ci, la peau sera pour ainsi dire plus ouverte que chez celui-là, et la moindre augmentation de température extérieure, le plus petit mouvement, un malaise fébrile, suffiront pour faire transpirer abondamment le premier, tandis que le second aura beau s'agiter, même par les plus fortes chaleurs l'été, il ne suera jamais. Mais souvent aussi ce dernier aura, par compensation, des urines abondantes ou des garde-robes fréquentes; car il faut que l'émonction se fasse par une voie ou par une autre. Ainsi il est des individus qui ne peuvent subir l'action d'une chaleur un peu exagérée, et se couvrir avec excès dans leur lit sans être pris aussitôt de diarrhée. Ils appellent leur médecin pour parer à cet accident; le médecin nomme cela une entérite aiguë, et il a raison : c'est une entérite, en effet, comme tout à l'heure l'exanthème cutané, produit par un excès de chaleur, était une inflammation de la peau. Toutes deux sont la conséquence d'une sécrétion, et par conséquent d'une fluxion plus active; seulement on ne voit pas assez que se sont des phénomènes de même ordre. Tandis que, pour prévenir l'excès de la transpiration cutanée, on recommande au malade de se moins couvrir, au lieu de modérer l'excès de la *transpiration intestinale*, on l'augmente encore, soit par des médications dont l'effet est d'accroître la fluxion qui existe déjà du côté de l'intestin, soit en exagérant les précautions que les malades sont déjà portés à prendre d'eux-mêmes pour se mettre à l'abri du froid, etc.

L'antagonisme des sécrétions existe encore entre la peau et la membrane muqueuse pulmonaire; car, vous le savez, messieurs, la suppression brusque de l'exhalation cutanée, par suite du refroidissement, suscite un flux muqueux dans les poumons, comme elle suscite des diarrhées. Vous comprenez dès lors que certains catarrhes bronchiques puissent être de même nature que les affections cutanées et intestinales dont je viens de vous parler, soit que la fluxion du côté de la membrane muqueuse respiratoire ait été primitive, en raison de la prédisposition individuelle du sujet, soit que cette fluxion, se faisant d'abord vers la peau, ait cessé de s'y faire sous une influence ou sous une autre, et se soit alors portée vers l'appareil pulmonaire.

Des indications thérapeutiques ressortent nettement de ces considérations; car, sans qu'il soit besoin de vous l'apprendre, vous savez que, dans certains cas, il suffit de provoquer la diaphorèse, en agissant à l'intérieur par des boissons appropriées, pour combattre avantageusement certains catarrhes bronchique sou intestinaux, pour faire cesser des accidents, quelquefois très alarmants en apparence, qu'on ne pouvait expliquer. Mais, dans ces cas aussi, vous verrez la transpiration, provoquée dans un but thérapeutique, déterminer des éruptions sudorales.

Parmi les exemples que je pourrais citer à l'appui de cette proposition, je choisis le suivant, qui m'a été communiqué par M. le docteur Dumont-pallier.

Un enfant de quatre ans et demi, d'un tempéramment nerveux, mais habituellement bien portant, fut pris, dans le courant du mois d'août, sans cause déterminante appréciable, d'une diarrhée intermittente irrégulière. L'appétit était conservé; cependant l'enfant pâlissait, ses forces diminuaient, lorsque, deux jours après une émotion vive, sa diarrhée acquit de telles proportions, que, dans l'espace de vingt minutes, il y eut plusieurs garde-robes, jaunâtres d'abord, puis séreuses, enfin chlorériformes. Il ne survint ni vomissements ni crampes, mais le malade tomba dans un état d'abattement profond; en même temps les extrémités se refroidirent. Les yeux étaient excavés, le nez pincé; le pouls était petit, filiforme, très fréquent; on crut la mort imminente. Allant à l'indication la plus urgente, qui était de relever les forces de la vie menacée, on fit prendre à l'enfant une cuillerée à bouche d'eau-de-vie, coupée avec une égale quantité d'infusion de thé. Le petit malade eut un moment d'agitation, auquel succéda un sommeil calme. Pendant ce sommeil une sueur abondante et chaude inonda le visage; le pouls s'était relevé. Dans la nuit, une légère agitation se manifesta, l'enfant portait ses mains sur les diverses parties du corps, comme pour se gratter. Le matin, vers six heures, sa mère remarqua qu'il était rouge de la tête aux pieds; le médecin, qui ne l'avait pas quitté, constata, en effet, une rougeur framboisée, répandue en nappe sur toute la surface de la peau, et plus prononcée aux mains et aux pieds que partout ailleurs. Rejetant l'idée d'une fièvre éruptive, dont le malade n'avait éprouvé aucun des prodromes, on réserva le diagnostic. Le pouls était ample, moins fréquent; le sommeil calme, n'était interrompu que par les démangeaisons. Depuis le moment où la réaction s'était opérée vers la peau, il n'y avait plus eu de garde-robes. Le danger était conjuré vers midi; l'éruption scarlatiniforme avait pâli, en même temps qu'elle était moins générale. A sa place, on voyait sur diverses parties du corps des taches d'urticaire; le soir, il n'y en avait plus qu'une ou deux. La peau avait repris sa coloration naturelle; la diarrhée avait complètement cédé, car il n'y eut de garde-robes que quarante-huit heures après. Cependant la digestion intestinale resta quelque temps paresseuse, l'enfant ne digérant bien que des viandes presque crues. Mais après quelques jours, sous l'influence des toniques et des amers, la santé se rétablit complètement.

Dans quelques circonstances, mais ces circonstances sont rares, les accidents dont il est question peuvent se manifester simultanément du côté de la peau et du côté des membranes muqueuses : ainsi, chez quelques individus, un exercice violent provoque tout à la fois des sueurs et des évacuations diarrhéiques plus ou moins abondantes. Il semble que tous les émonctoires soient à peine suffisants pour débarrasser le sang des principes excrémentitiels qui se sont produits en trop grande quantité; il arrive alors dans l'ordre physiologique ce que nous allons voir arriver dans l'ordre pathologique, ce que nous avons déjà noté pour la rougeole, où je vous ai dit que la fluxion exanthématique avait lieu tout à la fois, au début, du côté de la peau, de l'intestin et de l'appareil respiratoire, se manifestant ici par la diarrhée, là par le catarrhe bronchique, qui accompagnent le début de cette pyrexie.

Jusqu'à présent, messieurs, nous n'avons parlé que des effets produits par un changement dans la quantité de l'émonction; nous allons voir maintenant que si sa qualité vient à se modifier, si des éléments nouveaux, de nature et d'origine très variées, s'y ajoutent, on verra survenir les diverses affections cutanées et muqueuses dont nous nous occupons.

Bien que ces modifications dans la qualité des émonctions ne soient pas toujours appréciables physiquement ou chimiquement, cependant, dans ces cas mêmes, ces modifications sont incontestables, et c'est sur l'analogie que l'on se fonde pour l'établir. En effet, dans certaines circonstances, et elles sont nombreuses, l'analyse chimique nous montre a présence, dans les sueurs, de substances qui ont été absorbées intérieurement; quelquefois même cette présence nous est révélée par des caractères physiques : — c'est ce qui a lieu, par exemple, chez les individus qui ont pris du copahu, leur sueur exhale alors une odeur spéciale. — Or, de ce que, dans certains cas, ces altérations coïncident manifestement avec l'existence des affections cutanées, ne sommes-nous pas en droit de conclure que, dans les cas où ces affections se produisent sans qu'il soit possible de constater physiquement ou chimiquement les altérations de la sueur auxquelles elles se rattachent, ces altérations n'en existent pas moins? A défaut des caractères physiques ou des réactions chimiques, ce sont, permettez-moi l'expression, les réactions pathologiques qui nous les montrent.

Ainsi, qu'un individu fasse usage d'une alimentation excitante, et, sous cette influence, surviendront des affections exanthémateuses diverses, telles que ces urticaires qui se développent chez certaines personnes dès qu'elles mangent des coquillages, des moules, par exemple, du poisson, des écrevisses; chez d'autres, à la suite de l'ingestion de la viande de porc; chez d'autres encore, quand elles ont pris des aliments dont il serait difficile de spécifier la nature. Il serait impossible, en effet, d'indiquer d'une manière générale les conditions dans lesquelles ces éruptions ont lieu, les dispositions individuelles ayant ici, plus que partout

-ailleurs, une influence incontestable. Bien qu'on ne puisse pas, dans ces cas, constater par des moyens physiques ou par l'analyse chimique en quoi consiste la modification éprouvée par la sueur, cette modification est évidente, les affections qu'elle détermine survenant alors même que la sécrétion sudorale n'a pas été le moins du monde exagérée.

Ce fait ressortira beaucoup mieux de ce que nous allons dire des exanthèmes qui se produisent sous l'influence de certains agents médicamenteux; car, ici, l'altération de la sécrétion sudorale ne sera contestée par personne, quoique, dans un assez grand nombre de cas, elle ne soit, en aucune façon, appréciable autrement que par ses effets.

Un malade prend de l'*opium*, de manière à produire de la stupéfaction. On sait que, dans ces conditions, l'opium provoque habituellement des sueurs assez abondantes, que c'est de tous les sudorifiques le plus puissant et le plus actif. Lorsque, entraîné par le torrent de la circulation, il vient se présenter aux divers émonctoires, et particulièrement à l'émonctoire cutané, plus spécialement chargé de l'éliminer, il y détermine une irritation, et l'on observe alors des exanthèmes consistant, soit en des rougeurs érythémateuses, soit en des taches pseudo-morbilleuses, quelquefois en des éruptions vasiculeuses, et même en de véritables papules, quand l'action du médicament a été longtemps prolongée.

Voilà donc une substance qui imprime à l'excrétion de la sueur une qualité particulière, laquelle, à son tour, détermine un état phlegmasique ou irritatif de la peau, état passager il est vrai, mais qui diffère notablement de celui qui produit la sueur normale et seulement trop abondante. Cette différence porte, non sur la forme, mais sur l'intensité de l'exanthème. Cet état phlegmasique est si bien sous la dépendance de la modification particulière que la sueur a subie dans sa composition, que, dans quelques cas, nous voyons les exanthèmes de l'opium survenir sans qu'il y ait une transpiration exagérée.

La *belladone*, donnée à certaines doses, produit également des éruptions : mais ici l'exanthème est le plus habituellement scarlatiniforme ; il en est de même du datura stramonium, de la mandragore et de la plupart des *solanées vireuses*.

Personne n'ignore l'action que la *térébenthine* et surtout le *copahu* exercent sur la peau. Après l'usage prolongé, et, chez quelques individus, dès le premier jour de l'usage de ces médicaments, surviennent des sueurs dont l'odeur accuse nettement la cause qui les a provoquées. Elles sont suivies du développement d'exanthèmes papuleux, et si l'on insiste sur l'emploi de ces substances, on voit apparaître des affections vésiculeuses. Le *poivre cubèbe* détermine quelquefois les mêmes accidents. Ces éruptions, extrêmement fugaces, ne persistent en général que pendant tout le temps que la sueur conserve l'odeur caractéristique qui lui a été communiquée. Ces exanthèmes médicamenteux ont été et sont encore quelquefois confondus avec la roséole syphilitique, erreur déplorable au point de vue scientifique, plus déplorable encore au point de vue pratique, puisqu'elle mène à instituer un traitement antisyphilitique, alors qu'on devrait se borner à traiter une blennorrhagie n'ayant rien de spécifique.

Cette observation s'applique aux exanthèmes revêtant tantôt la forme d'eczémas, tantôt la forme pustuleuse, et consistant le plus souvent en pustules d'acné siégeant principalement sur les épaules et sur le visage, qui se montrent à la suite de l'administration de l'*iodure de potassium*. Il est, vous le savez, des individus qui ne peuvent prendre des doses, même modérées, de ce médicament sans être affectés de ces éruptions, sans éprouver des douleurs de gorge, du coryza, un larmoiement insupportable. On conçoit que ces affections pustuleuses puissent en imposer pour des éruptions syphilitiques, si l'on n'y apporte pas une grande attention, alors qu'elles se manifestent dans le cours d'un traitement antivénérien. Au début de ce traitement, l'erreur tirerait peu à conséquence; elle serait grave, en ce qu'elle ferait insister sur une médication qui devrait, au contraire, être complètement suspendue.

Le rapprochement que nous établissons entre les exanthèmes sudoraux cutanés et certaines affections des membranes muqueuses n'est nulle part mieux justifié que dans ces cas : ainsi le coryza, le larmoiement, le mal de gorge, les affections pustuleuses provoquées par l'iodure de potassium, sont des phénomènes du même ordre. Essentiellement sous la dépendance du médicament, ils disparaissent rapidement, les uns comme les autres, dès qu'on cesse de donner l'iodure, et ils résistent également à tout traitement topique quand on continue l'emploi du remède.

De même pour les exanthèmes copahiques, etc. Lorsqu'ils surviennent, c'est qu'il se passe du côté de la peau quelque chose d'analogue à ce qui a lieu habituellement du côté des membranes muqueuses. Vous savez, en effet, messieurs, que le copahu, comme la térébenthine, comme toutes les oléorésines, a pour effet de déterminer vers les membranes muqueuses un mouvement fluxionnaire qui nous rend compte de l'heureuse influence de ces médicaments dans les affections catarrhales, blennorhagiques, dans les uréthrites, dans les catarrhes bronchiques; les balsamiques agissent comme substituteurs, la fluxion thérapeutique modifiant l'état phlegmasique des membranes muqueuses que l'on voulait combattre. Lorsque ce mouvement fluxionnaire est exagéré vers l'intestin, par exemple, il occasionne une diarrhée que l'on peut regarder comme quelque chose d'analogue à la transpiration cutanée.

Bien d'autres substances déterminent des effets semblables du côté des membranes tégumentaires externes ou internes. Je ne vous ai cité que les précédentes, parce que, d'un usage plus habituel en médecine, elles sont aussi la cause la plus ordinaire des exanthèmes sudoraux que vous pourriez observer.

Je ne dois pas cependant passer sous silence un dernier exemple. Un malade prend du mercure à doses élevées ; il en prend de manière qu'il survienne une violente stomatite, de la salivation. Les accidents acquièrent une telle intensité, que la fièvre s'allume, et avec elle d'abondantes transpirations se produisent. Le sang, modifié par le mercure, se présentant aux émonctoires cutanés, y détermine cette affection vésiculeuse si grave que Alley a désigné sous le nom d'*hydrargyria*.

Ces exanthèmes sudoraux s'observent dans le cours d'un grand nombre de maladies ; c'est qu'alors, en effet, la sueur altérée dans sa composition, prend des qualités irritantes, sous l'influence desquelles surviennent des affections dont nous parlons, soit que la quantité de la transpiration s'exagère, soit qu'elle reste la même.

Un malade a, dans une région quelconque du corps, un grand foyer de suppuration. Il se fait une *résorption du pus ;* je ne parle ni de l'infection purulente, ni de la résorption putride : je parle de cette absorption qui s'exerce constamment sur les parties liquides et les matériaux en dissolution dans le pus. Vous savez que cet échange de matériaux entre la collection du pus et l'économie ne paraît pas exercer d'influence nuisible sur la constitution, tant que le pus n'a pas subi d'altération. Cependant, chez les individus qui ont des foyers de suppuration, on observe parfois un petit mouvement fébrile qui se reproduit par intervalles, et qui est suivi d'une sueur critique, comme si l'économie se débarrassait de quelques-uns des principes puisés dans l'abcès. C'est alors aussi que vous voyez survenir des affections exanthémateuses, très variées dans leurs formes, mais principalement des exanthèmes vésiculeux, et, lorsque les transpirations sont abondantes et persistantes, des bulles pemphigoïdes. On observe encore la forme squameuse, que je ne vous avais point signalée jusqu'ici. Il est rare, en effet, qu'un individu reste longtemps aux prises avec une longue suppuration, sans que la peau devienne le siège d'une desquamation furfuracée plus ou moins étendue.

Il est des sujets qui ont, comme on le dit vulgairement le sang venimeux. Sous l'empire d'une véritable *diathèse de suppuration,* la plus petite plaie, la moindre excoriation, devient chez eux le point de départ d'une suppuration interminable ; une ophthalmie, un coryza, résistent à toutes les médications. Chez ces malades, et ce sont principalement des enfants, vous verrez survenir à l'occasion des transpirations même peu abondantes, des éruptions cutanées généralement vésiculeuses et pustuleuses.

La *miliaire des femmes en couche* n'est rien autre chose qu'un exanthème sudoral. La plaie placentaire, qui suppure nécessairement pour arriver à la réparation, met la femme dans les conditions d'un blessé, dans les conditions de l'individu chez lequel nous supposions tout à l'heure une résorption des éléments du pus : aussi, chez elle, comme chez celui-ci, lorsqu'on excite une forte sudation, lorsque, ainsi qu'on a la déplorable habitude de le faire, on les couvre outre mesure, voyons-nous survenir, indépendamment de l'éruption vésiculeuse qui constitue la miliaire, des plaques érythémateuses, des taches morbilliformes.

Gardez-vous de croire, messieurs, que ces éruptions cutanées soient toujours exemptes de gravité. Ainsi que l'a démontré Alley, et comme je vous le disais tout à l'heure, à la suite de l'absorption du mercure en excès, il peut survenir une éruption eczémateuse universelle, cause elle-même d'une fièvre terrible et d'accidents nerveux qui souvent sont suivis d'une mort rapide.

Trop fréquemment il en est de même pour la miliaire des femmes en couches. Cette miliaire n'est pas, comme on l'a dit, une affection spéciale ; ce n'est rien autre chose qu'un exanthème sudoral, ainsi que je viens de le dire. Il se développe lorsque la femme est tenue dans un appartement trop chaud, écrasée de couvertures, privée de ces soins de propreté qui sont chez elle plus nécessaires encore que dans l'état de santé. La sueur imprégnée des éléments morbides puisés à la surface de l'intestin, dans les mamelles, et sécrétée avec une abondance inusitée, produit une irritation de la peau qui prend de terribles proportions.

Récemment j'étais mandé par mon honorable ami M. le docteur Patouillet auprès d'une jeune dame nouvellement accouchée. Elle était gardée par une vieille femme encore imbue des préjugés du siècle dernier. Elle était restée croupissant dans ses lochies, ne changeant pas de linge, écrasée d'ouate et de couvertures, afin, prétendait-on, de faire passer le lait. Dès le sixième jour de la maladie, elle avait des éruptions scarlatiniformes ; quatre jours plus tard un eczéma couvrant tout le corps avec une confluence et une violence épouvantables. La figure s'allumait, il survenait du délire, et la pauvre femme mourait victime du plus odieux comme du plus dangereux des préjugés.

Ces éruptions ne sont jamais plus fréquentes que dans la maladie appelé *fièvre puerpérale*, que dans l'*infection purulente*, avec laquelle la fièvre puerpérale a, dans une de ses formes, une si grande analogie. C'est par le même mécanisme, c'est-à-dire par l'irritation qu'amène sur les surfaces tégumentaires internes ou externes la sérosité du pus traversant ces émonctoires naturels, que se produisent, dans ces cas, les diarrhées et les catarrhes bronchiques, accidents si communs dans l'infection purulente et dans la fièvre puerpérale. Ces accidents surviennent, soit que, la sécrétion sudorale étant suspendue, toute l'émonction se fasse du côté des membranes muqueuses, soit que le travail fluxionnaire s'établisse simultanément vers la peau, vers l'intestin et vers les bronches.

La miliaire pellucide de la *dothiénentérie* n'a peut-être pas d'autre origine que la sueur altérée dans sa composition par les élémemts putrides qui ont été résorbés.

Je vous rappellerai pour mémoire, ici, que les *éruptions vaccinales* sont aussi des exanthèmes sudoraux. Je parle de ces éruptions de formes variées, essentiellement fugaces, et non de ces éruptions de pustules vaccinales qui sont le fait d'inoculations accidentelles, ainsi que je vous en ai rapporté un exemple.

Ces exanthèmes sudoraux se rencontrent également à la suite de la *variole*, pendant la période de dessication. Ils affectent généralement la forme pustuleuse; mais le pus de ces pustules ne saurait inoculer la variole, et peut-être ces exanthèmes consécutifs sont-ils le fait de la présence, dans les sueurs, d'éléments du pus, les varioleux pouvant être comparés aux individus sous l'empire de grandes suppurations dont il a été tout à l'heure question.

L'intensité du mouvement fébrile, la vivacité de la réaction qui s'opère du côté de la peau, dont les secrétions sont modifiées et altérées, expliquent la production de la miliaire dans la *scarlatine*.

Messieurs, le mécanisme suivant lequel se font les manifestations cutanées et muqueuses des fièvres éruptives a la plus grande analogie avec ce qui se passe dans les affections exanthématiques dont il est ici question, en ce sens que, dans un cas comme dans l'autre, c'est toujours une matière morbifique mise en contact avec le sang qui, cheminant avec lui, se présente aux divers émonctoires, et produit une irritation qui se traduit par des éruptions. Que ce soit un agent médicamenteux, l'opium, la belladone, le copahu, le mercure, etc.; que ce soient les éléments du pus, les éléments putrides de la dothiénentérie; que ce soient les virus varioleux, morbilleux ou scarlatineux, ces principes morbifiques, en traversant les différents émonctoires par lesquels ils vont être expulsés de l'économie, amèneront des lésions pathologiques. Mais, dans les fièvres éruptives, ces manifestations toujours uniformes, taches, pustules, répondent constamment à une cause toujours la même, tandis que, dans les exanthèmes sudoraux, sous l'influence d'une même cause, les effets peuvent être très variés. Ici, les effets seront passagers comme la cause elle-même; là ils seront déjà plus persistants, car il faudra que l'élimination de la matière morbifique suive une marche naturelle, établie selon des lois à peu près constantes.

Dans les affections exanthématiques chroniques, dans celles qui se lient à l'existence de diathèses acquises, comme la syphilis, ou originelles, comme les affections herpétiques, scrofuleuses, etc., ce sont toujours des faits du même ordre. Mais tandis que, dans les maladies aiguës, les manifestations exanthémateuses avaient lieu en quelques heures, en quelques jours ou en quelques semaines au plus, dans les maladies diathésiques ces manifestations se font beaucoup plus lentement, et surtout persistent beaucoup plus longtemps. Déjà, pour la syphilis, les éruptions cutanées ont lieu un mois, deux mois, six semaines, un an et plus après

que l'économie a été infectée. Dans la diathèse herpétique, dans la diathèse scrofuleuse, elles peuvent n'arriver qu'après cinq, dix, vingt, quarante ans même ; si bien que ce sera à des époques fort éloignées du
moment de sa naissance, qu'un sujet né de parents dartreux ou scrofuleux, portant leur ressemblance organique constitutionnelle comme il en
a la ressemblance dans ses formes extérieures, aura des manifestations
de la diathèse qui jusque-là était restée silencieuse.

Ce sont toujours des faits du même ordre que les manifestations de la
diathèse, que le principe morbifique porte son action vers la peau ou vers
les membranes muqueuses. Pour la syphillis, c'est chose acceptée par
tous : dans les coryzas, dans les angines, dans les laryngites qui surviennent si fréquemment dans la seconde période de la maladie, personne ne
méconnaît l'influence du virus syphilitique. Cette influence se traduit ici
par des effets appréciables, vascularisation pathologique, éruptions, ulcérations ; dans d'autres cas, si ces lésions existent, elles échappent à nos
moyens d'investigation du vivant de l'individu ; mais les effets que nous
constatons n'en sont pas moins sous la dépendance de la même cause.
Par exemple, des diarrhées (qui, ainsi que je vous le dirai en parlant de
certaines manifestations anomales de la vérole constitutionnelle, surviennent quelquefois comme premier accident de la maladie) se rattachent
à des irritations intestinales déterminées elles-mêmes par l'action du
principe morbifique sur la membrane muqueuse du tube digestif.

Pour la diathèse herpétique, ne voyons-nous pas tous les jours ses manifestations vers les membranes muqueuses? et, afin de montrer la transition entre les affections du tégument externe et celles du tégument interne, ne voyons-nous pas tous les jours un individu sous l'empire de
cette diathèse herpétique prendre, consécutivement à un eczéma de la
lèvre supérieure ou de l'orifice inférieur des fosses nasales, un coryza chronique qui amènera tôt ou tard de l'ozène? Évidemment ici cette affection
de la membrane muqueuse de Schneider n'est rien autre chose elle-même
que de l'eczéma qui s'est propagé par continuité de tissus, du tégument
externe au tégument interne. Chez un autre, surviendra une angine granuleuse qui est de même nature que les affections herpétiques, dont elle
aura toute la ténacité, et qui, comme elles, pourra céder du jour où la
diathèse se manifestera sur un autre point de l'économie. Dans d'autres
cas, ce sera une surdité par extension de la lésion à la trompe d'Eustache.
Dans ces coryzas, dans ces angines, vous avez pu suivre, pour ainsi dire
pas à pas, la marche du mal; vous l'avez vu gagner de proche en proche
les parties plus ou moins profondes; vous pouvez voir encore un eczéma
des grandes lèvres envahir la membrane muqueuse vaginale, prendre
l'utérus lui-même et déterminer des écoulements leucorrhéiques opiniâtres. Ces affections herpétiques des membranes muqueuses se développent aussi primitivement, et sont les premières manifestations de la dia-

thèse. Dans d'autres circonstances, elles surviennent consécutivement à la disparition spontanée ou provoquée d'affections de même nature qui occupaient une étendue plus ou moins considérable de la peau. Et ces manifestations de la diathèse herpétique ont lieu non seulement vers les membranes muqueuses dont je viens de vous parler, mais encore plus profondément, occupant les bronches, le tube digestif. Combien de fois ne voit-on pas un sujet herpétique, brusquement guéri d'une dartre cutanée, avoir des accidents du côté de l'appareil respiratoire, du côté de l'estomac, du côté de l'intestin, une bronchite, de la dyspepsie, une diarrhée incoercible! Les exemples de cette *répercussion des dartres*, comme l'appelaient les anciens, ne sauraient être sérieusement constestés. En voici un

« Il y a quelque temps, dit mon savant ami, je donnais mes soins à une que j'emprunte à mon collègue M. le docteur Noël Gueneau de Mussy[1] : dame âgée de soixante ans environ, et qui, depuis assez longtemps, portait un eczéma chronique sur la tempe et sur la joue du côté droit; elle affirmait que cette maladie prenait de l'extension, et voulait à toute force en être délivrée. Je luttai quelque temps contre ses instances, et, finissant par y céder, je lui prescrivis l'usage de boissons dépuratives; des purgatifs doux lui furent administrés à quinze jours d'intervalle, et en même temps une pommade à base mercurielle fut appliquée sur la partie malade. L'eczéma disparut; mais alors une diarrhée opiniâtre se déclara, ne céda qu'après deux ou trois mois de traitement, en même temps que l'affection eczémateuse reprenait possession des parties qu'elle avait si longtemps occupées.

» Il est difficile, ajoute M. Gueneau de Mussy, de ne pas admettre ici autre chose qu'un simple effet de dérivation, et de ne pas chercher dans la condition diathésique l'explication de ce catarrhe intestinal, qui persista obstinément en dépit du régime et d'un traitement rationnel. »

Ne retrouvez-vous pas là, messieurs, une grande analogie avec ce qui arrive dans les diarrhées sudorales? Ne retrouvez-vous pas là cette loi de balancement et comme de suppléance que je vous ai signalée entre ces deux grands émonctoires, la peau et la membrane muqueuse digestive? On pourrait citer d'autres faits dans lesquels les dyspepsies, des catarrhes bronchiques, des angines glanduleuses, ont succédé à des manifestations herpétiques de la peau. De même encore que nous avons vu des accidents sudoraux se manifester simultanément du côté de la peau et des membranes muqueuses, de même les manifestations diathésiques syphilitiques, herpétiques, scrofuleuses, etc., peuvent avoir lieu en même temps vers l'une et vers l'autre membrane tégumentaire.

La possibilité de ces manifestations diathésiques vers les organes intérieurs est d'une haute importance, et conduit à des applications théra-

1. Gueneau de Mussy, *Traité de l'angine glanduleuse.*

peutiques d'un usage journalier. Si les eaux minérales sulfureuses jouissent d'une remarquable vertu dans le traitement de certains catarrhes bronchiques, intestinaux, utérins, vésicaux, c'est lorsque ces affections sont sous la dépendance de la diathèse herpétique à laquelle s'adresse cette médication. Vous envoyez à Cauterets, à Bagnères-de-Luchon, à Aix, à Enghien, des malades atteints de catarrhes; mais auparavant informez-vous si ces malades ont eu dans leur jeunesse, ou dans le courant de leur existence, des manifestations herpétiques. Vous agirez alors en connaissance de cause.

Pénétrez-vous donc bien de cette idée, messieurs, qu'il est des cas où ces affections catarrhales ne sont pas des exanthèmes de la membrane muqueuse. Une bronchite chronique est-elle survenue sous l'influence d'un refroidissement, le refroidissement n'a été que la cause occasionnelle ; il a provoqué vers les bronches un mouvement fluxionnaire en vertu duquel le principe herpétique s'est porté vers la membrane muqueuse respiratoire, comme en d'autres circonstances il se portera vers le vagin, vers l'utérus, comme le plus souvent il se porte vers la peau.

Toutes les considérations dans lesquelles je viens d'entrer, messieurs, mènent, comme je vous l'ai dit, à des conclusions pratiques. Il n'est pas inutile de savoir que des exanthèmes cutanés se sont développés sous l'influence d'une exagération dans les sécrétions normales, et surtout d'une viciation de ces sécrétions. Que de fois les plus simples conseils de l'hygiène ont suffi pour faire disparaître une affection qui serait devenue une maladie opiniâtre! Ainsi vous pouvez arracher à la mort des malades atteints de cet eczéma général si grave dans l'hydrargyrie, chez les femmes en couches, en osant découvrir les malades, les laver plusieurs fois par jour, et même les plonger dans le bain. Sous l'influence de ces moyens si simples, elles retrouveront presque immédiatement du sommeil, et verront cesser bientôt l'ardente chaleur de leur peau, les insupportables démangeaisons qui les dévoraient. Je ne saurais vous dire combien de services vous êtes appelés à rendre, si vous êtes bien pénétrés de la fréquence et de l'importance des exanthèmes sudoraux, et si, pour les guérir, vous osez lutter contre les préjugés déplorables que des médecins d'un autre âge ont propagés et qu'ils vous appartient de détruire.

XV. — DOTHIÉNENTÉRIE.

§ 1. — La lésion spécifique. — Éruption furonculeuse de l'intestin. — Perforations intestinales. — Péritonites sans perforations.

MESSIEURS,

Un garçon âgé de dix-huit ans, habitant Paris depuis deux ans seulement, est entré, le 19 février 1859, à la salle Sainte-Agnès. Il était malade depuis huit jours. A cette époque, il avait été pris de courbature, de frissons répétés, de mal de tête, et était tourmenté par l'insomnie. D'abord il avait lutté contre le mal ; mais, au bout de quatre jours, il avait été forcé de garder le lit. Nous le trouvions couché dans le décubitus dorsal, avec de la fièvre, le pouls fréquent, la peau chaude et sèche.

La langue, rouge à la pointe, couverte d'un léger enduit blanchâtre, était également sèche. Nous constations, en outre, du gargouillement dans la fosse iliaque droite, sans ballonnement du ventre.

Le 22 février, le ballonnement s'était produit ; le malade avait de la diarrhée. Les phénomènes fébriles étaient très prononcés ; il s'y joignait du délire.

Le lendemain, était apparue sur la peau de l'abdomen une éruption abondante de taches rosées lenticulaires. Les accidents augmentèrent d'intensité le 26 et le 28. Ce dernier jour, la langue, les dents étaient fuligineuses ; la diarrhée continuait, et les gardes-robes étaient involontaires. La rétention de l'urine dans la vessie nécessita le cathétérisme.

Cependant, le 29, le délire était moins violent, la fièvre était tombée, la langue était moins sèche. Le 30, le mieux était plus sensible encore : le ventre était souple, la miction se faisait naturellement ; la peau avait une bonne fraîcheur ; le pouls était descendu à 92, de 108 que nous avions noté dans les premiers jours, et l'intelligence était nette.

L'amélioration se dessina de plus en plus, et ce garçon sortit complètement guéri le 18 mars.

Pour tout traitement, nous lui avions ordonné à deux reprises, le 28 et le 29, des lavements avec l'infusion de camomille, qui lui furent administrés deux fois dans les vingt-quatre heures, et le même jour il eut une potion avec : eau de mélisse, 20 grammes ; ammoniaque, 1 gramme ; sirop d'écorces d'oranges, 40 grammes. Suivant ma manière de faire en pareil cas, le malade dut prendre chaque jour quelques cuillerées de potage et de bouillon.

A ces traits, messieurs, vous avez reconnu la maladie que l'on désigne généralement sous le nom de *fièvre typhoïde*, maladie dont il nous arrive bien rarement de ne pas avoir quelques cas dans nos salles. L'une des plus communes de toutes celles que nous rencontrons dans la pratique, elle s'observe sous tous les climats tempérés. Endémique dans certaines contrées, plus particulièrement dans les grands centres de population, et peut-être plus que partout ailleurs à Paris, où chaque famille lui paye un lourd tribut, où les étrangers ne tardent pas à en être frappés lorsqu'ils viennent y résider, elle sévit, par intervalles, sous formes d'épidémies souvent très cruelles. Comme il n'est probablement pas un d'entre vous qui ne se trouve aux prises avec elle dès les premiers pas dans sa carrière médicale, je veux, sinon traiter le sujet tout entier, du moins entrer dans quelques considérations à propos des faits dont vous avez été témoins, et, appelant votre attention sur certaines particularités qu'ils nous ont présentées, vous enseigner ce que mon expérience m'a appris.

Sous la dénomination de *fièvre typhoïde*, on comprend aujourd'hui, vous le savez, toutes les variétés d'une même espèce nosologique que l'on connaissait autrefois sous les noms de *synochus putris* (Cullen), de *febris putrida* (Stoll), de *fièvre maligne nerveuse* (Huxham), *muqueuse* (Rœderer), *bilieuse* (Tissot), *adynamique, ataxo-adynamique*, etc.; on entend la maladie que MM. Petit et Serres ont appelée *fièvre entéro-mésentérique*[1], et que Bretonneau a décrite sous le nom de *dothiénentérie*, pour désigner la nature spéciale de l'affection intestinale qui la caractérise, *éruption furonculeuse*, qu'il a le premier déterminée (δοθιήν, bouton, pustule, furoncle, et ἔντερον, intestin).

Cette dénomination de *fièvre typhoïde* a maintenant prévalu. Si les mots importent peu à la chose, du moment que l'on s'entend sur leur valeur, c'est alors surtout que les mots ne donnent pas une idée fausse de cette chose. Aussi l'épithète de *typhoïde* substituée à celle de *putride*, de *maligne*, d'*adynamique*, etc., est-elle aussi vicieuse qu'elles. Comportant, en effet, comme celles-ci, l'idée d'un caractère essentiel, d'un symptôme particulier, ce symptôme, selon les lois d'une bonne nomenclature, devrait toujours se retrouver, et se retrouver dans cette maladie seule. Or, il est loin d'en être ainsi, puisque les phénomènes typhoïdes, de même que les phénomènes de putridité, de malignité, d'adynamie, etc., d'une part manquent souvent dans la fièvre dite typhoïde, putride, etc., et, d'autre part, se manifestent dans d'autres affections essentiellement différentes. *Dothiénenterie* serait donc préférable, pour les raisons opposées, l'éruption furonculeuse de l'intestin étant un fait aussi constant dans cette maladie, aussi particulier à elle, que l'éruption pustuleuse de la peau l'est à la variole. C'est celui que nous adopterons de préférence, tout en nous

---

1. Petit et Serres, *Traité de la fièvre entéro-mésentérique*, Paris, 1813.

servant encore des noms de *fièvre typhoïde*, *fièvre putride*, pour nous conformer à l'usage universellement reconnu.

La dothiénentérie est une maladie générale, aiguë, fébrile, très assimilable aux fièvres éruptives dont nous avons parlé, et avec lesquelles elle offre plus d'une frappante analogie.

Attaquant principalement les jeunes gens, ne se manifestant ordinairement qu'une fois sur le même sujet, très certainement contagieuse, trois caractères que nous présentent déjà les fièvres éruptives, la maladie dont nousnous occupons a surtout, comme celles-ci, pour caractère essentiel, des lésions anatomiques très spéciales, consistant en des éruptions qui se font, l'une du côté de la peau, l'autre du côté de l'intestin. La première, constituée par ce qu'on a appelé les *taches rosées lenticulaires*, est beaucoup moins caractéristique que la seconde, bien qu'on ait voulu en faire le cachet de la maladie, à l'exclusion de la lésion intestinale, qui ne serait alors que secondaire et consécutive. Ces taches rosées manquent assez souvent; sur soixante et dix cas de fièvre typhoïde, pour citer un exemple et des chiffres, Chomel n'avait pu, seize fois, en trouver aucune trace à aucune époque de la maladie. Si l'on nous objecte que l'absence, en quelques cas, de l'éruption cutanée ne prouve rien contre la nature exanthématique de la dothiénentérie, et qu'il peut bien arriver ici ce qui arrive dans les *variolæ sine variolis*, nous répondrons que ces faits de *variolæ sine variolis* sont bien autrement exceptionnels que ceux des fièvres typhoïdes sans taches rosées. Nous dirons que si, dans certaines localités, comme à Paris, nous les rencontrons assez constamment pour les chercher toujours comme le signe pathognomonique le plus apparent, dans d'autres pays des observateurs attentifs ne les ont jamais vues : ainsi, en Touraine, elles ont fait absolument défaut dans différentes épidémies. Nous sommes loin, pour cela, de contester la valeur symptomatique de cette éruption, lorsqu'elle se présente, et en vous rappelant des faits que nous avons observés, j'aurai occasion de revenir sur ce point et d'insister sur leur signification.

En définitive, messieurs, ces manifestations cutanées de la dothiénentérie ne sauraient être regardées comme étant le caractère essentiel de la maladie ; ce caractère spécifique, c'est, je l'ai déjà dit et répété, la *lésion intestinale* qui le lui donne.

Un malade dont nous avons fait l'autopsie sous vos yeux, le 21 juin dernier, vous a montré quelle était cette lésion. A l'ouverture des intestins, vous avez vu la tunique muqueuse couverte d'une abondante éruption formée par les glandes agminées de Peyer notablement tuméfiées, mais non ulcérées, quelques-unes faisant un relief aussi épais qu'une pièce de cinq francs ; des follicules isolés étaient également tuméfiés ; les ganglions mésentériques étaient augmentés de volume. Le malade, entré dans les salles de la Clinique le 14 juin, avait succombé quatre jours après son arrivée; et nous n'avions pu nous procurer aucun renseignement sur l'époque du début de la dothiénentérie. Toutefois l'état des lésions intestinales, les glandes de Peyer tuméfiées, mais non ulcérées, me disaient que la maladie n'était point encore parvenue à son douzième ou quatorzième jour.

Des études d'anatomie pathologique entreprises pour éclairer la question par Bretonneau, dès 1818, et plus tard, alors que j'étais son élève à l'hôpital de Tours, m'ont en effet permis de suivre la marche de ces altérations des glandes de l'intestin, et de décrire jour par jour l'aspect qu'elles présentent. J'ai publié les résultats de ces travaux dans un mémoire que vous trouverez dans les *Archives générales de médecine* pour le mois de janvier 1826.

Cette éruption caractéristique, dothiénentérique, formée aux dépens des glandes agminées et isolées de Peyer, ne commence à apparaître que du quatrième au cinquième jour, quelquefois, suivant le professeur Chomel et suivant M. Louis, dont je ne partage pas l'opinion à cet égard, du septième au huitième; elle se fait d'une manière successive dans les deux premiers jours, toutes les glandes qui doivent être affectées ne l'étant pas toutes en même temps; mais elle est complète, au plus tard, le septième jour. Les follicules agminés, accrus en largeur et en longueur, se tuméfient; les follicules isolés font saillie en dedans de l'intestin; en même temps, le travail pathologique dont ils sont le siège retentissant dans les ganglions mésentériques correspondants, ceux-ci prennent un volume plus considérable que leur volume normal. La tuméfaction va en augmentant jusqu'au neuvième jour; le dixième, de deux choses l'une, ou l'affection marche à la résolution, ou elle continue pour parcourir toutes ses périodes.

Dans le premier cas, cette tuméfaction des glandes agminées et isolées, et simultanément celle des ganglions, commencent à diminuer et tombent graduellement à mesure qu'on arrive vers le quatorzième jour, où les follicules malades sont encore un peu gonflés; mais à la fin du troisième septénaire, la résolution est complète, les ganglions toutefois conservant un peu plus longtemps les traces de l'altération qu'ils ont subie.

Dans le second cas, quelques parties des glandes agminées de Peyer suivent une marche rétrograde que nous venons d'indiquer, tandis que les autres augmentent encore de volume; même chose s'observe pour les glandes isolées, dont les unes se guérissent, les autres devenant de plus en plus malades. Cependant les ganglions mésentériques ont, dans tous les cas, diminué de volume.

Au douzième jour, l'affection intestinale, jusque-là boutonneuse, est devenue partiellement furonculeuse. Les glandes malades s'élèvent sous forme de fongosités coniques, rouges, offrant à leur sommet de légères érosions qui, s'agrandissant, vont constituer, le quatorzième ou le quinzième jour, un *bourbillon* de tissu rougeâtre, coloré en ocre très foncé par la bile, laquelle, à cette époque de la maladie, coule en très grande abondance et avec une teinte spéciale ; ce tissu sphacélé est implanté au centre d'une vaste ulcération et adhère encore par sa base. Le lendemain, ce bourbillon, entièrement détaché et cédant au moindre effort, laisse à sa place une ulcération profonde dont le fond repose ordinairement sur la tunique musculeuse. Quelquefois cinq ou six ulcérations de cette nature se voient sur une seule glande agminée de Peyer, et lui donnent un aspect fongueux, inégal, bien propre à faire méconnaître l'existence de la glande qui est le siège d'une pareille désorganisation. Tout autour, des ulcères isolés occupent la place des cryptes solitaires, détruites par le même travail inflammatoire. Les ganglions mésentériques, d'une teinte lie de vin, sont ramollis pour la plupart, et se résolvent presque en bouillie, lorsqu'on les incise et qu'on les presse entre les doigts.

Dès les dix-septième et dix-huitième jours, les bords des ulcérations s'affaissent, leur fond diminue de profondeur, la tuméfaction qui les circonscrivait commence à disparaître. Les dix-neuvième, vingtième et vingt et unième jours, elles sont devenues superficielles et tendent à cicatrisation. Celle-ci est complète le vingt-cinquième jour ; mais les cicatrices ne sont généralement affermies que le trentième jour ; quelques ulcérations persistent cependant encore, quinze, vingt, trente jours de plus, surtout dans les glandes qui occupent la fin du petit intestin.

Telle est l'éruption dothiénentérique, telles sont les différentes phases par lesquelles elle passe. Son lieu d'élection est la dernière portion de l'iléon ; et lorsque les boutons n'occupent que trois, six à dix pouces de l'intestin grêle, ce sont les trois, les dix derniers pouces de l'iléon, l'éruption se montrant d'autant plus confluente qu'on l'examine plus près de la valvule idéo-cæcale ; jamais nous n'avons trouvé de pustules au delà de la seconde partie du jéjunum, en remontant vers le duodénum et vers l'estomac ; dans le gros intestin, elles sont d'autant plus nombreuses qu'elles se rapprochent davantage du cæcum.

Messieurs, ces lésions intestinales, vous les trouverez constamment à l'ouverture du corps des individus qui auront succombé à la fièvre typhoïde, quelle que soit la forme que cette maladie ait revêtue, quelle qu'ait été l'intensité ou la variété des symptômes qui l'auront accompagnée, pourvu toutefois que ces individus soient morts après le cinquième jour, époque où, comme nous l'avons dit, ces lésions commencent à apparaître.

A propos de cette lésion de l'intestin, je dois et je veux vous parler d'une théorie de Virchow. Pour le célèbre anatomiste et pour les histologistes contemporains, les follicules clos de l'intestin et des plaques de Peyer d'une part, les glomérules de Malpighi dans la rate d'autre part, ont la même structure et, partant, les mêmes fonctions que les glandes lymphatiques ; c'est un tissu *adénoïde*. Et puisqu'ils admettent comme démontré que les glandes lymphatiques font les leucocytes, il s'ensuit que l'hypertrophie des follicules clos, des plaques de Peyer et de la rate dans la fièvre typhoïde, entraîne la production exagérée des leucocytes, c'est-à-dire la *leucocytose*, au moins dans les premiers temps de la maladie[1].

Plus tard, la prolifération excessive des éléments lymphoïdes et des noyaux distendant les mailles fibreuses du tissu adénoïde, en vaincrait la résistance et en provoquerait la destruction. Alors bien évidemment la leucocytose doit cesser.

Au fond, tout cela n'est que l'exposition matérielle des faits, envisagés au point de vue microscopique. Mais la question n'a pas avancé d'un pas. Et s'il y a, ce qui est vrai, une semblable prolifération du tissu adénoïde des plaques de Peyer dans quelques maladies, le choléra par exemple, cependant la marche de l'altération anatomique, comme aussi celle des symptômes, est bien différente. Et c'est cette différence même qui fait le fond de la maladie. C'est parce que *l'impetus* morbide (et vous pouvez substituer tel mot que vous voudrez à celui-ci), c'est parce que *l'impetus* morbide est différent que la lésion est dissemblable et la symptomatologie distincte. On en est donc réduit, malgré les investigations microscopiques et même à cause de celles-ci, à chercher dans les causes productrices, dans la contagion, l'épidémicité et la symptomalogie, les caractères spécifiques de la dothiénentérie, dont les lésions de l'intestin comme celles des autres organes sont l'effet et non la cause.

La description que je vous ai donnée, messieurs, vous montre l'éruption intestinale procédant avec un ordre, une netteté comparables seulement à ce que nous observons dans la variole discrète. Je ne voudrais pas laisser dans votre esprit une idée fausse, et je tiens à vous dire ici que, si la description que je viens de faire répond au plus grand nombre des cas, il y a assez souvent, dans la forme, dans la marche de l'énanthème intestinal, des modifications qu'il serait inutile d'indiquer ici, mais qui impriment à l'éruption des caractères s'éloignant un peu de ceux que je viens de décrire.

On a cité des faits dans lesquels il n'y avait pas eu d'altération appréciable des glandes de Peyer, mais ce sont ici des faits aussi exceptionnels que peuvent l'être ceux de la variole sans éruption, et peut-être s'agissait-il alors de cas du *typhus fevert* des Anglais (*typhus exanthematicus* des Allemands). Ajoutons que fort souvent des maladies graves peuvent, pendant les premiers jours, simuler une dothiénentérie, et donner le change à des médecins peu attentifs ou inexpérimentés. Vous avez vu un assez grand nombre de cas dans lesquels les phénomènes généraux, à peine prononcés, consistaient uniquement en du malaise, en de la cour-

---

1. Virchow, *la Pathologie cellulaire*, 4e édition revue par le Dr Strauss, Paris, 1874.

bature, en un certain degré d'embarras gastrique ; la langue, légèrement rouge à la pointe et aux bords, couverte d'un enduit blanchâtre peu épais, était cependant un peu tuméfiée, comme l'indiquait l'impression des dents ; il y avait de l'anorexie, le mouvement fébrile était très modéré ou n'existait pas, et quelquefois même le pouls était tombé au-dessous de la normale ; la peau avait une certaine sécheresse ; les évacuations alvines étaient à peu près nulles ou conservaient leur régularité habituelle. Cet état, qui se prolongeait chez nos malades douze, quinze, vingt et même trente jours, est, en quelques circonstances, assez peu violent pour que les individus soient forcés de s'aliter ; mais, d'autres fois, après avoir ainsi traîné pendant douze et quatorze jours, le malade est pris tout à coup d'accidents sérieux, soit sans cause appréciable, soit à l'occasion d'une indigestion qu'il s'est donnée en mangeant même modérément ; et la maladie se déclare alors avec des symptômes plus nettement caractérisés et plus ou moins graves. Eh bien ! dans ces cas de dothiénentérie légère qu'on a appelée *latente*, vous auriez pu constater la présence de l'éruption intestinale aussi bien que dans le cas où la maladie s'était montrée avec un appareil formidable de symptômes.

Il ne faudrait pas croire cependant que cette éruption furonculeuse de l'intestin soit la maladie tout entière, que celle-ci ne soit rien autre chose qu'une phlegmasie, qu'une entérite, comme l'ont prétendu ceux qui l'ont désignée sous le nom d'*entérite folliculeuse* ; il ne faudrait pas croire que les symptômes généraux soient sous la dépendance absolue des accidents locaux, d'autant plus violents que les altérations intestinales sont plus profondes et plus étendues. Cette entérite de nature toute spéciale qui caractérise, à l'autopsie, la fièvre typhoïde, n'en est qu'un élément. Ainsi que le faisait observer Laennec, les altérations du tube digestif, dans cette maladie, ne sont pas plus la cause des symptômes généraux qui l'accompagnent et la caractérisent au lit du malade, que les éruptions varioliques, morbilleuses et scarlatineuses ne sont la cause de la variole, de la rougeole et de la scarlatine. Elles en sont si peu la cause que, ainsi que nous l'avons dit, en quelques cas, très exceptionnels à la vérité, on les a vus manquer, que toujours elles sont postérieures dans leur développement aux manifestations symptomatiques de la fièvre. Enfin, si dans des cas légers il se peut qu'il n'existe qu'une éruption dothiénentérique très discrète, on a cité des faits dans lesquels la mort, brusquement survenue à la suite d'une perforation intestinale, avait montré une éruption des plus confluentes et de nombreuses ulcérations, tandis que, par opposition, on n'avait rencontré qu'une ou deux plaques de Peyer malades dans d'autres cas où l'individu avait succombé vers le quinzième jour d'une fièvre typhoïde qui s'était manifestée par les symptômes généraux les plus violents. Pour nous résumer : en général, dans la dothiénentérie, contrairement à ce qui a lieu dans les autres fièvres éruptives, notamment dans la variole et la scarlatine, *la gravité des symptômes généraux n'est pas en rapport avec l'intensité de l'éruption elle-même.*

Celle-ci, en tant que manifestation locale, n'en mérite pas moins d'être prise en sérieuse considération, car elle explique ces accidents consécutifs, ces douleurs intestinales qui persistent souvent pendant si longtemps, pendant des semaines, des mois, après la guérison de la fièvre typhoïde; car, pendant la durée de celle-ci, elle devient trop souvent le point de départ d'une complication mortelle. Au moment où la maladie est arrivée vers le quinzième ou seizième jour, le bourbillon furonculeux se détache, il s'est produit une ulcération qui, détruisant plus ou moins profondément les tuniques de l'intestin, peut aller, quelques jours plus tard, jusqu'à le perforer. Vous aurez à redouter, durant tout le temps que les ulcérations mettent à se cicatriser, ces *perforations intestinales*, qui déterminent le développement d'une péritonite suraiguë et tuent le malade avec une effroyable rapidité; vous les verrez survenir, non seulement dans les cas de fièvre typhoïde grave, mais encore dans ceux où la maladie avait revêtu des allures d'une telle bénignité apparente, que son diagnostic était embarrassant.

Vous connaissez les symptômes de la péritonite par perforation. Soit dans le cours de sa maladie, soit alors qu'il allait entrer en convalescence, l'individu est pris subitement d'une violente douleur du ventre, douleur que la pression exaspère et qui s'étend promptement à tout l'abdomen. En même temps surviennent des nausées et des vomissements incoercibles de matières vertes, porracées, des hoquets; la face, pâle, grippée, exprime la souffrance et l'anxiété auxquelles le malheureux est en proie; la fièvre est considérable, le pouls fréquent, petit; l'urine se supprime, la peau se couvre d'une sueur visqueuse, et le malade succombe dans un espace de temps plus ou moins court.

A l'autopsie, on reconnaît les lésions de la péritonite suraiguë, et, en examinant avec soin le tube digestif, on trouve bientôt la perforation qui en a été le point de départ; toujours elle siège au niveau des plaques ulcérées. Quelquefois il y en a plusieurs; mais dans d'autres circonstances, quelque attention qu'on mette à les rechercher, on ne peut en découvrir aucune trace; bien plus, c'est à peine si l'on constate l'existence de plaques de Peyer légèrement saillantes et ne présentant pas les moindres vestiges d'inflammation ni d'ulcération.

Dans ces cas, on a eu affaire à ces *péritonites développées spontanément*, dont mon ami le docteur Thirial a fait l'objet d'un intéressant travail communiqué à la Société de médecine des hôpitaux [1].

Voici un de ces faits : Une jeune fille de vingt et un ans présentait les symptômes d'une fièvre typhoïde assez bénigne; après vingt jours envi-

---

[1]. Voyez les n⁰ˢ 83, 84 et 85 de *l'Union médicale* pour l'année 1853.

ron de maladie, elle entrait en convalescence et elle commençait à prendre quelques aliments, lorsqu'à la suite d'une impression morale très vive, elle fut prise subitement de symptômes excessivement graves, tels que douleur dans le ventre, vomissements bilieux, altération profonde des traits, dépression du pouls, affaissement général.

A la vue de cet ensemble de symptômes, les médecins les plus éclairés n'hésitèrent pas à diagnostiquer une péritonite produite par une perforation intestinale. On appliqua immédiatement sur le ventre vingt sangsues. Le jour suivant, on ne trouva, dans l'état de la malade, aucune espèce d'amélioration. Alors, d'après les résultats obtenus par Stokes (de Dublin) dans des cas analogues, on crut devoir recourir aux narcotiques à haute dose, et l'on prescrivit, en conséquence, 25 centigrammes d'extrait thébaïque pour les vingt-quatre heures ; et en même temps, on recommanda l'abstinence la plus complète de boissons et l'immobilité la plus absolue.

Malgré tous ces moyens, les vomissements persistaient toujours ; la langue devint sèche, et les autres accidents ne s'amendèrent en rien. Seulement, la douleur du ventre, qui d'ailleurs était assez supportable dès le premier jour, était devenue à peu près nulle le troisième jour, et n'était perçue par la malade que lorsqu'on venait à exercer sur l'abdomen une assez forte pression.

Les mêmes moyens furent continués ; mais dans la soirée, c'est-à-dire environ soixante et douze heures après le début des premiers accidents, la malade expira.

L'autopsie démontra l'existence d'une péritonite. Le paquet intestinal, dans la plus grande partie de son étendue, était tapissé çà et là d'une couche de lymphe plastique molle et récente. De plus, le fond du bassin contenait quatre à cinq onces d'un liquide laiteux, de nature purulente. Le mésentère surtout était recouvert de concrétions pseudo-membraneuses plus ou moins épaisses, mais très peu consistantes.

Malgré toutes les recherches possibles, on ne put découvrir nulle part la moindre perforation intestinale, pas plus au lieu d'élection que dans toute autre portion de l'intestin. — Le tube intestinal fut trouvé parfaitement sain ; seulement, vers la fin de l'iléon, et surtout au niveau de la valvule, il y avait quatre ou cinq plaques sans saillie, mais offrant une coloration noirâtre : c'étaient des glandes de Peyer qui avaient été malades, et qui étaient arrivées à la période de résolution ; mais nulle part on ne pouvait découvrir ni ulcération ni érosion. Les autres organes abdominaux étaient sains ; la rate se montrait petite et ferme, le foie à l'état normal, les poumons légèrement engoués vers leur partie postérieure.

Deux cas analogues sont rapportés dans le livre de M. le professeur Jenner (de Londres).

S'il est permis de croire qu'un certain nombre de cas de guérison de perforations intestinales ne sont probablement rien autre chose que des cas analogues à celui-ci, cependant, messieurs, le fait suivant que vous venez d'observer dans les salles de la Clinique met en lumière la possibilité de cette guérison et le mécanisme par lequel elle s'opère ; il montre aussi de quelle façon peuvent se produire d'autres péritonites sans perforation, que l'on pourrait appeler par propagation.

Vous vous rappelez cette femme qui était couchée au n° 31 de la salle Saint-Bernard. Sortie trois jours auparavant de l'hôpital Saint-Louis, où elle avait eu une dothiénentérie grave qui avait duré six semaines, elle était pâle et amaigrie, et nous lui trouvions une fièvre assez vive. Elle accusait dans le bas-ventre des douleurs que la pression exagérait ; de plus elle avait de la diarrhée et des vomissements bilieux jaunâtres. Nous constations en outre un gonflement notable du foie et de la rate.

Nous diagnostiquâmes une péritonite consécutive à la fièvre typhoïde, tout en supposant que la malade avait une rechute de dothiénentérie, ce que semblait nous indiquer la présence de quelques taches rosées récentes sur l'abdomen.

Six jours après son entrée à l'hôpital, les accidents de péritonite que nous avions combattus par l'administration du calomel à doses fractionnées, — 5 centigrammes donnés chaque jour, divisés en dix prises, — paraissaient calmés ; les douleurs étaient moindres et le ventre avait repris sa souplesse normale. Mais d'autres phénomènes d'une grande gravité s'étaient manifestés du côté des organes thoraciques. C'était une gêne considérable de la respiration, dont les mouvements étaient accélérés et fréquents. En auscultant la poitrine, nous entendions, en avant et en arrière de l'un et l'autre côté, des râles muqueux et sibilants très abondants ; plus abondants à droite, en arrière et en bas, où ils étaient aussi plus fins, sous-crépitants, et où nous constations également une diminution de la sonorité à la percussion. La parole était brève, haletante ; la fièvre était plus vive que les jours précédents.

Le lendemain, une expectoration abondante de crachats muqueux, adhérents au vase, quelques-uns ayant une teinte légèrement ocrée, nous indiquait que la bronchite avait pénétré profondément jusque dans les extrêmes ramifications des bronches, gagnant le parenchyme pulmonaire lui-même. La toux, les phénomènes stéthoscopiques, c'est-à-dire les râles muqueux sous-crépitants, fins, la diminution de la sonorité à la base, confirmaient le diagnostic. Néanmoins, comme il n'y avait ni souffle, ni râles crépitants, on ne pouvait prononcer le mot de pneumonie. Et en effet, cinq jours après, tout cet appareil de symptômes avait cédé ; malgré la diarrhée, nous avions donné le kermès à la dose de 50 centigrammes, administrés par pilules de 10 centigrammes, en ayant soin de prescrire une goutte de laudanum qui fut prise avec chaque pilule. La toux, l'expectoration, étaient moindres ; le son avait repris son timbre habituel là où nous avions noté sa diminution ; nous n'entendions plus que des râles sibilants, muqueux, gros ; la respiration était plus facile.

Les accidents abdominaux étaient restés stationnaires, et il n'y avait qu'un peu de diarrhée, qui céda enfin au sous-nitrate de bismuth associé à la craie, à la dose de 4 grammes de chaque, donné en huit prises dans le courant de la journée, lorsqu'au douzième jour survint un délire continu, en même temps que de la bouffissure générale, sans albuminurie, du muguet et des aphthes sur la membrane muqueuse de la langue et de la bouche. En présence de ces phénomènes nouveaux, nous prescrivîmes le quinquina à la dose d'un gramme dans du café noir. Les accidents persistèrent pendant quatre jours sans interruption, et la malade succomba le quinzième jour de son arrivée à l'Hôtel-Dieu.

A l'autopsie, nous trouvâmes les lésions appartenant à une péritonite généralisée. Tous les intestins étaient soudés entre eux par des adhérences pseudo-membraneuses, se détachant facilement. Ces adhérences circonscrivaient des sortes de loges remplies de pus, sans trace d'un épanchement de matières venues de la cavité intestinale. Sur la face concave du diaphragme, dans le petit bassin, le feuillet pariétal du péritoine était rouge, présentant des arborisations vasculaires et des stries purulentes.

En découvrant l'intestin, dont la surface séreuse était également couverte de matière purulente et d'arborisations vasculaires formant des plaques rouges, nous voyions par places, vers la partie inférieure de l'iléon, des taches d'un brun noirâtre, autour desquelles irradiaient des arborisations vasculaires plus prononcées que partout ailleurs. A ce niveau, le péritoine épaissi était froncé comme les bords d'une bourse à coulisse, les replis de la membrane séreuse convergeant tous vers les taches noires dont nous parlons.

L'intestin étant ouvert, nous trouvions que ces taches correspondaient à des ulcérations qui avaient détruit les couches muqueuse et musculaire, et arrivaient ainsi jusqu'à la couche séreuse qui en formait le fond.

Ces ulcérations des glandes de Peyer, caractéristiques de la dothiénentérie, au nombre de dix-huit à vingt, occupaient le dernier mètre de l'intestin grêle, et devenaient d'autant plus confluentes qu'on les trouvait plus près de la valvule iléo-cæcale. — Là toute la surface du tube digestif ne présentait qu'un vaste ulcère creusé profondément, déchiqueté sur les bords. Enfin, dans le dernier pied de l'iléon, nous trouvions, au centre de deux larges ulcérations, des perforations ayant à peu près la largeur d'une pièce de vingt centimes, à bords minces et noirâtres. Dans celle qui était la plus rapprochée du cæcum, flottaient des filaments noirâtres, débris du bourbillon furonculeux, au niveau duquel les perforations s'étaient faites.

Nous nous expliquions comment nous n'avions pas trouvé d'épanchement de matière intestinale dans le péritoine, en considérant que ces
perforations étaient bouchées par le fait des adhérences des intestins,
dont les anses étaient accolées les unes aux autres.

Toute la surface interne du tube digestif, dans ses dernières portions,
était arborisée ; ces arborisations étaient d'autant plus serrées qu'elles se
rapprochaient des parties ulcérées.

Les ganglions mésentériques, tuméfiés, étaient ramollis et réduits en
une pulpe rougeâtre.

Le tissu de la rate et du foie, dont le volume était considérablement
augmenté, était mou et s'écrasait sous la pression. — Les poumons,
congestionnés, ne présentaient pas d'hépatisation. — L'encéphale n'offrait
aucune lésion appréciable.

Ainsi que je vous l'ai dit, messieurs, ce fait permet de comprendre les
guérisons de perforations intestinales, dont les professeurs Stokes, Graves
(de Dublin), et d'autres médecins après eux, ont rapporté des exemples :
il nous montre aussi la pathogénie des péritonites sans perforation.

Celles-ci peuvent être la conséquence des ulcérations qui arrivent,
comme vous l'avez vu chez notre malade, jusqu'à la lame séreuse de
l'intestin, qu'elles enflamment sans la détruire. Supposez ces ulcérations en très petit nombre ou très éloignées les unes des autres, la péritonite qui se développera à leur niveau pourra rester circonscrite dans
un espace très limité et n'avoir pas de gravité ; mais supposez ou que
ces ulcérations soient nombreuses et confluentes, ou que l'inflammation de la membrane séreuse abdominale s'étende de proche en proche,
à la façon d'un érysipèle, la péritonite se généralisant pourra tuer le
malade.

Maintenant ces péritonites partielles vont vous expliquer la possibilité
de la guérison des perforations intestinales. Ces lésions, vous le savez,
n'amènent la mort que par le fait de la péritonite générale et violente que
provoquent les matières versées de l'intérieur du tube digestif dans la
cavité du péritoine. Or, quand des adhérences se sont établies entre les
anses intestinales consécutivement à l'inflammation de la membrane
séreuse qui les recouvre, l'épanchement des matières ne peut plus avoir
lieu, puisque les ouvertures des ulcérations se trouvent fermées par l'ac-
colement des intestins, et l'on conçoit que ces adhérences pouvant persister assez longtemps pour permettre à la solution de continuité de se cicatriser, le malade guérisse de cette complication.

C'est par ce mécanisme que la femme dont il vient être question n'a
pas succombé aussi rapidement que succombent d'ordinaire les individus
atteints de perforations. Chez elle, la mort a été la conséquence de la
péritonite généralisée produite par les ulcérations multiples de l'intestin
arrivant jusqu'à la membrane séreuse et non d'une péritonite générale

d'emblée, consécutive aux perforations et à l'épanchement des matières fécales, puisque, à l'autopsie, je vous l'ai fait observer, nous trouvions les anses des intestins accolées les unes aux autres, et empêchant par conséquent cet épanchement de se faire.

Quant au diagnostic, qu'elles soient spontanées, qu'elles soient causées ou non par des perforations, ces péritonites se manifestent par les mêmes symptômes. On a bien dit que la péritonite consécutive à la perforation pouvait se reconnaître à la spontanéité et à l'excessive acuité de la douleur, se manifestant d'abord dans la région du ventre occupée par le cæcum et par la deuxième partie de l'iléon, lieux d'élection des ulcérations intestinales, s'étendant bientôt de là dans tout l'abdomen, s'exaspérant à la pression; on a dit encore que dans la péritonite par perforation, il y avait toujours suppression d'urine, mais ce sont là des signes très peu certains d'un diagnostic différentiel que l'ouverture du corps permet seule d'établir.

On conçoit néanmoins que ce diagnostic ait une certaine importance au point de vue du pronostic, car la péritonite sans perforation ne présente pas la même gravité que la péritonite par perforation, qui est presque fatalement mortelle. Dans l'impossibilité où nous sommes de distinguer la nature de ces complications, nous devons craindre, lorsqu'elles arrivent, une terminaison funeste. Enfin, messieurs, vous comprendrez combien, en ayant égard aux altérations du tube digestif dans la dothiénentérie, vous devez être réservés dans le pronostic à porter de cette maladie, en songeant que dans les cas mêmes où elle s'était montrée sous les dehors de la plus absolue bénignité, au moment où, croyant votre malade quitte de tout accident, vous allez annoncer sa guérison, vous pourrez voir survenir cette perforation intestinale, terrible complication contre laquelle vous essayerez trop souvent en vain de lutter, ou une de ces péritonites sans perforation qui, bien que moins dangereuses, ont aussi leur gravité.

§ 2. — Hémorrhagies intestinales. — Fièvre putride hémorrhagique.

Une femme âgée de soixante-quatre ans, j'appelle votre attention sur son âge, car cette malade nous a présenté une des rares exceptions à la règle générale qui veut que la dothiénentérie n'attaque le plus habituellement que les jeunes sujets; — une femme âgée de soixante-quatre ans entrait le 7 mars 1859 à l'Hôtel-Dieu, où vous l'avez vu couchée au n° 31 de la salle Saint-Bernard. Elle succomba le septième jour de son arrivée, emportée par une complication dont je veux vous entretenir.

À son entrée dans nos salles, elle était dans la prostration et le délire. Le ventre paraissait indolent, on ne provoquait pas le gargouillement par la pression de la fosse iliaque; il n'y avait pas de diarrhée. Le pouls

était à 108; il y avait un peu de dyspnée avec quelques râles sous-crépitants à la base droite du thorax. La rate n'était point augmentée de volume. Nous apprenons que la maladie a commencé par du mal de tête et
des frissons.

Le lendemain nous constatons sur le ventre quelques taches ayant
quelques-uns des caractères des taches typhoïdes; trois jours plus tard
leur nature n'était plus douteuse. A ce moment il y avait une amélioration
marquée. Le soir, mon chef de clinique, M. Moynier, la voit mangeant
avec appétit un potage qu'elle trouve insuffisant, lorsque trois heures plus
tard, survient une hémorrhagie intestinale si abondante que le lit était
inondé et que le sang se répand sur le plancher de la salle. La malade
succombe en moins d'une heure après le début de cet accident.

A l'autopsie, on trouve les parties supérieures de l'intestin grêle saines,
mais les parties inférieures offrent les lésions suivantes : Les plaques de
Peyer sont profondément atteintes. A environ six à huit centimètres de
la valvule iléo-cæcale, il en existe une qui est ulcérée de telle façon que
la membrane séreuse est presque mise à nu. Ses bords sont boursouflés,
et sa surface est recouverte de détritus exhalant une odeur fétide. Un peu
plus haut, d'autres plaques, larges environ de 1 à 2 centimètres, laissent
voir la tunique musculeuse de l'intestin à nu. Ces plaques sont hypertro-
phiées, ramollies. Les follicules isolées présentent aussi des altérations
profondes. L'intestin est rempli d'une grande quantité de sang, qui a coloré la membrane muqueuse en rouge-noir. Du côté du cæcum, on retrouve des follicules isolés profondément ulcérés, et une grande quantité
de sang accumulé. Le tube digestif ne contient pas de matières fécales. Les
ganglions mésentériques sont confondus dans une masse énorme de
graisse. D'après l'examen de ces lésions, il est évident pour nous que la
maladie était arrivée au delà du quatorzième ou quinzième jour de son
début. La rate a son volume normal, mais elle est très ramollie. Le foie,
hypertrophié, a perdu sa consistance naturelle. Les deux poumons sont
congestionnés. Le cœur, dilaté, est rempli de caillots noirâtres. Le cerveau n'offre aucune lésion.

C'est, depuis sept ans, messieurs, le troisième exemple qui se présente
à moi d'individus mourant d'hémorrhagies intestinales dans le cours d'une
dothiénentérie. Dans les deux autres, les malades ne succombèrent pas
foudroyés par l'abondance de la perte du sang, comme la femme dont je
viens de vous rapporter l'histoire. L'un fut pris, au vingt-troisième ou
vingt-quatrième jour de la maladie, de ces accidents, qui se renouvelèrent
pendant trois ou quatre jours de suite, et mourut dans un état d'anémie,
de débilité profondes, déterminé par des hémorrhagies succcessives.
L'autre avait présenté, au dix-neuvième jour de la fièvre typhoïde, des
phénomènes nerveux ataxiques, lorsque survint une perte de sang modérée
à la suite de laquelle on constata, dans la situation du sujet, un amende-

ment notable qui persista pendant huit jours. Cependant les accidents nerveux se reproduisirent; survint une nouvelle hémorrhagie, puis une troisième. Les troubles de l'innervation, au lieu de se calmer, comme ils l'avaient fait d'abord, augmentèrent et enlevèrent le malade.

Les hémorrhagies intestinales sont des accidents qui se rencontrent fréquemment dans la dothiénentérie; peut-être même sont-elles encore plus fréquentes qu'on ne le croit généralement, si l'on en juge d'après les faits où à l'autopsie seulement leur existence a été révélée, lorsqu'en ouvrant le tube digestif on trouve une quantité plus ou moins considérable de sang qui n'avait pas dépassé la valvule iléo-cæcale. On conçoit que si, dans ces circonstances, une hémorrhagie un peu abondante peut être soupçonnée d'après les symptômes généraux qui la caractérisent, faiblesse plus grande du malade, pâleur subite des téguments, etc., une perte de sang très modérée peut passer tout à fait inaperçue. Le plus ordinairement l'hémorrhagie se fait jour au dehors, et suivant les cas, le sang est rendu presque pur, très reconnaissable ou bien altéré, sous forme de matière noirâtre ressemblant à du goudron, lorsqu'il a long-temps séjourné dans l'intestin.

Vous lirez, vous entendrez dire partout que ces hémorrhagies sont des complications sérieuses, et qu'elles ajoutent à la gravité de la maladie. Cette opinion est celle de médecins les plus recommandables; mais, ainsi présentée, elle est beaucoup trop absolue, et, pour mon compte, après m'être longtemps rangé à cet avis, je professe aujourd'hui une doctrine tout à fait opposée, à savoir, que les hémorrhagies intestinales, dans la fièvre typhoïde, loin d'avoir la gravité qu'on leur accorde, constituent le plus souvent un phénomène de favorable augure. C'est aussi la manière de voir de Graves. Lorsque je lus pour la première fois cette proposition dans les leçons cliniques du professeur de Dublin, étant encore sous l'empire des idées contraires dans lesquelles mon éducation médicale s'était faite, je fus d'abord étonné de voir un homme d'une aussi grande valeur, d'une aussi grande renommée, en désaccord avec ce que je croyais savoir. Une pareille autorité me donna à réfléchir, et, passant en revue les faits que j'avais observés moi-même, je me rappelai des guérisons qui avaient eu lieu dans des cas où j'avais eu affaire à ces accidents. Je portai dès lors sur ce point une attention plus soutenue, et si les trois cas dont je vous ai parlé tout à l'heure semblent venir confirmer ce qu'on a dit de la gravité des hémorrhagies intestinales, je pourrais leur en opposer d'autres, en bien plus grand nombre, à l'appui de la doctrine de Graves.

Sans aller les chercher ailleurs que dans les observations recueillies sous vos yeux, je vous rappellerai les deux suivants :

Une jeune fille âgée de vingt ans, d'une belle et vigoureuse constitution, entrait dans le service de la Clinique, au n° 5 de la salle Saint-Bernard, le 14 octobre 1857. Elle était malade depuis huit jours, mais n'avait été forcée de s'aliter que le quatrième jour. La dothiénentérie marchait régulièrement sans présenter d'autres phénomènes qu'un abattement considérable, la fièvre et la diarrhée étant d'ailleurs très modérées, lorsque le 18 octobre, au douzième jour de sa maladie, cette jeune fille eut une *hémorrhagie intestinale abondante;* elle rendit à peu près un vase de nuit d'un sang noir, liquide et d'une odeur très fétide. Cet accident se répéta le lendemain, et le sang fut rendu en même quantité; le troisième jour les garde-robes étaient encore noires et fétides.

Les symptômes généraux étaient peu alarmants, à partir de cette époque ils s'amendèrent notablement : la fièvre tomba graduellement de jour en jour, et la malade sortit complètement guérie le 17 novembre, un peu plus d'un mois après son entrée à l'hôpital.

Un fait remarquable, c'est que, malgré ces deux énormes pertes de sang, la malade, qui était naturellement colorée, garda son teint habituel et ne parut nullement affaiblie.

L'année dernière, un homme de vingt-sept ans, grand, bien constitué, mais au teint blanc et aux cheveux blonds, arrivait le 10 juin au n° 16 de la salle Sainte-Agnès. Il était malade depuis onze jours d'une fièvre putride nettement caractérisée et de forme grave.

Habitant depuis peu Paris, où il exerçait la profession de journalier, il avait été languissant pendant une semaine, se plaignant de maux de tête violents, lorsque le 7 juin, il fut forcé de garder le lit. Les symptômes de l'affection abdominale prédominaient, et étaient caractérisés par un ballonnement considérable du ventre, par une diarrhée fréquente et abondante; la fièvre était vive, la langue d'une sécheresse notable; enfin il y avait du délire.

Le 23 juin, au vingt-quatrième jour du début de sa dothiénentérie, ce jeune homme rendit dans la journée trois garde-robes abondantes, composées d'un sang noir, liquide, mélangé de quelques caillots. Aussitôt après cette hémorrhagie, nous constations un mieux sensible; le soir on notait : fièvre modérée, peau sans chaleur anomale; le malade se trouvait plus à son aise et demandait à manger; cependant la langue était toujours poisseuse, rouge et sèche au milieu.

Le lendemain, il y avait eu, depuis les évacutions sanglantes de la veille, trois garde-robes diarrhéiques ordinaires; la langue était humide sans être rouge, avec un léger enduit blanc jaunâtre à la base. Le pouls, qui jusque-là montait au-dessus de 120, était descendu à 80.

Cependant le malade souffrait d'une éruption ecthymateuse qui, dès le premier septénaire de sa fièvre, s'était déclarée sur les fesses, sur le dos, sur les cuisses. Au niveau du sacrum, les pustules s'étaient converties en des eschares larges, mais peu profondes, n'intéressant pas toute l'épaisseur du derme ; leur fond était grisâtre. Pour combattre ces complications occasionnées par le contact des urines, des matières excrémentitielles, et par la pression exercée sur les parties affectées dans le décubitus dorsal que l'individu n'avait pas quitté, nous imaginâmes de le coucher sur de la paille couverte d'un simple drap, comme cela se pratique chez les *gâteuses* de la Salpêtrière, lorsqu'on veut prévenir les excoriations du siège. Selon notre habitude, nous avions alimenté notre malade durant tout le temps de la maladie ; on augmenta un peu la quantité de potage qu'on lui donnait.

Les eschares se cicatrisaient, les pustules d'ecthyma qui n'étaient point encore ulcérées, se séchaient, l'état général se maintenait satisfaisant, lorsque le 26 survint une nouvelle hémorrhagie intestinale, compliquée cette fois d'épistaxis et d'écoulement par la bouche du sang venu des fosses nasales.

Nonobstant ce nouvel accident, la convalescence finit par s'établir, et le malade fut bientôt en état de quitter l'hôpital.

Ces faits sont positifs. J'en aurais d'autres à ajouter, tirés également de ma pratique ; d'autres encore qui ont été observés ailleurs par des médecins d'une expérience reconnue. Ainsi M. le docteur Ragaine (de Mortagne)[1] rapporte que sur 400 malades qu'ils a vus, 11 ont eu des hémorrhagies intestinales, et que ces 11 malades ont guéri. Tout récemment, M. le docteur Juteau (de Chartres) lisait, devant la Société médicale d'Eure-et-Loir, un travail fort intéressant sur une épidémie de fièvre dothiénentérique ; il déclarait que cinq de ses malades avaient été atteints d'hémorrhagie intestinale, et que tous avaient guéri.

Je ne voudrais pas cependant que l'on me fît dire que je regarde comme d'une innocuité absolue ces accidents considérés jusqu'à présent comme des complications toujours sérieuses.

Ces hémorrhagies intestinales sont, dans un trop grand nombre de cas encore, très graves. Par leur excessive abondance, elles peuvent foudroyer les malades, au même titre que toutes les autres pertes de sang, et vous avez entendu parler de morts causées par des épistaxis dont on ne pouvait se rendre maître ; ce sont des accidents redoutables, lorsque, se répétant, elles épuisent le malade, et le font tomber dans un état d'anémie et de débilité qui entraîne l'extinction des forces vitales, ou des troubles nerveux ataxiques, comme chez un des trois individus dont je vous ai parlé. Enfin, ces hémorrhagies intestinales sont encore des complications sérieuses, lorsque, coïncidant avec des hémorrhagies nasales, gingivales, pulmonaires, uréthrales, sous-cutanées, elles sont l'expression d'une dyscrasie contre laquelle les ressources de l'art sont impuissantes ; hémor-

1. Ragaine, *Mémoire sur une épidémie de fièvre typhoïde qui régna à Moulins-la-Marche pendant les années 1855 et 1856.*

rhagies qui sont un des caractères de la maladie que nos devanciers désignaient sous le nom de *fièvre putride* par excellence, et que nous appelons aujourd'hui *fièvre putride hémorrhagique;* mais, dans ces cas, ce ne sont pas, à proprement parler, les pertes de sang qui tuent; la mort arrive par le fait de cet état morbide particulier qui constitue la putridité.

Tout dernièrement, vous vous le rappelez, nous avons eu dans notre salle Saint-Bernard un exemple de cette fièvre putride hémorrhagique. C'était chez une femme de vingt-deux ans, couchée au n° 5. Accouchée depuis quatre mois, elle avait, disait-elle, toujours été parfaitement bien portante. Elle était malade depuis cinq jours, et, peu auparavant, ses règles avaient paru comme d'habitude. Sa maladie s'était annoncée par du mal de tête, des vertiges, des bourdonnements d'oreille qu'accompagnait une surdité assez prononcée, et par la fièvre. Tous ces phénomènes existaient encore lorsque nous vîmes cette femme à la première visite. La peau était chaude, le pouls à 108. La malade accusait une courbature générale, des douleurs dans les membres, principalement dans les jambes, et de la rachialgie. Elle souffrait également de la gorge; mais nous ne constations rien de notable dans cette région. La langue était très saburrale. Il y avait un peu de toux accompagnée d'une expectoration phlegmorrhagique. La malade se plaignait de ne pas pouvoir dormir; elle avait des rêvasseries; mais quand on lui parlait, elle répondait nettement aux questions.

Du côté de l'appareil digestif, nous notions des nausées et de la constipation. Nous prescrivîmes un purgatif composé de : calomel, 5 centigrammes, et de 1 gramme de jalap en poudre, à prendre un quart d'heure après le calomel.

Dans la nuit, il y eut un délire bruyant, loquace, mêlé de rires; l'expression du visage n'était pas hébétée; la fièvre était modérée, la peau modérément chaude; la langue, rouge, couverte d'un enduit saburral très épais à la base. En passant légèrement l'ongle sur le front, sur le ventre, sur les bras, nous voyions la tache cérébrale se produire très distinctement et persister un certain temps. Nous prescrivîmes le calomel à doses fractionnées, 5 centigrammes, divisés en dix paquets à prendre d'heure en heure.

Le troisième jour de l'entrée à l'hôpital, huitième du début de la maladie, le délire continuait, moins violent toutefois, et la malade répondait à nos questions. La tache cérébrale était très apparente et persistait longtemps; le ventre était indolent; le pouls à 108; les gencives étaient saignantes. On continua le traitement de la veille.

Le lendemain, encore du délire et de la surdité. Le pouls est fréquent et d'une grande mollesse. Il n'y avait toujours pas de diarrhée. Quelques taches rosées lenticulaires apparaissaient sur l'abdomen. Les gencives étaient encore saignantes, et de plus, en faisant coucher la malade sur le ventre, nous voyions d'énormes ecchymoses sur la partie postérieure du corps, en particulier sur le tronc et sur les bras. Ces taches ecchymotiques, qui présentaient une saillie à leur centre, se trouvaient également à la partie antérieure de la poitrine, autour du sein gauche.

A l'auscultation, on entendait quelques râles sous-crépitants à droite et à gauche, et du souffle dans la fosse sous-épineuse du côté droit.

Nous ordonnâmes : quinquina en poudre, 4 grammes, à prendre dans une infusion de café ; une potion avec : eau de Rabel, 4 grammes ; sirop de ratanhia, 40 grammes ; eau, 100 grammes. A donner par cuillerées à bouche. Enfin, comme tisane, de l'eau de Seltz et du lait glacé. L'agitation, le délire continuèrent, et de la diarrhée survint. Le ventre n'était pas ballonné. Les accidents thoraciques avaient augmenté. La respiration était haute, et le souffle, qui s'entendait toujours dans la fosse sous-épineuse à droite, s'entendait aussi à gauche à la base du poumon.

On remplaça le quinquina par un gramme de sulfate de quinine donné de la même façon.

Le onzième jour de la maladie, cette femme succomba. Les accidents cérébraux avaient persisté ; les accidents thoraciques s'étaient étendus, le souffle pouvant être perçu du haut en bas de la poitrine de chaque côté. La dyspnée était intense (56 inspirations par minute) ; le pouls à 136. Le sang s'écoulait par la bouche.

L'autopsie fut faite le lendemain. Dans les intestins, nous ne trouvâmes *pas de traces d'hémorrhagie*. A la partie inférieure de l'iléon, trois plaques de Peyer ramollies, mais non ulcérées. Quelques follicules isolés tuméfiés. Les ganglions mésentériques engorgés avaient une coloration rosée. — La rate, lie de vin foncée, était augmentée de volume. Son parenchyme était diffluent. — Le foie avait une consistance molle. — La partie postérieure des lobes inférieurs des deux poumons était le siège d'un engorgement apoplectique qui occupait toute leur étendue. Le tissu pulmonaire ramolli était noirâtre. — L'encéphale ne présentait qu'une très légère injection des méninges.

Par quel mécanisme s'opèrent les hémorrhagies intestinales dans la fièvre putride ? Souvent, à l'autopsie des individus enlevés par la dothiénentérie, on aperçoit, au fond des ulcérations de l'intestin, des vaisseaux mésaraïques à nu. On peut supposer alors que ces hémorrhagies sont dues à la désorganisation de l'un de ces vaisseaux rompu dans le travail d'élimination du bourbillon furonculeux. Toutefois, le plus ordinairement, pour ne pas dire toujours, les choses ne se passent pas ainsi. Le sang est exhalé par la surface muqueuse, absolument comme cela a lieu, dans un grand nombre d'autres cas, comme cela a lieu, par exemple, dans l'hématémèse, dans l'épistaxis. La *cause prochaine* de cette exhalation sanguine est une modification profonde éprouvée par le sang qui se trouve dans cet état qu'on a appelé *état de dissolution*, dont vous pourrez vous rendre compte en examinant les saignées faites dans les services de nos hôpitaux dirigés par les médecins qui ont recours aux émissions sanguines dans le traitement de la fièvre typhoïde. Ceux de vous qui ont suivi les excellentes cliniques de mon honorable et très savant collègue M. le professeur Bouillaud, le plus ardent défenseur de cette médication antiphlogistique, savent que le sang tiré de la veine ou obtenu par des ventouses scarifiées présente une diffluence essentiellement différente de celle que présente le sang des individus atteints d'une de ces maladies dites franchement inflammatoires, comme la pneumonie, le rhumatisme articulaire aigu. Ce caractère particulier du sang porté au plus haut degré dans la fièvre putride hémorrhagique dont je vous ai rappelé tout à l'heure un fait, cet état de dissolution du sang, vous le retrouverez encore dans certaines pyrexies, entre autres dans la fièvre jaune, cette singulière maladie dont les hémorrhagies intestinales et stomacales sont des phénomènes pathognomoniques, si bien que dans quelques contrées de l'Amérique du centre, dans les Antilles, où elle est endémique, on la connaît sous le nom vulgaire de *vomito negro* (vomissement noir). Dans la scarlatine, dans la diphthérie, dans la rougeole, dans la variole, cette diffluence du sang est le fait ordinaire, et c'est à elle qu'il faut attribuer les hémorrhagies intestinales, rénales, nasales, qui surviennent dans les cas analogues à ceux dont je vous ai parlé en traitant de ces maladies. Ici, pas plus que dans la fièvre jaune, il n'existe d'ulcérations intestinales sur le compte desquelles on puisse mettre les accidents. On comprend toutefois que ces lésions intestinales dans la dothiénentérie puissent favoriser la tendance à l'exhalation sanguine, de même que dans une variole, dans une rougeole, dans une scarlatine hémorrhagiques, dans la diphthérie, une excoriation de la membrane muqueuse nasale favorisera la production d'une épistaxis, de même qu'une surface dénudée par les vésicatoires deviendra plus facilement aussi le siège d'une hémorrhagie cutanée.

Les ulcérations de l'intestin sont si peu la condition essentielle de la production des hémorrhagies, que vous voyez souvent celles-ci survenir à une époque encore éloignée du moment où ces ulcérations se font.

Il y a quatre ans, j'étais mandé en consultation par M. le docteur Olliffe auprès d'une jeune Anglaise prise de ces accidents. Chez cette malade, l'hémorrhagie intestinale avait lieu au neuvième jour de la fièvre putride, et, à cette période de la maladie, on ne peut admettre l'existence des ulcérations, qui ne se forment guère, je vous l'ai dit, que du quatorzième au seizième jour. L'hémorrhagie dura deux jours ; elle fut si considérable, qu'elle occasionna une anémie profonde. Cependant, au quatorzième jour de la maladie, une amélioration sensible se manifesta dans l'état général, et, sept jours après, la fièvre typhoïde était tout à fait guérie ; il ne restait plus que l'anémie consécutive aux pertes excessives de sang.

Nous nous sommes demandé s'il n'y aurait pas lieu d'invoquer, en quelques circonstances, l'influence d'une *constitution médicale* régnante sur la production de ces hémorrhagies. Il y a quelques années, en même temps que nous observions ces accidents dans un certain nombre de nos fièvres typhoïdes, nous voyions aussi des hémorrhagies passives survenir chez d'autres malades ; nous observions des cas de *purpura hæmorrhagica*, de variole noire, et de nombreux exemples de ces éruptions pétéchiales scarlatiniformes que je vous ai signalées dans les varioloïdes au début.

Pour lutter contre les hémorrhagies intestinales, vous m'avez vu donner aux malades des préparations de ratanhia et d'acide sulfurique. Je prescris en effet habituellement la potion suivante, qui doit être administrée par cuillerées dans le courant de la journée : eau de Rabel, 4 grammes ; sirop de ratanhia, 40 grammes ; eau, 100 grammes. Pour prévenir le retour des accidents lorsqu'ils se sont produits, c'est au quinquina que je m'adresse ; je fais prendre chaque jour 4 grammes de poudre de quinquina jaune dans une demi-tasse d'infusion de café noir. Pour arrêter le flux hémorrhagique au moment où il se produit, ce médicament n'a sans doute pas un effet assez immédiat ; mais, comme moyen de remédier à la disposition organique en vertu de laquelle ces hémorrhagies ne tarderaient pas à se renouveler, le quinquina en poudre possède une puissance incontestable. L'essence de térébenthine a encore été préconisée par Graves dans le traitement de ces hémorrhagies.

§ 3. — Altérations du rein et modifications des urines dans la dothiénentérie. — Albuminurie fréquente et urémie possible. — Altérations du cœur et troubles cardiaques. — Altérations du sang. — Dégénérescence granuleuse et cireuse des muscles striés. — Nature de cette dégénérescence et accidents consécutifs. — Marche spéciale de la température. — Elle est caractéristique. — Parallélisme entre cette marche de la chaleur et l'évolution des lésions intestinales.

Dans beaucoup de cas, dit Griesinger[1], on trouve, au plus fort de la dothiénentérie, une légère hypertrophie et une turgescence du parenchyme du *rein*, les épithéliums sont un peu tuméfiés, de fines granulations leur donnent un aspect trouble, et assez souvent les tubuli contiennent des cylindres hyalins. Dans la période de déclin de la maladie, on trouve plus habituellement la substance corticale décolorée, les épithéliums ont subi une véritable dégénérescence graisseuse ; ce n'est que tout à fait par exception que l'on constate les altérations d'une maladie de Bright aiguë bien accusée, c'est-à-dire une tuméfaction intense du rein et en particulier de la substance corticale, une coloration blanchâtre avec des stries

1. Griesinger, *Traité des maladies infectieuses,* traduction françaies, 2° édition Paris 1876.

d'injection intense, de l'hypertrophie des glomérules; c'est ce que l'on trouve quelquefois dans les cas où l'on a observé des symptômes d'*urémie* ou analogues à cet état morbide. Ce sont des lésions de cette dernière espèce, une hypertrophie des deux reins avec mélange d'injection et d'anémie commençante, mais prédominance d'injection, et une altération déjà considérable de la plupart des tubuli qui renfermaient des cylindres hyalins; ce sont des lésions de cette espèce, dis-je, que M. Peter a rencontrées chez un malade qui succomba dans le décours d'une fièvre typhoïde, à la fin de la cinquième semaine. Depuis une dizaine de jours, ce malade avait dans ses urines une quantité d'albumine graduellement croissante. Il était remarquablement pâle, à ce point que M. Peter cherchait si ce malade n'était pas en voie de tuberculisation, lorsque du délire apparut. Alors M. Peter n'hésita pas à rattacher ce délire du décours de la dothiénentérie, délire qui bientôt devint continu et très-intense, à l'urémie albuminurique, et pronostiqua une fin prochaine. Et c'est ce qui arriva. Ce fait n'est pas seulement intéressant parce qu'il nous fait voir que l'hyperémie rénale peut aller dans la dothiénentérie jusqu'aux lésions de la maladie de Bright aiguë, chose rare, comme le dit très bien Griesinger, mais possible et qu'on peut redouter ; il est intéressant encore, parce qu'il nous apprend à nous méfier de l'albuminurie intense et persistante en pareil cas, et à craindre l'urémie consécutive. Enfin il sert à comprendre, suivant M. Peter, la pathogénie de certains faits de délire dans le décours de la dothiénentérie, délire qu'on croit trop facilement être purement nerveux. En pareil cas, cherchez donc avec soin si les urines ne sont pas fortement albumineuses, et surtout si elles ne contiennent pas un certain nombre de cylindres hyalins. Il y a là une question de pronostic de la plus haute importance.

Vous comprenez maintenant quel intérêt s'attache à l'examen de l'urine dans la dothiénentérie. J'emprunte à Griesinger les détails que je vais vous dire.

Pendant la période d'état de la fièvre typhoïde, l'*urine* est ordinairement rare, et présente une coloration brune et d'un rouge intense; elle est presque toujours acide, claire et se trouble par le repos; il y a augmentation plus ou moins considérable de l'urée et diminution du chlorure de sodium. L'augmentation de l'urée est en rapport direct avec l'élévation de la température et une métamorphose régressive intense des tissus azotés. Ainsi que l'urée, les phosphates augmentent, mais non pas d'une manière aussi constante ni pendant aussi longtemps. De même la quantité d'acide urique s'accroît d'une manière continue pour diminuer au plus fort de la maladie. On trouve souvent de la leucine et de la tyrosine, et la présence de ces produits aurait presque toujours lieu dans les cas graves, d'après l'observation de Griesinger. L'urine renferme souvent du mucus, de l'épithélium de la muqueuse vésicale en état de dégénéres-

cence graisseuse, un léger catarrhe de la vessie existant souvent dans
la dothiénentérie.

Dans la période de rémission de la maladie, la sécrétion de l'urine
augmente ; la quantité d'eau y est plus considérable ; elle pâlit, et ces
changements sont d'un pronostic favorable. Dans les cas heureux, l'urine
conserve ces caractères jusque dans la convalescence, alors même que
l'état du malade éprouve de nombreuses variations ; quant à la proportion
de l'urée, elle diminue naturellement jusqu'au retour à l'état normal de
la nutrition. L'urine contient souvent de l'albumine, dans le tiers des cas
environ ; ordinairement cette albuminurie n'est que passagère et d'une
durée de quelques jours ; dans la majorité des cas, elle apparaît dans la
seconde semaine, souvent même dès la première. Comme dans les autres
maladies aiguës, cette albuminurie peut résulter d'une simple hyperémie
rénale, dont je vous ai donné tout à l'heure les caractères ; souvent elle
provient d'une néphrite dite catarrhale, d'un catarrhe du bassinet avec
élimination considérable de l'épithélium des tubuli des papilles et des
pyramides. La présence des cylindres pâles indique une néphrite diffuse
et la quantité de ces cylindres est en rapport nécessaire avec l'étendue
comme avec la gravité de cette forme de néphrite. En résumé, l'albuminurie rare et de courte durée n'est d'aucune importance, mais il n'en
saurait être ainsi lorsque l'albuminerie persiste longtemps et que la quantité d'albumine est considérable, que l'urine contient en même temps du
sang ; ou encore, et surtout, quand l'albuminurie survient pour la première fois à une période avancée de la maladie typhoïde, dans la quatrième ou la cinquième semaine ; alors, en effet, ou bien elle accompagne
une nouvelle complication grave, telle qu'une pneumonie, ou bien, ce qui
est plus grave encore, elle forme le début d'une véritable affection de
Bright, qui peut faire succomber le malade ou par le fait de l'urémie,
ainsi que je vous en ai cité un cas remarquable tout à l'heure, ou, ce qui
est plus rare, avec les hydropisies consécutives de cette lésion du rein.
L'urémie peut provoquer alors du délire, des vomissements, du coma ou
des crampes ; en pareil cas, examinez donc avec soin les urines.

Le tissu musculaire du *cœur* et l'*endocarde* peuvent subir des altérations assez importantes : le cœur est mou et d'un jaune gris, la fibre du
muscle est souvent pâle, flasque, facile à déchirer ; au microscope, elle
paraît en certains points comme infiltrée de fines granulations ; dans une
période plus avancée, elle a subi la dégénérescence graisseuse. Les altérations de l'endocarde consistent dans une sorte d'épaississement de la
membrane séreuse, surtout au niveau des lames de la valvule mitrale : il
y a turgescence avec rougeur vive plutôt qu'une prolifération des cellules de l'épithélium. Griesinger a vu un cas très remarquable d'endocardite récente de la valvule mitrale avec végétations chez un malade arrivé
au plus haut degré de la fièvre typhoïde et mort après un collapsus in-

tense et prolongé. Skoda a signalé la tuméfaction de l'endocarde et des valvules.

Ces altérations du cœur et de ses valvules nous expliquent un grand nombre des troubles de la circulation chez les dothiénentériques; ainsi l'affaiblissement de cette fonction s'annonçant par les stases veineuses et le refroidissement périphérique, aux mains, aux pieds, au front, au nez, aux joues; la petitesse, ou la fréquence, ou le ralentissement du pouls, comme aussi son irrégularité. En même temps, le visage pâlit, puis devient plus ou moins livide, les yeux s'excavent, la voix s'affaiblit, les mouvements sont sans force; alors, dit Griesinger, la température peut tomber au-dessous de la normale, ou s'élever encore; le premier cas est le plus fréquent, le second le plus dangereux. Cette faiblesse du cœur favorise la formation de caillots intracardiaques ou veineux, d'où peut résulter la mort subite par syncope ou par embolie pulmonaire qu'on observe parfois dans la période de décours de la fièvre typhoïde ou dans la convalescence. Quant aux signes qui trahissent l'endocardite valvulaire, ce sont les souffles de l'insuffisance mitrale, c'est-à-dire les souffles systoliques entendus vers la pointe du cœur. Cependant ces souffles peuvent encore dépendre, et Skoda en rapporte un bel exemple, d'une paralysie temporaire des muscles papillaires, ou muscles tenseurs des lames de la valvule mitrale[1].

Comme dans toutes les maladies infectieuses, MM. Coze et Feltz ont trouvé, dont la dothiénentérie, une altération des globules rouges du sang et de nombreuses bactéries. Les globules sanguins avaient cet aspect de marrons d'Inde que nous leur avons vu revêtir dans la variole, et par le fait de la présence de bactéries fixées aux globules, les leucocytes étaient plus abondants que dans du sang normal. Quant aux bactéries, elles existent en grand nombre dans le plasma du sang. Ces éléments sont très minces, leur subdivision leur donne l'aspect d'une chaînette et justifie le nom de *bactérium catenuiata* de Dujardin ; ils ont un mouvement vacillant et comme vermiculaire[2]. En somme, il n'y a rien là de caractéristique; ce qui ressort des recherches consciencieuses de MM. Coze et Feltz, c'est que des bactéries existent dans le sang des individus atteints de fièvre éruptive (variole, rougeole et scarlatine) ou de fièvre putride (dothiénentérie); que les globules rouges sont altérés dans ces diverses maladies à peu près de la même façon par la juxtaposition de ces bactéries (déformation en marron d'Inde); mais la caractéristique des bactéries dans ces maladies si différentes nous manque encore. Ce sera, nous l'espérons, l'œuvre de l'avenir.

1. Ce cas, emprunté au *Wiener med. Zeitung*, est cité en note dans la traduction française des *Maladies infectieuses* de Griesinger. Paris 1876.
2. Coze et Feltz, *Recherches cliniques et expérimentales sur les maladies infectieuses*. Paris 1872.

Une autre lésion plus particulièrement propre à la dothiénentérie a été découverte par le professeur Zenker, alors qu'il était prosecteur de mon ami M. le docteur Walther (de Dresde), c'est la *dégénérescence granuleuse* et *cireuse* des muscles striés[1]. Déjà Rokitansky avait étudié à fond la variété graisseuse de la dégénérescence granuleuse ; plus tard, Virchow avait très exactement décrit la dégénérescence cireuse, en la rattachant à une myosite, et il expliquait par cette altération secondaire les ruptures musculaires observées pour la plupart dans des cas de fièvre typhoïde, mais M. Zenker a étudié avec le plus grand soin et sur un nombre considérable de sujets les diverses phases de cette altération des muscles dans la fièvre typhoïde. Il ne faudrait pas croire d'ailleurs que cette dégénérescence fût exclusivement propre à la fièvre typhoïde ; on l'a observée dans divers autres états morbides. Quoi qu'il en soit, voici ce qu'on observe dans la dothiénentérie.

Divers groupes de muscles striés sont le siège, dans la fièvre typhoïde, d'une dégénérescence qui est variable quant à son intensité et à son extension, mais qui n'est guère moins constante que les lésions caractéristiques de la membrane muqueuse de l'intestin. Cette dégénérescence est granuleuse ou cireuse.

La dégénérescence *granuleuse* est caractérisée, à l'examen microscopique, par le dépôt de molécules extrêmement fines dans la substance contractile des faisceaux musculaires. Il en résulte pour cette substance contractile une fragilité extrême, et, dans les faisceaux envahis, ces solutions de continuité possibles pendant la vie, alors que s'opère la contraction du muscle.

Dans la dégénérescence *cireuse*, la substance contractile des faisceaux primitifs est transformée en une masse complètement homogène, incolore, présentant un reflet très prononcé analogue à celui de la cire. Les stries transversales et les noyaux ont alors complètement disparu, tandis que le sarcolemme reste intact comme dans la dégénérescence granuleuse. Cette matière, d'aspect cireux, est une substance protéique provenant probablement d'une transformation de la fibrine musculaire ou syntonine. Les faisceaux altérés ont toujours augmenté de volume et parfois ont acquis un diamètre double de celui de l'état naturel. Comme dans le cas de dégénérescence granuleuse, ils sont devenus extrêmement fragiles, et sont le siège de fissures transversales multiples.

Indépendamment de ces ruptures du muscle, il peut résulter, de la dégénérescence granuleuse ou cireuse, des ruptures vasculaires ; d'où la production (dans l'épaisseur du muscle altéré, et suivant le diamètre des

---

1. Zenker, *Sur les altérations des muscles volontaires dans la fièvre typhoïde* (*Archives générales de médecine*, 1865). — C'est à ce travail que j'ai emprunté a plupart des détails qui vont suivre.

vaisseaux rompus) ou de petites ecchymoses, ou d'infiltrations sanguines plus ou moins étendues, ou de véritables foyers hémorrhagiques. Ces hémorrhagies se font surtout dans la deuxième ou la troisième semaine de la maladie.

Un accident consécutif, beaucoup plus rare, de la dégénérescence musculaire, est la suppuration. Seulement il semblerait qu'ici la dégénérescence du tissu contractile ne jouât qu'un rôle occasionnel, et que la suppuration fût la conséquence de l'irritation dont est le siège le périmysium (ou enveloppe des faisceaux primitifs). Ainsi c'est le périmysium qui suppurerait. Dans les cas ordinaires, il n'y a que prolifération celluleuse du périmysium, et cette hyperplasie aboutit à un travail de régénération du muscle ; mais qu'une irritation locale plus énergique se produise et dépasse les limites de l'hyperplasie normale, alors il se formera une quantité de cellules trop considérable pour qu'elles puissent passer par les phases ultérieures qui devraient les transformer en substance contractile ; ces cellules trop nombreuses seront vouées à la destruction et se transformeront en pus. Ainsi s'expliqueraient, histologiquement, l'inflammation du tissu musculaire et finalement sa suppuration.

L'association dans un même muscle des deux modes de dégénérescence granuleuse et cireuse ne prouve pas, suivant M. Zenker, que la dégénérescence cireuse, qui est la plus grave, soit la conséquence ultime de la dégénérescence granuleuse : les deux formes sont en effet distinctes l'une de l'autre dès leur début.

Voici maintenant quels sont, à l'œil nu, les caractères des muscles ainsi altérés : ces muscles paraissent complètement intacts dans tous les cas où la dégénérescence est peu avancée (ce qui fait comprendre comment elle a dû passer inaperçue avant l'emploi du microscope). Quant la lésion est plus considérable, il y a un changement de coloration très apparent, et, à mesure que la dégénérescence augmente, la décoloration s'accentue davantage : ainsi les muscles présentent d'abord une nuance d'un gris rosé de plus en plus pâle et paraissent finalement d'un gris jaunâtre, avec une très légère teinte rougeâtre ou brunâtre, qui peut même faire complètement défaut. Cette décoloration a lieu par taches très fines ou par traînées, correspondantes aux points où siège la dégénérescence. A l'incision, les muscles ainsi altérés ont un aspect comparable à celui de la chair de poisson.

Dans les premières phases de la maladie (deuxième et troisième septénaire), les muscles malades sont en général très tendus, la surface en est lisse, la substance sèche, friable et facilement déchirée. Ils sont de plus augmentés de volume, ce qui tient à l'épaississement qu'ont subi les faisceaux primitifs dégénérés. Enfin, dans les phases plus avancées de la maladie, les muscles sont relâchés, les surfaces de section présentent souvent un aspect humide, quelquefois même il y a une infiltration séreuse plus ou moins prononcée, non seulement du muscle, mais encore du tissu cellulaire lâche qui l'environne, sans qu'il existe d'ailleurs d'infiltration analogue dans d'autres parties du corps. Ce qui prouve bien que l'œdème est ici la conséquence du travail morbide qui s'est accompli dans le muscle. M. Walther a fréquemment constaté sur le vivant, et au niveau des muscles droits de l'abdomen, un léger œdème, correspondant à la lésion que je vous signale, et reconnaissable à la dépression que laissait le doigt fortement appuyé sur la peau. J'avoue ne pas avoir facilement retrouvé ce phénomène.

Les muscles envahis de préférence sont, d'après M. Zenker, en première ligne les adducteurs des cuisses et quelques muscles voisins, en seconde ligne les grands droits de l'abdomen et les pyramidaux. C'est dans les grands droits surtout qu'on a observé les hémorrhagies consécutives, et c'est même la lésion de ces muscles qui a conduit à la découverte de la dégénérescence dont le microscope a révélé la nature. Après ces muscles viennent les pectoraux, le transverse de l'abdomen, l'oblique interne, le sous-scapulaire, le triceps branchial, les jumeaux, le carré fémoral, le vaste interne. Seulement n'attachez pas à cet ordre de fréquence plus d'importance qu'il n'en mérite, attendu qu'il s'en faut bien que tous les muscles du corps aient été toujours examinés dans les autopsies.

Suivant M. Zenker, la dégénérescence musculaire serait constante dans la fièvre typhoïde; il l'a constatée en effet dans toutes les autopsies où il l'a recherchée. La dégénérescence cireuse est beaucoup plus fréquente que l'altération granuleuse : ainsi cet anatomiste a rencontré soixante et dix fois la première contre neuf fois la seconde.

La dégénérescence est généralement à son apogée vers la fin de la deuxième semaine; ce qui permet de présumer qu'elle débute avec la maladie même. L'altération persiste avec une égale intensité pendant la troisième et la quatrième semaine. C'est vers cette époque que paraît s'opérer la résorption des détritus de la substance contractile dégénérée; d'où le ramollissement des muscles, souvent accompagné d'infiltration séreuse, et, cliniquement, la possibilité de constater un léger œdème, ainsi que je vous ai dit que M. Walther l'avait observé.

Tous ces détails d'anatomie pathologique sont trop intéressants pour que je ne les porte pas à votre connaissance. La constance de l'altération des muscles dans la fièvre typhoïde prouve que cette altération fait partie intégrante de la dothiénentérie, et la généralisation de cette lésion démontre qu'elle n'est pas le résultat accidentel d'un travail morbide tout local, mais l'expression d'un trouble général de l'économie : le système musculaire est alors frappé comme le sont les autres systèmes.

Cependant, messieurs, là encore, je le crains bien, on a pris un effet consécutif pour une cause primitive. Évidemment la faiblesse et le dé-

sordre des fonctions locomotrices qui font tituber le malade au début
même de sa fièvre typhoïde, ne sont pas dus à une altération musculaire
qui n'existe pas encore, car elle n'a pas eu le temps de se produire ou ne
fait en tout cas que débuter. Ce qui détermine ces troubles fontionnels,
c'est l'état maladif du système cérébro-spinal. C'est parce que l'innervation se fait mal chez les dothiénentériques qu'on observe les troubles de
toutes les fonctions en général et ceux du système musculaire en particulier. Ce n'est que plus tard que se produisent les dégénérescences granuleuse et cireuse des muscles, par suite même des altérations de nutrition
qu'entraînent les troubles de la circulation. Ce sont ces troubles de la circulation qui produisent des hyperémies partout, et partout, consécutivement, ou des phlegmasies bâtardes, depuis longtemps signalées, ou ces
dégénérescences dont je viens de vous entretenir. C'est donc tout au plus
dans une période avancée, et surtout dans la convalescence de la dothiénentérie, que la dégénérescence granuleuse ou cireuse des muscles explique matériellement la faiblesse ressentie. D'ailleurs, et je ne peux
m'empêcher de vous le faire remarquer, la dégénérescence en question
frappe surtout au plus haut point les muscles droits de l'abdomen et les
adducteurs des cuisses, or je ne sache pas que ce soient ces muscles qui
jouent le principal rôle dans l'acte locomoteur. Il faut donc enregistrer
comme intéressantes ces recherches anatomiques, mais chercher ailleurs
la cause de cette faiblesse longtemps persistante, et cette cause, c'est
l'épuisement, épuisement par l'infection, qui a produit la fièvre; épuisement par les désordres nerveux de toute espèce, l'insomnie, le délire, les
convulsions ; épuisement par la diarrhée, par la suppuration au niveau des
eschares, par la gêne de l'hématose; épuisement enfin par l'inanition. N'y
a-t-il pas là plus de causes qu'il n'en faut pour expliquer la faiblesse consécutive, sans aller en chercher l'explication dans je ne sais quelle altération partielle des muscles? Et ne trouvez-vous pas comme moi que c'est
agir avec une certaine légèreté que de donner cette explication ou que
de l'accepter?

Je veux maintenant, messieurs, vous signaler les précieux renseignements cliniques que fournit le thermomètre dans la dothiénentérie.

Au début de cette fièvre, dont les symptômes se développent lentement,
on voit la *température* s'élever lentement aussi. C'est ce qui a lieu dans
les trois à cinq premiers jours, où chaque soir la température est de
8 dixièmes de degré à 1 degré plus élevée que le soir précédent, tandis
que, chaque matin, il y a une petite rémission d'environ 5 dixièmes de
degré sur le chiffre de la veille au soir. Ainsi toutes les vingt-quatre heures
on constate une élévation de température, de matin en matin comme de
soir en soir, bien qu'il y ait toutes les douze heures, du soir au matin,
une légère rémission. C'est de la sorte que, pour un de nos malades, la
chaleur qui, au premier jour, était de 37 degrés le matin, a suivi, pour

les quatre premiers jours, la marche que je vais essayer de vous représenter dans le tableau suivant :

Jour de la maladie.	Matin.	Soir.	Exacerbation du matin au soir.	Rémission du soir au matin.	Élévation de matin en matin.	Élévation de soir en soir.
1er	37°	38°,	1°,2	} 1°,4	0°,8	1°
2e	37°,8	39°,2	1°,4			
3e	38°,4	39°,8	1°,4	} 0°,8	0°,6	0°,6
4e	39°,4	40°,4	1°	} 0°,4	1°	0°,6

Somme des élévations du matin au soir. } 5°,0 — 1°,6 { Somme des rémissions du soir au matin.

Élévation définitive de la température au soir du 4e jour } = 3°,4

Ce tableau, dressé par mon chef de clinique, M. Peter, vous fait voir d'un seul coup d'œil la marche ascendante de la température qui, malgré les rémissions quotidiennes du soir au matin, n'en augmentait pas moins toutes les vingt-quatre heures, de matin en matin comme de soir en soir. D'un autre côté, vous voyez aussi dans ce tableau que, si la température était restée tous les matins ce qu'elle était tous les soirs, on aurait eu, au quatrième jour, une élévation définitive de 5 degrés; mais comme elle baissait tous les matins, l'élévation réelle au soir du quatrième jour par rapport au matin du premier n'a été que de 3°,4.

Ce tableau vous montre encore que c'est au soir du troisième et du quatrième jour que la température a oscillé aux environs de 40 degrés (39°,8 à 40°,4). Or c'est ce qui a lieu habituellement, et ces chiffres restent pendant longtemps ceux de l'exacerbation du soir (laquelle est en moyenne de 39°,5). De ces faits constatés pour la première fois par Thierfelder, Wunderlich a tiré les conclusions suivantes :

Toute maladie qui offre DÈS *le premier ou le second jour une température de 40 degrés n'est pas une fièvre typhoïde;*

Et, réciproquement :

Toute maladie où la température n'atteint pas encore au soir du quatrième jour le chiffre de 39° 5 n'est pas non plus une fièvre typhoïde.

Ai-je besoin d'insister, messieurs, sur l'importance clinique de ces données? Dès le premier jour, vous pouvez avec leur aide distinguer de la dothiénentérie la fièvre éphémère ou une fièvre éruptive, — telle que la scarlatine, par exemple, — et au cinquième jour d'une maladie douteuse encore, vous pouvez au moins affirmer qu'elle n'est pas une fièvre typhoïde. En voici la preuve tirée d'un excellent opuscule du docteur Ladame (de Neuchâtel) [1], auquel nous avons fait de nombreux emprunts:

« Au commencement de janvier 1864, dit ce jeune médecin, je fus appelé à remplacer celui des internes du professeur Griesinger qui était chargé du soin des fièvres typhoïdes, dans le bâtiment spécialement destiné aux maladies contagieuses, à l'hôpital cantonal de Zurich. Les cas de cette maladie étaient à cette époque graves et nombreux, et l'étudiant que je remplaçais venait lui-même d'être atteint de cette affection qu'il avait évidemment contractée par voie contagieuse. Attaché depuis quelques jours seulement au service des fiévreux, je fus atteint un matin à la clinique de légers frissons avec grande prostration de forces, anorexie et violents maux de tête. Je me mis au lit avec la certitude parfaite que je commençais une fièvre typhoïde, comme mon prédécesseur. Le soir, je pris ma température, le mercure tomba à 40 degrés ! Complètement tranquillisé, malgré la fièvre violente qui me faisait souffrir, j'entrais en effet dès le lendemain en convalescence, sans avoir subi d'autre traitement que la diète, des boissons rafraîchissantes et un quart de grain (un centigramme et demi) d'acétate de morphine. »

Je viens de vous dire, à propos de notre malade, que la température s'était graduellement élevée dans les quatre premiers jours de la première semaine. Dans les trois derniers jours de cette même semaine, elle fut à 40°,6 le soir et baissa de 6 à 8 dixièmes le matin. C'est ordinairement ce qui a lieu dans la seconde moitié de la première semaine, la température du soir se maintient au moins à 39°,5, habituellement à 40 degrés et au-dessus, la température du matin restant toujours plus basse d'un demi-degré, d'après les recherches de Wunderlich.

Cela vous démontre encore que si, appelé auprès d'un malade alité depuis plusieurs jours et présentant quelques symptômes qui vous font redouter la dothiénentérie, le thermomètre ne vous donne pas 39°,5 le soir, ou s'il indique une seule fois le matin la température normale de 37 degrés, vous pouvez affirmer qu'il n'a pas de fièvre typhoïde.

A la fin du stade initial, c'est-à-dire de la première semaine, la température a atteint le chiffre auquel elle se maintiendra pendant tout le cours de la fièvre. Il oscille aux alentours de 39°,5 qu'il dépasse rarement le soir et n'atteint presque jamais le matin, dans les cas légers. Dans certains cas plus graves, la température dépasse 39°,6 le matin comme le soir.

Je vous ai parlé des renseignements diagnostiques fournis par le ther-

---

1. Paul Ladame, le *Thermomètre au lit du malade*, Neufchâtel. 1866.

momètre. Voyons maintenant pour les indications pronostiques. Suivant Wunderlich, dit encore le docteur Ladame, c'est dans la seconde semaine que l'on pourra juger le mieux la marche ultérieure de la maladie d'après l'observation thermométrique.

1° Si les températures du soir se maintiennent entre 39°,5 et 40 degrés et que celles du matin soient d'un demi-degré à 1 degré plus basses, et que cela ait lieu régulièrement chaque jour, on peut augurer que l'affection sera bénigne et que le malade entrera en convalescence dès la troisième ou la quatrième semaine, surtout si la température commence à baisser légèrement le onzième, le douzième ou le quatorzième jour.

2° Dès que, dans la seconde semaine, les températures du matin se maintiennent à 39 degrés ou 39°,5 et que les températures du soir atteignent ou même dépassent 40°,5, sans qu'on observe vers le milieu de cette semaine un commencement de diminution de la chaleur, on peut être certain que la convalescence ne commencera pas avant la quatrième semaine au plus tôt.

3° Toutes les irrégularités qui surviennent dans la température pendant la deuxième semaine doivent éveiller l'attention.

4° Alors même que les plus hauts chiffres ne dépasseraient pas 40 degrés, c'est toujours un mauvais signe que la rémission n'ait pas lieu, dans la dernière moitié de la seconde semaine ou qu'il y ait une élévation vers la fin de cette semaine.

5° Le cas est très grave, quand le matin le thermomètre marque 40 degrés et au-dessus, le soir 41 et au-dessus, ou quand, vers la fin de la seconde semaine, l'élévation de la température est toujours croissante. D'une manière générale, on peut dire que le chiffre de 41 degrés ne se rencontre pas souvent et qu'on ne l'observe guère que dans les cas mortels. Vous voyez quelle est la valeur pronostique de ce chiffre. La température de 41°,5 et de 42 degrés indique fatalement la mort. On peut encore redouter celle-ci, lorsque la température du matin atteint ou dépasse plusieurs jours de suite 40 degrés.

Permettez-moi de rapprocher, au point de vue du pronostic, cette grande élévation de la température de la fréquence extrême du pouls. La dothiénentérie n'est pas une affection où le pouls soit fréquent, 100 à 110 pulsations est son rhythme normal; eh bien, quand dans cette fièvre, et chez un adulte, le pouls s'élève à 120 et au-dessus, le pronostic est aussi grave que quand la température atteint 41 degrés et davantage.

6° Dès le commencement de la troisième semaine, on peut distinguer avec la plus grande précision les cas légers des cas graves. Dans les premiers, on observe les *grandes rémissions matinales*, ainsi la température du matin est de 1 degré et demi et même 2 degrés plus basse que

celle du soir ; dans le cours de ce septénaire, cette température atteint
déjà la normale, tandis que celle du soir s'abaisse également vite, mais
n'arrive à la normale que vers le milieu de la quatrième semaine. Dans
les cas graves, au contraire, la température conserve le même type que
dans la seconde semaine, et c'est seulement à la fin de la troisième semaine ou au commencement de la quatrième qu'apparaissent les grandes
rémissions.

7° Le stade de défervescence n'est jamais rapide comme nous verrons
qu'il l'est dans le typhus exanthématique[1]. Il a lieu de différentes manières. Le plus souvent, les températures commencent à baisser considérablement le matin, ainsi que je viens de vous le dire, tandis que les exacerbations du soir restent encore les mêmes pendant quelques jours;
ainsi, je le répète, on peut avoir, le matin, des températures normales,
et le soir encore 39 et même 40 degrés. D'autres fois, pendant huit à dix
jours, la défervescence a lieu régulièrement et d'une manière parallèle,
le matin et le soir.

8° On peut affirmer l'entrée en convalescence à dater du jour où la
température est revenue le soir à la normale, c'est-à-dire à 37 degrés.

9° En général, la température s'élève au moment de la mort ou peu
d'heures auparavant.

Sur 15 cas mortels, les docteurs Thomas et A. Ladé[2] ont trouvé la température ultime :

5 fois de 40°,25 à 40°,70
2 — 41°,12 à 41°,25
7 — 42° à 42°,75

Ainsi sept fois la température atteignit ou dépassa 42 degrés ; ce qui
est une température *hyperpyrétique* pour Wunderlich, laquelle est nécessairement mortelle.

Presque toujours alors il y avait prédominance de symptômes nerveux, délire furieux, agitation excessive, puis épuisement, paralysie et
mort.

Cependant, en opposition à ces cas, je dois vous dire qu'il en est d'autres où la température est normale ou très basse. En même temps le
pouls est petit et très fréquent, la peau couverte d'une sueur froide, les
extrémités sont livides, en un mot, le malade meurt dans le *collapsus*,
quelquefois après une hémorrhagie.

Enfin, chez certains sujets, la mort a lieu sans que la température soit
très élevée ni très basse : les individus meurent alors épuisés, après une

1. Voyez, dans ce volume, la leçon sur le *Typhus*.
2. A. Ladé, *Recherches sur la température dans les maladies*, Genève, 1866.

diarrhée abondante et opiniâtre, avec du météorisme et au milieu de symptômes nerveux peu accusés[1].

Que si, maintenant, nous essayons de rapprocher la *marche* de la *température* de la *marche des lésions intestinales*, nous voyons qu'elles sont presque rigoureusement parallèles. Ainsi, vous vous rappelez que je vous ai dit[2] que l'altération des glandes de Peyer et des follicules isolés commençait du quatrième au cinquième jour, et je viens de vous dire que c'est à partir de ce moment que la température s'élève définitivement aux environs de 39°,5 et 40 degrés. Vous voyez qu'il y a parallélisme dans les deux phénomènes. Je vous ai dit encore que vers le dixième jour, dans les cas légers, la lésion des plaques pouvait marcher vers la résolution; or c'est précisément à ce moment (milieu du second septénaire) que nous venons de voir la température présenter les grandes rémissions matinales. Le parallélisme continue. A la fin du troisième septénaire la résolution de l'affection des plaques peut être complète, et c'est alors que la température du soir revient à la normale. Je vous ai dit encore que, dans des cas plus graves, la résolution avait lieu pour certaines plaques, tandis que d'autres augmentaient de volume et devenaient de plus en plus malades; de sorte que la lésion persistait jusqu'à la troisième et même la quatrième semaine, et nous venons de voir que, dans les cas graves, la défervescence ne se produisait que vers cette même époque; ce qui est encore du parallélisme.

En résumé, dans une première période ou période de formation et de développement des lésions (du début de la maladie à la seconde moitié de la seconde semaine), la fièvre est *continue* ou *légèrement rémittente*, c'est-à-dire que les températures sont fébriles le matin et le soir.

Dans une seconde période, période de résolution, de métamorphose régressive (troisième septénaire et au delà), la fièvre est *intermittente*; c'est-à-dire que la température est fébrile le soir et normale le matin.

Dans la convalescence, il n'y a pas de fièvre, et les températures sont normales ou basses le matin et le soir.

Enfin, pour vous donner une idée générale de la marche de la température dans la fièvre typhoïde, je vous dirai qu'il y a une *élévation lente* et graduelle de la courbe au début; puis un état stationnaire de la température avec légère rémission tous les matins; puis enfin une *défervescence lente* et régulière.

J'ajoute, pour terminer, que quand la défervescence n'a pas lieu en son temps ou que la température s'élève au moment où cette défervescence semblait commencer, c'est là l'indice d'une *complication* qu'il vous

1. A. Ladé, *op. cit.*
2. Voy. page 288 de ce volume.

faut rechercher avec soin, si elle n'est pas encore évidente par les symptômes. Là, encore, messieurs, le thermomètre peut donc vous être utile,
dans cette affection si insidieuse[1].

§ 4. — Taches rosées lenticulaires. — Éruptions successives. — Miliaire pellucide.
Taches bleues.

Je vous ai dit, messieurs, que tout en me refusant à admettre que les
taches rosées lenticulaires fussent l'éruption caractéristique par excellence
de la dothiénentérie, comme le veulent quelques auteurs pour lesquels
l'affection intestinale est une lésion secondaire, je ne leur en reconnais-
sais pas moins une grande valeur symptomatique.

Ces taches papuleuses, légèrement saillantes, de couleur rosée, disparaissant sous la pression du doigt, ne commencent à se montrer que du
septième au dixième jour de la maladie, et il n'est pas rare de les voir arriver
plus tard; mais alors les symptômes généraux, qui jusque-là avaient été
peu prononcés, se sont nettement caractérisés, ainsi que cela est arrivé
chez un jeune garçon de la salle Sainte-Agnès, qui, après ne nous avoir
présenté pendant quatorze jours qu'un peu d'abattement sans fièvre, avec
une langue légèrement saburrale, fut pris à cette époque d'accidents plus
sérieux, coïncidant avec l'apparition sur le ventre de l'éruption typhoïde.
Quelquefois aussi l'éruption ne se montre pas durant tout le cours de la
maladie; et, j'ai déjà appelé votre attention sur ce fait, dans plusieurs
épidémies qui ont régné dans certains départements on ne l'a jamais rencontrée.

Cette éruption ne se fait pas complètement du premier coup, comme
cela est la règle dans les fièvres exanthématiques. Quelques papules se
montrent d'abord; les jours suivants, d'autres se développent à leur tour.
Chaque tache, considérée isolément, dure de trois à quinze jours, de telle
sorte que celles qui ont apparu les premières s'éteignent lorsque de nouvelles commencent à se manifester. La durée totale de l'éruption, en
moyenne de huit jours, varie, comme termes extrêmes, entre trois, dix-
sept et même vingt jours.

Son abondance, sa persistance coïncident généralement avec une gravité plus grande, ou, pour mieux dire, avec une durée plus longue de la
maladie. Vous avez été plusieurs fois en demeure de vérifier ce fait chez
un assez grand nombre des individus soumis à notre observation. Ainsi,
dans deux cas où l'éruption de taches rosées lenticulaires avait totalement
fait défaut, vous avez vu la guérison arriver dès la fin du troisième sep-

1. Voy. Alf. Duclos, *Quelques recherches sur l'état de la température dans les
maladies*, Paris, 1864. — Hirtz, *Nouveau Dictionnaire de médecine et de chirurgie
pratiques*, Paris, 1867, t, VI, art. CHALEUR.

ténaire, comptant du moment où les malades avaient été forcés de garder le lit jusqu'au jour où la convalescence s'établit franchement. Cette durée fut la même chez six autres personnes qui ne nous présentèrent qu'un nombre de taches égal à celui que nous rencontrons le plus habituellement; mais elle dépassa ce terme dans onze cas où vous aviez constaté l'existence d'une éruption très confluente.

Cette coïncidence que je signale entre la confluence des taches rosées et la gravité de la dothiénentérie n'a été nulle part plus évidente que lorsque l'éruption, après avoir complètement disparu, se montrait de nouveau et quelquefois à plusieurs reprises successives. En même temps que nous voyons de nouvelles taches apparaître, souvent plus nombreuses qu'auparavant, nous voyons aussi les symptômes généraux de la maladie prendre une nouvelle intensité.

Une femme de dix-neuf ans, qui était au n° 25 de notre salle Saint-Bernard, avait été prise depuis huit jours de maux de tête, de douleurs abdominales, d'un sentiment de courbature générale. Le ventre n'était pas ballonné, mais on produisait le gargouillement dans la fosse iliaque droite. La fièvre était assez modérée; des taches typhoïdes se montraient déjà lors de l'arrivée de la malade à l'hôpital, et cette première éruption avait disparu, lorsqu'une seconde se manifesta au dix-huitième jour, au moment où les symptômes généraux s'étaient amendés depuis quatre jours. En même temps que ces taches apparaissaient pour la deuxième fois, il y eut une recrudescence des autres phénomènes morbides, prostration plus grande, mouvement fébrile plus prononcé, diarrhée plus abondante. Cinq jours après, les accidents se calmèrent, et le vingt-septième jour à partir du commencement de la maladie, la convalescence s'établissait assez franchement pour que, cinq jours plus tard, cette jeune femme fût en état de quitter l'hôpital.

Dans l'observation suivante, l'éruption exanthémateuse reparut à deux reprises différentes.

C'était chez une jeune femme que vous avez vu couchée au n° 30 de la même salle.

Malade depuis quinze jours, alitée depuis dix, à son arrivée à l'Hôtel-Dieu elle présentait tous les symptômes d'une fièvre typhoïde, et nous trouvions des taches rosées nombreuses; elles avaient disparu le treizième jour de la maladie. Le lendemain on notait de l'amélioration, moins de diarrhée, de ballonnement du ventre, moins de prostration.

Trois jours après, la malade avait eu des nausées; le ballonnement du ventre existait de nouveau, en même temps que le gargouillement. La fièvre était vive, et nous constations une *nouvelle éruption* aussi abondante que la première. Les accidents se calmèrent encore une fois. Les taches étaient complètement éteintes le vingt-septième jour, et le trentième, la convalescence paraissait assez assurée pour qu'on crût pouvoir donner à la malade une portion d'aliments solides, lorsque le trente-quatrième jour, survinrent pour la troisième fois des douleurs abdominales, du gargouillement, des nausées, des vomissements et de la diarrhée. La langue était rouge, sèche, dépouillée, la peau chaude, et les urines contenaient de l'albumine qui se coagulait par la chaleur.

Le lendemain, comme la seconde fois, apparut une *nouvelle éruption* de taches rosées, qui ne disparurent que le quarantième jour de la maladie, dont la convalescence fut enfin définitive le quarante-cinquième jour.

Dans ces deux cas, la recrudescence de la dothiénentérie ne put être rattachée à aucune cause appréciable; mais, dans un certain nombre de circonstances, elle peut être attribuée à des écarts de régime, à une indigestion, si difficile parfois à éviter chez les sujets indociles.

C'est ce qui a eu lieu pour une troisième malade, celle du n° 5 de la salle Saint-Bernard. Au vingt-huitième jour de sa dothiénentérie, cette femme, qui entrait en convalescence, eut une indigestion, et aussitôt fut reprise de délire et de fièvre. Le lendemain, l'éruption de taches rosées que nous avions une première fois constatée lors de l'entrée de la malade à l'hôpital et qui avait disparu, se déclara de nouveau; mais la recrudescence ne fut pas de longue durée. Les symptômes généraux s'apaisèrent; les taches étaient éteintes cinq jours après leur réapparition, et, à la fin du cinquième septénaire, la guérison était complète.

L'existence de cette éruption exanthématique à des époques fort éloignées de celle où elle a ordinairement disparu peut en imposer quelquefois, et lorsqu'on n'a pas suivi la maladie depuis le commencement, lorsqu'on manque de renseignements précis sur les antécédents, faire croire que la dothiénentérie entre dans une période moins avancée qu'elle ne l'est réellement.

A ce point de vue, une autopsie qui a été faite devant vous présente un intérêt considérable.

Un homme d'une trentaine d'années était amené à l'hôpital, ayant tous les symptômes d'une fièvre putride des plus graves. Le délire était violent, la fièvre intense, la peau chaude et sèche; le ventre, ballonné, était recouvert d'une éruption extrêmement confluente de taches rosées lenticulaires. Bien que les personnes qui l'avaient conduit à l'hôpital nous eussent dit qu'il était malade depuis trente-cinq jours, l'existence de cette éruption abondante nous donnait à penser que la fièvre typhoïde datait seulement de seize à dix-huit jours, suivant la règle ordinaire. Nous nous demandâmes si cet homme n'avait pas eu quelque autre affection qui aurait précédé.

Le malade mourut, et l'ouverture de son corps nous montra que la fièvre typhoïde remontait bien à trente ou trente-cinq jours; nous trouvâmes, en effet, les ulcérations intestinales en grande partie cicatrisées. Nous avions donc eu affaire à une éruption cutanée secondaire.

Pour expliquer ces recrudescences de la fièvre et ces éruptions successives, il semblerait que le virus morbide n'ait pas épuisé toute son action
dans une première explosion, et que l'économie ne puisse s'en débarrasser qu'après des efforts répétés. Ce ne sont point là des rechutes, encore moins des récidives : c'est toujours la même maladie, dont les accidents, momentanément interrompus, se répètent sous l'influence de la
même cause morbifique qui les a d'abord occasionnés. Quoique l'appareil
symptomatique soit très complet, quoique l'éruption cutanée se reproduise, la lésion caractéristique de l'intestin ne se renouvelle pas. Chez le
malade dont il vient d'être question, nous ne trouvâmes que des ulcérations cicatrisées, sans aucune trace d'éruption intestinale nouvelle.

La possibilité du retour des accidents, au moment où l'on croyait toucher à la convalescence, doit rendre le médecin très circonspect. Lorsqu'à
cette époque il pense pouvoir alimenter son malade, il doit le faire avec
une excessive prudence, et ne pas écouter un appétit souvent trompeur ;
il doit surtout être très réservé sur le pronostic dans toute dothiénentérie,
celle qui d'abord s'était montrée sous les dehors les plus bénins pouvant un jour avoir une recrudescence des plus sérieuses. Quant aux
éruptions successives, si elles n'impliquent pas d'une manière absolue la
gravité de la maladie, elles indiquent du moins sa plus longue durée,
et par conséquent permettent d'annoncer que la guérison va être retardée.

Il est encore deux autres espèces d'éruptions que je vous ai souvent fait
observer au lit du malade ; je ne parle point des *pétéchies*, de ces petites
taches d'un rouge violacé, ne s'effaçant pas sous la pression du doigt,
véritables ecchymoses sous-cutanées qui appartiennent à l'histoire de la
fièvre putride hémorrhagique et plus encore à l'histoire du typhus ; mais
je veux parler de la miliaire et des taches bleues.

La miliaire pellucide, improprement appelée *sudamina*, qui apparaît
ordinairement du onzième au vingtième jour, quelquefois plus tard, est
constituée par de petites bulles, arrondies et oblongues, ressemblant
alors à des larmes, remplies d'un liquide transparent. En nombre très
variable, souvent excessivement abondantes, elles occupent le ventre,
principalement le voisinage des aines, le devant du cou, la partie antérieure des aisselles : en certains cas, elles s'étendent au tronc tout entier,
et siègent aussi sur les membres. A peine visibles quand on ne les regarde pas en se mettant de côté et fort près du malade, elles font cependant une saillie assez notable pour être reconnues au toucher, à l'espèce
de rugosité que produisent les petites élevures qu'elles forment. Jamais
elles ne se développent sur la face.

Si cet exanthème se rencontre plus communément dans la fièvre typhoïde que dans toute autre maladie, il ne lui est pas exclusivement propre, et nous considérons, comme Huxham et comme M. le professeur

Bouillaud, que c'est tout simplement le symptôme d'un symptôme, la miliaire étant le plus ordinairement la conséquence des sueurs.

Vous avez encore vu, chez plusieurs malades, une éruption de taches particulières, d'une coloration bleuâtre. Ces *taches bleues*, vous en avez fait comme moi la remarque, ne se sont jamais manifestées que chez les individus dont la dothiénentérie était d'une très grande bénignité, et se terminait heureusement. Faut-il voir là une simple coïncidence, ou bien cette éruption spéciale serait-elle un caractère inhérent à la forme bénigne de la maladie? Ce sont des questions que je ne saurais résoudre.

§ 5. — Catarrhe intestinal dothiénentérique. — Sa spécificité. — Prédominance des affections catarrhales intestinales, pulmonaires, constituant ce qu'on a appelé les formes abdominale, thoracique.

Nous avions, messieurs, au n° 11 *ter* de la salle Sainte-Agnès, un garçon entré à l'Hôtel-Dieu depuis cinq jours avec des étourdissements, du mal de tête, une fièvre continue très vive, la langue rouge à la pointe, de la soif, de l'anorexie, quelques quintes de toux, et enfin une diarrhée abondante. Au premier abord, on pouvait croire à une fièvre typhoïde commençante; j'en eus un instant l'idée. Cependant la diarrhée avait débuté avec une telle brusquerie et avait été d'emblée d'une telle intensité, que je fis mes réserves, ne reconnaissant pas là les allures ordinaires de l'entérite qui accompagne la synoque putride, mais bien plutôt celles du catarrhe intestinal simple. J'ajournai donc mon diagnostic, car avant tout, dans des circonstances analogues à celles-ci, il importe de ne pas se prononcer d'une façon trop absolue. En effet, vingt-quatre heures après, la fièvre était tombée, et, le troisième jour, elle avait complètement cédé; les symptômes généraux s'amendaient également, la céphalalgie diminuait, l'appétit revenait en même temps que la diarrhée cessait elle-même. En somme, ce garçon avait été malade six jours au plus, et au bout de ces six jours il était revenu à son état de santé habituel.

Certes, messieurs, j'aurais eu beau jeu dans ces cas, si je m'étais prononcé définitivement dès ma première visite, d'après les apparences que présentait la maladie. Si, n'abandonnant pas pour un instant cette affection à sa marche naturelle, j'avais fait une médecine active au lieu de me borner à une prudente expectation, j'aurais pu croire et j'aurais pu vous dire que j'avais guéri en moins de six jours une dothiénentérie, comme prétendent faire les médecins qui ne tiennent aucun compte de la spécificité, comme prétendent surtout le faire les homœopathes. Je me serais trompé avec ces médecins, je me serais trompé avec ces homœopathes, je parle des homœopathes honnêtes, car, parmi eux, il est des distinctions à établir. Les uns, c'est le plus grand nombre, complètement ignorants et sans aucune espèce de conviction, ne voient, dans l'homœopathie, qu'un moyen d'arriver à la fortune, en attirant sur eux l'attention d'un public toujours ami du mystérieux; d'autres, plus coupables encore, charlatans éhontés de la pire espèce, instruits des choses de notre art, se trompent sciemment en trompant les malades; mais, à côté de ces hommes trop dignes du mépris dans lequel ils sont tombés, il en est d'autres instruits, consciencieux, convaincus de la vérité de la doctrine qu'ils embrassent : c'est à ceux-là seuls que je fais allusion.

Eh bien ! lorsque ces médecins pensent avoir enrayé dans leur cours des maladies dont la marche est fatalement déterminée, c'est qu'ils ne se placent pas au même point de vue que nous qui croyons à cette fatalité. Cela demande explication ! Pour prendre un exemple, lorsque nous inoculons la variole, la vaccine, nous savons d'avance que les germes morbifiques lèveront en produisant une maladie dont les caractères seront rigoureusement déterminés, et parfaitement dépendants de la nature de la cause de laquelle ils relèvent, absolument comme — la comparaison est exacte — le germe d'une plante lève en produisant les caractères spécifiques de l'espèce qui l'a fourni, et non pas d'une autre, un gland reproduisant un chêne, une graine de froment reproduisant du blé : cela est banal à force d'être vrai. Pour la maladie dont nous ne saisissons pas la cause première, les choses se passent de la même façon, c'est-à-dire que des causes différentes engendrent des espèces morbides différentes, ayant leurs manières d'être spéciales, leur marche à part; et, pour revenir à notre sujet, la cause morbifique qui engendre le catarrhe intestinal simple n'engendrera pas l'entérite catarrhale de la dothiénentérie, pas plus que le virus varioleux n'engendrera la scarlatine : l'un et l'autre ont leurs caractères propres, il y a une marche spéciale pour l'un et pour l'autre, et je ne suis pas de ceux qui croient que le premier peut se transformer dans le second, à moins de circonstances particulières, comme lorsque, sous une influence épidémique, un individu pris d'abord d'un simple catarrhe de l'intestin est atteint de fièvre putride qui imprime alors son cachet à cette entérite franche. Toutefois, en continuant la comparaison dont nous nous servions tout à l'heure, de même qu'il n'est pas facile, même avec la plus grande habitude, de distinguer les espèces végétales au moment où l'on n'en aperçoit que les folioles naissantes entre les cotylédons de la graine, de même qu'il faut attendre que la plante soit mieux formée pour dire la famille, le genre, l'espèce, la variété à laquelle elle appartient, de même il n'est pas facile de distinguer à quelle maladie on va avoir affaire lorsqu'elle n'est qu'à son début. Ainsi le catarrhe intestinal simple sera souvent confondu avec celui de la dothiénentérie, et il faudra quelques jours, dans bien des circonstances, avant qu'il soit possible de se prononcer. Un grand point en médecine est donc de connaître la marche naturelle des maladies, de savoir attendre un peu que leurs caractères soient nettement dessinés; il importe, avant d'instituer la thérapeutique, de savoir quels sont les cas où notre intervention devra être active, quels sont ceux où l'on devra s'en reposer sur les seuls efforts de la nature médicatrice, en se tenant toujours prêt à venir à son aide.

Le catarrhe intestinal de la dothiénentérie est donc un catarrhe de nature spécifique, et, comme les autres catarrhes, on peut chercher à le modérer; mais on essayerait en vain de le faire taire complètement. La diarrhée qui le caractérise est un des phénomènes les plus fréquents de la maladie : mais, pas plus que les autres, il n'est en rapport avec l'étendue ou l'intensité des altérations intestinales. Se déclarant dès les premières vingt-quatre heures, d'autres fois plus tard, par exemple du troisième au neuvième jour, ou même à une époque plus avancée, dans quelques circonstances tout à fait exceptionnelles le flux intestinal ne se manifeste pas, et, bien au contraire, il y a une *constipation* opiniâtre pendant toute la durée de la fièvre typhoïde. Vous en avez, messieurs, observé plusieurs exemples dans le service de la Clinique.

Dans la généralité des cas les garde-robes, au début rares et peu abondantes, varient le reste du temps de nombre et de nature. Tantôt le malade n'en a qu'une dans les vingt-quatre heures, tantôt il en a jusqu'à vingt et davantage. Les matières sont liquides, jaunâtres, verdâtres, quelquefois sous forme d'une bouillie stercorale, ou bien elles ont la consistance d'une purée à demi liquide; leur odeur est fétide, *sui generis*. Les évacuations se font ordinairement sans douleurs vives, et surtout jamais, ou presque jamais, elles ne sont accompagnées d'épreintes; elles peuvent être involontaires, ce qui arrive alors que le malade a du délire ou lorsqu'il est tombé dans une torpeur profonde, mais ce qui arrive aussi indépendamment de ces circonstances.

L'élément catarrhal de la maladie se retrouve encore du côté de l'appareil pulmonaire, où l'on constate toujours un certain degré de *bronchite* caractérisée à l'auscultation par des râles secs, humides, sibilants et muqueux, que l'on entend dès le début, ou tout au moins dans les premiers jours. La toux est généralement en rapport avec leur abondance ; l'expectoration est presque nulle, composée de crachats muqueux.

Ces affections catarrhales ne coexistent pas toujours, les accidents du côté du ventre se manifestent seuls, ou du moins dominent les autres, ce qu'on a appelé la *forme abdominale*. C'est principalement dans la dothiénentérie à forme muqueuse que nous rencontrons cette manifestation presque exclusive des accidents abdominaux, bien que ceux-ci s'observent encore dans les autres formes de la maladie.

A leur tour, quelles que soient encore les grandes manifestations symptomatiques générales, les accidents du côté de la poitrine peuvent prendre une notable intensité, et alors, ou bien il n'y a qu'une exagération du catarrhe bronchique habituel, ou bien l'inflammation a envahi le parenchyme pulmonaire : il y a une pneumonie dont l'existence se révèle à l'auscultation par les râles crépitants fins et le souffle bronchique ; à la percussion, par la matité dans le point correspondant. A l'autopsie, on trouve le poumon fortement congestionné, hépatisé, se déchirant sous les doigts, ce que nous avons noté chez le jeune garçon de la salle Sainte-Agnès, dont je vous rappellerai plus loin l'observation. Cette pneumonie dans le cours de la fièvre typhoïde est une complication des plus sérieuses ; elle aggrave singulièrement la situation du malade ; en outre, lorsqu'elle n'amène pas la mort immédiatement, l'affection pulmonaire peut persister durant la convalescence, qu'elle prolonge et qu'elle contrarie.

Aujourd'hui encore, vous avez au n° 28 de notre salle Saint-Bernard un exemple de ce qu'on appelle la *forme thoracique*. Mais ici, c'est le catarrhe bronchique qui prédomine sans qu'il y ait eu jamais inflammation parenchymateuse. La malade qui en est affectée est entrée à l'Hôtel-Dieu le 15 août dernier. Habitant Paris depuis deux ans et habituellement bien portante, elle était accouchée il y a sept mois, lorsque quinze jours avant son arrivée dans nos salles, elle fut prise d'un mal de tête avec douleur de ventre et diarrhée peu abondante. Depuis cette époque elle était tourmentée par des insomnies, et lorsque nous la vîmes nous constatâmes l'existence d'une éruption très abondante de taches rosées lenticulaires. Ce qui attira surtout notre attention et ce dont aussi cette femme se plaignait avant tout, c'était une dyspnée, une gêne considérable de la respiration, qui était en effet haute et accélérée. A la percussion, nous trouvions la poitrine résonnant partout également bien ; à l'auscultation, nous entendions dans toute l'étendue des poumons des râles muqueux assez gros au sommet, plus fins à la base. La fièvre était d'ailleurs très modérée.

§ 6. — Forme de la dothiénentérie : muqueuss, bilieuse, inflammatoire, adynamique, ataxique, spinale et cérébro-spinale, maligne.

Cette malade est encore à l'hôpital, et dans son observation, régulièrement prise jour par jour, vous pourrez voir que les accidents légers qu'elle éprouvait du côté du ventre avaient cédé le 19 août, que le 21 les garde-robes étaient devenues naturelles, que la fièvre était tombée ; mais que les accidents thoraciques ne se sont modifiés que très lentement. Il y a quelques jours, l'expectoration, de plus en plus abondante, a pris un aspect mucoso-puriforme ; les signes plessimétriques, stéthoscopiques, sont restés les mêmes, et la dyspnée n'a pas diminué. Aujourd'hui, trente-deuxième jour de la maladie, vous voyez cette femme à peu près dans le même état quant à son catarrhe bronchique. Vous la trouverez assise sur son lit, ayant toujours de l'oppression, des quintes de toux fréquentes, son crachoir est rempli d'une grande quantité de crachats mucoso-purulents. Cependant les fonctions digestives semblent avoir repris leur régularité normale, l'appétit est revenu, et cette femme mange une demi-portion d'aliments. Le mouvement fébrile est très modéré.

Un garçon maçon, âgé de seize ans, né dans le département de la Haute-Vienne et habitant Paris depuis quelques mois seulement, entra, le 14 juin, à l'Hôtel-Dieu, où il fut placé dans la salle Sainte-Agnès.

Nous le trouvâmes, le lendemain matin, dans l'état suivant, sans avoir pu avoir le moindre renseignement sur le début de la maladie dont il était atteint. Il avait une fièvre intense, le pouls à 100, régulier, mais mou. Sa stupeur était profonde; toute la nuit il avait déliré, et nous constations un strabisme convergent des deux yeux. La langue était rouge et sèche, le ventre ballonné, avec des gargouillements dans la fosse iliaque droite et de la diarrhée. Ces accidents augmentèrent chaque jour, et, le 17, nous notions en outre de la raideur des membres.

Le 19, cinq jours après son arrivée à l'hôpital, le malade mourait. Le matin, son aspect était déplorable : les yeux étaient hagards; les narines, les lèvres et les dents couvertes de fuliginosités; la langue sèche, fendillée, immobile entre les arcades dentaires; le ventre ballonné; le pouls d'une fréquence excessive, filiforme; la peau des mains froide, poisseuse, cyanosée comme dans le choléra; celle du corps, sèche et brûlante.

A l'autopsie, nous trouvâmes dans les intestins, distendus par une grande quantité de gaz : les glandes de Peyer tuméfiées, mais non ulcérées, quelques-unes formant un relief aussi épais qu'une pièce de cinq francs; quelques follicules isolés également tuméfiés; les ganglions mésentériques augmentés de volume. — La rate, hypertrophiée, mesurait 17 centimètres de long sur 13 de large. Son tissu se réduisait facilement en bouillie liquide. — Le foie, d'aspect noirâtre, ramolli, s'écrasant à la moindre pression, ne laissait plus distinguer à la coupe ses deux substances. — Les poumons, noirs, gorgés de sang, ramollis, se déchirant aisément, ne renfermaient pas de noyaux d'apoplexie. — Le cœur, pâle, anémié, contenait quelques caillots. — Les méninges n'offrant qu'un peu de vascularisation, sans épanchement opalin ni même louche au niveau des sillons, n'étaient ni épaissies, ni adhérentes à la substance cérébrale. Le cerveau ne présentait qu'un léger piqueté à la coupe.

Dans les deux mois qui précédèrent, vous aviez déjà vu, messieurs, deux autres malades atteints de fièvre typhoïde, chez lesquels, comme chez le garçon dont je viens de résumer l'observation, les mêmes troubles avaient prédominé. Ces deux malades, une femme et un homme, étaient sortis guéris : la femme rentra un mois après à l'hôpital de la Pitié, ayant eu une rechute; l'homme, âgé de dix-huit ans, qui avait longtemps été en danger de mort, quitta nos salles au trente-quatrième jour, complètement guéri de sa fièvre typhoïde et des plaies qui s'étaient faites au sacrum pendant la période grave de sa maladie.

Ce sont là des exemples de la *fièvre typhoïde adynamique*, dont nos devanciers avaient fait une maladie à part, comme on a fait des maladies à part de ses différentes formes, muqueuse, bilieuse, inflammatoire, ataxique, maligne, jusqu'au jour où les progrès de l'anatomie pathologique, et, en première ligne, les travaux de Bretonneau, ont permis de reconnaître que c'étaient, non des espèces nosologiques différentes, mais des variétés, des manières d'être distinctes d'une seule espèce.

Cependant, en ramenant toutes ces variétés à l'unité pathologique, fondée, avant tout, sur l'existence constante de l'éruption dothiénentérique, on ne saurait pourtant nier la prédominance d'un certain ordre de phénomènes qui impriment à la dothiénentérie un cachet particulier, et qu'il est important de prendre en considération au lit du malade, tant au point de vue du pronostic qu'au point de vue du traitement. Cette prédominance des phénomènes pathologiques n'est-elle pas marquée dans d'autres maladies, auxquelles elle imprime également un caractère spécial? Ne voyez-vous pas, par exemple, la pneumonie, le plus ordinairement franchement inflammatoire, être, dans quelques circonstances, bilieuse, adynamique, ataxique, maligne? Or c'est parce que la dothiénentérie est susceptible plus que toute autre maladie de présenter cette grande variété d'expressions symptomatiques dominantes que les anciens, qui n'avaient pu saisir leur unité pathologique, avaient fait autant de maladies à part de ces différentes formes.

La forme la plus simple est la *forme muqueuse;* elle se distingue des autres par ses caractères purement négatifs, sans cette prédominance accusée d'un ou de plusieurs phénomènes qui caractérisent les autres, Vous en avez vu, messieurs, un grand nombre d'exemples. C'étaient les cas dans lesquels les malades arrivaient à l'hôpital dans un état de prostration qui n'allait pas jusqu'à la stupeur, accusant un peu de céphalalgie, éprouvant des vertiges. Quelques-uns avaient de l'insomnie, d'autres un peu de délire léger. La fièvre était modérée, et souvent le pouls tombait au-dessous de la normale. Vous avez noté, en quelques circonstances, des épistaxis au début. Ordinairement ce phénomène manquait, et jamais sa présence ou son absence n'a eu d'influence sur la marche de la maladie.

Du côté des fonctions digestives, les manifestations de la fièvre typhoïde étaient plus prononcées. Les malades se plaignaient d'inappétence, d'un goût fade dans la bouche, d'une soif un peu vive. La langue, saburrale à un faible degré, était couverte d'un léger enduit blanchâtre, humide, large, gardant l'impression des dents, elle était rouge à la pointe et aux bords. Chez quelques-uns, il y eut des vomissements. Dans quelques cas, il y avait une diarrhée bilieuse, abondante; dans d'autres, c'était au contraire une opiniâtre constipation. Toujours on notait du gargouillement dans la fosse iliaque droite.

A l'auscultation, on constatait l'existence d'une bronchite catarrhale caractérisée par des râles sibilants, ronflants et muqueux, et donnant lieu à quelques quintes de toux accompagnées d'une expectoration de crachats muqueux.

Les taches rosées lenticulaires plus ou moins nombreuses ont manqué chez plusieurs malades, mais chez d'autres il y eut des éruptions successives.

Cette fièvre muqueuse appartient à la catégorie des dothiénentéries légères; mais elle peut se prolonger vingt, trente jours et au delà. Nous l'avons toujours vue se terminer heureusement, mais n'oubliez pas que même dans ces cas légers et dans d'autres plus légers encore auxquels on a donné le nom de *fièvre typhoïde latente*, la mort peut être le résultat imprévu d'une perforation, d'une hémorrhagie, ou d'une de ces péritonites spontanées dont je vous ai parlé. La convalescence est souvent très lente, et c'est dans ces cas que nous avons vu survenir des rechutes plus graves que la première attaque de la maladie.

Sous l'empire de certaines constitutions médicales, la maladie prend la *forme bilieuse*. Bien que, dans la ville, cette forme se soit présentée assez fréquenment dans ces derniers temps, nous n'en avons pas rencontré d'exemples nettement dessinés dans le service de la Clinique. Vous savez, messieurs, ce qui caractérise cette dothiénentérie à forme bilieuse. C'était un état saburral plus prononcé que dans la forme précédente; le teint est jaune, surtout aux ailes du nez et dans le sillon naso-labial; la sclérotique a une coloration ictérique; l'inappétence est plus prononcée, le malade accuse une amertume considérable dans la bouche, avec nausées et vomituritions, vomissements même des matière bilieuses, jaunâtres et verdâtres. L'enduit de la langue, plus épais que dans la fièvre muqueuse, est jaune et verdâtre, surtout à la base. La céphalalgie est aussi plus considérable. Généralement cette forme bilieuse se combine bientôt avec une de celles dont nous allons parler.

J'en dirai autant de la *forme inflammatoire*, caractérisée au début par une fièvre intense, un pouls large, plein et souvent *bis feriens*, avec chaleur halitueuse des téguments; en un mot, par des symptômes de pléthore fébrile générale. Cet état inflammatoire qui, suivant les constitutions médicales, s'observe encore assez fréquemment dans la dothiénentérie, se conserve rarement ainsi d'un bout à l'autre de la maladie; habituellement il fait bientôt place à l'état adynamique ou à l'état ataxique.

Sauf dans cette dernière forme, la prostration, l'affaissement des fonctions animales et plus spécialement de la contractilité musculaire, est un caractère générique des plus constants qui se retrouve dans toutes les variétés de la fièvre typhoïde. Lorsqu'il ne dépasse pas son degré habituel, il n'y a pas lieu d'en tenir plus compte que des autres phénomènes qui se manifestent; mais lorsqu'il devient prédominant, lorsqu'à cet abattement des fonctions de la vie animale se joint l'affaissement des fonctions vitales, des fonctions organiques le plus immédiatement nécessaires au maintien de la vie, il y a ce que nous appelons *adynamie*. Cette *fièvre typhoïde adynamique*, dont je vous ai rappelé plusieurs exemples, était caractérisée chez nos malades par la mollesse excessive du pouls, par la stupeur plus profonde et plus longtemps persistante, une insomnie plus grande, du délire tranquille, de la mussitation et de la carphologie, la surdité, des accidents de paralysie du côté de la vessie, qui nécessitaient le cathétérisme : chez une femme, il a fallu, vous vous en souvenez, recourir à la sonde œsophagienne pour lui faire avaler des potages que, sous l'influence d'une idée délirante, elle refusait de prendre. Dans cette forme encore, la langue est poisseuse, tremblante, recouverte, ainsi que les gencives et les dents, de fuliginosités noirâtres. La diarrhée est des plus abondantes. C'est dans ces cas aussi que vous voyez le météorisme porté au plus haut degré. Dans certaines épidémies on a noté des vomissements incoercibles. Vous remarquerez encore la fétidité de la transpiration, de l'haleine et des urines ; la tendance aux hémorrhagies, la tendance au sphacèle qui se traduit par des eschares occupant le siège, les talons, le niveau des grands trochanters, et résultant de la pression exercée sur eux, du contact des matières excrémentitielles, mais surtout de l'état général du malade. Ces derniers phénomènes, fétidité plus grande de l'haleine, des sueurs, des urines, tendance aux hémorrhagies et au sphacèle, ont été donnés comme les caractères de la *putridité*, qu'il ne faudrait pas confondre absolument avec l'adynamie. Cette putridité est compatible avec une chaleur élevée, une turgescence et une injection vive de la peau et des muqueuses, un grand développement du pouls, en un mot avec une fièvre ardente; le *causus* des anciens n'est pas autre chose, tandis que la véritable adynamie a surtout pour caractère un travail fébrile suspendu ou notablement descendu au-dessous du degré rigoureusement indispensable pour l'accomplissement plein et régulier de cette longue suite d'opérations pathologiques dont l'organisme est le théâtre.

Cette forme adynamique de la dothiénentérie est grave, mais moins grave que la forme ataxique, et l'intervention du médecin peut souvent beaucoup pour aider à relever la nature défaillante. L'indication thérapeutique est de solliciter la réaction qui fait défaut; pour la remplir, les stimulants, les toniques sont manifestement indiqués.

Les vins généreux, le quinquina sous diverses formes, sont, dans ce cas, la base du traitement. Les stimulants, l'éther, le camphre, les excitants tels que l'ammoniaque et ses composés, l'acétate, le carbonate, doivent être employés, pour réveiller, permettez-moi l'expression, les forces de l'organisme, que les toniques vont soutenir. A ce titre les infusions de sauge, de serpentaire, de badiane, la cascarille et tous les médicaments du même ordre sont des auxiliaires du quinquina. Le vin de Malaga est donné de préférence aux autres vins de France et d'Espagne, par cuillerée, toutes les deux heures, toutes les heures et même plus souvent, depuis la dose de 125 grammes jusqu'à celle de 250 grammes (8 onces) par jour. Les limonades vineuses, auxquelles on ajoute de l'eau de Seltz, sont la tisane ordinaire des malades.

On prescrit le quinquina sous forme d'extrait, à la dose de 4, 5, 10 grammes dans des potions; ou bien sous forme de poudre, dans une tasse d'infusion de café noir ; ou bien le sulfate de quinine à la dose d'un gramme et davantage. Pour boisson, un ou deux pots de macération d'écorce du Pérou, édulcorée avec le sirop de limon. Si les boissons ne sont pas supportées, on donne en lavement de la décoction de ce même bois avec addition de camphre, ou bien encore le sulfate de quinine administré de la même manière, et associé au musc, comme dans la formule suivante :

♃ Sulfate de quinine............	de 1 à 4 grammes.
Acide sulfurique.............	q. s. pour dissoudre le sel de quinine.
Musc......................:	2 grammes.
Eau......................:	100 —

Enfin des fomentations sur le ventre avec le vin, l'alcool camphré.

Un moyen que vous avez vu encore employer dans le service de la Clinique, et réussir, consiste à mettre le malade dans un bain sinapisé, 2 kilogrammes de farine de moutarde délayée avec de l'eau de façon à en faire une pâte molle, sont enfermés dans un nouet de grosse toile que l'on met dans la baignoire, où on le presse de manière à jaunir l'eau du bain ; on y laisse le malade un quart d'heure et même une demi-heure. Sous l'influence de cette médication, vous avez vu une amélioration se produire quelquefois : l'aspect général devenait meilleur ; le pouls reprenait de l'ampleur en diminuant de fréquence; la cyanose qui se manifestait aux extrémités faisait place à une coloration plus naturelle de la peau. Le ventre devenait plus souple.

Ce traitement se renouvelle toutes les vingt-quatre heures; il n'est suspendu que lorsque, sous son influence, la chaleur de la peau est revenue, le pouls a pris de la résistance, lorsque les sens, l'appareil locomoteur et l'intelligence, plus excitables, sont sortis de leur stupeur et de leur léthargie. C'est dans ces cas surtout qu'il faut alimenter les malades suivant la règle et la méthode que j'adopte, point capital dans le traitement de la dothiénentérie, et dont je me réserve de vous entretenir d'une façon toute spéciale.

Dans la *forme ataxique*, les phénomènes prédominants sont d'un tout

autre ordre. Ce n'est plus la prostration, l'affaissement des fonctions animales, c'est leur désordre, leur incohérence, leur défaut d'harmonie;
lorsque cette ataxie porte sur les fonctions vitales auxquelles préside plus
particulièrement le système nerveux trisplanchnique, et dont l'exercice
est actuellement et incessamment nécessaire à la persistance de la vie, on
dit qu'il y a *malignité*. Il faut bien se garder de confondre celle-ci avec
l'ataxie, mot qui embrasse tout et ne spécifie rien, à proprement parler,
bien qu'on l'ait réservé pour l'appliquer, comme nous le faisons ici, aux
cas dans lesquels les synergies des fonctions animales sont brisées.

Ce sont donc des perturbations nerveuses qui caractérisent la *fièvre
typhoïde ataxique;* ce sont des symptômes *cérébraux*, délire plus ou
moins violent, furieux, avec cris, vociférations, sommeil agité, cauchemar,
hallucinations de toute espèce, les convulsions, les contractions tétaniques
des membres, le strabisme, la carphologie, les soubresauts des tendons,
l'exaltation instantanée de la force musculaire, suivie d'un prompt affaissement. La fièvre est intense. Le malade accuse une lassitude exagérée,
des crampes, des douleurs excessives, principalement dans la région lombaire; une violente céphalalgie.

Cette variété de la dothiénentérie est la plus meurtrière de toutes;
c'est elle qui foudroie les malades. Nous l'avons vue emporter, en moins
de quatre jours, une belle jeune fille qu'on amena dans notre salle
Saint-Bernard.

Cinq jours auparavant, elle était parfaitement portante. Une particularité nous avait permis d'assigner une date précise au début de sa maladie; elle avait assisté aux fêtes publiques du mariage de l'empereur,
lorsque le lendemain elle éprouva les premiers symptômes du mal qui
devait la tuer. Il s'annonça par un violent mal de tête, par une insomnie
agitée de rêvasseries et de cauchemars épouvantables. Quand on l'apporta
à l'Hôtel-Dieu, elle accusait cette cruelle céphalalgie si extraordinaire,
de la lassitude avec d'atroces douleurs dans les membres, mais plus
encore dans les reins; la fièvre était intense, le pouls d'une extrême fréquence; la peau brûlante, sèche, colorée.

Dès son arrivée dans notre salle, nous fîmes mettre cette jeune fille
sous une affusion froide. Momentanément elle en éprouva un peu de soulagement; mais le soir même elle succombait sous la violence des accidents qui n'avaient été qu'un instant interrompus.

L'autopsie permit de constater l'existence d'une des éruptions dothiénentériques les plus confluentes que nous ayons jamais vues, et, chose
remarquable, nous n'étions qu'au cinquième jour de la maladie. — Déjà,
au début de mes études médicales, j'avais observé un fait absolument
semblable, à l'hôpital de Tours, dans le service de mon illustre maître
Bretonneau.

Que cette prédominance des phénomènes ataxiques puisse être, en quelques cas, imputée au tempérament nerveux des malades, à des émotions morales qu'ils ont éprouvées auparavant ou qu'ils éprouvent dans le cours même de la fièvre typhoïde ; le plus ordinairement cette manière d'être de la maladie dépend de son génie épidémique, de la constitution médicale sous l'influence de laquelle elle s'est déclarée.

Après vous avoir parlé des troubles cérébraux, il importe de vous signaler les symptômes que la dothiénentérie provoque du côté de la moelle, et sur lesquels un observateur de grand mérite, le docteur Fritz, mort si prématurément, a plus spécialement appelé l'attention [1].

Ce sont des douleurs lombaires, assez semblables à celles qui annoncent si souvent la variole, accompagnées parfois, mais moins souvent que dans cette maladie, d'une paralysie incomplète des extrémités inférieures, ou, plus fréquemment, d'hyperesthésie cutanée et musculaire, d'irradiations douloureuses dans ces extrémités ; ce sont encore des douleurs rachialgiques, plus ou moins intenses, dans la région dorsale ; une souffrance souvent très intense à la nuque, irradiant à l'occiput, gênant les mouvements de la tête et du cou, et déterminant parfois, comme les douleurs des extrémités inférieures, une sensation de raideur incommode dans les muscles ; c'est enfin une sensibilité vive à la pression des apophyses épineuses des régions endolories, véritable hyperesthésie *spinale*.

Ces symptômes, qui sont presque constants, persistent habituellement jusque vers le milieu ou la fin de la première semaine et disparaissent ensuite, comme il arrive pour les symptômes cérébraux chez un grand nombre de malades.

Mais il n'en est pas toujours ainsi. Et parfois, comme on voit les troubles cérébraux prédominer dans la scène morbide, ainsi les accidents spinaux peuvent occuper le premier rang dans la symptomatologie de la dothiénentérie et persister jusque dans les phases avancées de la maladie.

Mais ce qu'il importe de faire remarquer avec Fritz, c'est que, même dans les cas où les symptômes spinaux ont atteint la violence la plus singulière, les autopsies comme la clinique ont démontré qu'il ne s'agissait pas là d'une myélite ou d'une méningite spinale compliquant accidentellement la fièvre typhoïde.

Tout au plus pourrait-on, dans un nombre extrêmement limité de faits, attribuer en partie les symptômes spinaux à une congestion des méninges rachidiennes ; le plus souvent, la moelle et ses enveloppes ne présentent aucune lésion matérielle appréciable.

On peut donc admettre, avec Fritz, une forme *spinale* de la fièvre typhoïde, lorsque prédominent les accidents spinaux, comme on admet

---

1. G. Fritz, *Étude clinique sur divers symptômes spi a ux dans la fièvre typhoïde.* Paris, 1864.

une forme cérébrale alors que les accidents cérébraux prédominent. Dans les cas dont je parle, vous pourrez observer la série tout entière des symptômes médullaires : ainsi, eu égard à la *sensibilité*, et en première ligne, l'hyperesthésie cutanée étendue à une grande partie du corps, quelquefois aux quatre membres, au tronc et au cou, accompagnée souvent d'hyperesthésie musculaire; puis l'hyperesthésie spinale, étendue de l'atlas au sacrum; puis encore, par fréquence décroissante, la rachialgie avec des irradiations douloureuses dans diverses parties du corps, des souffrances presque intolérables dans les extrémités inférieures, rarement dans les supérieures; la douleur en ceinture; de violentes douleurs dans la poitrine, des névralgies bilatérales et symétriques du tronc; des sensations anomales de froid, de fourmillements, de picotements le long de la colonne vertébrale ou dans les membres; enfin, à côté de cette exaltation de la sensibilité, son abolition ou sa perversion, ainsi l'analgésie et l'anesthésie cutanée, l'anesthésie musculaire.

Il n'y a pas moins de variété dans les troubles de la motilité, par exemple, symptômes *paralytiques* : engourdissement des extrémités, paraplégies, paralysie incomplète des muscles respiratoires, constipation, rétention d'urine, paralysie des sphincters; symptômes *spasmodiques* : dysurie par spasme, contraction comme convulsive des muscles respiratoires ou des muscles des extrémités, raideur des muscles du cou, contracture des extrémités, et même accidents tétaniques.

Enfin, pour terminer, signalons avec Fritz un groupe particulier de symptômes ayant leur origine dans le bulbe rachidien : tels sont la dyspnée extrême, indépendante d'une affection des voies ou des muscles respiratoires, le spasme du pharynx et du larynx, la toux convulsive, l'aphonie, l'alalie, la glossoplégie masticatoire, la contraction spasmodique ou rhythmique du sterno-mastoïdien et du trapèze, la paralysie du pharynx.

Les accidents spinaux de la fièvre typhoïde sont assez souvent accompagnés de phénomènes cérébraux, thoraciques ou autres, d'une grande intensité. La coïncidence de la forme spinale avec des symptômes cérébraux graves constitue la forme *cérébro-spinale* de M. Wunderlich, qui présente quelques difficultés diagnostiques.

Ce n'est pas au hasard et indifféremment que se développent les symptômes spinaux dont je viens de vous entretenir; c'est chez les enfants, chez les jeunes femmes, chez les individus anémiés, que la moelle épinière paraît surtout disposée à être gravement frappée par la dothiénentérie.

Indépendamment des médications qui doivent être appliquées, suivant les indications dont je parlerai en revenant sur la question du traitement de la fièvre typhoïde en général, les *affusions froides*, dans la forme ataxique de la maladie, sont d'une réelle utilité. Je vous ai dit, à propos de la scarlatine, en quoi elles consistaient et suivant quelle méthode on devait les administrer. Cette méthode est-la même. J'ajouterai seulement que dans la fièvre typhoïde, vous n'aurez pas à vaincre les oppositions que vous rencontrez souvent de la part des familles, lorsqu'il s'agit de scarlatine ou de toute autre maladie éruptive ; car on n'a point à invoquer, comme dans ce dernier cas, les répercussions imaginaires de l'éruption, et l'on vous laisse par conséquent beaucoup plus libres de vos mouvements.

A défaut de ces affusions, vous pourrez recourir soit aux lotions fraîches, soit aux lotions avec l'eau vinaigrée, faites rapidement sur toute la surface du corps. Enfin, au début surtout, les bains tièdes, aussi longtemps prolongés que les malades le peuvent supporter, sont d'une incontestable utilité.

Je reviens sur la *malignité* pour vous indiquer, messieurs, quelles différences existent entre elle et l'ataxie. C'est bien encore, ainsi que je vous l'ai dit, une espèce d'ataxie, mais une ataxie portant sur les fonctions organiques dont l'exercice régulier est actuellement et incessamment indispensable à la persistance de la vie. Ici la cause morbifique ayant frappé directement dans son essence la force qui préside à ces fonctions vitales, la synergie qui doit régner entre elles sous peine de mort est rompue, et il y a non plus affaissement, comme dans l'adynamie, avec laquelle il ne faudrait pas non plus confondre la malignité, mais anéantissement, et l'existence est prochainement et insidieusement menacée de s'éteindre. Les anciens, qui avaient parfaitement saisi ces différences, reconnaissaient une malignité vraie, primitive, protopathique, se déclarant d'emblée au début de la maladie ; une malignité secondaire, deutéropathique, survenant plus tard. Vous ne sauriez mieux faire que de lire à ce sujet les aphorismes de Stoll sur la débilité fébrile et la malignité.

Celle-ci se produit de deux manières très distinctes. Dans un cas, elle est due aux causes antivitales par elles-mêmes, comme les émotions morales, les passions dépressives, comme les poisons septiques, végétaux ou animaux, et de la nature desquels sont probablement les principes morbifiques qui engendrent les maladies épidémiques, endémiques, contagieuses, principes dont l'activité varie suivant les épidémies, suivant aussi certaines influences que nous ne connaissons pas. Dans d'autres cas, c'est entièrement du côté de l'individu que sont ces conditions de malignité. Celles qui nous sont connues dépendent en général d'un affaiblissement des forces radicales produit à la longue par des excès de toute espèce, des évacuations exagérées de sang ou d'humeurs, par des maladies antérieures. Une cause morbide, quelle qu'elle soit, qui vient surprendre l'économie dans de telles conditions, pourra déterminer des affections qui revêtiront un caractère de malignité.

Ce qui la caractérise, ce sont des accidents sans rapport évident avec le genre de la maladie, avec la constitution ou le tempérament du malade, avec l'influence ordinaire des modificateurs internes et externes qui agissent sur lui ; ce sont de grandes anomalies dans les symptômes, soit la prédominance exclusive de quelques-uns et leur mélange incohérent, comme une chaleur très forte avec un pouls très faible ; soit l'altération de ces mêmes symptômes, un froid excessif succédant à une chaleur ardente ; soit leur modération et leur régularité apparente pendant la première période de la maladie, et leur gravité fatale et imprévue à une époque plus avancée, sans cause évidente et surtout proportionnée. C'est une faiblesse subite, un désordre de la circulation, l'irrégularité du pouls, une accélération considérable des mouvements respiratoires, une dyspnée excessive dont le malade ne se plaint pas, et dont rien ne rend compte, lorsque pendant la vie on ausculte la poitrine, et lorsque après la mort on examine les organes contenus dans sa cavité.

Cette malignité se rencontre dans toute espèce de fièvre, dans les intermittentes (fièvre pernicieuse) comme dans les continues, éruptives ou non. Ainsi nous avons vu les scarlatines, les rougeoles, les varioles malignes ; mais elle s'associe le plus fréquemment avec la fièvre typhoïde, se combinant avec ses différentes formes, simple, adynamique, ataxique, et constituant alors une variété que l'on a considérée à tort comme une espèce à part et désignée sous le nom de *fièvre maligne*.

§ 7. — Parotides, surdité, comme signes pronostiques de la dothiénentérie.

Messieurs, ceux de vous qui suivent la Clinique depuis plusieurs années ont vu, dans notre service, un certain nombre de malades atteints de parotides, à la fin de la dothiénentérie : tout récemment vous avez pu les observer, dans la salle Sainte-Agnès, chez un jeune homme de vingt ans. Ce que les anciens auraient appelé une crise ou une métastase, je l'appelle une très funeste complication.

L'apparition des parotides a été en effet jugée de différentes manières : pour les uns, ce sont toujours des complications sérieuses ; pour d'autres, leur développement annonce une heureuse terminaison de la maladie.

Pour moi, messieurs, je regarde les parotides comme un accident très grave, et presque jamais, soit dans la dothiénentérie, soit dans d'autres maladies fébriles, je n'ai vu guérir les individus qui en étaient affectés.

Il n'en est pas de même de la *surdité*, cependant il est des distinctions à établir. Lorsque la surdité se prononce d'un seul côté, le pronostic doit être réservé ; car nous avons à craindre une lésion de l'oreille, et souvent la suppuration survient, occasionnée soit par un simple catarrhe de la membrane muqueuse du conduit auditif externe, soit — et le cas est alors plus grave — par une altération des os du rocher pouvant déterminer des accidents cérébraux. Nous en avons vu un exemple chez une femme qui succomba à une affection de cette nature, développée spontanément sans fièvre typhoïde antécédente ; à l'autopsie, nous trouvâmes, vous vous le rappelez, une encéphalite de la base. Sans entraîner des accidents aussi redoutables, l'otite catarrhale de la dothiénentérie peut néanmoins en produire d'assez graves, tels que la suppuration intense des cellules mastoïdiennes et la perforation de la membrane du tympan. La surdité définitive peut alors résulter de la persistance de ces lésions. On a vu encore, outre la carie du rocher dont je viens de vous citer un exemple, les thromboses des sinus, la pyohémie, comme je vous en ai rapporté un fait consécutif à l'otite de la rougeole et emprunté à M. Peter, et enfin l'érysipèle succéder à cette otite de la dothiénentérie. Mais lorsque la surdité se manifeste des deux côtés, le pronostic m'a paru généralement favorable : en effet, j'ai toujours appelé votre attention sur ce point, je n'ai presque jamais vu mourir les individus qui, dans le cours d'une dothiénentérie, m'avaient présenté ces phénomènes, que je crois devoir rattacher à la propagation du catarrhe aux trompes d'Eustache. Je ne dis pas que ces malades guérissent à cause de leur surdité, mais bien que j'ai vu rarement succomber ceux qui en avaient été atteints, ce qui n'est pas la même chose. Sans pouvoir l'interpréter, je constate ce fait clinique que d'autres avaient constaté avant moi, en vous engageant à y regarder lorsque vous le rencontrerez.

§ 8. — La dothiénentérie peut simuler au début une fièvre intermittente, et réciproquement, une fièvre palustre peut prendre au début les allures d'une fièvre typhoïde.

Au n° 29 *bis* de notre salle Saint-Bernard se trouvait, messieurs, une femme de vingt-huit ans, malade d'une dothiénentérie qui, jusqu'au quinzième jour, présenta des allures particulières qu'il est indispensable de vous signaler.

Cette femme habitait Paris depuis quatre ans et demi, et avait toujours été bien portante, lorsqu'elle fut prise tout à coup d'accidents dont elle nous rendait compte de la manière suivante : Un jour, sans cause connue, elle eut une sorte de faiblesse. Le lendemain elle se remit comme à l'ordinaire à ses travaux de couture, se rendant à son atelier bien qu'éprouvant un certain malaise, moins d'appétit que d'habitude. Elle essaya de manger, mais ses digestions étaient laborieuses. Cet état se maintint pendant cinq jours, et fut accompagné d'un sentiment de courbature dans les membres, de quelques douleurs de reins, d'envie de vomir et de vomissements à plusieurs reprises, le ventre restant très resserré. Cette femme racontait que, de deux jours l'un, vers quatre heures du soir, elle avait des frissons suivis de chaleur et de sueurs, et ces accès de fièvre étaient bientôt revenus tous les jours, prenant un type double-tierce, ce qu'elle indiquait en disant qu'un jour ils étaient plus forts que l'autre. Venue de la Champagne, son pays, elle n'avait jamais eu de fièvres intermittentes. Elle était entrée à l'Hôtel-Dieu le 11 juin ; les symptômes de la maladie s'étaient assez exaspérés depuis le 4, pour la forcer de garder le lit et de renoncer à ses occupations.

Lorsque nous la vîmes pour la première fois, elle avait une fièvre très modérée ; mais, la veille au soir, cette fièvre était très vive, et chaque soir elle revenait. Nous constations une augmentation de volume de la rate qui dépassait les fausses côtes de plusieurs travers de doigt. La constipation étant opiniâtre, le lendemain de l'arrivée de la malade on lui prescrivit un léger purgatif.

Le troisième jour la fièvre était continue. Il n'y avait toujours pas de diarrhée, mais la langue était rouge, poisseuse, couverte d'un léger enduit saburral. Nous trouvions sur le ventre, au quatrième jour, seizième du début de la maladie, des taches rosées lenticulaires, dont une se développa plus tard sur le visage.

Cette fièvre, qui avait commencé par une forme intermittente, d'abord tierce, puis double-tierce, était devenue rémittente, enfin continue, et était bien une dothiénentérie des plus franchement caractérisées.

Ce n'est pas là, messieurs, un fait nouveau. Ceux qui ont lu les écrits des médecins des siècles passés savent que ces grands maîtres dans l'art de guérir en avaient été frappés, et vous le trouverez consigné dans les livres de Sydenham, de Morton, de Huxam, de Wan Swieten, de Stoll et de bien d'autres. Toutefois, en le signalant, ils ne l'interprètent pas de la même façon que nous ; ils y voient une transformation de la fièvre intermittente en fièvre continue putride s'opérant sous l'influence d'un mauvais régime, d'une mauvaise méthode de traitement, lorsqu'on donne, par exemple, le quinquina trop tôt, en trop grande quantité ou pas assez longtemps. Or, comme je vous l'ai fait observer à propos du catharre intestinal, si dans ces circonstances particulières une cause morbide agissant sur un individu déjà malade, une maladie nouvelle peut survenir et imprimer alors son cachet à celle existant auparavant, jamais, à proprement parler, nous n'observons, en dehors de ces cas, une véritable transformation.

On comprend, du reste, l'erreur de ces illustres praticiens dont, malgré tout, nous devons dire ce que La Fontaine disait des poètes : « Nous ne saurions aller plus avant que les anciens ; ils ne nous ont laissé pour notre part que la gloire de les bien suivre. » Et en effet, messieurs, ces grands maîtres dont je vous parle, moins instruits que les modernes des détails qui nous ont été fournis par l'anatomie pathologique, ignorant les moyens d'investigation que nous possédons, et entre autres l'auscultation, que Laennec, son inventeur, a du premier coup portée à un si haut degré de perfection, les Sydenham, les Wan Swieten, les Stoll et tant d'autres, épiant la nature avec une scrupuleuse attention, connaissaient mieux le malade que nous, qui connaissons mieux qu'eux le diagnostic de la lésion. Lisez les magnifiques descriptions qu'ils nous ont données, et lorsqu'il s'agit de maladies dont toutes les manifestations étaient accessibles à leur observation, je doute que vous trouviez dans les auteurs modernes rien qui puisse leur être comparé; et même quand il manque quelques traits au tableau, que de vigueur encore dans l'esquisse qu'ils en ont tracée!

Cependant, uniquement guidés par les phénomènes qu'ils observaient avec une merveilleuse sagacité, ils ont dû tomber et ils sont effectivement tombés dans des erreurs inévitables. Ainsi, pour la fièvre typhoïde qu'ils voyaient se manifester avec des symptômes très différents, ils se trouvaient dans la nécessité de faire autant d'espèces à part de ces diverses formes : ils ne pouvaient les réunir en un même faisceau, comme l'a fait Bretonneau du jour où il a découvert une lésion caractéristique se rencontrant constamment, quels que fussent d'ailleurs les phénomènes généraux présentés par le malade. S'ils avaient trouvé l'éruption spécifique, ils auraient eu, comme nous, leur point de repère pour distinguer la maladie d'une manière nette et positive, ils auraient évité la confusion, et n'auraient pas plus méconnu la dothiénentérie sous ses divers aspects qu'ils ne méconnaissent la variole, la scarlatine, la rougeole.

Mais depuis eux que de pas a-t-il fallu faire avant d'arriver à la vérité! Si Prost, le premier[1], décrit assez bien quelques-unes des altérations de tissus propres à la dothiénentérie, ces ulcérations qu'il rencontre sont pour lui le dernier degré d'une phlogose dont la rougeur de la muqueuse était le premier; puis, retrouvant cette rougeur dans les intestins de tous ceux qui succombaient à une maladie quelconque, pourvu qu'ils ne fussent pas anémiques, il en conclut que l'on meurt presque toujours par des phlogoses intestinales, idée fausse qui, reprise plus tard par Broussais, enfanta la fameuse doctrine du Val-de-Grâce, fondée tout entière sur une hérésie en anatomie pathologique. Lorsque sept ans après Prost, MM. Petit et Serres écrivent leur *Traité de la fièvre entéro-mésentérique*, ils avancent un peu plus vers la notion du fait en établissant la spécificité de l'affection intestinale, qu'ils comparent avec beaucoup plus de justesse à la variole ou à la vaccine; mais ils en sont encore loin, car ils ne saisissent pas la marche de l'éruption, puisqu'ils distinguent trois variétés de la fièvre entéro-mésentérique, la simple, la boutonneuse, l'ulcéreuse, ne voyant pas que la lésion varie suivant les différentes époques de la maladie. Les remarquables travaux de Bretonneau jetèrent enfin sur l'histoire des fièvres une lueur que personne n'avait répandue avant lui, et il n'est plus à présent permis de s'y tromper.

---

1. Prost, *la Médecine éclairée par l'ouverture des corps*, publiée en 1805.

La dothiénentérie étant aujourd'hui nettement caractérisée, nous n'as-
sistons plus à ces transmutations que signalaient les anciens; nous ne
voyons plus les fièvres intermittentes se changer en fièvres putrides, mais
nous voyons celles-ci prendre en quelques circonstances, à leur début,
les allures de celles-là. Alors, en interrogeant, en examinant attentivement le malade, nous trouvons assez souvent un ensemble de phénomènes
plus ou moins prononcés qui, ne se rencontrant pas dans les fièvres palustres et se manifestant habituellement dans les fièvres continues putrides, nous mettent sur la voie du diagnostic. C'est du mal de tête et de
l'insomnie, des troubles vertigineux; c'est la mollesse du pouls, la tendance à la diarrhée avec gargouillement se produisant à la pression dans
la fosse iliaque droite.

D'ailleurs, dès les premiers accès, le type même de la fièvre va nous
éclairer. A mesure qu'on s'éloigne du début de la maladie, ces accès
se rapprochent; d'abord, revenant tous les deux jours, ils deviennent
quotidiens ou doubles-tierces, comme chez la femme du n° 29 *bis;* puis
la fièvre, d'intermittente qu'elle était, devient rémittente, et prend ainsi
de plus en plus le type continu qu'elle revêt enfin tout à fait.

C'est si bien une dothiénentérie dès le principe, c'est si peu une fièvre
intermittente vraie transformée en continue, que si le malade est enlevé
par un accident vers le septième ou huitième jour avant que la maladie
ait pris les allures franches qu'elle ne doit plus quitter, vous trouverez à
l'autopsie la lésion intestinale caractéristique.

Il est cependant une altération organique qui pourrait tromper: c'est
l'augmentation du volume de la rate, que nous avons notée chez la malade de notre observation. Cette hypertrophie de la rate, qui se retrouve
dans presque tous les cas de fièvre palustre, dont elle est pour ainsi dire
le caractère anatomique, existe aussi dans presque tous les cas de dothiénentérie. Une particularité servira peut-être à différencier celle-ci de
celle-là: c'est que, dans la fièvre putride, l'engorgement de la rate arrive,
dès les premiers jours, au point qu'elle doit atteindre, pour diminuer
souvent à mesure que la maladie fait des progrès; tandis que dans la
fièvre palustre l'engorgement de la rate, d'abord peu prononcé, augmente
au contraire à mesure que les accès se répètent, jusqu'au point d'atteindre
quelquefois un volume extraordinaire.

C'est surtout dans les contrées où les fièvres palustres sont épidémiques, c'est surtout chez les individus qui ont quitté leur pays depuis peu
de temps, que nous voyons la dothiénentérie prendre à son début le
type intermittent. Nous en avons encore un exemple chez une femme qui
présenta au commencement de cette pyrexie des accidents analogues à
ceux qu'éprouva la malade du n° 29 *bis;* mais cette femme avait longtemps habité un pays où les fièvres intermittentes régnaient habituellement.

La mutation du type de la fièvre s'observe aussi dans un ordre inverse, et cela se voit encore dans les pays infectés par les émanations marécageuses. — Une fièvre palustre légitime qui s'est déclarée primitivement avec un type continu, et qui simule une dothiénentérie, prend bientôt le type intermittent régulier, et progressivement tierce, doubletierce ou quarte.

L'épithète d'intermittente ne saurait donc être réservée pour désigner, comme on le fait, une seule espèce de fièvre, puisque l'intermittence est un phénomène des plus mobiles qui se retrouve dans des fièvres de nature toute différente, ainsi que nous venons de le dire. Le mot de fièvre des marais, ou de fièvre palustre, me semble dès lors devoir être substitué à celui de fièvre intermittente. Or, la fièvre palustre n'est pas plus susceptible de se transformer en dothiénentérie que la dothiénentérie ne peut se transformer en fièvre palustre, mais il est essentiel de savoir qu'elle présente des changements de type : une fièvre palustre franchement intermittente dès le principe pouvant devenir continue, ce qui est rare, j'en conviens, de même qu'une fièvre palustre, d'abord continue, peut prendre bientôt le type franchement intermittent qui lui appartient. Les observations recueillies dans nos possessions d'Afrique, où les médecins militaires français se sont trouvés à même d'élucider cette importante question, ont péremptoirement démontré ces mutations de types des fièvres des marais. La science et l'art sont particulièrement redevables à M. le docteur Boudin[1] d'avoir mieux que personne éclairé ce point si longtemps obscur de la nosologie. Tout en subissant cette transformation dans son type, la maladie ne change pas de nature; avec des manières d'être toutes différentes, c'est toujours la fièvre palustre, et la preuve en est que c'est toujours au quinquina ou à ses succédanés, comme les préparations arsenicales préconisées par M. Boudin, qu'il faut nécessairement avoir recours pour les guérir, aussi bien dans les cas où d'intermittentes elles sont devenues rémittentes, que dans ceux surtout où, d'abord continues, elles ont enfin repris le type qui les caractérise ordinairement.

Défiez-vous donc, messieurs, lorsque vous exercerez dans une localité où les fièvres palustres ne sont pas endémiques, défiez-vous des fièvres intermittentes, quand elles ne sont pas quartes ou franchement tierces; défiez-vous-en lorsqu'elles sont doubles-tierces et surtout quotidiennes. Avant d'administrer le quinquina, le sulfate de quinine, qui échoueraient entre vos mains, attendez et observez si le type ne va pas changer : vous ne serez pas longtemps sans voir les accès se rapprocher de plus en plus en devenant de plus en plus faibles dans leurs manifestations paroxys-

---

1. Boudin, *Traité des fièvres intermittentes*, 1842. — *Traité de géographie médicale*, Paris, 1857, t. II, p. 530.

tiques, dans ce sens que si, par exemple, les trois ou quatre premiers jours le frisson avait duré une heure avec claquements de dents, avec malaise considérable ; vers le cinquième, sixième ou septième jour, il ne durera plus qu'une demi-heure ; vers le huitième ou neuvième jour, ce ne sera plus qu'un frisson très passager. Mais en même temps que les paroxysmes seront moins nettement marqués, l'accès se prolongera chaque jour davantage, la forme continue se prononcera de plus en plus, et bientôt la dothiénentérie sera franchement caractérisée. Par opposition, lorsque vous exercerez la médecine dans un pays où les fièvres palustres règnent d'ordinaire, ne vous hâtez pas d'agir en présence d'une maladie qui, ayant débuté par des accidents fébriles continus, va, au bout de quatre ou cinq jours, présenter des accès rémittents. Bientôt vous la verrez revêtir une forme paroxystique nettement tranchée.

Si l'interprétation que les anciens donnaient aux faits était fausse, les faits n'en existaient pas moins, et c'était avec juste raison que, suivant le précepte d'Hippocrate, on se gardait bien d'intervenir dans le traitement des fièvres intermittentes avant le septième accès. En agissant de cette façon, vous ne courrez pas le risque de croire avoir réduit une dothiénentérie commençante aux proportions d'une fièvre intermittente régulière, facile à couper avec le quinquina, lorsque vous n'aurez eu en réalité affaire qu'à une fièvre palustre à type primitivement continu ; d'un autre côté, lorsque vous aurez affaire à ces synoches bénignes comme on en observe si souvent à Paris, qui revêtent au début le type intermittent, et qui se guérissent le plus souvent elles-mêmes, vous ne croirez pas avoir guéri une fièvre intermittente légitime, soit avec de faibles doses de quinquina ou de sulfate de quinine, soit avec quelques-uns de ces prétendus fébrifuges, tels que l'écorce de marron d'inde, le sel de cuisine, etc., vantés dans ces derniers temps, et qui ont dû leur apparent succès à ce qu'ils auront été administrés dans des cas analogues à ceux dont nous parlons. Enfin, lorsque vous vous trouverez en face d'une dothiénentérie s'annonçant avec les allures d'une fièvre intermittente, vous n'aurez pas à vous reprocher d'avoir fait une médication intempestive, et vous n'accuserez pas le quinquina d'avoir changé en une maladie grave une fièvre qui d'ordinaire est sans gravité.

§ 9. — Contagion. — Conditions de développement de la dothiénentérie.

Messieurs, les avis sont encore partagés sur la question de savoir si la dothiénentérie est contagieuse, mais le nombre de ceux qui se refusent à admettre la contagion diminue de jour en jour. A Paris, où, comme dans tous les grands centres de population, nous manquons de renseignements nécessaires pour remonter à l'origine du mal, nous ne pouvons arriver à la solution d'un problème aussi complexe ; cette solution nous a

été donnée par les médecins qui exercent dans les petites localités, où
l'on peut facilement connaître le malade qui a été atteint le premier :
c'est donc à eux qu'il faut la demander.

Or, en passant en revue les rapports que l'Académie reçoit chaque
année sur les épidémies qui règnent dans les départements, on reste convaincu que la contagion de la fièvre typhoïde est un fait acquis désormais
à la science; fait proclamé depuis longtemps par MM. Bretonneau en
1829, Gendron (de Château-du-Loir), Leuret; confirmé à plusieurs reprises par MM. Letanelet, Lombard, Mayer, Thirial; et, dans ces dernières années, par MM. Piedvache, Letenneur, Ragaine (de Mortagne),
et tant d'autres encore.

Sans chercher davantage à accumuler les preuves à l'appui de la thèse
que je soutiens, je me bornerai à vous donner connaissance de quelques
faits caractéristiques, déjà mis sous les yeux de l'Académie dans le rapport que je fus chargé de lui présenter sur les épidémies qui régnèrent
en France en 1857 [1]. En en empruntant le récit textuel aux observateurs
eux-mêmes, on verra mieux dans quelle mesure il convient d'appliquer
le nom de contagion à la transmission de la dothiénentérie. Son importation dans le lieu où elle va se développer, par un habitant qui a contracté
ailleurs la maladie qu'il apporte, est un fait presque constant dans tous
les cas où l'on a pris le soin de s'en enquérir. Une fois installée, la maladie se propage par des transmissions quelquefois très faciles, souvent
impossibles à suivre.

A Maylargues (département du Lot), suivant le rapport de M. le docteur Mayneur, un militaire âgé de vingt ans, évacué de l'armée d'Afrique,
arrive vers la fin de novembre 1856, et succombe à la fièvre typhoïde un
mois plus tard. Vers la fin de sa maladie, une voisine qui lui avait donné
les soins les plus assidus est atteinte de la même affection, et meurt. Il en
est de même du frère du militaire, âgé de seize ans, qui succombe le
6 mars. Deux de ses sœurs tombent successivement malades dans le même
mois et guérissent après une longue convalescence. La voisine dont nous
avons parlé avait de son côté communiqué la maladie à son fils, âgé de
dix-sept ans, qui meurt le 22 mai. Peu de temps après, la fièvre typhoïde
frappe un si grand nombre d'individus, qu'il devient impossible d'en
suivre la marche.

La fièvre typhoïde, dit le docteur Moussillac, fut importée à Carriol
(Gironde) par un jeune ouvrier tonnelier qui arriva malade chez ses parents. La famille, composée de sept personnes, habitait une maison assez
vaste et bien aérée; toutes furent gravement malades, trois succombèrent.
De là la maladie irradia, se déclarant sur des personnes qui s'étaient
mises en rapport avec ceux qui en étaient affectés, et ces personnes, se

---

1. *Mémoires de l'Académie*, t. XXIII.

retirant quelquefois à d'assez grandes distances, apportaient dans une localité nouvelle la fièvre typhoïde, qui n'y était pas encore apparue.

L'épidémie de l'arrondissement d'Ambert (Puy-de-Dôme), observée par le docteur Mavel, paraît avoir pris naissance dans une usine. Le domestique de la maison tombe malade le 11 juillet; on le transporte chez lui, dans son village, distant de 2 kilomètres; là, il est soigné par sa femme, et il guérit. La femme tombe malade et meurt. Une belle-sœur et un oncle, qui lui ont donné des soins, sont affectés à leur tour, et succombent. Bientôt chaque maison du village présente des cas de fièvre typhoïde.

La cuisinière de la fabrique et sa sœur, ouvrière dans l'établissement, ressentent les premiers symptômes et se font transporter dans leur famille, à 5 kilomètres : l'une d'elles meurt, et l'autre guérit; mais bientôt aussi la maladie s'étend. Une des malades de ce dernier village est transférée dans une localité peu éloignée, chez ses parents, et sa venue marque le début de l'épidémie.

Le 31 mai 1857, dit le docteur Fourrier, je fus appelé à Audon-le-Romain (Moselle), près d'un jeune homme de vingt ans, qui était arrivé de Paris, malade depuis quelques jours, et qui présentait tous les symptômes de la fièvre typhoïde, avec des phénomènes intestinaux très intenses. Des camarades de ce jeune homme vinrent le voir, et furent les premiers malades que j'eus à soigner après lui; du reste, son père, son frère et ses deux sœurs furent successivement atteints de la même maladie.

Tant que les travaux de la campagne tinrent les habitants d'Audon éloignés de leurs habitations, la fièvre, quoique répandue dans le village, resta bornée à un assez petit nombre d'individus; mais lorsque la moisson fut finie, le séjour constant près des malades produisit une infection générale, et l'on compta 40 cas à la fois sur 442 habitants.

Un ouvrier d'Anderny vient travailler à Audon dans le courant d'août; il contracte la maladie, et, de retour chez lui, la transmet à sa femme et à son beau-père (il n'y avait eu jusque-là aucun cas dans la commune). Un homme de soixante ans, venu pour affaires à Audon, est pris de fièvre typhoïde, malgré son grand âge, dans la commune qu'il habite. Il était malade depuis quinze jours, lorsque son fils, âgé de vingt ans, est affecté à son tour, puis bientôt sa fille, âgée de dix-sept ans, et une autre de treize ans.

Si les sceptiques, ajoute l'auteur, ne voient là qu'une coïncidence, où pourraient-ils voir des relations de cause à effet?

Le docteur Reignier constate le fait suivant : Le 29 juillet 1855, la fille Théobald (de Trombern), âgée de vingt-quatre ans, éprouve, sans cause connue, les premiers symptômes d'une fièvre typhoïde constatée par le médecin. La famille Théobald est la plus aisée du village; les soins les plus assidus parviennent à maîtriser la maladie, et, au bout de six semaines, la malade est rétablie. Ce fait reste isolé pendant huit jours; alors un second cas se déclare dans la maison voisine; quelques jours plus tard, nouveau cas dans une autre maison : aucun de ces malades n'avait eu de rapports avec la fille Théobald. Dès lors la propriété contagieuse de l'épidémie se dessine franchement. Chose digne de remarque, le premier cas de maladie avait atteint la première maison du village, du côté nord-est; les cas qui se déclarèrent successivement gagnèrent de proche en proche, de maison en maison, pour aboutir à l'extrémité opposée, sud- ouest du village.

Un garçon de douze ans, vacher chez le maire de Bièvre (Aisne), dont la femme et la fille ont successivement la fièvre typhoïde, contracte cette maladie et la transporte avec lui dans son village, à Orgeval (3 kilomètres de distance), où aucun cas de ce genre n'existait; il la communique d'abord à la parente qui le soigne, celle-ci à une autre parente qui vient de l'extrémité opposée du village pour l'assister. Dès lors la fièvre typhoïde se propage dans la commune. Ce n'est pas tout : un jeune domestique, employé dans une maison d'Orgeval, où il y avait des malades, est atteint et reconduit dans son pays, à 6 kilomètres, il y importe la maladie, qui devient épidémique.

Ce fait est signalé avec plusieurs autres du même ordre par le docteur Piermé, qui pratique dans le lieu même où il s'est produit, et qui en a été témoin.

A Chamouille (dans le même département), M. le docteur Guipon suit avec une scrupuleuse exactitude la maladie depuis son début, et il a joint à son récit une petite carte des localités, ingénieusement expressive. Un jeune homme, Louis Meurice, est atteint, sans cause connue, de la fièvre typhoïde, du 26 juin au 13 juillet 1857. Sa tante, habitant le moulin Bertrand, situé à 2 kilomètres de Chamouille, contracte la maladie, et l'importe dans sa maison, où son mari et trois enfants sont successivement atteints, de la fin de juillet à octobre. Elle succombe ; on ramène alors un des enfants malades, du moulin à Chamouille, chez la femme Millepas, âgée de quarante-cinq ans, qui devient malade après lui avoir donné des soins, et reste en traitement du 15 septembre au 1er octobre. Huit jours après, sa voisine prend le lit. Le 17 septembre, la femme Deguay, âgée de quarante ans, qui avait soigné les malades du moulin, est atteinte de la maladie, qui dure chez elle du 17 octobre au 3 novembre. Alors, deux mois après la première apparition, la maladie devient épidémique dans la commune de Chamouille, où elle frappe 27 individus sur 224 habitants.

Les mêmes faits se retrouvent dans l'épidémie de l'année 1856. Dans un hameau du département de Loir-et-Cher, la fièvre typhoïde est importée par un jeune homme qui vient se faire soigner dans sa famille. Le père, la mère de ce malade, la servante de la maison, les deux frères et la sœur du jeune homme, qui tous ont été en rapport presque incessant avec lui, sont successivement frappés : la sœur et la servante succombent. Ce garçon, domestique à Pont-Levoy, est remplacé, chez son maître, par un autre serviteur qui occupe sa chambre, et ne tarde pas à être pris de la même affection. M. Yvonneau, qui donne ces détails, a suivi avec un soin louable la propagation de la fièvre typhoïde dans ce foyer restreint, et les documents qu'il a fournis sont de nature à être consultés avec fruit.

A Paris même des faits irrécusables ont été signalés; en voici un qui m'a été communiqué par le docteur Firmin qui l'a observé.

M. de G..., âgé de vingt-quatre ans, employé au chemin de fer de l'Ouest, est pris de la fièvre typhoïde à Batignolles. Transporté rue de Suresnes, chez son frère, il est soigné par sa mère, qui, ayant quitté Paris deux mois auparavant, est alors rappelée auprès de son fils. Au vingt-deuxième jour, cette dame éprouve à son tour des accidents caractérisés par de la courbature générale, de la fièvre, et bientôt elle présente tous les symptômes de la dothiénentérie la mieux confirmée.

D'après ces exemples, la contagion de la dothiénentérie est incontestable; et si, à ces faits positifs, on oppose des faits négatifs dont on exagère la portée, si l'on nous demande comment expliquer pourquoi il est si rare de voir dans nos salles d'hôpital les individus gagner la maladie de ceux qui en sont atteints, à ce point que Chomel et M. Louis ont noté sur 439 cas observés à l'Hôtel-Dieu, en 1853, 10 cas seulement déclarés à l'intérieur, nous répondrons que, entre autres raisons, cela tient à ce que les individus qui se trouvaient ainsi impunément au contact des malades ont eu peut-être autrefois la fièvre typhoïde. Et, d'une manière plus générale, peut-être aussi faut-il admettre que le degré d'énergie du principe contagieux varie suivant que la maladie se présente par cas sporadiques, ou qu'elle règne épidémiquement; dans ce dernier cas, le *contagium* serait plus virulent que dans l'autre.

Puisque, dans un assez grand nombre de circonstances, il est impossible, malgré les recherches les plus sévères, de trouver l'origine de la contagion; puisque d'ailleurs il est évident qu'à un moment donné la maladie a dû se développer d'elle-même, tout en admettant en principe la nature contagieuse de la fièvre typhoïde, on est bien près de reconnaître aussi qu'elle se développe souvent spontanément. Voyons donc quelles sont les *conditions de son développement*. Il faut les chercher, d'une part, en dehors de l'individu; d'autre part, dans l'individu lui-même. Les premières seraient les causes occasionnelles autres que la contagion, qui est la principale; les secondes seraient les causes prédisposantes; les unes et les autres sont, pour la plupart d'ailleurs, difficiles à connaître. Ce serait nous engager sur le terrain des banalités que de vous parler de l'influence d'un air vicié par des émanations putrides, de l'usage des

aliments gâtés, des boissons corrompues, etc., toutes causes hypothétiques que rien ne prouve; je ne vous parlerai pas davantage de l'influence des émotions morales, des excès de fatigue, des constitutions,
des tempéraments, des sexes, que l'on se croit toujours obligé d'invoquer; mais je m'arrêterai un instant sur la question de l'*âge*, et sur
celle de l'*encombrement* et de l'*acclimatement*.

La dothiénentérie est une maladie de l'adolescence et de la jeunesse.
Cependant il est moins rare qu'on ne l'a cru longtemps de la voir attaquer des enfants, même très jeunes : on en a cité des faits chez des
individus âgés de deux à sept mois; les cas se multiplient à mesure que
l'on avance vers la puberté; à Paris et dans les pays où la fièvre typhoïde
est endémique, les exemples se rencontrent très communément. Dans
ma propre famille, les trois enfants de ma fille en ont été atteints. Il faut
dire cependant que généralement la maladie est moins grave jusqu'à
cette époque que plus tard; toutefois la mort en est encore trop souvent
la terminaison, et dernièrement je voyais y succomber, après vingt et
quelques jours de maladie, une petite fille de cinq ans et demi. Sa fréquence augmente de huit à quatorze ans; et enfin c'est à partir de cet âge
jusqu'à trente ans qu'on est le plus exposé à en être atteint. Dans les
différentes épidémies dont je viens de vous entretenir, vous avez
remarqué qu'il était question de malades âgés de quarante à quarante-
cinq ans; vous vous rappelez la femme de soixante-quatre ans qui mourut
d'hémorrhagie intestinale, et à l'autopsie de laquelle nous trouvions une
ulcération dothiénentérique. MM. Lombard et Fauconnet (de Genève)
ont rapporté des faits analogues quant à l'âge, et même ils ont vu mourir
un homme de soixante et dix ans d'une fièvre typhoïde; à l'ouverture du
cadavre ils trouvèrent les lésions caractéristiques des plaques. Bien que
le fait soit rare, la dothiénentérie n'épargne donc pas les vieillards.

Si l'*encombrement* à lui tout seul n'engendre pas la maladie, du
moins aide-t-il singulièrement à son développement, puisqu'il favorise la
contagion, et tend-il à augmenter sa gravité, et même à lui faire revêtir
un caractère épidémique des plus meurtriers. Quant à l'influence de
l'*acclimatement*, vous avez pu vérifier chez nos malades ce fait, sur
lequel l'attention des médecins est depuis longtemps éveillée, à savoir
que la dothiénentérie se développe très souvent, à Paris, chez des individus qui ont quitté leur province depuis peu de temps. Dans les observations relevées dans le premier semestre de cette année, vous verrez
noté qu'un très petit nombre de nos malades étaient de Paris, que les
autres l'habitaient seulement depuis sept ans, quatre ans, deux ans, huit
mois, cinq mois et deux mois.

Mais si l'on considère que ce qui s'observe pour la dothiénentérie s'observe également pour la variole, la scarlatine, on sera moins enclin à
considérer le défaut d'acclimatement comme une cause prédisposante. On

ensera, et l'on aura raison de penser. que parmi les jeunes gens des deux sexes qui affluent sans cesse à Paris, les uns pour y compléter leur éducation, le plus grand nombre pour y suivre des professions très diverses, la plupart, qui habitaient les campagnes, où la fièvre putride ne sévit qu'accidentellement, n'avaient pas payé leur tribut à la maladie et devaient par conséquent subir immédiatement l'influence contagieuse qu'ils rencontrent partout dans une cité populeuse, où la maladie est permanente. Je vous ai déjà dit que si les adultes nés dans Paris étaient, relativement, moins souvent atteints que les nouveaux venus, cela tenait à ce que les premiers avaient, pour la plupart, subi dans leur enfance ou dans les premières années de l'adolescence, les atteintes de la dothiénentérie.

Pour en finir avec ce qui a trait à l'étiologie, je rappellerai un fait curieux, signalé par M. le docteur Louis le Cottier, médecin à Mazières-en-Gatine [1]. Dans cette note, il est question d'une épidémie de fièvre typhoïde qui sévit trois fois, dans l'espace de quarante ans, sur les habitants d'une ferme, la ferme du Haut-Verger, commune de la Chapelle-Baton (Deux-Sèvres), et, chaque fois après la coupe d'un bois sur la lisière duquel se trouve cette habitation. Bien qu'il nous soit impossible de l'interpréter, ce fait ne m'en paraît pas moins digne d'être consigné ici.

§ 10. — Traitement de la dothiénentérie. — Régime des malades.

Vous me voyez, messieurs, rester à peu près inactif auprès d'un grand nombre de dothiénentériques. Lorsque la maladie suit une marche régulière, lorsque des accidents ou des complications particulières ne viennent pas réclamer une médication énergique, toute ma thérapeutique se borne à prescrire de l'infusion de camomille pour tisane, ou des boissons acidules, telles que la limonade, l'orangeade, les décoctions féculentes, l'eau sucrée avec du sirop de groseilles, du sirop de cerises, etc.

C'est qu'en effet, l'intervention de l'art est généralement inutile dans les fièvres éruptives, avec lesquelles la dothiénentérie présente de si frappantes analogies. Leur marche est bien peu susceptible d'être modifiée par les moyens que la médecine tient à sa disposition. Lorsque les cas sont légers, la guérison arrive d'elle-même, et un médecin sage doit se garder de troubler les efforts de la nature par une médication intempestive; mais aussi, lorsque malheureusement les cas sont graves, la maladie est souvent fatale dans son développement, et bien que, dans quelques circonstances, notre intervention soit d'une réelle utilité, — circon-

---

1. Voyez l'*Union médicale* du 5 janvier 1858.

stances heureuses qui se rencontrent plus fréquemment pour la scarlatine
et pour la rougeole que pour la variole et la dothiénentérie, — le plus
ordinairement nous sommes forcés de subir ce que nous ne pouvons empêcher et de reconnaître notre impuissance.

Cependant les indications d'une thérapeutique active se présentent
bien plus nombreuses dans la maladie dont nous nous occupons maintenant que dans les autres fièvres éruptives. Cela tient à ce que la dothiénentérie, bien moins nettement caractérisée, bien moins franche dans
ses allures que ne le sont ordinairement la scarlatine, la rougeole, et surtout la variole, est accompagnée beaucoup plus fréquemment que celles-
ci de ces manifestations symptomatiques, qui, tout en la laissant une
dans sa nature, lui donnent cette grande variété de formes que nous avons
signalées, et contre lesquelles nous avons à lutter; cela tient aussi à ce
que, dans ces diverses formes, même dans la plus légère, nous devons
tenir compte des affections locales qui, jouant un rôle important, prennent
une intensité variable.

En parlant des formes adynamique et ataxique, je vous ai dit, messieurs,
que, dans le premier cas, les efforts des médecins devaient tendre à
relever la nature défaillante, et que l'indication thérapeutique étant de
solliciter la réaction qui faisait défaut, pour remplir cette indication, il
fallait avoir recours aux stimulants et aux toniques. Je suis même entré
dans quelques détails à ce sujet. Je vous ai dit que, dans le second cas,
les affusions froides étaient d'une réelle utilité pour modérer les accidents
nerveux prédominants et désordonnés.

A propos des hémorrhagies intestinales, je vous ai encore indiqué quels
moyens j'employais pour combattre cette complication.

Si le catharre bronchique a une intensité plus grande, si la pneumonie
se déclare, je donne les antimoniaux, j'établis une révulsion à la surface
de la peau, à l'aide de badigeons avec la teinture d'iode, moyen puissant
dont on peut mesurer l'activité, et qui ne présente pas les inconvénients
du vésicatoire, à la suite duquel, vous le savez, la plaie tend quelquefois
à se gangrener.

Il me reste, à présent, à vous rappeler les médications que je mets en
usage pour répondre aux indications que je rencontre dans le traitement
de la maladie envisagée d'une façon plus générale ; il me reste à vous
parler surtout du régime que j'impose aux malades, non seulement pendant le cours de la dothiénentérie, mais encore dans la convalescence, et
cette question du régime est, à mon avis, le point capital, auquel j'attribue
les succès que j'ai obtenus.

Alimenter les individus atteints de dothiénentérie me paraît d'une telle
importance, que c'est pour atteindre ce but que je cherche, à l'aide des
médicaments, à lutter contre les accidents survenant du côté du tube digestif, afin de régulariser autant que possible les fonctions de cet appa-

reil, soit que je modère une diarrhée trop abondante, soit, au contraire, que je sollicite les évacuations quand la constipation est opiniâtre, soit que je modifie l'état saburral, soit enfin que je m'efforce d'éveiller l'appétit languissant.

Lorsque l'état bilieux ou l'état saburral était très prononcé, vous m'avez ad ministrer au début un vomitif, et c'est à l'ipécacuanha que je donnais la préférence. Je prescris d'habitude 3 grammes de poudre d'ipécacuanha divisés en quatre parties égales, que l'on fait prendre au malade de dix en dix minutes jusqu'à effet suffisant. Cette médication modifie non seulement l'état saburral, mais encore la diarrhée.

En dehors de cette indication, lorque les garde-robes sont trop abondantes et trop fréquentes, je commence d'habitude par ordonner un purgatif salin, un sel neutre, 25 à 30 grammes de sulfate de soude ou de sel de Seignette, qui agissent probablement comme substituteurs, comme modificateurs des sécrétions intestinales. Cette médication, surtout indiquée lorsque la diarrhée est accompagnée d'un certain degré de météorisme, cas où elle a une grande efficacité, peut être plusieurs fois répétée. Si la modification que j'attendais n'est pas obtenue, je prescris les poudres dites absorbantes, un mélange de 50 centigrammes de sous-nitrate de bismuth avec une égale quantité de craie préparée, dont les doses sont réitérées, trois, quatre, six, huit fois dans les vingt-quatre heures et même davantage, selon le degré d'intensité et de résistance des accidents qu'il faut modérer. Je donne fréquemment aussi la mixture anglaise, que je formule de la façon suivante.

> ⅔ Craie préparée.................. 30 grammes.
> Sirop d'écorces d'oranges........ 30 —
> Eau........................... 60 —

J'ordonne souvent encore la poudre de racine de colombo à la dose de 50 centigrammes ou d'un gramme. Enfin, lorsque ces médications restent sans effet, j'ai recours à des agents substituteurs plus énergiques, au nitrate d'argent, que j'administre sous forme de pilules à la dose de 5 centigrammes. Le médicament se prépare ainsi :

> ⅔ Nitrate d'argent cristallisé .... 5 centigrammes.
> Eau. ,..................... q. s. pour dissoudre le sel.

Épuisez cette dissolution dans quantité suffisante de mie de pain, et faites S. A. cinq pilules de même grosseur, contenant chacune, par conséquent, 1 centigramme de nitrate. Le malade doit les prendre à une heure d'intervalle dans le courant de la journée.

Si, au contraire, il y a de la constipation, ce qui arrive, vous le savez, quelquefois, je provoque les garde-robes en faisant prendre aux malades

10 à 15 grammes d'huile de ricin, purgatif de beaucoup préférable, dans ces circonstances, aux sels neutres, dont l'action s'épuise vite et laisse après elle une tendance au resserrement du ventre, tandis que l'huile de castor n'a pas le même inconvénient.

Quant le symptôme que je cherche à combattre ne cède pas, je purge avec le calomel donné sous forme de pastille, à la dose de 5 centigrammes, et je lui associe le jalap en poudre, dont on administre un gramme un quart d'heure après le sel de mercure. Si la constipation n'est pas surmontée, on donne encore le calomel, mais je remplace le jalap par une infusion de 10 grammes de séné très réduite que l'on mélange à une infusion de café grillé.

Le plus ordinairement, il suffit de faire prendre régulièrement chaque jour, matin et soir, un lavement d'infusion de camomille pour solliciter les évacuations, et aussi pour faire cesser le météorisme quand il existe.

Quelquefois, dans cette forme muqueuse de la dothiénentérie qui se prolonge pendant un temps très long, vous m'avez vu stimuler l'appétit des malades en employant les amers, les macérations de quassia amara, de quinquina, etc., et les préparations strychnées; la noix vomique, 5 centigrammes de poudre; la teinture amère de Baumé, laquelle doit ses propriétés stimulantes à la fève de Saint-Ignace, qui entre dans sa composition. Selon les indications, on donne de celle-ci une, deux, et même trois gouttes avant de faire prendre les potages,

J'arrive maintenant au *régime diététique*. Peut-être, messieurs, vous a-t-il paru étrange de m'entendre insister, comme je le fais, d'une manière absolue, sur la nécessité de nourrir les dothiénentériques, non seulement, ainsi que le font aujourd'hui la plupart de mes collègues, à une époque déjà avancée de la pyrexie, alors que la fièvre est modérée, que la langue est moins chargée, c'est-à-dire vers la fin du premier ou au commencement du second septénaire, mais encore dès les premiers jours et pendant tout le cours de la maladie. J'exige, en effet, que mes dothiénentériques, dès le début, mangent chaque jour deux petits potages maigres et qu'ils prennent quelques cuillerées de bouillon, sans tenir compte de la répugnance que quelques-uns manifestent, sans même me laisser arrêter par des vomissements qui sembleraient contre-indiquer l'alimentation. Dans ce dernier cas je recommande d'essayer, chaque jour, les potages gras et les potages maigres jusqu'à ce que les uns ou les autres soient bien supportés.

Cette pratique est aujourd'hui conseillée par un assez grand nombre de médecins des hôpitaux de Paris, ainsi que cela ressort d'une intéressante discussion soulevée à ce sujet au sein de la Société de médecine des hôpitaux, au mois d'octobre 1857, et à laquelle j'ai été appelé à prendre part avec des hommes dont l'opinion est d'une incontestable autorité. Si quelques-uns d'entre eux, comme mes honorables confrères MM. Le-

groux et Barth, n'accordent des aliments aux malades que vers le huitième jour environ, d'autres, comme M. Aran et M. Béhier, sont du même
avis que moi et forcent les dothiénentériques à s'alimenter dès le début.
Dans cette discussion, M. le docteur Cahen, invoquant judicieusement
les expériences de Chossat sur l'inanition, a rappelé que les observations
médicales et les expériences physiologiques concordaient parfaitement
pour établir les inconvénients d'une diète rigoureuse dans les maladies
de longue durée. Chossat avait vu, en effet, qu'une abstinence complète
faisait perdre au corps, dans les vingt-quatre heures, 42 millièmes de
son poids, et que la mort arrivait fatalement quand la perte totale s'élevait aux quatre dixièmes du poids primitif. Or, dit M. Cahen, dans la
fièvre typhoïde nous voyons survenir rapidement un amaigrissement considérable, qui atteint quelquefois les derniers degrés de l'émaciation.
N'est-il pas probable, ajoute-t-il, qu'alors la mort, quand elle a lieu,
peut résulter moins encore du progrès de la maladie en elle-même que
de cette déperdition, au delà de laquelle la vie est impossible? Dans ces
cas, l'individu se nourrit aux dépens de sa propre substance, et c'est
pour s'opposer à cette *autophagie* qui entraîne l'extinction de la vie ou
tout au moins de sérieux accidents, dont j'aurai à vous parler, c'est pour
soutenir l'organisation dans sa lutte contre une maladie de longue durée
qui tend à s'affaiblir, qu'il est de toute nécessité de prescrire rigoureusement une alimentation convenable.

Je dis une alimentation convenable; car si la diète absolue à laquelle
on condamnait les malades lorsque nous étions encore sous l'empire des
déplorables doctrines du commencement de ce siècle, si une abstinence
outrée a les graves inconvénients que je vous signale, il ne faudrait pas
tomber dans un excès opposé et imiter ceux qui, ne sachant point se
garder des exagérations, ne craignent pas de donner des aliments solides
dans le cours et dès les premiers jours des fièvres continues. Il y a loin
de ces bouillons, de ces potages légers, dont je proclame l'indispensable
utilité, de ce *tenuis victus,* comme Hippocrate appelait sa fameuse tisane
d'orge[1], à la viande hachée que certains médecins font avaler de force à
leurs malheureux patients.

Opportunum medicamentum est opportune cibus datus, écrivait
Celse. *In alimentis medicamenta sunt*, répétait Arétée. Cette idée que
nous défendons est aussi vieille que la médecine. Depuis Hippocrate, qui
a consacré, vous le savez, un livre spécial à ce sujet, jusqu'à nos jours,
les grands praticiens des temps passés ne cessent d'insister sur l'importance d'un régime qu'ils regardent comme le plus puissant des moyens
d'action de l'art de guérir. A l'aide de l'alimentation bien entendue, et

1. Hippocrate, *Du régime dans les maladies aiguës*, œuvres complètes, traduction
E. Littré, Paris, 1840, t. II.

donnée dès le commencement. de la maladie, j'ai vu, dit Morton, guérir des fièvres par les seuls efforts de la nature, sans qu'il soit besoin du pompeux arsenal de la pharmacie, et au contraire, j'ai vu, par la saignée répétée à profusion, par les émétiques, les cathartiques administrés à tort, ces maladies, d'abord bénignes, dégénérer en malignes.

Permettez-moi, messieurs, de m'appuyer de l'autorité d'un homme que je considère comme le clinicien le plus éminent de notre siècle : je veux parler de Graves, dont le livre devrait être votre *vade-mecum*. Je m'appuie également de l'autorité d'un homme qui, dans notre France, a égalé l'illustre médecin de Dublin, et a laissé une trace si lumineuse de son passage : on comprend que je veux parler de Bretonneau. Ces deux grands praticiens ont, en quelque sorte, passé leur jeunesse à lutter contre l'abus de l'abstinence dans les pyrexies, et c'est à eux surtout que l'on doit d'avoir secoué le joug des préjugés que l'école de Broussais avait fait prévaloir, au grand détriment des malades.

Laissez-moi vous traduire quelques pages de Graves :

« Dans une maladie comme la fièvre, qui dure quatorze, vingt et un jours et davantage, la question du régime est de la plus haute importance, et je suis convaincu que, sur ce point, il y a eu bien des erreurs commises. Je suis convaincu que le système de l'inanition a souvent été porté à un dangereux excès, et qu'une abstinence prolongée a été, dans beaucoup de cas, la cause de la mort des malades atteints de fièvre. Étudions les résultats de l'abstinence trop prolongée chez une personne bien portante. La faim apparaît tout d'abord, pour cesser bientôt et revenir peut-être de temps en temps. Après deux ou trois jours cette sensation prend un caractère morbide, et au lieu d'être un simple sentiment de vide, devient un besoin désordonné, accompagné de douleurs cuisantes de l'estomac, de soif ardente, et, peu après, de gastralgie, de fièvre et de délire. Voilà donc, comme résultats de l'inanition, une véritable maladie gastrique et une irritation cérébrale.

» Lisez les relations du naufrage de la *Méduse* et de l'*Alceste*, et vous serez épouvantés des terribles effets de l'inanition. Vous verrez que la plupart des victimes de cette catastrophe devenaient de véritables maniaques et présentaient les symptômes d'une inflammation cérébrale.

» Maintenant, un malade qui souffre à la fois de la fièvre et d'une abstinence prolongée, dont la sensibilité est obtuse et dont les fonctions sont profondément troublées, qui en outre a peut-être de la stupeur et du délire, ne demandera pas des aliments, bien qu'il en ait besoin ; si vous ne le contraignez pas à prendre de la nourriture, comme remède, vous verrez survenir chez lui les symptômes que l'inanition amène chez une personne bien portante, et vous aurez une inflammation gastrique ou cérébrale, comme conséquence de la privation des aliments. Vous penserez peut-être que le malade n'a pas besoin de nourriture, puisqu'il est sans appétit et qu'il n'en demande pas. Autant vaudrait laisser accumuler l'urine dans la vessie du malade, parce qu'il n'éprouvera pas le besoin de l'expulser. Votre devoir est d'intervenir quand la sensibilité est altérée, et quand la sensation du besoin est endormie, et vous ne devrez pas permettre que le malade coure les risques des terribles conséquences de l'inanition, parce qu'il ne demande pas de nourriture. Jamais je n'agis de la sorte. Après trois ou quatre jours de fièvre, je prescris toujours une nourriture légère et j'en continue l'usage pendant tout le cours de la maladie.

« Voyez combien les symptômes d'une inanition portée à des limites extrêmes ressemblent à ceux du typhus ! Douleurs d'estomac, sensibilité épigastrique, soif, vomissements, congestion cérébrale, injection de la conjonctive, céphalalgie, insomnie, et finalement délire furieux : tels sont les phénomènes qui suivent une abstinence trop prolongée. Ajoutez à cela la tendance à la putréfaction des tissus, manifestée surtout par la gangrène spontanée des poumons. Guislain, médecin de l'hospice des aliénés de Gand, a fait voir que, dans beaucoup de cas, il avait constaté l'existence de la gangrène du poumon chez les fous qui s'étaient laissés mourir de faim. — Sur treize malades morts de cette manière, neuf avaient de la gangrène pulmonaire. N'est-il pas raisonnable de supposer que des accidents analogues s'observent chez les malades que, dans le cours d'une pyrexie, on aura soumis à une diète trop rigoureuse? ·

Je ne devrais rien ajouter, messieurs, à ces pages si vraies et si éloquentes de Graves qui disait à ses élèves : « Si vous êtes embarrassés pour trouver une épitaphe à mettre sur ma tombe, en voici une : « Il nourrissait les fièvres (*He fed fevers*) [1]. » Pourtant il ne nous est pas défendu de chercher les causes des désordres terribles que l'inanition produit dans l'économie.

La constitution normale du sang est la condition de l'accomplissement de tous les actes de la nutrition interstitielle, et une bonne nutrition est la condition de l'accomplissement des fonctions départies à chaque organe. Or le sang se renouvelle à l'aide de l'alimentation, et, dès que les éléments de la reconstitution du sang viennent à faire défaut, il devient nécessaire que tous les actes nutritifs s'exercent exclusivement sur la matière vivante et organique. L'animal vivra donc aux dépens de sa propre substance, et comme il ne trouvera pas lui-même tous les matériaux de la restauration, le sang prendra immédiatement des qualités anomales, de sorte que les organes qu'il est destiné à réparer s'altéreront eux-mêmes dans leur composition intime. Altérés, ils fourniront au sang déjà modifié des éléments encore moins bons, et ainsi s'établira un cercle vicieux, le cercle de l'*autophagie*, comme l'appelait Bretonneau, cercle dans lequel

---

1. Cité dans le livre du docteur Murchison. *On Fevers*, p. 253.

la désorganisation du sang et des tissus va toujours s'accroissant, jusqu'à ce que les fonctions d'abord troublées se dérangent complètement, se dissocient, et que la mort vienne couronner cette destruction graduelle de l'économie.

Il faut donc nourrir les malades avant toutes choses ; il faut tenir compte de l'état de leurs forces, de façon à les mettre en état de résister à la fièvre qui les dévore ; suivant leur degré de faiblesse, suivant la longueur présumée de la maladie, il faut leur donner à manger plus ou moins souvent, mais toujours des aliments sous forme liquide et en petite quantité. L'âge, les tempéraments, les habitudes des sujets, doivent aussi être pris en considération, ainsi que le fait observer Judocus Lommius dans son petit traité *De curandis febribus continuis*, où il consacre plusieurs chapitres à la question du régime dans ces différentes périodes de la maladie.

Si dans le cours de la dothiénentérie je pose en principe l'urgence d'une alimentation régulière ; si, comme vous en êtes témoins chaque jour, je force mes malades à prendre des potages légers, j'attends aussi plus longtemps qu'un autre avant de revenir à un régime plus substantiel. Tandis qu'au déclin de la fièvre, un certain nombre de mes confrères, se relâchant dans la diète qu'ils ont imposée jusque-là, permettent des aliments solides, j'insiste sur la nécessité de s'en tenir aux féculents légers, et dans la convalescence, même quand elle est franchement établie, je suis de ceux qui donnent le moins à manger.

Ayant eu soin de soutenir les forces pendant toute la durée de la maladie, quelque longue qu'elle soit, je n'ai point à craindre les fâcheux effets de l'abstinence et de l'inanition, je puis alors mettre plus facilement les malades à l'abri des accidents qu'ils ont encore à redouter au moment où ils se croient guéris. J'évite les indigestions, qui, si elles ne déterminent pas des troubles gastro-intestinaux sérieux, et en quelques cas des péritonites mortelles, peuvent amener des rechutes ou tout au moins retarder le retour à la santé. C'est donc surtout dans la convalescence de la dothiénentérie qu'il est indispensable de résister aux désirs des malades dont l'appétit est alors très exigeant.

Il est des cas cependant où il est nécessaire de revenir plus rapidement à une nourriture très substantielle et très tonique, tout en agissant avec une excessive prudence : c'est lorsque surviennent les accidents dont je vais vous parler, et qui ne s'observent jamais plus fréquemment que chez les individus épuisés par une diète rigoureuse ou par des pertes de sang

§ 11. — Accidents se manifestant dans la convalescence de la dothiénentérie. — Troubles gastriques. — Vomissements. — Diarrhée. — Accidents nerveux. — Vertiges. — Délire. — Affaiblissement des facultés intellectuelles. — Paralysie. — Hydropisie.

La convalescence de la fièvre typhoïde est quelquefois entravée par des troubles gastriques qui, si l'on n'y fait pas une grande attention, peuvent tromper les médecins, parce qu'ils paraissent indiquer une intervention thérapeutique tout opposée à celle qui est réellement utile. Ce sont les *vomissements* et la *diarrhée*, qui se manifestent surtout chez les individus exténués par l'abstinence à laquelle ils ont été condamnés. Il semble que l'estomac et les intestins, ayant perdu l'habitude des fonctions qui leur sont départies, ne puissent plus rien digérer. La plus petite dose d'aliments liquides, les tisanes mêmes sont aussitôt rejetées par la bouche, et le nombre des évacuations alvines augmente notablement. Les malades sont d'une faiblesse extrême, leur circulation est ralentie, et la température du corps s'abaisse notablement; non-seulement les liquides alimentaires ingérés sont vomis, mais encore il y a des régurgitations, des vomissement muqueux, bilieux, d'une couleur variant successivement du jaune au vert-pomme, au vert-bouteille, au vert-poireau, au vert-bleu et même au bleu pur. Dans la pensée que les forces de l'estomac sont insuffisantes, dans la pensée que ces accidents sont la manifestation de la gastrite, on suspend toute espèce d'alimentation; on donne au malade du lait coupé, des bouillons de poulet, des boissons mucilagineuses, et loin de se calmer les troubles augmentent. Lorsque nous traitons de la dyspepsie et de ses différentes formes, je vous dirai, messieurs, combien la gastrite, dont on a tant abusé, est une maladie rare; combien au contraire, l'estomac supporte facilement les substances les plus propres, en apparence, à l'enflammer. Les accidents que nous signalons ici sont des accidents nerveux, des troubles de sécrétion; le meilleur moyen de les combattre, est d'insister au contraire sur une alimentation solide. Dans ces cas, ce ne sont plus des bouillons, des potages qu'il faut prescrire, c'est la viande grillée, rôtie, en petite quantité, ce sont des boissons fermentées, du bon vieux vin à doses modérées. En quelques circonstances, ce qu'on appelle des viandes lourdes, telles que le jambon, ont seules pu calmer des vomissements incoercibles. Sous l'influence de ce régime, le tube digestif reprenant peu à peu ses habitudes, digère bientôt comme auparavant; les vomissements s'arrêtent et la diarrhée cède progressivement.

Mais, messieurs, gardez-vous de confondre les accidents dont je viens de vous parler avec les rechutes auxquelles donne lieu l'abus des aliments. Dans ces cas, il y a véritable indigestion. Dans ces cas aussi la fièvre se rallume, la stupeur recommence, les taches exanthématiques de la peau reparaissent, et la dothiénentérie, comme je vous en ai cité des exemples, semble recommencer sur nouveaux frais. Il serait alors singulièrement périlleux d'insister sur l'alimentation. Il faut au contraire, mettre, pendant quelques jours, le malade à une diète rigoureuse, aux boissons émollientes et féculentes; donner des bains; administrer la craie, la poudre d'yeux d'écrevisse, le sous-nitrate de bismuth, et attendre que cet orage soit passé pour revenir à l'alimentation.

Les *vertiges dépendants de l'autophagie* sont les phénomènes pathologiques plus fréquents encore que ceux dont nous venons de parler; je ne m'y arrêterai pas pour le moment, me réservant d'y revenir en faisant, dans une autre occasion, l'histoire des vertiges dépendants des troubles de la digestion.

Mais de tous les phénomènes nerveux qui réclament, dans la convalescence de la fièvre putride, l'intervention du médecin, celui que nous rencontrons le plus communément, c'est le *délire*, accident qui, lorsqu'on n'est pas prévenu de sa possibilité, et qu'on ne remonte pas attentivement à la cause dont il relève, peut faire croire à une affection cérébrale grave.

Un malade couché au n° 16 de notre salle Sainte-Agnès nous en a offert un remarquable exemple.

Ce jeune homme arrivé au vingt-neuvième ou trentième jour d'une fièvre putride, dans le cours de laquelle, vers la fin du second septénaire, était survenue une hémorragie intestinale abondante, entrait en convalescence, lorsque tout à coup il fut pris d'un délire plus continu et plus violent qu'il ne l'avait jamais été au plus fort de sa maladie. Cependant tous les autres accidents étaient depuis longtemps calmés : à la diarrhée avaient succédé des garde-robes régulières, le catarrhe pulmonaire n'existait plus; la fièvre était nulle, le pouls battant seulement 64, et la peau conservant une chaleur naturelle.

En présence de ces phénomènes cérébraux, on aurait pu croire qu'on avait affaire à une lésion de l'encéphale analogue à celle dont Piédagnel a reconnu l'existence dans un certain nombre de cas, lésion cérébrale consécutive à une irritation, à une inflammation subaiguë de la pie-mère et de la substance grise, comparable à ce que l'on rencontre, en quelques circonstances, chez les individus succombant à la paralysie générale des aliénés. Mon collègue de l'Hôtel-Dieu suppose que c'est la persistance de cette affection inflammatoire, superficielle d'ailleurs, sans gravité en ce sens qu'elle est très susceptible de guérir, qui cause le délire des convalescents de fièvre typhoïde. Ainsi posée, cette proposition est beaucoup trop absolue : j'admets sans conteste que les troubles des fonctions intellectuelles se rattachent à une modification subie par l'encéphale; j'admets que cette modification peut être le résultat d'un travail congestif et inflammatoire, dont à l'ouverture des cadavres il nous est permis de retrouver les traces, et qui persiste un temps plus ou moins long, mais il est incontestable aussi que souvent il nous est impossible de la reconnaître. Sans nous prononcer sur sa nature, on comprend que, quelle qu'elle soit, cette modification qui s'est produite sous l'influence d'une maladie septique, ayant profondément altéré les humeurs de l'économie, et ayant plus directement porté son action sur le système nerveux, on comprend que cette modification sera d'autant plus longtemps à faire place à l'état normal, que la cause qui l'a déterminée aura plus longtemps aussi agi sur l'organisme. Mais les troubles de l'intelligence peuvent encore dépendre de ce que, l'individu ayant été épuisé par des pertes de sang considérables ou par une diète trop rigoureuse, le cerveau est privé de son excitant naturel, qui est le sang. Or, le centre des facultés intellectuelles tardera d'autant plus à reprendre son activité première, que cette faiblesse aura été plus grande et plus prolongée, absolument comme les muscles longtemps inactifs ne récupèrent pas tout de suite leur énergie primitive. Et peut-être cet état de faiblesse, d'atonie cérébrale, est-il la cause la plus ordinaire des accicents dont nous parlons. Enfin, je vous ai dit que le délire dans le déclin de la fièvre typhoïde pouvait résulter de l'urémie, conséquence, elle-même, d'une albuminurie intense et prolongée ; et je vous ai signalé la gravité, alors, de cette double circonstance, délire et albuminurie, vous citant à l'appui une intéressante observation de M. Peter[1].

En dernière analyse, si le délire, si les vertiges qui surviennent dans la convalescence des fièvres putrides, comme aussi cette *hébétude* que les malades gardent quelquefois cinq, sept, huit, dix mois et plus, après leur guérison, qui chez quelques-uns même se prolonge toute la vie, peuvent se rattacher à une lésion subinflammatoire de la couche corticale et des enveloppes du cerveau ; le plus souvent, l'altération organique n'est point appréciable, et les phénomènes pathologiques semblent être sous la dépendance de l'anémie cérébrale, d'un état de faiblesse qu'il faut combattre par une médication tonique et stimulante, absolument comme la faiblesse musculaire à laquelle nous l'avons comparée.

Et ce que nous avançons ici est si vrai, qu'à mesure que les forces physiques se relèvent sous l'influence d'une bonne alimentation, le délire cesse, l'intelligence reprend son activité régulière. Vous l'avez vu chez une malade qui était au n° 8 de notre salle Saint-Bernard, et qui, après être restée également à la suite d'une fièvre putride grave, six semaines dans un état d'imbécillité complète, a recouvré ses facultés intellectuelles en même temps que ses forces musculaires renaissaient.

Dans de pareilles circonstances ce serait une grave erreur que de recourir, en vue de phénomènes inflammatoires ou congestifs, à un traitement

---

1. Voy. plus haut, p. 306 (*urémie* dans la dothénientérie).

antiphlogistique qui aggraverait la situation. Aussi pour notre homme du n° 16 de al salle Sainte-Agnès, comme chez la malade de la salle Saint-Bernard, vous m'avez vu prescrire les excitants, les toniques, donner du vin, du café, des aliments solides et réparateurs.

Ces troubles intellectuels ne se manifestent pas uniquement après la fièvre typhoïde, vous les observerez à la suite de toutes les maladies de nature septique, à la suite de la variole, de la scarlatine, de la diphthérie, et dans tous les cas c'est par les mêmes moyens, et par ceux-là seuls, que nous devons les combattre.

Toutefois n'oubliez pas ce point capital : il est indispensable d'agir avec une excessive prudence pour ne pas outre-passer une juste mesure. Le régime, tout en devant être essentiellement tonique et réparateur, doit être rigoureusement réglé dans les limites de la tolérance des fonctions digestives, il ne faut pas aller trop vite, quelque désir qu'on ait d'aller promptement. Si les aliments dépassent une certaine quantité, — et cette quantité est subordonnée à la capacité digestive de chaque individu, — les accidents gastro-intestinaux s'exaspèrent loin de se calmer ; les vomissements continuent et augmentent, la diarrhée prend une plus grande intensité, une plus grande fréquence, et le malade succombe aux effets de ces indigestions qui se répètent à chaque instant.

Les *paralysies* qui surviennent aussi dans la convalescence de la dothiénentérie sont des accidents du même ordre que ceux dont il vient d'être question ; c'est-à-dire que, comme les vertiges, le délire, l'affaiblissement des facultés intellectuelles, les paralysies se rattachent à l'ébranlement du système nerveux, à la modification organique et fonctionnelle éprouvée par l'appareil tout entier de l'innervation sous l'influence de la cause morbide qui, ayant primitivement et directement porté son action sur lui, continue d'agir pendant tout le temps de la maladie. On comprend que plus celle-ci aura été de longue durée, plus les symptômes qui indiquent la perturbation apportée dans les fonctions du système nerveux, stupeur, abattement, affaiblissement de la contractilité musculaire, délire, agitation convulsive, etc. ; on comprend, dis-je, que plus ces phénomènes adynamiques ou ataxiques auront été prononcés, plus aussi il faudra de temps avant que les choses rentrent dans leur état normal. Les fièvres putrides, de forme grave et longtemps prolongées, sont aussi celles qui laissent après leur guérison les individus dans un état de faiblesse souvent considérable, dont ils se remettent difficilement, et qui persistent quelquefois durant plusieurs mois. C'est aussi après ces formes graves de la dothiénentérie que nous voyons ces paralysies dont il est maintenant question.

Toutes ces paralysies sont généralisées, et portent non-seulement sur la motilité et la sensibilité, mais encore sur les appareils des sens (les malades restant sourds ou aveugles en même temps qu'ils ne peuvent se

mouvoir); tantôt aussi elles sont localisées, occupant alors le plus ordinairement les membres inférieurs, affectant également la vessie, et déterminant des rétentions ou des incontinences d'urine, soit que la miction
se fasse par regorgement, soit que le sphincter frappé d'inertie ne résiste plus ; elles affectent encore le rectum, les malades laissent involontairement échapper les matière fécales. Il ne faudrait pas cependant s'y
tromper ; il vous arrivera souvent, messieurs, de voir des individus qui
sembleront affectés de cette paralysie des sphincters, bien qu'en réalité
elle n'existe pas. Vous vous rappelez un jeune homme couché au n° 4 de
la salle Sainte-Agnès, qui, pendant plusieurs jours, salissait ainsi son
linge et ses draps. Chez lui, comme chez d'autres, ces accidents dépendaient d'un état de faiblesse intellectuelle, et, pour mieux dire, de la paresse qui en était le résultat ; il suffit de faire honte au malade de sa mal-
propreté, de le menacer de la diète, pour le faire revenir à des habitudes
plus régulières : vous observerez cela surtout chez les enfants. Enfin,
messieurs, la paralysie peut encore se localiser uniquement dans les appareils des sens, et produire une cécité, une surdité plus ou moins durables.

Dans ces circonstances, c'est un régime analeptique, c'est une médication tonique qui pourront seuls venir à bout des accidents.

Le diagnostic de ces paralysies paraît être d'une telle simplicité, qu'en
vérité il semblerait inutile de s'y arrêter ; il est des cas cependant où
vous pourrez vous trouver dans l'embarras. Déjà l'exemple du malade du
n° 4 que je viens de vous rappeler vous a montré qu'on avait à distinguer
une paralysie vraie d'avec une paralysie apparente ; le fait suivant, qui
m'a été communiqué par un praticien de la ville, vous montrera encore ce
que ce diagnostic peut avoir de complexe.

Une jeune fille d'une douzaine d'années est atteinte d'une fièvre putride grave ; dans la convalescence, elle est dans l'absolue impossibilité de
marcher. Le médecin ayant recommandé l'exercice en plein air, on pro-
mène la malade dans une petite voiture, et, les accidents persistant, on
l'emmène à la campagne. La situation ne s'améliorait pas, lorsqu'un jour,
qu'on avait enfermé par mégarde l'enfant dans sa chambre et en retirant
la clef, on fut surpris, au retour, de trouver la porte ouverte et la malade
debout, ayant marché pour se délivrer elle-même. Les parents crièrent au
miracle ; malheureusement le miracle ne fut pas complet, car la paralysie
se reproduisit dès le lendemain, et aujourd'hui, d'après les renseignements
donnés au médecin qui m'a raconté ce fait, la malade ne marche toujours
pas.

Assurément, messieurs, il ne s'agit pas ici d'une de ces paralysies
consécutives à la fièvre putride ; celles-ci ne cessent pas aussi brusquement,
et, quand elles ont cessé, elles ne reparaissent pas avec une aussi grande
rapidité. Sans avoir vu la malade, je crois pouvoir dire que l'on a eu affaire
à une de ces paralysies survénant chez les hystériques, affections souvent

simulées par un de ces bizarres caprices qui traversent la tête de ces singulières malades. Que si l'on nous objecte que l'âge de la jeune fille ne permet guère de supposer qu'il en soit ainsi chez elle, qu'à cet âge on ne simule pas de gaieté de cœur, et pendant si longtemps, une affection qui vous condamne au repos et qui vous prive de vous livrer aux jeux, la plus grande occupation de l'enfance, nous répondrons que l'hystérie n'est pas une maladie rare, même chez les jeunes filles plus jeunes encore que la nôtre.

Dans ces cas, c'est à un traitement moral, bien plus qu'à des moyens vraiment médicaux, qu'il faut avoir recours.

Nous venons d'étudier dans la convalescence de la fièvre typhoïde une forme de paralysie qui peut être observée à la suite de toute maladie grave et particulièrement des pyrexies. Ce sont là des accidents qui sont la conséquence de la maladie elle-même, de sa durée et de sa malignité. Il est, au contraire, vous le savez, dans la variole une paralysie concomitante de la rachialgie et qui s'observe pendant la période d'invasion de cette fièvre éruptive. Cette forme de paralysie au début d'une pyrexie a une grande valeur, car elle devient un élément de diagnostic, et je ne sache pas en effet qu'elle ait été observée au début d'aucune autre fièvre. Je viens cependant d'en constater l'existence chez une jeune femme de la salle Saint-Bernard, n°11, laquelle devait, quelques jours après son entrée à l'hôpital, présenter tous les symptômes de la fièvre typhoïde. Voici en quelques mots cette observation :

La malade qui en est le sujet avait été prise, quelques années auparavant, à la suite de la disparition rapide d'un eczéma des membres inférieurs, d'une paraplégie qui avait persisté pendant une année entière. La paralysie avait diminué peu à peu à partir du moment où cette jeune femme était devenue enceinte. Sa grossesse ne fut accompagnée d'aucun accident sérieux, toutefois, l'accouchement eut lieu au septième mois. Pendant six années sa santé avait été très satisfaisante, lorsque huit jours avant son entrée à l'hôpital elle se plaignit de fièvre, de courbature, de perte de l'appétit, d'envies de vomir, sans diarrhée; elle se plaignit surtout de ne pouvoir se soutenir sur ses jambes. Examinant la malade, nous constations une grande faiblesse dans l'exécution des mouvements des membres inférieurs qu'elle disait être le siège d'élancements; elle accusait aussi de la douleur dans la région dorsale de la colonne vertébrale lorsqu'on pressait les apophyses épineuses ou que l'on percutait cette région. Nous pensions qu'il existait là une myélite de cause rhumatismale; il n'était pas permis, en effet, de s'arrêter à l'idée d'une paraplégie variolique, puisque la malade n'offrait aucun des symptômes de la période d'invasion de la variole et que cette paraplégie durait déjà depuis huit jours. Il n'y avait point de stupeur, point de diarrhée, le pouls n'était point dicrote, aussi fut-ce à notre grand étonnement que trois jours après l'entrée de la malade dans notre service, c'est-à-dire onze jours après le début de la paraplégie, nous constatâmes sur les parois de l'abdomen l'apparition de taches rosées lenticulaires. Peu après, les accidents nerveux de paralysie disparurent pour ne plus reparaître dans le cours de la maladie ni dans la convalescence. La fièvre typhoïde, bénigne du reste, suivit une marche normale, et sa durée ne fut que de trois septénaires.

Voilà donc un exemple de paraplégie au début d'une fièvre typhoïde; il est vrai que cette paraplégie s'est manifestée chez une malade qui antérieurement en avait été atteinte pendant une année entière; quoi qu'il en soit, j'ai dû signaler à votre attention ce fait qui a son importance clinique : il vous offre un exemple de la forme *spinale* plus spécialeme· signalée par G. Fritz et dont je vous ai parlé précédemment.

Il importe de distinguer ces paralysies de la faiblesse musculaire qu'on observe chez tous les convalescents de dothiénentérie; faiblesse qui dérive à la fois de l'épuisement du système nerveux et de l'altération matérielle du tissu musculaire dont je vous ai parlé. Je vous ai dit, en effet[1], que la substance contractile d'un très grand nombre de muscles, sinon de la totalité de ceux-ci, subissait dans une plus ou moins grande étendue la dégénérescence granuleuse ou cireuse; or, il s'écoule plusieurs semaines avant que la substance régénérée se résorbe et soit remplacée par un tissu contractile de nouvelle formation. Il y a donc, pendant tout ce temps, une gêne matérielle à l'accomplissement de la contraction musculaire.

Messieurs, les *hydropisies* qui surviennent quelquefois dans le décours et dans la convalescence de la maladie que nous étudions, comme à la suite de toutes les fièvres graves, sont des accidents de même ordre que ceux que nous venons de passer en revue. Ainsi que les troubles nerveux, ils sont tous dépendants du mauvais état général de l'économie, de l'adynamie dans laquelle l'organisme est tombé, plus particulièrement de l'altération spéciale du sang, qui favorise singulièrement l'exhalation et l'épanchement de sérosité dans les mailles du tissu cellulaire et dans les cavités closes. Quand on sait combien il est fréquent de constater l'existence de l'*albuminurie* dans le cours de la fièvre typhoïde, albuminurie le plus souvent passagère et se rattachant à cette hyperémie rénale que je vous ai signalée (mais dans des cas heureusement plus rares, coïncidant avec les lésions du rein qui caractérisent la maladie de Bright, ainsi que l'ont vu MM. Rayer, Barthez et Rilliet, Christison, Grégory, et, après eux, Griesinger); quand, dis-je, on connaît cette fréquence de l'albuminurie, on serait tenté de croire que les hydropisies consécutives dont nous parlons se rattachent à celle-ci. Il n'en est rien; lorsque dans

1. Voyez page 309

ces cas on a cherché l'albuminurie dans les urines, jamais on n'en a trouvé la moindre trace.

Un fait non moins remarquable, et sur lequel M. le docteur Leudet (de Rouen) a appelé l'attention des médecins[1], c'est que les hydropisies consécutives à la dothiénentérie s'observent bien plus fréquemment dans certains pays que dans d'autres, et que l'influence des constitutions médicales n'est pas étrangère à leur production. Ainsi, tandis qu'à Paris nous les rencontrons rarement, les médecins étrangers entrent dans de grands détails au sujet de ces affections qu'ils ont rencontrées plus souvent. Tandis encore que M. Leudet ne les avait jamais notées pendant dix années d'études dans les hôpitaux de Paris, bien qu'il ait constamment pris dans tous leurs détails les observations de nombreux malades atteints de fièvre typhoïde, à Rouen, où depuis plusieurs années seulement il est chargé d'un service de médecine à l'Hôtel-Dieu, ce laborieux observateur a pu en recueillir huit exemples.

Ces hydropisies, occupant presque exclusivement le tissu cellulaire sous-cutané, restent généralement limitées aux membres inférieurs, où l'œdème n'est nulle part plus prononcé qu'aux parties déclives, au pourtour des malléoles, à la face dorsale des pieds, à la face postérieure des cuisses. Mais en quelques circonstances, ces épanchements partiels occupent le membre supérieur; on les a vus siéger à la face et même être bornés à un seul côté du visage, comme M. Virchow en a rapporté un cas : ici l'œdème se liait à une oblitération de la veine jugulaire interne. D'autre fois il existe une ascite. Enfin l'anasarque peut être générale, soit qu'elle l'ait été d'emblée, soit que, d'abord localisée, elle se soit ensuite étendue.

Le plus ordinairement cet œdème est peu prononcé; exceptionnellement il est considérable et comparable à celui qui survient par le fait des maladies organiques du cœur.

Il n'est nullement en rapport avec la gravité de la dothiénentérie, et les causes de débilitation, telles que les évacuations abondantes, des hémorrhagies intestinales, ne paraissent pas avoir d'influence sur sa production. Le passage du chaud au froid, dont l'action est si prononcée dans le développement de l'anasarque scarlatineuse, ne semble pas en avoir une ici.

Ces œdèmes, qui surviennent passivement vers la deuxième ou la troisième semaine de la maladie, sans s'annoncer par aucun prodrome, bien qu'en quelques cas leur application coïncide avec l'exacerbation du mouvement fébrile, une éruption abondante de sudamina et une bronchite intense, disparaissent ordinairement en quinze ou vingt jours.

---

1. Leudet, *Recherches anatomiques et cliniques sur les hydropisies consécutives à la fièvre typhoïde* (*Archives générales de médecine*, octobre 1858, t. XII).

Lorsqu'ils persistent, ils retardent la convalescence, mais sont d'ailleurs sans aucune gravité. Ils cèdent à un régime et à un traitement xclusivement toniques, nécessairement indiqués par l'état de faiblesse générale sous l'influence duquel ces accidents se sont produits.

L'œdème dont je viens de vous parler, messieurs, se retrouve dans quelques autres pyrexies, indépendamment de l'albuminurie; je l'ai souvent observé dans la rougeole, et l'analyse des urines m'a démontré que le plus souvent, dans ce cas, il n'y avait pas d'albumine. Mais il est un autre œdème que j'ai observé dans la dothiénentérie et qui est lié à une oblitération veineuse : c'est une véritable *phlegmatia alba dolens* ; et tout récemment encore j'en retrouvais un cas chez une de mes nièces âgée de vingt-quatre ans. Elle fut prise de l'œdème douloureux vers le quarantième jour de sa maladie. Le fait de Virchow que je rappelais tout à l'heure est dû même genre.

§ 12. — De quelques accidents locaux survenant dans le cours ou dans le déclin de la dothiénentérie.

a. — Fonte de la cornée dans la fièvre putride.

Une femme entrait dans le service de la Clinique, au n° 8 de la salle Saint-Bernard, atteinte d'une fièvre putride fort grave. Quand, dans le cours de la troisième semaine, les accidents nerveux prirent de l'intensité, les paupières, pendant le sommeil, ne se fermèrent plus qu'incomplètement, et le segment inférieur des deux cornées transparentes restait exposé au contact de l'air. Après quelques jours, la conjonctive s'injecta, les yeux devinrent chassieux; vingt-quatre heures plus tard, on constatait l'existence d'une véritable ophtalmie catarrhale. En examinant avec soin les globes oculaires, il était facile de reconnaître que le segment inférieur de la cornée lucide était gonflé, blanchâtre, comme macéré ; il y avait en même temps photophobie très violente, et la malade, bien que dans la stupeur, se plaignait de ses yeux, lors même qu'on ne l'obligeait pas à relever la paupière. La vue était profondément troublée. Il me parut évident, il parut évident à tous ceux d'entre vous qui suivaient la visite, que les cornées se ramolliraient complètement et que la vision était inévitablement perdue.

Ce ramollissement de la cornée lucide, que vous avez, messieurs, fréquemment observé, non-seulement dans le cours de la dothiénentérie, mais aussi dans toutes les maladies accompagnées de troubles cérébraux, est un accident de la plus haute gravité dont j'ai été longtemps à comprendre le mécanisme. Je crois l'avoir enfin découvert; je crois surtout avoir trouvé le moyen très simple d'y remédier. Il ne serait pas impossible que d'autres que moi eussent le droit de revendiquer l'honneur de cette petite découverte. J'en prends facilement mon parti; s'il se trouve que d'autres aient observé avant moi ce que je vais vous exposer en peu de mots, je m'en applaudirai ; ce sera une sanction que j'aurai donnée à un fait pratique peu connu. Nous voyons tous les jours des confrères réclamer l'honneur de la priorité avec un zèle qui ne me donne guère l'envie de suivre leur exemple ; il est donc bien entendu que j'abandonne, s'il en est besoin, tous mes droits sur le ramollissement de la cornée dans les fièvres graves et sur le traitement de ce ramollissement.

Mais, avant de dire quel est ce traitement, avant de poursuivre l'histoire de la malade dont je vous ai rappelé l'observation, je veux vous exposer le mécanisme suivant lequel s'opère, selon moi, le ramollissement de la cornée transparente.

Dans le cours des fièvres putrides, vous avez souvent remarqué que les malades dorment les paupières entr'ouvertes ; il arrive alors presque toujours que le globe de l'œil s'est porté en haut et que la cornée lucide reste entièrement cachée. Dans ce cas, l'absence de clignement n'a d'autre inconvénient que de causer une phlegmasie de la membrane muqueuse oculaire, et si cette inflammation est, comme je l'admets volontiers, sous la dépendance de l'état général au même titre que la phlegmasie des bronches, de l'arrière-bouche, etc., je ne puis pas admettre qu'elle est aggravée par le défaut de clignement, comme on le voit chez ceux qui ont une paralysie du nerf facial. Vous savez tous, en effet, que les malades atteints de paralysie de la septième paire de nerfs, ne pouvant fermer l'œil ni cligner, ont tous une irritation plus ou moins considérable de la membrane muqueuse oculaire, et cette irritation va, chez certains individus, jusqu'à l'inflammation et jusqu'au ramollissement de la cornée lucide. Les malades eux-mêmes savent parer à cet inconvénient, en faisant mouvoir leur paupière à l'aide du doigt, assez souvent pour suppléer au clignement qui manque ; mais pendant le sommeil, s'ils ne prennent pas des précautions particulières, ils laissent le globe de l'œil exposé au contact de l'air, et, le lendemain matin, ils se réveillent avec de la congestion irritative, de la douleur, de la lippitude.

Dans les fièvres graves, quelle que soit d'ailleurs leur nature, les yeux, comme je vous le disais tout à l'heure, restent ordinairement entr'ouverts, et si la stupeur dure assez longtemps, si elle est portée trop loin, ils sont nuit et jour dans des conditions analogues à celles où se trouvent les individus atteints de paralysie de la septième paire.

Ajoutez à cela, messieurs, que la sensibilité est émoussée dans le cours des fièvres putrides, et que l'irritation causée par le contact de l'air sur la conjonctive n'est pas sentie, de telle sorte que le besoin de cligner n'existe plus. Il se passe pour l'œil ce qui se passe pour les narines qui deviennent pulvérulentes, s'emplissent des corps étrangers qui voltigent dans l'air, parce que le malade n'a pas conscience de l'irritation que ces corps étrangers causent ordinairement, et qu'il ne fait rien par conséquent pour s'en débarrasser.

Réfléchissez un instant à la théorie du clignement, et vous comprendrez que les accidents dont je vous parle doivent être assez fréquents. Trois paires de nerfs concourent à ce phénomène. En premier lieu, la cinquième paire (paire sensative), qui transmet au cerveau l'impression douloureuse produite par le contact continu de l'air et par la dessication de la cornée, impression qui donne le besoin de cligner. En second lieu, la septième paire de nerfs (paire motrice), qui transmet au sphincter des paupières l'ordre de se contracter. Enfin, la troisième paire de nerfs (paire motrice également), qui envoie un filet au releveur de la paupière supérieure, et qui préside par conséquent à l'élévation de cette paupière. Mais il existe encore une branche nerveuse, c'est le nerf lacrymal provenant de la branche ophtalmique de la cinquième paire et qui préside à la sécrétion des larmes, lesquelles servent plus encore que le mucus oculaire à la lubrifaction de la conjonctive, but final du clignement.

Vous comprenez maintenant qu'un phénomène aussi compliqué que celui du clignement, qui nécessite la mise en action d'un aussi grand nombre de nerfs, soit troublé ou même suspendu dans une affection qui, comme la dothiénentérie, sidère à un aussi haut degré le système nerveux tout entier.

Il faut aussi tenir compte, dans les fièvres graves, d'autres conditions particulières, parfaitement indépendantes de ces circonstances, en quelque sortes physiques, dont je viens de vous parler.

En vertu de causes qui ne nous sont que très imparfaitement connues, mais qui relèvent de la nature même des maladies septiques, les membranes muqueuses deviennent le siège de congestions demi-actives, demi-passives, qui arrivent facilement à l'inflammation et même au sphacèle. Aussi, les ophthalmies, les coryzas, les angines, les laryngites, — et j'aurai occasion, messieurs, de revenir d'une façon toute spéciale sur ces dernières affections, — les phlegmasies des parties génitales, surtout chez les jeunes filles, sont-ils le cortège assez habituel des pyrexies à forme septique. Si bien que vous concevrez mieux comment la cornée lucide, quand elle vient alors à s'enflammer par l'absence du clignement, arrive aisément au ramollissement, sorte de gangrène de la membrane.

Reprenons maintenant les faits cliniques.

Je donnais des soins, conjointement avec M. le docteur Grenat, à un jeune homme qui était atteint d'une maladie nerveuse mal déterminée, formant la chaîne entre la fièvre cérébrale et la fièvre putride ou typhoïde ordinaire. Il survint un peu de congestion de la conjonctive, autant sous l'influence de la fièvre elle-même que par le défaut de clignement. L'une des cornées se ramollit, et le malade perdit l'œil.

Ce triste accident me donna à réfléchir, et je pensai que si la plus grande part du mal devait être mise sur le compte de la pyrexie, l'exposition continuelle de l'œil au contact de l'air par défaut de clignement avait été une cause importante et peut-être principale, et dès ce moment je me préparai à faire ce que je fis en effet avec un grand succès chez notre malade du n° 8 de la salle Saint-Bernard.

Chez cette femme, je vous l'ai dit, la vue me paraissait à moi, comme elle le paraissait à ceux qui assistaient à la clinique, inévitablement perdue. Je n'avais pas plus d'espérance que les autres, mais j'essayai le mode de traitement que je m'étais promis de mettre en usage.

Je fermai complétement les yeux de la malade; je plaçai par-dessus les paupières deux tampons de coton cardé, et je maintins ces deux tampons avec un bandeau médiocrement serré. Le petit appareil fut placé pendant la visite du matin. Dans la journée, les douleurs furent moindres; elles disparurent pendant la nuit. Le lendemain matin, à notre grande satisfaction, lorsque nous examinâmes les yeux, nous trouvâmes les cornées avec leur couleur normale, et, à cela près d'une injection notable dans la conjonctive, tout était rentré dans l'ordre. La vue était encore un peu troublée; mais il n'y avait plus de photophobie. Le traitement fut continué pendant trois jours, et alors l'appareil fut enlevé. Cependant les accidents nerveux généraux avaient un peu cédé, la stupeur avait presque entièrement disparu, et désormais les yeux se fermaient pendant le sommeil.

Bien que durant la convalescence il soit survenu un choléra violent, et plus tard une colite qui avait quelques-uns des caractères de la dysentérie épidémique, les accidents que nous avions observés du côté des yeux ne se renouvelèrent pas.

Je veux vous rapporter encore un autre fait qui a été observé par mon collègue et ami M. Ambroise Tardieu :

Un homme prit une scarlatine qui dès l'abord se compliqua d'accidents septiques. Les paupières restèrent entr'ouvertes, et le segment inférieur de la cornée lucide se ramollit, exactement comme chez notre malade. Déjà il y avait des douleurs extrêmement vives, de la photophobie, un trouble considérable de la vue. Tout à coup survient un érysipèle du visage qui envahit d'emblée les deux paupières, dont l'occlusion fut complète pendant quatre jours. Lorsque l'érysipèle céda et que les yeux se rouvrirent, M. Tardieu vit avec bonheur que ces yeux qu'il avait crus perdus étaient parfaitement guéris.

Bien que dans ce cas, messieurs, la maladie ne fût plus la même que celle à laquelle nous avions affaire, les accidents étaient identiques, et les moyens employés pour les combattre, moyens que la nature se chargea cette fois d'appliquer, ces moyens furent encore l'occlusion des paupières, moyen simple et d'un emploi facile, que je vous engage à ne pas oublier.

b. — Affections du larynx. — Nécrose des cartilages du nez. — OEdème de la glotte survenant dans le décours de la dothiénentérie et nécessitant la trachéotomie.

Messieurs, au commencement du mois de mars de l'année 1858, entrait dans nos salles un jeune homme de dix-huit ans, envoyé à Paris par un médecin d'Aix pour être traité d'une affection du larynx qui avait nécessité la trachéotomie. Ce malade portait encore sa canule trachéale, et ne pouvait la quitter sous peine d'être pris immédiatement de violents accès de suffocation.

L'affection laryngée s'était déclarée huit mois auparavant, dans le cours d'une fièvre typhoïde grave qui, d'après les renseignements écrits communiqués par notre confrère, avait revêtu la forme adynamique et duré une trentaine de jours. Dans les derniers temps de la maladie était survenue une aphonie presque complète, qui persista et prit des proportions plus sérieuses encore au moment de l'entrée en convalescence. Alors aussi la respiration était devenue plus difficile, l'expiration s'effectuait assez librement, mais l'inspiration était laborieuse, accompagnée de ronflement et de sifflement. La pression exercée au niveau du larynx n'occasionnait aucune douleur, et le doigt, profondément porté dans l'arrière-gorge, ne rencontrait pas de gonflement œdémateux à l'orifice supérieur des voies aériennes. La dyspnée présentait une certaine intermittence, ou, pour mieux dire de la rémission, car elle ne cessait jamais complètement, mais diminuait d'intensité pendant le jour et augmentait la nuit.

Des cautérisations pratiquées à l'entrée du larynx, deux sétons placés au niveau du cartillage thyroïde n'ayant en aucune façon amendé la situation, et la suffocation étant arrivé au point de rendre l'asphyxie imminente dix huit jours environ après le début des accidents, il fallut pratiquer d'urgence la trachéotomie pour sauver le malade d'une mort inévitable.

A partir de cette époque, la santé de l'individu s'était complètement rétablie, et il venait à Paris pour être débarassé de sa fistule trachéale qui constituait bien moins une maladie qu'une infirmité pénible. Toutefois, à son arrivée à l'Hôtel-Dieu, il accusait encore une certaine gêne de la respiration, mais cette gêne cessa dès que nous eûmes substitué à la canule qu'il portait une autre canule d'un plus fort calibre.

Nous essayâmes à plusieurs reprises de l'en débarrasser tout à fait, afin de tenter de fermer la plaie de la trachée et de rendre à l'air son cours par l'orifice supérieur du larynx; mais chaque fois des accès de suffocation nous montraient que les voies naturelles n'étaient pas libres, et après six semaines de séjour dans nos salles, le malade, découragé, quitta l'Hôtel-Dieu pour aller s'adresser à d'autres dont il espérait mieux.

L'année précédente, plusieurs d'entre vous se le rappelleront, un fait semblable, sinon identique, s'était offert à notre observation; mais ici vous aviez pu suivre, pour ainsi dire pas à pas, toutes les phases de l'affection du larynx, qui avait également nécessité la trachéotomie.

C'est encore chez un jeune homme de vingt ans; il était entré salle Sainte-Agnès, où vous l'avez vu couché au n° 4, atteint d'une dothiénentérie des plus graves, avec prédominance de phénomènes nerveux ataxo-adynamiques qui laissèrent assez longtemps des troubles dans les fonctions cérébrales : le malade eut, pendant la convalescence, une sorte d'imbécillité.

Dans le cours du troisième septénaire nous avions noté des accidents survenus du côté de la respiration, caractérisés par de la dyspnée, plus encore par la raucité de la voix et de la toux. L'examen de l'arrière-gorge nous avait permis de constater une tuméfaction évidente de l'épiglotte, et nous redoutions qu'elle ne s'étendît déjà aux replis aryténo-épiglottiques, et peut-être à la membrane muqueuse laryngée, aux cordes vocales. Sous l'influence d'insufflations d'alun et de tannin que je fis faire régulièrement plusieurs fois par jour, les accidents s'amendèrent sans cesser complètement, mais s'amendèrent assez pour que le malade demandât sa sortie, que nous lui accordâmes. Cependant, considérant que l'affection dont il était atteint se rattachait à des lésions profondes, siégeant probablement dans les cartilages du larynx, je vous annonçai qu'il y avait une nécrose d'un des cartilages, et je vous communiquai mes inquiétudes sur le sort de ce jeune homme : je pensais que sous peu de jours, il rentrerait à l'hôpital dans un état plus grave qui nécessiterait une intervention chirurgicale sérieuse.

Il rentrait, en effet, dix jours plus tard. Ma prédiction s'était accomplie; les accidents avaient pris une redoutable intensité. La respiration était pénible; l'expiration sifflante était moins laborieuse que l'inspiration; la toux était d'une raucité extrême, la voix était presque éteinte, et ce malheureux jeune homme ne se faisait plus entendre qu'au prix de grands efforts. Toutefois, l'oppression n'étant point portée au plus haut degré, la suffocation n'étant point menaçante, je tentai de nouveau de calmer les accidents à l'aide des moyens qui nous avaient une première fois réussi; je prescrivis les insufflations d'alun et de tannin, mais cette médication fut impuissante, les symptômes ne se modifièrent pas. Pour épuiser nos dernières ressources avant de recourir à la trachéotomie, je me plaçai au point de vue d'une laryngite syphilitique possible, quoique je fusse malheureusement trop convaincu de l'exactitude de mon diagnostic, et que je n'eusse guère d'espoir d'arriver à de meilleurs résultats. Profitant donc du temps que me laissaient les accidents, je donnai les préparations iodurées; mais bientôt les symptômes de l'œdème de la glotte augmentant encore, les menaces de suffocation se répétèrent le

18 juillet : l'asphyxie devenant imminente, il fallut de toute nécessité pratiquer la trachéotomie.

Elle fut faite dans les dernières heures de la soirée par l'interne de garde, M. Warmont, élève distingué de nos hôpitaux, et le lendemain matin, à la visite, nous retrouvâmes notre malade ayant repris sa gaieté et demandant à manger.

Quelques semaines après, il nous quittait définitivement, respirant librement par la plaie trachéale, grâce à une canule de. très large calibre que nous avions placée ; lorsqu'il voulait parler, il en fermait l'orifice, et sa voix, toujours très rauque, s'entendait pourtant facilement.

Depuis lors, ce jeune homme est venu nous revoir à différentes fois, et de temps à autre nous avons eu de ses nouvelles. Deux ans après, il respirait toujours par sa canule, qu'il ne pouvait fermer complètement sans être menacé de suffocation. Sa santé générale était parfaite ; à sa dernière visite, nous le trouvâmes notablement engraissé. Il avait repris ses travaux d'ouvrier chaudronnier. Un instant il avait imaginé, pour rendre son infirmité plus supportable, et afin de la dissimuler autant que possible, un appareil assez ingénieux ; il avait adapté à sa canule un long tube de caoutchouc qui, descendant au-dessous de sa cravate le long du corps, aboutissait dans la poche de côté de son pantalon : quand il voulait parler, il mettait la main dans son gousset, et fermait ainsi l'entrée du tube sans être obligé de porter son doigt à son cou, comme il le faisait auparavant. Cependant il fut obligé de renoncer à ce moyen, la respiration en étant plus gênée. Il y a quelques jours, nous avons appris qu'il était dans le même état de santé, bien qu'il portât toujours sa canule trachéale.

Messieurs, les observations d'œdème de la glotte analogues à celles-ci se produisent assez souvent dans le cours ou dans la convalescence des fièvres continues graves. Je dis dans le cours des fièvres graves, parce que, en effet, ces accidents s'observent non seulement dans la dothiénentérie, mais encore dans la scarlatine et dans la variole. Pour ne parler que de ce qui arrive dans la fièvre putride, déjà notre regrettable confrère Sestier [1], sur deux cent soixante-quatorze faits qu'il avait rassemblés, en avait cité dix qui s'étaient montrés dans la convalescence de la fièvre typhoïde. Toutefois ces faits n'étaient pas encourageants, puisque les dix malades succombèrent, et que la trachéotomie échoua dans les cinq cas où elle fut pratiquée.

A côté de ces malheureux exemples nous en avons de plus favorables à enregistrer ; outre les deux que je viens de vous rappeler, vous pourrez lire, dans la *Gazette hebdomadaire* pour le mois d'août 1859, un compte

---

1. Sestier, *la Bronchotomie dans le cas d'angine laryngée œdémateuse* (*Archives générales de médecine*, 1850).

rendu, par M. le docteur Charcot, d'un certain nombre de faits publiés en Allemagne relativement à cette question, et où les succès sont en assez grande proportion : 7 sur 19.

Si quelque chose doit nous étonner, messieurs, c'est que ces cas d'œdème de la glotte consécutifs à la dothiénentérie ne soient pas plus nombreux, eu égard à la fréquence des lésions sous l'influence desquelles cette affection peut se produire,

Les deux observations que je vous ai rappelées en commençant sont les seules qui se soient présentées à nous depuis que j'occupe cette chaire de clinique, et nous n'avons pas eu l'occasion de vérifier à l'autopsie ce que d'autres ont rencontré dans des cas semblables. Afin d'être aussi complet que possible sur cette question, je vais emprunter trois faits, le premier à mon ancien élève M. le docteur Genouville, les deux derniers à M. Second-Féréol [1].

L'observation de M. le docteur Louis Genouville est celle d'un individu qui entra à l'hôpital Saint-Antoine, dans le service alors dirigé par mon collègue M. le docteur J. Bergeron ; le malade était à la fin d'une fièvre putride de forme adynamique grave, lorsque, peu de jours après son arrivée, il fut pris d'un accès de suffocation qui nécessita d'urgence la trachéotomie. Le surlendemain, tandis qu'il semblait guéri à ce point que, sur ces instances, on ne lui avait pas remis sa canule, tout à coup il fut emporté dans un retour d'accès de suffocation. A l'ouverture du cadavre, on trouva la membrane muqueuse du larynx gangrenée jusqu'en arrière des ventricules ; le cartilage aryténoïde était entièrement détruit, les muscles constricteurs inférieurs du pharynx et crico-aryténoïdiens étaient sphacélés. Les ganglions bronchiques, noirs, mortifiés, exhalaient une odeur caractéristique de gangrène.

Au niveau de la valvule iléo-cæcale on constata l'existence des altérations propres à la dothiénentérie.

_ Quoiqu'il ne soit pas fait mention, dans ce cas, d'œdème de la glotte, j'ai cru cependant, messieurs, devoir le rapporter, car la gangrène, du larynx, la nécrose des cartilages, sont des lésions auxquelles se rattache l'affection que nous étudions, bien que la gangrène soit moins commune que les autres altérations que nous allons retrouver dans les observations de M. Second-Féréol.

Un de ces malades, âgé de vingt-deux ans, avait une fièvre putride ataxo-adynamique compliquée d'accidents des plus sérieux : il y avait eu des escharres gangréneuses au niveau du sacrum, les plaies des vésicatoires appliqués aux mollets s'étaient sphacélées. Entré le 22 décembre à l'hôpital de la Pitié, dans le service de mon excellent collègue et ami le docteur Noël Gueneau de Mussy, cet individu était en convalescence à la fin

---

1. _Bulletins de la Société anatomique_ pour 1857 et 1858.

de janvier; cependant ses plaies ne se cicatrisaient pas, et il survint de plus des collections purulentes multiples sous-cutanées qu'il fallut ouvrir.

Le malade, sujet à des extinctions de voix avant sa fièvre typhoïde, fut repris de cet accident dans la convalescence. Non seulement la voix était éteinte, mais la respiration était difficile, sifflante dans l'inspiration, et principalement pendant le sommeil. Des cautérisations avec le nitrate d'argent sur l'orifice supérieur du larynx modérèrent un instant ces symptômes, qui augmentèrent de nouveau après des efforts de voix; bientôt ils devinrent tels, que, la suffocation étant imminente, la trachéotomie dut être pratiquée. L'individu succomba pendant l'opération.

L'autopsie montra une légère infiltration œdémateuse des replis aryténo-épiglottiques : les deux cordes vocales elles-mêmes, tuméfiées, présentaient de légères érosions superficielles. Le larynx contenait une assez grande quantité de muco-pus, qui, lorsqu'on pressait sur le cartilage cricoïde, affluait par un orifice fistuleux ouvert à la partie postérieure, un peu à gauche de l'anneau cricoïdien. Cet orifice communiquait avec un foyer purulent situé entre les deux muscles sterno et crico-thyroïdiens d'une part, et la membrane muqueuse laryngée d'autre part. Une grande partie de la moitié gauche du cartilage cricoïde avait disparu. Une perte de substance d'une forme très irrégulière s'était faite aux dépens de la circonférence supérieure de l'anneau, en entamant les trois quarts de la hauteur de celui-ci. On remarquait de plus, sur les cordes vocales, de petits polypes à pédicules minces, renflés en forme de massues à leur partie libre, dont le volume égalait à peu près celui d'une lentille. Ces deux petits polypes, insérés en face l'un de l'autre, étaient flottants, et, retombant sur l'orifice de la glotte, pouvaient bien l'oblitérer complètement.

Si ces petits polypes ne compliquèrent que peu la nécrose du larynx, du moins donnaient-ils la raison de cette extinction de voix à laquelle le malade était déjà sujet avant la fièvre typhoïde.

Dans le second cas, il s'agissait d'un jeune homme de dix-sept ans qui était entré dans les salles de M. N. Gueneau de Mussy, également pour une fièvre typhoïde. Cette fièvre, d'abord légère en apparence, présenta, dans le courant de la deuxième semaine, des accidents adynamiques, assez peu graves d'ailleurs. Le onzième jour de l'arrivée de cet individu à l'hôpital, survint, le matin, de l'agitation; la voix était enrouée, comme étouffée; l'inspiration était bruyante, sifflante, l'expiration étant plus facile. Des frictions avec l'huile de croton sur la région du cou, des cautérisations sur l'orifice supérieur du larynx, à l'aide d'une éponge imbibée d'une solution de nitrate d'argent aux trois quarts, n'arrêtèrent pas les accidents, qui, le soir, s'étaient considérablement aggravés. On constata alors de la rougeur de l'isthme du gosier, et le doigt, porté sur l'orifice du larynx, sentait l'épiglotte manifestement tuméfiée en forme de bourrelet qui se continuait vers les replis aryténo-épiglottiques. La mort arriva dans la nuit.

A l'autopsie on trouva l'isthme du gosier rouge, d'une rougeur vive et persistante, avec gonflement des glandules de la région et même des papilles du V lingual : une énorme infiltration œdémateuse, avec vascularisation du tissu cellulaire sous-muqueux, située à l'orifice du larynx, autour de l'épiglotte, qui, affectant une forme sphérique, ressemblait à une cerise, s'étendait dans l'intérieur du larynx et sur les cordes vocales érodées à leur bord libre. Au niveau de la corne antérieure du cartilage aryténoïde gauche, au point d'insertion de la corde vocale de ce côté, on voyait une petite érosion de forme ovalaire, frangée et irrégulière sur ses bords, de teinte grisâtre, qui conduisait à une infiltration de pus concret située dans le tissu sous-muqueux de la gouttière des boissons, et occupait une surface de 2 à 3 centimètres en longueur sur 1 centimètre 1/2 de largeur. Le cartilage aryténoïde ne présentait pas d'altération appréciable à l'œil, mais son apophyse antérieure se trouvait mise à nu au fond de la petite érosion que nous avons décrite.

Ces nécroses du larynx sous l'influence desquelles s'est produit, dans les observations précédentes, ce qu'on a improprement appelé œdème de la glotte (car, ainsi que je l'établirai lorsque nous aborderons d'une manière toute spéciale l'histoire de cette maladie, cet œdème occupe moins la glotte elle-même que les ligaments aryténo-épiglottiques, c'est-à-dire l'orifice supérieur du larynx), ces nécroses des cartilages ont pour point de départ, suivant un mécanisme que je vous indiquerai également, des ulcérations qui, dans la dothiénentérie, ainsi que l'a signalé Chomel, se rencontrent presque toujours en cette région. Ces affections laryngées, décrites avec le plus grand soin par M. Louis, existent si constamment, qu'il donne l'ulcération et la destruction partielle de l'épiglotte comme un des caractères anatomiques secondaires des fièvres dothiénentériques, au même titre d'ailleurs que les ulcérations qui occupent aussi le pharynx et l'œsophage. Elles lui paraissent tellement caractéristiques, que « si, dit-il, on venait à les observer chez un sujet qui aurait succombé à une maladie aiguë, elles annonceraient d'une manière presque certaine, et *sans aller plus loin*, que l'affection est une fièvre typhoïde [1]. »

Il n'est pas jusqu'aux *cartilages du nez* qui ne puissent être frappés par la nécrose dothiénentérique. Ainsi nous devons à l'un de nos savants collègues des hôpitaux, M. Henri Roger, la connaissance d'un fait excessivement curieux de nécrose du cartilage de la cloison. C'était chez un jeune homme qui, dans la convalescence d'une fièvre typhoïde très grave, attira l'attention de ses médecins sur un phénomène assez insolite : il avait une perforation de la cloison du nez, à travers laquelle il pouvait faire

---

Louis, *Recherches sur la fièvre typhoïde*, p. 321, Paris, 1841.

rejoindre ses deux doigts. En effet, on constata l'existence d'une ulcération à bords parfaitement arrondis, saignants en quelques points, couverts de croûtes en d'autres, qui circonscrivait une perte de substance complète de la cloison, laquelle se trouvait ainsi perforée dans une étendue égale à celle d'une pièce de cinquante centimes. La cicatrisation de l'ulcère des parties molles s'effectua assez vite, mais la perforation de la cloison persista. De forme irrégulièrement ovale, elle était située à 3 millimètres au-dessus de l'orifice des narines. Le seul trouble fonctionnel qu'elle entraînât était un nasillement qui, très considérable d'abord, a peu à peu notablement diminué.

M. Henri Roger rapproche judicieusement ce fait des nécroses du larynx. Il fait observer seulement qu'il est beaucoup plus rare, car Rokitansky, Griesinger, n'en parlent pas ; M. Cruveilhier n'en a pas cité d'exemple, et pour moi je n'en ai jamais vu [1].

Ces lésions s'expliquent au reste sans qu'il soit besoin d'invoquer une localisation spéciale de la maladie analogue à celle qui se fait du côté de l'intestin. En effet, dans la dothïénentérie il existe toujours, à un degré plus ou moins prononcé, cette irritation, cet état catarrhal des voies respiratoires sur lequel, messieurs, j'ai appelé votre attention ; et, d'autre part, on sait combien, dans cette pyrexie, la tendance à l'ulcération se manifeste partout où une inflammation, ou une simple irritation, vient à se produire du côté des membranes muqueuses. Or vous n'avez point oublié ce que je vous ai dit, que ces membranes, dans les maladies septiques, devenaient le siège de congestions demi-actives, demi-passives, arrivant facilement à l'inflammation et même au sphacèle, fait qui rendait compte des ophthalmies dont je vous ai parlé, des coryzas, des angines, des phlegmasies des parties génitales, des laryngites enfin qui sont le cortége habituel de ces pyrexies de nature septique ; vous ne vous étonnerez donc plus de cette tendance aux ulcérations, tendance telle, que celles-ci se rencontrent jusque dans des parties où l'on n'a guère l'habitude de les chercher. Ainsi, M. le docteur Charcot en a trouvé dans la vésicule biliaire elle-même.

Une sorte de diathèse ulcéreuse se manifeste donc dans la maladie que nous étudions ; mais, indépendamment de cette diathèse, de cette sorte de dyscrasie du sang dans la dothiénentérie qui constitue un des caractères de la putridité, la production des ulcérations est encore un des effets de l'inanition, comme l'ont démontré les belles expériences de Chossat [2].

Aussi les ulcérations du larynx, du nez, celles du pharynx, de l'œsophage, etc., ne seront jamais plus fréquentes que dans les cas où la dothiénentérie aura revêtu la forme putride, adynamique, dans ceux où elle

1. H. Roger, *Bulletin de la Société médicale des hôpitaux de Paris*, t. IV, 427.
2. Chossat *Recherches expérimentales sur l'inanition*, Paris, 1843.

aura eu une plus longue durée, dans ceux enfin où les individus auront été tenus à une diète trop rigoureuse. Quant au mécanisme suivant lequel se produit l'œdème de la glotte, je me réserve, je vous le répète, d'y revenir dans une leçon tout entière consacrée à cette affection.

Reste une question à traiter. Une fois l'œdème de la glotte manifestement reconnu, faut-il tout de suite faire la trachéotomie ? faut-il attendre des accès de suffocation violente ? faut-il attendre l'asphyxie imminente ? Vous avez vu, messieurs, quelle avait été ma conduite dans le cas qui s'est offert à votre observation. Au premier abord, j'avais reconnu l'existence de l'œdème de la glotte ; des accès de suffocation s'étaient manifestés, et cependant, éloignant toujours le moment d'ouvrir la trachée, j'instituai des médications qui, bien que je ne comptasse pas sur le succès, pouvaient pourtant présenter une chance. Je me préparais à tout événement ; je faisais veiller le malade de près, me mettant en mesure de pratiquer la trachéotomie dès que des accès de suffocation, se répétant et prenant une plus grande violence, rendraient l'asphyxie imminente. Ce jeune homme fut opéré seulement alors qu'il y eût eu danger à attendre davantage.

C'était là, en effet, à mon avis, la conduite à suivre ; car lorsque nous poserons les indications de la trachéotomie dans les cas d'œdème de la glotte étudiés d'une manière plus générale, je vous dirai que l'on ne doit point attendre, pour la pratiquer, que l'état d'asphyxie soit tellement avancé que la mort soit imminente. Attendre jusqu'à ce moment serait courir le risque d'échouer, le malade pouvant succomber ou pendant l'opération, ou après, parce que l'organisme serait tombé dans un état de stupeur et d'affaissement dont il se relèverait difficilement. Il ne faut pas non plus trop se hâter d'opérer aussitôt que des accès de suffocation violents et bien caractérisés se seront produits, encore moins le faut-il faire au moment où l'œdème de la glotte se manifeste ; car, dans ce dernier cas, et même dans le premier, on a vu des malades guérir sans trachéotomie. Ces exemples heureux doivent être rares quand l'œdème dépend d'une névrose des cartilages du larynx, parce que les parties nécrosées doivent être presque fatalement éliminées, et qu'elles ne le sont qu'après avoir provoqué des inflammations répétées sous l'influence desquelles se produit l'infiltration œdémateuse des replis aryténo-épiglottiques, et quelquefois des cordes vocales elles-mêmes, ainsi que je vous l'expliquerai dans une autre occasion.

Toutefois, messieurs, cette élimination peut encore avoir lieu sans amener les accidents dont nous parlons, la guérison s'opérant alors par les seuls efforts de la nature, comme cela ressort d'un fait observé par mon collègue M. le docteur Hérard, médecin de l'Hôtel-Dieu.

Une jeune femme de vingt-deux ans avait une fièvre typhoïde dont la convalescence fut très prolongée. Au bout de trois mois environ elle fut prise tout à coup d'une dyspnée considérable avec aphonie. Depuis cette époque, elle a eu de temps à autre des accès d'étouffement durant lesquels l'inspiration surtout était extrêmement pénible. Six mois plus tard, l'aphonie est presque complète. Les quelques sons que la malade émet sont rauques, gutturaux, accompagnés d'un peu de sifflement. La respiration est très gênée ; l'inspiration, qui est bruyante et légèrement sifflante, nécessite de grands efforts des muscles du thorax. En même temps il y a une toux assez fréquente, très pénible, mais sans quinte ; le ton en est très grave. L'expectoration se compose de quelques rares crachats séro-muqueux, légèrement striés de sang. L'état général est assez bon ; la face est naturelle ; la malade a de l'embonpoint et a recouvré ses forces.

L'examen de l'appareil respiratoire ne fournit que des signes négatifs. En appliquant le stéthoscope sur le larynx, on entend un sifflement très prononcé, très rude dans les deux temps, mais surtout dans l'inspiration. Pas de signe extérieur d'altération du larynx, pas de cicatrice, pas de trajet fistuleux, pas de crépitation à la pression, rien qui annonce une lésion des cartilages. Le doigt introduit dans la gorge ne peut faire constater d'augmentation de volume des replis aryténo-épiglottiques, et une sonde pénètre facilement dans le larynx.

Quelques jours plus tard la malade éprouve une gêne plus considérable au niveau du larynx ; elle croit sentir comme un corps mobile qui par instants se mettrait en travers de la gorge. Tout à coup, dans la soirée, elle est prise d'un véritable accès de suffocation très intense, et à la suite d'une violente quinte de toux, *elle rejette par la bouche deux petits séquestres osseux.*

Les jours suivants, l'aphonie est restée au même point. La toux, pénible, a tous les caractères d'une toux laryngée. Le larynx est légèrement douloureux à la pression, sans cependant qu'il y ait de douleurs spontanées remarquables.

Un mois plus tard, une légère amélioration se manifeste. Puis la toux diminue et la production des sons devient plus facile, quoique bien incomplète encore.

Enfin, après sept mois de séjour à l'hôpital, la santé générale est parfaite ; la phonation se fait à peu près complètement ; seulement la voix est encore un peu rauque, gutturale et très grave ; il n'y a ni toux ni douleur spontanée ou provoquée au larynx ; l'état de la poitrine continue à être satisfaisant, et la malade quitte l'hôpital.

En définitive, lorsque l'œdème de la glotte survient dans la convalescence ou dans le cours de la dothiénentérie, après avoir tenté les moyens que la thérapeutique médicale met à notre disposition, les insufflations d'alun, de tannin, les cautérisations avec le nitrate d'argent, et, quand c'est possible, les scarifications sur les replis aryténo-épiglottiques

œdématiés, nous devons nous tenir prêts à pratiquer la trachéotomie, et
cela plus tôt que plus tard, c'est-à-dire lorsque les accès de suffocation
se rapprochent en augmentant d'intensité et de durée, lorsque la respiration est plus gênée dans l'intervalle de ces accès ; l'opération devra
être pratiquée d'autant plus tôt que le malade aura été plus affaibli par
la maladie antécédente.

c. — Eschares. — Érysipèles. — Suppurations colliquatives. — Paraplégies con-
    sécutives à l'infiltration du pus dans le canal rachidien ayant provoqué l'inflammation
    et la suppuration de la moelle.

Messieurs, la tendance au sphacèle, qui est un des caractères de ce
qu'on est convenu d'appeler la putridité dans les fièvres graves, n'est
nulle part plus prononcée que dans la dothiénentérie de la forme adynamique. Elle est la cause principale de la production des eschares que
vous avez tant de fois observées chez nos malades, et qui occupe surtout
les parties soumises à une pression continue, comme le sacrum, la région
du grand trochanter, quelquefois même l'occiput, ainsi que l'a noté
Chomel. Une pression continuelle contribue donc pour sa part à la mortification des tissus ; ce qui y contribue incontestablement aussi, c'est le
contact des matières fécales et des urines qui souillent constamment les
parties affectées. Aussi faut-il que les malades soient tenus dans un état
de propreté excessif ; que les personnes chargées de veiller sur eux aient
grand soin de les changer de position aussi souvent que possible, de façon
à éviter les effets d'une pression trop longtemps prolongée sur un même
point du corps. Afin de parer aux inconvénients que présentent les draps
dont les plis rendent rugueuse la surface sur laquelle repose le patient,
on a imaginé des serviettes de caoutchouc vulcanisé que l'on place sous le
siège, après les avoir fixées, en les tendant, de chaque côté du lit. On obtient ainsi une surface parfaitement lisse et douce, et, de plus, ces serviettes
peuvent être facilement entretenues propres, car il suffit de passer sur
elles une éponge mouillée. Lorsqu'on n'a pas cet appareil à sa disposition,
on enveloppe le bassin des malades d'une de ces peaux de chamois dont on
se sert pour laver les voitures ; on la fixe en avant du tronc, et quelque
position que prennent les individus, ils sont toujours en contact avec une
surface unie et douce. Ces peaux de chamois, qui se trouvent partout, se
lavent aussi très facilement. On a encore imaginé et vous m'avez vu employer ce moyen chez un de nos hommes, de coucher les malades sur de la
paille, ainsi que cela se pratique pour les *gâteux* de la Salpêtrière et de
Bicêtre : la paille absorbant les matières excrémentitielles liquides qui par
leur contact irriteraient la peau, on enlève ainsi une des causes de gangrène.
  Malheureusement ces divers moyens sont souvent insuffisants ; car, je
vous l'ai dit, la production des eschares chez les dothiénentériques

reconnaît pour cause principale la tendance à la mortification, qui est un des caractères de la maladie. Il en est si bien ainsi, que vous savez avec quelle facilité se gangrènent les surfaces des vésicatoires, alors même que ceux-ci ont été appliqués à la partie antérieure de la poitrine, à la face interne des cuisses, dans des points par conséquent où aucune pression n'est exercée, et qui ne sont pas souillés par les urines ou par les matières fécales; que souvent aussi des pustules d'ecthyma développées sur différentes parties du corps, des piqûres de sangsues, deviennent le point de départ d'eschares plus ou moins larges, plus ou moins profondes, indépendamment des causes dont il vient d'être question, et auxquelles quelques médecins ont à tort, à mon avis, attaché la plus grande importance.

Ces eschares, complications fréquentes de la dothiénentérie, constituent quelquefois des accidents d'une haute gravité.

Elles peuvent occasionner des *érysipèles* qui, se développant autour d'elles, sont susceptibles de s'étendre au loin, d'envahir une grande partie du tégument externe, ou de provoquer une réaction fébrile qui épuise le malade déjà considérablement affaibli par la longue durée de la fièvre putride.

En raison même de leur nombre, de leur étendue et de leur profondeur, ces eschares sont elles-mêmes des complications sérieuses qui, si elles n'entraînent pas la mort des malades, retardent pendant longtemps leur retour à la santé. Souvent la gangrène, se propageant de la peau au tissu cellulaire, gagne et détruit les muscles. Sa destruction arrive jusqu'aux os, qui sont dénudés et se nécrosent. On a alors de vastes et profondes ulcérations qui fournissent une sanie putride et sanguinolente, et la vie ne tarde pas à s'éteindre, les forces de l'organisme luttant en vain contre l'épuisement causé par ces suppurations abondantes et continuelles.

De plus, ces vastes ulcérations de la peau produites par des eschares peuvent, ainsi que des furoncles, des anthrax, des bubons, devenir l'origine d'une résorption putride ou purulente. Déjà M. le professeur Andral[1] avait cité un cas d'abcès métastatiques multiples survenus après une variole.

Il était assez naturel de penser que, dans quelques cas, les ulcérations dothiénentériques de l'intestin pourraient être le point de départ de la fièvre purulente.

Le 16 décembre 1861, nous en observions un cas à l'amphithéâtre de dissection de l'Hôtel-Dieu. On faisait l'autopsie d'un jeune malade de vingt-sept ans, qui avait succombé dans le service de mon collègue M. le docteur Horteloup, dans le cours de la septième semaine d'une fièvre

---

1. Andral, *Clinique médicale*, t. I, p. 278, 3ᵉ édit.

typhoïde. Les derniers symptômes qu'il avait présentés étaient ceux que l'on observe assez fréquemment dans la dernière semaine des dothiénentéries qui, arrivées à l'époque où la convalescence devrait commencer, semblent s'exaspérer et se manifestent par des désordres typhoïdes et ataxiques nouveaux.

Au moment où l'on détacha la masse des intestins pour les ouvrir, on vit que le psoas du côté gauche était gonflé en forme d'ampoule dans sa partie la plus charnue. Une incision en fit jaillir une quantité de pus de couleur chocolat que l'on put évaluer à 100 grammes à peu près. L'interne de M. Horteloup, qui faisait l'autopsie, nous disait que le malade n'avait jamais présenté les signes que l'on assigne ordinairement au psoïtis. Je déclarai à l'instant que cet abcès devait être métastatique, et que suivant toute apparence, il y avait dans le poumon beaucoup d'abcès du même genre. Les poumons étaient en effet farcis de ces petits noyaux que l'on observe si communément dans la fièvre de résorption; nous en rencontrions également dans le foie. Or nous ne trouvions, pour expliquer ce fait de résorption purulente, que de larges ulcérations dothiénentériques occupant la partie inférieure de l'iléon.

Un cas de ce genre, suivi de guérison, a été rapporté par MM. Castelnau et Ducrest[1].

Il est enfin un accident qui, si nous ne l'avons pas observé dans la dothiénentérie, peut cependant se rencontrer : je veux vous parler de l'inflammation des enveloppes de la moelle et de la moelle elle-même, inflammation qui a pour point de départ une eschare du sacrum. Vous avez été témoin d'un fait de cette nature chez un homme dont l'observation trouve naturellement sa place ici, bien qu'il ne se soit pas agi, dans ce cas, d'une fièvre putride. Des faits analogues sont d'ailleurs signalés dans vos livres classiques.

« A la suite des eschares qui se forment si souvent derrière le sacrum, on observe quelquefois, dit mon collègue M. le professeur Nélaton dans ses *Éléments de pathologie chirurgicale,* un accident des plus graves que l'on s'explique facilement par la disposition anatomique de la région. L'extrémité inférieure du canal sacré est bouchée par un plan fibreux étendu du sacrum au coccyx. Ce plan fibreux peut être compris lui-même dans la mortification. La dure-mère et l'arachnoïde rachidienne sont également perforées; la sanie putride s'épanche dans la cavité arachnoïdienne, et l'on observe alors tous les accidents d'une méningite rachidienne, qui ne tarde pas à amener la mort.

C'est le cas d'un malade que vous avez vu dernièrement au n° 8 de la salle Sainte-Agnès, et qui, après avoir présenté les symptômes d'une

---

1. Castelnau et Ducrest, *Recherches sur les abcès multiples comparés sous leurs différents rapports,* Paris, 1846.

myélite aiguë, avec eschare au sacrum et phénomènes typhoïdes, succomba dans le délire après six semaines de maladie.

A l'autopsie, on trouva une eschare occupant tout l'espace compris en
arrière entre les deux trochanters. Le ligament sacro-coccygien était détruit; les lames des vertèbres étaient dénudées dans une assez grande
étendue, et avec un stylet on pénétrait dans le canal sacré. Les membranes
contenues dans le canal du sacrum étaient réduites en un détritus de couleur verdâtre, et il nous fut impossible de reconnaître l'arachnoïde. Une
grande quantité de pus remontait jusqu'au niveau de la septième vertèbre
dorsale, et semblait avoir pris son origine dans l'eschare des téguments.
Les enveloppes de la moelle, également épaissies jusqu'au niveau de la
septième vertèbre dorsale, étaient intactes au-dessus. La moelle ne présentait d'altération qu'à 2 centimètres au-dessus de sa terminaison en
queue de cheval. Là elle était ramollie et se désagrégeait sous un filet
d'eau. Dans tout le reste de son étendue elle paraissait saine.

Il n'y avait pas non plus de lésion de l'encéphale.

Il ne s'agissait évidemment pas ici d'une dothiénentérie, mais vous
comprenez bien qu'un accident de cette nature puisse arriver à la suite et
par le fait des eschares que produit la fièvre typhoïde, et c'est pour cela
que je vous ai cité cette observation.

d. — Gangrène spontanée des membres dans la dothiénentérie.

Parmi les accidents locaux qui peuvent survenir dans le cours ou dans
le déclin de la dothiénentérie, il en est un beaucoup plus rare que tous
ceux dont il a été précédemment question. Je veux parler de la gangrène
spontanée des membres, sur laquelle l'attention a été appelée d'une manière toute spéciale dans ces derniers temps. Je n'en ai point observé
d'exemples, mais vous en trouverez des observations rapportées par les
médecins les plus recommandables. Je vous rappellerai celles, entre autres, dont M. le docteur Gigon (d'Angoulême) a fait l'objet d'une *Note
sur le sphacèle et la gangrène spontanée dans la fièvre typhoïde*[1]; je vous
rappellerai les deux faits dont M. le docteur J. Bourgeois (d'Étampes) a
entretenu la Société de médecine des hôpitaux dans sa séance du 14 janvier
1857[2]. J'y joindrai la suivante que m'a communiquée M. le docteur Léon
Blondeau, qui l'a recueillie pendant son internat à l'hôpital des Enfants.

Un jeune garçon de dix ans fut admis, le 3 décembre 1847, dans les
salles de Baudelocque. Il était tombé malade au commencement de novembre, et les renseignements donnés par sa famille ne pouvaient laisser

1. *Union médicale,* nos des 24 et 28 septembre 1861.
2. Bourgeois, *Gangrène des membres dans la fièvre typhoïde* (*Archives générales de
médecine,* août 1857, tome X).

aucun doute dans l'esprit sur la nature de la maladie dont il avait été atteint. C'était une fièvre putride adynamique qu'avait eue cet enfant.

Au moment de son admission, ce dont le petit malade se plaignait le plus, c'était d'une douleur profonde dans la jambe droite, où l'on ne constatait cependant ni changement de couleur à la peau de la partie interne et postérieure du membre, ni tuméfaction des parties. Baudelocque eut l'idée qu'il se formait là un de ces *phlegmons profonds* qui surviennent quelquefois dans les fièvres graves ; il prescrivit des onctions mercurielles sur la région douloureuse. Cependant, dix jours après, un commencement de gangrène se déclarait au pied correspondant. L'enfant fut alors transporté dans les salles de chirurgie de M. Paul Guersant.

Les téguments du pied droit présentaient, sur toute leur surface, une teinte violacée beaucoup plus prononcée à la partie interne, depuis l'extrémité du gros orteil jusqu'au niveau de la première rangée des os du tarse. Cette teinte violacée lie de vin, comparable à celle d'un *nævus*, s'étendait jusqu'au troisième espace interosseux du métatarse. Sur le cou-de-pied et au niveau de la malléole interne se dessinaient, sous la peau, des veines formant des traînées d'un brun verdâtre analogues à celles qui se dessinent sur les cadavres en putréfaction.

La faible chaleur que conservaient encore les parties ainsi mortifiées était bien plutôt le résultat des précautions qu'on avait prises d'entourer le pied de couvertures de laine et d'ouate, que de la température propre du membre.

Les battements de l'artère tibiale étaient complètement abolis dans la jambe malade. A la face interne et postérieure de celle-ci, à la réunion du tiers supérieur et du tiers moyen, on trouvait un cordon dur assez volumineux sur le trajet du vaisseau ; c'était en particulier au niveau de l'attache tibiale du muscle soléaire que ce cordon était très manifestement senti. En ce point, la plus petite pression occasionnait de vives douleurs. De ce côté on ne percevait pas non plus les battements de l'artère poplitée, mais ceux de l'artère crurale avaient la même force, la même fréquence, le même rhythme que dans la cuisse gauche.

Les ganglions inguinaux étaient engorgés, plus volumineux à droite et aussi plus douloureux à la pression. Là encore la peau qui les recouvrait avait une légère coloration rouge.

Le pouls radial était petit, un peu résistant, battant 100 pulsations à la minute. Le malade, dans un état d'agitation notable, paraissait beaucoup souffrir.

Une saignée locale faite par six sangsues appliquées sur le point douloureux de la jambe parut amener du soulagement, en rendant la douleur spontanée moins vive, mais le sphacèle augmentait, la coloration livide de la peau se fonçait et s'étendait davantage.

On prescrivit alors un régime et une médication tonique dont le quinquina fit la base ; en même temps on maintenait la jambe enveloppée de cataplasmes laudanisés.

La gangrène était complètement limitée le 16 décembre, trois jours après l'entrée de l'enfant dans les salles de M. Guersant. Le lendemain on ne sentait plus le cordon vasculaire et la fièvre était tombée.

Le 29 décembre, la gangrène paraissait parfaitement limitée dans la région que nous avons indiquée ; elle semblait très superficielle et ne pas aller au delà de la peau. Au niveau des malléoles, surtout au niveau de la malléole externe, on voyait quelques lignes brunâtres formées par les veines gorgées de sang qui ne circulait pas. L'enfant accusait dans les parties affectées des douleurs très vives qui s'exaspéraient principalement la nuit ; celles de la jambe avaient complètement cédé. L'état général était très satisfaisant.

Malgré la gravité de ces lésions, l'enfant sortit guéri le 17 mai 1848, après avoir subi l'amputation du pied.

Dans ce cas, messieurs, la gangrène qui s'était manifestée dans le décours d'une dothiénentérie reconnaissait incontestablement pour cause une oblitération artérielle. Resterait à savoir si cette oblitération artérielle était la conséquence ou bien au contraire le point de départ de l'artérite dont l'existence était caractérisée par la présence, sur le trajet de l'artère, d'un cordon dur, douloureux à la pression. Pour nous, nous pensons qu'ici, comme dans les deux faits que je vais emprunter à M. le docteur J. Bourgeois (d'Étampes)[1], comme dans ceux publiés par M. le docteur Gigon (d'Angoulême), et par M. le docteur Patry (de Sainte-Maure), la cause première des accidents a été la formation d'un caillot obturateur, que ce caillot se soit formé sur place, c'est-à-dire qu'il y ait eut *thrombose* que ç'ait été un caillot migrateur, une *embolie*. Ce caillot agissant à la façon d'un corps étranger sur la membrane interne des vaisseaux, en a provoqué l'inflammation, laquelle, à son tour, a donné naissance à des produits plastiques qui ont contribué à augmenter, à compléter l'oblitération. Cette question des oblitérations vasculaires par le fait de caillots *autochthones*, comme on dit aujourd'hui, est d'une trop haute importance pour que je ne lui consacre pas une ou plusieurs de nos conférences ; elle se présente d'ailleurs si souvent dans la pratique, que certainement nous aurons l'occasion d'y revenir ; je me réserve alors de l'étudier spécialement avec vous et d'entrer dans les développements que comporte la nature de notre enseignement clinique.

Pour reprendre le sujet qui nous occupe aujourd'hui, les observations de M. le docteur J. Bourgeois (d'Étampes) sont plus intéressantes encore que celle que je viens de vous raconter, en ce sens que le sphacèle, plus

---

1. J. Bourgeois, *De la gangrène en masse des membres dans la fièvre typhoïde* (*Archives générales de médecine*, 1857, t. X).

étendu et plus profond, comprenant la totalité d'une jambe dans un cas, des deux dans l'autre, eut pour conséquence la perte des membres, qui s'opéra par les seuls efforts de la nature.

Chez la jeune fille qui fait le sujet de la première observation, survint, dans le décours d'une fièvre typhoïde légère, une douleur vive de la jambe droite qui ne présentait pourtant ni rougeur, ni gonflement, mais dont la mobilité et la sensibilité s'affaiblirent notablement, en même temps que la température diminuait dans le membre, qui devint tout à fait froid les jours suivants. La peau prit bientôt une couleur d'abord gris terne, puis rouge cuivré ou briqueté, qui passa promptement au violet clair avec vergetures nombreuses. Sa sensibilité physiologique était complètement éteinte, à ce point qu'on pouvait y implanter impunément une épingle dans toute sa longueur. Un cercle irrégulièrement frangé, établissant la séparation des parties évidemment mortifiées avec celles qui étaient encore vivantes, s'étendait depuis la tubérosité du tibia jusqu'au tiers supérieur du mollet et embrassait circulairement la jambe. La coloration des téguments passa au violet de plus en plus ardoisé. Au point d'intersection des parties saines et des parties malades se développa une ulcération plus profonde et d'où s'écoulait chaque jour une suppuration grisâtre très fétide; le genou était peu douloureux, la cuisse ne l'était pas du tout; les orteils et le pied se desséchèrent, mais la jambe, bien nourrie, garda longtemps son volume. L'état de la malade s'améliora cependant de jour en jour. On la tenait à un régime réparateur et à une médication tonique. La jambe était couverte de poudres absorbantes, aromatiques et de nature antiseptique. Bientôt toutes les parties molles se séparèrent; les chairs vives, en se rétractant, et celles qui étaient mortifiées, en se desséchant, laissèrent entre elles un intervalle de 4 ou 5 centimètres, dans lequel on apercevait les deux os de la jambe parfaitement dénudés, secs et presque blancs. Pour débarrasser la malade d'un poids fatigant et d'une source de miasmes plus ou moins nuisibles, on se décida à scier ces os à 2 centimètres de la surface de la plaie qui, d'un beau rouge, commençait même à se cicatriser sur les bords et à se rétracter. On pansa à plat. Au bout d'une vingtaine de jours, deux petites viroles osseuses se séparèrent et la cicatrice ne tarda pas à se compléter. La jeune fille sortit guérie de l'hôpital, ayant repris sa fraîcheur et son embonpoint. Le moignon était exactement pareil à celui qui résulte d'une amputation au lieu d'élection, et aussi régulier qu'après l'opération la mieux faite suivant les règles de l'art.

M. le docteur J. Bourgeois dit n'avoir jamais trouvé de tuméfaction le long des gros vaisseaux. Il est présumable cependant que dans ce cas, comme dans celui dont il a été question auparavant, la gangrène fut la conséquence d'une oblitération artérielle siégeant dans l'artère poplitée. La même remarque s'applique au fait suivant, dans lequel on ne nota pas non plus l'existence du cordon douloureux formé par l'artère oblitérée, bien qu'on ait constaté l'absence absolue des battements artériels dans les membres atteints de mortification.

Voici ce fait résumé. Le malade était un jeune garçon de douze ans qui, arrivé à la troisième semaine environ d'une fièvre muqueuse peu grave et au moment où il semblait entrer en convalescence, fut pris d'une très vive douleur dans les jambes, principalement dans la droite, douleur que la pression augmentait, mais qui n'était accompagnée d'aucun gonflement. La chaleur était moindre ; les cuisses ne présentaient rien d'anomal. Au bout de deux ou trois jours le membre droit prit une teinte grisâtre qui passa au rouge cuivré avec vergetures nombreuses ; la douleur se concentrait au-dessous de l'articulation tibio-fémorale ; les téguments avaient perdu leur sensibilité et la paralysie était complète.

Une ligne à larges dentelures séparait des chairs vives les parties atteintes de sphacèle. Une semaine s'était à peine écoulée, que les mêmes altérations se montraient dans la jambe gauche.

Le malade entra alors à l'hôpital d'Étampes, où M. J. Bourgeois put suivre chaque jour les progrès du mal.

Le résultat en fut fatal ; après neuf mois d'atroces souffrances, le jeune garçon succomba. Ainsi que dans le cas précédent, on attendit la séparation naturelle des os frappés de mort. Bien qu'on ne se dissimulât pas qu'il pouvait y avoir quelques inconvénients à conserver ainsi des parties gangrenées, on pensait que les chairs mortes étant tout à fait sèches et séparées du moignon par un long intervalle, ces inconvénients étaient réellement peu graves.

Il est regrettable que l'autopsie n'ait pas été faite ; car on aurait vraisemblablement trouvé une oblitération artérielle occupant, non pas les vaisseaux de la cuisse, dont on sentit toujours les battements durant la vie du malade, mais les artères poplitées, et la lésion artérielle eût parfaitement rendu compte de la gangrène spontanée des membres, sans qu'il fût besoin de recourir à l'hypothèse fort contestable d'une perturbation apportée dans les fonctions du système nerveux de la partie frappée de mort, sans qu'il fût besoin d'invoquer, comme le veut M. J. Bourgeois, une métastase dont je ne saurais me faire une idée.

Des faits observés par M. le docteur Gigon (d'Angoulême), deux présentent avec les précédents une remarquable analogie, avec ces différences, toutefois, que le sphacèle qui frappa, non plus les extrémités inférieures, mais le membre supérieur droit, était une *gangrène humide*, tandis que, dans les observations que je viens de vous rapporter, c'était une *gangrène sèche*. Cette différence s'explique par le siège différent aussi de l'oblitération vasculaire qui, au lieu d'occuper les artères, occupait les veines, ainsi que l'autopsie le démontra.

« Chez deux malades atteints de fièvre typhoïde très grave avec symptômes de putridité des humeurs, dit M. Gigon, il survint un gonflement considérable du bras droit, surtout au voisinage de l'aisselle. L'avant-bras et la main étaient moins tuméfiés; le bras était d'abord rouge et sensible au toucher, puis il augmenta et doubla au moins de volume, la peau devint violacée, sa température s'abaissa, la sensibilité devint obtuse, de nombreuses phlyctènes remplies d'un liquide jaune ou roussâtre se montrèrent, quelques plaques brunes se produisirent au-dessous du moignon de l'épaule et vers le coude; nous décidâmes alors de faire des incisions larges et profondes, en avant et en arrière, sur une grande partie de la longueur du bras; ces incisions énormes furent à peine senties et nous trouvâmes au-dessous de la peau un tissu cellulaire profondément gangrené, infiltré de pus. Des lambeaux d'un tissu cellulaire infect se détachèrent avec des portions d'aponévrose, la suppuration était sanieuse, roussâtre, infecte; en même temps les symptômes de prostration générale augmentèrent considérablement et conduisirent rapidement les malades à la mort; huit jours dans un cas et neuf dans l'autre se sont écoulés entre l'apparition du gonflement et la terminaison fatale. L'affection paraissait beaucoup plus grave à la partie supérieure du membre qu'à la partie inférieure. L'autopsie démontra, dans les deux cas, l'existence d'une phlébite de la partie supérieure de la sous-clavière avec formation d'un caillot obturateur complet et adhérent aux parois de la veine; ce caillot était assez ferme, d'une couleur rose, faisant office de bouchon; des ramifications du caillot moins adhérentes s'étendaient dans les veines environnantes, telles que les scapulaires supérieures, l'axillaire, la céphalique, la mammaire externe; la membrane interne de la veine était d'un rouge très foncé dans la sous-clavière, et cette couleur allait en diminuant vers les ramifications; ses parois étaient épaissies, plus friables : la cause de ce sphacèle humide du bras n'a pu être cherchée, à notre avis, ailleurs que dans cet obstacle mécanique à la circulation. »

M. le docteur Patry, de Sainte-Maure[1], rapporte l'observation d'un malade qui eut simultanément de la *gangrène sèche* et de la *gangrène humide* en des points différents du même membre abdominal. La gangrène sèche occupait le pied et la jambe, qui étaient noirs, desséchés, diminués de volume; la gangrène humide s'étendait à toute la cuisse, qui était violacée, tuméfiée, et dont l'épiderme se détachait sur plusieurs points. A l'autopsie, on trouva l'artère crurale plus volumineuse, complètement oblitérée à sa partie supérieure par des caillots noirs qui s'écrasaient facilement et n'adhéraient point aux tuniques artérielles; dans le creux poplité, les caillots étaient plus durs, friables; plusieurs adhé-

---

1. Patry, *Gangrène des membres dans la fièvre typhoïde* (*Archives générales de médecine*, février et mai 1863).

raient à la membrane interne du vaisseau ; les parois artérielles, rouges, injectées, épaisses, avaient perdu leur élasticité. Quant à la veine crurale, elle était oblitérée par des caillots noirs consistants, mais non adhérents à la tunique interne ; ses parois épaisses, injectées, d'un rouge foncé, ne s'affaissant point à la coupe. Évidemment la gangrène sèche du pied et de la jambe s'explique par l'oblitération de l'artère poplitée, qui s'était effectuée avant celle de l'artère crurale, où les caillots plus mous, non adhérents, étaient de plus récente formation. La gangrène humide de la cuisse se rapporte tout à la fois à l'oblitération de l'artère et de la veine crurales : il y avait là combinaison de la gangrène par suspension de la circulation artérielle et de l'œdème par arrêt de la circulation veineuse.

Le même médecin a encore rapporté l'histoire fort curieuse d'un jeune malade qui éprouva subitement, au vingtième jour d'une dothiénentérie de forme adynamique, une douleur très vive partant de l'angle du maxillaire inférieur gauche et se propageant aux régions parotidienne et temporale. Quarante-huit heures après l'apparition de cette douleur, le pavillon de l'oreille gauche était déjà sphacélé. A leur tour, les régions parotidienne et temporale se refroidirent, prirent une couleur violacée, et des bulles pleines d'un liquide noirâtre et fétide se développèrent à leur surface. Quatre jours plus tard, le sphacèle s'était étendu au front, aux deux paupières, à la joue, jusqu'à la commissure des lèvres. Le malade vécut douze jours encore, malgré ces effroyables désordres. A l'autopsie, on trouva l'artère carotide externe oblitérée par deux caillots : l'un, dur, friable, décoloré et adhérent, situé dans la partie supérieure du vaisseau ; l'autre, plus récent et placé plus bas, d'un noir foncé et assez consistant. Au milieu du premier caillot, les parois de l'artère étaient injectées, épaisses, plus faciles à lacérer, et la tunique interne avait perdu son poli et sa transparence. Les veines jugulaires étaient intactes.

A propos de ce malade, M. Patry rappelle qu'il a vu en 1843, dans le service de M. le docteur Charcellay (de Tours), un homme qui, pendant sa dothiénentérie, fut pareillement atteint de gangrène de toute la moitié gauche de la face, et qui n'en guérit pas moins au bout de cinq mois. Les deux arcades alvéolaires supérieures droite et gauche étaient tombées, et le malade fut obligé de porter un bandeau qui recouvrait toute la moitié gauche de la figure, de façon à cacher la hideuse ouverture de la bouche.

Pour compléter ces observations résumées, il faut ajouter que la fièvre typhoïde que ces accidents compliquaient avait été caractérisée, pendant la vie, par les symptômes, et, après la mort, par les lésions intestinales qui lui sont propres, et que M. Gigon et M. Patry ont pris soin de rappeler pour les avoir constatées. Si le sphacèle de tout un membre ou d'une grande partie de ce membre, se déclarant spontanément dans le cours ou à la fin d'une dothiénentérie, reconnaît incontestablement pour cause l'oblitération d'une artère ou d'une veine ; si cette oblitération vasculaire, si l'artérite ou la phlébite qui ont activement contribué à la produire, ont eu pour point de départ la présence d'un caillot sanguin, dont la formation , ainsi que nous le dirons en traitant la question des *embolies*, doit être attribuée à un état dyscrasique paticulier du sang, qui se retrouve dans d'autres maladies très différentes de la fièvre typhoïde, il est aussi incontestable que cette cause mécanique agit d'autant plus énergiquement ici, que, indépendamment d'elle, la tendance notable à la mortification des tissus est un des caractères de la putridité parfois si prononcée dans la pyrexie qui a été l'objet de ces leçons.

XVI. — TYPHUS.

Maladie infectieuse comme la dothiénentérie; en diffère par l'absence de lésions intestinales. — S'en distingue encore par l'ensemble des symptômes et par la marche de la température.

Messieurs,

Bien qu'il soit dans la nature de l'enseignement dont je suis chargé de me borner à étudier avec vous les faits cliniques qui passent sous nos yeux, et, à propos de ces faits, de vous exposer les résultats de mon expérience personnelle, je crois cependant devoir vous entretenir aujourd'hui d'une maladie que nous n'avons jamais eu occasion d'observer dans nos salles, mais que tous assurément vous connaissez de nom : je veux parler du *typhus*, qui présente, du moins quant à l'ensemble des symptômes généraux, une telle analogie avec la fièvre typhoïde, que la question longtemps controversée de l'identité des deux pyrexies est loin encore d'être résolue, quoique les partisans de la non-identité semblent actuellement en majorité.

Endémique dans certains pays, notamment dans les Iles-Britanniques, où, après avoir régné d'abord presque exclusivement en Irlande, puis en Écosse, elle paraît s'être maintenant définitivement installée dans quelques-unes des villes manufacturières d'Angleterre, à Londres en particulier, où, dans ces dernières années, elle a exercé de grands ravages, cette maladie a sévi par intervalles et sévit encore dans ces mêmes pays et aussi dans d'autres, sous forme d'épidémies plus ou moins considérables, plus ou moins meurtrières. Les relations que nous en ont laissées les auteurs anciens ou modernes qui les ont décrites sous les appellations les plus variées [*fièvre pestilentielle, febris pestilens* (Fracastor, 1546); *typhus des camps; typhus des prisons* (Sauvages, 1759); *fièvre pétéchiale, febris pétéchialis* (Sennert, 1641; Selle, 1770; Borsiéri, 1785); *typhus exanthematicus* des médecins allemands; *spotted fever, typhus fever* des Anglais, etc.] nous montrent que, de tout temps, ces épidémies, développées sous l'influence des mêmes causes, se propageant par voie de contagion, ont fait, à diverses époques, leur apparition dans différentes contrées de l'ancien continent et du nord de l'Amérique.

La France, tout en ayant été en général moins maltraitée que d'autres régions, n'a point été épargnée. Sans remonter jusqu'aux siècles antérieurs au nôtre, il me suffira de vous rappeler que, dans les quinze pre-

mières années de celui-ci, le typhus, venu à la suite des armées qui par-
couraient alors l'Europe, s'est manifesté à plusieurs reprises dans un assez
grand nombre de nos localités; que depuis il a reparu, à Toulon par
exemple, en 1820, 1829, 1833, 1845, 1851[1], à Reims en 1839[2], à Strasbourg en 1854[3]; qu'enfin en 1856, importé de Crimée où les soldats
qui revenaient de la guerre d'Orient en avaient puisé le germe, il s'est
déclaré dans plusieurs villes, entre autres à Marseille, à Avignon, à Paris
même, et vous n'êtes pas sans avoir eu connaissance de l'épidémie qui,
de janvier à mai de cette année 1856, a sévi dans l'hôpital militaire du
Val-de-Grâce[4].

Je vous disais que le typhus semblait toujours se développer sous l'influence des mêmes causes. Tous les médecins s'accordent, en effet, sur ce
point. Tous admettent que la matière morbifique, que le poison, le miasme
qui engendre la maladie est susceptible de se développer spontanément
là où se trouvent accumulées de grandes masses d'hommes, comme dans
les grands centres de population, au milieu des armées concentrées sur
un espace de terrain relativement trop limité, dans les prisons, sur les
vaisseaux, surtout sur les vaisseaux transformés en pontons, alors que ces
hommes, éprouvés par des fatigues corporelles, par des inquiétudes et des
souffrances morales, subissent les privations de la misère, qu'ils sont mal
nourris, ou alimentés d'une façon insuffisante. Mais je vous disais aussi
qu'une fois développé dans un endroit, le typhus se propageait souvent à
d'autres par voie de contagion, sans que dans ces lieux, ainsi infectés, on
puisse invoquer l'existence des causes qui, dans son foyer d'origine, lui
avaient donné naissance. Rappelez-vous en outre que, pour le typhus
comme pour toutes les maladies contagieuses, il n'est pas nécessaire que
la transmission s'opère par des individus malades, qu'elle peut se faire
par des individus qui, sans en être actuellement et sans en avoir jamais
été affectés, transportent avec eux le germe morbifique.

Ce fait étant incontestablement acquis à la science, il nous est permis de
craindre que d'Angleterre, où il est à présent en permanence, non seulement sous la forme d'épidémie, mais encore à l'état sporadique, le typhus,
en raison des relations de plus en plus fréquentes entre les deux pays, ne
passe en France et ne s'y établisse pour un temps plus ou moins long. Il

---

1. Kéraudren, *Typhus dans les bagnes de Toulon* (*Archives générales de médecine*
t. III, 1833). — Fleury, *Histoire médicale de la maladie qui a régné parmi les con-
aamnés du bagne de Toulon*, 1829 (*Mémoires de l'Académie de médecine*, t. III, 1833).
— Barrallier, *Du typhus épidémique à Toulon*. Paris, 1861

2. Landouzy, *Archives générales de médecine*, 1842.

2. Forget, *Preuves cliniques de la non-identité du typhus et de la fièvre typhoïde*
(*Comptes rendus de l'Académie des sciences*, 9 octobre 1854).

4. Godelier, *Mémoire sur le typhus observé au Val-de-Grâce* (*Bulletin de l'Aca-
demie de médecine*, 1856, t. XXI. p. 889).

m'importe donc, messieurs, de vous donner de cette maladie quelques notions que vous aurez, bientôt peut-être, à mettre à profit. Ces notions, je les emprunterai à un ouvrage publié par M. le docteur Murchison, médecin de l'hôpital des fiévreux[1].

Dans la question de la non-identité et de l'identité du typhus et de la fièvre typhoïde, question sur laquelle j'aurai à revenir, le docteur Murchison se prononce pour la non-identité des deux maladies. Dès la préface de son livre, il dit qu'après avoir été élevé dans les idées contraires à celles qu'il défend maintenant, il a été conduit par ses propres observations à se ranger à l'opinion des docteurs Stewart et Jenner, que sa manière actuelle de voir ne saurait dès lors être considérée comme la conséquence d'idées préconçues.

Accidentellement précédée d'un ou de quelques jours de légère indisposition caractérisée par de la lassitude générale, par des vertiges, un peu de mal de tête, par la perte de l'appétit, l'*invasion du typhus* est ordinairement brusque.

Sans phénomènes prémonitoires, le malade est pris de frissons passagers, irréguliers, suivis d'une transpiration peu abondante ; il se plaint de céphalalgie frontale, de courbature, d'un sentiment de brisement qui lui rend pénible toute espèce d'exercice ; de douleurs lombaires, de douleurs dans les membres, principalement dans les cuisses ; d'inappétence. Pendant les deux ou trois premiers jours, il se plaint encore, quoique sa peau soit chaude et même brûlante, de froid continuel et il recherche le coin du feu. Sa langue est large, pâle, couverte d'un enduit blanc qui bientôt devient jaunâtre ou brun. Il a le goût perverti, une soif plus ou moins vive qui lui fait désirer toute espèce de boissons, lesquelles ne tardent pas à lui répugner toutes, excepté l'eau froide. Quelquefois il a des nausées, beaucoup plus rarement des vomissements de matières bilieuses. Le ventre, habituellement souple, plutôt déprimé que tendu, n'est le siège d'aucune douleur et n'est même pas sensible à la pression. La *constipation est la règle ;* les urines sont épaisses, hautes en couleur. Le pouls est généralement plein, mais compressible, en quelques cas dur et rebondissant, en d'autres irrégulier, intermittent. Sa fréquence varie notablement : tantôt elle s'élève au-dessus de la normale, de 80 à 120 pulsations, et pourra plus tard — ce qui est un signe pronostique des plus graves — monter au delà, atteindre jusqu'à 150 ; tantôt au contraire cette fréquence reste au-dessous du chiffre habituel, s'abaissant même jusqu'à 28. Ce phénomène indique assez souvent un affaiblissement de l'action du cœur qui, dans ces circonstances, se contracte deux fois pour un seul battement artériel. La respiration est plus ou moins accélérée ; il

---

1. Charles Murchison, *A treatise on the continued fevers of Great Britain* London, 1862

n'est pas rare qu'il y ait une véritable oppression coïncidant avec de la toux et une expectoration de crachats muqueux, l'auscultation révélant alors l'existence d'un catarrhe bronchique qui se traduit par des râles sonores. La face est rouge ; les bords des paupières sont tuméfiés, les conjonctives injectées, les yeux sont larmoyants. L'expression du visage annonce d'abord la langueur et la fatigue, mais elle devient bientôt triste, lourde, stupide. Dès le début il y a des vertiges, des tintements d'oreilles, de l'agitation, souvent une perte totale de sommeil, mais, souvent aussi, le malade dit qu'il n'a pas dormi, alors que son entourage l'a vu dormant pendant des heures. Ce sommeil est d'ailleurs troublé par des rêves pénibles, par des réveils en sursaut, et, après trois ou quatre nuits, le malade dans un demi-délire entre le sommeil et la veille, parle en dormant. Quand il s'éveille, il a conscience de ce qui se passe autour de lui, quoique sa mémoire et son intelligence soient quelque peu confuses. La prostration de ses forces musculaires augmente de bonne heure et rapidement. Sa démarche est chancelante : quand on lui fait étendre la main, elle est agitée de tremblement ; ce tremblement se produit également pour la langue quand il cherche à la tirer hors de sa bouche : bientôt le sentiment de faiblesse, d'épuisement est tel, que vers le troisième jour du début de la maladie, il y a impossibilité de quitter le lit.

Entre le quatrième et le septième jour, habituellement vers le quatrième ou le cinquième, l'*éruption* apparaît sur la peau. Elle consiste en de nombreuses taches de forme irrégulière, variant en largeur d'un simple point à trois ou quatre lignes de diamètre. Elles sont isolées les unes des autres ou groupées de façon à former comme des pièces de marqueterie à contours irréguliers, et rappelant souvent l'éruption de la rougeole. D'abord d'un rose sale ou d'une couleur fleurie, faisant une légère saillie au-dessus de la peau, disparaissant sous la pression du doigt ; dès le premier ou le second jour, elles deviennent plus sombres, plus brunes, ne disparaissent plus sous la pression, mais en deviennent seulement plus pâles. Leurs bords, mal définis, se fondent insensiblement dans la teinte hypérémique générale du tégument externe. Ordinairement elles se montrent en premier lieu sur l'abdomen, puis sur la poitrine, le dos, les épaules, les cuisses ; dans quelques cas, c'est sur la face dorsale des mains qu'elles apparaissent d'abord. Le plus communément c'est sur le tronc et les bras qu'on les observe, rarement sur le cou et le visage. C'est toujours sur les parties déclives du corps qu'elles sont le plus prononcées ; aussi, dans les cas douteux, c'est en arrière, sur le dos qu'il faut les chercher. Indépendamment de ces taches superficielles, il en existe d'autres, plus pâles, moins distinctes, et qui, en raison de leur position apparente au-dessous de l'épiderme, ont été appelées *sous-épidermiques*. Quand ces taches sous-épidermiques sont abondantes, elles donnent à la peau un aspect moiré, marbré, qui contraste avec les taches plus sombres, mieux définies, précédemment décrites, quoique quelquefois ces deux sortes de taches semblent se confondre. L'éruption du typhus varie grandement dans son aspect, suivant l'abondance relative des taches moirées et des taches plus distinctes. En quelques cas ces deux espèces de taches sont abondantes ; en d'autres cas il n'y en a que peu des unes ou des autres. Cet aspect de l'éruption varie aussi relativement à sa plus ou moins grande confluence. Les taches et les marbrures constituent ce que Jenner a décrit sous le nom d'*éruption mûricolore (mulberry rash)*, ce que d'autres médecins ont désigné sous la dénomination d'éruption morbiliforme ou rubéolique. En deux ou trois jours l'éruption est complète, et si plus tard il apparaît de nouvelles taches, elles n'arrivent pas à leur entier développement. *La gravité et la durée de la maladie sont en rapport avec l'abondance et la teinte foncée de l'éruption.*

Telle est l'histoire du typhus dans les six ou sept premiers jours.

Vers la fin de la première semaine, le mal de tête cesse et le *délire* survient. Il varie de caractères. Accidentellement il est d'abord aigu ; le malade crie, parle d'une façon incohérente, et est plus ou moins violent. Si on ne le retenait, il se lèverait pour marcher à travers sa chambre, et même il se précipiterait par la fenêtre. Ce violent état est habituellement suivi d'une période de collapsus, pendant laquelle le délire est tranquille, le malade murmurant à voix basse. Plus communément, le délire n'est jamais violent, même au début. Quelle que soit sa forme, il est accompagné d'insomnie, et on l'excite quand on parle au malade. L'expression du visage devient plus sombre, plus triste, plus stupide, la prostration augmentant d'heure en heure. Les symptômes de l'excitation nerveuse sont généralement plus prononcés vers le soir et dans la nuit ; la protration est plus grande le matin. A cette époque de la maladie, la langue est sèche, brune, rude à son centre et tremblante ; des fuliginosités (*sordes*) s'accumulent sur les dents et les lèvres ; la constipation continue. Le pouls varie de 100 à 120, il est plein et mou, plus souvent petit et faible. Les mouvements de la respiration varient également entre vingt et trente, mais ils peuvent conserver leur fréquence normale, comme aussi ils peuvent tomber jusqu'à huit inspirations par minute, alors que le pouls est petit, que le cœur est profondément troublé dans son fonctionnement. La respiration peut encore être spasmodique, saccadée, dans les cas où les troubles cérébraux, le délire suivi de coma, sont très prononcés. Elle peut enfin être irrégulière, les inspirations se succédant avec une excessive rapidité, et être purement diaphragmatique, les muscles de la cage thoracique semblant paralysés. Cette respiration *nerveuse*, indépendante de toute complication du côté de l'appareil respiratoire, est un phénomène d'une excessive gravité. L'haleine du malade est fétide. La peau, plus froide que pendant la première semaine, sèche ou légèremen visqueuse, exhale aussi une odeur particulière que l'on a comparée à celle que dégage la paille pourrie, à l'odeur des bêtes fauves, à celle des souris, mais qui, en réalité, est *sui generis.* L'éruption prend une teinte plus sombre, et vers le milieu de ce second septénaire apparaissent de véritables pétéchies, d'une teinte pourpre ou bleuâtre, qui peuvent se développer au centre de plusieurs taches, avec la teinte brun-rougeâtre desquelles leurs bords se fondent graduellement.

Après trois ou quatre jours (par conséquent vers le dixième ou le onzième jour du début de la maladie), les symptômes d'excitation nerveuse sont remplacés par plus ou moins d'oppression ou de stupeur. La stupeur commence par alterner avec le délire, qui est plus prononcé pendant la nuit. La prostration est extrême; le malade reste couché sur le dos, gémissant, murmurant d'une façon incohérente, ou bien demeurant tranquille sans bouger, avec une propension à tomber vers la partie inférieure de son lit. Il est tout à fait incapable de se soulever ou même de se tourner sur le côté; c'est avec une extrême difficulté qu'on le lève, et il est entièrement indifférent aux personnes ou aux choses qui l'entourent, il a souvent alors des tremblements, des soubresauts de tendons, du crocidisme. Son expression est celle de la stupeur, il a l'air hagard; ses conjonctives sont injectées, ses paupières à peu près fermées, ses pupilles contractées. La surdité est un accident commun. Lorsqu'on parle haut au malade, il regarde d'un air étonné ceux qui sont autour de lui, et quand on lui dit de tirer la langue, il ouvre la bouche qu'il laisse entr'ouverte jusqu'à ce qu'on lui commande de la fermer. Ce sont là les seuls signes de conscience qu'il montre : encore ces signes peuvent manquer. Cependant son esprit est loin d'être inactif; son imagination évoque les rêves les plus effrayants, auxquels il attache une implicite croyance, et dont il peut, après sa convalescence, garder un complet souvenir. Ses idées roulent sur des événements de sa vie passée. Il se croit persécuté par son entourage, par ses parents les plus chers; il resserre les années dans les heures, et s'imagine avoir, en quelques heures, vécu une vie entière. Ceux qui ont éprouvé ces souffrances morales peuvent seuls avoir une idée de leur intensité. Cependant les dents, les lèvres sont couvertes de fuliginosités; la langue est dure, sèche, d'un brun noir, ramassée en une sorte de boule, tremblante et se tirant avec difficulté ou ne se tirant pas du tout. L'abdomen est flasque, quelquefois météorisé; la constipation existe toujours, ou bien il y a deux ou trois fois par jour des garde-robes involontaires, un peu diarrhéiques. L'urine est plus abondante, mais plus pâle, d'une pesanteur spécifique au-dessous de sa pesanteur spécifique normale; elle est rendue involontairement ou bien il y a de la rétention qui nécessite d'avoir recours au cathétérisme. La température de la peau s'abaisse encore, quelquefois il y a un peu de moiteur. Le nombre des taches présentant le caractère de *pétéchies* augmente. Les parties soumises à la pression, principalement la région du sacrum, rougissent, s'amollissent, et sont sujettes à s'ulcérer. Le pouls est fréquent (de 120 à 140), petit, souvent intermittent, irrégulier, à peine perceptible; l'impulsion cardiaque et les bruits du cœur sont diminués d'intensité ou ne s'entendent plus; et ce trouble fonctionnel correspond à une altération profonde de l'organe, dont le tissu musculaire est mou et diffluent, la coloration d'un rouge obscur; la structure fibrillaire tend à en disparaître; il y a infiltration d'un liquide visqueux, et, à un degré d'altération plus avancée, la striation a disparu et le muscle est devenu granulo-graisseux. C'est à Stokes que l'on doit la connaissance exacte de cet état du cœur, qui n'explique pas seulement les particularités du pouls dans le typhus, mais rend bien compte des troubles respiratoires qu'on y observe, des congestions passives si fréquentes, de la lividité du visage, du refroidissement, de la cyanose des extrémités et des coagulations spontanées des veines; phénomènes qu'on observe parfois également dans la fièvre typhoïde, et que j'ai rattachés comme ici à une semblable altération du cœur.

Dans cette situation, le malade peut résister pendant plusieurs heures, plusieurs jours, sa vie en balance, jusqu'à ce qu'enfin la stupeur dégénère en un profond et fatal coma; ou bien il succombe à l'asphyxie consécutive à l'engorgement soudain des poumons; ou bien son pouls devient imperceptible, la surface de sa peau est froide, livide, baignée d'une sueur abondante, et la mort arrive habituellement sans qu'il y ait de retour à la conscience, mais aussi sans sterteur, plutôt par le fait d'une syncope que du coma.

Cependant la terminaison n'est pas toujours aussi funeste. Vers le quatorzième jour de la maladie, une amélioration plus ou moins soudaine se produit. Le malade tombe dans un sommeil tranquille qui dure plusieurs heures, et d'où il sort un tout autre homme. D'abord il paraît étonné, confondu, il sait se rendre compte du lieu où il est; puis il ne tarde pas à reconnaître son entourage, ses amis, et il a conscience alors de son excessive faiblesse. Ses extrémités conservent leur sensibilité, mais s'il essaye de les mouvoir, il lui semble qu'elles ne font plus partie de son corps. Le pouls, moins fréquent, a repris de la force; la peau est moite, la langue est nettoyée et humide à ses bords; il y a un certain désir de prendre des aliments. Ces symptômes d'amélioration sont souvent accompagnés d'une légère transpiration, de diarrhée, ou de dépôt sédimenteux dans les urines. Après deux ou trois jours, la langue devient entièrement nette, l'appétit est insatiable, le pouls est revenu à son type normal, ou même il est très lent; les forces sont rapidement récupérées. La convalescence est complète.

Messieurs, ce tableau tracé par M. le docteur Murchison vous représente un cas type de typhus non compliqué. Mais la maladie offre de grandes variétés, eu égard à sa gravité, eu égard à la prédominance relative des symptômes adynamiques ou des symptômes ataxiques. Dans les cas moyens, la langue peut n'être jamais sèche et brune, le pouls ne jamais dépasser 100 pulsations, l'éruption ne jamais devenir pétéchiale; une légère confusion de la mémoire et de l'intelligence, un sommeil troublé semblent souvent être les seuls phénomènes cérébraux qui se manifestent. La marche, les caractères de la maladie peuvent en outre être modifiés par des complications locales.

De ces *complications*, qui d'ailleurs varient selon les épidémies et aussi suivant les localités, les plus communes sont les affections de l'*appareil respiratoire*. Le plus souvent les accidents thoraciques surviennent d'une manière insidieuse, car les symptômes habituels, la toux, l'expectoration, sont peu prononcés ou manquent absolument, et le malade est incapable de se plaindre d'aucune douleur. Il arrive alors que la dyspnée la lividité de la face mettent seules sur la voie d'une affection pulmonaire; cependant cette dyspnée n'est pas un signe suffisant, puisque, ainsi que nous l'avons dit, elle accompagne fréquemment la fièvre, et qu'elle peut être portée à un très haut degré, indépendamment de toute lésion matérielle des organes respiratoires. De plus, si la dyspnée dépendant d'une lésion matérielle se reconnaît à la lividité de la peau du visage et des mains, cette lividité ne se montre qu'alors que la complication dont elle dépend a atteint un degré très prononcé et trop souvent irrémédiable. Aussi, quand on a le moindre doute, doit-on, chaque jour, ou plus fréquemment encore, examiner la poitrine par l'auscultation et la percussion.

Ces complications thoraciques sont la *bronchite*, la plus fréquente peut-être entre toutes celles du typhus. Dans quelques épidémies elle s'observe dans la plus grande partie des cas. Il en est ainsi en Irlande, si bien que l'on a appelé le typhus irlandais typhus catarrhal, et que des médecins allemands, entre autres Rokitansky, qui ont puisé dans les relations du typhus d'Irlande les connaissances qu'ils se sont faites de la maladie, croient que celle-ci n'est rien autre chose qu'une fièvre typhoïde à forme thoracique. La bronchite peut être le premier accident du typhus, comme il peut se développer durant son cours, et persister dans son déclin. On doit surveiller attentivement tous les cas dans lesquels cette complication se présente. Tant que l'existence de l'affection pulmonaire se révèle seulement par une toux rauque, par la présence de quelques râles sibilants disséminés dans la poitrine, il n'y a pas de danger immédiat; mais dès que la prostration augmente, la phlegmasie thoracique est susceptible de s'étendre soudainement, insidieusement, et de s'associer à plus ou moins d'engouement hypostatique. De plus, le malade se trouvant dans l'impossibilité de tousser, d'expectorer, l'appareil musculaire des bronches étant frappé de paralysie, la sécrétion catarrhale tend à s'accumuler dans les tuyaux bronchiques, ce qui entraîne l'asphyxie.

J'ai cru, messieurs, devoir vous traduire à peu près textuellement ce qui, dans l'ouvrage du docteur Murchison, est relatif à cette complication, en raison même de la fréquence avec laquelle elle se présente ; quant aux autres, je me bornerai à les énumérer. On a donc signalé encore du côté de l'appareil de la respiration : l'*engouement hypostatique*, qui, survenant en général à une période plus ou moins avancée du typhus, vers le onzième ou le quatorzième jour, quelquefois cependant plus tôt, vers le septième jour, habituellement compliqué de catarrhe bronchique, est la cause la plus commune de la mort dans le typhus anglais. Cet engouement hypostatique ne doit pas être confondu avec la *pneumonie franche*, avec exsudation de lymphe plastique dans l'intérieur et dans l'intervalle des cellules pulmonaires ; cette pneumonie est relativement très rare. Elle se termine quelquefois par *gangrène du poumon*, principalement chez les individus qui antérieurement ont souffert de la faim. La *pleurésie* est également rare ; quand elle survient elle est latente.

On a noté la *phlegmatia alba dolens*, survenant dans le décours du typhus, moins souvent pourtant que dans le décours de la fièvre typhoïde. L'*infection purulente*, avec abcès articulaires, est encore beaucoup plus rare ; elle est rapidement mortelle. Le *scorbut* est une autre complication qui se montre dans quelques épidémies. Les taches de purpura, les hémorrhagies par le nez, par les bronches, par l'estomac, par l'intestin, par la vessie, une grande tendance à la syncope, en sont les symptômes.

L'*imbécillité* et quelquefois la *manie* sont, non pas une complication de la maladie, mais une de ses suites ; il arrive, du reste, dans le typhus ce qui arrive dans la fièvre typhoïde. De même pour les *paralysies* qui peuvent être générales ou partielles (hémiplégie, paraplégie, paralysie de la vessie) ; porter sur la motilité, sur la sensibilité, sur les deux à la fois ; frapper les organes des sens : l'ouïe, entraînant la *surdité*, qui se montre si fréquemment pendant le cours de la maladie, persiste après la convalescence, et s'associe souvent à l'*otorrhée*, à l'inflammation de l'oreille externe ; frapper la vue, amenant un certain degré d'*amorause*. Ordinairement passagères, ces paralysies durent quelquefois toute la vie.

Les *érysipèles de la face*, l'*érysipèle du cuir chevelu ; l'œdème des extrémités inférieures*, en quelques cas l'*anasarque*, qui dépend quelquefois d'une lésion des reins ; les *gangrènes* des parties soumises à une pression constante ; la *gangrène des membres* analogue à celle que nous avons vue survenir dans la dothiénentérie ; le *coma ;* les *éruptions* accidentelles *furonculeuses* ou *pemphigoïdes ;* les *inflammations du tissu cellulaire ;* les *parotides ;* les *bubons*, ceux-ci constituant des phénomènes graves au point de vue du pronostic, telles sont les principales complications que l'on a signalées.

Relativement à ses formes, le typhus peut être *inflammatoire*, caractérisé alors par l'intensité de la réaction fébrile, le délire aigu. C'est chez les individus jeunes, vigoureux, et chez les personnes de la classe aisée de la société qu'on l'observe. Il peut être *ataxique*, caractérisé par la prédominance des symptômes nerveux, le délire, la somnolence, les soubresauts de tendons ; *adynamique*, lorsqu'il y a une grande prostration, des évacuations involontaires, des tendances à la syncope, une peau froide, un pouls lent ; *ataxo-adynamique*, ou congestif.

Le *typhus* a été appelé *sidérant* dans les cas où il est rapidement mortel, enlevant les malades en quelques jours, en quelques heures même à partir de son début. Par opposition, il est *léger* quand il parcourt ses périodes sans graves symptômes ; il en est ainsi du typhus sporadique ; il est quelquefois si peu de chose, que si ce n'était l'existence de l'éruption caractéristique, on croirait avoir affaire à une fièvre simple, à une synoque.

Sous le nom de *typhisation à petites doses*, un médecin français, M. Félix Jacquot, souvent cité par M. le docteur Murchison, a décrit un ensemble de symptômes, tels que du malaise, un léger mouvement fébrile, de la perte d'appétit, du mal de tête, de l'absence de sommeil, une confusion accidentelle des facultés intellectuelles, un sentiment de fatigue général, qu'éprouvent certaines personnes constamment exposées à la contagion sans payer autrement leur tribut au typhus. Quelquefois celui-ci se déclare réellement ; mais en d'autres cas les phénomènes que nous venons d'indiquer se montrent seuls et cessent dès que le malade sort de l'atmosphère infectieuse au milieu de laquelle il vivait.

Le *diagnostic* du typhus n'offre de difficulté qu'autant que l'éruption caractéristique manque. On peut alors le confondre avec d'autres maladies qui, arrivées à une période plus ou moins avancée, présentent des phénomènes typhiques ; on peut alors le confondre avec la dothiénentérie. Cependant, indépendamment même de l'éruption spécifique qui le caractérise, le typhus se distingue de la fièvre typhoïde par un ensemble de symptômes que j'aurai à vous rappeler quand nous aborderons la question de l'identité et de la non-identité des deux pyrexies ; quant aux maladies dans lesquelles le développement des phénomènes typhoïdes pourrait en imposer, une observation attentive des malades suffit pour éviter l'erreur.

Je ne vous ai pas parlé jusqu'ici, messieurs, des recherches entreprises sur la température dans le typhus. Je me réservais de le faire à propos du diagnostic. L'investigation thermométrique fournit, en effet, de précieuses indications, qui nous ont permis d'asseoir définitivement notre jugement à propos d'un fait que vous avez pu observer dans notre service et dont je vais vous exposer les détails, tels qu'ils ont été recueillis par un de mes bons élèves, le docteur Alfred Duclos (de Saint-Quentin)[1].

Le samedi 11 juin, entre dans mon service un homme de vingt-sept

1. Duclos, *Quelques recherches sur l'état de la température dans les maladies,* thèse inaugurale. Paris, 1864.

ans, de bonne constitution, habitant Paris depuis trois ans, et traité au mois de janvier dernier pour une fluxion de poitrine.

L'avant-veille, ce malade avait été pris tout à coup de céphalalgie très intense, de rachialgie, de faiblesse des jambes, et surtout de la jambe droite, dans laquelle le malade accuse depuis cette époque des élancements douloureux; la respiration est difficile, suspirieuse; cependant il ne tousse pas, n'a pas craché de sang; il n'y a pas de vomissements, pas de diarrhée, épistaxis le mercredi. Sur le ventre, nous trouvons le jour de son entrée (quatrième jour de la maladie) des taches papuleuses assez nombreuses; le 12 juin, éruption très confluente sur le tronc, les avant-bras, râles sibilants dans la poitrine, stupeur manifeste, pas de diarrhée.

Le 13 juin (sixième jour), vomissements, épistaxis, râles sous-crépitants fins aux deux bases (15 ventouses sèches, scarifiées par erreur du ventouseur); le 14, stupeur, délire, râles sous-crépitants, gargouillement dans la fosse iliaque droite; l'éruption est tellement confluente, ressemble tellement sur les avant-bras à celle de la rougeole, que, malgré les signes de dothiénentérie, je pense à une rougeole anomale; le 15, l'éruption est éteinte, l'état général du malade reste le même, délire, stupeur; le 16, le malade urine involontairement, il n'a pas de diarrhée, mais on constate un symptôme insolite dans la dothiénentérie, je veux dire des phénomènes d'hémiplégie; il y a, en effet, un affaiblissement très notable du bras droit et de la jambe du même côté; déviation des traits de la face (on applique 10 ventouses scarifiées à la nuque; potion au musc, 0^{gr},25). Le délire et la stupeur ont disparu, le malade répond très nettement aux questions qu'on lui pose, et il entre à partir de ce jour même en pleine convalescence; deux jours après, le malade se lève, mais conserve néanmoins un affaiblissement manifeste de tout le côté droit. Il est resté définitivement hémiplégique : ce qu'on observe parfois à la suite du typhus et ce qu'on ne voit pas consécutivement à la dothiénentérie.

Or dans ce cas, où notre diagnostic est resté longtemps hésitant, l'examen de la courbe des températures nous a permis d'affirmer enfin que c'était à un cas de typhus que nous avions eu affaire. En effet, voici ce que nous observions : au cinquième jour de la maladie, la température était le soir à 40°,4; le lendemain matin (sixième jour), il y avait une légère rémission, la chaleur descendait de six dixièmes de degré (à 39°,8), pour remonter le soir de la même quantité dont elle était descendue le matin. Le septième jour, il y avait le soir un assez notable abaissement, la température tombait à 40 degrés (ce qui doit être attribué à l'émission sanguine par les ventouses). Le huitième jour, la température du soir est de 40°,6; elle retombe le matin du neuvième jour à 39°,6, remonte le soir à 40°,4; descend le matin du dixième jour de 1 degré, et, au lieu de remonter le soir comme habituellement de six à huit dixièmes de degré, elle ne s'élève que de quatre dixièmes, c'est-à-dire qu'elle est, le soir du dixième jour, à 39°,8. Il y avait encore eu là une rémission due à l'application de ventouses scarifiées à la nuque. Le onzième, le douzième et le treizième jour, il y eut la régularité des premiers jours dans les ascensions de la température le soir et les descentes le matin, lorsque le matin du quatorzième jour, la chaleur *tomba brusquement* à 37°,2. C'est-à-dire qu'entre le soir du treizième jour et la matinée du quatorzième, en quelques heures, il y eut un *abaissement de deux degrés quatre dixièmes*. La température était donc subitement revenue à la normale et la convalescence commençait à la fin précisément du deuxième septénaire. Or, d'une part (je vous l'ai dit à propos de la fièvre typhoïde), cette brusque défervescence n'est pas le fait de la dothiénentérie, et jamais, d'autre part, la défervescence dans cette fièvre n'a lieu à la fin de la deuxième semaine. Ce n'était donc pas à une dothiénentérie que nous avions eu affaire.

Mais les éruptions qui nous avaient préoccupé, et qui rappelaient celles de la rougeole ou, mieux encore, celles de la dothiénentérie, pouvaient être rapportées au *typhus fever*. Eh bien, la marche de la température chez notre malade avait été justement celle qu'elle suit dans le typhus.

Voici, en effet, quelle est cette marche : la température, dans le typhus, continue à s'élever avant l'éruption des taches exanthématiques et pendant cinq, six, voire même dix jours après cette éruption : ce qui distingue immédiatement l'affection typhique des fièvres éruptives. D'un autre côté, la défervescence, dans la fièvre typhoïde, est régulièrement décroissante, tandis que, dans le typhus, le déclin de la température est rapide, continu, sans exacerbations le soir. L'examen de la température pouvait donc, dans le cas de notre malade, nous permettre d'éviter la confusion, soit au début, avec la rougeole, soit à la fin, avec la dothiénentérie.

C'est afin de vous démontrer les services cliniques que peut rendre le thermomètre dans les cas douteux et pour vous engager à vous en servir alors, que je vous ai cité cette observation, et j'ajoute, en terminant, que la courbe en était tellement caractéristique que le docteur Hübler, aide de clinique de M. Walther (de Dresde), fit en la voyant et instantanément un diagnostic qui nous avait tenu plusieurs jours en suspens.

D'une manière générale, le typhus est une maladie d'une excessive gravité. D'après les relevés faits par le docteur Murchison, la moyenne de la mortalité dans les épidémies qui ont sévi en Irlande et en Écosse s'est élevée jusqu'au cinquième des cas ; à Londres, dans le laps de temps compris entre les années 1856 et 1860, alors que les cas étaient cependant assez peu nombreux, cette mortalité a atteint l'énorme proportion de 42 pour 100. En général, elle est plus grande au début et dans la période d'accès des épidémies que dans leur période de déclin.

Un certain nombre de circonstances influent d'ailleurs sur le pronostic. Ainsi la maladie est habituellement plus grave chez les hommes que chez les femmes, ce que le docteur Murchison explique en disant qu'elle attaque principalement les hommes dont les forces ont été épuisées par les privations de la misère ou par l'intempérance : elle est plus grave aussi chez les adultes et chez les vieillards que chez les jeunes sujets; chez les gens pauvres que chez les riches; en un mot, le typhus est d'autant plus grave qu'il attaque des constitutions affaiblies.

La situation d'esprit des malades a une grande importance, la peur du mal, la crainte de la mort, les préoccupations morales augmentant la gravité de la maladie.

Relativement aux signes pronostiques, un pouls s'élevant au-dessus de 120, la respiration *nerveuse*, les accidents cérébraux arrivant de bonne heure, sont du plus fâcheux augure. Enfin, toutes choses égales d'ailleurs, plus abondante et plus sombre est l'éruption exanthématique, plus grand est le danger.

Cependant, même dans les cas les plus graves, le médecin ne doit pas désespérer; car il n'est pas de maladie où l'on voit aussi souvent que dans le typhus la guérison survenir alors que le malade paraissait dans la situation la plus alarmante. Cette guérison s'opère quelquefois brusquement, la convalescence est ordinairement très rapide, et c'est là déjà un caractère différentiel entre le typhus et la fièvre typhoïde.

Nous voici maintenant arrivés, messieurs, à la question de l'identité et de la non-identité des deux maladies.

Cette question a été depuis longtemps et est encore aujourd'hui très débattue. N'ayant jamais eu l'occasion d'étudier suffisamment le typhus au lit du malade, je devrais décliner ma compétence; toutefois, d'après l'idée que je m'en suis faite surtout à la lecture des auteurs qui en ont traité, je suis porté à me ranger à l'avis des médecins français, anglais et américains qui proclament la non-identité des deux maladies.

Ceux qui, avec MM. Stokes, Magus Huss[1] et le docteur Lindwurm[2], ne veulent voir dans le typhus fever et dans la fièvre typhoïde que des manières d'être différentes d'une seule et même pyrexie, et non pas deux genres nosologiques séparés, reconnaissent deux types absolus, l'un correspondant à notre dothiénentérie : *typhus abdominalis* des Allemands; *abdominal, ileo-typhus, enteritic fever* des Anglais; l'autre, la fièvre pétéchiale, *typhus petechialis, exanthematicus*, le *typhus fever*, caractérisé par une éruption spécifique de taches exanthématiques bien différentes des taches rosées lenticulaires de la fièvre typhoïde passant par une série de transformations pour arriver à constituer les *pétéchies*, le

1. Magnus Huss, *Statistique et traitement du typhus et de la fièvre typhoïde, observations recueillies à l'hôpital Séraphin de Stockholm* . Paris, 1855, in-8.
2. Lindwurm, *Der Typhus in Irland beobachet im Sommer* 1852. Erlangen, 1853.

mulberry rash (éruption mûricolore); caractérisé peut-être plus encore par l'absence de la lésion intestinale de la dothiénentérie.

Mais si, dans les cas nettement tranchés, ces deux formes du typhus peuvent être bien distinguées l'une de l'autre, il y aurait, suivant les médecins dont nous parlons, des cas intermédiaires se rapprochant plus ou moins des types primitifs, se fondant, se combinant, les uns avec les autres, de telle sorte qu'il deviendrait impossible de leur trouver des caractères franchement dessinés. Ces formes mixtes constitueraient comme les anneaux d'une chaîne dont les formes types seraient les deux extrémités.

Les considérations sur lesquelles ils s'appuient principalement pour admettre l'identité du typhus et de la fièvre thyphoïde, c'est que les deux maladies paraissent se développer sous l'influence des mêmes causes, que dans une même constitution épidémique les deux formes extrêmes peuvent coexister ou prédominer tour à tour; mais le point capital sur lequel repose leur argumentation est que le typhus peut donner naissance par contagion à la fièvre typhoïde, et réciproquement que cette dernière est susceptible de transmettre le premier.

Suivant eux, enfin, c'est probablement en partie dans les conditions climatologiques diverses des pays où on les observe, en partie dans les conditions hygiéniques et dans les habitudes de vivre des peuples, qu'ils faut chercher une des raisons de ces différentes transformations de la maladie.

Les partisans de la non-identité disent que, indépendamment de l'absence de lésions anatomiques spécifiques (éruption de pétéchies différente des taches rosées, absence de l'exanthème intestinal), le typhus se présente le plus ordinairement avec des symptômes assez caractéristiques pour permettre de le distinguer de la fièvre typhoïde.

Ainsi, dans le typhus, l'invasion est brusque; la plupart des phénomènes morbides (fièvre, stupeur, délire, etc.) se prononcent rapidement avec une notable intensité. Les accidents abdominaux (diarrhée, gargouillement dans la fosse iliaque, ballonnement du ventre) font défaut généralement, pour ne pas dire toujours, et, lorsqu'ils surviennent, ce n'est que vers la fin de la maladie. La durée totale, ainsi que je viens de vous le dire d'après le docteur Murchison, et comme vous l'avez pu voir chez le malade observé à notre clinique, est moins longue que dans la fièvre typhoïde (quatorze jours dans les cas où il ne survient pas de complication); sa terminaison heureuse a lieu plus brusquement, et la convalescence est plus rapide que dans celle-ci.

Répondant à l'argument capital de leurs adversaires, les médecins à l'avis desquels nous sommes porté à nous ranger nient que le typhus puisse engendrer par contagion la fièvre typhoïde; ils prétendent que l'une ne met pas à l'abri de l'autre, tandis que pour le typhus comme pour la fièvre typhoïde, l'immunité est généralement acquise par une première attaque.

Quant au traitement, ce qui s'applique à la fièvre typhoïde est encore applicable au typhus; nous ne saurions guérir la maladie, nous ne saurions même en abréger le cours; ce que l'on doit chercher est de venir en aide à la nature; je vous répéterai avec Stokes (de Dublin) : la maladie guérit d'elle-même; si vous maintenez le malade jusqu'au quatorzième, jusqu'au dix-neuvième ou vingt et unième jour, il se rétablira. Soutenir les forces vitales par une alimentation appropriée au pouvoir digestif des individus, par les boissons stimulantes et toniques, le vin, les spiritueux donnés dans une juste mesure, est toujours ici la principale indication.

XVII. — ANGINES COUENNEUSES, PRINCIPALEMENT
DE L'HERPÈS DU PHARYNX (ANGINE COUENNEUSE COMMUNE).

On peut multiplier les espèces d'angines couenneuses. — L'angine couenneuse commune est souvent produite par l'herpès du pharynx. — Un bon diagnostic différentiel avec l'angine diphthérique est quelquefois impossible à établir, surtout en temps d'épidémie. — Dans ces cas il faut agir comme si l'on avait affaire à une angine de mauvaise nature. — L'angine couenneuse guérit d'elle-même.

MESSIEURS,

La notion de la cause morbifique, j'insisterai sur ce point en traitant la question de la spécificité, peut seule nous permettre d'arriver à constituer l'espèce en pathologie; car nous ne saurions l'établir, ni sur la connaissance du symptôme, phénomène essentiellement mobile, fugace, commun à un grand nombre d'espèces morbides, ni sur la lésion, bien que celle-ci nous offre déjà quelque chose de plus stable et de moins équivoque. Si dans quelques cas, en effet, la lésion paraît, je ne dis pas constituer, mais caractériser la maladie, souvent elle ne saurait en être donnée comme le caractère essentiel. D'une part, elle peut faire complétement défaut, comme dans la scarlatine, dans la rougeole, dans la variole sans éruption; d'autre part, ou bien des lésions très différentes se rencontrent dans une même maladie, comme dans la syphilis; ou bien ces altérations organiques semblables se montrent dans le cours de diverses maladies les plus opposées par leur essence. C'est ce qui arrive pour les angines couenneuses.

Sous la dénomination excessivement vague d'*angines couenneuses*, on comprend, en effet, un certain nombre d'affections qui ont pour caractère commun la présence dans le pharynx d'exsudations plastiques. Ces exsudations, quelle que soit la cause sous l'influence de laquelle elles se sont produites, sont constituées par de la fibrine presque pure. Le microscope y retrouve ces petits corpuscules que l'on a nommés *granulations moléculaires*, des détritus de cellules épithéliales, quelques globules de pus et de sang. Leur forme, leur aspect, leur consistance varient, il est vrai; mais c'est en vain que l'on chercherait à s'appuyer sur cette variété de consistance, d'aspect et de forme, pour reconnaître les diverses espèces d'angines.

Or, en ne tenant compte que de ce caractère commun, on arriverait à confondre les unes avec les autres les maladies les plus différentes par leur

natore; on arriverait à confondre les *angines phlegmoneuses*, les *érysipèles du larynx*, affections généralement sans aucune espèce de gravité, dans lesquelles des concrétions blanchâtres pseudo-membraneuses
apparaissent quelquefois sur les amygdales et sur le voile du palais, avec
ces maux de gorge souvent d'une épouvantable gravité dont je vous parlerai dans de prochaines conférences, et auxquels on a réservé plus spécialement le mot d'*angines diphthériques*.

Les angines couenneuses forment donc, dans la nosologie, un genre
qui comprend beaucoup d'espèces; il serait facile de les multiplier, si
l'on considère que non seulement les surfaces muqueuses sont rarement
excoriées sans que ces excoriations se recouvrent d'exsudations fibrineuses, mais encore que dans les inflammations un peu vives de ces
mêmes surfaces, il y a une remarquable tendance à la production des
concrétions plastiques. Ainsi les cautérisations du pharynx avec le nitrate d'argent, l'ammoniaque, l'acide chlorhydrique, provoquent des inflammations immédiatement suivies de la formation de concrétions pseudo-
membraneuses; ces affections passagères peuvent en imposer et faire
croire à l'existence d'angines diphthériques.

Les effets déterminés par l'application de la cantharide sur les membranes muqueuses sont plus remarquables encore, et méritent d'être plus
spécialement pris en considération, car l'*inflammation pelliculaire
cantharidique* a une complète analogie avec la *diphthérie;* toutefois
des caractères tranchés les distinguent l'une de l'autre. Comme l'a dit
Bretonneau en exposant le résultat de ses expériences sur les animaux, la
phlegmasie cantharidique, bornée aux surfaces qui ont éprouvé l'action phlo-
gistique du principe vésicant, ne tarde pas à se circonscrire et à s'éteindre, tandis qu'il est dans la nature de l'inflammation diphthérique de
prendre de l'extension et de persévérer.

A côté de ces affections couenneuses qui, si elles occupent le pharynx,
peuvent constituer des espèces d'angines couenneuses, nous rangerions
l'*angine couenneuse mercurielle*, trop souvent confondue avec l'*angine
syphilitique*.

En vous faisant l'histoire de la scarlatine, je vous ai parlé, messieurs,
de l'*angine couenneuse scarlatineuse;* je vous ai signalé les différences
existant entre elle et l'angine diphthérique; je vous ai dit que ces concrétions couenneuses scarlatineuses, d'un aspect *pultacé*, moins adhérentes
à l'amygdale qu'elles recouvrent, ressemblaient bien moins à la fausse
membrane de la diphthérie qu'à ces sécrétions qui se font à la surface
des ulcères de mauvais aspect, et je crois m'être suffisamment appesanti
sur ce sujet pour qu'il ne soit pas besoin d'y revenir.

Mais parmi les complications de la dothiénentérie, j'ai omis de vous
indiquer ces *angines pultacées* qui surviennent quelquefois dans cette
maladie. Il n'est pas question ici du muguet qui, vous le savez, et j'aurai

l'occasion de vous le répéter, se montre comme un phénomène assez fréquent dans le cours et surtout à la fin des fièvres graves, plus encore au
déclin des maladies chroniques, chez les phthisiques, par exemple; je
parle de l'angine pultacée, accident qui n'a pas beaucoup de gravité, et
que quelques médecins ont pu prendre pour de l'angine diphthérique.

De toutes les espèces d'affections couenneuses de la gorge qui ont été
confondues avec la diphthérie, celle qui a donné lieu et qui donne le plus
souvent encore lieu à ces erreurs de diagnostic, c'est l'*angine couenneuse*, dite *commune*, dont je veux aujourd'hui vous entretenir.

Sa nature n'avait point échappé à Bretonneau. A la vérité, dans son
Traité de la diphthérie, il s'était montré peu explicite sur ce point, et
s'était contenté de mentionner la coïncidence de l'angine couenneuse
commune avec l'herpès « qui se montre au pourtour de la bouche ou à
l'orifice des narines, en même temps que l'éruption couenneuse occupe
la surface de l'une des amygdales ». Mais mon illustre maître n'en avait
pas moins émis plusieurs fois devant ses élèves l'idée que cette angine
couenneuse commune n'était rien autre chose qu'un herpès du pharynx;
il comparait ce qui se passe sur la membrane muqueuse buccale ou pharyngée avec ce qui se passe, par exemple, sur la conjonctive oculaire,
quand celle-ci devient le siège d'une éruption herpétique. Cette idée, je
l'ai, en plusieurs occasions, développée dans mes cours cliniques tant à
l'hôpital Necker que dans cet amphithéâtre; mais c'est à M. Gubler, mon
ancien élève, maintenant mon collègue à l'hôpital Beaujon, que revient le
mérite d'avoir plus spécialement appelé l'attention générale sur cet important sujet, en publiant son excellent mémoire sur l'*herpès guttural*[1].
Aujourd'hui qu'on est suffisamment averti, il est peu de médecins qui
n'aient eu l'occasion d'en observer des exemples.

Un individu, dans le cours de la plus parfaite santé, est pris, à la suite
d'un refroidissement ou de toute autre cause, d'un malaise général, de
courbature, bientôt accompagnés de réaction fébrile. Ces phénomènes ont
une intensité variable; quelquefois il s'y joint des accidents du côté du
tube digestif, inappétence, nausées, vomissements. Ce malaise général
dure depuis vingt-quatre, trente heures, lorsque tout à coup le malade se
plaint d'avoir mal à la gorge. La douleur généralement limitée à l'un des
côtés du pharynx, occupant cependant quelquefois, mais rarement, les
deux, s'étend à la région cervicale correspondante et à l'angle de la mâchoire. Il y a de la difficulté d'avaler, une sensation d'âcreté et de cuisson vive dans la gorge, qui se propage quelquefois du côté du larynx,
mais plus souvent vers les fosses nasales, plus souvent encore vers la
trompe d'Eustache. Les ganglions sous-maxillaires sont gonflés, mais ils

1. *Bulletins de la Société de médecine des hôpitaux*, et l'*Union médicale*, 1858.

le sont médiocrement; et il y a loin de ce qu'on observe ici avec ce qu'on voit dans l'angine diphthérique, où, en certaines circonstances, le gonflement ganglionnaire est considérable. Dans l'angine couenneuse commune, la palpation seule permet de le découvrir; encore faut-il se garder de prendre pour des ganglions engorgés les amygdales tuméfiées que le doigt peut rencontrer.

Lorsqu'on est appelé quelque temps après le début de l'affection, on trouve, en examinant la gorge, l'une des amygdales, quelquefois les deux, rouges, tuméfiées et recouvertes d'une exsudation couenneuse d'un blanc jaunâtre, peu adhérente aux tissus sous-jacents.

Je suppose, messieurs, et le fait se rencontrera souvent dans votre pratique, — que vous vous trouviez en présence de cette affection, sans qu'il y ait aucune autre des lésions que je vous signalerai tout à l'heure et dont l'existence faciliterait singulièrement le diagnostic, à défaut de ces lésions pathognomoniques auxquelles je fais allusion, à défaut de renseignements précis sur la marche antérieure de la maladie, votre première idée sera celle d'une *angine diphthérique*. Lorsque surtout vous aurez affaire à des enfants qui sont incapables de rendre compte de ce qu'ils ont éprouvé, et chez lesquels l'examen de la gorge est rendu difficile par la résistance qu'ils y opposent, votre embarras sera grand; il le sera d'autant plus chez les adultes et chez les enfants, que les caractères qui distinguent l'affection diphthérique de l'angine couenneuse herpétique ne sont pas toujours tellement nets, qu'il soit permis de se prononcer sans hésitation. Comme le fait observer avec juste raison Bretonneau, la question quelquefois ne peut être tranchée que par la dangereuse tendance de l'angine diphthérique à se propager des tonsilles aux parois du pharynx et aux canaux de la respiration. Aussi, en temps d'épidémie, lorsque le diagnostic est indécis, faut-il s'empresser d'agir, dans tous les cas, comme si l'on avait à combattre la vraie diphthérie; car mieux vaut traiter énergiquement une affection sans gravité que de laisser se développer, faute de soins suffisants, une maladie essentiellement maligne de sa nature.

Mais quand vous saurez comment les choses ont marché dès le début, lorsque vous apprendrez que des accidents généraux, du malaise fébrile, des troubles gastriques ont précédé de quelques jours une douleur de gorge vive et cuisante, vous serez en droit de supposer une angine couenneuse commune; car ce n'est point ordinairement ainsi que la diphthérie s'annonce. Son début le plus souvent est insidieux. A peine le malade a-t-il un peu de mouvement fébrile avant de se plaindre du mal de gorge. Disons toutefois que le diagnostic ne peut se fonder solidement sur des nuances aussi peu tranchées.

Comment ces concrétions couenneuses se sont-elles produites? Quand on peut suivre pour ainsi dire pas à pas le développement de l'affection pharyngée, on voit au bout d'un certain temps, variable de quelques heures à deux ou trois jours après la manifestation des premiers accidents généraux qui l'ont précédée, on voit apparaître sur les amygdales une éruption plus ou moins confluente de taches rouges qui ne tardent pas à s'excorier. Ces ulcérations superficielles se recouvrent presque immédiatement d'une exsudation plastique d'un blanc grisâtre, qui, s'étalant au delà des limites de l'ulcération, peut se confondre avec celles qui ont pour point de départ d'autres vésicules d'herpès, et former ainsi des plaques couenneuses plus ou moins larges. Mais, ainsi que l'a parfaitement établi M. Gubler, si cette extension des concrétions couenneuses explique en partie la formation des larges plaques couenneuses du pharynx, elle ne l'explique pas complétement : un autre événement vient se surajouter. L'inflammation locale qui a précédé, qui accompagne et qui suit le développement de la vésicule herpétique, ne se borne pas juste au point que celle-ci occupe; elle s'est étendue aux parties circonvoisines où elle se manifeste par de la rougeur, par une tuméfaction et une induration œdémateuse; or, cette inflammation, pour n'être pas ulcéreuse, n'en donne pas moins également lieu à l'exsudation de produits plastiques semblables à ceux qui ont été sécrétés par la surface ulcérée. En enlevant, à l'aide d'un pinceau de charpie, ces concrétions qui se détachent facilement, on trouve au-dessous, soit l'ulcération plus ou moins étendue, soit un petit point encore apparent, soit la membrane muqueuse entièrement cicatrisée et ne présentant plus aucune trace de la lésion primitive.

Lorsque l'éruption est plus discrète, la nature de l'affection est encore plus facile à saisir. On voit en effet des taches blanches, entourées d'une aréole inflammatoire assez étendue, et dont le volume varie depuis la grosseur d'un grain de millet jusqu'à celle d'un pois. Ces taches laissent à leur place des ulcérations superficielles dont les bords peuvent néanmoins être saillants en raison du gonflement œdémateux des tissus environnants envahis par l'inflammation. Tandis que les ulcérations de même nature, lorsqu'elles ont la peau pour siège, se recouvrent rapidement d'une croûte brunâtre, sur les membranes muqueuses rien de semblable n'a lieu. Ou bien l'exsudation plastique qui se fait à la surface du derme dénudé est assez abondante pour persister et s'étaler au delà des limites de l'ulcération, comme je vous le disais tout à l'heure; ou bien cette exsudation, peu abondante, est enlevée par les mouvements de la déglutition à mesure qu'elle se forme, et alors la cicatrisation des ulcérations s'effectue rapidement, sans qu'il y ait, à proprement parler, production de couennes. C'est là l'*angine aphtheuse* des médecins anglais, la seule qu'ils aient décrite, et dont M. Féron[1] a fait une forme particulière de la maladie. C'est là aussi ce que les anciens auteurs avaient observé, et ce

---

1. Féron (de Lille), *De l'angine herpétique,* thèse inaugurale, Paris, 1858.

que vraisemblablement Arétée appelle les ulcères bénins, communs, des tonsilles, *ulcera mitia, familiaria.*

Cependant je ne voudrais pas laisser dans votre esprit une idée fausse. Les excoriations propres à l'herpès du pharynx sont très différentes, quant au mode d'évolution, quant à la cause, des véritables aphthes du pharynx.

L'aphthe dans la bouche et dans la gorge est une ulcération assez profonde, analogue à la pustule d'ecthyma de la peau. Il est isolé, excessivement douloureux; il persiste longtemps, se reproduit avec facilité, et presque toujours est lié à un état général chronique.

Dans un grand nombre de cas, l'éruption herpétique se manifeste simultanément sur d'autres parties de la cavité buccale, sur les côtés et sur la pointe de la langue, sur la face interne des joues et des lèvres, et sur la voûte palatine.

Le doute n'est plus possible quand en même temps il existe de l'herpès des lèvres, et cela a lieu dans presque tous les cas, car on peut alors constater la similitude entre l'affection développée à l'orifice de la bouche et celle qui, occupant le pharynx, a constitué l'angine couenneuse.

Vous en avez eu un exemple chez une malade qui était couchée au n° 4 de notre salle Saint-Bernard.

C'est une fille âgée de vingt-huit ans, de forte constitution, d'un tempérament lymphatico-sanguin. Elle était enrhumée depuis un mois, lorsqu'un matin elle se mit à laver sa chambre; elle prit froid et éprouva une grande fatigue. Cependant le lendemain elle se rendit à son travail, et elle le continua toute la journée, bien que déjà elle se sentît mal à son aise. Le soir, elle eut des frissons et de la fièvre. Le surlendemain, elle se rendit encore à son atelier, et elle se rappelle très bien qu'elle avait alors un *bouton de fièvre* sur la lèvre. Le quatrième jour, son malaise étant plus considérable, elle fut forcée de s'aliter; elle éprouvait une sensation de douleur brûlante à la face. Le cinquième jour, survint un violent mal de gorge, avec de la courbature générale, de la perte d'appétit, en même temps que de la gêne de la respiration. La malade se rendit au Bureau central d'admission dans les hôpitaux; mais arrivée là, elle se trouva mal, et eut des vomissements de matières bilieuses.

Elle fut envoyée à l'Hôtel-Dieu, où on la plaça dans notre service. Nous fûmes tout d'abord frappé de l'état d'anxiété et de dyspnée qu'elle présentait. Cependant sa voix n'était en rien altérée; nous ne trouvions à la percussion et à l'auscultation aucun trouble morbide de la respiration. Le mal de gorge était considérable, la déglutition difficile, et une toux incessante fatiguait la malade. En examinant le pharynx, nous voyons les amygdales tuméfiées, rouges; la luette, également enflammée, était comme collée sur le pilier gauche du voile du palais. Toute la membrane muqueuse de ces parties était couverte de taches blanchâtres ayant l'aspect de fausses membranes.

Le mouvement fébrile était très prononcé, la peau chaude ; le pouls battait 125. De plus, il y avait des accidents gastro-intestinaux : anorexie, soif vive, amertume de la bouche, constipation.

Cet état persistait le lendemain, bien que la dyspnée fût moindre et que les taches couenneuses fussent moins abondantes. Le traitement se borna à des gargarismes avec le sirop de mûres, à de la tisane d'orge pour boisson, et à la diète. La malade ne prit que des bouillons.

Le surlendemain, huitième jour par conséquent du début des accidents, l'appareil fébrile était tombé, la respiration était plus libre, et l'affection locale avait cédé en grande partie. Il n'y avait plus que quelques points blanchâtres sur l'amygdale droite, dont la tuméfaction, ainsi que celle des autres parties, était notablement moindre.

La malade put quitter l'hôpital deux jours après, parfaitement guérie Sa maladie avait duré dix jours.

Chez un jeune homme que vous avez également vu dans les salles de la Clinique, les caractères de la maladie étaient encore plus nettement tranchés. Indépendamment de l'herpès du pharynx, il existait une éruption abondante de vésicules herpétiques sur la joue, et tout en saisissant les différences d'aspect qu'imprimait à l'affection la diversité des tissus qui en étaient le siège, il était impossible d'en reconnaître l'identité.

Quelques-uns d'entre vous se le rappelleront : c'était un jeune domestique anglais, âgé de seize ans, qui entrait à la fin de février 1848, et qui sortait guéri cinq jours après. Il était couché au n° 1 de la salle Sainte-Agnès.

Il venait de faire un assez grand voyage pendant lequel, exposé aux variations brusques de température, il avait été saisi par le froid. Arrivé à Paris le 19 février, il n'éprouvait qu'une grande fatigue, quand le lendemain il se sentit pris de malaise. Dans la journée, il eut un léger vomissement ; il se plaignit de douleurs de tête, de frissons, et se mit au lit, où il eut une abondante transpiration.

Le 21, tous ces symptômes avaient augmenté ; la fièvre était vive, et la faiblesse assez grande pour que le malade fût forcé de garder le lit. Son mal de tête était considérable, et il commençait à ressentir de la douleur dans la gorge ; en même temps apparaissait sur la lèvre un bouton qu'il appelait *bouton de fièvre*. Le mal de gorge augmenta rapidement ; la nuit fut mauvaise ; il y eut du coryza et du larmoiement. Le surlendemain, les accidents du côté du pharynx étaient calmés, mais il y avait une abondante salivation. Un médecin appelé l'envoya à l'Hôtel-Dieu, après avoir touché la gorge avec une solution dont ce jeune homme ne peut nous indiquer la composition.

A son arrivée dans nos salles, je constatai sur le visage l'existence d'une éruption apparue depuis le matin seulement. Sur la joue droite, suivant le trajet d'une ligne allant de la tempe à la bouche, nous voyions plusieurs

upes de vésicules du volume d'une tête d'épingle, d'autres un peu plus
osses, reposant sur une base d'un rouge vif. Quelques-unes de ces vé-
ules, offrant tous les caractères de l'herpès, s'étaient développées sur
le du nez et sur la commissure des lèvres à droite; d'autres se
ntraient aussi sur la commissure gauche et sur le menton. L'herpès
ial toutefois, à un degré plus avancé que dans les autres points, com-
nçait à se dessécher. Le malade se plaignait d'une douleur cuisante et
ne chaleur incommode.

En examinant la cavité buccale, nous constations une rougeur générale
la membrane muqueuse, principalement du côté droit, où se montraient
s vésicules d'herpès disséminées; la langue en présentait aussi quel-
es-unes. La rougeur et l'éruption n'étaient nulle part plus prononcées
e sur l'isthme du gosier. Les amygdales, rouges et tuméfiées, la luette,
voile du palais, également d'un rouge vif, étaient couverts de vésicules,
s unes acuminées, blanches, demi-transparentes, d'autres ulcérées,
autres enfin *recouvertes d'une exsudation fibrineuse* formant une coule à bords déchiquetés, et dépassant la limite de la surface ulcérée. Nous
ions donc sous les yeux la vésicule herpétique à ses diverses phases d'é-
lution. Le fond du pharynx participait à la rougeur générale; mais nous
y trouvions pas d'éruption caractéristique. Le malade éprouvait de la
ouleur de gorge, et une gêne qui le sollicitait à tousser à chaque instant;
tle toux était gutturale, pénible.

La fièvre était d'ailleurs à peu près nulle. Le lendemain elle était com-
étement tombée. Je me contentai de prescrire des gargarismes émol-
ents; le 28 février, ce jeune homme quittait l'hôpital, complétement
éri. Il n'avait plus d'angine, et l'herpès de la face n'avait laissé d'autres
ices sur son passage que quelques petites plaques rouges sur les points
e les vésicules avaient occupés.

Je ne veux pas vous laisser ignorer d'autres formes de l'herpès des mem-
anes muqueuses sur lesquelles Bretonneau appelait toujours l'attention
ses élèves, et que je vous ai maintes fois signalées : je veux parler de
lerpès de la conjonctive et de celui de la vulve.

Assez souvent, lorsque l'herpès a la confluence qu'il présentait chez le
ine Anglais dont je viens de vous raconter l'histoire, il se trouve un
oupe de vésicules sur l'une des paupières : dans ce cas, il arrive qu'une
sicule ou deux se fondent sur la conjonctive et même sur la cornée;
ns ce dernier cas, il survient une kératite extrêmement douloureuse,
compagnée quelquefois de photophobie, qui pourtant cède avec une
ez grande facilité. Cette sorte d'ophthalmie est ordinairement fort mal
nnue.

Chacun sait combien est commun l'herpès préputial, combien souvent
coïncide avec l'herpès guttural et labial; mais ce que l'on sait moins,
rce que les femmes n'osent guère s'en plaindre, c'est que, à la face in-

terne des grandes lèvres, l'herpès se développe dans les mêmes circonstances et peut-être aussi souvent que l'herpès préputial de l'homme. M. Bernutz, alors qu'il était médecin de l'hôpital des femmes vénériennes, a plus d'une fois constaté l'existence de l'herpès du col utérin, affection liée souvent, comme l'herpès guttural, à un mouvement fébrile, et amenant de vives douleurs du bas-ventre, de la leucorrhée. Ainsi s'expliquent ces métrites passagères que nous voyons coïncider avec l'angine couenneuse commune, et qui alarment tant certaines femmes.

Je reviens, messieurs, sur la question du *diagnostic entre l'angine couenneuse commune et la diphthérie.*

Il n'offre aucune difficulté quand l'éruption herpétique du pharynx est discrète, et, à plus forte raison, quand elle s'est faite sur d'autres points de la membrane muqueuse buccale et sur les lèvres, parce qu'alors l'herpès se présente avec les caractères qui lui sont propres et qu'on ne saurait méconnaître. Quand l'éruption est confluente, et qu'il s'est produit sur les amygdales et sur le voile du palais une exsudation pseudo-membraneuse plus ou moins large, plus ou moins épaisse, la coexistence d'un herpès des lèvres ou d'un herpès de la face éclairera singulièrement le médecin sur la nature de l'angine couenneuse qu'il sera appelé à traiter, et le mettra à même de la distinguer d'une angine diphthérique. Mais quand, ainsi que je vous l'ai dit, et comme cela se rencontre assez fréquemment dans la pratique, l'affection couenneuse de la gorge, sous laquelle ont disparu les caractères propres à l'herpès, quand cette affection couenneuse existe seule, l'hésitation est permise. Bien que la lésion anatomique ulcéro-membraneuse revête souvent un aspect particulier, sur la description duquel j'ai insisté tout à l'heure, néanmoins, il s'en faut de beaucoup, d'une part, que cet aspect soit toujours aussi nettement tranché, et d'autre part, qu'on puisse parfaitement saisir les caractères de l'affection, alors surtout qu'il s'agit d'un enfant qui se prête difficilement à l'examen. Que dans la marche ultérieure de la maladie locale nous retrouvions encore, du moins en quelques cas, plusieurs traits de l'aspect qu'elle a dû présenter primitivement, cela est vrai ; mais en fait, au moment où il est important de se prononcer, l'erreur est souvent impossible à éviter. Or je vous répéterai, sans crainte d'y trop insister : dans ces cas où le diagnostic entre l'angine couenneuse commune et l'angine diphthérique est indécis, empressez-vous d'intervenir énergiquement, absolument comme si vous aviez affaire à un mal de gorge de mauvaise nature. Agissez avec d'autant moins de crainte, que, suivant la juste remarque de Bretonneau, les applications topiques propres à arrêter les progrès de la phlegmasie diphthérique, loin d'aggraver l'éruption couenneuse propre l'angine commune, en abrègent aussi la durée.

D'un autre côté, messieurs, en présence d'une angine couenneuse commune, gardez-vous de croire trop vite à l'existence de la diphthérie :

r cette erreur pourrait tirer à conséquence plus tard. Admettez, en effet, ιe vous ayez guéri un certain nombre de ces angines prétendues diphlériques, en donnant des vomitifs, des préparations mercurielles ou tout utre remède. Encouragés par ces succès apparents, vous aurez recours à s mêmes moyens lorsque vous aurez en réalité affaire à la diphthérie; ais ces médications qui vous avaient paru si efficaces, échouant alors ntre vos mains, vous feront perdre tout au moins un temps précieux pour ıtter contre une maladie qui réclamait une intervention prompte et énerique.

Lorsque dans le cours de ces conférences cliniques, je vous parlerai u muguet, je vous dirai les caractères qui le distinguent de la diphthée et des angines couenneuses communes avec lesquelles il a été et est ouvent encore confondu.

Votre diagnostic, herpès du pharynx, nettement établi, vous n'avez plus vous préoccuper de la maladie; elle guérit d'elle-même; des collutoires ıoratés ou alumineux, des gargarismes astringents, constituent tout le raitement.

Rappelez-vous toutefois, messieurs, j'aurai à revenir sur ce point, ın vous apportant des faits à l'appui, rappelez-vous que l'angine couenıeuse commune peut devenir le point de départ d'une angine de mauvaise ıature.

Les rapports sur les épidémies qui régnaient en France pendant l'anıée 1858 ont offert de remarquables exemples des transformations auxıuelles je fais allusion. Permettez-moi, messieurs, de vous répéter ici ce ıue je disais dans le compte rendu que je fus chargé, au nom de la Comıission des épidémies, de lire à l'Académie de médecine dans la séance ıu 22 novembre 1859[1].

Ce qui caractérisait ces épidémies de l'année 1858, c'était la concomiance des affections couenneuses communes et des angines diphthériques. ιvant l'invasion de celle-ci, on constatait dans beaucoup de pays une prélisposition marquée aux angines bénignes, et ces angines bénignes, quoiıue réduites aux proportions du simple herpès du pharynx, n'avaient pas oujours les allures régulières qu'elles affectent habituellement. Quelquesınes se prolongeaient au delà de leur temps accoutumé. D'autres fois l'afection couenneuse dégénérant sur place, le médecin devait se demander vec inquiétude s'il était autorisé à maintenir un pronostic favorable.

Sans aucun doute, cette constitution médicale préparait la venue des ngines assez graves qui succédaient à ces angines bénignes. Non seuleıent on voyait l'une des deux affections régner après l'autre, mais dans haque épidémie partielle on reconnaissait la présence des deux formes ıathologiques associées plus ou moins étroitement.

1. *Mémoires de l'Académie de médecine*, t. XXIV, p. 31.

Les faits recueillis par des médecins distingués et dans des contrées diverses ne peuvent laisser aucun doute. L'analogie, je dirai même l'identité de ce qu'on observait en même temps dans plusieurs localités, est
quelque chose de remarquable, et la différence porte seulement sur ce
que la relation entre les angines bénignes et malignes a varié suivant les
localités.

Ici la forme bénigne prédomine ; les adultes sont atteints plus fréquemment ; les cas heureux sont moins rares, et la mortalité est presque l'exception. Telle paraît être l'épidémie de quelques communes de l'arrondissement d'Hazebrouck, de l'arrondissement de Mâcon, où, sur près de 400
malades, on compte à peine 30 décès ; de l'arrondissement d'Apt, où 4 individus sur 80 succombèrent ; de l'arrondissement de Gourdon, où la mortalité fut de 1 sur 100.

Là, au contraire, la forme bénigne est l'exception. C'est à peine si l'on
rencontre, et toujours chez les adultes, quelques cas qui se terminent par
une guérison rapide ; mais chez les enfants mêmes qui périssent en grand
nombre, la diphthérie mortelle débute souvent sous la forme d'une éruption herpétique. C'est ce qui est arrivé dans les communes de Vien et de
Theil, qui font partie de l'arrondissement de Moulins ; c'est ce qui est arrivé aussi dans la Charente-Inférieure, dans les Deux-Sèvres, dans la
Meuse, dans la Nièvre, dans Saône-et-Loire, et dans d'autres départements où les docteurs Castel, Dusouil, Madère, Plissard et Guillemaut
signalent, chacun de son côté, et la fréquence des angines simples de l'a-
dulte, et la transformation de l'éruption herpétique en plaques diphthériques caractérisées, accomplissant plus tard leur évolution fatale.

C'est dans ces circonstances, messieurs, qu'il faut redoubler de vigilance
et surveiller attentivement ses malades. Dans ces cas aussi, il n'y a aucun
inconvénient, il y a au contraire grand avantage, alors même que la nature herpétique de l'angine vous paraîtrait le mieux cacartérisée, à employer la médication topique comme s'il s'agissait de la diphthérie, cette
médication n'aggravant en aucune façon l'affection couenneuse.

XVIII. — ANGINES GANGRÉNEUSES.

Angine gangréneuse par excès d'inflammation. — Angine gangréneuse survenant comme complication des maladies graves, dysenterie, fièvre typhoïde, etc. — Angine gangréneuse, complication de l'angine couenneuse scarlatineuse, de l'angine diphthérique. — Angine gangréneuse primitive.

MESSIEURS,

Les considérations dans lesquelles je suis entré à propos des angines couenneuses s'appliquent également aux affections dont je veux aujourd'hui vous dire quelques mots. La lésion, vous ai-je dit, ne saurait à elle seule suffire pour caractériser la maladie, et je vous ai montré la pseudo-membrane apparaissant dans diverses espèces d'angines les plus différentes par leur nature. J'en dirai autant de la gangrène.

La gangrène du pharynx et des amygdales est, en effet, quelquefois, mais cela est très rare, un mode de terminaison de l'angine inflammatoire; comme dans toute inflammation, elle est la *conséquence de l'excès de cette inflammation*; ou bien elle arrive à titre de *complication dans une angine de nature spéciale*, que cette angine survienne comme épiphénomène de la scarlatine, de la rougeole, de la fièvre typhoïde, qu'elle survienne dans le cours de toute autre grande maladie pestilentielle, dans la dysenterie par exemple, ainsi que vous en avez observé un cas chez un malade couché au n° 11 de notre salle Sainte-Agnès.

C'était, vous vous le rappelez, un jeune garçon qui était entré le 21 août dans le service de la Clinique pour une épouvantable dysenterie qui résista à toutes les médications que nous employâmes pour la combattre. Il mourut le 19 octobre, et, à l'autopsie, nous trouvâmes les lésions caractéristiques de la colite épidémique, de larges ulcérations de l'intestin, dont la membrane muqueuse était sphacélée dans beaucoup de points.

Cette dysenterie avait emprunté de sa malignité à la constitution du sujet qui, épuisé par la fatigue et la misère, se trouvait dans les conditions les plus défavorables pour lutter contre une maladie comme celle-ci, déjà si grave de sa nature. C'est dans les derniers jours que nous vîmes survenir l'affection pharyngée. Le malade se plaignait de mal de gorge, de difficulté pour avaler; sa voix était nazillarde. En examinant le pharynx, nous constatâmes, sur l'amygdale droite, l'existence d'une plaque d'un gris noirâtre; l'haleine exhalait une odeur d'une fétidité repoussante et caractéristique. Cette eschare semblait circonscrite par des bords saillants et irréguliers, les parties environnantes avaient une coloration d'un rouge livide.

Les cautérisations avec l'acide chlorhydrique fumant ne modifièrent pas sensiblement les surfaces gangrénées, qui se creusèrent en une profonde ulcération. Toutefois ce sphacèle ne s'étendit pas en largeur au delà des parties qu'il avait primitivement envahies.

Quoiqu'elle se rencontre rarement dans l'*angine diphthérique*, la gangrène du pharynx s'observe cependant dans un certain nombre de circonstances. Dans ces cas, elle se montre à titre de complication d'une affection pseudo-membraneuse, absolument comme cela arrive dans l'angine couenneuse scarlatineuse, comme cela arrive d'ailleurs dans la diphthérie cutanée, et principalement dans la diphthérie vulgaire, où, ainsi que j'aurai à rappeler votre attention sur ce point, la gangrène du vagin est un accident plus commun que dans les autres formes anatomiques du mal syriaque.

Quelquefois encore, la gangrène du pharynx, dans la diphthérie, survient comme l'élément anatomique prédominant de l'*angine maligne*. Son développement a bien été précédé de l'apparition sur les amygdales d'exsudations plastiques plus ou moins épaisses, plus ou moins étendues; mais les taches apparues primitivement sont restées limitées, et bientôt la gangrène se développe, tantôt superficielle, tantôt envahissant et détruisant profondément les tissus.

Voici un exemple de cette gangrène superficielle :

Le lundi 23 avril, le docteur Léon Blondeau fut mandé vers le milieu de la journée auprès d'un enfant atteint d'angine couenneuse. C'était un petit garçon de trois ans et demi, fort, bien constitué, d'une santé habituellement parfaite. A Paris depuis peu de temps, depuis quinze jours environ, il paraissait souffrant. Il avait une petite toux presque continuelle; il maigrissait et son teint perdait de sa fraîcheur. Il avait déjà reçu les soins d'un médecin qui, ayant diagnostiqué une angine couenneuse, s'était empressé de cautériser vigoureusement avec la pierre infernale l'amygdale gauche, sur laquelle existait une exsudation blanchâtre, coïncidant avec un gonflement ganglionnaire de la région cervicale correspondante. Après cette cautérisation, on avait fait à plusieurs reprises des insufflations de tannin et d'alun dans la gorge. En examinant attentivement le pharynx, on voyait sur l'amygdale gauche (celle qui avait été cautérisée) une concrétion d'un blanc grisâtre, comme pultacée, qui rappelait bien plus l'apparence de l'exsudation plastique de l'angine couenneuse commune que d'une concrétion diphthérique. Sur l'amygdale droite on voyait une légère couche grisâtre, opaline, et trois ou quatre petites plaques demi-tranparentes qui donnaient l'idée de vésicules d'herpès. Les amygdales, tuméfiées, étaient d'un rouge vif autour des points envahis par les exsudations plastiques; le voile du palais, la luette l'étaient aussi, mais sans aucune trace de couenne. L'enfant se plaignait de doulenr de gorge et avait de la difficulté pour avaler ; la fièvre était modérée ; l'état général ne présentait rien de bien alarmant.

Dans la soirée, là où la cautérisation avait été pratiquée, une sorte, d'eschare peu épaisse se détachait de l'amygdale gauche, et l'amygdale droite était couverte à son tour d'une exsudation semblable à celle qui, le matin, couvrait l'autre ; les ganglions cervicaux du côté droit étaient tuméfiés, et leur gonflement était plus considérable qu'il ne l'était du côté gauche. On cautérisa énergiquement les deux amygdales avec le crayon de sulfate de cuivre. La luette, le voile du palais, ne présentaient rien qui dût appeler l'attention ; la voix était parfaitement claire, sans aucune modification dans son timbre. La déglutition seule paraissait gênée, et ce phénomène, qui pouvait être attribué à la douleur causée par l'inflammation consécutive à la cautérisation, pouvait expliquer aussi pourquoi l'enfant répugnait à prendre des aliments.

Le mardi matin, on retrouvait sur l'amygdale gauche l'espèce d'eschare qui s'était en partie détachée la veille, et sur l'amygdale droite une concrétion semblable qui se détachait également. Ces concrétions couvraient des ulcérations peu profondes, d'un rouge foncé, coloration qui s'étendait sur la membrane muqueuse du voile du palais et sur la luette. Le gonflement ganglionnaire n'était pas notablement plus prononcé que le jour précédent. L'état général était le même : malgré la difficulté qu'il avait pour avaler, l'enfant prenait du potage. Le mal ne fit aucun progrès jusqu'au mercredi soir ; on continua d'administrer une potion avec le chlorate de potasse, qui avait été prescrite depuis le début des accidents, et l'on insista sur la nécessité de l'alimentation.

Le mercredi soir, le gonflement des ganglions cervicaux avait considérablement augmenté, principalement à droite, où il envahissait le tissu cellulaire ; il était très douloureux. Le petit malade accusait de la douleur dans l'oreille droite. L'état local du pharynx ne paraissait pas sensiblement modifié. Il est vrai que l'examen de la gorge était des plus difficiles, en raison de la résistance que le malade opposait et qu'il était presque impossible de surmonter.

On fut effrayé de ce gonflement ganglionnaire, devenu tout à coup si considérable. Cependant, comme l'état général n'était pas sensiblement altéré, comme l'enfant consentait plus facilement que la veille à prendre des aliments, qu'il se tenait assis et jouait sur son lit, on réserva le pronostic.

La nuit fut bonne ; le lendemain le gonflement ganglionnaire était en grande partie dissipé. On ne constata aucun fait nouveau.

Le soir, les choses avaient complètement changé de face. Bien que le petit malade eût demandé à manger, et qu'à deux reprises différentes il eût paru prendre avec un certain plaisir la viande qu'on lui avait don-

née, sans toutefois vouloir manger de pain, on était frappé du changement notable survenu dans sa physionomie. Une teinte pâle, une décoloration complète des téguments avaient succédé à la coloration jusque-là
naturelle de la peau; les yeux étaient bouffis; de plus, sur la ligne médiane de la lèvre inférieure s'étaient produites deux taches d'un brun rougeâtre, constituées par du sang épanché sous la membrane muqueuse.
Enfin, le gonflement ganglionnaire de la région cervicale, principalement
du côté droit, avait acquis de nouveau le développement énorme qu'il
avait présenté la veille.

Le voile du palais, saillant au niveau des amygdales, était notablement
tuméfié d'un rouge livide, sans que toutefois, en approchant le nez aussi
près que possible de l'orifice de la bouche, on pût constater une odeur
caractéristique. L'enfant se prêtant plus facilement à l'examen, on examina plus facilement toutes les parties malades. On voyait les deux concrétions d'un gris noirâtre, flottant au-devant des ulcérations, dont elles
s'étaient détachées, et adhérant encore aux parties par leur extrémité inférieure; ces ulcérations laissaient écouler, dès qu'on les touchait, un
sang mélangé de mucosités; mais en aucun point on n'aperçut de trace
de fausses membranes. La voix avait conservé son timbre naturel; la respiration était libre, mais bruyante, comme elle l'est chez les individus
atteints d'angine phlegmoneuse.

Le vendredi matin, la situation du malade était désespérée. Dans la
nuit, vers deux heures du matin, il avait été pris d'agitation, d'anxiété
des plus pénibles. Sa respiration s'était embarrassée; la pâleur du visage
était devenue effrayante; la peau s'était couverte d'une sueur froide, et
lorsque le médecin arriva, l'agonie commençait.

Cependant l'intelligence était parfaitement conservée; la respiration
avait ce caractère d'anxiété qu'elle présente dans les maladies de nature
maligne, l'inspiration était bruyante comme chez les individus atteints
de laryngite œdémateuse. La voix, bien qu'affaiblie, n'était en rien modifiée dans son timbre.

Le voile du palais était considérablement tuméfié; toute sa surface
était d'un rouge violacé, et cette coloration était plus foncée au voisinage
des amygdales. Un écoulement de liquide sanieux se faisait par les narines,
dans l'intérieur desquelles on n'apercevait aucune apparence d'exsudation
plastique ni de tache gangréneuse.

Dans cet état de choses, il ne restait aucune lueur d'espérance. On fit
cependant donner au malade un grande tasse d'infusion de café noir,
puis un quart d'heure après une cuillerée de sirop d'éther. L'enfant prit
lui-même le vase et la cueiller qu'on lui présenta. Il se plaignit du mal
de gorge en parlant très distinctement, et montrait avec son doigt le point
occupé par les ganglions tuméfiés. Il mourut subitement dans une syncope, quelques minutes après la visite du médecin.

Quoique l'examen nécroscopique n'ait pas été possible, bien que cette observation laisse beaucoup à désirer, j'ai cru devoir vous la rapporter, car on ne saurait mettre en doute qu'on ait eu affaire, dans ce cas, à une gangrène superficielle du pharynx. La particularité remarquable sur laquelle j'appelle toute votre attention, c'est que les concrétions caractéristiques de la diphthérie ne se sont que très peu étendues, et restèrent localisées dans les points primitivement envahis, sans se propager ailleurs ; c'est que, ainsi que je vous le disais tout à l'heure, la gangrène était devenue l'élément prédominant de la maladie.

Messieurs, vous trouverez consignés dans différents recueils, et notamment dans la *Gazette médicale de Paris*, dans les *Bulletins de la Société anatomique*, un certain nombre de faits dans lesquels cette gangrène, venant compliquer une angine diphthérique, avait profondément détruit les tissus qu'elle affectait. Permettez-moi de vous rappeler un de ces faits, que j'emprunte à un mémoire publié par M. Gubler[1].

Dans ce cas, il s'agit d'une angine maligne couenneuse et gangréneuse, avec diphthérie des fosses nasales.

La malade qui en fut atteinte était une femme de vingt-quatre ans, entrée le 26 février 1836 dans les salles de mon collègue à l'hôpital Beaujon. Cette malade était accouchée depuis quatre mois, et son enfant semblait avoir contracté la même maladie que sa mère, laquelle disait qu'il avait eu une toux rauque et avait *rendu des peaux en toussant*, circonstance importante, à notre avis, ainsi que le fait observer M. Gubler.

Cette femme était souffrante depuis six jours, lorsqu'elle arriva à l'hôpital. Elle avait éprouvé d'abord un grand mal de gorge et avait grand'peine à avaler ; les ganglions situés sous l'angle de la mâchoire, à droite, étaient engorgés et douloureux. Elle ne semblait pas avoir eu d'accès fébrile au début.

A sa première visite, M. Gubler constatait que cette femme pouvait à peine parler ; sa voix était nasillarde, très difficilement articulée, cependant elle n'était pas éteinte et rien n'indiquait que le larynx fût pris. La gêne de la déglutition était telle, que la malade appréhendait comme un supplice la nécessité d'avaler même sa salive ; aussi sa bouche restait constamment entr'ouverte pour respirer et pour permettre l'écoulement de la salive et des mucosités épaisses que détachaient de pénibles efforts de toux et d'expuition.

La région sous-maxillaire droite était très tuméfiée, dure, rouge, douloureuse. L'inspection de la gorge faisait reconnaître sur le côté droit de l'isthme du gosier une large plaque grisâtre, que l'on détachait facilement avec le manche d'une cuiller ; il semblait que ce fût une eschare superficielle de la membrane muqueuse, dont le derme aurait été préalable-

1. Gubler, *Angine maligne gangréneuse* (*Archives générales de médecine*, mai, 1857)
TROUSSEAU, Clinique. I. — 27

ment infiltré de produits plastiques ; la surface, mise à nu, paraissait ulcérée, granuleuse et saignait abondamment.

Les deux fosses nasales étaient prises également, ainsi que le démontraient la voix nasillarde et la respiration, qui ne se faisait que par
la bouche. L'examen direct permit d'extraire de chacune d'elles une fausse
membrane molle et jaunâtre, d'aspect bien différent de la plaque grisâtre
enlevée sur l'amygdale ; il s'ensuivit une épistaxis assez forte. Ces différents produits, examinés au microscope par M. Gubler, lui offraient des
différences notables de composition. Les plaques de l'amygdale étaient
constituées évidemment par des eschares de la membrane muqueuse, infiltrées par le produit d'exsudation plastique ; celles des fosses nasales
étaient incontestablement des productions pseudo-membraneuses.

La malade était dans une grande anxiété ; constamment assise sur son
séant, elle n'était préoccupée que du soin de rendre par l'expuition des
mucosités épaisses et de la salive. Ses mains, toujours tenues hors du lit,
étaient très froides ; le pouls était faible, petit, assez rapide ; le soir du
même jour, il était accéléré.

On pratiqua sur les parties affectées une cautérisation avec l'acide
chlorhydrique pur, et l'on fit deux fois des injections dans les fosses nasales avec une solution de nitrate d'argent dans les proportions de 40 centigrammes pour 30 grammes. La malade fut mise à l'usage de la décoction de quinquina, additionnée de café ; elle prit en outre un julep avec
2 grammes d'extrait de quinquina, et on lui donna un bouillon.

Le lendemain, 27 février, on notait que les ganglions situés au-dessous
du menton étaient tuméfiés ; la plaque diphthérique (ou l'eschare) s'é-
tait étendue à la face antérieure du voile du palais, au bord droit, à la
pointe et au bord gauche de la luette ; il restait sur celle-ci un îlot de
membrane muqueuse saine. La difficulté pour avaler était devenue une
impossibilité presque absolue ; l'engorgement ganglionnaire était très
douloureux à la pression ; les fosses nasales étaient plus impénétrables
que jamais à l'air ; les mains étaient froides, parce qu'elles étaient toujours hors du lit. Le mouvement fébrile était prononcé, le pouls à 100.
On prescrivit un julep avec 4 grammes de chlorate de potasse, un collutoire avec 8 grammes de ce sel, un liniment laudanisé pour frictionner
au niveau des ganglions cervicaux, et l'on continua l'usage de la décoction
de quinquina et de café.

Le 28, l'aspect général de la malade était meilleur, l'anxiété paraissait
moindre, le pouls était tombé à 84, 80, mais il était petit et concentré ;
la peau était fraîche et non pas froide ; les extrémités étaient un peu
violacées ; la tuméfaction ganglionnaire était moins considérable, la peau
moins rouge et moins tendue. L'état de la gorge était aussi meilleur,
l'isthme moins tuméfié ; la perte de substance sur le pilier droit était
très apparente ; les fausses membranes ne semblaient pas y pulluler ;

les fosses nasales restaient obstruées. La même médication fut continuée.

Le 29, la tuméfaction ganglionnaire diminuait toujours; on voyait au
fond de la gorge des surfaces escharifiées, et *sur la partie postérieure du
pharynx une plaque pseudo-membraneuse.*

Le 1er mars, la malade se plaignait de grandes douleurs dans les
oreilles, surtout quand elle avalait; déjà elle en avait parlé les jours précédents, mais elle n'avait jamais autant souffert. Ces douleurs indiquaient
la propagation de l'inflammation spécifique aux trompes d'Eustache; cependant la malade entendait bien; ses narines étaient encore obstruées,
et cette obstruction devait être attribuée à la tuméfaction de la membrane
pituitaire, escharifiée par le nitrate d'argent. Les surfaces du pharynx
semblaient moins chargées de fausses membranes et d'exsudation pultacée; le pouls s'éleva du matin au soir de 84 à 100. On remplaça le collutoire de chlorate de potasse par un gargarisme avec la décoction de gui-
mauve et de tête de pavot.

Le 4, les fausses membranes avaient disparu du pharynx et de la luette,
mais il en restait une couche non uniforme sur le pilier droit.

L'état général semblait se maintenir, lorsque le 6, la malade, au moment où elle essayait de se lever, fut prise d'une syncope, puis d'envie
de vomir. On notait une paralysie du voile du palais; les boissons revenaient par le nez; la voix était très nasillarde. Cependant les fosses nasales n'étaient plus obstruées au même degré et le reniflement était possible; la respiration se faisait librement par la narine droite, un peu
moins facilement par la gauche. Depuis un lavement purgatif qui avait
été administré la veille, il y avait un peu de diarrhée. Le soir, il y avait
eu des vomissements et la malade se plaignait de douleurs à l'épigastre,
douleurs qu'elle appelait crampes, coliques d'estomac.

Le lendemain, la situation devint très grave : la face était grippée; les
paupières, les pommettes et les lèvres étaient violacées; la peau du reste
de la face était d'un jaune terreux; les mains était livides; la langue
était pâle, la voix éteinte, et il y avait de l'oppression sans que rien indi-
quât l'existence d'une lésion pulmonaire ou cardiaque. Le pouls était
tombé au chiffre presque incroyable de 22 pulsations. La malade, dans
un délire tranquille, semblait être dans la période algide du choléra. On
prescrivit une potion cordiale.

Le 8 mars, au moment de la visite, la dépression des forces était aussi
considérable que la veille; deux jours après, cette femme succombait
dans le coma.

Dans ce cas comme dans le précédent, l'autopsie ne put être faite;
mais vous trouverez, je vous le répète, dans les recueils périodiques, en
particulier dans les *Bulletins de la Société anatomique,* des exemples
analogues à celui-ci, et dans lesquels l'examen *post mortem* permit de

constater, scalpel en main, les désordres profonds déterminés par le sphacèle du pharynx.

Ainsi, messieurs, la gangrène du pharynx peut survenir comme une complication de la diphthérie. Je n'ai jamais nié qu'il. en fût ainsi; j'ai dit seulement, et je le répète encore aujourd'hui, que cette complication est rare, et je dis surtout que bien souvent on a pris pour de la gangrène ce qui n'en était que l'apparence. J'aurai d'ailleurs à revenir assez longuement sur ce point dans nos conférences sur la diphthérie pour me dispenser d'y insister maintenant.

Mais, indépendamment de ces gangrènes secondaires : gangrènes par excès d'inflammation, la plus rare de toutes; gangrène survenant dans le cours de maladies graves qui débilitent profondément l'économie, dysenterie, fièvre typhoïde, variole, scarlatine, diphthérie, il est une espèce d'angine *gangréneuse primitive* que l'on doit regarder comme une maladie à part, ayant pour caratère fondamental la mortification de la membrane muqueuse pharyngée, mortification gagnant quelquefois les joues, les lèvres, arrivant d'emblée, et comparable à la gangrène de la bouche.

Cette angine gangréneuse primitive survient en dehors de toute influence morbide antécédente, en dehors des circonstances épidémiques qui amènent les angines malignes diphthériques, attaquant les sujets quelquefois les plus vigoureux en apparence, les attaquant sans cause appréciable, et déterminant souvent la mort avec une rapidité variable mais néanmoins jamais d'une manière aussi foudroyante que le fait cette forme de diphthérie maligne si épouvantablement grave dont j'aurai à vous parler; pouvant aussi se terminer par la guérison, ainsi que j'en ai eu un exemple chez un jeune homme que je voyais en consultation avec M. le docteur E. Vidal.

Cette gangrène est caractérisée par la présence sur les amygdales de plaques grises, noirâtres, dans quelques cas, entièrement noires, circonscrites par des bords taillés à pic et jaunâtres, qui sont plus ou moins saillants, lorsque, l'affection ayant fait des progrès, l'eschare tend à se détacher des parties molles. Celles qui sont occupées par le sphacèle sont détruites, et quand l'eschare est tombée, soit spontanément, soit par le fait des cautérisations, on voit à sa place une ulcération plus ou moins profonde. La gangrène peut rester limitée en un point; mais dans d'autres cas, elle s'étend de proche en proche aux parties voisines, envahissant le voile du palais, la luette, qu'elle peut détruire plus ou moins complétement, gagnant la partie postérieure du pharynx, les replis aryténo-épiglottiques.

La membrane muqueuse environnant les parties sphacélées prend une teinte rouge livide, violacée, et présente les caractères d'une inflammation œdémateuse.

La fétidité de l'haleine exhalée par le malade est caratéristique; cette fétidité est, on le conçoit, d'autant plus considérable que la lésion est plus étendue et plus profonde. Cette odeur gangréneuse a été comparée, dans quelques cas, à celle des matières fécales.

Les malades accusent une douleur de gorge très vive qui augmente pendant l'acte de la déglutition. Lorsque l'affection a gagné le voile du palais, et alors même qu'elle reste limitée sur l'amygdale, la parole est gênée et la voix nasillarde.

Les ganglions cervicaux se prennent, et leur gonflement est quelquefois aussi prononcée qu'il l'est dans l'angine maligne diphthérique ; d'autres fois, à la vérité, ce gonflement ganglionnaire manque, tandis qu'il existe toujours dans l'angine diphthérique.

Cette maladie se traduit encore par des *symptômes généraux* d'une énorme gravité, témoignant de la malignité de la cause et de l'empoisonnement général de l'économie. Les forces de toutes les fonctions organiques sont considérablement déprimées ; les facultés digestives languissent, les malades perdent l'appétit ; l'abaissement de la température animale est notable ; la coloration violacée de la peau des extrémités, comparable à ce qui se passe dans la période algide du choléra, est en rapport avec les troubles de l'hématose et de la circulation générale ; mais il n'y a pas de réaction fébrile. Loin de là, les battements du cœur, le pouls, se ralentissent, et tombent bien au-dessous de la normale. La mort arrive par suite de cette dépression des forces vitales, et les malades succombent soit dans une syncope, l'intelligence restant intacte jusqu'à la fin, ou ne se troublant que légèrement, ou bien ils meurent avec des accidents comateux.

Le fait suivant dont j'ai été témoin, et dont l'observation a été recueillie par M. le docteur Millard, vous donnera une idée des accidents qui peuvent survenir dans cette espèce d'angine gangréneuse.

Le malade qui en est le sujet était le fils d'un de nos honorables confrères de la capitale, M. Mancel. Ce jeune homme, âgé de vingt-trois ans et demi, élève externe attaché à l'un des services de cet hôpital, grand, fort, de bonne constitution, d'un tempérament nerveux prédominant, se plaignait depuis plusieurs mois d'éprouver fréquemment de la lassitude et de tomber dans des accès de découragement sans aucun motif. A la suite d'une stomatite légère, il devint facile à impatienter ; d'une humeur irritable, de temps à autre il était tourmenté par des douleurs névralgiques. Sous l'influence de cet état, un changement notable se fit en lui ; sa physionomie s'altéra légèrement, et la pâleur habituelle de son teint augmenta sensiblement.

Le 8 août 1853, il fut pris, sans cause appréciable, de malaise et de frissons ; il refusa de dîner et s'alita.

Le lendemain, on constatait l'existence d'une inflammation de l'amygdale gauche, inflammation légère en apparence, sans grande réaction fébrile, mais accompagnée d'un abattement notable de tout l'individu.

Trois ou quatre jours après, M. le docteur Mancel, alarmé de l'état de son fils, s'adjoignit pour lui donner des soins les docteurs Boucher de la Ville-Jossy et Legroux, nos collègues dans les hôpitaux. Ces messieurs ne trouvèrent rien de particulier du côté de la gorge ; ils furent cependant frappés de la fétidité de l'haleine.

Le 16 ou le 17 de ce mois d'août, je fus mandé à mon tour, et cette fétidité de l'haleine, qui avait alors une odeur gangréneuse, appela tout d'abord mon attention. En examinant le pharynx, je trouvai sur le pilier antérieur du côté gauche une plaque de tissus mortifiés, et cette mortification me paraissait avoir de la tendance à envahir le voile du palais. Je cautérisai vigoureusement avec l'acide chlorhydrique.

Les jours suivants, le malade fut vu par Andral, Nélaton et moi, qui fûmes réunis en consultation. Nous insistâmes sur la nécessité d'une médication générale essentiellement tonique. On donna du bon bouillon, du vin généreux et du quinquina. La fièvre était presque nulle ; les fonctions digestives étaient assez bien conservées, et, chose remarquable, il y avait peu de gêne dans la déglutition, mais la voix était nasillarde. L'haleine était d'une extrême fétidité. Il n'existait aucune complication thoracique. Le teint était d'une grande pâleur, et le pauvre jeune homme était tombé dans un grand abattement moral.

Quelques jours plus tard, un phénomène grave se manifesta, ce fut de la *diplopie*.

Dans la nuit du 27 au 28 août, le malade se plaignit pour la première fois de douleurs dans l'avant-bras droit, au moment où on lui tâtait le pouls. Bientôt des douleurs semblables survinrent dans les autres membres, et furent considérées comme de nature rhumatismale ; mais, quarante-huit heures après, nous reconnûmes qu'elles étaient causées par une *phlébite des veines superficielles*.

En même temps le pouls devenait plus fréquent et plus petit.

Cependant la gangrène du pharynx, sans se limiter, ne faisait que très peu de progrès ; il n'y avait pas de dysphagie, et, je signale cette particularité à votre attention, il n'y avait point d'engorgement ganglionnaire.

Le 3 ou 4 septembre, nous nous aperçûmes qu'il existait un peu de tuméfaction du côté gauche de la lèvre supérieure, et bientôt nous vîmes une double *plaque gangréneuse* occupant la face profonde de cette lèvre et la gencive correspondante.

L'altération des traits était considérable et il y avait du boursouflement.

Le 7 septembre, le malade fut pris de délire, qui ne cessa que par intervalles jusqu'à la mort, laquelle arriva dans la nuit du 9 au 10.

XIX. — ANGINE PHLEGMONEUSE.

Guérit spontanément. — Distincte de l'angine rhumatismale; — de celle qui est causée
par le produit de la sécrétion des lacunes des amygdales.

MESSIEURS,

Il est des maladies qui font la gloire ou le désespoir de toutes les médications; ce sont celles qui guérissent spontanément, et qu'aucune médication ne peut enrayer. L'angine phlegmoneuse est du nombre, et je
vous en parle aujourd'hui à propos d'une malade qui vous en a présenté
dernièrement un exemple. Cette malade était au n° 1 de notre salle
Sainte-Agnès. A la suite d'un refroidissement, elle avait été prise d'une
douleur violente à la gorge. Sans avoir de fièvre, elle éprouva le premier
jour un peu de malaise général, et les ganglions lymphatiques du côté
gauche du cou étaient légèrement engorgés. Le lendemain, elle entrait à
l'Hôtel-Dieu. Elle avait alors un mouvement fébrile assez prononcé; elle
se plaignait de mal de gorge, et nous constations, en examinant le pharynx, une rougeur vive, un gonflement de l'amygdale gauche sur laquelle
nous voyions une tache blanchâtre formée par une concrétion peu épaisse
que, faute d'un peu d'attention, on aurait pu prendre pour une exsudation diphthérique. Les douleurs allèrent croissant, en même temps que
la fièvre devint plus vive. Au cinquième jour de sa maladie, cette femme
avait beaucoup de difficulté à avaler les boissons, qui passaient en partie
dans le larynx, et provoquaient de petites quintes de toux. Ces accidents
augmentèrent encore, et, le sixième jour, la tuméfaction des parties
affectées était plus considérable, la gêne de la déglutition plus grande, il
y avait même une impossibilité presque absolue d'avaler les liquides, qui
revenaient par le nez; la voix était singulièrement modifiée dans son timbre. La malade, dans un état d'anxiété notable, tourmentée par le manque
de sommeil, par une soif vive qu'elle ne pouvait satisfaire, attendait et
réclamait impatiemment de nous des secours que nous ne pouvions lui
donner; mais nous jugions que ces secours lui arriveraient bientôt par
les seuls efforts de la nature. En effet, le lendemain, cette anxiété si vive,
cette douleur de gorge, avaient cédé comme par enchantement : un abcès
développé derrière le voile du palais et dans l'amygdale gauche causait
tout le mal. Dès que cet abcès se fut ouvert spontanément, le soulagement fut immédiat; quarante-huit heures après, la guérison était complète.

La malade avait eu ce qu'on appelle le *tonsillitis*, l'*amygdalite aiguë*, le phlegmon de l'amygdale, l'*angine phlegmoneuse*, ou *esquinancie phlegmoneuse*, en employant le mot en usage dans l'ancienne médecine. Je préfère ces deux dénominations à celle d'amygdalite, parce qu'elles ne précisent pas le siège du mal, qui ordinairement en effet occupe, non pas la glande elle-même, mais le tissu cellulaire qui l'environne.

L'angine phlegmoneuse, messieurs, est, je vous le répète, une de ces maladies qui font la gloire et le désespoir de toutes les médications : leur désespoir, parce que la médecine ne prévaut jamais contre elle, en ce sens que nous sommes impuissants pour les enrayer dans leur marche, pour en abréger la durée ; leur gloire, parce qu'elles guérissent d'elles-mêmes, quoi que nous fassions, et qu'on est tenté de rapporter à la médication tout l'honneur de la cure.

Vous connaissez trop bien les caractères anatomiques de l'esquinancie et les phénomènes qui l'accompagnent pour que je croie nécessaire de vous rappeler ici une description que vous trouverez faite dans tous vos livres classiques. Je resterai donc dans quelques généralités que je tiens à vous indiquer, en raison de leur utilité pratique. J'appellerai votre attention sur ce point que, très fréquemment, la surface libre des amygdales se couvre d'une concrétion blanchâtre, formée soit par du mucus, soit même par une exsudation plastique constituant une plaque couenneuse. Cette concrétion, d'aspect crémeux, quelquefois jaunâtre, peu adhérente, peu épaisse, peu consistante, en pourrait imposer à des yeux moins prévenus et donner l'idée d'une affection diphthérique.

L'angine phlegmoneuse, une fois déclarée, ne rétrocède pas plus que ne rétrocède un phlegmon du bras. Pour celui-ci, vous pourrez encore intervenir quelquefois utilement, lorsque, à l'aide de l'instrument tranchant, vous débriderez les tissus violemment tendus par l'inflammation, et que, par des incisions multiples, vous ouvrirez une issue au pus qui va se former ; mais ce n'est pas là guérir, puisque en définitive le phlegmon n'en suit pas moins sa marche naturelle. Dans l'angine phlegmoneuse, il n'en est même point ainsi. On a proposé, je le sais, vous l'avez entendu dire et vous l'avez lu dans les ouvrages qui sont entre vos mains, on a proposé de scarifier, d'inciser avec la lancette, le bistouri, les parties affectées ; on a proposé de les dilacérer d'une façon plus barbare avec les pinces de Museux, et l'on a prétendu procurer de cet façon du soulagement aux malades. Ce sont là, messieurs, des manières de faire très discutables en théorie et très peu applicables dans la pratique. Je doute qu'elles aient jamais rendu les services qu'on en attendait ; j'ai vu au contraire qu'elles étaient plus nuisibles qu'utiles, en augmentant encore l'irritation déjà violente, au lieu de la modérer.

Tous les modes de traitement ont d'ailleurs été mis en œuvre pour lutter contre la maladie dont je vous parle. On a longtemps préconisé et

ues-uns préconisent encore aujourd'hui la médication antiphlogis-
Les saignées du bras, les saignées du pied, jusqu'à la saignée des
ranines; les applications de sangsues autour du cou, les applica-
de sangsues à l'anus, à la vulve, pour obtenir ce qu'on appelait une
ée dérivative; des applications de ventouses scarifiées entre les épau-
sur les parties latérales du cou, ont été vantées comme très effica-
n a même conseillé — c'est à la vérité Broussais — d'appliquer des
ues jusque dans l'intérieur du pharynx, singulière idée qui ne sup-
pas la discussion. Si les émissions sanguines par la phlébotomie
énéralement abandonnées, il n'en est pas de même des saignées lo-
car rien n'est plus fréquent que de voir prescrire des sangsues, en
re plus ou moins considérable, au niveau de l'angle des mâchoires.
médication révulsive, comme on l'appelait, par les vomitifs, les pur-
;, est restée plus longtemps en honneur. Je crois qu'en quelques cas
tat saburral des premières voies indique l'emploi des évacuants, et
spécialement de l'ipécacuanha; mais, en dehors de ces cas, l'utilité
tte médication est fort contestable.
tiphlogistiques, révulsifs, topiques astringents, quels qu'ils soient,
je le dis pour la troisième fois, n'enraye la marche de l'angine phleg-
:use, rien n'abrège sa durée, qui est naturellement courte, et la gué-
est le fait constant. Dans ma vie médicale, déjà bien longue, je n'ai
is vu mourir personne de cette affection. C'est assez dire combien
:lle est grave. Tout en proclamant sa bénignité, que personne ne con-
je ne nie pas cependant qu'elle puisse quelquefois entraîner la
. On comprend en effet comment celle-ci peut être la conséquence de
opagation de l'inflammation de la gorge à la partie supérieure du
x; on comprend qu'un phlegmon, gagnant le voisinage des ligaments
no-épiglottiques, amène l'infiltration œdémateuse de ces replis mem-
:ux, et que le malade dans ces conditions succombe, enlevé par des
. de suffocation.
combien de jours la maladie parcourt-elle son évolution? C'est là
grande question qui a été en partie résolue, il y a plus de trente ans,
aon honorable confrère M. Louis[1]. Sur 23 malades atteints d'angines
;moneuses et soumis à son observation, 13 furent saignés, 10 ne le
t pas. La durée moyenne de la maladie fut de neuf jours chez les
iers, de dix un quart chez les autres. Or un traitement énergique
iaraît abréger de quelques heures seulement la durée d'une ma-
n'a en réalité sur elle qu'une médiocre influence. Il faut dire
tant que chez certains malades l'angine phlegmoneuse, même sans
n traitement, accomplit ses périodes bien plus rapidement que

---

Louis, *Recherches sur les effets de la saignée dans quelques maladies inflamma-*
, etc., Paris, 1835.

ne le dit M. Louis, que l'abcès peut s'ouvrir le quatrième ou le cinquième jour. Assez souvent aussi, alors que l'on vient d'éprouver un soulagement qui fait croire à la guérison, le côté opposé s'enflamme, et il faut attendre plus longtemps que la première fois avant que le pus se fasse jour au dehors.

Ce sont là des faits indispensables à connaître; car ils trouvent leur application immédiate. Si l'on ignore la marche naturelle des maladies, on est tenté d'intervenir, et d'intervenir vigoureusement, alors surtout qu'on se voit en présence d'une affection qui s'annonce avec un appareil de symptômes formidables en apparence, comme le fait celle dont nous nous occupons en ce moment. L'angine phlegmoneuse, en effet, est accompagnée de phénomènes bien autrement graves dans leurs allures extérieures que l'angine diphthérique. Celle-ci débute d'une façon insidieuse; le mal fait sans bruit de rapides progrès, et lorsque les symptômes commencent à alarmer les familles, la mort est souvent imminente. L'autre arrive avec plus de fracas. Dès qu'elle existe, elle se traduit au dehors par des accidents violents; mais si tout de suite elle vous étrangle, elle ne va jamais jusqu'à vous étouffer. Les angines couenneuses les plus terribles, celles qui tuent par une intoxication générale, sans que l'inflammation pelliculaire se soit propagée au larynx, ces angines malignes, vous le savez, messieurs, font, en général, peu souffrir ceux qu'elles vont emporter; elles sont bien moins douloureuses que les angines phlegmoneuses qui, sous des apparences effrayantes, ne font courir aucun danger. Cependant celles-ci occasionnent d'insupportables douleurs qui augmentent dans les mouvements de déglutition, mouvements sollicités encore, soit par le besoin d'avaler la salive qui est sécrétée en plus grande abondance, soit par le chatouillement que produit sur la base de la langue la luette développée par le fait de l'infiltration œdémateuse dont elle est le siège. Ces douleurs s'étendent jusque dans l'oreille, l'inflammation se propageant dans la trompe d'Eustache; elles s'étendent aux mâchoires, aux parties latérales du cou. Le malheureux malade, qui avale avec la plus grande difficulté, ne peut tourner la tête et se trouve souvent aussi dans l'impossibilité d'ouvrir la bouche, de remuer la langue. Sa voix est modifiée dans son timbre, et quelquefois il lui est impossible de parler; sa respiration est gênée, il lui semble que la suffocation est imminente. A ces phénomènes qui causent une anxiété notable s'ajoute de l'agitation fébrile; la peau est chaude, le pouls plein et fréquent; la face est rouge, congestionnée; en quelques cas, du délire survient.

Un médecin qui, croyant avoir affaire à une grosse et grave maladie, jugerait nécessaire d'employer pour la combattre des moyens plus ou moins énergiques, resterait convaincu que son intervention était urgente; il ne manquerait pas d'attribuer à sa médication l'honneur d'une guérison qui ne se ferait pas attendre. Qu'il ne se hâte pas trop de se féliciter; car souvent, loin d'avoir été utile comme il se l'imaginait, il a fait une médecine déplorable.

En effet, neuf à dix jours, quelquefois quatre à cinq auraient suffi pour que la guérison s'opérât. Dès que les accidents produits par l'angine ont disparu, le retour à la santé est immédiat, et il ne reste plus que des précautions à prendre pour éviter une rechute. Mais le malade a été saigné du bras; tout au moins on lui a appliqué des sangsues en plus ou moins grand nombre; ces pertes de sang, alors surtout qu'il s'agit d'un enfant ou d'une personne délicate, ont amené un état d'épuisement dont il lui faudra quelque temps pour se remettre. Cette anémie consécutive sera pire que l'affection qu'on a si inutilement cherché à combattre; elle entraînera la débilité, la perte d'appétit, la lenteur des digestions, des palpitations de cœur et d'autres troubles nerveux, accidents qui se prolongeront durant un mois et plus.

Je sais, messieurs, combien il est quelquefois difficile de rester inactif en présence de malades qui attendent de vous un soulagement; cela est d'autant plus difficile, que l'angine phlegmoneuse, affection des plus douloureuses, jette ceux qui en sont atteints dans un état d'anxiété et d'impatience extrêmes. Toutefois ceux d'entre eux qui ont déjà passé par de pareilles épreuves se résignent à ne rien faire, car ils savent par expérience comment les choses marcheront. Un de mes amis, l'un des plus honorables médecins de Paris, a eu bien souvent dans sa vie de semblables esquinancies. Après avoir d'abord voulu les traiter par tous les moyens possibles, il est arrivé depuis longtemps à ne plus rien faire, et lorsqu'à l'occasion nous causons angine, il me dit : « Je suis maintenant très habile dans le traitement de cette maladie : je donne à mes malades de la tisane d'orge quand ils peuvent boire ; je leur prescris des bains de pieds, et là se borne toute ma thérapeutique. Pour moi, je fais mieux encore, si l'on peut faire mieux : je garde la chambre et le lit, j'attends patiemment, et mes maux de gorge guérissent aussi vite que par le passé. » Un de mes collègues des hôpitaux, également sujet aux angines phlegmoneuses depuis dix à douze ans, en est arrivé à ne pas agir davantage.

L'expectation est par conséquent la meilleure médecine que nous puissions faire dans la maladie dont nous nous occupons; mais cette médecine, j'en conviens encore, est, dans la pratique, la plus difficile à faire accepter, surtout lorsqu'en entrant dans la carrière, on n'a pas encore acquis la confiance qu'on inspirera plus tard. Pour répondre à la juste impatience de vos malades, prescrivez-leur des remèdes sans grande action. Si vous ne pouvez en réalité guérir, du moins laisserez-vous quelque illusion à celui qui souffre, et ne le désespérerez-vous pas par l'aveu de votre impuissance. Ordonnez des gargarismes acidules et adoucissants, des fumigations émollientes, tout en sachant parfaitement qu'ils ne seront pour rien dans la guérison d'un mal qui cédera de lui-même à un moment donné.

Je vous ai dit que l'angine phlegmoneuse, une fois déclarée, ne rétrocéderait pas ; cependant vous entendrez des hommes graves prétendre en avoir arrêté le développement dans les trois premiers jours du début de l'inflammation. Les sangsues, les vomitifs, les insufflations d'alun, les gargarismes avec le chlorate de potasse, le borax, les cautérisations avec le nitrate d'argent, amènent quelquefois, suivant eux, cet heureux résultat. Essayons d'interpréter ces faits.

Et d'abord, messieurs, quel est le médecin assez habile pour juger qu'un mal de gorge qui ne fait que débuter sera nécessairement une angine phlegmoneuse? Pour ma part, je décline complètement ma compétence à cet endroit, et je doute que d'autres soient plus heureux que moi.

Il est une autre espèce d'angine bien autrement douloureuse que le phlegmon du pharynx, c'est l'angine rhumatismale.

Un individu sujet aux douleurs rhumatismales prend un coup de froid. Au bout de quelques heures, il éprouve une douleur extrêmement vive dans la gorge, douleur telle, qu'il peut à peine avaler une goutte d'eau, et même sa salive, la déglutition de ces petites quantités de liquide étant beaucoup plus pénible que celle d'un bol alimentaire. Cela s'expliqu e par ce fait, que pour chasser vers l'œsophage ces petites quantités de liquide, les contractions du pharynx doivent être nécessairement plus énergiques que lorsqu'il s'agit d'un corps plus volumineux sur lequel il a besoin de moins se resserrer. L'examen des parties malades fait voir l'intérieur du pharynx et le voile du palais d'un rouge plus ou moins prononcé ; la luette, envahie par l'inflammation, est œdématiée et s'est allongée. Tous ces phénomènes inflammatoires vont disparaître avec une grande rapidité, parce qu'ils sont fugaces comme le sont en général les affections de nature rhumatismale. Et, en effet, le lendemain du jour où cette angine si douloureuse se sera développée, la douleur aura cédé comme par enchantement, en même temps qu'une autre douleur peut-être occupera le cou, produisant le torticolis ; puis vingt-quatre heures après, ce sera l'épaule qui sera prise. Le lendemain encore le malade se plaindra d'un lumbago. Quant à l'angine, elle aura duré trente ou quarante-huit heures. Si à son début vous avez diagnostiqué une angine phlegmoneuse commençante, et que vous vous soyez empressés de mettre en œuvre les moyens que la thérapeutique tient à votre disposition, vous aurez beau jeu pour croire avoir arrêté court cette prétendue angine phlegmoneuse. C'est parce qu'ils avaient eu affaire à ces angines rhumatismales, que les médecins auxquels je faisais allusion tout à l'heure ont pu se vanter de s'être ainsi rendus maîtres des angines phlegmoneuses commençantes et de les avoir fait avorter. Les malades qui ont eu plusieurs fois ces angines distingueront aussi bien la douleur de l'angine rhumatismale et celle de l'angine

phlegmoneuse qu'un goutteux distinguera sa douleur de goutte de la douleur d'une arthrite arrivant accidentellement; mais le médecin, je le répète, est incapable de les reconnaître dans les premiers moments de leur
apparition.

Il est une autre forme d'angine que je vois peu décrite dans les livres
classiques, et dont je vous ai montré quelques exemples dans le service
de la Clinique. Il arrive souvent, chez les malades atteints d'inflammation
chronique habituelle des amygdales, que les sécrétions des lacunes qui
séparent les lobules de la glande s'altèrent et s'épaississent ; il se forme
de petites masses caséiformes irrégulières, fétides. Elles agissent comme
un corps étranger, déterminent une vive inflammation, une douleur très
aiguë, et souvent, vous vous le rappelez, il vous a été donné de voir la
pointe de ces petits corps faire saillie à la surface des tonsilles. Ils sortent enfin après avoir causé de vives souffrances et une ulcération superficielle, à moins que le médecin lui-même, en pressant énergiquement,
ne fasse sortir la petite masse, et ne termine en un instant cette angine si
douloureuse et si peu grave. L'ablation des amygdales est certes le meilleur remède que l'on doive conseiller aux malades qui éprouvent très
fréquemment cette indisposition.

XX. — DIPHTHÉRIE (MAL ÉGYPTIAQUE).

MESSIEURS,

Depuis plusieurs années, les rapports envoyés à l'Académie de méde-cine, les communications adressées aux différents journaux scientifiques, signalent des épidémies meurtrières de diphthérie sévissant sur divers points de la France, n'épargnant pas plus les départements du midi que ceux du centre, du nord, de l'ouest et de l'est. Ces épidémies règnent également dans les pays étrangers : en Angleterre, où, depuis soixante ans, il en était à peine question ; en Amérique, en Allemagne, dans la péninsule espagnole. L'attention du public et celle des médecins sont plus que jamais éveillées sur ce redoutable fléau. Les faits qui, dans ces der-niers temps, se sont multipliés dans le service de la Clinique, me mettent en demeure de vous exposer mes idées sur cet important sujet, et c'est un devoir pour moi de vous les communiquer. Je veux donc, dans une série de leçons, vous parler de cette maladie, l'une des plus graves qui désolent l'humanité. Je n'épuiserai pas la matière, j'insisterai seulement d'une façon toute spéciale sur les points les plus pratiques de la question, en prenant, autant que possible, pour exemples, les malades que nous aurons observés ensemble. Vous ne vous attendez cependant pas, mes-sieurs, à ce que je reproduise ici, ni même à ce que je vous donne le résumé des nombreuses observations qui ont été recueillies sous vos yeux en les mettant toutes à profit chemin faisant, en appuyant mes proposi-tions sur d'autres faits tirés de ma pratique particulière, en m'autorisant de l'expérience de mes confrères et de celle des différents auteurs qui ont écrit sur cette maladie, je serai sobre de longues histoires, ne citant que juste ce qu'il nous faudra pour mieux vous faire comprendre ce que je vous dirai. J'insisterai aussi, messieurs, sur la nécessité d'un traite-ment dont, aujourd'hui, on voudrait contester même l'utilité : je com-battrai cette déplorable tendance à s'écarter de la vraie route suivie jusqu'à ce jour par des observateurs du premier mérite.

La diphthérie est une maladie spécifique par excellence, contagieuse de sa nature, dont les manifestations se font du côté des membranes muqueuses et du côté de la peau, présentant là comme ici les mêmes ca-ractères. Je dis que les manifestations se font du côté de la peau et des membranes muqueuses, parce qu'en effet la diphthérie a cela de commun avec certaines maladies spécifiques et contagieuses, comme les fièvres éruptives, comme la syphilis, mais avec cette différence, toutefois, qu'elle

rappe le tégument externe qu'à la condition qu'il sera dénudé de son
.erme. Cependant la maladie que nous étudions montre une préférence
quée pour le pharynx, pour les canaux aériens, le larynx surtout,
stituant les affections communément connues sous les dénominations
ngine couenneuse, d'*angine maligne*, désignées autrefois sous les
s de *maux de gorge gangréneux*, d'*angine suffocante*, et appelées
s particulièrement maintenant *croup* lorsque l'angine occupe le la-
x. Il est fréquent encore de voir la diphthérie envahir la membrane
queuse nasale, la membrane muqueuse buccale, le vagin, le prépuce,
ᵒland. De toutes ces formes, pharyngienne et laryngée, nasale et buc-
e, vaginale, et anale, cutanée, la première est de beaucoup la plus
nmune. Dans certaines épidémies, c'est celle qu'elle revêt presque
lusivement, tuant alors les malades par sa propagation au larynx et à
trachée, par le croup, bien différente de la diphthérie maligne qui les
par une sorte d'empoisonnement général, à la façon des maladies
tiques et pestilentielles. C'est cette première forme sur laquelle l'at-
ition des observateurs a été de tout temps plus particulièrement ap-
lée, parce qu'elle est la plus commune ; c'est celle qu'ont décrite les
iteurs des siècles passés, et qui a servi de type au *Traité de la diph-
érite* de Bretonneau[1] ; c'est par elle aussi que nous commencerons
ітude que nous allons entreprendre.

ANGINE DIPHTHÉRIQUE ET CROUP (DIPHTHÉRIE PHARYNGIENNE
ET LARYNGIENNE).

)bserve dans tous les climats en toutes saisons. — Attaque principalement les
enfants. — Son mode de propagation. — Engorgements ganglionnaires. — La
coloration, l'odeur des fausses membranes simulant la gangrène. — Sa propagation
au larynx. — Croup. — Intermittence des symptômes. — Elle tue généralement,
ʃuand on n'arrête pas les progrès de l'affection.

Un jeune garçon de quatre ans fut pris, au milieu de sa plus belle
nté, d'accidents du côté de la gorge qui, au premier abord, présentaient
sez peu de gravité pour ne pas alarmer sa famille. Depuis un ou deux
ırs, on s'apercevait qu'il pâlissait, qu'il était plus triste qu'à l'ordinaire,
restait plus indifférent à ses jeux habituels ; il toussait un peu, mais il
ıit sans fièvre, et, bien qu'il mangeât avec moins d'appétit, il restait
ré toute la journée. Le hasard seul fit découvrir la maladie dont il était
eint. Le médecin de la maison, appelé pour donner des soins à un

. Bretonneau, *Recherches sur l'inflammation spéciale du tissu muqueux, et en par-
tier sur la diphthérie, angine maligne ou croup épidémique*, Paris, 1826.

autre enfant affecté de vertiges épileptiformes, fut, par occasion, consulté pour le premier. Il fut frappé de cette pâleur de la peau et s'aperçut d'un léger gonflement de la région sous-maxillaire; constatant alors l'existence des ganglions tuméfiés, il examina la gorge, et trouva une rougeur vive sur le pharynx, sur les amygdales, qui étaient augmentées de volume, et dont l'une, la droite, était recouverte d'une plaque grisâtre assez épaisse. Il jugea aussitôt qu'il avait affaire à une angine diphthérique, et, séance tenante, il cautérisa vigoureusement la partie malade avec le crayon de nitrate d'argent, en ayant soin de détacher la fausse membrane à l'aide de la pierre. La cautérisation fut répétée le soir même, puis le lendemain, matin et soir, et, dans l'intervalle des cautérisations, le médecin fit et fit faire, plusieurs fois par jour, des insufflations avec la poudre d'alun. Suivant sa recommandation expresse, le petit malade fut alimenté, et prit, en outre, une mixture tonique dont le vin de quinquina formait la base. Le mal s'arrêta là : la pâleur générale subsista cependant encore quelque temps, et bientôt survint une paralysie du voile du palais. L'enfant fut emmené à la campagne, d'où il revint en parfait état après un séjour de six semaines.

C'est là, messieurs un exemple d'angine pharyngée diphthérique, de diphthérie pharyngienne ordinaire. Le début insidieux de la maladie, le peu d'intensité des phénomènes généraux, l'absence du mouvement fébrile au moment ou le médecin constata les accidents, la tristesse de l'enfant, la pâleur des téguments, la tuméfaction des ganglions sous-maxillaires, enfin la présence sur l'amygdale droite de l'exsudation pseudo-membraneuse caractéristique, légitimaient surabondamment ce diagnostic. La paralysie du voile du palais qui survint à quelques jours de là le confirmait encore, et je ne doute pas que le traitement énergique appliqué dès le début n'ait arrêté court le mal, qui, en s'étendant de proche en proche, aurait pu gagner le larynx et produire le croup.

Cette angine pharyngienne diphthérique se rencontre dans toutes les saisons, sous tous les climats, et ce n'est pas sans un certain étonnement que j'ai lu quelque part que cette maladie s'observait surtout dans les pays du Nord, dans les climats froids et humides, qu'elle était presque inconnue dans le midi de la France et de l'Italie. Il faut que celui qui a émis cette singulière idée [1] ait de bien faibles notions de l'histoire de la médecine pour ignorer que le mal décrit par Arétée, et qui n'est autre que l'angine pseudo-membraneuse, était endémique en Égypte et en Syrie, d'où le nom d'*ulcère égyptiaque* et *syriaque* qu'on lui avait donné à une époque plus contemporaine d'Homère que d'Hippocrate, suivant la remar-

---

1. En opposition avec cette proposition, nous rappellerons qu'un auteur du siècle dernier, Wedel, écrivait que l'angine diphthérique, qu'il appelait *angina infantilis contagiosa*, était plus fréquente en Italie que dans le nord de l'Europe : « *In Italia frequentior quam apud Boreales Europæos.* » (*De morb. infant.*, cap. XX, p. 77.)

que de Bretonneau; pour ignorer aussi que Carnevale, Nola et Sgambati nous ont laissé les relations des épidémies du *morbus strangulatorius*, qui régnaient en Italie au commencement du XVIIᵉ siècle, tandis que Villaréal, Fontecha, Nuñez, Herrera, de Heredia, Mercatus, Tamajo, en observaient à la même époque en Espagne. Aujourd'hui encore nous voyons es mêmes maux de gorge sévir, comme je vous l'ai dit, par toute la France. Ce qui n'empêche pas, il est vrai, que, sous la même latitude, la diphthérie pharyngo-trachéale ne se développe plutôt dans la saison où les affections catarrhales sont le plus communes.

La diphthérie n'épargne aucun *âge* de la vie; cependant elle attaque principalement les jeunes sujets, et plus ordinairement ceux entre l'âge de trois à cinq et six ans.

Elle débute par une rougeur plus ou mois vive du pharynx, par un gonflement des amygdales, mais plus souvent d'une seule; on voit bientôt apparaître sur l'organe affecté une tache blanchâtre très nettement circonscrite, formée d'abord par une couche ressemblant à du mucus coagulé, demi-transparent, qui se concrète, s'épaissit et prend très rapidement une consistance membraniforme. Cette exsudation, dans les premiers moments de sa formation, se détache facilement de la surface à laquelle elle n'adhère que par les filaments très déliés qui pénètrent dans les follicules mucipares.

La membrane muqueuse au-dessous est parfaitement saine, à cela près de la destruction de l'épithélium; si elle paraît quelquefois creusée, c'est qu'autour de l'exsudation elle est tuméfiée et forme une sorte de bourrelet. L'ulcération est un fait exceptionnel. Généralement, je le répète, la membrane muqueuse est intacte, ou du moins ne présente d'autre altération qu'une vascularisation plus prononcée. En détachant avec précaution la fausse membrane, on l'enlève sans amener le plus petit suintement de sang; de plus on a pu constater, à l'aide du microscope, que souvent elle présentait sur sa face adhérente l'épithélium de la membrane muqueuse avec ses cils vibratiles intacts.

Après quelques heures, la *pseudo-membrane*, plus saillante, convexe vers son centre, amincie sur ses bords, s'est agrandie; elle recouvre en grande partie l'amygdale; de plus en plus adhérente sur les points primitivement envahis, elle a pris une teinte d'un blanc jaunâtre. Cette teinte peut varier du blanc jaunâtre au jaune foncé, au gris et même au noir. Ordinairement alors le voile du palais commence à s'enflammer, la luette se tuméfie; après quelques heures encore, après une journée, le côté de la luette correspondant à l'amygdale couverte de la pseudo-membrane se recouvre lui-même d'une exsudation de même couleur. Souvent vingt-quatre ou trente-six heures ne se sont pas écoulées, que la luette tout entière en est enveloppée comme d'un doigt de gant. En même temps, sur l'autre amygdale, est apparue une tache de même nature et qui ne tar-

TROUSSEAU, Clinique.   I. — 28

dera pas à la couvrir tout entière. Le fond du pharynx commençant à se tapisser des deux côtés, on aperçoit tantôt des stries longitudinales, longues, étroites, d'un rouge foncé, sur le milieu desquelles se forme une bandelette de matières concrètes, tantôt des espèces de plaques pseudo-membraneuses, qui finissent par se réunir. Dès lors, quand l'enfant est docile et se prête facilement à l'examen, quand on peut parfaitement abaisser la langue, on voit la luette, les deux piliers du voile du palais, les deux amygdales et le fond du pharynx complétement recouverts de cet enduit que je viens de décrire. Lorsque, avec une pince, on essaye de détacher ces fausses membranes, on peut en arracher des lambeaux plus ou moins larges; nous en avons enlevé qui, ayant enveloppé la luette, avaient la forme d'un dé à coudre.

Généralement, dès le début, les ganglions lymphatiques de l'angle de la mâchoire, ceux par conséquent qui correspondent à l'amygdale la première malade, se sont engorgés. C'est là, messieurs, un phénomène à peu près invariable, qui ne manque pas une fois sur dix : son importance est donc considérable; elle l'est d'autant plus, que l'angine couenneuse commune, maladie qui n'a ordinairement aucune espèce de gravité, mais que l'on peut confondre avec celle dont nous nous occupons, cet *engorgement ganglionnaire* manque assez souvent, ou, s'il existe, c'est à un degré beaucoup moindre que dans la diphthérie pharyngienne.

Lors de l'invasion du mal, la *fièvre* est assez vive, mais elle tombe dès le second jour, et finit par être nulle le lendemain ou le surlendemain; le malade n'éprouve qu'un peu de malaise qui se traduit par de l'abattement, de la tristesse, une certaine faiblesse; or, comme la seule chose qu'il accuse quelquefois est une gêne, souvent légère encore, dans la déglutition, le début de la maladie est ordinairement peu alarmant.

Abandonnée à elle-même, elle reste pendant trois, quatre, cinq, six jours, bornée au pharynx : plus les individus sont avancés en âge, plus aussi elle met de temps à se développer, à envahir progressivement les parties accessibles à la vue. S'il en est ainsi, si chez les enfants les pseudo-membranes se forment plus rapidement que chez les adultes, cela dépend peut-être de ce que, chez les premiers, le sang est plus plastique que chez les seconds : toujours est-il que chez l'enfant de trois, quatre, cinq, six ans, les deux amygdales et la partie postérieure du pharynx peuvent être recouvertes de concrétions diphthériques dans l'espace de trente-six à quarante-huit heures; chez l'adulte, et chez le vieillard à plus forte raison, il faut quelquefois cinq, six, sept, huit jours pour que toutes les parties soient envahies.

Chez les malades qui se prêtent à l'examen de façon que l'on puisse examiner tout le pharynx, on voit les fausses membranes s'épaissir chaque jour par l'addition de nouvelles couches qui se forment au dessous de celles qui s'étaient primitivement développées; ces divers plans prennent une disposition stratifiée. Les concrétions pseudo-membraneuses les plus superficielles se ramollissent et se déchirent facilement. Altérées dans leur coloration par les matières alimentaires, par les boissons, par les matières des vomissements, par les substances médicamenteuses prises par le malade, par du sang venu du pharynx ou des arrières-cavités des fosses nasales, ces plaques couenneuses deviennent grisâtres, noirâtres, et ressemblent à un détritus gangréneux ; l'illusion est d'autant plus facile que, dans ces conditions, les pseudo-membranes se putréfiant exhalent une odeur d'une fétidité repoussante. C'est ce qui a eu lieu, vous vous le rappelez, messieurs, chez une jeune fille de douze ans que nous observions dernièrement à la salle Saint-Bernard. Son haleine avait une odeur gangréneuse insupportable, et lorsqu'à l'aide d'un pinceau de charpie, nous enlevions le détritus qui recouvrait les amygdales et le voile du palais, nous le trouvions constitué par une matière grisâtre qui en imposait complètement pour des détritus gangréneux : cependant c'étaient si peu des détritus gangréneux, que, lorsque plus tard les surfaces malades se furent nettoyées, la membrane muqueuse, que les fausses membranes recouvraient peu de temps auparavant, apparaissait rouge, à peine excoriée, mais ne présentait aucune trace de gangrène.

Cette *apparence de gangrène* que revêt la production diphthérique est un point assez important de la question pour que nous nous y arrêtions un instant. Elle nous explique comment, pendant longtemps, on a pu confondre l'angine diphthérique avec l'angine gangréneuse, et lui donner les noms d'*angine*, de *mal de gorge gangréneux*, dénominations que quelques médecins lui conservent encore aujourd'hui.

Quand on étudie l'angine diphthérique chez l'enfant, quand on la compare avec ce qui se passe chez l'adulte, on voit que presque jamais, chez le premier, le mal n'a l'aspect gangréneux qu'on observe, au contraire, très communément chez le second. En conclurons-nous que la gangrène existe réellement dans la diphthérie de l'adulte ? Non ; il n'y en a ici que les apparences ; pas plus chez l'adulte que chez l'enfant, il n'y a véritablement gangrène, si ce n'est en quelques cas excessivement rares, assez rares pour que, dans le cours de ma carrière médicale, je n'en aie encore rencontré que trois exemples. Mais, j'en conviendrai, il est bien difficile de n'y pas croire. Encore aujourd'hui, bien que je n'aie vu que très rarement la gangrène se produire dans ces cas, bien que je sache que lorsque la guérison aura lieu, ou que lorsqu'à l'autopsie, j'aurai les pièces pathologiques dans la main, je constaterai à merveille que les amygdales, que les membranes muqueuses ne présenteront aucune trace de sphacèle, que je ne trouverai rien que quelques petites excoriations, et même que ces petites excoriations manqueront souvent, il m'est néanmoins impossible de me défendre, au premier abord, de l'idée de gangrène. Chez notre jeune fille de la salle Saint-Bernard, j'étais bien certain que cette

gangrène n'existait pas, tous vous en étiez certains comme moi, et pourtant, frappés de l'horrible fétidité de l'haleine, voyant cette bouillie grisâtre qui recouvrait les deux amygdales, nous ne pouvions nous défendre
de penser à la mortification de la membrane muqueuse, au sphacèle du
tissu cellulaire sous-jacent, à une destruction plus profonde encore.

Voilà pourquoi, messieurs, on a confondu l'angine diphthérique avec
l'angine gangréneuse ; voilà pourquoi certains médecins confondent encore
ces deux maladies ; pourquoi dans les relations d'épidémies d'angine croupale, vous entendrez souvent encore parler de *maux de gorge gangréneux*,
alors qu'on n'aura eu affaire qu'à des affections pelliculaires ou pseudo-
membraneuses.

Encore un mot relativement au mode de circonscription des exsudations couenneuses dans les points sur lesquels elles se sont développées.
Tantôt elles sont entourées d'un liséré d'un rouge vif; tantôt elles ne
paraissent point cernées, et, ainsi que je vous l'ai dit en commençant, en
s'amincissant sur ses bords, la concrétion pseudo-membraneuse s'étale
sur les parties environnantes.

Si la diphthérie pharyngienne abandonnée à elle-même peut rester
bornée au pharynx, ainsi que Bretonneau lui-même en a cité des exemples,
ainsi qu'on peut l'observer assez souvent dans certaines épidémies, le
plus habituellement elle va se propageant. En quelques cas, elle gagne
l'œsophage et arrive jusqu'au cardia. L'illustre médecin de Tours en a
rapporté deux exemples, Borsieri en avait signalé de semblables; mais
presque invariablement elle envahit le larynx, la trachée, et constitue le
croup. C'est là la marche ordinaire; c'est la terminaison la plus commune de la diphthérie. Nous voyons, en effet, bien plus d'individus atteints de cette maladie mourir du croup que nous n'en voyons succomber
à ces angines malignes dont je vous parlerai plus loin, qui tuent à la
façon des maladies septiques.

Cette propagation de l'affection diphthérique au larynx avait été depuis
longtemps parfaitement vue. Arétée la signale déjà dans son chapitre *De*
tonsillarum ulceribus, où vous trouverez la première mention que nous
ayons de l'angine couenneuse, qu'il désigne sous le nom d'*ulcera pestifera*,
en rappelant les dénominations d'*ulcère égyptiaque, syriaque*, sous lesquelles on la désignait alors. Lisez les relations des épidémies consignées
dans les annales de la médecine, vous verrez que non seulement cette
propagation de la maladie au larynx était parfaitement connue, mais
qu'encore elle occupait plus spécialement l'attention des médecins. Quel
que soit le nom qu'on lui donne, l'affection laryngo-trachéale est indiquée
comme la cause de la mort, presque nulle part il n'est question de la
forme maligne à laquelle je viens de faire allusion.

Je le répète, c'est donc par le croup que succombent les individus
atteints de dyphthérie laryngée; je parle ici non pas seulement de la

maladie qui se développe par cas isolés, de la *diphthéric sporadique*, je parle aussi de ce qui arrive dans un grand nombre de cas en temps d'épidemie

Quels sont donc les symptômes de cette infection que les Espagnols et les Italiens du xviie siècle appelaient, les uns le *garrotillo*, les autres le *male in cana*, que leurs médecins désignaient sous le nom de *morbus strangulatorius*, les Américains de la fin du siècle dernier sous celui d'*angine suffocante*, et que nous connaissons aujourd'hui sous le nom de *croup* que lui ont donné les Écossais?

Vous n'avez eu, messieurs, que de trop fréquentes occasions de les observer chez les malades qu'on amenait à l'hôpital à des époques plus ou moins avancées de la maladie. Une fois vous avez vu l'affection laryngée débuter sous vos yeux.

C'était chez un petit garçon de dix-huit mois, fort et vigoureux. Il entrait à l'Hôtel-Dieu avec sa mère. Tous deux étaient affectés d'éruptions sudorales très confluentes; ils n'étaient d'ailleurs pas malades, lorsque six jours après leur arrivée dans nos salles où nous avions un enfant atteint du croup et une femme atteinte d'angine pseudo-membraneuse, la mère se plaignit de mal de gorge. En l'examinant, nous trouvions l'amygdale droite, la luette tapissées de fausses membranes, les ganglions cervicaux augmentés de volume. Tout de suite, je cautérisai les parties malades avec l'acide chlorhydrique; le lendemain les concrétions couenneuses avaient presque disparu, mais vingt-quatre heures après, elles s'étaient reproduites plus abondantes, plus épaisses sur la luette et sur les deux amygdales cette fois. Une nouvelle cautérisation avec l'acide chlorhydrique fut répétée; elle le fut encore le lendemain, bien qu'il y eût une amélioration sensible qui ne se démentit pas. Cette malade guérit.

Cependant son enfant avait été pris trois jours après elle. Nous avions aperçu une concrétion blanchâtre, épaisse, sur la commissure droite des lèvres, qui était le siège d'une légère excoriation. Je cautérisai avec le nitrate d'argent, et, eu égard à l'âge du sujet, je vous prévins du danger qui le menaçait.

En effet, le second jour, la diphthérie occupait les deux commissures; toutefois les amygdales, les piliers et le voile du palais ne présentaient rien d'anormal, pas même de la rougeur. Le lendemain, les fausses membranes des lèvres étaient moins épaisses; mais il me sembla que la voix de l'enfant devenait rauque. Le soir, à sa visite, mon chef de clinique, M. le docteur Moynier, notait la raucité de la toux, qui était sifflante; la voix était voilée. Déjà, dans la journée, il y avait eu des accès de suffocation. Les amygdales, le palais n'étaient point envahis. On prescrivit un vomitif.

Lorsque nous vîmes le malade quatorze ou quinze heures après, nous apprîmes que les accès de suffocation étaient devenus si violents, si répétés, que la trachéotomie avait été jugée nécessaire. L'interne de garde l'avait pratiquée, et au moment où l'on ouvrait la trachée, une fausse membrane avait été rejetée. Nous trouvions l'enfant avec de la fièvre, son cou était très enflé : le lendemain, dans la journée, il succombait. Nous avions constaté, le matin même, l'existence d'une pneumonie du côté droit, caractérisée par du souffle, par de la matité, par de l'oppression.

À l'autopsie, nous ne découvrîmes de concrétions ni sur les amygdales, ni sur le voile du palais; mais le larynx, la trachée, étaient envahis par des fausses membranes qui s'étendaient jusque dans les dernières ramifications bronchiques. Les lésions de la pneumonie existaient dans tout le lobe inférieur du poumon droit, et en quelques points disséminés dans les deux poumons.

Le *croup* s'annonce d'abord par une petite toux sèche qui revient par quintes très courtes, à des intervalles rapprochés. La voix, qui jusqu'à ce moment s'était conservée nette, s'altère quelque peu, et présente, comme la toux, des caractères spéciaux importants à bien connnaître, qu'on ne saurait décrire, mais qu'on n'oublie pas facilement, une fois qu'on les a observés.

La toux est non pas sonore, éclatante, mais au contraire rauque, sourde et sèche, produisant un bruit comparable à l'aboiement lointain d'un jeune chien. L'expression *croupale* en donne une idée fausse, car cette expression s'applique beaucoup mieux à la toux de la laryngite striduleuse, du faux croup, qu'à celle du vrai croup. Au début, elle est très fréquente; mais, j'insiste beaucoup sur ce point, elle perd ordinairement ce caractère à mesure que le mal fait des progrès.

Jusque-là cependant il n'y a pas encore de difficulté de respirer; mais au bout de peu de temps chez l'enfant, au bout d'un temps notablement plus long chez l'adulte, cette *difficulté de respirer* commence principalement la nuit, et alors aussi se produit un sifflement laryngo-trachéal à chaque inspiration; il s'entend également, mais moins prononcé, dans l'expiration. Après chaque quinte de toux, ce sifflement est encore plus marqué; il est produit par une inspiration courte, sèche, comme métallique, se percevant parfaitement à distance. En auscultant la trachée ou la partie postérieure du thorax, il arrive tellement fort à l'oreille, qu'il masque le bruit de l'expansion vésiculaire. Cette production du sifflement laryngo-trachéal s'explique par la disposition de l'appareil de la voix. S'il est plus fort dans l'inspiration, c'est qu'alors les lèvres de la glotte, tendant à se rapprocher, rendent plus difficile l'entrée de l'air, tandis que dans l'expiration elles tendent au contraire à s'écarter. La douleur éprouvée dans le larynx est habituellement peu vive, cependant les quintes de toux l'éveillent; elle occupe non seulement le larynx, mais encore la trachée-artère, et s'étend jusqu'à la partie antérieure du sternum.

Le mal continuant à s'aggraver, la toux devient de moins en moins fréquente, si bien qu'à mesure que les fausses membranes s'étendent et s'épaississent, les quintes s'éloignent, ne reviennent que tous les quarts d'heure, toutes les demi-heures, quelquefois même à des intervalles plus longs encore; alors aussi elle perd de sa raucité et s'éteint le plus souvent. La voix, qui elle-même était rauque et avait quelque chose de métallique, s'éteint à son tour; le malade est souvent aphone. *Vox nihil significat*, disait Arétée. Ces phénomènes qui ordinairement accompagnent la gêne de la respiration dans la laryngite pseudo-membraneuse sont l'indice le plus certain de la présence des concrétions diphthériques sur les lèvres de la glotte. Vous comprenez, en effet, à merveille, messieurs, qu'il en soit ainsi; vous savez que de petites mucosités s'arrêtant sur les cordes vocales suffisent pour altérer le timbre de la voix, pour l'enrouer, quelquefois même pour l'éteindre tout à fait; il ne vous paraîtra donc pas surprenant que lorsque des fausses membranes plus ou moins épaisses viendront à se former sur les lèvres de la glotte, l'aphonie soit plus prononcée. Il arrive là ce qui arriverait si, entre les anches d'une clarinette ou d'un basson, vous interposiez un morceau de parchemin mouillé; la comparaison est d'autant plus exacte, que la fausse membrane peut être parfaitement comparée à un morceau de parchemin gonflé par l'humidité. Cet instrument à anche constitué par le larynx ne fonctionnera donc plus; dès lors, le voix et la toux, s'altérant de plus en plus à mesure que les concrétions des cordes vocales augmentent, finiront par s'éteindre. C'est là une affaire toute physique dont rend parfaitement compte la disposition des parties. Si dans quelques circonstances assez rares, par moment la toux redevient rauque, si la voix reprend son caractère métallique, c'est que les cordes vocales ont été dégagées par de violents efforts d'expiration qui ont amené l'expectoration des fausses membranes, ou bien c'est que la ténuité des concrétions pseudo-membraneuses qui tapissaient la glotte n'empêche pas l'air de vibrer en traversant le larynx. En règle générale, la toux, *croupale* au début, devient de moins en moins sonore.

Je vous disais qu'après un laps de temps assez court chez l'enfant, plus long chez l'adulte, il survenait de la gêne de la respiration; cette difficulté s'accroît rapidement. Il se passe alors un phénomène sur lequel je dois appeler votre attention, parce que dans beaucoup de circonstances il peut induire en erreur, faire méconnaître la nature de la maladie, ou tout au moins permettre de croire au succès de la médication qu'on aura mise en usage. Quoique la lésion du larynx persiste, quoique l'obstacle mécanique au passage de l'air soit permanent, quoique la fausse membrane qui forme cet obstacle reste adhérente aux cordes vocales, *la gêne de la respiration est intermittente*. Un enfant, un adulte, peuvent avoir dans le courant de la journée plusieurs accès de dyspnée allant jusqu'à la suffocation. Dans l'intervalle de ces accès, s'ils ne sont pas agités, s'ils ne sont pas émus par la présence du médecin, si rien enfin ne vient les tirer de leur tranquillité, précipiter par conséquent leur respiration, celle-ci est presque aussi régulière que dans l'état normal, et c'est à peine si l'on entend le sifflement laryngé. Mais de temps en temps, toutes les heures, toutes les deux ou trois heures d'abord, ensuite à des intervalles de plus en plus rapprochés, ils sont pris d'accès de suffocation sans aucune cause occasionnelle. Vous les voyez alors se mettre sur leur séant, dans quelques circonstances se lever brusquement, courir hors de leur lit comme pour chercher l'air qui leur manque. Ils font de grands efforts, leur tête est renversée en arrière, leur bouche largement ouverte, et tous les muscles qui concourent à l'acte de la respiration sont convulsivement contractés. Lorsque cet accès a duré quatre, cinq ou six minutes, le calme se rétablit pour un certain temps.

Ces faits qu'avaient signalés Royer-Collard[1] et Bretonneau[2] n'avaient point écchappé à nos devanciers. Je ne puis pas ne pas vous rapporter ici le passage suivant de Borsieri, qui a consacré à ce sujet, dans son chapitre sur le croup, un paragraphe spécial, intitulé *Fallax morbi mitigatio.* « Animadvertendum quoque est non raro et subito præter rationem » et *sine ulla materiæ obstruentis excretione* omnia sic in melius verti, » ut liberior, imo naturalis omnino respiratio reddatur, ut infantes pue- » rive e lecto surgere et obambulare possint : paulo post vero fallaci » hinc symptomatum quieti novum repente succedere insultum, sæpe » numero gravem... »

Cette intermittence des symptômes de suffocation a été mise à juste titre sur le compte d'une constriction spasmodique de la glotte, spasme lui-même produit ou par l'inflammation de la membrane muqueuse du tube aérifère, ou par la présence de la lymphe plastique qui s'épanche dans sa cavité, ou enfin par l'un et l'autre de ces agents réunis. C'était l'opinion de Vieusseux, d'Albers (de Bremen), de Jurine, et elle fut partagée par les membres de la commission de l'Académie chargée de juger les mémoires du concours de 1812. Bien plus, cette commission, adoptant les idées d'Albers (de Bremen), disait que si les concrétions pseudo-membraneuses formaient quelquefois un obstacle purement mécanique à l'entrée de l'air dans les bronches, le plus communément c'était le spasme seul qui arrêtait et embarrassait la respiration en resserrant le canal aérien. Bretonneau combat cette manière de voir : suivant lui, l'obstacle mécanique apporté par la concrétion est tout. Quant aux intermissions, « elles rentrent, dit-il, dans une classe nombreuse de phénomènes pathologiques. Quel praticien n'en a pas fait l'observation? N'est-ce pas d'une

1. Royer-Collard, *Dictionnaire des sciences médicales.* Paris, 1813, t. VII, art. CROUP.
2. Bretonneau, *Traité de la diphthérite.* Paris, 1826.

manière intermittente que les squirrhes, les calculs et tant d'autres causes permanentes de douleur font sentir leur fâcheuse influence? » Cet élément spasmodique me semble, toutefois, sinon tenir toute la place qu'on lui a accordée, jouer du moins un rôle considérable dans le croup, comme d'ailleurs dans les affections chroniques que mon illustre maître prend ici pour exemple. Cette question, messieurs, est trop digne d'intérêt pour que je n'y revienne pas : je la reprendrai dans une autre occasion, lorsque nous parlerons des névroses symptomatiques, et plus particulièrement de l'angine de poitrine et de l'asthme.

Cependant les accès de suffocation se rapprochent en devenant de plus en plus violents ; et jusqu'au moment de l'agonie il n'y a bientôt plus entre eux d'intervalles de tranquillité ; le sifflement laryngé est continu. De temps en temps, les pauvres enfants, dans un état d'agitation impossible à décrire, se dressent brusquement sur leur séant, saisissant les rideaux de leur lit qu'ils déchirent dans leurs mouvements de rage convulsive ; quelquefois ils écorchent avec leurs ongles les papiers tendus sur les murs ; ils se précipitent au cou de leur mère, ou des personnes qui les entourent, les embrassant, cherchant à s'accrocher sur ce qui se trouve à leur portée pour y prendre un point d'appui. Dans un autre moment, c'est contre eux qu'ils tournent leurs efforts impuissants, en portant violemment leur main à la partie antérieure de leur cou comme pour en arracher quelque chose qui les étouffe. La face bouffie, violacée, les yeux hagards et brillants, expriment l'anxiété la plus pénible et une profonde terreur ; puis l'enfant tombe accablé dans une espèce de stupeur durant laquelle la respiration reste difficile et sifflante. Son visage, ses lèvres sont alors pâles, ses yeux abattus. Enfin, après un effort suprême de respiration, l'agonie commence, et la lutte se termine sans qu'il y ait eu, à partir de ce moment, autant d'accès de suffocation qu'auraient dû le faire prévoir ceux qui ont eu lieu jusque-là.

Chez l'adulte, le tableau est plus effrayant encore. La violence des accès de suffocation, l'espèce de rage qui s'empare du malheureux mourant, étranglé par cet obstacle dont il ne peut se débarrasser, sont impossibles à dépeindre. A la fin, lorsque ses lèvres sont devenues livides, lorsque son visage est bouffi, violacé, l'adulte au dernier terme de l'asphyxie, tombe, comme l'enfant, dans cette sorte de stupeur et d'enivrement, et meurt ordinairement dans un état de prostration : « *Sic irrequieti assidue jactantur, donec penitus prostrati jaceant et strangulati pereant* », dit Borsieri. Je dis ordinairement, parce que, dans quelques cas, exceptionnels il est vrai, le malade est subitement emporté dans un accès de suffocation.

L'intermission des accès de suffocation, vous disais-je tout à l'heure, est un fait capital essentiel à connaître, parce qu'il peut induire en erreur. Supposez, en effet, qu'étant intervenu chez un malade atteint de croup, à l'aide d'une médication quelconque, vous ayez appliqué des sangsues, que vous ayez pratiqué une saignée du bras ou du pied, que vous ayez donné un vomitif ou appliqué un vésicatoire sur le devant du cou ou de la poitrine, supposez que survienne, immédiatement après, un de ces moments de calme dont je parlais, vous allez croire à l'efficacité des remèdes, tandis que les choses ont suivi leur marche naturelle. Il est donc important d'en être averti. Mais, indépendamment de cette intermission due à un élément spasmodique, il en est une qui a sa raison d'être dans l'expulsion des fausses membranes qui occasionnaient la suffocation.

Il arrive quelquefois, en effet, non pas souvent, mais peut-être une fois sur six ou huit, que, dans un effort de vomissement ou de toux, le larynx se dégage tout à coup, l'enfant ou l'adulte rendent des lambeaux de fausses membranes ou des tubes membraneux provenant de la trachée et de la glotte. A l'instant même, le calme renaît absolument comme il renaît après la trachéotomie. Le malade s'endort dans un état de tranquillité parfaite, et cette tranquillité peut durer quatre, six, huit, dix, quinze et vingt-quatre heures. Les parents conçoivent alors des espérances que le médecin est tenté de partager. Mais celui-ci ne doit pas perdre de vue que la diphthérie est une maladie qui, si elle accorde parfois des trèves, ne pardonne point aussi aisément. Il doit se rappeler que quand une fausse membrane s'est détachée du larynx et de la trachée-artère, une autre va se reformer dans un espace de temps plus ou moins long ; l'exsudation, parcourant de nouveau ses périodes, va recouvrir les parties d'une couche d'abord mince qui, s'épaississant graduellement, rétablira l'obstacle qui existait auparavant. Les mêmes accès auront lieu ; et si ces concrétions diphthériques nouvelles sont encore expulsées, il est à craindre qu'elles ne se reforment de nouveau : j'ai vu des enfants en rejeter ainsi à trois, quatre reprises, et succomber en fin de compte. Toutefois, j'ai vu aussi, dans des circonstances malheureusement trop rares, la guérison définitive avoir lieu après l'expulsion spontanée des fausses membranes. Ce sont là, je le répète, des cas exceptionnels si rares, que dans le cours d'une pratique médicale déjà longue, où il m'a été donné de voir un grand nombre de malades, adultes et enfants, atteints de croup, je n'en ai rencontré que six.

Un fait remarquable, c'est que, bien que l'expulsion des fausses membranes offre incontestablement au malade des chances favorables de guérison, elle lui en offre moins lorsque, cette guérison n'arrivant pas spontanément, on est forcé plus tard de pratiquer la trachéotomie. En un mot, cette opération réussira moins bien chez un enfant qui aura rendu des fausses membranes que chez un autre qui n'en aura pas rendu ; vous allez tout de suite en comprendre la raison.

La présence des concrétions pseudo-membraneuses dans le larynx et dans la trachée prouve que l'inflammation diphthérique a gagné ces organes. Après la trachéotomie, cette propagation semble s'arrêter. Or, l'expulsion des concrétion diphthériques, en retardant le moment où l'on sera forcé d'intervenir, permet à l'inflammation de s'étendre de telle sorte que chez un enfant qui se sera débarrassé de tubes pseudo-membraneux, par les efforts de toux ou de vomissement, chez un enfant qui aura éprouvé une amélioration momentanée, laquelle aura éloigné de quarante-huit heures la nécessité d'en venir à l'opération, vous courrez le risque de voir les bronches envahies jusque dans leurs ramifications assez avancées; tandis que chez un autre pour lequel la trachéotomie aura été faite dès le début, avant l'expulsion de pseudo-membranes, il n'en sera pas ainsi dans les circonstance ordinaires.

Je dis dans les circonstances les plus ordinaires, parce qu'il en est d'autres, très rares à la vérité, plus rares même qu'on ne le croit communément, où la maladie, au lieu de marcher du pharynx vers le larynx et la trachée, suit une marche inverse, frappant d'abord la trachée, débutant même par les bronches, pour remonter vers le larynx. Enfin la diphthérie, se déclarant simultanément sur divers points de l'économie, peut — et cela revient au même que dans les cas précédents au point de vue où nous nous plaçons — se développer du premier coup dans l'intérieur du larynx, de la trachée et des bronches, en même temps qu'on l'observe sur des parties accessibles à la vue.

C'est ce qui est arrivé chez le petit garçon de la salle Saint-Bernard dont je vous parlais tout à l'heure. En voici un autre exemple qui a été recueilli à l'hôpital des Enfants par M. le docteur Léon Blondeau, pendant son internat chez M. P. Guersant.

Un petit garçon de trois ans et demi fut amené le 9 novembre 1847 à l'hôpital de la rue de Sèvres, présentant tous les symptômes rationnels du croup.

Le samedi 30 octobre, il avait été pris de fièvre ; le mardi suivant on constatait une rougeole qui dura jusqu'au samedi, sans que l'éruption fût bien intense, mais le catarrhe morbilleux était très prononcé. Ce samedi et plus encore le lendemain, l'attention fut attirée par une gêne notable de la respiration, par la raucité de la voix, qui augmentaient progressivement.

À l'arrivée de l'enfant à l'hôpital, on constata les symptômes suivants : le visage était pâle, d'une teinte bleuâtre, la gêne de la respiration considérable. Les fosses nasales étaient obstruées par un mucus épais, grisâtre ; cependant, en examinant scrupuleusement la gorge, on ne trouvait aucune apparence de fausses membranes. On fit vomir le malade, mais on n'obtint pas d'amélioration, même passagère. L'agitation et l'oppression étaient excessives; le pouls battait 120 pulsations à la minute. En auscultant la poitrine, on entendait des rhonchus sonores.

La présence des exsudations évidemment diphthériques dans les fosses nasales ayant fait penser que peut-être des fausses membranes existaient en arrière du voile du palais, on essaya de porter sur cette région un pinceau imbibé d'une solution forte de nitrate d'argent. Cette opération augmenta notablement l'agitation.

Un fait digne de remarque, c'est que les ganglions sous-maxillaires ne furent jamais engorgés, et ce fait s'explique par l'absence des lésions dans le pharynx.

On prescrivit un nouvel émétique (0^{gr},05 de tartre stibié).

Le 19 novembre, on notait un peu plus de calme, une dyspnée moindre; mais la toux était rauque, la voix éteinte, la face toujours bleuâtre, et les concrétions nasales persistaient. (Le pouls, petit, filiforme, battait 128.) On répéta le vomitif de la veille. Le soir il n'y avait pas eu d'évacuations par le haut, mais le malade avait eu dix garde-robes vertes. L'oppression était revenue plus considérable, et l'on comptait quarante-six inspirations par minute. L'enfant était dans l'orthopnée. La voix était éteinte tout à fait; l'expiration se faisait sans bruit; tandis que l'inspiration, bruyante, était comme enrouée, la toux d'une raucité extrême. Le nez et les oreilles étaient froids; la teinte bleuâtre de la face augmentait de plus en plus; les yeux, à peu près constamment fermés, avaient une expression de langueur. Le pauvre enfant agitait encore sa tête de côté et d'autre, comme pour chercher une position; mais bientôt il tomba dans un abattement profond dû à l'état asphyxique, et probablement augmenté par la faiblesse où l'avaient jeté les nombreuses évacuations alvines de la journée. Il conservait toute sa connaissance.

Dans la nuit, il y eut deux violents accès de suffocation; le lendemain l'asphyxie était plus grande encore que la veille. Le visage était pâle, bouffi; les lèvres étaient décolorées, froides. Cependant la lucidité d'esprit paraissait parfaite, l'enfant exprimait par signes qu'il voulait boire, et la déglutition s'opérait facilement. La mort arriva dans la journée, sans qu'on essayât de pratiquer la trachéotomie, que la marche de la maladie aurait rendue inutile.

En effet, à l'autopsie, on trouva l'arbre respiratoire doublé de fausses membranes épaisses, depuis le larynx jusqu'aux premières ramifications bronchiques; au-dessous, les bronches étaient remplies d'un mucus épais.

Dans les fosses nasales, on trouvait les exsudations qui avaient été vues pendant la vie; mais il n'y avait pas de fausses membranes, à proprement parler; il n'y en avait pas trace davantage ni dans le pharynx ni dans la bouche.

En définitive, pour répéter ce que je viens de vous dire, et ce point est assez important pour que je ne craigne pas d'y revenir, bien que l'expulsion des fausses membranes puisse amener la guérison spontanée du croup dans quelques circonstances rares, il est évident que, dans les cas où la maladie a suivi sa marche descendante qui et la plus habituelle, les chances de succès de la trachéotomie seront beaucoup moins favorables chez les individus qui auront rendu des tubes membraneux, puisque cela indique la propagation de la diphthérie à l'arbre bronchique. Cette propagation s'étend quelquefois très loin, et nous avons eu l'occasion de voir des enfants rendre, après avoir subi la trachéotomie, des fausses membranes moulées sur des ramifications bronchiques très ténues. Je conserve encore dans mon cabinet un de ces arbres pseudo-membraneux que je vous ai montré, et qui a été recueilli sous vos yeux à l'autopsie d'une petite fille morte dans notre salle Saint-Bernard. Cette arborisation diphthérique comprenant la trachée, les grosses bronches, s'étendait jus_que dans les quatrièmes ramifications. J'ai rencontré un cas semblable chez un jeune enfant de cinq ans, guéri par la trachéotomie ; il avait rendu ces fausses membranes au moment de l'opération.

Le plus ordinairement, il faut le dire, dans les deux tiers des cas, d'après les relevés statistiques faits à ce sujet par Bretonneau, et plus tard par M. le docteur Hussenot [1], les concrétions pseudo-membraneuses ne dépassent pas la trachée. C'est là un fait remarquable, et, ainsi que je le rappellerai plus tard, une circonstance favorable au succès de la trachéotomie.

Cependant, dans quelques épidémies, il semble que la propagation aux bronches se fasse, et plus communément et plus rapidement que dans celles qu'il m'a été donné d'observer. M. le docteur Peter, qui a pu étudier à l'hôpital des Enfants une épidémie de diphthérie, s'exprime en ces termes en discutant mes opinions :

« M. Trousseau décrit avec soin les localisations diverses de la diphthérie; toutefois, des recherches qui me sont propres m'autorisent à croire la diphthérie bronchique plus fréquente que ne semble le penser le professeur de clinique; car je l'ai notée dans près de la moitié des cas (54 fois chez 121 sujets). Je puis affirmer aussi que la diphthérie s'étend aux bronches avec une rapidité incroyable et qu'on était loin, jusqu'ici, de connaître. En quatre jours, la membrane muqueuse des bronches peut être tapissée par la fausse membrane dans une étendue considérable, et c'est même le plus habituellement du deuxième au quatrième jour de la diphthérie, que les bronches sont envahies, quand elles doivent l'être. Il ne faudrait cependant pas s'exagérer outre mesure la gravité du pronostic dans ce cas, ni voir dans la diphthérie bronchique une contre-indication formelle à la trachéotomie : d'une part, en effet, on n'est jamais sûr, en raison de la fréquence de la diphthérie bronchique et de la rapidité de son développement, qu'un croupeux qui asphyxie ne présente pas cette complication ; d'autre part, on en voit plus d'un guérir après avoir rejeté

---

1. Hussenot, thèse inaugurale soutenue en 1833.

par la canule des fausses membranes ramifiées et manifestement bronchiques [1]. »

Un mot maintenant, messieurs, des *accidents* et des *symptômes généraux*. Au début, je vous l'ai dit, il y a un *mouvement fébrile;* on constate aussi de l'*engorgement ganglionnaire*, plus considérable que dans les autres espèces d'angine, moins pourtant que dans l'angine scarlatineuse, moins aussi que dans l'angine diphthérique maligne dont je parlerai ultérieurement. Le mouvement fébrile dure un jour ou deux pour cesser tout à fait quand la maladie se prolonge. La *douleur de gorge* est si peu de chose, que les enfants de quatre à cinq ans qui peuvent exprimer ce qu'ils éprouvent ne s'en plaignent pas. Cette absence presque complète de symptômes généraux et de douleur de gorge permet à la maladie de marcher insidieusement, de telle sorte que le médecin n'est appelé que lorsque l'affection a gagné le larynx, c'est-à-dire lorsque le croup est déclaré. Alors aussi les concrétions pseudo-membraneuses qui occupaient d'abord le pharynx ont eu le temps de se détacher, et c'est à peine si l'on en trouve encore quelques débris sur les amygdales ou en d'autres points de la membrane muqueuse palatine. C'est là un fait capital; il explique bien des cas où l'on a cru que la laryngite pseudo-membraneuse s'était développée d'emblée sans s'être propagée du pharynx vers les parties inférieures.

C'est ici, messieurs, le lieu de parler de ce *croup d'emblée;* la question mérite bien qu'on s'y arrête. Vous entendrez dire par des hommes d'une expérience reconnue qu'ils ont vu souvent mourir du croup des enfants dont le pharynx n'avait pas été intéressé. Avant que Bretonneau eût lu, en 1818, à l'Académie, son premier travail sur la diphthérie, avant la publication en 1826 de son *Traité*, le fait était généralement admis : le croup membraneux débutait par le larynx. Bretonneau soutint et démontra que presque toujours, au moins dix-neuf fois sur vingt, il n'en était point ainsi, qu'habituellement la maladie débutait par le pharynx. Guersant, son ami, et pendant longtemps médecin de l'hôpital des Enfants, après avoir soutenu la première opinion, se rangea bientôt à la seconde, une fois son attention éveillée sur ce point; il en fut ainsi de tous ceux qui depuis lors, tant à Paris que partout ailleurs, se donnèrent la peine d'y regarder. Pour ma part, je vous déclare qu'ayant vu peut-être plus de croup à moi seul que n'en ont vu les médecins les plus occupés de la capitale, par cette raison que d'une part je suis resté dix-huit ans chargé de services d'enfants malades dans les hôpitaux, que d'autre part, ayant introduit ici la trachéotomie dans le traitement de la diphthérie laryngée, on m'a fait l'honneur de me

1. Michel Peter, *Des lésions bronchiques et pulmonaires, et particulièrement de la bronchite pseudo-membraneuse dans le croup* (*Gazette hebdomadaire*, 1863).

consulter souvent pour juger de l'opportunité de cette opération, je vous déclare que la proposition énoncée par mon vénéré maître est la vraie, et que, dans la presque généralité des cas, le croup commence par le pharynx.

Je ne nie pas le croup d'emblée. Non seulement je ne nie pas que la maladie pelliculaire puisse débuter du premier coup par le larynx, mais j'admets encore qu'elle peut, dans des circonstances très rares, attaquer primitivement les bronches. Guersant et bien d'autres en ont cité des exemples. Au rapport de M. le docteur Yvaren, dans une épidémie qui régna à Avignon pendant l'année 1858, cette forme laryngée et bronchique d'emblée fut celle qu'affecta plus spécialement la diphthérie. Moi-même, je vous ai rappelé plus haut deux faits dans lesquels le mal avait apparu simultanément dans les bronches, la trachée et d'autres parties accessibles à la vue. Qu'y a-t-il de surprenant d'ailleurs que la diphthérie se localise d'emblée sur la membrane muqueuse laryngée, comme elle se localise sur les membranes muqueuses nasale, buccale, vaginale, etc.? Je ne nie donc pas que le croup puisse débuter par le larynx; mais je soutiens que c'est là un fait rare et exceptionnel.

Ce qui a pu faire croire autrefois qu'il était plus fréquent, c'est qu'on ne portait pas une suffisante attention à l'examen des malades; c'est qu'on n'explorait pas la gorge avec tout le soin qu'on aurait dû y mettre; c'est que surtout on arrivait souvent trop tard, c'est-à-dire lorsque les concrétions pharyngées avaient eu le temps de disparaître, ainsi que je viens de vous le dire il y a un instant; et s'il en était ainsi, cela tenait, comme je vous l'ai dit aussi, au peu d'intensité des phénomènes précurseurs, généraux ou locaux. En pareille circonstance, lorsque vous serez appelés auprès d'un enfant qu'on vous dira malade du croup seulement depuis deux jours, rappelez les souvenirs des parents, et vous apprendrez que l'enfant était souffrant depuis plus longtemps; que depuis cinq, six jours, il mangeait moins bien, qu'il se plaignait d'un peu de gêne en avalant, qu'il refusait de prendre des aliments un peu durs, comme la croûte de pain; vous apprendrez encore qu'il y avait un peu de gonflement du cou; ce sont là des indices certains du mal de gorge et l'existence passée de fausses membranes que vous ne pouvez plus voir.

Pour en revenir à ces phénomènes généraux, méfiez-vous, dans la pratique des maladies du jeune âge, de ces accidents si légers en apparence qui peuvent être le début d'une maladie terrible. Lorsque vous verrez un enfant souffrant depuis quelques jours d'un peu de malaise avec un mouvement fébrile insignifiant, ne sachant vous dire de lui-même d'où il souffre, portez tout de suite votre attention du côté de la gorge, abaissez la langue de façon à bien voir jusqu'au fond du pharynx, et, dans un grand nombre de circonstances, vous verrez que ce malaise annonçait le début de la diphthérie, vous trouverez des concrétions pseudo-membraneuses sur les amygdales ou sur le voile du palais.

Chez l'adulte, les choses se passent de la même façon. Le malaise général, le mouvement fébrile, sont à peine marqués; la douleur de gorge est à peu près nulle, et il vous arrivera de rencontrer des malades ayant le pharynx tapissé de fausses membranes qui n'accuseront rien qu'un peu de gêne de la déglutition; mais ici le danger est plus grand encore que chez l'enfant. L'adulte, ayant en effet l'ouverture du larynx proportionnellement plus large qu'elle ne l'est chez celui-ci, le calibre de la trachée étant aussi plus considérable, l'air trouve un passage suffisant, alors même que déjà les parois de ces conduits commencent à se couvrir de concrétions pseudo-membraneuses; et lorsque les symptômes du croup se prononcent, la diphthérie a eu le temps de s'engager profondément dans les ramifications bronchiques.

Ces phénomènes m'avaient depuis longtemps frappé, car j'avais été fort à même de les observer dans l'épidémie de Sologne que j'eus mission d'aller étudier avec M. le docteur Ramon, en 1828. Permettez-moi, messieurs, de vous rapporter ici quelques-uns des faits dont je fus alors témoin.

J'étais un jour, et c'est un jour trop mémorable pour moi pour que j'aie pu l'oublier, j'étais un jour à dîner chez M. de Béthune, dont le château est situé à peu de distance de Selle, dans le département du Cher, lorsqu'un paysan vint me chercher en toute hâte pour sa femme qui, disait-il, étouffait. Je me rendis immédiatement auprès de la malade. Je trouvai une femme de vingt-six ans, encore vêtue de ses habits de fête : c'était le dimanche de la Pentecôte. Elle avait été à la messe le matin à plus d'un quart de lieue de là; après en être revenue à pied, elle avait dîné comme d'habitude et se préparait même à partir pour vêpres, quand elle fut prise tout à coup d'un accès de suffocation si violent, que son mari avait peur qu'elle n'eût succombé lorsque nous arriverions. La malheureuse était en effet expirante quand je la vis. Examinant tout de suite la gorge, je découvris des fausses membranes épaisses qui tapissaient le pharynx. La nature du mal m'était dès lors suffisamment démontrée, et, cette pauvre femme étant à la dernière extrémité, la trachéotomie pouvait seule empêcher la mort immédiate. Sans plus attendre, je me mis en demeure de la pratiquer. J'étais seul, sans autre aide que le mari, sans autre instrument qu'un canif à lame convexe que j'avais encore heureusement sur moi; puis je fus obligé, à défaut de canule trachéale, d'en fabriquer une grossière avec une balle de plomb que j'aplatis avec un marteau et que je façonnai en une espèce de tube. Malheureusement les fausses membranes avaient déjà pénétré dans les petites bronches, la malade mourut le lendemain.

L'instantanéité des accidents survenus dans cette circonstance vous donne la mesure du peu d'intensité des phénomènes généraux qui depuis quelques jours les avaient précédés; ce fait vient à l'appui de ce que je viens de vous dire du peu de retentissement que la diphthérie pharyngée (maladie qui semble d'abord se borner à une manifestation locale sans grande gravité, tant qu'elle reste limitée au pharynx), du peu de retentissement que la diphthérie a le plus ordinairement sur l'état général de l'économie dans les premiers jours de la maladie.

Dans un village du département de l'Indre où régnait l'épidémie, le garde champêtre, âgé de soixante et onze ans, était encore debout, continuant à vaquer à ses occupations, lorsque je le vis atteint d'une angine couenneuse qui le tuait le lendemain, après d'épouvantables accès de suffocation.

Dans cette même commune, on me signalait une famille dont plusieurs membres avaient succombé à la maladie. J'étais appelé à donner des soins à une petite fille qui en était atteinte. Quand j'arrivai chez elle, elle était absente; il fallut aller la chercher aux champs où elle gardait les dindons. Je l'attendis une heure; lorsqu'elle arriva elle était haletante et pouvait à peine respirer. Dans la soirée, elle mourut du croup. Bien que le jour même cette pauvre enfant n'eût rien changé à son genre de vie habituelle, elle était cependant malade depuis huit jours, mais malade sans symptômes généraux bien graves assurément, puisque, ainsi que la femme dont je parlais tout à l'heure, ainsi que le garde champêtre, elle avait continué de manger, de boire, de sortir comme à son ordinaire.

N'oubliez pas ces faits, messieurs; n'oubliez pas que, dans un grand nombre de circonstances, la diphthérie n'a pas au début de gravité apparente. S'il y a de la fièvre dans les premières vingt-quatre heures et dans les deux premiers jours, bientôt il n'y en a plus, ou bien le mouvement fébrile est insignifiant. A peine la maladie s'annonce-t-elle par un peu de gêne de la déglutition. La gêne de la respiration n'arrive que plus tard; mais alors le mal a gagné le larynx, et il va plus ou moins prochainement étouffer le malade.

Le pronostic d'une aussi terrible maladie est nécessairement des plus funestes. Abandonnée à elle-même, elle est presque fatalement mortelle. En voici des exemples :

Pendant cette même épidémie de Sologne, le préfet du département de Loir-et-Cher me faisait savoir que des communes voisines de la Ferté-Bauharnais étaient ravagées par l'angine maligne. Je m'y transportai, et dans deux fermes de la commune de Tremblevif, la ferme du Roi-David et du Grand-Pied-Blain, j'assistai au plus navrant spectacle qu'il nous soit donné de voir. Dans l'une, je ne trouvai que le chef de la famille et une seule servante âgée de seize ans. Cet homme était assis au coin de la cheminée et ne se leva même pas pour me recevoir. Il était âgé de vingt-

sept ans. Il me raconta que lui et la jeune fille que je voyais près de lui
étaient seuls survivants de dix-sept personnes composant sa maison et la
ferme voisine. La jeune fille avait elle-même été malade; mais elle avait
été guérie par le curé de Tremblevif, qui lui avait touché huit ou dix fois
la gorge avec de l'esprit de sel (l'acide chlorhydrique). Quant à lui, il
connaissait le sort qui lui était réservé. « Demain ou après, me disait-il,
je serai mort comme sont morts mes enfants, ma femme, mon père et ma
mère »; dans son fatalisme, il attendait l'événement, sans rien vouloir
faire pour le conjurer. J'examinai cependant sa gorge : les amygdales
étaient complètement recouvertes de concrétions pseudo-membraneuses;
l'état de la respiration et de la voix me montrait que le larynx n'était pas
envahi. Je tâchai de lui rendre l'espoir, et, lui offrant pour exemple la
jeune fille qui était avec lui, je lui disais que tout n'était pas perdu, qu'il
pouvait guérir en consentant à être traité comme l'avait fait sa servante.
Il se laissa persuader, et, Dieu aidant, ma médication eut le résultat que
j'en espérais. Cet homme fut sauvé.

Telle est, messieurs, l'horrible mortalité qu'entraîne après elle la
diphthérie. Sur dix-sept individus, deux seuls échappèrent à la mort,
et encore ces deux-là n'ont-ils dû leur salut qu'à un traitement énergique.

Trois ans auparavant, dans un autre département, l'épidémie avait fait
de tels ravages dans un des villages environnant la Chapelle-Véronge,
près de la Ferté-Gaucher, que sur soixante enfants, presque tous du sexe
masculin, qui furent atteints de la maladie, soixante succombèrent. Ce
fait a été rapporté par M. Ferrand[1].

Lorsque j'arrivai en Sologne, je trouvai les médecins découragés à ce
point que quelques-uns ne voulaient plus voir les malades affectés d'angine maligne, et les curés m'affirmèrent que tous les individus qui en
étaient atteints mouraient inévitablement. À Marcilly en Vilette, soixante-
six personnes sur six cent cinquante habitants (plus du dixième de la
population) avaient été emportées par le *mal de gorge blanc;* c'est ainsi
que le curé de cette paroisse avait dénommé la maladie. Plus tard, il est
vrai, on eut à enregistrer des guérisons, quand on eut mis en usage une
médication tout à fait empirique, imaginée par une femme du pays :
c'était l'emploi de l'alun mêlé à du vinaigre, moyen usité dans les campagnes pour le traitement du chancre de la bouche et de la gorge des
moutons et des porcs.

La diphthérie pharyngienne est donc à peu près invariablement mortelle, quand on n'intervient pas à propos pour en arrêter les progrès; car
s'il est des formes de la maladie qui, bien ou mal traitées, tuent presque
toujours fatalement, celle dont nous venons de nous occuper guérit le

[1]. Ferrand, thèse inaugurale sur l'*angine membraneuse.* Paris, 1827.

plus ordinairement sous l'influence de moyens thérapeutiques dont j'aurai à vous entretenir.

Indépendamment des accidents consécutifs à la diphthérie dont je ferai l'objet d'une leçon spéciale, — je fais allusion aux paralysies, — il est des *complications* qui viennent encore ajouter au danger de la maladie, et déjouer les espérances du médecin au moment où, après avoir enrayé les progrès du mal par un traitement énergique, il comptait obtenir la guérison. Je veux parler des *entérites*, si fréquentes chez les enfants; des *pneumonies* que Ghisi avaient signalées; de l'*emphysème pulmonaire interlobulaire* produit par la déchirure des vésicules rompues dans les efforts de la toux.

L'enfant dont il a été plusieurs fois question nous a offert un exemple de la complication péripneumonique que nous avons d'ailleurs souvent rencontrée, et dernièrement nous trouvions, à l'autopsie d'un autre enfant, un emphysème pulmonaire.

Ce petit malade était arrivé à l'hôpital à la dernière période du croup. Il était expirant quand l'interne de garde pratiqua la trachéotomie. Le lendemain matin, à la visite, quinze heures après l'opération, l'enfant avait une oppression considérable. Nous nous empressâmes de nettoyer sa canule interne, qui était oblitérée; sa dyspnée resta la même; nous entendions, de plus, un bruit particulier dans l'expiration, produit par le passage de l'air à travers l'instrument, bruit que j'ai appelé *serratique* (*stridor serraticus*), en le comparant à celui de la scie (*serra*) qui crie sur la pierre qu'elle entame. Ce bruit est un signe pronostique d'une grande valeur et d'une grande gravité; lorsque, après la trachéotomie, je l'entends chez les enfants, je juge que ces efants succomberont irrévocablement.

Il en été ainsi de notre petit malade, qui mourait dans la journée. A l'ouverture du cadavre, nous vîmes le larynx tapissé de fausses membranes, qui recouvraient aussi la trachée-artère, les grosses bronches et leurs ramifications très profondes; plusieurs lobules du poumon étaient séparés par de grosses bulles de tissu cellulaire distendues par l'air, qui, ayant rompu les vésicules, avait amené cet emphysème interlobulaire.

Cette lésion, que Bretonneau a notée dans deux observations de son *Traité de la dipthérite*, une fois chez un soldat à la légion de la Vendée, l'autre chez un jeune enfant, dans l'épidémie de la Ferrière, se produit sous l'influence des violents efforts d'inspiration, absolument comme elle peut se produire dans la coqueluche, à la suite de quintes violentes et répétées. Chez les enfants trachéotomisés, vous verrez quelquefois cet emphysème tellement considérable, qu'il aura gagné le tissu cellulaire du cou, des épaules et du thorax; il n'est point alors, ainsi qu'on pourrait le croire, la conséquence de l'opération à laquelle il préexistait.

J'ajoute ici que M. Peter a trouvé constamment l'emphysème pulmonaire dans les autopsies de croup qu'il a faites. Le plus habituellement l'emphysème n'était que vésiculaire ; on trouvait l'emphysème interlobulaire quand les accès de suffocation avaient été très violents ; enfin MM. Barthez et Rilliet, ainsi que M. H. Roger, ont signalé l'emphysème généralisé par envahissement successif du tissu cellulaire médiastin et sous-cutané. L'emphysème occupe, dans la grande majorité des cas, le tiers supérieur des deux poumons et le bord tranchant de ces organes, et, ce qui explique, suivant M. Peter, comment un certain nombre d'observateurs n'ont pas remarqué l'emphysème, c'est qu'au lieu de l'anémie et de la décoloration du tissu qu'on observe habituellement avec cette lésion de texture, il y a parfois congestion avec rougeur du parenchyme emphysémateux [1].

DIPHTHÉRIE MALIGNE.

De beaucoup plus terrible que la précédente. — L'affection locale n'est rien, relativement à l'état général. — Elle tue, non comme le croup, en asphyxiant les malades par des accès de suffocation, mais elle les tue à la façon des maladies septiques, par un empoisonnement général. — Engorgement ganglionnaire considérable. — Rougeur érysipélateuse. — Coryza couenneux et diphthérie nasale. — Ophthalmie diphthérique. — Épistaxis. — Hémorrhagies de toute espèce. — Anémie.

MESSIEURS,

Dans la précédente leçon, je vous ai parlé de la diphthérie qu'on pourrait appeler normale, de celle qui, débutant par le pharynx avec les caractères que je vous ai indiqués, s'étend du côté du larynx, de la trachée, des bronches, constitue le croup et amène la mort par asphyxie. C'est là sa forme la plus ordinaire, je vous l'ai dit ; c'est celle qu'elle prend à l'état sporadique, celle qu'elle revêt exclusivement dans certaines épidémies ; c'est la plus commune encore, alors même que règne la diphthérie maligne dont je veux maintenant vous entretenir. En effet, dans une famille où quatre, cinq, six individus seront atteints de la maladie, le croup sera la règle générale : la forme maligne, celle qui emporte les malades en les empoisonnant à la façon des maladies septiques, sera le fait exceptionnel.

Plusieurs malades nous l'ont présentée pendant le cours de ces dernières années, et entre autres une petite fille sur laquelle vous avez pu suivre pas à pas les progrès du mal jusqu'à sa terminaison fatale.

1. Michel Peter, *Des lésions bronchiques et pulmonaires dans le croup* (*loc. cit.*), 1863.

C'était une enfant de douze ans, qui était entrée la veille à l'Hôtel-Dieu, dans le service de mon collègue M. le professeur Jobert (de Lamballe), qui me l'avait adressée. Elle avait été prise seulement trois ou quatre jours auparavant d'une angine si peu intense, accompagnée de si peu de réaction fébrile, qu'elle ne s'en plaignait pas et que ses parents ne s'en étaient point préoccupés. Cependant, le mal ayant augmenté, un engorgement des ganglions du cou étant devenu très manifeste, on conduisit l'enfant à l'hôpital, où elle fut envoyée dans le service de la clinique chirurgicale. La nature de la maladie ayant été là tout de suite reconnue, la malade était transportée dans notre salle Saint-Bernard.

Dès notre première visite, nous étions frappé, en examinant la bouche, de l'horrible fétidité gangréneuse de l'haleine; nous trouvions le voile du palais fortement repoussé en avant du côté droit, exactement comme il l'est chez les individus affectés d'angine phlegmoneuse d'un seul côté; mais là nous constations, sur ce voile membraneux, une exsudation couenneuse blanchâtre, bien nettement limitée et festonnée à sa partie supérieure vers la voûte palatine. Cette couenne diphthérique, qui se prolongeait sur le pilier du voile du palais, se perdait dans une espèce de magma putrilagineux grisâtre occupant le fond de la gorge, et laissant exsuder une sanie grisâtre d'où s'exhalait une épouvantable odeur. Sur la luette, refoulée complètement à gauche, en raison de la tuméfaction des parties malades, nous voyions à droite une concrétion blanchâtre qui l'enchatonnait de ce côté, tandis qu'à gauche elle était intacte, aussi bien que l'amygdale correspondante; à la partie postérieure du pharynx, nous apercevions une ou deux taches d'un blanc jaunâtre. Les narines étaient parfaitement saines. La tuméfaction des ganglions lymphatiques de l'angle de la mâchoire et des ganglions sous-maxillaires était considérable à droite; de plus, cette tuméfaction était très douloureuse; à gauche, il n'existait rien de notable.

Nous jugeâmes tout de suite que nous avions affaire à une diphthérie pharyngienne, de forme maligne, à une maladie des plus terribles, qui ne pardonne jamais quand le médecin n'intervient pas pour la combattre par d'énergiques moyens, et qui alors même résiste à tous nos efforts dans un très grand nombre de circonstances. Je portai donc un pronostic grave, car, bien que le nez ne fût pas encore pris, auquel cas j'aurais, dès le premier jour, perdu tout espoir, l'engorgement considérable des ganglions cervicaux et sous-maxillaires me paraissait du plus funeste augure.

J'instituai immédiatement le traitement qui seul pouvait m'offrir quelques chances de succès. Je cautérisai vigoureusement les parties malades avec une solution de nitrate d'argent au cinquième, puis j'insufflai à l'aide d'un chalumeau de l'alun en poudre. Le soir et le lendemain matin, les cautérisations furent répétées avec une solution saturée de sulfate de cuivre. Dans l'intervalle, on répéta également, six à huit fois dans le courant de la journée, les insufflations alternativement avec l'alun et la poudre de tannin. Je prescrivis, en outre, et j'insistai de tout mon pouvoir sur ce point, d'alimenter l'enfant, de lui faire prendre de gré ou de force des potages, du chocolat, des petites tasses d'infusion de café à titre d'excitant et de tonique; en même temps, j'ordonnai des préparations de quinquina. En revenant sur la question du traitement, je vous dirai, messieurs, l'importance que j'attache à l'alimentation et quelles sont les raisons qui me font agir ainsi.

Quatre jours après l'entrée de la malade dans nos salles, sa situation était loin de s'être améliorée; l'engorgement ganglionnaire, qui m'avait fait dès le début porter un pronostic grave, était encore plus considérable et comprenait le tissu cellulaire des régions cervicale et sous-maxillaire. De plus, il était survenu un phénomène plus alarmant encore, c'était une rougeur érysipélateuse de la peau, comme s'il eût existé un plegmon profond dans ces parties. Cette rougeur érysipélateuse qu'avait signalée Borsieri, et sur laquelle j'aurai lieu de revenir, ne se montre ordinairement que dans les diphthéries de la plus mauvaise forme.

Dès le troisième jour, nous avions vu aussi les narines se prendre. La veille, nous avions constaté une légère rougeur à leur partie inférieure; cette rougeur avait augmenté; le lendemain, une abondante sécrétion s'était faite à la surface de la membrane pituitaire, sécrétion pseudo-membraneuse mélangée d'une petite quantité de sang. Le mal s'était étendu aux fosses nasales. Or, ainsi que je vous le dirai en parlant de la marche et du pronostic de cette forme de la diphthérie, c'est là un accident redoutable; ceux chez lesquels il se montre succombent presque invariablement, sinon dans la période aiguë de la maladie, du moins plus tard.

Cependant les cautérisations avec le sulfate de cuivre avaient été exactement et rigoureusement faites matin et soir; plusieurs fois dans le courant des vingt-quatre heures on avait, chaque jour, répété les insufflations d'alun et de tannin : l'enfant avait été alimentée comme je l'avais prescrit.

Vers le quatrième jour, septième de la maladie, l'aspect de la gorge était satisfaisant. La membrane muqueuse était presque débarrassée de l'exsudation qui la recouvrait; la luette était également libre; les amygdales, le fond du pharynx l'étaient presque complètement. Mais dans la journée du troisième jour il y avait eu des épistaxis très abondantes, et ce symptôme était venu ajouter sa gravité à celle des engorgements ganglionnaires et de la diphthérie nasale. L'enfant, d'une pâleur considérable, était profondément abattue. Le premier saignement de nez s'était produit à la suite d'une injection de sulfate de cuivre, on les continua néanmoins.

Après chaque injection, il s'écoulait des narines une quantité considérable de mucosités, et deux fois il avait été rejeté de véritables concrétions pseudo-membraneuses, dont l'une avait gardé la forme du cornet sur lequel elle s'était moulée.

En présence de ces redoutables symptômes, bien que l'angine pharyngée fût guérie, bien que je n'eusse pas à redouter la propagation de la maladie au larynx (la respiration restait en effet parfaitement pure), je prévis une terminaison fatale; je vous annonçai que l'enfant tomberait dans une prostration de plus en plus grande dont rien ne pourrait la retirer, que bientôt nous la verrions refuser entièrement toute espèce d'aliments et de boissons, et qu'elle s'éteindrait dans une syncope.

L'événement ne justifia que trop nos prévisions. La petite malade se refroidit comme se refroidissent les cholériques; elle avait de la tendance aux lipothymies; son pouls était d'une excessive faiblesse et d'une extrême lenteur, mais sa respiration était libre; nous luttâmes en vain pour lui faire avaler quoi que ce fût et pour vaincre son dégoût insurmontable. Quoique l'engorgement ganglionnaire fût notablement diminué; quoique le nez lui-même allât mieux, ne sécrétant plus cet ichor fétide qui en découlait auparavant; quoique enfin la rougeur érysipélateuse eût elle-même disparu; quoique, eu égard aux manifestations locales, il y eût une amélioration trompeuse, l'enfant mourait empoisonnée par le venin diphthérique qui l'avait infectée. Elle mourait dans une syncope, en se retournant et refusant à la religieuse la boisson qu'on lui présentait. Elle mourait comme meurent souvent les malades atteints de la diphthérie maligne.

A l'autopsie, nous ne trouvâmes sur la membrane muqueuse pharyngienne aucune trace de concrétions pseudo-membraneuses. Sous l'influence du traitement topique, la détersion s'était complètement opérée; les piliers du voile du palais, qui avaient été couverts d'un détritus putrilagineux simulant la gangrène, étaient parfaitement intacts; l'amygdale occupait sa place ordinaire et ne présentait aucune lésion, aucune altération gangréneuse : cela vient encore à l'appui de ce que je vous disais, dans la précédente leçon, de cette fausse apparence de gangrène que prend si souvent la diphthérie.

C'est là, messieurs, un exemple d'une diphthérie maligne *à marche lente*; vous l'avez vue prendre des allures *foudroyantes* chez une autre enfant qui succomba, il y a près de trois semaines, dans la même salle; je vais vous en rapporter d'autres cas.

Un de nos très regrettables confrères des hôpitaux, dont le nom est connu de tous et dont les ouvrages sont entre les mains de beaucoup d'entre vous, Valleix, donnait ses soins à une enfant atteinte d'angine couenneuse. Cette affection, qui n'avait rien de très grave, guérit, grâce au traitement énergique employé par notre malheureux collègue. En examinant un jour la gorge, Valleix reçut dans la bouche un peu de salive lancée dans un effort de toux; il gagna la maladie. Le lendemain, sur l'une de ses amygdales il constatait l'existence d'une petite concrétion pelliculaire; survint un léger mouvement de fièvre; au bout de quelques heures, les deux amygdales, la luette, étaient couvertes de fausses membranes. Bientôt une sécrétion abondante d'un liquide séreux s'écoulait du nez; les ganglions du cou, le tissu cellulaire de cette région, de la partie inférieure de la mâchoire, se tuméfiaient considérablement; il y eut du délire, et en quarante-huit heures, Valleix mourait, sans avoir présenté d'accidents du côté du larynx.

Tout récemment, un de nos confrères des départements voit un enfant malade de diphthérie et de croup; il est obligé de recourir à la trachéotomie. Pendant l'opération, le sang qui s'engage dans la trachée fait craindre la suffocation; notre imprudent confrère, effrayé, applique sa bouche sur la plaie du cou pour aspirer le liquide qui s'épanche dans le tube aérien; il s'inocule la maladie. Quarante-huit heures après, comme Valleix, il mourait d'angine maligne, et, comme lui, avec du délire et les autres accidents que je viens de vous rapporter.

Que de lamentables histoires à ajouter à celles-ci! C'est de la même façon que mon collègue et ami, M. Blache, eut la douleur de perdre son fils, interne des plus distingués de nos hôpitaux, jeune homme rempli d'avenir, chez qui les charmes de l'esprit se joignaient à la plus solide instruction. Henri Blache est placé par son oncle, M. Paul Guersant, auprès d'un enfant auquel il venait de faire la trachéotomie pour un cas de croup; il y passe trois nuits. A la fin de la troisième, il éprouve un mal de gorge léger, et revient chez son père, auquel il s'en plaint. Immédiatement mandés, MM. Henri Roger, Legroux et moi, nous trouvons l'infortuné jeune homme avec une fièvre très vive, les amygdales recouvertes de fausses membranes. En quelques heures, le gonflement du cou devient énorme, l'écoulement nasal s'établit et est incessant; à la fin du premier jour, le délire s'allume; soixante et douze heures après, quelque énergiques que fussent les médications, nous voyons mourir notre infortuné malade, qui succomba sans avoir présenté le moindre symptôme du côté du larynx.

Voilà donc, messieurs, une forme particulière de la diphthérie qui peut être contractée au contact d'un individu affecté de la diphthérie de forme ordinaire, de la même façon qu'une variole confluente peut être contractée au contact d'un malade atteint de variole discrète. Dans cette forme maligne foudroyante, l'empoisonnement semble être tout de suite général; lorsque commence à apparaître sur les amygdales, dans les fosses nasales, la concrétion caractérisque, toute la substance de l'économie est déjà profondément altérée. Cette forme foudroyante est heureusement la plus

rare : cependant, dans certaines épidémies, elle se montre trop communément encore, à ce point qu'étant resté de 1822 jusqu'à 1844 sans en rencontrer un seul cas, j'ai pu, dans ces dernières années, en observer pour ma
part plus de vingt exemples ici, à Paris. Ainsi dans deux familles où j'étais
appelé pour donner mes soins à des malades pris d'angine diphthérique
ordinaire, j'ai vu plusieurs individus succomber à cette forme grave qui
ne pardonne jamais.

Il y a quatre ans, dans une des maisons les plus illustres de France,
cinq personnes étaient frappées de la maladie ; sur ces cinq, deux présentèrent la diphthérie ordinaire ; les trois autres, deux enfants et la mère,
furent enlevées par la forme maligne foudroyante. Vous en trouverez
relatés un assez grand nombre de faits dans les rapports sur les épidémies d'angines malignes qui sévirent en France dans ces dernières années, et notamment dans le rapport de M. le docteur Perrochaud sur
l'épidémie qui ravagea Boulogne-sur-Mer, de janvier 1855 à mars
1857[1].

Il semble qu'à différentes époques, la diphthérie, comme les autres
maladies épidémiques, sévisse avec un génie particulier ; puis en d'autres
temps son génie est tout autre ; plus tard encore, elle réapparaît sous la
forme qu'elle avait d'abord présentée, subissant ainsi des transformations
diverses qui se reproduisent à un moment donné.

Je dois vous faire remarquer, messieurs, que nous traversons depuis
plusieurs années une de ces périodes épidémiques dans lesquelles la
diphthérie à forme maligne est beaucoup plus fréquente qu'elle ne l'avait
été jusqu'alors ; la maladie, telle que nous l'observons aujourd'hui, est en
effet bien différente, incontestablement, de celle dont Bretonneau nous a
tracé le saisissant tableau, et rappelle la description que nous en ont laissée les médecins du xviie siècle.

Étudions maintenant la diphthérie maligne à marche lente, que vous
aurez plus souvent à combattre que celle à marche foudroyante. Bien
qu'elle soit effroyablement grave encore, plus grave que le typhus, que le
choléra, ou que la fièvre jaune, vous pouvez espérer sauver quelques
malades ; quant à l'autre, quant à celle qui nous a ravi Valleix et Henri
Blache, elle tue impitoyablement.

La jeune fille dont je vous ai rappelé l'histoire est, ainsi que je vous
l'ai dit, un exemple de la première.

Des concrétions pelliculaires apparaissent sur l'une des amygdales :
souvent leur aspect ne diffère en rien de celui des fausses membranes de
l'angine pharyngée diphthérique ordinaire, mais quelquefois aussi elles
ont une manière d'être spéciale ; d'un jaune fauve, elles reposent sur
des tissus d'une coloration rouge livide, et les parties sont souvent œdé-

---

1. *Mémoires de l'Académie de médecine*, t. XXII, p. xci.

matiées. Les malades se plaignent de douleur de gorge, de sécheresse, de difficulté pour avaler, et cela quelquefois bien avant qu'il existe ni production couenneuse, ni même de rougeur, ni rien d'apparent en quelque point que se soit du pharynx.

Le mouvement fébrile est assez vif; il n'est pas toujours, pourtant, beaucoup plus prononcé que dans la forme simple de la maladie. Mais ce qui ne manque jamais, dans cette forme maligne, ce qui sent sa peste, pour me servir de l'expression de Mercatus (*pestiferie morbi naturam redolens*), c'est l'*engorgement ganglionnaire*. Il est considérable et *s'étend au tissu cellulaire* qui entoure les glandes lymphatiques. Ce signe, dès le début, d'une valeur pronostique effrayante, doit faire craindre que le mal ne soit malin dans son essence et qu'il ne résiste à tous les moyens thérapeutiques qu'on lui opposera.

Souvent alors la peau qui recouvre les parties tuméfiées prend une *rougeur érysipélateuse* que nous avons notée chez notre petite malade, et qui a aussi une signification pronostique grave. Cette rougeur donne l'idée d'un phlegmon profond. Le fait n'avait point échappé aux médecins des siècles passés. Ici encore, messieurs, permettez moi de citer, à l'appui de ce que j'avance, un passage de Borsieri : « Nec rarum est » (dit-il dans son chapitre *De angina gangrenosa maligna*) in hujus modi » morbo, præsertim cum epidemice diffunditur, circa collum, pectus et » brachia erumpere ruborem quemdam erysipelatodem, sæpe cum pa- » pulis morbillosis conjunctum aut axanthemata miliaria, papulasve » rubras in summam cutem alicubi prodire, quin imo parotides ipsas » glandulasve maxillares, jugularesve tumefieri ac dolere. » Vous voyez dans cette citation le gonflement ganglionnaire dont je vous parle, cette rougeur érysipélateuse que je vous signale, et vous trouvez mentionnées en outre ces *éruptions miliaires et rubéoliques* qui ont peut-être quelque analogie avec les éruptions *scarlatiniformes, érythémateuses, ortiées* et *pemphigoïdes* sur lesquelles, dans une discussion soulevée au sein de la Société médicale des hôpitaux, l'attention a été appelée par mon collègue M. Germain Sée.

Je reviens à l'engorgement ganglionnaire. Il se manifeste surtout au niveau de l'angle de la mâchoire et sous la mâchoire elle-même, frappant d'abord le côté correspondant à la partie du larynx qui, la première, a été touchée; frappant le lendemain l'autre, parce qu'alors aussi l'autre partie du pharynx est prise. L'exsudation diphthérique s'étale plus rapidement qu'elle ne le fait dans la forme ordinaire de l'angine pseudomembraneuse : le plus souvent elle recouvre une partie du voile du palais. Vous pourrez vous rappeler, puisque l'exemple est encore tout nouveau pour vous, cette pauvre petite fille dont nous faisions l'autopsie dernièrement, qui mourait ici de diphthérie maligne. Elle se plaignait plus particulièrement de douleurs excessives dans l'oreille, surtout quand elle

ussait. C'est qu'en effet, dans un très grand nombre de cas la diphthé-
e du pharynx se propage dans le conduit auditif, dans la *trompe d'Eus-*
che, en même temps que, nous allons le dire, elle se propage dans le
z. Au bout de vingt-quatre heures, trente-six et quarante-huit heures,
s fosses nasales sont envahies. L'existence des concrétions dans ces
vités est un fait solennel sur lequel j'ai appelé votre attention à propos
notre petite malade de la salle Saint-Bernard. Souvenez-vous-en,
essieurs, car lorsqu'il surviendra, même dans la forme en apparence
plus bénigne au début, vous verrez bien rarement les malades, enfants
ı adultes, guérir. De toutes les manifestations de la maladie, je l'ai
it, je le répète, j'insiste encore sur ce point capital, celle qui a lieu
rs la membrane muqueuse olfactive est la plus alarmante. Sur vingt
ıdividus atteints de *diphthérie nasale*, dix-neuf succombent, tandis que
ır vingt affectés de croup, on peut en sauver un certain nombre par la
achéotomie, ainsi que j'espère vous le démontrer plus tard.

Vous avez encore présente devant les yeux l'autopsie d'un enfant qui
tait resté quatre ou cinq jours dans nos salles.

Il avait pris la diphthérie dans un autre hôpital. Lorsque nous le vîmes,
ı respirait bruyamment et avec difficulté ; une sérosité ténue, sans odeur
étide, s'écoulait par les narines, et cet écoulement était incessant. La
èvre était vive. Ce premier coup d'œil m'avait suffi pour juger la gravité
ı cas et pour vous dire que ce petit malade était atteint d'une diphthérie
ont il mourrait. Cependant il paraissait encore frais, vigoureux ;
ıais je voyais là une diphthérie nasale, or mon expérience m'avait appris
ıelle était sa gravité. En examinant alors la gorge, nous constations
existence de concrétions pelliculaires recouvrant la luette et les deux
mygdales. On pratiqua dans la gorge et dans le nez des cautérisations
vec la solution concentrée de sulfate de cuivre ; on fit des insufflations
le tannin et d'alun : malgré tout, l'enfant succomba ; il succomba sans
voir éprouvé le moindre accident du côté du larynx. A l'ouverture du ca-
lavre, nous trouvions des concrétions pseudo-membraneuses peu épaisses
ur les amygdales ; les ligaments aryténo-épiglottiques présentaient des
races d'inflammation et d'une exsudation plastique au début, mais pas
le fausses membranes ; dans le larynx et la trachée, nous ne notions
ucune altération.

L'enfant n'était donc pas mort du croup, mais d'une diphthérie ma-
igne ; or c'était la présence des exsudations caractéristiques dans les
osses nasales qui nous avait fait porter le funeste pronostic qui devait si
romptement se réaliser.

Comment s'annonce cette diphthérie nasale ? Vous l'avez vu chez la
ıetite fille qui a été le sujet de cette leçon. D'abord une rougeur se
nontre à l'orifice des narines, rougeur analogue à celle que présente
out individu affecté de coryza ; la sécrétion de la membrane muqueuse

pituitaire est augmentée, le malade mouche un peu plus souvent que d'habitude, le mucus sécrété est mêlé de sang en petite quantité; le plus souvent il y a en même temps des épistaxis. Ce *coryza*, lorsqu'il survient
dans la diphthérie, ce coryza, même léger, est déjà un accident sérieux,
car il indique que la phlegmasie spécifique a envahi les fosses nasales.
Dans l'espace de vingt-quatre, trente-six, quarante-huit heures, il n'y a
plus de doutes à avoir : un ichor sanieux, s'écoulant en grande quantité
par les narines, tombera également dans l'arrière-gorge, et en examinant
le nez, soit en ouvrant les narines avec les doigts, soit au moyen d'un
speculum auris, vous apercevrez la membrane muqueuse tapissée de
fausses membranes que vous suivrez jusque sur les cornets. Notre petite
malade avait rendu, vous vous le rappelez, une concrétion qui avait gardé
la forme de l'un de ces plis sur lequel elle s'était moulée.

On observe simultanément un autre accident qui ne manque presque
jamais, c'est un *larmoiement* ressemblant à celui dont se plaignent les
individus affectés de tumeurs lacrymales ou d'oblitération du canal nasal;
il tient à la même cause, le conduit nasal et les canaux lacrymaux étant
obstrués par suite de la tuméfaction de la membrane muqueuse qui les
tapisse. En quelques cas, l'inflammation diphthérique et les concrétions
pseudo-membraneuses elles-mêmes s'étendent du nez jusqu'aux yeux. Il
n'est pas rare, en effet, de trouver, en renversant les paupières, principalement la paupière inférieure, il n'est pas rare, dis-je, de trouver
la membrane muqueuse oculaire enflammée et couverte de sécrétions
pseudo-membraneuses, la phlegmasie spécifique s'étant propagée par
les conduits nasaux, du pharynx aux fosses nasales, et de là à la membrane muqueuse palpébrale. Cette lésion des paupières est assez commune
pour que chaque année, à l'hôpital des Enfants, on en observe des
exemples, principalement dans la forme maligne de la diphthérie que
nous étudions.

Ces accidents de diphthérie nasale et d'*ophthalmie diphthérique* ont
des allures bien moins graves en apparence que celles du croup, de sorte
qu'il n'est pas possible au médecin, lorsqu'il n'a pas la triste expérience
de leur fatalité, de ne pas conserver l'espérance de la guérison. S'il ne
tient compte que des phénomènes généraux, du peu d'intensité du mouvement fébrile, de l'absence du délire, il ne pourra s'imaginer que l'état
de faiblesse, que l'engorgement ganglionnaire soient des symptômes fort
alarmants; il croira que les exsudations couenneuses du nez, celles même
du pharynx, une fois disparues, il n'y aura plus rien à redouter. Dans
certaines circonstances, disons-le, malgré leur gravité réelle, et bien que
la terminaison de la maladie soit presque toujours fatale, on voit quelques
individus guérir. Parmi les trop rares exemples que je pourrais vous
rapporter, en voici un dont vous avez été témoins.

C'était chez un jeune garçon de dix ans et demi, d'un tempérament lymphatique, aux cheveux et au teint pâles, d'une figure intelligente. Il nous était amené par sa mère le 1er septembre 1855, et nous constations du premier abord une paralysie du voile du palais.

On nous racontait que cette affection datait de trois semaines, qu'elle était survenue consécutivement à une autre qui, d'après ce qu'on nous disait, était incontestablement une diphthérie buccale et nasale.

En effet, dès le début, l'enfant avait accusé un mal de gorge, accompagné d'un gonflement des glandes du cou qui n'avait point échappé à sa famille. L'invasion du mal avait été assez brusque, ou du moins le malade s'en était plaint un jour en revenant de l'école. Il avait alors une fièvre vive, et les accidents durèrent deux fois vingt-quatre heures. Pendant ce temps, il rendit, par la bouche et par le nez, des *peaux blanches*, que sa mère comparait à des morceaux de chair. Ces accidents cédèrent spontanément sans qu'on eût rien fait pour les combattre. Mais deux jours après ils se manifestèrent de nouveau, avec les mêmes caractères; l'enfant expectorait et mouchait encore ces peaux blanches. La famille, justement alarmée, craignait que ce ne fût le croup; on ne connaissait toutefois dans le voisinage personne qui en fût atteint. Cependant le malade ne toussait pas, il accusait seulement une gêne considérable de la déglutition.

Cette maladie dura six jours; la convalescence s'établit assez promptement pour que le petit garçon reprît ses habitudes. Depuis lors il avait présenté des accidents qui avaient effrayé la mère et pour lesquels elle venait nous consulter : c'était une voix nasillarde, une impossibilité d'avaler sans qu'aussitôt les boissons revinssent par le nez.

Nous avions donc affaire à une paralysie du voile du palais. En examinant la gorge, nous constations que ce voile membraneux ne se mouvait en aucune façon dans l'acte de la respiration, qu'il ne se contractait pas quand nous cherchions à l'exciter avec le bec d'une plume.

De plus, le petit malade disait avoir la vue moins bonne qu'auparavant : il avait comme un brouillard devant les yeux. Les pupilles, complètement dilatées, ne se resserraient plus quand on faisait succéder le grand jour à l'obscurité.

Enfin il nous semblait qu'il y avait un peu d'irrégularité dans la marche; mais c'était là un phénomène sans grande valeur, puisqu'on nous affirmait que déjà depuis un an on avait constaté cette faiblesse des membres inférieurs. Ce qui était plus sensible pour la famille, c'était le changement survenu dans le caractère de l'enfant. Jusque-là doux et tranquille, il était devenu impatient, difficile. La santé générale était d'ailleurs satisfaisante. Les urines furent examinées : pâles de couleur, elles se troublaient légèrement quand on les traitait par l'acide nitrique et par la chaleur.

Nous conseillâmes un régime tonique et substantiel ; malheureusement, nous perdîmes ce malade de vue.

Ainsi, dans ce cas, la diphthérie nasale avait guéri, et elle avait guéri sans l'intervention de l'art.

De semblables exemples, je le répète pour la troisième fois, sont rares, excessivement rares : ils ne sauraient infirmer la règle générale que j'ai posée. En dépit du peu d'intensité des phénomènes généraux, la vie des individus atteints de diphthérie maligne, et présentant les engorgements ganglionnaires considérables, les exsudations couenneuses des fosses nasales et de la conjonctive palpébrale, est très sérieusement menacée.

Les saignements de nez, je vous l'ai dit, précèdent souvent le développement des fausses membranes sur la membrane muqueuse pituitaire; ils en sont le signe avant-coureur le plus important, et ils se continuent encore alors que l'exsudation couenneuse a tapissé presque toute la surface des narines.

Notre petite fille a ainsi perdu à peu près 100 grammes de sang : assurément c'était une faible quantité ; cependant, quelques heures après cette hémorrhagie, vous avez remarqué une grande pâleur, une décoloration profonde des téguments. Ces saignements de nez dans la diphthérie ont été de tout temps considérés comme des phénomènes d'une immense gravité. « *Malignam significationem præbet sanguis stillans e naribus* », dit de Heredia, un des auteurs qui ont écrit sur les épidémies d'angines malignes qui sévirent sur l'Espagne au commencement du xviiᵉ siècle ; puis il ajoute : « *Periculosissimus censetur sanguinis fluxus ex naribus aut ore.* » Un médecin français, Malouin, qui écrivait également sur les maux de gorge gangréneux qu'il observait à Paris en 1746, reconnaissait aussi que le saignement de nez était le signe d'un grand danger ; il racontait qu'en Picardie plusieurs enfants qui l'avaient présenté étaient morts dans l'espace de neuf jours.

Ce n'est pas seulement, messieurs, des épistaxis que nous observons, ce sont encore des *hémorrhagies de toute espèce*, ecchymoses sous-cutanées, entérorrhagie, hématurie, pneumorrhagie, etc. ; absolument comme dans ces varioles hémorrhagiques dont je vous ai parlé. En voici un remarquable exemple que j'emprunte à M. Michel Peter[1] :

« Le 1ᵉʳ août 1858, dit notre confrère, je fus appelé de l'hôpital des Enfants pour voir dans la rue de Sèvres, au n° 29, la jeune Marie P.... Cette enfant avait une forte fièvre depuis vingt-quatre heures, et une angine intense depuis une dizaine d'heures. Quand je vis la malade, je constatai cette angine tonsillaire, et j'aperçus une éruption scar-

---

1. Michel Peter, *Quelques recherches sur la diphthérie*, mémoire couronné par la Faculté de médecine, 1859.

latineuse commençante. Le quatrième jour de la maladie, la fièvre redoubla, la malade toussait, et je reconnus l'existence d'une pneumonie du côté droit, complication insolite dans la scarlatine. Je prescrivis du kermès, et je fis appliquer un vésicatoire sur la poitrine.

» Le lendemain, 5 août, une légère plaque couenneuse s'était développée sur chacune des amygdales ; la fièvre était intense, l'éruption scarlatineuse avait une teinte violacée : l'état général offrait tous les caractères de l'adynamie. J'ordonnai une potion au quinquina, de la limonade pour tisane, et je prescrivis de donner du bouillon.

» Le 7, le vésicatoire s'était ulcéré et s'était couvert d'une couenne. Les fausses membranes avaient augmenté d'épaisseur et d'étendue sur les amygdales et gagnaient le voile du palais ; elles étaient grisâtres et répandaient une odeur fétide. Je fis saupoudrer la surface du vésicatoire d'un mélange de poudre de quinquina et de camphre ; je cautérisai l'arrière-gorge avec le nitrate d'argent, et je prescrivis la limonade pour boisson.

» Le 8, le nez commençait à couler, et à l'orifice de la narine gauche j'apercevais un rudiment de fausse membrane. L'éruption scarlatineuse était un peu moins violacée, mais la fièvre était ardente. Le vésicatoire, ulcéré sur ses bords, s'étendait, en même temps que la couenne qui le couvrait s'épaississait. Cependant, loin de se résoudre, la pneumonie augmentait d'étendue ; il y avait du souffle et de la bronchophonie dans la moitié inférieure du poumon droit.

» Du 9 au 11, l'état général s'aggrava encore. Çà et là quelques rares lambeaux d'épiderme se détachaient sur les bras, sur les cuisses, et l'éruption avait légèrement pâli ; mais la fièvre restait ardente et la malade exhalait par le nez et par la bouche une odeur fétide. Le pourtour des narines était excorié. De ces orifices s'écoulait un liquide âcre qui excoriait également la lèvre supérieure, et l'on pouvait apercevoir une couenne qui tapissait l'intérieur des fosses nasales. Toute l'arrière-gorge était envahie par le produit pseudo-membraneux, la déglutition était devenue très difficile. Malgré les injections fréquemment répétées dans le nez et dans la gorge, la fétidité restait la même.

» Le 12, je trouvais les symptômes d'une pneumonie commençante à gauche ; à droite, j'entendais des râles presque gargouillants ; de plus il y avait une expectoration abondante de crachats purulents et fétides. Une éruption scarlatiniforme reparaissait ; les excoriations de la lèvre supérieure se couvraient d'exsudations diphthériques. Sur le cou je voyais deux bulles de pemphigus.

» Le 13, ces bulles excoriées étaient déjà tapissées de couenne ; de nombreuses *pétéchies*, des *ecchymoses scorbutiques*, se produisaient dans les points où l'on exerçait une pression ; il y avait une *hémorrhagie à la surface du vésicatoire*, des *épistaxis* ; les *fausses membranes de l'arrière-gorge étaient infiltrées de sang.*

» Le 14, quelques crachats sanglants m'indiquaient l'existence d'une *hémorrhagie* pulmonaire; il y avait de *l'hématurie* et de *l'entérorrhagie*, accidents que j'avais prévus et que depuis la veille j'avais annoncés aux parents. Le même jour, et comme je m'y attendais aussi, la voix s'altéra, devint rauque, les fausses membranes ayant envahi le larynx. Le soir, la voix éraillée était encore plus manifestement croupale.

» La nuit fut des plus anxieuses, et la malade s'éteignit dans la matinée du 15 août, au quinzième jour du début des accidents. »

Vous ne sauriez trouver, messieurs, de faits malheureusement plus complets et plus tristement intéressants que celui-ci. Si la scarlatine a joué son rôle dans ce cas, c'est à la diphthérie maligne que l'enfant a succombé. L'angine scarlatineuse a été le point d'appel de la fluxion diphthérique, et la maladie pelliculaire a dès lors terminé toute la scène. Soit en raison de son génie particulier, soit parce qu'elle trouvait l'individu sous l'empire d'une maladie déjà grave et septique par elle-même, dans les conditions, en un mot, propres à engendrer la malignité, la diphthérie a pris ces redoutables allures.

La *décoloration profonde des téguments*, la teinte anémique sur laquelle j'appelais votre attention, ne doit pas être uniquement attribuée aux pertes de sang faites par le sujet, car ces pertes de sang peuvent être relativement fort peu de chose, et manquer même, bien que la décoloration se manifeste. Celle-ci est, en effet, un phénomène constant, invariable dans la forme maligne de la diphthérie; elle indique l'état cachectique dans lequel est tombé l'individu. — Alors apparaît aussi une série de symptômes que nous sommes impuissants à combattre. C'est une inappétence que rien ne peut vaincre, et qui se montre aussi bien chez les adultes que chez les enfants. J'ai souvent essayé de lutter contre elle; j'ai bien des fois employé tous les moyens; les menaces, les violences même ont été mises en usage chez les jeunes sujets, pour les forcer à prendre des aliments, tout a été inutile : ils résistent à tout, ne veulent rien prendre, ni nourriture ni boissons, et ils se laissent mourir de faim.

La *peau se refroidit;* puis survient une agitation excessive, ou une *anxiété* pénible à voir, rappelant celle que nous observons chez les cholériques, ou bien une sorte de quiétude plus effrayante encore que l'agitation. Enfin, au moment où l'on ne s'y attend pas, si le malade se lève brusquement pour satisfaire à un besoin ou pour changer de position, il meurt subitement, enlevé dans une syncope : c'est ce que vous avez vu arriver chez notre petite fille.

Cette pauvre enfant vous a offert, messieurs, un type de l'épouvantable maladie dont je viens d'essayer de vous esquisser à grands traits le tableau. Gardez-le bien dans votre souvenir, car dans le cours de votre pratique, vous aurez malheureusement occasion de rencontrer trop souvent des faits analogues.

LOCALISATIONS DIVERSES DE LA DIPHTHÉRIE

Diphthérie palpébrale. — Diphthérie cutanée, vulvaire, vaginale, anale, préputiale.

MESSIEURS,

Je vous ai dit que les manifestations du mal égyptiaque se faisaient du côté des membranes muqueuses et du côté de la peau, lorsque celle-ci était dépouillée de son épiderme. Je vous ai dit que le pharynx était son siège de prédilection, que, de là, la diphthérie gagnait le larynx et la trachée; je vous ai parlé de l'angine pseudo-membraneuse, cette forme la plus commune de la maladie qui produit le croup et peut tuer les malades en les asphyxiant par des accès de suffocation. A ce propos, je vous ai dit aussi que l'affection pelliculaire envahissait quelquefois d'emblée le larynx, la trachée, les bronches, mais que le croup d'emblée était plus rare qu'on ne le croyait autrefois. Je vous ai signalé la diphthérie nasale, la diphthérie de la trompe d'Eustache. Je veux maintenant passer en revue les différents points de l'économie où se font les manifestations de la diphthérie.

Je vous ai montré, messieurs, l'affection pelliculaire se propageant des fosses nasales aux *paupières*. Je dois revenir sur ce fait d'une façon spéciale, en empruntant, sur ce sujet, la description qu'en a donnée M. Michel Peter dans le mémoire que je vous ai déjà cité.

« Au début, dit ce médecin, la diphthérie de la conjonctive ressemblait, dans les trois cas que j'en ai observés, à une inflammation simplement catarrhale de la membrane muqueuse, injection, sécheresse d'abord, puis larmoiement; mais, au bout de peu d'heures, sa marche était plutôt celle de l'ophtalmie purulente. Les paupières se tuméfiaient considérablement et recouvraient le globe oculaire; la peau en était luisante et tendue au-dessus d'un tissu cellulaire infiltré de sérosité lactescente : un stillicidium séro-muqueux était bientôt remplacé par un écoulement abondant de matières dont l'âcreté traçait un *sillon rougeâtre et douloureux* le long de l'angle du nez.

» Ces voiles membraneux étaient sensibles au toucher, et l'examen qu'on en voulait faire provoquait des cris violents et une énergique résistance. Ce n'était qu'au prix des plus grands efforts qu'on parvenait à vaincre l'obstacle qu'opposaient à l'exploration leur tension œdémateuse et leur spasme. Si l'on arrivait à les soulever, on voyait alors la conjonctive doublée d'une couche de *couenne épaisse* de 1 à 2 millimètres; au-dessous, la membrane muqueuse était parfois d'un *rouge vif*, comme saignante; un mucus, moitié séreux, moitié purulent, baignait les globes oculaires et comblait la gouttière oculo-palpébrale.

TROUSSEAU, Clinique.   I. — 30

» Deux fois sur trois, j'ai vu cette matière, dont l'âcreté était si vive, qu'elle détruisait l'épiderme et excoriait la peau, *envahir la cornée*, s'infiltrer dans ses lames, en détruire la transparence et en déterminer la perforation. Cette conséquence, en quelque sorte physique, de la diphthérie palpébrale, rapprochait cette maladie de l'ophthalmie purulente.

» Deux fois sur trois encore, il y avait concomitance d'un coryza couenneux, et alors les paupières, et la moitié inférieure du nez, tranchaient fortement, par leur rougeur et leur tuméfaction, sur le reste du visage, d'une pâleur livide et parfois d'une maigreur squelettique. Alors aussi, de chaque côté de la ligne médiane, on voyait sur la lèvre supérieure, comme à l'angle du nez, le même sillon inflammatoire déterminé par l'écoulement d'un liquide de même nature.

» Dans deux cas, il y avait complication d'angine couenneuse.

» Dans trois, l'état général était des plus graves.

» Deux fois, la perte de la vue fut occasionnée par la propagation du mal aux cornées.

» Dans ces deux cas, la mort fut la conséquence de la maladie générale.

» Chez deux individus la marche fut très rapide : la durée fut de quatre jours une fois, de douze jours l'autre, et dans le dernier cas le malade guérit. Une troisième fois, l'affection fut relativement chronique, et après une douzaine de jours les cornées furent définitivement perdues.

» Toujours les voies aériennes furent respectées [1]. »

M. Peter fait remarquer que, au premier abord, on croirait avoir affaire à une ophthalmie purulente, si, dans certains cas, la concomitance du coryza couenneux ou de l'angine pseudo-membraneuse ne mettait sur la voie du diagnostic; un examen attentif des paupières ne saurait d'ailleurs laisser aucun doute dans l'esprit sur la nature de l'affection locale.

Le *pronostic* est grave : grave quant à la lésion elle-même, puisque cette lésion peut entraîner la perte des yeux; grave quant à la maladie générale, puisque toujours, dans les cas du moins observés par M. Peter, l'ophthalmie couenneuse était la manifestation d'une diphthérie maligne.

Le *traitement* employé fut la cautérisation avec le nitrate d'argent, qu'on appliqua sur les surfaces malades après en avoir enlevé, autant que possible, les exsudations couenneuses; de plus, on avait soin de laver à grande eau les parties malades et de répéter ce lavage toutes les heures.

Permettez-moi de vous citer un autre fait dans lequel la localisation diphthérique s'est effectuée dans d'autres points.

1. Michel Peter, *Quelques recherches sur la diphthérie* (mémoire cité), 1859.

Une jeune femme de vingt et un ans, arrivée au terme d'une première grossesse, pendant laquelle sa santé avait été parfaitement bonne, fut prise des douleurs de l'enfantement dans la nuit du vendredi au samedi 19 novembre 1859. La première partie du travail fut lente, sans grandes contractions utérines, et la seconde partie fut plus lente encore : de trois heures du soir à sept heures il n'y avait pas eu le moindre progrès. Le docteur Campbell, qui assistait la malade, dut terminer l'accouchement à l'aide du forceps. L'opération fut longue et pénible. Le chloroforme fut donné et l'anesthésie fut complète. Après vingt minutes de laborieuses manœuvres, on amena un gros garçon parfaitement constitué.

Cet enfant portait sur les téguments de la face et du crâne des excoriations légères, résultat de la contusion produite par les fers; une de ces contusions intéressait un des nerfs de la septième paire, comme l'indiquait une paralysie faciale du côté gauche qui empêcha le nouveau-né de prendre le sein de sa mère.

Cependant la mère semblait se remettre des fatigues de sa couche; le lendemain elle se trouvait bien, lorsque, dans la matinée du lundi, elle fut prise de douleurs dans l'aine gauche, irradiant le long de la cuisse et dans la région lombaire. Les docteurs Campbell et Blondeau, qui virent la malade quelques heures après, constataient un commencement de péritonite caractérisée par une douleur dans la fosse iliaque gauche s'exagérant à la pression. Il n'y avait aucun gonflement des parties génitales. Le soir, la douleur était plus vive, la fièvre était notable, la peau chaude, le pouls, à plus de 100; l'intelligence était parfaitement nette. Il n'y avait eu ni nausées ni vomissements. On fit, sur le ventre, des onctions avec une mixture d'extrait de belladone et d'extrait d'opium, dans la proportion de 3 pour 1, et on le recouvrit de larges cataplasmes de farine de graine de lin. Le mardi, la situation semblait s'aggraver : la douleur persistant dans la fosse iliaque gauche existait aussi à un moindre degré à droite; la fièvre était assez vive. On fit appliquer dix sangsues au niveau des deux fosses iliaques, mais le soir la douleur était étendue à tout l'abdomen.

Je fus mandé en consultation le jour suivant. Quand j'arrivai, à neuf heures et demie du matin, la péritonite, qui s'était généralisée, avait gagné le feuillet diaphragmatique, comme l'indiquaient la gêne et la douleur pendant les inspirations. Nous avions affaire à une de ces fièvres puerpérales à forme péritonitique dont existaient alors d'assez nombreux cas, tant dans nos salles de l'Hôtel-Dieu qu'à l'hospice de la Maternité. La fièvre était vive, la peau chaude et sèche, le pouls à 120. La malade avait conservé toute son intelligence et son caractère enjoué. Aux yeux des personnes non prévenues, sa situation n'avait rien d'alarmant en apparence; nous en étions toutefois très effrayés, en nous rappelant les faits que nous rencontrions ailleurs, dans lesquels les femmes en couche succombaient à ces péritonites sans accidents généraux graves au début.

Nous prescrivîmes l'administration de l'huile essentielle de térében-thine, qui dans des cas analogues nous avait rendu de réels services; on continua les embrocations belladonées et opiacées.

On donna chaque heure une perle d'essence, et l'on eut soin d'obtenir la tolérance en donnant une goutte de laudanum dès que la diarrhée sur-venait. Le vendredi soir, cinquième jour du début de la maladie, nous constations une amélioration sensible. Les douleurs abdominales étaient nulles; la palpation s'exerçait impunément sur le ventre, dont les pa-rois étaient parfaitement souples. L'utérus était revenu sur lui-même, et il n'y avait plus qu'un peu de douleur de chaque côté, au niveau des liga-ments larges, où nous constations une tuméfaction notable. Le pouls était tombé à 108, de 120 et même 130 où il avait été le jour précédent : la température de la peau était excellente. Nous croyions toucher à la conva-lescence, lorsque survinrent d'autres accidents qui enlevèrent cette pauvre femme en trente-six heures.

Nous avons dit que les premiers jours il n'existait aucun gonflement des parties génitales. Le mercredi matin, ce gonflement s'était manifesté; il était douloureux, mais la douleur était calmée par l'application de ca-taplasmes de farine de graine de lin. Cette affection, qu'expliquait suffi-samment l'attrition des parties, occasionnée par les manœuvres obstétri-cales, ne présentait rien de notable qu'une légère écorchure de la grande lèvre, qui avait été déchirée par le forceps dans une étendue d'un demi-centimètre. Cependant le jeudi, sixième jour après l'accouchement, lors-qu'on examina les parties génitales et lorsqu'on voulut pratiquer le cathé-térisme (la malade se plaignait de ne pouvoir uriner), on aperçut sur la paroi gauche du vagin une large plaque d'un gris noirâtre, autour de la-quelle la membrane muqueuse, d'un rouge blafard, présentait des exsu-dations couenneuses que nous détachâmes à l'aide d'un manche de cuil-ler. C'était la *diphthérie vaginale*, trop nettement caractérisée. Aussitôt on cautérisa énergiquement avec une solution saturée de sulfate de cuivre, on appliqua sur les parties affectées une pommade fortement chargée de tannin. Sous l'influence de cette médication, qui fut répétée plusieurs fois dans les vingt-quatre heures, le mal semblait enrayé, ou du moins, lorsque le vendredi soir nous l'examinâmes nous-même, en détachant les eschares que nous avions produites, nous pûmes voir, au-dessous, la membrane muqueuse d'un beau rouge vif, nous ne trouvâmes plus de plaques diphthériques.

La péritonite était donc en très bonne voie de résolution; nous nous croyions maître également de la diphthérie, terrible complication qui, dès l'abord, nous avait enlevé toute lueur d'espérance; nous étions heu-reux du mieux que nous constations, quand, trois heures après notre vi-site, la malade fut prise d'agitation. Ses pupilles étaient dilatées; elle se plaignait de douleur de gorge et de gêne de la déglutition. Comme il n'y avait pas de fièvre ; comme, en examinant attentivement le pharynx, on ne découvrait ni rougeur, ni aucune trace de production couenneuse, M. Blondeau attribua ces accidents à l'action de la belladone, dont une couche épaisse couvrait encore toute la surface du ventre. Il lava avec soin la peau de l'abdomen, et pendant quelques heures la jeune femme se trouva bien. Mais dans la nuit, vers trois heures du matin, des symptômes plus graves se déclarèrent. La malade, qui s'était assoupie, se réveilla dans un état d'agitation excessive, tourmentée par des visions qui la fatiguaient. Son air hagard exprimait l'anxiété la plus vive ; les pupilles étaient largement dilatées ; la sécheresse et la douleur de gorge étaient considérables ; le pouls battait 140. Le pharynx, examiné de nouveau avec la plus scrupuleuse attention, ne présentait absolument rien de notable. On mit tous ces accidents sur le compte de la belladone, et pour les combattre on donna une infusion de café noir.

Le lendemain matin, — la nuit avait été sans sommeil : cette insomnie datait d'ailleurs du début de la maladie, — l'anxiété, l'agitation fébrile, l'accélération du pouls (à 130), coïncidaient avec une température peu élevée de la peau. L'expression particulière du visage, dont les traits étaient tirés, et qui nous offrait un changement notable, la dilatation des pupilles, la respiration anxieuse, nous indiquaient que l'économie était profondément troublée. Le soir, les symptômes de la malignité étaient encore plus prononcés. Le matin, nous avions pensé que cette malheureuse jeune femme était sous l'influence d'une diphthérie maligne ; nous pensions que l'utérus en était le foyer. Vers six heures, nos prévisions ne se trouvaient que trop réalisées quant à la nature du moins de la maladie ; car dans le milieu du jour, derrière le pilier droit du voile du palais, il y avait une exsudation caractéristique, d'un jaune fauve, large comme l'ongle du petit doigt. On s'était empressé de cautériser vigoureusement en détergeant le point malade de la fausse membrane qui le couvrait. Malheureusement c'était peine perdue, car nous nous trouvions en présence de cette diphthérie maligne dont je vous entretiens ; et dans cette forme, où les manifestations locales sont peu de choses eu égard à l'état général, le traitement topique est d'une bien faible utilité. A six heures, trois heures après l'apparition de la fausse membrane pharyngée, la luette était prise du côté correspondant ; quelques heures plus tard, tout le voile du palais était envahi et couvert de ces exsudations d'un jaune livide, reposant sur une membrane muqueuse d'un rouge blafard et œdématiée ; on constatait dans les urines la présence d'une quantité notable d'albumine.

Vers deux heures du matin, la malade se sentit près de sa fin ; elle entretint sa famille avec un grand calme d'esprit, et elle s'éteignit lentement, presque sans agonie, à huit heures et un quart.

Le jour même l'enfant succombait lui-même à la diphthérie. Le jeudi, nous avions constaté chez lui l'existence d'une *exsudation couenneuse sur le bord alvéolaire de la mâchoire supérieure*. Une cautérisation avec le crayon de sulfate de cuivre avait complètement modifié la surface, et sur ce point il ne reparut plus rien. Mais, *derrière l'oreille gauche*, la peau excoriée présentait une exsudation couenneuse qui fut également cautérisée et se cicatrisa rapidement. Les excoriations produites par le forceps *sur le cuir chevelu* se prirent à leur tour ; l'une d'elles se creusa profondément, et une large plaie pénétrant jusqu'au pariétal droit avait un fond grisâtre, des bords d'un rouge érysipélateux. L'enfant, que la paralysie faciale empêchait de teter, mais qui buvait au verre, fut pris de vomissements, de diarrhée ; sa face se grippa ; l'amaigrissement arriva rapidement. Dans la matinée du dimanche survinrent des convulsions qui se répétèrent à chaque instant, et la mort arriva à six heures du soir, dix heures après celle de la mère.

Ces deux cas, messieurs, méritaient de vous être rapportés. Si la diphthérie a emprunté à l'état puerpéral qui la compliquait, chez la mère comme chez l'enfant, les caractères de l'effrayante malignité qu'elle revêtit, peut-être aussi devons-nous attribuer à la terrible influence exercée sur l'économie, par l'empoisonnement diphthérique, la cessation des accidents péritonitiques, qui cédèrent plus promptement que nous n'étions en droit de l'espérer. Ces exemples de diphthérie chez les femmes en couches ne sont pas rares. On voit quelquefois, et peut-être en était-il ainsi chez notre jeune femme, on voit l'affection pelliculaire envahir la *surface de l'utérus* et se développer sur la plaie placentaire, comme M. Béhier en a rapporté d'assez nombreux exemples.

La *diphthérie des parties génitales* est une affection qui s'observe communément, surtout dans nos hôpitaux d'enfants, où le mal syriaque, si éminemment contagieux, est pour ainsi dire en permanence. Chez les petits garçons, des excoriations du gland et du prépuce ; chez les petites filles, des excoriations de la vulve, du pli génito-crural, si fréquentes à la suite de la rougeole ; des excoriations de l'anus chez les uns et chez les autres, servent de porte d'entrée à la maladie, et se recouvrent d'exsudations couenneuses.

Dans l'expédition médicale que je fis en 1828, avec M. le docteur Ramon, dans le département du Loiret et de Loir-et-Cher, expédition dont la relation a été publiée [1], j'arrivai dans la commune de Chaumont-sur-Tharonne, située entre Romorantin et la Ferté-Beauharnais. Une épidémie d'angine maligne faisait là de nombreuses victimes ; plusieurs personnes avaient déjà succombé. La fille du garde de Chaumont, domestique dans une ferme éloignée du village, ressent à son tour les premières at-

---

[1]. *Archives générales de médecine*, juillet 1830.

teintes de l'angine diphthérique ; épouvantée, elle accourt chez son père, qui demeurait dans le bourg même de Chaumont, et meurt peu de jours après son arrivée. Elle couchait avec sa mère, âgée de quarante ans, et avec sa jeune sœur. Un jour après la mort de sa fille, la mère éprouve des douleurs horribles à la *vulve* et dans le bas-ventre ; le mari examina les parties malades, et c'est de lui que je tenais les renseignements. « Je regardai, dit-il, et je vis sa nature (ce sont ses propres expressions) qui ressemblait à la gorge de nos enfants, et avait aussi une très mauvaise odeur : c'était, à l'intérieur, gris et noir, et tout autour c'était rouge. » Cinq jours après avoir commencé à se plaindre, et huit jours après sa première fille, cette femme mourait. Une semaine s'était à peine écoulée, que la seconde fille avait péri à son tour de la diphthérie laryngotrachéale.

Un fait analogue s'observait à Mézières (Loiret). L'angine maligne se déclarait dans la famille du garde du château, où mourait un enfant de six ans. Peu après, les quatre filles d'un nommé Adam, qui habitait les cours du château, contractaient la diphthérie et mouraient : l'une d'elles, âgée de sept ans, eut en même temps les mains, les pieds et la *vulve* envahis par l'inflammation pelliculaire qui avait pris la gorge ; elle ne mourut pas de suffocation, mais elle tomba dans un état d'adynamie profonde qui la fit promptement périr. Cette observation nous a été communiquée par M. Carrière, médecin à Cléry, qui nous citait également le fait suivant :

Un homme, appelé Montigny, qui avait vu successivement périr six enfants de sa famille dans l'espace d'un mois, sur sept qui avaient été atteints de l'angine maligne, éprouva lui-même les premiers symptômes de l'angine diphthérique, et en même temps le *prépuce* se recouvrit de fausses membranes.

Le docteur d'Épine, médecin du prytanée de la Flèche, avait fait une observation analogue pendant l'épidémie qui régna dans cet établissement. « La sœur Marie, dit-il dans son mémoire, infirmière à l'école de la Flèche, a, dès les premiers jours, offert les symptômes les plus graves de l'angine maligne. Le mal, après avoir fait de grands progrès sur les tonsilles, s'est montré à la partie externe du rectum. L'*anus*, excessivement tuméfié, douloureux et d'un rouge livide, s'est couvert de pellicules diphthériques qui ne se sont détachées que par parties, et fort lentement. Après avoir offert pendant plusieurs jours une amélioration assez sensible, elle est tombée dans un état d'adynamie extrême, éprouvant à chaque instant de longues défaillances, et elle est morte le dix-septième jour. »

La *diphthérie cutanée* est encore plus commune que les précédentes ; elle se manifeste le plus souvent sur la surface des plaies produites par les vésicatoires, dans les plis que forme la peau sur les enfants trop gras, sur les écorchures, sur des vésicules d'herpès, sur des gerçures du sein,

sur des coupures, des excoriations du scrotum, sur les moindres solutions
de continuité, là, en un mot, où le tégument externe est dépouillé de
son épiderme, là, où existe une irritation développée spontanément ou
produite artificiellement. Elle survient chez les individus qui présentent
en quelque partie du corps une affection diphthérique, comme dans le cas
d'angine pseudo-membraneuse ; ou bien elle est la première manifestation
de la maladie, chez ceux qui se trouvent en contact avec d'autres malades
qui en sont affectés.

Cette diphthérie cutanée avait été signalée par Chomel, en 1759; par
Samuel Bard, dans l'épidémie qu'il observait à New-York, en 1771. Voici
l'observation que rapporte le médecin américain :

« Une des premières familles, dit-il, dans lesquelles cette maladie parut, fut celle de M. William Weddle. Il y avait dans cette maison sept
enfants qui tous tombèrent malades l'un après l'autre. Les quatre premiers furent affectés de la manière que je viens de décrire (c'est l'angine
pharyngée, amenant la mort par suffocation), et trois en moururent.....
C'étaient les plus jeunes. Ils n'eurent point de gêne dans la respiration,
mais ces symptômes furent remplacés par des ulcères très incommodes qui
parurent derrière les oreilles.

» Ces ulcérations commençaient par des rougeurs discrètes, qui bientôt se réunissaient, causaient de vives démangeaisons, et laissaient suinter une grande quantité d'ichor si âcre, qu'il corrodait les parties voisines,
de sorte qu'en peu de jours l'érosion occupait toute la partie postérieure
de l'oreille et s'étendait jusque sur le cou. Tous avaient la fièvre, particulièrement la nuit, un d'eux souffrait d'un ténesme continuel. Ces mêmes
symptômes se montrèrent sur plusieurs de ceux qui eurent de la difficulté
à respirer, mais sur aucun à un degré aussi remarquable que chez ce
dernier enfant. Plusieurs autres, après celui-ci, eurent de semblables ulcères derrière les oreilles, et quelques-uns paraissaient légèrement
affectés de difficulté de respirer... Ces ulcérations persévéraient pendant
plusieurs semaines, se recouvraient sur quelques points de pellicules
semblables à celles des tonsilles, et elles devenaient enfin fort douloureuses.

Mon attention n'a jamais été autant éveillée sur ce sujet que dans l'expédition médicale à laquelle je faisais allusion tout à l'heure, et dont je
vais vous rappeler les faits.

Nous fûmes informés, M. Ramon et moi, que l'angine maligne venait
de se montrer à Nouan-le-Fuzelier, département de Loir-et-Cher, village
situé sur la route d'Orléans à Bourges, et qu'il y avait eu déjà plusieurs
victimes. Nous nous y transportâmes, et M. Leménager, médecin qui habitait ce bourg, eut la bonté de nous accompagner chez les malades. Nous
commençâmes par la maison d'une femme nommée Joséphine Pressoir.
Elle était située à l'extrémité nord de Nouan, et jusqu'ici il n'y avait eu
des malades que dans la partie sud, dans un hameau un peu séparé du

bourg, que l'on appelait *les Rois*. La fille de Joséphine Pressoir, âgée de huit ans, avait eu, nous dit sa mère, quelques communications avec une famille infectée du hameau des Rois, et peu après elle avait été atteinte de la *diphthérie pharyngienne*. Lorsque nous la vîmes, elle était au hui- tième jour de sa maladie. M. Leménager avait appliqué des sangsues au cou, avait touché trois fois l'arrière-bouche avec une solution de nitrate d'argent et fait plusieurs insufflations d'alun. En outre, la crainte d'une affection gangréneuse avait engagé ce médecin à faire, dans la gorge, des injections avec une décoction de quinquina camphré, et à prescrire des gargarismes avec l'alun et le quinquina. Au cinquième jour de la maladie, on appliqua un *vésicatoire à la nuque*; il survint une abondante suppu- ration, et la surface excoriée se recouvrit de fausses membranes, ainsi qu'une ulcération que cette jeune fille portait depuis longtemps au pied.

Nous trouvâmes le dos de l'enfant dans l'état suivant :

Le vésicatoire, qui n'avait, dans le principe, que trois pouces de lar- geur, en avait plus de six; il était horriblement douloureux et fournissait une suppuration excessive; il s'étendait sur le dos en faisant des jetées irrégulières semblables à des fiches de trictrac, et il était entouré d'une large aréole érysipélateuse, beaucoup plus prononcée en bas qu'en haut et sur les côtés. La partie dénudée de son épiderme paraissait déprimée, et l'était réellement, eu égard à la tuméfaction environnante. Elle était de plus recouverte de couches fibrineuses superposées, d'un blanc jaunâtre, qui, plus épaisses au centre, allaient en s'amincissant vers la circonférence; au milieu, leur épaisseur était de deux, trois et jusqu'à quatre lignes ; elles ressemblaient exactement aux concrétions pleuré- tiques sèches que l'on trouve dans la cavité de la poitrine, lorsque la ré- solution a déjà commencé et que la partie séreuse qui s'était épanchée s'est presque entièrement résorbée. En soulevant quelques-unes de ces concrétions avec une feuille de métal très mince, nous vîmes qu'elles adhéraient assez fortement au tissu de la peau, et qu'elles ne se détachaient qu'avec une certaine difficulté. Il importe de faire observer que le vési- catoire avait été toujours pansé avec du beurre seulement.

L'érysipèle environnant avait un aspect singulier. La rougeur était d'autant plus vive que l'on était plus près des parties excoriées. L'épiderme, dans une multitude de points, était soulevée par de petites masses de sé- rosité lactescente, de sorte que la peau était couverte de vésicules con- fluentes au voisinage de la plaie, de moins en moins nombreuses à me- sure que l'on se rapprochait des téguments encore sains. Parmi les vésicules, il y en avait qui semblaient avoir été formées de la réunion de plusieurs; d'autres qui, simples ou réunies, s'étaient crevées, et à leur place se voyait le derme recouvert d'une couenne blanche : ces ulcérations se réunissaient à d'autres petites, puis venaient aboutir à la principale, et c'est ainsi que le mal gagnait de proche en proche.

J'ajouterai, comme particularité notable, que du côté de la tête et des épaules, l'érysipèle s'étendait à peine, et que dans ces points on ne voyait aussi que fort peu d'érysipèle.

Cependant la mère de cet enfant, Joséphine Pressoir, étant aux champs cinq jours avant que sa fille tombât malade, avait, à la suite de ce qu'on appelait un *coup de froid*, été saisie d'une vive douleur dans l'un des seins. Bientôt survint une inflammation du tissu cellulaire de la mamelle, et il se forma un *abcès*. Le pus vint faire saillie ; au sommet de la tumeur la peau fut frappée de mortification dans une étendue d'environ trois lignes, et l'abcès s'ouvrit spontanément. Nous vîmes la malade le lendemain ; déjà la plaie était entourée d'un cercle érysipélateux, et les bords de l'ulcération recouverts d'une fausse membrane qui s'étendait sur les téguments dans l'espace de deux à trois lignes. La fille Pressoir était alors au huitième jour de sa diphthérie ; elle n'avait cessé de coucher avec sa mère pendant tout le temps de sa maladie.

A la Blettière, ferme située dans la commune de Marcilly-en-Villette, département du Loiret, cinq personnes meurent de la diphthérie pharyngo-trachéale. Huré (Pierre-Auguste), âgé de dix ans, couche dans la même chambre, dans le même lit que ceux qui avaient succombé ; bientôt une inflammation légère qu'il avait derrière les oreilles s'exaspère, la peau se couvre de fausses membranes, la phlegmasie pelliculaire s'étend à tout le dos, et il meurt en peu de jours, épuisé par d'atroces douleurs et par une suppuration excessivement abondante. M. Regnaud, médecin de la Ferté-Saint-Aubin, avait vu un autre malade de Marcilly périr exactement de la même manière, à la suite d'une diphthérie cutanée qui d'abord s'était emparée de quelques ulcérations faveuses du cuir chevelu, et de là s'était étendu au cou, au dos, jusqu'aux lombes. Il nous communiqua encore l'histoire d'un homme de Marcilly, chez qui la diphthérie avait envahi la *peau du scrotum*, préalablement excoriée.

Au Grand-Pied-Blain, métairie située dans la commune de Tremblevif, à un petit quart de lieu sud-est de la Ferté-Beauharnais, douze personnes furent atteintes de l'angine maligne et dix succombèrent. La mère de trois enfants, qui venaient de mourir, s'était appliqué un *vésicatoire de précaution*, pensant par là prévenir la maladie ! mais, en peu de jours, la surface du vésicatoire, les parties environnantes, s'enflammèrent d'une manière horrible, et cette malheureuse femme ne tarda pas à périr. On nous dit que la peau du cou avait été frappée de gangrène.

La même chose s'observa dans la famille de Bouzy, au hameau des Rois, près de Nouan-le-Fuzelier. Déjà il y avait eu des malades dans la plupart des maisons du hameau, et une petite fille était morte dans une chambre immédiatement voisine de celle de Bouzy. Un jeune homme, nommé Cauqui, âgé de dix-neuf ans, couchait dans la pièce que Bouzy, sa femme et son enfant occupaient ; il contracta l'angine maligne ; aussi-

tôt Bouzy, épouvanté, appliqua un *vésicatoire* aux deux bras de son enfant *pour tirer l'humeur* ; presque aussitôt les vésicatoires se recouvri-
rent de fausses membranes, la peau s'enflamma tout autour ; le quatrième
jour, époque à laquelle nous vîmes cet enfant, le nez était obstrué par
des concrétions pelliculaires, il s'en écoulait une sérosité extrêmement
fétide, et déjà le pharynx commençait à être envahi par la diphthérie.

A Saint-Loup, département de Loir-et-Cher, vingt et une personnes
avaient été atteintes de la diphthérie, dix-neuf étaient mortes. Le nommé
Blaise, adjoint au maire, et sa femme venaient de voir mourir leurs deux
enfants ; eux-mêmes avaient l'angine maligne au moment où nous fûmes
conduits chez eux par M. Macaire, médecin à Mennetou. Déjà le mari
allait mieux, grâce à la médication topique, et sa femme, dont le larynx
avait été envahi par la fausse membrane, commençait à inspirer de moindres inquiétudes ; mais on lui avait mis un *vésicatoire* au bras gauche, et
le bras était maintenant dans un état vraiment affreux. La surface du
vésicatoire s'était singulièrement élargie ; elle paraissait profondément enfoncée et était couverte d'une concrétion pelliculaire d'un gris
noirâtre ; il en ruisselait une sérosité limpide très fétide ; le bras tout
entier, l'avant-bras, la main, étaient gonflés et d'un rose luisant. Il était
impossible de ne pas croire que la surface du vésicatoire était frappée de
mortification ; cependant, en piquant avec une épingle, nous nous aperçûmes qu'au-dessous de la fausse membrane la sensibilité était très
vive.

Nous saupoudrâmes la plaie avec du calomel préparé à la vapeur ; dès
le lendemain les douleurs et la tuméfaction étaient presque entièrement
dissipées ; on insista sur la même médication ; trois jours après le début
du traitement, la plaie était entièrement détergée, il y avait une suppuration louable, les fausses membranes avait entièrement disparu ; il ne restait plus qu'une petite eschare gangréneuse qui se détacha au bout de
douze ou quinze jours.

Un enfant venait de mourir de la diphthérie trachéale, dans une ferme
du département de l'Indre. M. Bonsergent, appelé trop tard, n'avait pu
lui donner des secours efficaces, mais il avait fait appliquer quelques
sangsues sur le ventre de la mère, qui se plaignait de douleurs abdominales ; les *piqûres de sangsues* ne tardèrent pas à s'enflammer, la peau
devint érysipélateuse, et bientôt, dès que l'épiderme se fut détaché, elle
se recouvrit de fausses membranes tellement fétides, qu'elles simulaient
la gangrène.

François Minière, âgé de quarante-cinq ans, cantonnier de la commune
de Chaumont-sur-Tharonne, département de Loir-et-Cher, avait deux
enfants affectés du mal de gorge épidémique. L'un succomba, l'autre fût
guéri par la médication topique. Sur ces entrefaites, le père lui-même,
qui avait une *excoriation à la partie interne de l'articulation métatarso-*

phalangienne d'un des gros orteils, éprouve bientôt une vive douleur
dans cette partie. La peau devient érysipélateuse, se dépouille de son épiderme ; quelques jours après, existait un ulcère sordide, à bords inégaux
épais et entouré d'une tuméfaction considérable ; la surface de la plaie
était recouverte d'une fausse membrane grisâtre qu'on pouvait enlever
assez facilement ; les ganglions de l'aine et ceux de la partie interne de la
jambe étaient considérablement tuméfiés. Nous saupoudrâmes la plaie
avec environ six grains de calomel, et, trente-six heures après, la surface
de l'ulcère était diminuée d'un quart, la douleur était moins vive, la tuméfaction avait disparu, il n'y avait plus de fausse membrane. Nous réité-
râmes notre médication et nous laissâmes du calomel au malade ; mais il
perdit ce médicament, et la plaie, qui, en peu de temps, avait été réduite
à très peu de chose, resta ensuite longtemps stationnaire.

Un jeune garçon de Marcilly-en-Villette, nommé Maître (Denis-Lubin),
garda, ainsi que sa mère, la *diphthérie gingivale* (cette espèce particulière de la maladie dont je vous parlerai plus tard) pendant quelque
temps ; il finit par succomber à la diphthérie, qui envahit à la fois et la
gorge et le *cuir chevelu*. Cet enfant avait la teigne. Son frère, âgé de
treize ans, vacher au Colombier, commune de Ménestreau, vint à Marcilly au moment où son père et sa sœur étaient malades ; peu après son
retour au Colombier, les ulcérations qu'il avait à la tête devinrent horriblement douloureuses et laissèrent ruisseler une grande quantité de sérosité
fétide. Ces détails nous furent donnés par ce jeune garçon lui-même et
par madame Briolet du Cyran, qui lui donna des soins et le guérit.

Ce malade fut l'occasion du développement de l'épidémie qui se déclara
dans le pays qu'il habitait. Je vous en reparlerai en vous disant quelques mots sur la contagion de la diphthérie.

A Paulmery près Selles, une jeune fille avait contracté la maladie ; elle
revint chez ses parents aux Barres (Indre), ferme située à une lieue de
Paulmery : bientôt elle mourut, ainsi que ses deux sœurs, et la mère, qui
les soignait, fut prise d'une diphthérie qui occupait *le côté du cou et
toute la partie droite de la face*. Cette femme ne mourut pas, mais elle
fut longtemps à guérir et éprouva de vives souffrances.

A Graçay (Indre), un petit enfant qui tetait encore contracta l'angine
diphthérique qui régnait épidémiquement. Sa mère continua de l'allaiter
jusqu'à sa mort, et le *mamelon* ne tarda pas à être envahi par l'inflammation spéciale ; il se recouvrit de fausses membranes dont une médication convenable arrêta l'extension.

A la même époque, M. le docteur J. Bourgeois observait à la Ferté-
Saint-Aubin, dans une famille composée de sept personnes, une épidé-
démie de diphthérie qui affectait la peau chez toutes, la vulve chez une
petite fille ; chez un petit garçon qui mourut du croup, la maladie siégea
d'abord *sur la cuisse*, dans un point légèrement excorié par le frottement

produit sur le rebord d'une brouette dans laquelle le traînait son frère aîné qui lui-même succomba à une diphthérie laryngée sept jours avant le premier.

Depuis lors, messieurs, les faits se sont multipliés en proportion considérable, et il est peu de médecins qui n'en aient rencontré d'analogues. Vous en avez observé vous-mêmes un certain nombre dans le service de la Clinique.

Chez une petite fille âgée de dix-huit mois, qui était au n° 18 de notre salle Saint-Bernard, je vous ai montré l'affection pelliculaire occupant, derrière les oreilles, des points primitivement le siège d'un *eczéma*. Vous vous rappelez ce petit garçon de quatre mois, chez qui la diphthérie se déclara à la partie antérieure du cou, sur des plaques rouges formées entre les plis de la peau ; elles s'étendit bientôt aux oreilles : des cautérisations avec le perchlorure de fer amenèrent la guérison. Chez d'autres, c'étaient des surfaces dénudées par des vésicatoires qui étaient prises : il en fut ainsi, entre autres, chez un enfant du n° 15 de notre crèche. Il portait un vésicatoire au bras, et contracta la maladie d'une femme entrée dans nos salles pour une stomatite couenneuse et à côté de laquelle son berceau était placé.

Il y a quatre ans à peine, j'étais mandé par un de mes confrères pour voir un enfant atteint de diphthérie pharyngienne. Sous l'influence d'un traitement topique très énergique, le mal s'était arrêté ; mais le médecin avait cru devoir appliquer un vésicatoire sur la partie antérieure du cou. J'exprimai au confrère mes craintes au sujet de cette plaie qui, disais-je, se recouvrirait, suivant toute apparence, d'exsudations couenneuses, lesquelles envahiraient probablement aussi le devant de la poitrine, et l'engageai à agir vigoureusement. Mes prévisions ne se réalisèrent que trop : tout le cou, toute la partie antérieure du thorax se prirent, et le petit malade mourut non du croup, mais par suite d'une intoxication diphthérique générale.

Récemment encore, j'étais appelé auprès d'une jeune fille de dix ans, qui depuis plusieurs jours avait derrière les oreilles des plaques diphthériques développées probablement sur la surface d'un eczéma. On avait négligé ce mal, parce que l'on s'imaginait — et j'ai le regret de dire que cette singulière idée était celle d'un médecin qui avait soigné la malade — que ce genre d'accident était plutôt favorable que fâcheux, qu'il fallait le respecter. Cependant la gorge s'était prise à son tour, et quand je vis l'enfant, je trouvai les deux amygdales couvertes d'épaisses fausses membranes que je m'empressai, bien entendu, de cautériser énergiquement, en même temps que les concrétions cutanées. La jeune fille guérit.

Quels sont les caractères de cette diphthérie cutanée ? Dès qu'elle envahit une plaie, celle-ci devient douloureuse ; elle laisse écouler une grande quantité de sérosité incolore et fétide, et se recouvre bientôt d'une couenne grisâtre, mollasse, d'une épaisseur variable. Les bords de la plaie se gonflent, prennent une teinte d'un rouge violet, et s'élèvent beaucoup au-dessus du fond de l'ulcère, cependant le mal ne s'étend ordinairement pas et peut rester stationnaire; quelquefois pourtant, lors même que l'épiderme seul a été enlevé, on voit le derme se recouvrir immédiatement d'une couenne blanche analogue à celle qui s'observe sur les vésicatoires. Il n'est pas rare qu'un érysipèle se développe autour de la partie excoriée. A la surface de cet érysipèle, l'épiderme, dans une multitude de points, est soulevé par de petites masses de sérosité lactescente, de telle sorte que la peau est couverte de vésicules confluentes au voisinage de la plaie, et de moins en moins nombreuses à mesure que l'on se rapproche des téguments encore sains. Parmi ces vésicules, il y en a qui semblent avoir été formées par la réunion de plusieurs; d'autres qui, simples ou réunies, se crèvent, et, à leur place, on voit le derme recouvert d'une couenne blanche : ces excoriations se réunissent à d'autres petites, aboutissent à la principale, et c'est ainsi que le mal gagne de proche en proche. Ainsi la diphthérie, débutant par une excoriation légère du cuir chevelu, ou du derrière de l'oreille, peut envahir la peau jusqu'aux lombes, comme j'en ai vu des exemples. Les concrétions pelliculaires, d'abord minces, deviennent de plus en plus épaisses; celles qui se forment à la surface du derme soulevant sans cesse celles qui ont été sécrétées les premières, de manière à former une sorte de feuilleté dont l'épaisseur peut aller jusqu'à quatre, cinq et six lignes. Les couches de concrétions en contact avec le derme conservent toujours de la densité; mais les plus extérieures, baignées dans les flots de sérosité, se ramollissent, se putréfient, changent de couleur, prennent une teinte grise, quelquefois noirâtre, exhalant une effroyable fétidité; et alors il est impossible de ne pas croire que la peau tout entière est sphacélée : ici on commet la même erreur que dans la diphthérie pharyngienne, erreur que je vous ai signalée.

Ce n'est pas que la *gangrène* ne puisse, dans quelques cas, envahir les parties atteintes par la diphthérie; cela s'observe surtout pour la diphthérie vulgaire, ainsi que je vous l'ai dit à propos des complications de la rougeole. Cependant, quand le mal s'étend rapidement ou qu'il occupe à la fois beaucoup de points, la *fièvre* peut être très vive; mais le plus ordinairement elle est presque insensible et se rapproche de la forme des fièvres hectiques de suppuration.

Ce mode d'envahissement de la diphthérie de proche en proche a cela de particulier, qu'il se fait ordinairement des parties superposées aux parties déclives : ainsi on ne voit pas la diphthérie remonter du bras à l'épaule, de la nuque au cuir chevelu; mais, au contraire, descendre de l'épaule au bras, de la nuque au dos, du ventre aux lombes, du mamelon au reste du sein. Elle fait des jetées irrégulières, affectant quelquefois la forme de fiches de trictrac, entourées d'une teinte rouge blafarde de la peau. Très probablement l'inflammation diphthérique se propage par l'irritation que provoque le contact prolongé de la sérosité, que cette sérosité baigne les parties déclives en s'écoulant, ou qu'elle soit retenue par les appareils de pansement.

Mais cette extension de la maladie diffère beaucoup de sa répétition, si je puis m'exprimer ainsi; il suffit qu'un point de la peau ou d'une surface muqueuse soit le siège de l'affection couenneuse, pour qu'en même temps, sous l'influence de la moindre irritation occasionnelle, la maladie se répète en plusieurs autres points. Ainsi la diphthérie cutanée peut se développer, comme nous l'avons dit, chez les individus atteints d'angine pseudo-membraneuse, et réciproquement, cette diphthérie primitivement développée à la peau peut devenir le point de départ de pharyngites, de laryngites couenneuses.

Il se passe alors ce que nous observons dans la syphilis. Qu'arrrive-t-il dans ce cas? Au point d'inoculation se produit une ulcération spécifique, le chancre, et celui-ci est guéri depuis plus ou moins longtemps, qu'apparaissent les manifestations caractéristiques de la vérole constitutionnelle. Dans la diphthérie cutanée, les choses marchent plus rapidement, mais d'une façon analogue. Une surface dénudée a servi de porte d'entrée à la maladie; pendant quelque temps le mal reste local, et dans quelques circonstances on peut le détruire sur place, à l'aide d'un traitement énergique appliqué en temps opportun; mais dans d'autres circonstances, malheureusement très communes, malgré l'énergie du traitement, et alors qu'on espérait avoir enrayé le mal, des exsudations diphthériques apparaissent en d'autres points du corps, principalement vers le pharynx, siège de prédilection de l'affection couenneuse, et l'individu succombe dans cet état d'anémie profonde, avec les accidents malins que je vous ai décrits; il succombe souvent même avant que de nouvelles manifestations locales se soient faites.

Cette diphthérie cutanée, et par là j'entends aussi celle de la vulve, du vagin, de l'anus, etc., est donc de beaucoup plus grave que la diphthérie pharyngienne qui produit le croup; elle l'est par le seul fait de l'intensité de la phlegmasie, qui, occupant une large surface, peut aussi amener une mortification profonde des tissus; mais elle l'est surtout, parce que souvent elle est le point de départ d'une intoxication générale et revêt cette forme maligne si grave sur laquelle j'ai appelé votre attention.

Ces faits sont connus, il ne le sont pas encore assez pourtant. Il nous arrive, en effet, fréquemment, il vous arrivera, messieurs, de rencontrer des enfants atteints de diphthérie pharyngienne, et surtout des enfants atteints de croup, auxquels on aura appliqué des vésicatoires. Et lorsque, après avoir pratiqué la trachéotomie, vous espérez les avoir sauvés, alors que la plaie trachéale allait se fermer, que tout semblait marcher à souhait, vous aurez la douleur de voir vos malades succomber à une diphthérie maligne qui aura eu pour point de départ cette diphthérie cutanée survenue par la faute des parents, quelquefois par celle des médecins.

Je ne saurais donc trop vous le répéter. Gardez-vous bien d'appliquer, sous quelque prétexte que ce soit, des vésicatoires aux malades atteints de croup; méfiez-vous des plaies, des plus petites solutions de continuité, des piqûres de sangsues, chez les individus atteints de diphthérie. Lorsque vous en trouverez chez eux, hâtez-vous de cautériser vigoureusement ces plaies, ces surfaces dénudées, avec le crayon de nitrate d'argent, avec le sulfate de cuivre; pansez-les en les saupoudrant de calomel, de précipité blanc, de précipité rouge; hâtez-vous de modifier le plus promptement possible les parties malades, afin de prévenir, autant que faire se peut, les accidents terribles qui ne tarderaient pas à vous déborder.

DIPHTHÉRIE BUCCALE.

(Stomacace. — Chancres aquatiques. — Gangrène scorbutique des gencives. — Fégarite des médecins espagnols. — Stomatite ulcéreuse, ulcéro-membraneuse. — Diphthérie gingivale.) — De toutes les manifestations de la diphthérie, c'est celle qui a le plus de tendance à rester localisée dans le même point. — Peut se propager au pharynx, au larynx, et produire le croup. — Peut amener la gangrène. — Peut être la manifestation d'une diphthérie maligne. — Éminemment contagieuse. — Épidémique.

MESSIEURS,

La diphthérie de la bouche n'est vraiment bien connue des médecins de notre époque que depuis la publication du remarquable traité de Bretonneau sur la diphthérie. En appelant, commme il l'a fait, l'attention de ses contemporains sur cette maladie, l'illustre professeur de l'école de Tours a rappelé qu'elle était une des espèces de la *stomacace* des anciens, de la *fégarite* des Espagnols, dénominations, dit-il, qui, avec une étymologie d'origine différente, n'ont qu'un même sens, puisqu'elles signifient l'une et l'autre *ulcération infecte de la bouche.* Van Swieten [1] lui consacre un paragraphe spécial; mais il en méconnaît la nature et la regarde comme une affection scorbutique. Toutefois en rappelant la description qu'Arétée avait donnée des ulcères pestilentiels des amygdales (*tonsillarum ulcera pestifera*), Van Swieten reconnaît la connexion qui existe entre les aphthes malins et le mal syriaque; il admet la propagation

---

1. Van Swieten, chapitre *De l'angine gangréneuse,* commentaires à l'aphorisme 816 de Boerhaave.

de la maladie, non seulement au pharynx, mais encore à l'appareil respiratoire. Ces faits étaient tombés dans l'oubli, quand Bretonneau les remit en lumière et démontra l'identité de la stomatite pseudo-membraneuse avec l'angine couenneuse et le croup.

Lorsqu'en 1818 la légion du département de la Vendée vint tenir garnison à Tours, plusieurs des soldats étaient affectés d'une maladie particulière des gencives, que leurs chirurgiens désignaient sous le nom de *scorbut de terre*. Dans l'espace de très peu de temps, la presque totalité de la légion en fut atteinte, et le nombre des malades devint si considérable, qu'une partie fut évacuée des salles de chirurgie de l'hôpital, où ils étaient primitivement placés, dans les salles de médecine : c'est alors que Bretonneau eut l'occasion de l'étudier. D'abord il avait cru, lui aussi, au scorbut; cependant aucune circonstance de régime, aucune influence de localité ne pouvaient rendre compte de son existence; la constitution des malades n'offrait d'ailleurs aucune trace de cachexie scorbutique : c'étaient des hommes forts, vigoureux, jouissant, à tous égards, de la plénitude de la santé. Ce scorbut, enfin, n'avait comme seule manifestation que la stomatite; on ne trouvait ni les ecchymoses, ni les roideurs articulaires, ni cette tendance aux hémorrhagies, si ce n'est le saignement des gencives; on ne trouvait, en un mot, aucun des symptômes dont les auteurs, et Lind en particulier, avaient donné de si merveilleuses descriptions. Cependant Bretonneau vit que quelques-uns des militaires atteints de cette gangrène scorbutique étaient pris d'angine diphthérique et mouraient du croup. Cette circonstance lui donna d'autant plus à réfléchir, que chez d'autres soldats de la même légion, les tonsilles étaient primitivement envahies par l'affection couenneuse, qui se propageait de l'arrière-gorge aux voies respiratoires; il pensa alors que cette prétendue gangrène scorbutique n'était rien autre chose que la maladie pelliculaire occupant les gencives et revêtant un aspect particulier. Précisément à la même époque, quelques cas de croup se déclarèrent dans le voisinage de la principale caserne occupée par la légion de Vendée; or les médecins de la ville affirmaient n'en avoir point rencontré jusque-là un seul exemple dans tout le cours de leur pratique, et Bretonneau lui-même avouait n'avoir pas vu le croup plus de deux fois. Bientôt une véritable épidémie sévit sur Tours.

Examinant alors avec la plus scrupuleuse attention les faits nombreux qu'il avait sous les yeux, Bretonneau ne tarda pas à se convaincre de l'identité de nature de la stomatite qu'il observait avec la maladie qu'on appelait le mal de gorge gangréneux; il lui assigna des caractères que je vais, à mon tour, essayer de vous décrire.

Après quelques jours de malaise, le plus souvent sans que rien ait annoncé le début des accidents, apparaissent sur le bord libre des gencives, au niveau de la sertissure des dents, de petites plaques d'un blanc jaunâtre, oblongues et irrégulièrement arrondies, formant une espèce de liséré n'ayant jamais beaucoup plus d'un millimètre de large. Le tartre, au niveau du collet et des dents malades, et sur la surface même de ces dents, est déposé en plus grande quantité que d'habitude, sous forme d'une boue grisâtre, brunâtre, de couleur de rouille. La sertissure des gencives se détruisant peu à peu, il en résulte que les dents se déchaussent et s'ébranlent. La coloration rouillée que nous signalons est due au mélange d'une certaine quantité de sang avec l'exsudation pseudo-membraneuse qui caractérise l'affection gingivale. Ces parties malades laissent, en effet, transsuder le sang avec une telle facilité, qu'elles saignent au plus léger attouchement, qu'il suffit même d'entr'ouvrir légèrement les lèvres pour voir le sang tomber en petites gouttelettes de toutes les surfaces affectées. Les gencives douloureuses, gonflées à un certain degré, ne présentent jamais toutefois cet aspect fongueux, bleuâtre, qu'elles ont dans le scorbut. Le mal faisant des progrès, les fausses membranes s'étendent, deviennent livides, noirâtre, paraissent s'enfoncer profondément, entourées d'un cercle rouge qui leur forme une espèce de bourrelet, elles simulent des ulcères de mauvais aspect. Mais ce n'est là qu'une apparence, et lorsqu'on enlève les fausses membranes, qui se détachent assez facilement de la membrane muqueuse qu'elles recouvrent, on constate qu'en réalité il n'y a pas d'ulcération. Cependant les exsudations couenneuses sont rapidement remplacées par d'autres. Les ganglions lymphatiques de la région sous-maxillaire correspondante, qui, dès le début de la maladie, avaient commencé à s'engorger et étaient déjà douloureux, au toucher surtout, les ganglions lymphatiques se tuméfient davantage et la tuméfaction comprend le tissu cellulaire circonvoisin.

Un écoulement considérable de salive et de sérosité sanieuse, qui continue pendant le sommeil, imbibe et tache le linge des malades. L'haleine exhale une odeur de fétidité insupportable; cette fétidité, jointe à l'aspect des parties affectées, donne au mal la plus grande ressemblance avec la gangrène. Mais ici encore on est trompé par les apparences. Il n'y a pas plus de gangrène, dans ce cas, qu'il n'y en a dans la diphthérie pharyngée; toutefois, de même que, en quelques circonstances, rares il est vrai, ainsi que j'ai eu soin de vous le dire, l'angine pseudo-membraneuse peut déterminer le sphacèle des tissus sous-jacents, ainsi la stomatite couenneuse peut amener les mêmes accidents. Je m'empresse d'ajouter que cette *gangrène consécutive* est beaucoup plus commune à la suite de la diphthérie buccale qu'à la suite de la diphthérie pharyngienne. Cette terrible complication, cette funeste transformation de la maladie s'observe, même assez fréquemment encore, dans les hôpitaux, tandis qu'on ne la rencontre qu'exceptionnellement dans la pratique de la ville. Pour ma part, je ne l'ai pas encore rencontrée une seule fois.

Rare dans la première enfance, plus rare encore chez les enfants à la

mamelle, la diphthérie buccale n'épargne aucun âge. Les première observations de Bretonneau ont été faites, vous le savez, sur des soldats, sur
des individus adultes par conséquent. En général, c'est par la sertissure
d'une dent malade que la diphthérie buccale débute, pour se propager
aux autres parties de la gencive.

De toutes les manifestations du mal syriaque, celle dont je vous parle
maintenant a le plus de tendance à se localiser dans les mêmes points
sans gagner les parties voisines. Ainsi, tandis que la diphthérie du pharynx tend à envahir de proche en proche, comme la lave qui s'écoule, la
diphthérie gingivale peut rester stationnaire pendant plusieurs mois.

Mais ce serait un tort de croire que jamais elle ne s'étend au delà.
Assez souvent la maladie se communique des gencives à la membrane
muqueuse des joues, à la face interne des lèvres, formant alors au point
de contact des taches blanches qui bientôt s'agrandissent ; puis le voile du
palais, les amygdales, se prennent à leur tour, ainsi que Bretonneau en a
observé des exemples, et entre autres le suivant, que je vais citer textuellement; alors la maladie, suivant la marche que je vous ai indiquée,
peut envahir le larynx, la trachée, et faire périr les individus par le
croup.

« A la fin de l'épidémie, dit Bretonneau[1] , huit enfants de neuf à dix
ans, qui couchaient dans un même dortoir de l'hospice des Orphelins, se
sont trouvés atteints, dans une semaine, de gangrène scorbutique des
gencives. J'ai noté une particularité dont aucune circonstance ne m'a paru
offrir une raison plausible : tous les huit étaient affectés du côté droit.
Dès le deuxième jour de l'invasion, trois avaient l'amygdale correspondante tuméfiée et recouverte de concrétions pelliculaires. Les ganglions
lymphatiques de la région sous-maxillaire étaient fort augmentés de volume et douloureux; la joue était gonflée ; chez tous, le bord de la langue et la partie interne de la joue étaient recouverts de concrétions. N'est-
il pas probable, ajoute l'auteur, que l'inflammation diphthérique eût
rapidement gagné le larynx, si ses progrès n'eussent été arrêtés par des
applications d'acide hydrochlorique concentré, dont l'effet fut si prompt
et si efficace, que, peu d'heures après la première, la tuméfaction des ganglions lymphatiques était sensiblement diminuée? »

C'est lorsqu'elle a gagné la face interne des joues que la dipthérie est
susceptible de se terminer par la gangrène. Après qu'elle est restée bornée pendant un et même plusieurs mois aux gencives, après qu'elle est
restée fixée à la membrane muqueuse buccale pendant une période de
temps impossible à limiter, survient une tuméfaction comme œdémato-
phlegmoneuse du visage; la peau de la face rougit, les tissus qui le consti-

1. Bretonneau, *Des inflammations spéciales du tissu muqueux, et en particulier de
la diphthérie*, Paris, 1826, p. 127.

uent offrent une induration considérablè, et bientôt la gangrène de la bouche, revêtant tous ses caractères, comprend la joue et la gencive qui a été le point de départ du mal.

L'identité de la diphthérie buccale avec la diphthérie pharyngienne, avec le croup, est incontestable depuis les travaux de Bretonneau. Elle est amplement démontrée par la possiblité de la propagation de l'affection couenneuse des gencives au pharynx, au larynx. De plus, l'exemple que je vous ai cité de cet enfant nouveau-né qui succomba presque en même temps que sa mère à une diphthérie maligne, dont la première manifes- tation s'était faite du côté des gencives, montre aussi l'identité complète que nous admettons. Dans un intéressant et consciencieux travail [1], un de nos confrères les plus distingués, M. le docteur Jules Bergeron, médecin à l'hôpital Sainte-Eugénie, tout en admettant que la maladie qu'il a dé- crite est la même que celle observée par Bretonneau en 1818, se refuse à admettre que cette stomatite ulcéreuse soit une affection diphthérique. Il se fonde sur ce que la première, dans les cas qu'il a attentivement sui- vis, ne s'est jamais propagée au delà des gencives, qu'elle n'a jamais donné lieu à des accidents d'intoxication. A ces arguments, on pourrait oppo- ser des faits de propagation analogues à ceux observés par Bretonneau; mais en lisant les descriptions que M. J. Bergeron en a si savamment tracées, il est facile de se convaincre que la stomatite ulcéreuse dont il parle est très différente de la stomatitie couenneuse de la légion de la Ven- dée : le seul fait de l'existence des *ulcérations* suffirait pour établir cette différence, puisque, je vous l'ai dit, — vous pouvez en avoir la preuve en lisant le *Traité de la diphthérie*, et les articles publiés depuis à ce sujet, — dans la diphthérie gingivale ou buccale, l'exsudation couenneuse laisse intacte la membrane muqueuse qu'elle recouvre, que du moins elle n'est pas accompagnée de véritables ulcérations de cette membrane.

Indépendamment de la possibilité de la propagation au pharynx, au la- rynx, indépendamment de ce que peut-être elle se montre, en quelques cas, comme première manifestation d'une diphthérie maligne, la sto- matite couenneuse est identique par sa nature avec d'autres affections diphthériques. Cette identité est encore démontrée par ses propriétés con- tagieuses ; l'affection couenneuse des gencives se transmettant par contagion non seulement sous forme de stomatite, mais communiquant encore aux individus contaminés la diphthérie pharyngienne ordinaire et même la diphthérie maligne.

Ainsi, je vous l'ai dit, dans l'épidémie qui sévit à Tours en 1818, on ne se rappelait pas avoir vu d'exemples d'angines couenneuses ou de croup avant l'arrivée dans cette ville de la légion de la Vendée qui y apporta la

---

1. Jules Bergeron, *Stomatite ulcéreuse des soldats* (*Recueil de mémoires de mé- decine militaire*), Paris, 1859.

diphthérie gingivale. Je vous ai dit aussi que les premiers cas se déclarèrent dans le voisinage de la principale caserne qu'occupaient les soldats de cette légion. Dans une famille dont un individu est atteint de stomatite pseudo-membraneuse, vous verrez d'autres individus prendre cette affection, tandis que d'autres encore prendront la diphthérie pharyngienne, le croup, la diphthérie cutanée. Ces faits seront d'autant plus faciles à saisir qu'on les observera dans de petites localités où il est permis aux médecins de remonter à la source du mal, de comprendre, pour ainsi dire, d'un seul coup d'œil ce qui se passe, de suivre pas à pas la marche envahissante de l'épidémie.

NATURE DE LA DIPHTHÉRIE, CONTAGION, ALTÉRATION DU SANG, ALBUMINURIE.

MESSIEURS,

A l'époque où Bretonneau écrivit son *Traité de la diphthérite*, la médecine, la médecine française du moins, était sous l'empire des doctrines du physiologisme de Broussais, la théorie de l'inflammation dominait toute la pathologie, et dans les maladies, quelles qu'elles fussent, l'élément inflammatoire était le seul dont on eût à tenir compte. Pinel avait cependant montré que, dans les divers tissus organiques, l'inflammation subissait des modifications très caractérisées; par là l'illustre auteur de la *Nosographie philosophique* avait déjà répandu un grand jour sur l'histoire des maladies, et imprimé à l'esprit d'observation une nouvelle impulsion. Bretonneau, allant plus loin que Pinel, démontrait à son tour que la diversité des altérations phlegmasiques et des phénomènes qui les accompagnent ne dépendait pas seulement de la spécialité des tissus affectés; il démontrait, en publiant ses remarquables travaux sur la diphthérie et sur la dothiénenterie, que la spécificité de l'inflammation, bien plus que son intensité, bien plus que la nature du tissu qui en était le siège, influait sur le trouble que chaque lésion imflammatoire apporte dans les fonctions : c'est, disait-il, à la spécificité de l'inflammation que se rapportent la durée, la gravité et le danger de la plupart des pyrexies.

La maladie que nous étudions n'avait point échappé à la règle absolue qu'on prétendait imposer. Dans l'angine couenneuse, dans le croup, on ne voyait que l'angine, que la laryngite, qu'une inflammation qu'il fallait, avant tout, combattre par les antiphlogistiques. Sans doute, l'élément inflammatoire peut jouer ici son rôle; mais ce rôle, loin d'être le principal, est tout à fait secondaire : absolument comme dans la variole, dans la rougeole, dans la syphilis, dans bien d'autres maladies, il est subordonné à la nature de la cause qui le domine, en lui imprimant son caractère spécial.

Il est cependant une différence essentielle à établir entre la diphthérie et les maladies que nous venons de nommer, c'est que dans celle-là il y a à tenir compte plus que dans celles-ci de l'affection locale. Si dans la variole, par exemple, nous ne nous préoccupons pas des pustules, si nous ne nous en préoccupons du moins qu'au point de vue de la signification diagnostique et pronostique que nous pouvons en tirer, si nous ne nous en préoccupons pas au point de vue du traitement, il n'en est plus ainsi dans la diphthérie. On peut comparer, en effet, ce qui se passe ici avec ce qui se passe dans la pustule maligne, où, en attaquant directement l'affection locale, nous enrayons la marche de la maladie générale dont cette affection était une première manifestation. De même, dans la diphthérie, en intervenant énergiquement pour combattre la première manifestation, nous pouvons quelquefois en arrêter les progrès, en empêcher les manifestations ultérieures. Je reviendrai sur ce point à propos du traitement.

En France, on a considéré jusqu'ici la fausse membrane de la diphthérie comme un exsudat; en Allemagne, d'après les recherches de E. Wagner, on y verrait plutôt une espèce de dégénérescence, peut-être fibrineuse, des cellules épithéliales de la membrane muqueuse avec déformation excessivement irrégulière de ces cellules dégénérées. A un grossissement suffisant, la fausse membrane présente un aspect réticulé; le réseau clair, homogène, est formé de mailles allongées, rondes ou polygonales, renfermant dans leurs interstices des cellules lymphoïdes ou de vrais corpuscules de pus, quelquefois des globules rouges, des éléments dont on ne peut toujours dire si ce sont des cellules ou des noyaux; enfin des granulations protéiques ou graisseuses. Les trabécules ou fibrilles qui constituent les mailles ont une grosseur variable. Du côté de la surface libre de la fausse membrane, le réseau est recouvert par les cellules aplaties de l'épithélium, dont les noyaux sont plus ou moins reconnaissables; du côté de la face profonde, il est aussi nettement limité et n'atteint pas le chorion. Ainsi, vous le voyez, les recherches les plus récentes confirment ce que je vous ai toujours dit : la fausse membrane se développe à la surface d'une membrane muqueuse non ulcérée, et c'est là un de ses principaux caractères. Maintenant, que ce soit une exsudation de matière fibrineuse ou protéique, comme je le crois, dans l'intervalle des cellules épithéliales qui se déforment, ou que ce soit une dégénérescence fibrineuse de celles-ci considérablement proliférées, au fond, la chose importe peu : il y a là une question d'histogénie assez obscure, et, après tout, indifférente; mais ce qui est essentiel, c'est la fausse membrane qui en résulte, c'est sa localisation sur les membranes muqueuses en contact avec l'air, et c'est surtout l'ensemble des phénomènes généraux qui accompagnent sa formation.

Quelles que soient d'ailleurs ses manifestations locales, quelles que soient ses formes générales, la diphthérie est une de sa nature; qu'elle affecte les membranes muqueuses ou la peau; que ce soit l'angine pharyngienne, laryngienne ou bronchique ; que ce soit la stomatite ou le coryza couenneux ; que ce soit la diphthérie cutanée, vulvaire, anale ou préputiale, c'est toujours la même maladie. La diversité d'aspect que peuvent présenter ces affections locales dépend uniquement de la diversité des tissus sur lesquels la diphthérie manifeste son action ; mais ces manifestations différentes répondent toutes à une même cause. Le fait est incontestable quand on voit, dans les épidémies, la diphthérie affecter des localisations si diverses et se transmettre d'individu à individu, sous diverses variétés de localisations : quand on voit, par exemple, un malade affecté de la diphthérie gingivale communiquer à d'autres, soit l'angine pseudo-membraneuse, soit le croup, soit la diphthérie cutanée, ou toute autre espèce de l'affection pelliculaire ; ou, ainsi que M. le docteur P. Guersant en a cité un exemple, la diphthérie du prépuce, chez un enfant, devenir le point de départ d'une angine pseudo-membraneuse chez le frère et chez le père.

Lorsque l'on considère combien sont grandes les différences qu'offrent entre elles les diverses formes de la maladie, il semblerait que celle qui tue par la propagation aux voies respiratoires, celle qu'on pourrait appeler la *diphthérie simple* (*genuina*) et celle qui tue par intoxication générale, la *diphthérie maligne*, soient de nature très distincte. Eh bien, messieurs, sous cette diversité de formes, comme tout à l'heure dans la variété des manifestations locales, nous retrouvons la même maladie. Il en est de la diphthérie comme de la variole, qui, confluente ou discrète, bénigne ou maligne, est toujours la variole. Les transformations que subit le mal, suivant les épidémies, dépendent de ce je ne sais quoi que nous sommes convenus de désigner sous le nom de *génie épidémique ;* cette diversité de formes, dans une même épidémie, dépend de la prédisposition naturelle ou acquise, de la constitution organique des individus affectés. Et la comparaison que nous établissons, à ce point de vue, entre la diphthérie et la variole, nous paraît d'autant plus acceptable, qu'indépendamment de ses formes simple et maligne dont je vous ai parlé, la maladie pelliculaire en revêt, en quelques circonstances, une autre qui semblerait être à celle-ci ce que la varioloïde est à la variole. Dans certaines épidémies, en effet, on a vu des individus prendre des angines qui, par leurs caractères anatomiques, semblaient être soit des angines couenneuses communes, celles que produit l'herpès du pharynx, soit même des angines simples, bien qu'en réalité on eût affaire à des angines diphthériques, mais à des angines diphthériques singulièrement modifiées. Ce qui rend notre comparaison acceptable en tout point, ce qui prouve l'identité de nature de ces différentes formes, c'est que chacune d'elles, en se transmettant d'individu à individu, peut se manifester sous un aspect particulier ; c'est que l'angine diphthérique modifiée, par exemple, peut communiquer la diphthérie simple ou maligne, absolument comme la variole modifiée est susceptible de communiquer la variole discrète ou confluente, et réciproquement. Ainsi, dans la séance de la Société médicale des hôpitaux de Paris, le 25 août 1858, mon honorable collègue Alphonse Guérard a cité les faits suivants qu'il venait d'observer récemment dans une même famille, dans l'espace de six mois environ. Un enfant succombe au croup laryngé ; deux angines érythémateuses se déclarent deux jours après chez deux jeunes filles qui reçurent les soins de notre regrettable confrère Gillette. Quelques jours plus tard, le père, âgé de quarante-cinq ans, soigné par A. Guérard, prend une angine avec pseudo-membranes dans le pharynx. Enfin deux autres enfants sont atteints, l'un d'une angine simple, l'autre d'une angine couenneuse.

Une observation analogue a été communiquée par M. le docteur Henri Roger au docteur Peter, qui l'a consignée dans sa thèse inaugurale. On y voit une petite fille de deux mois succomber à une angine couenneuse en cinq jours, sa mère être prise la veille de la mort de l'enfant d'angine également couenneuse, puis de diphthérie des mamelons primitivement crevassés ; la bonne avoir, trois jours après la mort de l'enfant, une angine grave, mais non pseudo-membraneuse ; le père, cinq jours après la mort de son enfant, contracter une angine simple de moyenne intensité ; le grand-père et la grand'mère avoir des angines simples et très bénignes; une dame qui était venue les visiter être prise de laryngite, et enfin la cuisinière, qui n'avait eu aucun rapport avec l'enfant, n'avoir aucun symptôme de mal de gorge [1].

M. Peter fait suivre cette observation de réflexions qui rentrent complètement dans ma manière de voir.

Puis, en opposition à ces faits dans lesquels la maladie suit, pour la gravité, une progression décroissante, en se transmettant des enfants aux adultes, M. Peter rapporte dans la même thèse une série d'autres faits dans lesquels le mal marche en progression inverse, en passant des adultes à un enfant, et de celui-ci à un homme déjà avancé en âge.

C'est l'histoire d'une famille dans laquelle le mari de la domestique, pris le premier, communique à sa femme une angine couenneuse dont elle guérit. Six jours après, l'enfant du maître de la maison, âgé de vingt-six mois, est atteint de diphthérie pharyngée; puis, au douzième jour, le larynx est envahi, et le lendemain, lorsque Gillette me fit l'honneur de m'appeler en consultation, le croup était confirmé. Le soir, M. Peter dut pratiquer la trachéotomie; elle n'empêcha pas la mort, qui arriva le quatrième jour suivant.

C'est de cet enfant, auquel il donnait ses soins, que notre regrettable confrère Gillette prit la diphthérie et le croup auquel il succomba, sans qu'on ait pu tenter la trachéotomie, les fausses membranes ayant envahi les bronches.

---

1. Michel Peter, *Recherches sur la diphthérie et le croup*, Paris, 1859.

La diphthérie est donc une maladie spécifique par excellence, dont les diverses manières d'être, locales et générales, constituant seulement des variétés dans l'espèce, doivent se rapporter à l'action d'un principe morbifique unique, d'un virus spécial; c'est, en un mot, une maladie pestilentielle. Comme toutes les maladies spécifiques par excellence, elle est contagieuse et peut-être est-elle inoculable. Quant à ce dernier point, les rares exemples qui ont été rapportés pour prouver la possibilité d'inoculer la diphthérie, notamment ceux communiqués à la Société de médecine des hôpitaux par M. J. Bergeron, ces exemples, dis-je, sont très discutables, et les expériences tentées pour arriver à la démonstration rigoureuse des faits sont restées infructueuses. Je ne parle pas des expériences pratiquées sur les animaux, car on sait que, relativement à l'inoculation, on ne peut pas conclure des animaux à l'homme; je parle seulement des expériences faites de l'homme à l'homme. Or, j'ai essayé, en 1828, de m'inoculer la maladie par piqûres pratiquées sur le bras gauche, sur les amygdales et sur le voile du palais, avec une lancette trempée dans une fausse membrane que je venais d'extraire d'une plaie dipththérique, et je ne me suis pas donné la diphthérie. Dans l'excellent mémoire que je vous ai plusieurs fois cité, M. Peter raconte avoir, par trois fois, inutilement renouvelé sur lui la même expérimentation. Dans un premier cas, en pratiquant la trachéotomie sur un enfant, il reçut sur la cornée de l'œil gauche une production pseudo-membraneuse semi-liquide qui couvrit un instant le globe oculaire, et dont la portion la plus fluide s'introduisit sous les paupières; il ne lava point l'œil contaminé, et il n'en résulta aucun accident. Dans un second cas, il se fit trois piqûres sur la lèvre inférieure avec une lancette trempée dans une exsudation diphthérique semi-fluide, et il n'en éprouva aucun dérangement dans sa santé. Une troisième fois, enfin, ce hardi expérimentateur se badigeonna les amygdales, les piliers du voile du palais, la partie supérieure du pharynx, avec un pinceau de charpie chargé de matière diphthérique; cette fois encore, le résultat fut négatif. Il se peut donc, messieurs, d'après ces expériences, que la diphthérie ne soit pas plus inoculable que ne le sont la rougeole, la scarlatine, la coqueluche, maladies dont personne ne met en doute cependant les propriétés contagieuses.

Quant à la *contagion* de la diphthérie, si un instant on a pu la nier, si un instant on a oublié les observations de nos devanciers, celles de Rosen entre autres, et bien longtemps avant lui celles de Cortésius, de Wedel, etc., personne aujourd'hui ne saurait la contester. Dans son *Traité de la diphthérite*, Bretonneau avait appelé l'attention sur ce point, et il y est revenu dans son dernier travail[1]. Les faits se sont multipliés de

---

1. Bretonneau, *Sur les moyens de prévenir le développement et les progrès de la diphthérie* (*Archives générales de médecine*, 1855).

toutes parts dans l'histoire des épidémies. Toutefois le mode de transmission de la maladie d'une localité dans une autre n'est pas toujours facile à saisir. En quelques circonstances, néanmoins, on a pu remonter pertinemment à son origine, comme dans le cas suivant, dont on ne saurait mettre en doute l'authenticité. L'épidémie de diphthérie qui sévit en 1858 à Fresnay-le-Ravier, arrondissement de Nevers, eut pour point de départ un enfant amené de Paris. Cet enfant succomba, et celui de la nourrice, auquel il communiqua sa maladie, mourut également ; de là le fléau gagna le village.

Une fois la diphthérie entrée dans une maison, sa tendance à se propager par contact d'individu à individu est incontestable. Combien de fois n'a-t-on pas vu presque tous les enfants d'une famille atteints successivement, et le père et la mère, ou les assistants qui donnaient des soins aux malades, subir à quelque degré l'influence du mal ! Je vous en ai cité des exemples, et vous savez, messieurs, que les médecins ont largement payé leur tribut à la contagion de cette épouvantable maladie. Je vous ai parlé de Valleix, de Henri Blache, de Gillette, et, sans doute, à cette liste déjà trop longue on pourrait ajouter d'autres noms.

Cette question de la contagion de la diphthérie est donc maintenant généralement résolue par l'affirmative. Dans ces derniers temps, elle a été mise à l'ordre du jour au sein de la Société des hôpitaux, et nous a valu une excellente communication de M. Henri Roger, ayant pour but d'établir par une série d'observations authentiques et rigoureuses, non seulement les propriétés contagieuses de la maladie, mais encore la *durée d'incubation* du poison diphthérique. De cette communication il ressortait que la durée d'incubation de beaucoup la plus ordinaire était de deux à sept jours ; vous comprendrez, du reste, d'après ce que vous savez de la non-possibilité d'inoculer la diphthérie, que ces chiffres ne peuvent être fixés que très approximativement.

Je vous ai dit, messieurs, que la diphthérie dans sa forme maligne tuait à la façon des maladies septiques, par une sorte d'intoxication générale et profonde de l'économie. Cette intoxication se manifeste pendant la vie par des symptômes généraux et locaux que je vous ai décrits ; elle se traduit aussi par une altération particulière du sang que l'on trouve à l'autopsie des sujets ; elle se traduit par un trouble fonctionnel qui se rencontre dans un grand nombre de maladies septiques, la variole, la scarlatine, la dothiénentérie, le choléra : je veux parler de l'albuminurie ; elle se traduit enfin par des accidents nerveux paralytiques, accidents du plus haut intérêt, auxquels je consacrerai une leçon tout entière.

L'*altération du sang*, sur laquelle j'appelle aujourd'hui votre attention, a été signalée, pour la première fois, par M. A. Millard, dans son excellente thèse inaugurale[1] : elle l'a été depuis dans le mémoire de

1. A. Millard, *Sur la trachéotomie dans le cas de croup*, thèse de Paris, 1858.

. Péter (1859). Sur six autopsies d'individus morts de croup compliqué coryza couenneux, accident que je vous ai donné comme une des ma- festations de la diphthérie maligne, M. Millard a rencontré cinq fois tte altération du sang, dont jusque-là personne n'avait fait mention. Je 'empresse d'ajouter, suivant la remarque de l'auteur, que dans le ième cas, l'observation fut prise trop incomplètement pour qu'on puisse tirer une conclusion négative. Cette altération du sang consiste dans le coloration de ce liquide très différente de la coloration normale; au u d'être rouge plus ou moins foncé, il est brun; M. Millard compare tte couleur à celle du *jus de pruneaux*, du *jus de réglisse* : elle tache, t-il, les doigts presque comme le fait la *sépia*. M. Peter la compare à lle d'une eau dans laquelle on aurait délayé de la suie. Les viscères et s membranes muqueuses qui en sont imprégnés présentent une teinte le caractéristique. Ce sang est trouble, légèrement bourbeux; les cail- ts qu'ils forment sont mous et offrent une sorte de ressemblance avec u résiné trop cuit. Les artères, au lieu d'être vides, ainsi qu'elles le sont abituellement après la mort, contiennent presque autant de sang que ans les veines.

J'arrive à l'*albuminurie*. Messieurs, il y a déjà plusieurs années, Wade le Birmingham) annonçait avoir constaté la présence de l'albumine ans les urines des hommes atteints de diptthérie, il l'annonçait comme n phénomène incontestable et fréquent dans les cas mortels; appuyant n expérience de celle de ses confrères, il rapportait que le même fait ait été vu par plusieurs médecins, et il citait le docteur James, qui ait publié la relation intéressante d'une épidémie croupale. Le docteur Vade ajoutait qu'ayant communiqué le résultat de ses observations à la ociété médico-chirurgicale du collège de la Reine, des observations con- rmatives avaient été immédiatement signalées par le docteur Robins et ar d'autres encore. Cette découverte, d'abord consignée dans un recueil ériodique peu répandu de ce côté-ci du détroit (*The Midland quarterly ournal of medical Science*), resta longtemps ignorée en France. Je l'igno- is comme tout le monde, quand me tomba entre les mains un mémoire lédit du docteur Abeille qui, le premier à ma connaissance, mentionnait diphthérie parmi les maladies dans lesquelles l'albuminurie pouvait se incontrer. Depuis lors, je n'ai plus laissé échapper l'occasion de recher- her le phénomène, je le constatai chez plusieurs malades dans les salles lêmes de la Clinique, et je ne manquai pas de vous le signaler dans mes cons dès l'année 1857. Dans la séance du 23 juin 1858, M. le docteur . Sée, qui ignorait les travaux des médecins anglais, et qui ne pouvait nnaître celui de M. Abeille, appelait plus particulièrement encore l'at- ntion générale sur la fréquence de l'albuminurie dans l'angine maligne dans le croup, avant comme après la trachéotomie; il rapportait qu'à n service de l'hôpital des Enfants, les urines de tous les malades atteints de diphthérie étaient soumises, à ce point de vue, à un examen de chaque jour, et que chez un tiers au moins des individus il trouvait de l'albumine en quantité notable. Ainsi que l'avait avancé Wade, c'est là, en effet, un accident d'une très grande fréquence, et en plusieurs circonstances je vous ai mis à même de le vérifier. On a cherché à l'interpréter de plusieurs manières. Suivant quelques-uns, la cause serait complexe; la présence de l'albumine dans le sang dépendrait, en quelques cas, d'une congestion passive et passagère des reins produite par l'asphyxie dans le croup, et de la stase sanguine qui en résulterait. Cette théorie est fort contestable, même pour les cas exceptionnels auxquels on prétend l'appliquer. Pour nous, comme pour la généralité des médecins, l'albuminurie, dans la diphthérie, se lie à l'état général de l'économie; nous retrouvons ici ce que nous notons dans les maladies septiques, comme la variole, la scarlatine, la dothiénentérie, etc., sans que, jusqu'à présent, nous ayons pu saisir la raison du fait. Dans certains cas, l'albumine apparaît dans l'urine dès le début de la maladie; la quantité qu'y décèlent les réactions provoquées par l'acide nitrique et par la chaleur varie considérablement, chez un même individu, d'un jour à un autre; quelquefois son apparition a lieu d'une façon intermittente, cessant plus ou moins longtemps pour se manifester de nouveau. Vous vous rappelez, messieurs, qu'il en a été ainsi chez cette jeune femme couchée au n° 9 de notre salle Saint-Bernard, dont je vous rapporterai l'histoire à propos d'une paralysie diphthérique; vous vous rappelez que les variations dans la quantité d'albumine que nous trouvions en examinant les urines de la malade ne coïncidaient nullement, pendant le cours de ces accidents paralytiques, avec leur diminution ou leur augmentation, et que c'est en vain que nous cherchions à porter un pronostic d'après ce qui se passait dans le verre à expérience. C'est qu'en effet, quelque intéressant que soit le phénomène, il n'est pas possible jusqu'à présent d'en tirer une induction absolue. S'il est permis de dire, d'une façon générale, que l'albuminurie dans la diphthérie se rencontre habituellement dans les cas graves, il est cependant des exceptions assez nombreuses à cette règle. D'une part l'albuminurie s'observe dans les cas légers; d'autre part elle manque dans des cas des plus sérieux. On a prétendu aussi expliquer par elle les phénomènes de la paralysie dont j'aurai tout à l'heure à vous entretenir; mais, ainsi que je vous le dirai à ce propos, d'une part aussi, dans ces cas, on a vu l'albuminurie manquer quelquefois; d'autre part, on ne saurait comparer les phénomènes paralytiques aux accidents nerveux qui surviennent dans le cours des albuminuries aiguës ou chroniques, puisque ces accidents nerveux sont caractérisés par des phénomènes convulsifs ou comateux, et que, à l'exception de l'amaurose, on n'a jamais noté de paralysie dans ces cas. Encore un mot sur ce sujet. Tandis que le docteur Wade dit n'avoir jamais vu l'hydropisie accompagner l'albuminurie diphthérique, ces hydropisies peuvent, suivant M. Germain Sée, se rencontrer quelquefois, beaucoup plus rarement, il est vrai, ajoute-t-il, que dans la scarlatine. Pour notre part, nous n'en avons observé que peu d'exemples, et, autant qu'il me soit permis de me fier à ma mémoire, je crois pouvoir affirmer que cette anasarque ne s'observe que dans un vingtième des cas. Pour nous résumer, l'existence de l'albumine dans les urines des individus atteints de diphthérie, quelle que soit sa forme, quelle que soit sa manifestation, angine couenneuse, croup, diphthérie cutanée, etc., est un accident fréquent, mais qui, dans l'état actuel de nos connaissances, ne peut avoir qu'une signification restreinte au point de vue du pronostic et du traitement. On ne saurait nier toutefois qu'il ne soit l'expression d'une grande perturbation apportée dans l'organisme par le principe morbide qui engendre la diphthérie.

Après tout ce que je vous ai dit de la nature spéciale et spécifique de la diphthérie, qui n'est pas seulement constituée par l'apparition d'une fausse membrane à la surface de certaines membranes muqueuses, mais encore par la simultanéité de phénomènes généraux toujours sérieux, quelquefois formidables, par la propriété d'être épidémique et contagieuse; après ce que je vous ai dit du croup, qui n'est que la manifestation laryngée de la diphthérie, puis-je m'empêcher de vous signaler l'étrange erreur de langage et de nosologie que commet actuellement l'école allemande et que répètent volontiers les néo-Germains de ce côté-ci du Rhin, à savoir, que toute production fibrineuse est diphthérique ou *croupale!* « Ainsi, disent très justement MM. H. Roger et Peter [1], parlant de l'angine diphthérique, ainsi, par une étrange confusion nosologique, en appelant diphthérique toute production fibrineuse, ils oublient la notion de la spécificité cliniquement démontrée par Bretonneau; et, par une confusion de langage plus étrange encore, détournant le mot *croup* de sa vraie signification, ils en arrivent à appeler croupale toute affection avec exsudation de fibrine; de telle sorte que la pneumonie franche, ce type de l'inflammation non spécifique, est pour les Allemands une pneumonie *croupale*, parce qu'il y a une exsudation fibrineuse dans les vésicules pulmonaires !

» Il suffit de signaler cette erreur doctrinale pour en faire justice. N'est-il pas singulier qu'en Allemagne on en soit arrivé à ce vice de logique que les doctrines médicales s'inspirent à peu près exclusivement de l'amphithéâtre d'anatomie ? N'est-il pas étrange que la notion de maladie y soit à ce point oubliée ou perdue qu'on néglige, dans l'étude des faits pathologiques, la matière vivante, c'est-à-dire le malade avec ses aptitudes variables suivant l'âge ou les influences du milieu, pour ne songer qu'à

1. H. Roger et M. Peter, *Angine diphthérique*, dans le *Dictionnaire encyclopédique des sciences médicales*, t. V, p. 14.

la matière morte, au produit cadavérique, la clinique abdiquant ainsi devant la dissection ! »

Il est bon de protester ainsi contre de telles erreurs, surtout lorsqu'on les voit s'infiltrer parmi nous dans des livres où l'esprit médical est remplacé par des spéculations physiologiques ; et je m'associe à la protestation que je viens de vous citer comme à celles qu'ont formulées à ce sujet MM. Lorain et Lépine [1].

PARALYSIE DIPHTHÉRIQUE.

N'est pas une maladie nouvelle. — Forme bénigne. — Symptômes. — Paralysie du voile du palais, des sens, des membres, des muscles de la vie organique. — Mort par suffocation, par étranglement. — Forme grave. — Symptômes ataxo-adynamiques. — Gravité non en rapport avec l'intensité, la durée des affections couenneuses, non en rapport avec l'albuminurie. — Cette paralysie est le fait d'une intoxication. — Traitement.

MESSIEURS,

Nous nous sommes arrêtés longtemps dans notre salle Saint-Bernard auprès d'une jeune femme que vous avez trouvée étendue dans un fauteuil d'où il lui était impossible de se lever. Cette malade, qui occupe le lit n° 9 de cette salle, est atteinte de paralysie depuis plus de trois mois; nous avons vu les accidents se développer graduellement sous nos yeux. Elle nous offre aujourd'hui un remarquable exemple de la paralysie consécutive à la diphthérie, affection qui n'est pas nouvelle sans doute, mais qui n'est bien étudiée que depuis peu de temps et dont je dois aujourd'hui vous entretenir.

Le fait qui m'en fournit l'occasion est assez intéressant pour que je ne craigne pas de vous le rapporter avec quelques détails. La malade, âgée de vingt-huit ans, est entrée dans le service de la Clinique le 6 août 1859; huit jours auparavant, elle avait ressenti du malaise ; une violente céphalalgie ; elle avait eu de la fièvre, du mal de gorge, des sueurs abondantes; le lendemain elle eut des vomissements et son appétit était perdu.

Une particularité importante à noter, c'est que cette jeune femme avait quitté depuis une quinzaine de jours seulement notre salle, où elle était venue se faire traiter d'un lumbago ; à cette époque, elle se trouva placée dans un lit voisin d'une autre malade, atteinte de diphthérie et dont l'enfant succombait au croup. C'est probablement d'eux qu'elle contracta la maladie qui la ramenait à l'Hôtel-Dieu.

---

1. P. Lorain et R. Lépine, *Diphthérie*, dans le *Nouveau Dictionnaire de médecine et de chirurgie pratiques*, t. XI, p. 596.

A la visite du matin, le 7 août, nous constatons l'existence d'une angine couenneuse des plus étendues : la luette, les amygdales, entièrement recouvertes de fausses membranes, ne présentaient plus qu'une surface d'un blanc grisâtre. Je cautérisai immédiatement avec l'acide chlorhydrique ; je prescrivis des insufflations d'alun qui devaient être répétées plusieurs fois dans le courant des vingt-quatre heures, un julep avec 6 grammes de perchlorure de fer, et une infusion de café noir dans laquelle on ajouta du quinquina en poudre.

Le lendemain, on nous montra une fausse membrane très épaisse qu'on avait détachée de la gorge ; cette concrétion dipthérique avait 2 centimètres et demi de longueur sur 1 de largeur. Sur la surface libre, on voyait des traces de la cautérisation de la veille, et celle par laquelle elle adhérait à la membrane muqueuse était sillonnée de fines arborisations rougeâtres. Dans la cavité buccale nous trouvions les pseudo-membranes moins abondantes et occupant surtout la luette et les piliers postérieurs du voile du palais. Les ganglions cervicaux, principalement ceux du côté droit, étaient engorgés. En examinant les urines, nous obtenions une quantité considérable d'albumine. On continua le julep avec le perchlorure de fer, dont on éleva la dose à 8 grammes ; puis je fis porter dans la gorge une eau fortement chargée de tannin, à l'aide de l'appareil *pulvérisateur* imaginé sur les indications de M. le docteur Sales-Girons pour les inhalations d'eaux médicinales.

Dans la nuit du 8 au 9 août, la malade fut prise d'un accès d'oppression qui força d'aller chercher l'élève de garde ; celui-ci retira encore du pharynx une fausse membrane épaisse, cause de cet accident : cependant, à partir de ce moment, les concrétions pseudo-membraneuses devinrent de jour en jour de moins en moins épaisses et de moins en moins étendues. Le 11, après en avoir enlevé une couche très mince, nous cautérisâmes avec de l'acide chlorhydrique la place que ces fausses membranes occupaient, et le 16 il n'existait plus que quelques petites taches blanches. La diphthérie semblait définitivement arrêtée. On continuait néanmoins d'administrer le perchlorure de fer, à la dose de 10 grammes par jour : ce médicament ne fut suspendu que le 23 août.

Néanmoins les urines, traitées par la chaleur et par l'acide nitrique, donnaient toujours un précipité considérable d'albumine. Pour en finir tout de suite avec ce qui a trait à ce phénomène, je vous dirai que, du 15 août au 12 septembre, il avait présenté de notables variations, le précipité étant tantôt moins, tantôt plus abondant, mais en définitive diminuant progressivement, à ce point que le 12 septembre j'avais fait noter sur la feuille d'observations très peu d'albumine dans les urines, lorsque, vingt-quatre heures après, elle avait reparu en aussi grande proportion que les premiers jours. Cette recrudescence de l'albuminurie coïncida avec le développement d'accidents nerveux particuliers dont je vous parlerai, et qui se manifestèrent le lendemain 14. Pendant trois jours, le précipité albumineux fut très abondant; le 17 septembre, les urines n'en présentaient pas trace, mais un léger nuage reparut le 18 : ce fut, il est vrai, d'une façon très passagère, car le 19 septembre l'albuminurie cessa définitivement.

Cependant dès le 12 août (la maladie datait alors de neuf jours et la luette était entièrement dégagée) on ne trouvait plus de fausse membrane que sur l'amygdale gauche, et il en existait à peine quelques traces sur la droite. Mais il s'était manifesté un phénomène qui attira sérieusement toute notre attention. C'était un timbre nasillard de la voix, indiquant un commencement de paralysie du voile du palais et qui augmenta de jour en jour. Le 15, en essayant les forces de la malade à l'aide du dynamomètre du docteur Burq, nous trouvions que la main droite ne donnait que 27 kilogrammes de pression, la gauche 22. Trois jours après, la paralysie du voile du palais avait encore augmenté, les aliments liquides et les boissons revenaient par le nez. Le 20 août, cette jeune femme se plaignait d'un affaiblissement général, de fourmillement dans les pieds; au dynamomètre, elle marquait 23 kilogrammes à droite, 20 à gauche. Le 23, ses mains étaient engourdies, et, comme ses pieds, elles étaient le siège de fourmillements : elle ne marchait plus qu'en trébuchant. Le 25, nous constations de l'anesthésie. Nous pouvions piquer la malade sans qu'elle s'en aperçût; en appliquant l'esthésimètre sur la face dorsale de son avant-bras gauche, elle ne sentait distinctement les deux pointes de l'instrument qu'alors qu'elles étaient à une distance de 6 centimètres l'une de l'autre. Ses bras étant étendus, les mains étaient agitées d'un tremblement continuel. Non seulement les boissons étaient difficilement avalées, mais les aliments solides eux-mêmes traversaient péniblement l'isthme du gosier ; suivant l'expression de la malade, des morceaux restaient *accrochés* à la gorge. Cette *dysphagie* alla encore en augmentant pendant plusieurs jours. Le 31 août de nouveaux accidents se produisirent. Quand cette malheureuse jeune femme respirait, nous entendions dans les inspirations un léger sifflement, analogue à celui qui se produit chez les individus affectés de ce qu'on a appelé l'œdème de la glotte. Depuis la veille elle éprouvait une *dyspnée* considérable et l'on comptait 54 inspirations par minute. A la percussion, à l'auscultation, nous ne trouvions aucun signe d'affection thoracique. Le 2 septembre, la paralysie avait pris les lèvres et la langue. La malade y éprouvait de l'engourdissement, des fourmillements, et elle avait de la peine à articuler les mots. La *difficulté pour parler* augmenta comme la dypsnée; les gencives étaient insensibles, les dents ne sentaient plus les aliments qu'elles broyaient. J'eus alors recours à l'*électrisation*, que je fis appliquer sur les parties antérieures et latérales du cou et au niveau de la région épigastrique, soupçonnant que le diaphragme était en cause dans

cette dyspnée, et que, comme les autres muscles, il était frappé de para
lysie. Le cinquième jour de ce traitement, la malade nous disait qu'elle
avalait et respirait mieux. Mais elle était loin d'en être quitte avec ses
accidents. En effet, le 11 septembre, survinrent des *troubles du côté de la
vision*. Sa vue était troublée ; elle ne pouvait plus lire, les lettres lui apparaissaient brouillées. L'embarras de la prononciation était encore plus
marqué ; les mains étaient toujours engourdies, les pieds ne l'étaient plus.

A cette époque, je vous le rappelle, l'albumine, dont la proportion
avait diminué dans les urines, reparut en quantité plus considérable ; à
cette époque aussi, c'est-à-dire vers le 15 septembre, la malade fut prise
pendant la visite des accidents nerveux auxquels je faisais tout à l'heure
allusion : elle se plaignait d'éprouver depuis le matin des tremblements
dans les mains. Nous venions de nous éloigner de son lit, lorsque tout à
coup nous la vîmes agitée de mouvements convulsifs violents occupant les
deux bras, les paupières et les muscles de l'œil, dont le globe était renversé
en haut. Ces *convulsions* durèrent plus d'une heure, l'intelligence restant
parfaitement nette ; jamais jusque-là cette jeune femme n'avait eu d'attaques de nerfs. Je prescrivis une potion avec : eau de mélisse, 80 grammes ; sirop d'éther, 40 grammes ; musc, 1 gramme ; et le lendemain, nous
constations un grand calme. Dans la nuit du 15 au 16, les accidents
convulsifs se manifestèrent de nouveau, occupant cette fois les muscles
du visage et de la mâchoire. A la visite, nous notions une dyspnée considérable, et une grande difficulté dans l'articulation des sons ; la dysphagie était cependant toujours moindre. La jambe gauche, beaucoup
plus faible que la droite, fléchissait sous le poids du corps. Les extrémités
supérieures étaient toujours le siège de fourmillements, mais conservaient
de la force. Le 22 septembre, la *faiblesse avait pris les deux jambes*, et
rendait non seulement la marche, mais même la station debout impossibles : de plus, les *garderobes* étaient *très difficiles*. Cette faiblesse et
l'engourdissement qui l'accompagnait présentaient des variations dans
leur intensité. Ainsi, tandis que, le 22, la malade n'avait aucune conscience
de l'existence de ses orteils, le lendemain elle n'éprouvait plus cette sensation désagréable qu'elle accusait la veille. Cette faiblesse des jambes
augmentait réellement toutefois ; le 26 septembre, la *paraplégie* était
complète, il s'y ajoutait en outre du *ténesme vésical*, puis de la difficulté
pour uriner, une véritable *paralysie de la vessie*. La dyspnée, la gêne de
la déglutition, l'embarras de la parole avaient graduellement diminué, et
vous avez vu, messieurs, qu'aujourd'hui cette malade respire, avale et
parle facilement. On a continué l'électrisation, que l'on appliqua successivement sur les parties successivement frappées. Depuis le 1er octobre
l'engourdissement dans les membres a diminué, les forces reviennent
graduellement ; le 7, la malade a pu se lever seule et s'asseoir à côté de son
lit, bien qu'il lui fût encore impossible de marcher. Le 11, elle commen-

TROUSSEAU, Clinique.   I. — 32

çait à faire quelques pas, en chancelant, il est vrai, et, quand elle marchait, elle ne sentait pas le sol sur lequel reposaient ses pieds.

Il était difficile, messieurs, de méconnaître dans ce cas la relation existant entre les accidents paralytiques que nous avions vus se développer sous nos yeux, et à la diphthérie dont cette jeune femme était encore atteinte lorsqu'ils se manifestaient. Si les choses s'étaient toujours présentées aussi nettes à l'observation des médecins, il est vraisemblable que la paralysie diphthérique ne serait pas passée inaperçue, car assurément ce n'est pas une affection nouvelle, ainsi qu'on a pu le croire.

Il en a été d'elle, en effet, comme de beaucoup d'autres. L'albuminurie, par exemple, que nous ne connaissons que depuis peu d'années, se rencontre aujourd'hui communément. J'en dirai autant de la leucocythémie : pour celle-ci, l'exemple sera plus frappant encore, car elle était tout à fait ignorée jusque dans ces derniers temps, tandis qu'aujourd'hui ln'est pas d'hôpital où l'on n'en ait observé des cas. Ce n'est pas que l'albuminurie et la leucocythémie soient des affections nouvelles, ce n'est même pas qu'elles soient à présent plus communes qu'elles ne l'étaient autrefois; mais c'est que depuis les travaux de Bright sur la première, depuis ceux de MM. Bennett, Virchow, E. Vidal et Magnus Hus sur la seconde, l'éveil a été donné, et qu'on les reconnaît, alors que jadis elles passaient inaperçues. Eh bien ! messieurs, il en est de même de la paralysie diphthérique ; comme généralement elle ne survient qu'à une époque assez éloignée déjà des manifestations locales caractéristiques de la maladie pelliculaire, on comprend qu'on n'en ait pas toujours saisi l'origine et la cause.

Lorsqu'on consulte les monuments que l'histoire nous a laissés sur le mal égyptiaque, — et ces monuments sont de date fort ancienne, puisqu'ils remontent jusqu'à Arétée, — on ne trouve, à la vérité, que peu de traces de cette affection consécutive. Quelques-uns mentionnent bien la faiblesse excessive, la débilité profonde que la maladie entraîne après elle, mais il n'est pas question, à proprement parler, de paralysie. Toutefois son existence est catégoriquement signalée par trois auteurs du milieu et de la fin du siècle dernier, Ghisi, Chomel, Samuel Bard, qui tous trois ont parfaitement établi sa corrélation avec la diphthérie.

Le fait que Ghisi a rapporté[1] est l'histoire de son propre fils à peine âgé de huit ans. Il termine ainsi son observation : « Remettant, dit-il, à la patience et à l'habileté de M. Ch. Scotti, docteur en chirurgie, la cure des vastes ulcères qui occupaient les deux tonsilles, une portion du voile du palais et de la luette, je lui confiai également le traitement d'une tumeur grosse et douloureuse qui, à l'instant où l'intérieur de la gorge

---

1. Martin Ghisi, *Lettere mediche : istoria delle angine epidemiche degl' anni 1747 et 1748*, Cremone, 1749.

était presque guéri, commença à poindre extérieurement et abcéda un peu au-dessous de l'angle de la mâchoire, sous le muscle mastoïdien. Nous laissâmes à la nature le soin de remédier aux étranges effets de cette maladie, *effets qui se remarquaient chez beaucoup de ceux qui étaient déjà rétablis*, et qui persévérèrent pendant environ un mois après la guérison de l'angine et de l'abcès, l'enfant continuant à parler du nez, et ses aliments, au lieu de suivre le chemin de l'œsophage, revenant par les narines, principalement ceux qui étaient les moins solides. »

A la même époque, également en 1748, un médecin français, Chomel observait chez deux malades la paralysie consécutive au mal de gorge, gangréneux. Dans un de ces cas, il n'est encore question que de la paralysie du voile du palais que Ghisi avait seule signalée. « Le malade, dit Chomel, n'a commencé à être véritablement hors d'affaire que le quarante-cinquième jour de sa maladie, ayant toujours de la peine à s'exprimer, parlant du nez et ayant la luette traînante. » Mais, dans le second cas, il est question d'autres accidents ; indépendamment de la paralysie du voile du palais, « la malade était devenue louche et contrefaite ; en reprenant ses forces, elle a repris aussi de jour en jour son état naturel. »

Samuel Bard, qui a écrit la relation de l'épidémie de maux de gorge qui régna en 1771 dans la ville et dans la province de New-York, raconte l'histoire d'une petite fille de deux ans et demi qui guérit d'une angine suffocante et d'une diphthérie cutanée consécutive à une application de vésicatoires, mais qui garda de la paralysie du voile du palais et de la faiblesse des jambes. « Le larynx conservait une sensibilité particulière par rapport aux liquides ; de sorte qu'au moment où la petite malade essayait de boire, elle tombait dans un accès de toux, bien qu'elle pût avaler les aliments solides sans difficulté. Ces symptômes mêmes s'évanouirent, à l'exception de la faiblesse et de l'aphonie qui persévérèrent pendant plus longtemps ; de sorte qu'au deuxième mois elle pouvait difficilement marcher seule et élever la voix au-dessus du chuchotement. »

Ces faits étaient restés ignorés ; Bretonneau lui-même qui, dans son *Traité de la diphthérie*, avait donné la traduction de la lettre de Ghisi et du travail de Samuel Bard, les avait laissés passer sans s'y arrêter. Dans l'épidémie à laquelle il venait d'assister il n'avait point observé d'exemples de paralysie diphthérique, il ne se rappelait pas en avoir jamais rencontré avant l'année 1849. Le premier malade qu'il en vit atteint fut Herpin, de Tours ; Bretonneau, auquel il raconta son histoire, la transcrivit textuellement dans un *Mémoire sur les moyens de prévenir le développement et les progrès de la diphthérie*[1]. A partir de ce moment, la paralysie consécutive à la diphthérie fut un fait parfaitement établi pour les médecins de l'école de Tours ; mais à Paris il en était à peine question, ou du

1. Bretonneau, *Archives de médecine*, janvier et septembre 1855.

moins, bien que depuis longtemps on eût constaté son existence, on
n'avait pas saisi les rapports de cause à effet entre les accidents qu'on
observait et la maladie qui les avait produits.

Il y a vingt-huit ans, j'avais été frappé, et d'autres en avaient été frappés
comme moi, de voir survenir fréquemment la *paralysie du voile du palais* chez des individus qui avaient eu l'angine diphthérique. Ces malades
avaient la voix nasillarde, une très grande difficulté de la déglutition;
cela aussi bien chez les adultes que chez les enfants. En cherchant à me
rendre compte de ce qui se passait dans ces cas, je m'imaginais que cette
paralysie dépendait d'une modification particulière imprimée par l'inflammation couenneuse au voile palatin, modification en vertu de laquelle
la fibre musculaire qui entre dans sa composition perdait pour un certain
temps sa contractilité normale. Ce fut l'explication que nous donnâmes,
M. le docteur Lasègue et moi, dans un travail publié sur ce sujet[1]. A la
vérité, comme il ne s'agissait ici que de la paralysie du voile du palais,
notre explication était jusqu'à un certain point acceptable, car on pouvait
comparer ce qui arrivait dans l'angine diphthérique avec ce qui arrive
quelquefois dans les angines franchement inflammatoires auxquelles on
voit succéder aussi cette paralysie, et d'une façon plus générale, avec ce
qui arrive pour tout appareil musculaire, lorsqu'il a été pendant plus ou
moins longtemps occupé par une inflammation franche ou rhumatismale.
Cependant, bien antérieurement à cette époque, j'avais vu d'autres faits
de paralysie diphthérique, soit généralisée, soit partielle, affectant les
yeux, la langue, mais je les avais vus sans pouvoir me rendre compte de
leur nature, sans avoir saisi la relation entre les troubles de l'innervation
et la maladie de laquelle ils dépendaient. Ainsi, en 1833, un remarquable
exemple s'était présenté à mon observation, alors que je dirigeais le service même de cette clinique en remplacement de Récamier : ce fait a été
recueilli avec soin par le docteur Thirial.

Il s'agissait d'une jeune femme de vingt-deux ans qui entrait à l'Hôtel
Dieu le 13 juin. Ses membres, les supérieurs comme les inférieurs,
étaient frappés d'une paralysie presque complète; le bras droit pouvait à
peine exécuter quelques légers mouvements d'extension; les doigts
étaient rétractés, fléchis dans la paume de la main, et, quand on voulait
essayer de les étendre on provoquait un peu de douleur. La paralysie du
membre supérieur gauche était moins étendue et moins complète : la
malade faisait exécuter au bras quelques mouvements d'adduction ; de
plus, elle pouvait encore faire fléchir l'avant-bras sur le bras et produire
quelques faibles mouvement de pronation et de supination. Toutefois
les doigts de la main gauche étaient en flexion permanente comme ceux
de la main droite. Le membre inférieur droit était totalement privé de

1. *Union médicale.* 9 octobre 1851.

mouvements, et il en était à peu près de même pour le membre inférieur gauche, si ce n'est que la malade pouvait encore le pousser et l'attirer légèrement à elle, grâce à l'action conservée des muscles du bassin.

Il existait une certaine difficulté dans l'émission des urines et des matières fécales.

Malgré la perte presque générale de la motilité des deux côtés du corps, la sensibilité était restée parfaitement intacte dans les membres paralysés. Ces parties étaient un peu plus froides qu'à l'état normal, mais elles sentaient très bien le contact de la main ainsi que les différences de température.

Les organes des sens, l'intelligence, avaient toute leur intégrité. La parole était libre; la malade répondait à nos questions avec une justesse et une précision remarquables. Le pouls était normal, l'appétit peu considérable, mais les digestions étaient bonnes.

Cette jeune femme, qui habitait un village du département de la Haute-Marne, d'où elle était venue à Paris pour se faire soigner, nous racontait qu'elle était accouchée le 14 février; il y avait par conséquent, quatre mois. Sa couche avait été parfaitement heureuse, mais quinze jours environ après, elle avait été prise d'une angine qualifiée d'angine membraneuse, qui l'avait rendue très malade et lui avait fait courir de grands dangers. Le médecin du village qui lui donnait ses soins opposa à cette maladie d'abord une saignée du pied, puis 60 sangsues appliquées en plusieurs fois, et il y ajouta plus tard des vésicatoires aux mollets, sans qu'il soit fait mention d'aucun moyen topique. La malade nous dit en outre que la surface des vésicatoires s'était recouverte de fausses membranes, et ce détail, comme le fait observer Thirial, ne laissait aucun doute sur la nature de cette angine et sur son caractère grave et infectant.

Malgré l'insuffisance, j'ajouterai malgré l'absurdité de ce traitement, la malade eut le bonheur de guérir, mais ce ne fut qu'après un temps assez long qu'elle entra en convalescence. Elle nous racontait, en effet, qu'elle n'avait commencé à se lever que vers le 10 avril, c'est-à-dire plus de six semaines après le début de sa diphthérie.

La première fois qu'elle essaya de se tenir debout et de marcher, elle s'aperçut d'un certain embarras dans la jambe droite; elle ne pouvait se soutenir et faire quelques pas sans le secours d'un bâton. Le médecin, à qui elle se plaignit de ses accidents, y fit peu d'attention, les mettant sur le compte de la faiblesse, suite naturelle d'une aussi longue maladie. Pour le dire ici, il est probable que cette erreur a été autrefois commise par bien d'autres, ce qui expliquerait, jusqu'à un certain point, le silence gardé sur ce sujet. Pour notre femme, quelques jours après s'être plainte de ce qu'elle éprouvait, survinrent des fourmillements incommodes dans la jambe faible, et la difficulté dans les mouvements s'accrut d'une manière notable. Bref, au bout d'une quinzaine de jours, la paralysie du membre inférieur droit était complète, et le bras gauche était pris à son tour. Après un certain temps, la même sensation de fourmillements se manifesta dans tout le côté gauche du corps; bientôt la motilité alla en s'affaiblissant simultanément dans le membre supérieur et dans le membre inférieur. Vers la fin de mai, la malade cessa de pouvoir se soutenir sur les jambes, même en s'aidant d'un appui, et de ce moment elle fut obligée de garder le lit; au bout d'une quinzaine de jours encore, comme cet état ne changeait pas, sa famille la décida à venir à Paris pour s'y faire traiter; elle entra à l'Hôtel-Dieu dans l'état que je vous ai décrit tout à l'heure.

Assurément, messieurs, c'était là un fait assez nettement caractérisé, et il semble, aujourd'hui, que personne ne dût s'y tromper; cependant, malgré les hypothèses successivement émises par les nombreux médecins qui suivaient la Clinique, tant sur la nature que sur le siège de la maladie, le diagnostic réel nous échappa aussi bien pendant tout le temps que nous eûmes la malade sous nos yeux qu'après sa guérison, qui fut complète deux mois après l'arrivée de cette pauvre jeune femme dans nos salles, trois mois après le début des accidents paralytiques. Je le répète, personne ne saisit la relation existant entre ceux-ci et la diphthérie antécédente.

Pour mon compte, je ne la saisis pas, et je ne la saisis pas davantage pour des faits analogues, que plus tard j'eus occasion de rencontrer.

En 1846, j'étais mandé par M. Vosseur, pour voir l'enfant d'un menuisier habitant le quartier Saint-Jacques, dans l'impasse des Feuillantines. Cette enfant avait une paralysie du voile du palais; mais elle avait en outre du strabisme et une paraplégie complète qui la mettait dans l'impossibilité absolue de marcher. M. Vosseur me racontait que deux mois auparavant, elle avait eu une angine diphthérique des plus graves, qu'on avait combattue par les cautérisations avec le nitrate d'argent, par les préparations mercurielles données à l'intérieur et employées en frictions, par d'autres médications encore.

Deux ans après, en 1848, M. Dewulf m'appelait dans la famille d'un marchand de la rue Saint-Honoré, dont trois enfants étaient atteints de diphthérie pharyngienne qu'ils avaient prise les uns après les autres. M. Dewulf les avait énergiquement traités : le calomel à l'intérieur, les insufflations d'alun sur les parties affectées avaient été employés pour combattre l'angine, et, dans la convalescence, des toniques avaient été administrés. Les petits malades avaient été guéris de la diphthérie; toutefois l'un, une petite fille de cinq à six ans, que ses grands-parents avaient emmenée chez eux, place de l'Estrapade, présentait des accidents pour lesquels, trois semaines après, mon confrère me faisait l'honneur de me demander mon avis. Je constatais une paralysie de la langue, du voile du palais, qui empêchait la déglutition; il y avait du strabisme; de plus un bras et une jambe étaient complètement paralysés. Je crus d'abord à une hémiplégie dépendant d'une lésion tuberculeuse du cerveau. A quinze jours de là, l'enfant succombait; la paralysie s'était étendue à la totalité du corps.

Ces faits, comme le premier, restaient donc lettre morte pour moi. Je connaissais pourtant l'observation d'Herpin (de Tours), Bretonneau me l'avait racontée, et m'avait dit : C'est une paralysie diphthérique. Chose inouïe! je m'obstinais à ne voir qu'une coïncidence, et lorsque nous publiâmes, en 1851, M. Lasègue et moi, notre travail sur la paralysie du voile du palais, je me tenais pour satisfait de l'explication que je donnais de ces paralysies locales ; je ne voyais pas que celles-ci étaient de même nature que les paralysies des membres, de la vue, etc. Ce ne fut que vers 1852 que, éclairé par de nouveaux faits mieux étudiés et mieux interprétés, je compris la paralysie diphthérique telle que Bretonneau la comprenait lui-même. Dès lors, quand l'occasion s'en présenta, j'appelai à mon tour l'attention de mes confrères sur cet important sujet, et dans cette enceinte je vous signalais, dès 1855, quelques observations que je vous rappellerai encore aujourd'hui.

En 1852, je voyais, rue Caumartin, n° 11, avec mes confrères MM. Beylard, Oliffe et Bigelow, une demoiselle américaine atteinte d'une épouvantable diphthérie qui envahissant le pharynx, les fosses nasales, la face interne des paupières, mit pendant trois semaines la malade entre la vie et la mort. Cette jeune fille guérit; mais dans le cours de sa maladie, elle était tombée dans un état d'adynamie inimaginable. Auparavant, brillante de santé, d'une fraîcheur de teint remarquable, elle était devenue, dès le troisième jour de son angine couenneuse, pâle comme la femme la plus profondément chlorotique, et une bouffissure générale s'ajoutait à la décoloration des téguments. Ignorant à cette époque l'existence de l'albuminurie dans la diphthérie, je négligeai l'examen des urines. Malgré la gravité de ces phénomènes, je le répète, la malade guérit, c'est-à-dire que les affections pseudo-membraneuses cédèrent et disparurent complètement: mais bientôt nous eûmes à lutter contre d'autres troubles morbides des plus sérieux. Ce fut d'abord une paralysie du voile du palais et du pharynx qui empêchait presque absolument l'acte de la déglutition : dès que cette jeune fille essayait de prendre quoi que ce fût de liquide, tout de suite elle le rejetait par le nez. Il fallut pendant un certain temps ne lui donner que des aliments épais, la nourrir de chocolat à l'eau très cuit, de bouillie; encore était-on obligé de lui boucher le nez, de telle sorte que la colonne d'air contenue dans les fosses nasales opposant un obstacle au retour des substances alimentaires, fît l'office du voile du palais. Ce stratagème nous réussit.

A cette paralysie du voile du palais, qui était caractérisée aussi par la voix nasillarde, vint s'ajouter une paralysie de l'appareil de la vision. La malade devint amblyopique, puis complètement amaurotique. Les bras se prirent, et la perte du mouvement se compliqua de la perte de la sensibilité ; les extrémités inférieures à leur tour furent frappées de paralysie. Six semaines après la guérison de l'affection couenneuse, la paralysie était si générale, que cette pauvre jeune fille était condamnée à rester au lit sans pouvoir en bouger. Il fallut quatre mois pour qu'elle en pût sortir, et marcher dans sa chambre, soutenue par deux personnes ; pour qu'elle pût manger seule et porter sa cuiller à sa bouche. La guérison ne fut complète qu'au bout d'un an. Aujourd'hui la santé est parfaite.

J'avais raconté ce fait à M. Blache, ainsi qu'à plusieurs de mes collègues dans les hôpitaux ; il réveilla leurs souvenirs, et leur remit en mémoire un certain nombre d'autres cas qu'ils avaient laissés jusque-là passer inaperçus. A quelques temps de là, M. Faure m'appelait auprès d'un enfant de sa clientèle. C'était une petite fille de quatre à cinq ans, convalescente d'une affection diphthérique. Elle avait une paralysie généralisée, tout à fait analogue à celle de ma jeune Américaine, avec cette différence qu'il existait une sorte d'*alternance* dans les accidents, les symptômes de la paralysie se manifestant tantôt dans un bras, tantôt dans une jambe. En même temps qu'il me demandait mon avis, M. Faure publiait cette intéressante observation dans l'*Union médicale*. Ce fait remonte à environ cinq ou six ans. La maladie guérit assez rapidement.

En 1858, j'étais mandé en consultation, chez un agent de change, par M. Arnal, qui me racontait que son malade, après avoir été atteint d'une paralysie du voile du palais, avait eu un affaiblissement notable de la vue, puis de la paraplégie, de la paralysie des membres supérieurs ; les muscles du cou qui s'étaient pris aussi étaient devenus impuissants à soutenir la tête dans sa position naturelle ; enfin il y avait de l'anaphrodisie. En entendant le malade me donner les renseignements que je lui demandais, je remarquai sa voix nasillarde, et l'ensemble des symptômes paralytiques que j'observais me donna tout de suite à penser que ces accidents étaient sous la dépendance d'une diphthérie antécédente, ce qui était vrai.

Maintenant que, depuis la publication dans les *Archives* du mémoire de Bretonneau, elle est pour ainsi dire à l'ordre du jour, la paralysie diphthérique a été signalée dans plusieurs thèses de la Faculté : notamment dans celle de M. Pératé, en 1858 ; et, en 1859, M. Péry lui a consacré spécialement sa dissertation inaugurale. Toutefois le travail le plus étendu qui ait encore paru sur la matière est celui que M. le docteur Maingault a présenté à la Société de médecine des hôpitaux. L'auteur, se mettant à la recherche des faits relatifs à cette affection, est parvenu à en réunir plus de cinquante exemples, dont six ont été vus par lui, et cet ensemble d'observations a servi de base à son mémoire [1].

---

1. Maingault, *De la paralysie diphthérique, recherches cliniques sur les causes, la nature et le traitement de cette affection*. Paris, 1860.

Depuis quelques temps, ces faits semblent se multiplier considérablement dans les hôpitaux, surtout dans les hôpitaux d'enfants, comme en ville, comme en différents points de la France. Des rapports sur les épidémies d'angine couenneuse qui ont régné dans les départements signalent en effet l'existence de cette affection. Je vous ai montré dans nos salles, depuis quelques mois, plusieurs malades qui en étaient atteints, et M. E. Moynier en a relaté un certain nombre d'exemples [1].

Cette abondance de faits qu'on observe aujourd'hui dépend sans doute de ce que, l'attention étant vivement sollicitée sur eux, personne ne les laisse plus passer inaperçus ; mais aussi ces faits sont en réalité depuis un certain temps plus communs : cela tient probablement à ce que, depuis plusieurs années, la diphthérie a pris cette physionomie particulière qu'elle n'avait pas auparavant et qui caractérise la forme toxique. Toujours est-il qu'il n'est pas à présent un médecin qui n'ait entendu parler de la paralysie diphthérique. Je veux essayer de vous en esquisser les principaux traits.

La paralysie diphthérique se présente sous *deux formes* distinctes : *une grave*, mais fort rare, grâce à Dieu, dans laquelle les individus succombent au milieu d'accidents adynamiques ou ataxiques ; l'*autre bénigne*, se terminant généralement par la guérison, ou si quelquefois la mort arrive, elle est le fait d'un accident dérivant, il est vrai, de la paralysie, mais se produisant, si je puis ainsi dire, d'une façon mécanique, le malade, par exemple, mourant étranglé par le bol alimentaire engagé dans les bronches, ainsi que mon collègue et ami M. Tardieu en a cité dernièrement un cas.

Dans la forme bénigne, la paralysie diphthérique prend les caractères que je vais vous indiquer.

Quelquefois, vers la fin d'une angine couenneuse, dont le malade n'est pas encore guéri, — c'est ce qui est arrivé chez notre femme du n° 9 de la salle Saint-Bernard, — le plus souvent, disons-le, après la disparition des fausses membranes, huit, quinze, douze jours et même un mois après la guérison apparente d'une diphthérie pharyngienne, survient une *paralysie du voile du palais*. Elle se manifeste par la voix nasillarde, ce que l'on serait tenté d'attribuer à une destruction, ou tout au moins à un gonflement considérable du voile palatin ; la parole est lente, l'articulation des sons difficile. En même temps existe de la gêne de la déglutition : en partie rejetées par le nez, les boissons sont toujours beaucoup plus difficilement avalées que les aliments solides ; mais lorsque la paralysie affecte non seulement le voile du palais, mais encore les muscles du pharynx, la gêne de la déglutition devient aussi plus considérable, et les

1. *Compte rendu* publié par la *Gazette des hôpitaux* (numéros des 15, 22 novembre et 1er décembre 1859).

bols alimentaires passent difficilement, d'autant plus difficilement, qu'ils présentent un plus petit volume; quelquefois ils peuvent s'engager dans les voies aériennes et entraîner des accidents auxquels j'ai tout à l'heure fait allusion et sur lesquels j'aurai à revenir. Une particularité notée par M. Maingault dans un travail antérieur à celui dont je vous parlais tout à l'heure [1] et signalée aussi par M. Duchenne (de Boulogne), c'est que les malades ne peuvent ni souffler une bougie allumée, par exemple, ni gonfler leurs joues, ni exercer une succion, ni se gargariser. Vous expliquer, messieurs, le mécanisme de la gêne de la déglutition et des différents phénomènes que je viens de vous indiquer m'entraînerait au delà des limites d'une conférence clinique; ce mécanisme a été longuement discuté dans la thèse de M. Maingault.

Si l'on examine le pharynx du malade, on constate que le voile du palais est pendant, qu'il ferme l'arrière bouche à la manière d'un demi-voile; qu'au lieu de s'abaisser et de se relever par des oscillations fréquentes, comme à l'ordinaire, lorsque l'on déprime fortement la langue avec une cuiller, il reste immobile ou à peu près. Si l'on cherche à exciter ses mouvements en le piquant avec la pointe d'un bistouri, avec le bec d'une plume, il ne se contracte point; sa sensibilité, si exquise d'habitude que la moindre titillation sollicite des nausées, est complètement émoussée: on peut impunément le piquer, le cautériser avec l'acide chlorhydrique, le nitrate d'argent, ce qu'on ne faisait pas auparavant.

Cet organe est ordinairement le premier affecté de paralysie diphthérique; cela se conçoit, car, indépendamment de la cause générale qui produit celle-ci, l'état local, l'inflammation dont le pharynx, les amygdales, la luette, le voile palatin, ont été le siège, joue aussi son rôle dans la manifestation des accidents locaux. C'est un fait connu, en effet, et je vous l'ai dit tout à l'heure, que l'inflammation, en envahissant un muscle, apporte dans sa vitalité une modification telle, que la contractilité de ce muscle est diminuée ou même abolie; or, à ne tenir compte que de cet élément inflammatoire, qui, en frappant le voile du palais, modifie la vitalité des fibres musculaires qui entrent dans sa texture, l'explication que j'avais donnée en 1851 de cette paralysie était acceptable; mais je n'avais entrevu qu'un côté de la question; des observations ultérieures devaient m'apprendre que cet élément inflammatoire jouait un rôle secondaire, tout en prédisposant singulièrement, il est vrai, l'appareil musculaire qu'il frappe, à subir les effets de la cause générale sous l'influence de laquelle se produit la paralysie que nous allons voir se manifester en d'autres parties du corps. Le rôle principal est si bien dévolu à cette cause générale dont nous parlons, que, en quelques cas, et ces cas

---

1. Maingault, *Sur la paralysie du voile du palais à la suite d'angine*, thèse de Paris, 1854.

ne sont pas rares, la paralysie du voile du palais ne survient, ainsi que je vous l'ai dit tout à l'heure, qu'un certain temps, quelquefois longtemps après la guérison de l'angine, alors que l'inflammation complètement éteinte, ne pouvait plus être, par conséquent, mise en cause.

Non seulement le voile du palais est généralement le premier affecté de paralysie diphthérique, mais encore j'ai vu souvent celle-ci se limiter exclusivement dans cette partie. Dans d'autres circonstances, la paralysie est d'emblée générale ; alors, ou bien elle a frappé simultanément le voile du palais, les membres, différents appareils ; ou bien la paralysie du voile du palais n'a précédé que de quelques jours les accidents que nous allons maintenant étudier ; ou bien enfin, mais ceci s'observe beaucoup plus rarement, la première a complètement ou à peu près complètement cédé lorsque les seconds se produisent.

Et ce qui prouve bien que la paralysie diphthérique dérive d'une cause générale et que la paralysie du voile du palais en particulier ne saurait s'expliquer seulement par la maladie couenneuse dont ce voile aurait été le siège, c'est que le voile palatin peut être frappé de paralysie aussi bien consécutivement à une diphthérie cutanée qu'à la suite de l'angine couenneuse, ainsi que MM. Barthez et N. Gueneau de Mussy en ont vu des exemples, ainsi que moi-même j'en viens d'observer un nouveau cas. Or, je ne pourrais trop insister sur ce point, car il vous démontre tout à la fois et les allures spéciales et la spécificité de la paralysie diphthérique.

Le cas dont je parle était celui d'un monsieur qui m'était adressé de Laval par M. Garreau. Dans le courant du mois de février dernier, ce monsieur avait contracté la diphthérie qui régnait alors épidémiquement à Laval. Deux personnes de sa famille, son enfant et sa domestique, avaient pris une angine couenneuse ; chez lui, l'affection pelliculaire avait eu pour siège la surface d'un vésicatoire appliqué sur le devant de la poitrine en vue de combattre des accidents d'*angor pectoris* dont il était tourmenté. Quatre ou cinq jours après son application, ce vésicatoire s'ulcéra, se couvrit de fausses membranes, et la plaie, qui était très douloureuse, mit cinq semaines à se cicatriser. Pendant le mois suivant, rien n'indiquait un trouble quelconque de l'économie, la santé générale paraissait parfaite et le malade se disposait à partir pour le Croisic, quand survinrent les accidents pour lesquels il venait me consulter

Sans cause appréciable, il commença par éprouver une légère difficulté dans la marche, une certaine diminution de la force musculaire dans les bras. Il éprouvait aussi de la *gêne de la déglutition;* il lui semblait, disait-il, comme s'il avait eu constamment dans la gorge un corps étranger volumineux; les aliments, et plus encore les boissons, péniblement avalés, provoquaient des quintes de toux violentes. Sa sensibilité cutanée était émoussée; il avait des fourmillements dans les pieds, dans les jambes et dans les mains. Il ne sentait pas quand ses orteils touchaient le fond de ses chaussures, il pouvait à peine tenir son chapeau, attacher un bouton, porter sa cuiller à sa bouche, si bien que c'était plutôt celle-ci qui allait au-devant de celle-là. La miction et la défécation se faisaient bien sous l'influence de la volonté, mais le malade n'avait presque pas conscience du passage des matières excrémentitielles à travers leurs canaux. Il avait enfin du trouble dans la vue, une amblyopie considérable qui avait du reste sensiblement diminué au mois de juin, époque à laquelle je le voyais. A cette époque aussi les phénomènes de paralysie paraissaient au contraire plutôt augmenter. Les urines, traitées par la chaleur et par l'acide nitrique, ne donnaient pas de précipité albumineux. Aucune douleur d'ailleurs en aucun point du corps, et l'intelligence avait conservé toute son intégrité.

Ce monsieur me racontait en outre que, en ce moment même, à sa connaissance, plusieurs individus de Laval présentaient des accidents analogues aux siens ; il me citait, entre autres, un ouvrier chez lequel des accidents étaient également survenus à la suite de l'application d'un vésicatoire qui, comme le sien, s'était recouvert de couenne.

Je vous ferai remarquer, messieurs, à l'appui de ce que je vous disais du rôle secondaire de l'inflammation de la gorge dans la production de la paralysie du voile du palais, que dans ce cas cette paralysie se manifesta, bien qu'il n'y ait pas eu d'angine.

Cependant, comme cela a lieu ordinairement quand elle est consécutive à une diphthérie cutanée, la paralysie a débuté par les extrémités

Les individus se plaignent d'engourdissements, de fourmillements, qui s'étendent des doigts à la continuité des membres. Cette sensation de fourmillement n'est jamais plus marquée qu'au moment où ils font un effort musculaire ; elle est accompagnée d'une sensation de froid dans les pieds, dans les mains, d'un sentiment de pesanteur dans les jambes. Leur sensibilité tactile est obtuse, et l'anesthésie devient quelquefois complète : on peut impunément les pincer, les piquer, sans qu'ils ressentent de la douleur. Cette *anesthésie* peut s'étendre à toute la surface de la peau, mais le plus ordinairement l'anesthésie et l'analgésie occupent seulement quelques points du corps, absolument comme cela se voit dans la paralysie hystérique. Généralement les extrémités inférieures en sont d'abord frappées, et dans quelques cas les malades ne sentent pas le sol sous leurs pieds, ou bien ils ne le sentent que d'une manière imparfaite : il leur semble, disent-ils, qu'ils marchent sur du coton ou sur des tapis de laine très épais. Il en est qui ne peuvent marcher qu'à la condition d'avoir leurs yeux ouverts, sous peine de se laisser tomber. Ce sont là, messieurs, des phénomènes qui s'observent dans d'autres espèces de paralysies. Lorsque les mains sont atteintes, les individus perdent la conscience de ce qu'ils tiennent, et ils sont dans l'impossibilité de saisir les objets d'un petit volume, tels que des aiguilles, des ép ingles. Cette paralysie de la sensibilité débute le plus ordinairement, je le répète, par les extrémités inférieures, pour de là se généraliser ; mais on a signalé des cas où les extrémités supérieures avaient été seules affectées ; dans d'autres cas, tout à fait exceptionnels, il y avait de l'hyperesthésie.

En même temps que se manifestent les troubles de la sensibilité, se manifeste aussi la *paralysie du mouvement,* qui présente des degrés différents. Elle peut se traduire uniquement par de la faiblesse que les malades éprouvent, surtout quand ils essayent de marcher un peu vite, de monter ou de descendre un escalier. Mais ces symptômes ne restent pas ordinairement bornés là : la faiblesse augmente progressivement, la marche est de plus en plus difficile, enfin la station debout devient impossible ; les individus sont comdamnés à rester couchés ; la paralysie peut être telle, qu'alors ils ne peuvent plus soulever leurs jambes. A l'aide du dynamomètre, on a jusqu'à un certain point la mesure de la faiblesse des extrémités supérieures. Vous avez vu, messieurs, que chez des sujets vigoureux, qui dans l'état de santé habituelle devaient donner de 50 à 55 kilogrammes de pression au dynamomètre de M. le docteur Burq, nous n'obtenions que 20, 12 et même 10 kilogrammes seulement. Cette diminution de la motilité faisant du progrès, les malades ne peuvent plus que difficilement étendre les bras, qui sont agités de tremblements ; la paralysie augmentant encore, ils sont privés de l'usage de leurs mains et l'on est obligé de les faire manger.

Comme les troubles de la sensibilité, les troubles de la motilité débutent généralement par les extrémités inférieures où ils restent quelquefois limités : c'est la paraplégie. Dans le plus grand nombre des cas, les extrémités supérieures sont prises à leur tour, et les muscles du tronc, du cou, peuvent être affectés. M. Faure, qui le premier a signalé le fait, l'a parfaitement décrit : « L'allure générale du corps, dit-il, a profondément changé : toute la partie supérieure du tronc est rejetée en arrière ; la tête, au contraire, tombe en avant et roule sur la poitrine, toutes les masses musculaires du cou et du dos sont effacées ; quelques instances que l'on fasse pour engager les malades à relever la tête, ils ne peuvent y arriver, et si l'on renverse le corps en arrière, la tête tombe aussitôt comme une masse inerte. » Les muscles intercostaux, le diaphragme, sont quelquefois frappés de cette paralysie, et la dyspnée considérable qui, chez notre malade du n° 9 de la salle Saint-Bernard, nous a un instant si fort effrayés, ne reconnaissait pas d'autre cause. Chez cette malade encore, car cette malheureuse femme nous a offert un tableau complet de tous les accidents que nous étudions, vous avez vu les muscles de la face, les lèvres, la langue, se prendre.

1. Faure, *Union médicale* du 3 février 1857.

L'attitude des sujets dont les muscles du tronc sont ainsi paralysés, l'embarras de la parole, lorsque la langue et les lèvres sont prises, leur donnent l'apparence d'idiots ; mais, lorsqu'on les interroge, la netteté de leur réponse démontre la lucidité de leur intelligence.

Une particularité qui m'a semblé avoir été indiquée seulement dans l'observation de cette petite fille de quatre ans que je voyais avec M. Faure, et dont je vous parlais tout à l'heure, particularité sur laquelle j'appelle votre attention, que j'ai pour ma part notée plusieurs fois et dont vous avez pu constater l'existence chez la malade qui est l'occasion de cette leçon, c'est la mutabilité des accidents. Ainsi vous verrez la paralysie qui occupait un membre diminuer dans ce membre pour se manifester dans un autre. Les engourdissements que le malade éprouvait dans une jambe, par exemple, cessent momentanément et sont plus prononcés dans l'autre ; aujourd'hui la main droite ne donnera au dynamomètre que 10 à 12 kilogrammes de pression, demain sa force aura augmenté, tandis que la faiblesse de la main gauche sera plus grande ; puis, les parties primitivement affectées le seront une seconde fois davantage. Cette étrange allure des phénomènes n'est guère le propre des paralysies symptomatiques d'une lésion matérielle des centres nerveux appréciables à l'autopsie : elle se retrouve dans d'autres maladies, dans l'hystérie en particulier ; elle se retrouve encore dans les *paralysies consécutives des maladies aiguës*, ainsi que l'a noté M. Gubler dans un remarquable travail lu à la Société de médecine des hôpitaux [1].

Les muscles de la vie organique ne sont pas à l'abri de l'influence du mal : je vous ai déjà dit que le diaphragme pouvait être affecté ; les tuniques musculaires de l'intestin, le rectum principalement, le sont plus souvent encore. Ainsi que je l'ai vu maintes fois, il y a alors une constipation opiniâtre. Chez un des malades dont les observations, recueillies par M. le docteur Sellerier, ont été communiquées le 18 septembre 1857 à la Société de médecine du département de la Seine, il y eut d'abord rétention, puis incontinence des matières fécales.

En quelque cas, la paralysie frappe la vessie ; il y a de la dysurie, du ténesme vésical, et les individus urinent par regorgement ; quand le sphincter est paralysé, il y a, au contraire, incontinence d'urine.

L'affaiblissement des facultés viriles, poussé quelquefois jusqu'à l'anaphrodisie la plus complète, est un fait que j'ai constaté chez la plupart des sujets atteints de paralysie à la suite de diphthérie, lorsque je les ai interrogés dans ce sens. Quelques-uns d'entre vous se rappelleront un jeune homme dont j'aurai d'ailleurs à vous entretenir tout à l'heure ; il était couché au n° 17 de notre salle Saint-Agnès, et cette perte des fa-

<hr>

1. Gubler, *Des paralysies dans leurs rapports avec les maladies aiguës*, etc. (*Archives générales de médecine*, 1860).

cultés viriles fut un des accidents sur lesquels il appela d'abord notre attention. Vous comprenez, messieurs, que l'existence de cette anaphrodisie est difficile à rechercher chez les femmes.

Les sens spéciaux, l'odorat, le goût, l'ouïe, sont en quelques cas affectés, mais les troubles de la vue se rencontrent le plus communément : M. Blache en a observé comme moi de nombreux exemples. Le 15 juin dernier, j'étais encore consulté pour une jeune fille de neuf ans qui en était atteinte, elle avait été soignée d'une angine couenneuse à Vichy, par M. Alquié. Deux semaines à peine s'étaient écoulées depuis sa maladie, que cette enfant avait la voix nasillarde, mais la paralysie restait limitée au voile du palais ; au bout d'un certain temps, la petite malade éprouvait une faiblesse générale, dont ses parents s'apercevaient en la voyant se livrer avec moins d'ardeur à ses jeux habituels. Ils me l'amenaient alors dans mon cabinet, et je constatais cette faiblesse qui était alors excessive ; en essayant ses forces au dynamomètre du docteur Burq, j'obtenais à peine 3 à 4 kilogrammes de pression ; je constatais, en outre, qu'elle était presbyte. A quelques jours de là sa mère me l'amenait de nouveau, et le premier mot qu'elle m'adressa fut pour me dire qu'elle ne voyait plus comme auparavant : tandis que précédemment elle lisait à une grande distance, elle ne pouvait plus lire maintenant qu'à la condition de tenir son livre à 2 ou 3 centimètres de son nez : à la presbytie avait succédé la myopie.

La presbytie et la myopie, voilà donc ce qu'on observe chez un grand nombre d'individus affectés de paralysie à la suite de diphthérie. La presbytie, je dois le dire, est le fait le plus ordinaire, mais quelquefois aussi l'affaiblissement de la vue se traduit par la myopie : un enfant que j'adressai à M. Follin, pour qu'il examinât ses yeux avec l'ophtalmoscope, ne pouvait lire le nº 10 de Jæger, c'est-à-dire le sous-titre du *Moniteur des hôpitaux*.

La faiblesse de la vue va, dans quelques circonstances, jusqu'à la cécité complète, cécité qui cesse, il est vrai, après un temps variable. Cette amaurose passagère est quelquefois un des premiers accidents de la paralysie diphthérique.

En cherchant à se rendre compte de ces perturbations momentanées de l'appareil de la vision, on a eu la preuve qu'il n'existait aucune altération matérielle appréciable ni de la choroïde, ni de la rétine, ni du milieu de l'œil. C'est la conclusion à laquelle est arrivé M. Follin. En admettant qu'il faille chercher ailleurs la cause du mal, le médecin que je viens de nommer pense que ces troubles de la vue dépendent de ce que certains muscles de l'œil sont paralysés. Vous savez, messieurs, le rôle qu'un grand nombre de physiologistes ont attribué à l'action des muscles intrinsèques de l'œil dans la faculté qu'a cet organe de s'accommoder aux diverses distances ; la paralysie de quelques-uns de ces muscles entraînerait donc, si l'on accepte cette théorie, jugée par d'autres très discutable, le défaut d'accommodation qui déterminerait, suivant les circonstances, la presbytie ou la myopie. Que cette paralysie des muscles intrinsèques joue ou non effectivement son rôle, les troubles de la vue dont nous parlons, l'amaurose, l'amblyopie, peuvent bien aussi se rattacher à des phénomènes d'un autre ordre. Considérez, en effet, combien il est fréquent de voir l'albuminurie coïncider avec les paralysies consécutives à la diphthérie; considérez que si, dans quelques cas, on n'a point trouvé d'albumine dans les urines des malades affectés de troubles de la vue, cette albiminurie est cependant la règle : or, vous n'ignorez pas que l'amblyopie, l'amaurose, la presbytie, sont des accidents qui s'observent communément chez les albuminuriques; il est donc permis de croire que, dans quelques-uns des cas dont il est question, l'albuminurie doit entrer en ligne de compte, et que tout ne saurait être attribué à la paralysie des muscles de l'œil.

Cette paralysie est néanmoins incontestable, c'est elle qui amène la chute de la paupière, le strabisme signalé dans plusieurs observations, et qui, lorsqu'il affecte un seul œil, produit la diplopie.

Tous ces phénomènes, paralysie du voile du palais, paralysie des extrémités, des muscles du tronc, de la face, troubles de la vue, persistent un temps plus ou moins long, mais finissent par céder complètement. La mort, toutefois, ainsi que j'ai eu le soin de vous le dire, même lorsque la paralysie diphthérique a pris les allures de la forme bénigne, peut être le fait d'accidents intercurrents. J'ai déjà fait allusion au cas observé par M. Tardieu, et publié par son élève M. Rocher. La mort arriva ici par asphyxie, consécutivement au passage d'un bol alimentaire dans la bronche gauche. M. Peter a rapporté dans son mémoire un exemple analogue chez un enfant de huit ans.

On serait peut-être en droit de s'étonner que ces accidents ne soient pas plus communs, lorsqu'on voit combien est fréquente la gêne de la déglutition chez les individus affectés de paralysie diphthérique. Notre malade de la salle Saint-Bernard a failli être victime de cette horrible complication, et il a fallu, vous vous le rappelez, prendre, pendant quelque temps, les plus grandes précautions pour l'alimenter. Malgré ces précautions, nous avons eu plusieurs fois des accès de suffocation, les aliments solides et les boissons tendant à s'engager dans les voies aérifères.

Lorsque la paralysie diphthérique prend la *forme grave* dont je veux à présent vous entretenir, la terminaison est fatale; elle survient au milieu d'accidents nerveux terribles contre lesquels les ressources de la médecine restent impuissantes.

Vous avez observé un cas de ce genre chez un malade de notre salle

---

1. *L'Union médicale*, 1er octobre 1859.

Sainte-Agnès. C'était un jeune homme de vingt-cinq ans qui se disait souffrant depuis quatre jours, lorsqu'il arriva au service de la Clinique. Nous constations l'existence d'une angine pharyngienne pseudo-membraneuse, qui semblait en voie d'amélioration le douzième jour de l'entrée du malade à l'hôpital. J'étais cependant effrayé de la persistance de l'albuminurie, lorsque survint une paralysie du voile du palais. Quarante-huit heures après, les membres inférieurs étaient pris; une faiblesse considérable rendait la marche pénible; en même temps, l'appétit se perdait, la déglutition devenait plus difficile, et un point blanchâtre apparaissait de nouveau dans la gorge. Neuf jours plus tard, la quantité d'albumine contenue dans les urines était excessive, les jambes étaient infiltrées; la respiration était notablement gênée, nous constations de l'œdème pulmonaire. La faiblesse alla croissant, et le malade mourut le vingtième jour à partir du début des accidents paralytiques, un mois après son arrivée à l'Hôtel-Dieu.

J'étais mandé, il y a quelque temps, par M. Surbled (de Corbeil), auprès d'un homme de cinquante-deux ans qui avait contracté la diphthérie de l'un des membres de sa famille. Il avait été huit jours malade, et paraissait guéri, quand il commença à avoir la voix nasillarde, de la difficulté de la déglutition. Bientôt les extrémités inférieures devinrent faibles; cette faiblesse alla croissant, tandis que les extrémités supérieures se prenaient à leur tour; de l'engourdissement, des fourmillements accompagnaient cette paralysie du mouvement : la respiration s'engageait ensuite; la dyspnée était considérable quand je vis le malade. Les accidents augmentèrent progressivement, et la mort eut lieu trois mois après le début de l'affection diphthérique de la gorge.

La petite fille que je voyais en 1848 avec M. Dewulf succombait également à cette forme grave de la paralysie diphthérique, emportée par des accidents cérébraux dont je méconnus alors la nature, et que je considérais, je vous l'ai dit, comme dépendant d'une lésion tuberculeuse de l'encéphale.

Le fait suivant, qui a été recueilli par le docteur Millard, est fort remarquable. Une petite fille de neuf ans entrait le 22 mars à l'hôpital de la rue de Sèvres. A la suite d'une angine couenneuse dont elle avait été atteinte six semaines auparavant, et qui avait duré dix jours, elle conservait la voix très nasillarde, de la gêne dans la déglutition, particulièrement dans la déglutition des liquides : les boissons revenaient par le nez. Une faiblesse générale rendait la marche et la station debout pénibles et provoquait l'incertitude dans tous les mouvements. La malade faisait aussi remarquer à sa mère que sa vue était troublée, qu'elle ne pouvait plus enfiler une aiguille; elle était triste, avait peu d'appétit; elle n'avait ni diarrhée, ni fièvre, mais depuis huit jours elle toussait un peu.

Le 23 mars, on constatait l'altération du timbre de la voix; en faisant ouvrir la bouche de l'enfant et en lui disant de prononcer l'exclamation *ah !* on voyait le voile du palais rester complètement immobile. Sa sensibilité était cependant conservée, car lorsqu'on chatouillait la luette, on provoquait des nausées. Sa vue était sensiblement affaiblie, ses pupilles étaient petites et contractiles; elle saisissait mollement les objets qu'on lui présentait et les laissait facilement échapper quand elle les tenait. Sa démarche incertaine, titubante, donnait l'idée d'une paraplégie incomplète. La sensibilité générale n'était pas altérée; l'urine ne contenait pas d'albumine.

Les deux premiers jours de son entrée à l'hôpital, la malade fut triste, sans appétit, sans énergie; puis, à mesure qu'elle s'habitua à sa nouvelle demeure, elle descendit au jardin, reprit de la gaieté et de la force. La paralysie du voile du palais persistait au même degré : on avait institué un régime tonique; chaque jour on donnait un gramme d'extrait de quinquina dans une infusion de café.

Le 28 mars, elle alla le matin à la messe, déjeuna avec appétit, reçut la visite de ses parents, qui se retirèrent enchantés de l'amélioration qu'ils avaient trouvée. Elle descendit encore aux vêpres avec ses compagnes, quand, à quatre heures, elle fut prise de symptômes cérébraux qui firent croire tout d'abord à une syncope ; elle s'affaissa sur elle-même sans cris ni convulsions, le visage altéré. A cinq heures, M. Millard la vit dans l'état suivant : Elle était couchée sur le dos, le visage coloré, se plaignant d'un violent mal de tête, la peau chaude, le pouls à 128. L'intelligence était parfaitement nette. Il n'y avait ni contracture, ni convulsions, ni paralysie, mais il y avait du strabisme, et la voix était toujours nasillarde; la toux grave et sonore, sans aucun signe de lésion pulmonaire appréciable à l'auscultation ou à la percussion. Depuis la veille on notait de la constipation. Dans l'incertitude du diagnostic, M. Millard prescrivit de lui couper immédiatement les cheveux, qu'elle avait très abondants; d'appliquer quatre sangsues derrière les oreilles; de donner un lavement purgatif et de promener des sinapismes sur les membres inférieurs. Dans la soirée, des *convulsions générales* survinrent; l'enfant jetait des cris perçants; la nuit fut très agitée. Le lavement avait provoqué une selle abondante et les sangsues avaient coulé convenablement.

Le lendemain, à la visite du matin, le visage était pâle, le pouls moins résistant que la veille, peu dépressible, toujours à 128. Les pupilles restaient normalement dilatées, la faiblesse de la vue et le strabisme étaient toujours prononcés. La malade ne se plaignait que de douleur de tête, l'intelligence restait nette. La respiration était gênée, comme suspirieuse, sans que l'on constatât aucun signe d'affection pulmonaire.

On ordonna le calomel associé à la scammonée dans la proportion de 40 centigrammes de l'une pour 100 grammes de l'autre, divisé en cinq paquets, à prendre un toutes les heures. Le soir à quatre heures, l'enfant était à l'agonie, tout en conservant sa lucidité d'esprit, sans avoir ni convulsions, ni contracture, et la mort arrivait une heure après.

L'autopsie ne révélait l'existence d'aucune lésion appréciable des différents organes, sauf de la congestion pulmonaire à la base, et, dans le poumon gauche, deux tubercules du volume d'une noisette.

Ainsi, messieurs, des troubles du côté de la respiration, comme nous en observons dans les fièvres malignes, des vomissements, du délire, des convulsions, des phénomènes ataxo-adynamiques, un épuisement général, tels sont les accidents au milieu desquels peuvent succomber les malades dans la forme grave de la paralysie diphthérique, accidents qui témoignent de la malignité de la cause qui a frappé ces individus, et qui a porté son action sur les forces radicales de l'organisme.

Un détail consigné dans l'observation que je viens de vous rapporter, et que je n'ai point omis de vous signaler, c'est l'absence de l'albumine dans les urines. Ce détail a son intérêt. Si, comme je vous l'ai dit, l'albuminurie doit entrer en ligne de compte dans la production des troubles nerveux qui se manifestent du côté de l'appareil de la vision, les paralysies musculaires et même les phénomènes convulsifs, comme ceux dont notre malade du n° 9 était atteint, comme ceux plus graves encore qui ont été notés chez la petite fille de M. Millard, ne sauraient être rattachés à l'albuminurie. Les médecins qui se sont occupés de rechercher ce fait, M. Maingault, en particulier, sont arrivés à cette conclusion, que la paralysie diphthérique pouvait survenir chez les individus qui, à aucune époque de leur maladie, n'avaient eu d'albuminurie; il en était ainsi, dans le cas observé par M. Millard, et chez notre femme de la salle Saint-Bernard; bien qu'en examinant attentivement chaque jour les urines, nous ayons eu des variations notables dans la quantité d'albumine qu'elles renfermaient, nous n'avons presque jamais constaté de coïncidence entre la diminution de ces quantités et les variations que nous voyions se produire dans les phénomènes paralytiques. De plus, messieurs, M. Maingault l'a fait remarquer avec juste raison, les accidents nerveux qui se manifestent dans le cours de la maladie de Bright ne ressemblent en aucune façon à ceux dont il est ici question; ce sont des accidents convulsifs ou comateux; à part l'amaurose, qui se rencontre si fréquemment chez les albuminuriques, personne n'a noté de symptômes de paralysie.

La paralysie diphthérique n'est donc pas sous la dépendance de l'albuminurie, elle n'est point non plus en rapport, et ceci est encore plus digne de remarque, ni avec l'intensité, ni avec l'étendue, ni avec la persistance des manifestations locales caractéristiques de la maladie. Sans doute, le plus ordinairement, c'est consécutivement à la diphthérie de forme grave, à ces angines compliquées de coryza couenneux, de ces engorgements ganglionnaires d'une si funeste signification, d'exsudations

plastiques se faisant en divers points de la surface du corps, que se
montrent les accidents dont nous nous occupons ; mais en d'autres cas,
et ces cas ne sont plus rares aujourd'hui, ces troubles singuliers de l'innervation se déclarent chez des individus qui n'avaient été atteints que
d'une diphthérie en apparence des plus bénignes. M. Maingault a rappelé
un certain nombre de faits de ce genre ; des accidents paralytiques plus
ou moins généralisés, plus ou moins persistants, succédant à des affections
pelliculaires cantonnées dans le pharynx et souvent limitées à de très
petites surfaces ; tantôt, il est vrai, les fausses membranes avaient opiniâtrément résisté aux cautérisations, mais tantôt aussi, et, il faut le dire,
c'était le plus souvent, elles avaient promptement disparu.

Messieurs, quelques-uns d'entre vous ont peut-être encore présente à
l'esprit l'histoire de ce malade que nous avons eu au n° 16 de la salle
Sainte-Agnès, et qui nous a offert un exemple de paralysie diphthérique
survenue après une angine qui avait revêtu tous les caractères d'une angine couenneuse de la plus grande bénignité : c'était un homme de vingt-
quatre ans, déchargeur de bateaux, d'une vigoureuse constitution. Un
mois avant son arrivée dans nos salles, il avait été pris, à la suite d'un
refroidissement, de frisson, de fièvre et de mal de gorge très violent. Il
était d'abord resté toujours chez lui sans rien faire, puis il était entré à
l'hôpital Beaujon, où il fut placé dans le service de M. Gubler. Mon
collègue, dont l'expérience en pareille matière ne saurait être mise en
doute par personne, reconnut l'existence d'une angine couenneuse commune, de l'herpès guttural. Les urines, attentivement examinées, n'étaient
point albumineuses, la guérison fut rapide ; cependant, quelques jours
plus tard, cet homme eut la voix nasillarde, de la difficulté de la déglutition, les boissons ressortant par le nez quand elles étaient avalées un peu
précipitamment. Il demanda néanmoins à quitter l'hôpital et reprit ses
travaux accoutumés. La paralysie du voile du palais persistait, et le malade se plaignait continuellement d'avoir froid. Huit jours après il éprouvait dans la main droite un engourdissement douloureux ; le lendemain,
la main gauche était prise ; huit jours encore après, les pieds et les
jambes étaient à leur tour frappés de cette paralysie ; la marche était
pénible et vacillante. Vous vous souvenez dans quel état nous l'avons
trouvé lorsque, un mois après le début de son angine, trois semaines
environ après le début des accidents paralytiques, il arriva à l'Hôtel-
Dieu. Il trébuchait à chaque pas, ne sentait pas le sol sur lequel il posait,
et était obligé de regarder à ses pieds pour ne pas tomber. Au dynamomètre de M. le docteur Burq, il donnait 20 kilogrammes de pression avec
la main droite, 21 avec la main gauche, tandis qu'un homme de son âge
et de sa force donne ordinairement de 55 à 60. Nous constations de
l'anesthésie et e l'analgésie sur toute la surface du corps ; le côté droit
du visage était engourdi ; il n'y avait ni strabisme, ni amblyopie ; l'in-

telligence était d'une netteté parfaite. Cet individu nous disait en outre qu'il avait complètement perdu ses appétits vénériens, et que depuis un mois il n'avait plus d'érections. La vessie, le rectum fonctionnaient régulièrement. Les facultés digestives étaient intactes. Nous instituâmes une médication tonique, nous donnâmes les préparations de fer et de quinquina. Plus tard, nous prescrivîmes le sirop de sulfate de strychnine, puis nous revînmes aux ferrugineux, et lorsque, sur sa demande, le malade quitta nos salles, après y être resté deux mois environ, ses forces revenaient sensiblement : la veille de son départ, la pression au dynamomètre donnait 32 et 34 kilogrammes.

Voilà donc une angine présentant toutes les apparences de l'herpès guttural qui amène des accidents paralytiques absolument semblables à ceux qui surviennent consécutivement à la diphthérie la plus grave. Cette angine, il est permis de se poser la question, était-elle bien le véritable herpès du pharynx ? Tout en revêtant cette forme, le mal de gorge n'était-il pas sous la dépendance du même principe qui, chez d'autres, à la même époque, amenait le développement d'angines franchement diphthériques ? Je vous ai dit, messieurs, dans une autre occasion, que les allures de la diphthérie étaient excessivement variables. Comparant ce qui se passe dans cette maladie avec ce qui a lieu dans la variole, que nous voyons tantôt confluente, tantôt discrète, tantôt caractérisée par l'apparition d'une ou deux pustules ; avec ce qui se passe dans la scarlatine dont l'éruption spécifique peut manquer, je vous ai dit que dans la diphthérie les manifestations de la maladie pouvaient être très différentes, bien que répondant toujours à la même cause ; que la semence morbifique restant la même, ses produits se modifiaient suivant le terrain dans lequel elle était jetée. Je vous ai rapporté, à ce propos, des observations citées dans le mémoire de M. Peter, qui semblent démontrer cette diversité de formes.

Que les sceptiques n'y voient qu'une affaire de coïncidence, il faut avouer que cette coïncidence est tout au moins très singulière. Or, en présence de ces faits et d'autres analogues que je vous ai cités, on est en droit de se demander, non plus seulement si les angines couenneuses communes auxquelles succèdent des paralysies, comme chez notre malade du nº 19 de la salle Sainte-Agnès, n'étaient pas en réalité des angines diphthériques, mais on peut se demander aussi si les angines en apparence les plus simples qui donnent lieu à des paralysies du voile du palais, ainsi que j'en observais dernièrement encore deux exemples, l'un chez un homme de cinquante ans, l'autre chez une jeune fille de quinze ans, dans la clientèle de mon ami M. le docteur Léon Gros, si ces angines, simples en apparence, ne relèvent pas, en quelques cas, de la même cause que les précédentes, alors surtout qu'elles se montrent en temps d'épidémies diphthériques ? On comprend alors comment après des angines

couenneuses communes, comme après des angines simples, peuvent survenir des accidents paralytiques absolument comme après les angines
diphthériques.

Je ne voudrais pourtant pas vous laisser croire que jamais l'angine
simple ne peut entraîner à sa suite une paralysie identique avec celle que
l'on observe après la diphthérie. Aujourd'hui des faits, parfaitement
observés par d'habiles cliniciens, démontrent que, hors de l'influence
épidémique de la diphthérie, des angines simples, des angines phlegmoneuses ont pu être le point de départ de la paralysie générale singulière
que nous venons d'étudier ; mais si je fais cet aveu, je désire en même
temps déclarer bien haut que tandis que, après la diphthérie, la paralysie est souvent observée, après les angines simples, les plus fréquentes
peut-être des maladies aiguës, cette même paralysie est un accident
excessivement rare,.

Reste à chercher à présent l'interprétation des faits que je viens de
vous exposer. Quelle est la *nature de cette paralysie?* Est-il possible de
la rattacher à une lésion matérielle appréciable des centres nerveux?
Non, assurément. A ne considérer déjà que les allures des phénomènes,
cette supposition est inadmissible ; car on ne comprendrait pas avec une
lésion anatomique persistante la variabilité, la mutabilité des symptômes
qui en dépendraient ; on ne comprendrait pas que ces paralysies guérissent
aussi complètement qu'elles le font, s'il y avait un ramollissement, une
hémorrhagie ou toute autre affection organique cérébrale ou rachidienne.
Les autopsies d'ailleurs ont suffisamment éclairé la question, et nous-
même nous avons eu occasion de vérifier après la mort qu'il n'existait,
ni dans l'encéphale, ni dans la moelle, ni dans leurs enveloppes, rien qui
pût rendre compte des accidents observés pendant la vie.

Il est permis, en effet, de dire qu'on ne sait rien encore de certain sur
l'état de la moelle dans ces cas de paralysie diphthérique. Dans un cas,
Buhl, en 1867, a trouvé chez un homme de quarante-cinq ans que les
racines antérieures et postérieures des nerfs, y compris le glanglion spinal,
avaient presque doublé de volume et présentaient des extravasations sanguines. La cause de l'augmentation de volume tenait à un épaississement
du névrilème ; c'étaient les racines lombaires qui étaient le plus fortement
atteintes ; quant aux nerfs périphériques, ils n'ont pas été examinés. Au
contraire, dès 1862, MM. Charcot et Vulpian ont publié un cas d'altération
locale des nerfs dans la paralysie du voile du palais : les nerfs musculaires n'y étaient plus constitués que par des tubes entièrement vides de
myéline, et, sur le névrilème, on apercevait de nombreux corps granuleux,
elliptiques pour la plupart et quelquefois pourvus d'un noyau. Quelques
fibres musculaires seulement étaient graisseuses [1].

1. Lorain et Lépine, DIPHTHÉRIE, dans le *Nouveau Dictionnaire de médecine et de
chirurgie pratiques*, t. XI, p. 608.

Il se passe donc dans la paralysie diphthérique quelque chose d'ana-nalogue à ce que nous voyons survenir dans certaines cachexies.

La première idée qui se présenta à l'esprit lorsqu'on eut signalé l'albu-minerie dans la diphthérie devait être de lui attribuer ces troubles de l'innervation. Je vous répéterai, messieurs, ce que je vous ai dit tout à l'heure : d'une part, les accidents nerveux consécutifs à la diphthérie, sauf les troubles de la vue qu'éprouvent aussi les individus atteints de la maladie de Bright, les accidents nerveux paralytiques ne resemblent en rien aux phénomènes convulsifs ou comateux de l'urémie ; d'autre part, je le ré-pète encore, dans des cas même assez nombreux de paralysie diphthé-rique, on n'a jamais constaté, à aucune époque de la maladie, la moindre trace d'albumine dans les urines.

C'est donc ailleurs qu'il faut chercher notre interprétation.

Graves, voulant montrer les relations qui existent entre différentes maladies, rapporte plusieurs faits bien connus qui offrent une grande analogie avec ceux que nous étudions. Il raconte que tout un équipage, après avoir mangé de la chair d'une espèce de congre, fut pris de troubles nerveux analogues à ceux de l'empoisonnement par le plomb. Quelques hommes moururent dans un délire violent; ceux qui survécu-rent furent affectés de paralysie générale. Quelques-uns ne purent en être délivrés ; d'autres guérirent après trois ou quatre mois. Trois ou quatre mois, entendez bien cela, absolument comme il peut arriver dans la pa-ralysie diphthérique. Werloff, Forster parlent également de paralysies survenant à la suite de maladies causées elle-mêmes par l'ingestion de cer-tains poissons.

Des faits analogues à ceux-ci ne sont pas rares en pathologie. A propos de l'*urticaire*, je vous ai dit que l'on voyait quelquefois des paralysies survenir chez des individus qui avaient été pris de fièvre ortiée. Ces pa-ralysies s'observent plus communément à la suite d'autres maladies. Dans la *syphilis*, indépendamment des paralysies qui sont sous la dépendance de tumeurs gommeuses de l'encéphale, de la moelle, de tumeurs osseuses de la boîte crânienne et du canal rachidien, il en est d'autres qui ne relè-vent en aucune façon d'une lésion appréciable. Un individu, actuelle-ment couché au numéro 22 de la salle Sainte-Agnès, nous en fournirait la preuve. C'est cet homme atteint d'une vérole constitutionnelle ancienne, qui se plaint d'engourdissements, de fourmillements, de faiblesse, d'une sensation de froid exclusivement bornée à la jambe droite, bien que le bras et tout le côté correspondant de la face et du tronc ne présentent rien d'anomal.

Mais c'est principalement à la suite des fièvres graves que ces para-lysies s'observent plus communément encore. Rappelez-vous, messieurs, une femme du n° 29 de la salle Saint-Bernard, qui, il y a deux ans, fut prise de paraplégie consécutivement à la *variole*. Ces accidents sont fréquents dans cette pyrexie exanthémateuse. La rachialgie qui annonce son début, la paralysie des membres inférieurs, la rétention d'urine, qui, dans un grand nombre de cas — j'ai insisté sur ce point en faisant l'histoire de la variole — accompagnent la douleur lombaire, sont des phénomènes du même ordre. Les accidents paralytiques qui se reproduisent après la cessation de la fièvre éruptive relèvent de la même cause.

Quelques-uns d'entre vous, messieurs, se rappelleront encore sans doute ces deux malades de la salle Saint-Bernard, qui furent frappés de paraplégie à la suite d'une fièvre typhoïde. Dans une de nos conférences consacrées à cette maladie, je vous ai signalé ces paralysies parmi les troubles de l'innervation qui peuvent en effet entraver la convalescence de la *dothiénentérie*. Je vous ai dit que ces paralysies tantôt généralisées portant sur la motilité et la sensibilité, affectaient les appareils des sens, la vue et l'ouïe (les malades restant sourds et aveugles), tantôt aussi se localisaient aux membres inférieurs, à la vessie, au rectum. Ces accidents présentent une remarquable analogie avec ceux que nous observons dans la diphthérie; l'analogie est d'autant plus frappante, que quelquefois la paralysie consécutive à la fièvre putride peut prendre le voile du palais.

Ces paralysies surviennent aussi dans le cours et après la guérison du *typhus*, du *choléra*, en un mot, dans les maladies qui ont amené des perturbations graves dans l'organisme, en ébranlant profondément le système nerveux. Si, pour les expliquer, on invoque les souffrances prolongées éprouvées par le malade, l'état d'affaiblissement, d'anémie, dans lequel il est tombé, soit par le fait même de la fièvre, soit par le fait d'hémorrhagies, de flux abondants qui l'auront épuisé, soit enfin par le fait d'une diète rigoureuse à laquelle il aura été condamné, l'expérience clinique montre que cette débilité joue un rôle secondaire, et que ces paralysies sont un effet direct de la cause morbide ; qu'elles sont dues à la modification organique et fonctionnelle imprimée à l'appareil tout entier de l'innervation par cette cause morbifique qui, ayant primitivement et directement porté son action sur lui, continue d'agir pendant toute la durée et même après la cessation de la maladie.

Voilà donc, messieurs, les poissons, comme dans les cas cités par Graves; voilà, d'autre part, des germes infectieux qui déterminent des accidents analogues à ceux que nous observons dans les paralysies diphthériques, je dis analogues, et non pas identiques; ces mêmes effets se produisent à la suite de l'intoxication par les poisons minéraux.

Ainsi, à propos de la *spécificité*, je vous rappellerai que l'*empoisonnement par le plomb* amène aussi des troubles de l'innervation parmi lesquels la paralysie occupe une place importante ; je vous dirai quels sont les accidents éprouvés par les individus qui travaillent à la fabrication du ao utchouc vulcanisé : je vous parlerai des effets de l'inhalation du *sulfure de carbone*, et parmi les symptômes si parfaitement décrits par M. A. Delpech[1] qui, le premier, nous les a fait connaître, je vous indiquerai l'affaiblissement des forces musculaires, les paraplégies incomplètes, les troubles de la vue et de l'ouïe ; en un mot des paralysies variées.

Eh bien ! les paralysies dipthériques sont des phénomènes de même ordre ; en définitive leur cause réelle est dans l'empoisonnement, dans l'intoxication de l'économie par le principe morbide qui donne lieu à la maladie de laquelle ces accidents dépendent ; elles sont dues à la perturbation éprouvée par le système nerveux, à la modalité qu'il a subie, modalité que nous ne connaissons pas, quant à présent, et que nous ne connaîtrons peut-être jamais.

Il me serait difficile de formuler le *traitement* à opposer à ces paralysies. D'une manière générale, la médication tonique et reconstituante doit en faire tous les frais, aussi me voyez-vous donner à nos malades le quinquina sous toutes les formes, les amers et les ferrugineux ; me voyez-vous insister sur la nécessité d'une alimentation substantielle et réparatrice. Suivant les cas, je stimule les fonctions de la peau par l'emploi de lotions aromatiques, par les frictions sèches, par des bains sulfureux. Quand les accidents tirent à leur fin, les préparations de noix vomique m'ont paru rendre de réels services en excitant à propos la contractilité musculaire ; les bains de mer sont encore indiqués pour mener tout à fait à bien les convalescences, et je ne doute pas que l'hydrothérapie méthodiquement faite ne soit d'une incontestable utilité.

TRAITEMENT DE LA DIPHTHÉRIE ET DU CROUP.

La médication antiphlogistique doit être absolument rejetée. — Médication altérante : Les mercuriaux utiles en tant qu'agents topiques, leurs inconvénients ; les alcalins, le bicarbonate de soude, en particulier, sont d'une utilité fort contestable. — Le chlorate de potasse est avantageux dans les cas de moyenne intensité. — Médication vomitive ; elle a plus d'inconvénients que d'avantages réels. — Vésicatoires, leur application a les plus graves conséquences. — Médication topique (astringents, caustiques), c'est la médication par excellence des affections diphthériques. — Cathétérisme du larynx. — Nécessité indispensable de tonifier les malades par l'alimentation et par les médicaments reconstituants.

MESSIEURS,

Lorsqu'il fut bien établi par tous les médecins que les affections pelliculaires étaient de nature inflammatoire, lorsque pour le croup en parti-

---

1. Delpech, *Mémoire sur les accidents que développe chez les ouvriers en caoutchouc l'inhalation du sulfure de carbone en vapeur*, Paris 1856 ; et *Nouvelles Recherches sur l'intoxication spéciale que détermine le sulfure de carbone* (Ann. d'hygiène, 1863).

culier ce fut chose acceptée qu'il était le résultat d'une phlegmasie de la membrane muqueuse du larynx, il parut de prime abord rationnel et facile d'éteindre sur place cette inflammation généralement peu étendue. Si en effet nous ne tenons compte que de la lésion locale, une plaque diphthérique développée sur la peau, recouvrant même la surface d'un large vésicatoire, est en apparence peu de chose ; si nous examinons la gorge d'un individu atteint d'angine couenneuse, la tuméfaction des amygdales est très modérée, l'exsudation couenneuse au début n'a pas encore beaucoup d'étendue. Certes, un mal local aussi circonscrit que l'est celui-là, qui donne lieu à une réaction fébrile aussi insignifiante qu'elle l'est d'abord, semble devoir céder facilement à une médication antiphlogistique assez énergique, alors que d'autres phlegmasies bien plus étendues, bien plus intenses, n'y résistent pas.

Les *saignées locales* (*sangsues* et *ventouses*), les *saignées générales* au besoin, semblaient donc indiquées pour avoir promptement raison de ces inflammations qui s'annonçaient avec des allures primitivement si paisibles. La théorie s'est trouvée ici en défaut, comme elle s'y trouve d'ailleurs trop souvent dans la pratique. Sans doute, messieurs, la diphthérie cutanée, l'angine couenneuse, le croup, sont des inflammations ; je l'accepte comme tout le monde ; mais en posant ce fait, on ne s'est point assez préoccupé d'un autre fait qui le dominait ; on ne s'est pas assez préoccupé de la spécificité de ces inflammations. Je vous le dirai en traitant avec vous cette grave question de la spécificité, les maladies spécifiques sont des maladies personnelles, sur lesquelles les médications que nous pourrions appeler physiologiques ont généralement peu de prise. Dans le plus grand nombre des cas, elles ont une marche fatale. Lorsqu'une fois une pustule variolique s'est développée, quelle que soit l'intensité de l'inflammation qui l'accompagne, tous les moyens antiphlogistiques de la matière médicale n'empêcheraient pas cette pustule de parcourir ses périodes. Pour l'arrêter dans sa marche, il vous faudra la détruire par d'autres moyens. Pour prendre l'exemple d'une affection qui présente avec celle que nous étudions une plus frappante analogie, une fois la pustule maligne développée, les saignées générales, les applications de sangsues, les émissions sanguines par les ventouses, quelque répétées, quelque abondantes qu'elles soient, n'enrayeront pas les progrès du mal ; bien plus, elles pourront nuire considérablement au malade.

Ainsi dans la diphthérie, de l'aveu même de ceux qui, prenant un moyen terme, admettent son utilité en quelques cas, la médication antiphlogistique ne triomphe pas de la maladie, et pour moi, messieurs, cette utilité, que quelques médecins s'obstinent à reconnaître, est très contestable. Je me hâte d'ajouter qu'une longue expérience m'a démontré que cette médication était non seulement inutile, mais qu'encore elle était essentiellement nuisible dans une maladie de nature septique, susceptible de jeter l'économie dans un état de prostration considérable, alors qu'aucune cause de débilitation n'est intervenue.

Ce que je dis de la médication antiphlogistique s'applique également à la *médication altérante* qui est une annexe de celle-ci. Or, parmi les agents de cette médication altérante, le mercure et ses composés occupent une place importante. Les mercuriaux, vous le savez, sont considérés comme les antiphlogistiques les plus puissants que possède la matière médicale, et peut-être leur puissance est-elle plus grande encore que celle des émissions sanguines. Vous avez vu cent fois les effets que nous en obtenons dans certaines phlegmasies des membranes séreuses; vous n'ignorez pas qu'on a vanté leur heureuse influence sur ces phlegmasies très graves par leur étendue, par leur siège ou par la réaction fébrile qu'elles suscitent. Eh bien! les *préparations mercurielles*, le calomel donné à l'intérieur, l'onguent napolitain appliqué en frictions sur la peau, ont été essayés en Angleterre, en Allemagne, en Amérique et en France, à titre d'antiphlogistiques, dans le traitement des affections diphthériques, de l'angine couenneuse et du croup. Les résultats, je dois le dire, ont été souvent heureux. Sans le secours d'aucune autre médication, le calomel administré *fractâ dosi*, suivant la méthode du docteur Law, a guéri un certain nombre de malades.

Ceci, messieurs, semblerait en contradiction avec la proposition que je viens de formuler relativement aux dangers de la médication antiphlogistique; c'est qu'ici la question est très complexe. Le calomel, en effet, les préparations mercurielles, sont un *argumentum bis feriens*. Le mercure a deux modes d'action : d'une part, il a une action générale sur l'économie, et dans ce cas, c'est un médicament altérant, antiphlogistique ; d'autre part, il a une action exclusivement topique. Lorsque vous prescrivez des lotions sur la peau avec de l'eau phagédénique, avec une solution de sublimé corrosif; lorsque vous instillez dans l'œil des collyres hydrargyriques, et que vous appliquez sur les paupières des collyres gras ou secs, avec le précipité rouge, avec le protochlorure; lorsque vous donnez des fumigations avec le cinabre, vous faites un traitement essentiellement local, et ce n'est qu'indirectement que vous obtenez des effets généraux : vous faites de la médication substitutive. Ce n'est que plus tard, ce n'est qu'en persévérant dans ce traitement, que le mercure agit sur la composition du sang qu'il modifie alors à la façon des médicaments altérants. Or, en tant qu'agent topique, le protochlorure de mercure me paraît être d'une réelle utilité dans le traitement des affections diphthériques. Appliqué sur les plaies qui sont le siège d'exsudations pseudo-membraneuses, il les modifie avantageusement, et si dans les angines diphthériques il a rendu de réels services, c'est en agissant de la même façon. Lorsqu'on l'administre à doses fractionnées (0^{gr},05 mêlés à 4 grammes de sucre, et divisés en vingt paquets, à prendre un toutes les heures) à un individu atteint de diphthérite pharyngienne, il va, mélangé à la salive, traverser le pharynx, toucher les surfaces malades, et les modifier comme il modifiait les plaies du tégument externe. Je ne conteste pourtant pas l'action générale que peut avoir ce médicament; car, absorbé dans les voies digestives, il produit des effets considérables; il modifie la masse du sang, en augmente la fluidité, et le met dans de telles conditions que les sécrétions soient moins plastiques qu'elles ne l'étaient auparavant. Je conteste si peu cette action générale, que je la redoute, et que l'action topique me paraît être la seule utile. Lorsqu'on se borne, en effet, à faire des *frictions mercurielles* répétées, on amène bien vite cette dyscrasie particulière du sang, on détermine les phénomènes qui en dépendent, on provoque la salivation, et cependant, dans ces cas, on ne guérit pas l'angine. Bien plus, en raison même de cette action générale sur l'économie, le traitement mercuriel a ses dangers. Ses effets variant suivant les prédispositions individuelles, on court le risque de le voir outre-passer les bornes dans lesquelles on voulait le restreindre, et, dans ces circonstances, on retrouve les inconvénients de la médication antiphlogistique qui, si elle n'aggrave pas immédiatement le mal, peut prolonger la convalescence, en augmentant la débilité dans laquelle, je le répète, l'individu va être jeté par le fait même de sa maladie.

J'ai à vous parler maintenant d'autres médicaments altérants. Il y a quelques années, M. le docteur Marchal (de Calvi) publia plusieurs faits semblant prouver que l'emploi du *bicarbonate de soude* était avantageux dans le traitement des affections diphthériques. Il remettait ainsi en honneur la *médication alcaline*, qui, préconisée pendant quelque temps, était bientôt tombée en discrédit. Le sous-carbonate d'ammoniaque, administré tant à l'intérieur qu'à l'extérieur, avait été vanté par Rechou, mais ce médicament, d'un usage difficile et quelquefois dangereux, avait été abandonné. Chamerlat avait prescrit les gargarismes avec l'hydrochlorate d'ammoniaque, et Mouremans avait rapporté [1] l'observation d'une laryngite pseudo-membraneuse guérie par le bicarbonate de soude. Cette médication alcaline était à peu près complètement délaissée, lorsque M. Marchal la remit en honneur; d'autres praticiens proclamant à leur tour des succès obtenus, succès, les uns réels, mais purement fortuits, les autres douteux ou très discutables, l'attention publique fut appelée sur le traitement de la diphthérie par le bicarbonate de soude, et bientôt, l'enthousiasme s'en mêlant, il s'en fallut de peu qu'on ne crût avoir trouvé dans ce médicament le spécifique des affections diphthériques et même du croup. Une observation calme et réfléchie donna la raison de ces merveilleux résultats, et réduisit les choses à leur juste valeur. Il est facile, en effet, de voir que dans les cas où les sels alcalins avaient

---

1. Dans l'*Encyclopédie des sciences médicales* pour l'année 1839.

guéri des affections couenneuses, on avait eu affaire à des affections couenneuses qui cèdent généralement d'elles-mêmes, comme les affections couenneuses scarlatineuses, comme les affections couenneuses survenant accidentellement, ainsi, par exemple, qu'on en voit survenir dans le cours des maladies chroniques. Par cela seul, les faits perdaient donc de leur importance. La théorie avait toutefois quelque chose de séduisant : je l'avais moi-même mise en avant, lorsque j'écrivais[1] qu'il était permis d'espérer quelque avantage de l'action altérante et antiplastique du bicarbonate de soude, pour modifier l'état général diathésique qui semble présider au développement des affections diphthériques. Cette action générale des alcalins, l'état particulier du sang qu'ils déterminent, est un fait incontestable et depuis longtemps démontré par nos devanciers, par Cullen entre autres ; mais cette *cachexie alcaline* — c'est ainsi qu'on l'a appelée — n'est produite qu'à la condition de faire longtemps usage des alcalins : or, quelque prolongée qu'on suppose la durée des affections diphthériques, elle ne l'est jamais assez pour que la médication alcaline ait le temps d'avoir l'influence antiplastique dont on attend les effets. Ces effets, d'ailleurs, loin d'avoir les avantages qu'on prétend en obtenir, ont au contraire de graves inconvénients, car la médication alcaline encourt alors les reproches de la médication altérante dont je vous disais tout à l'heure les dangers. Reste encore, il est vrai, l'influence topique du bicarbonate de soude dont l'action dissolvante aiderait les fausses membranes à se ramollir et à se détacher. Cette influence topique à laquelle je croyais autrefois, et que d'autres aujourd'hui admettent à leur tour, une plus longue expérience m'a appris à n'y pas compter : les modifications apportées par les solutions alcalines sur les sécrétions diphthériques sont loin d'être aussi puissantes qu'elles m'avaient semblé l'être dans une première observation.

Il est un autre médicament, messieurs, dont on s'est beaucoup occupé dans ces derniers temps, c'est le chlorate de potasse. Ce sel, vous le savez, découvert à la fin du siècle dernier par Berthollet, était entré, vers 1796, dans le domaine de la thérapeutique. En 1819, Chaussier le proposa contre le croup. Il était complètement tombé dans l'oubli, lorsque M. Blache, reprenant les expériences que MM. Hunt et West avaient faites en 1847 avec ce médicament dans le traitement de la gangrène de la bouche, dans celui de la stomatite couenneuse, fut amené à l'essayer dans le traitement de l'angine couenneuse et du croup. M. Isambert, alors interne de M. Blache, suivit avec soin et intelligence les nombreux essais qui se faisaient à l'hôpital des Enfants, et en fit le sujet de sa thèse inaugurale[2]. Les premiers résultats obtenus dans le traitement de l'angine

1. Trousseau et Pidoux, *Traité de thérapeutique*, 9e édit., t. I, p. 469, 1875.
2. Isambert, *Études chimiques, physiologiques et cliniques sur l'emploi thérapeutique du chlorate de potasse, spécialement dans les affections diphthériques*, Paris, 1856.

couenneuse, sans être aussi satisfaisants que dans la stomatite ulcéro-
membraneuse, ne laissaient pas néanmoins d'être encourageants. Les
faits se multiplièrent, et, bien que la vogue dont le chlorate de potasse a
joui ait été fort exagérée, les faits recueillis de toutes parts autorisent à
considérer ce médicament, sinon comme un remède efficace, du moins
comme pouvant rendre quelques services dans l'angine diphthérique.
Mais, à cet égard, il y a des réserves à faire; si nous reconnaissons
avec M. Isambert, que l'utilité du chlorate de potasse, dans les cas de
moyenne intensité, paraît démontrée non seulement par un succès réel
et définitif, mais même par une action toute spéciale et en quelque sorte
élective sur la membrane muqueuse pharyngienne, analogue à celle qu'on
observe dans la stomatite couenneuse, nous nions son efficacité dans les
cas plus graves. Lorsque, dans ces cas, il a été employé comme traitement
exclusif, je l'ai vu constamment échouer; employé conjointement avec
d'autres médications, il m'a semblé, sans qu'il me soit possible de l'affirmer, qu'il avait une action réellement avantageuse. Ce que je dis de
l'angine couenneuse s'applique, à plus forte raison, à la laryngite
pseudo-membraneuse. Sans doute on peut citer encore de temps en
temps quelques guérisons de croup chez des malades traités par le chlorate de potasse; mais ces observations ne sont nullement probantes, par
la raison que généralement ce moyen a été presque toujours associé à
d'autres, notamment avec les vomitifs, qui à eux seuls ont pu suffire quelquefois à expliquer le succès. Toutefois, comme ce médicament passe
pour avoir une influence générale sur l'organisme, et s'opposer à la reproduction des exsudations plastiques, comme il n'a pas les inconvénients que je signalais pour les alcalins et pour les mercuriaux, rien n'empêche d'y recourir dans une maladie aussi redoutable.
Gardez-vous toutefois d'avoir trop de confiance dans ses vertus, gardez-
vous surtout de l'employer à l'exclusion d'autres médications dont l'expérience a démontré l'efficacité, au moins dans de certaines limites.

Je dois citer encore pour mémoire la médication par le *bromure de
potassium*, employé à la dose de 5 à 10 centigrammes, et par le *brôme*
seul, médication dont M. Ozanam annonce avoir obtenu un succès des
plus remarquables. En présence de trop beaux résultats proclamés par
l'inventeur de ce remède [1], nous devons nous tenir dans une prudente
réserve; toutefois, puisqu'à propos des affections pseudo-membraneuses
l'expérimentation en grand se fait de toutes parts, rien n'empêche d'expérimenter aussi le brôme.

Ce médicament et ses composés ne sont pas les seuls auxquels on ait
attribué une certaine vertu spécifique. Je vous rappellerai que le *sulfure*

---

1. Ozanam, *De l'efficacité du brôme dans le traitement des affections pseudo-
membraneuses*, Paris, 1856.

de potasse, chaudement recommandé par Lobstein et le profeseur Fritz
(de Magdebourg) dans des cas où le diagnostic, il est vrai, était très discutable, a été vanté aussi par M. Mannoir (de Genève), et d'après lui,
par MM. Rilliet et Barthez. Ce médicament est aujourd'hui complétement
abandonné. J'en dirai autant du *polygala senega*, qui a également joui
d'une grande réputation, mais qui, devant à son action vomitive et purgative les effets heureux qu'il a pu produire, doit être mis dans la classe
de ces agents thérapeutiques dont je vous entretiendrai tout à l'heure.

Avant de le faire, je veux vous parler d'une excellente médication, conseillée par un praticien de la Mayenne, M. H. Trideau (d'Andouillé)[1].
Ce médecin, comparant les affections diphthériques aux affections
catarrhales, et s'appuyant des bons effets produits par les *balsamiques*
dans ces dernières affections, a eu l'idée d'employer le *copahu* d'abord,
puis le poivre *cubèbe* dans une redoutable épidémie de diphthérie qui
sévissait dans le département de la Mayenne, et il a obtenu par ce moyen
de très nombreuses guérisons. Le copahu a le désavantage de troubler
les fonctions de l'estomac; au contraire le poivre cubèbe augmente
plutôt l'appétit et doit être par conséquent préféré. J'ai eu l'occasion de
conseiller cette médication et je lui dois d'assez remarquables succès,
notamment chez une dame que je soignais conjointement avec le docteur
Peter, et dont la petite fille, soignée par l'homœopathie, venait de succomber au croup. Cette dame, qui eut, indépendamment de sa diphthérie
pharyngienne, un commencement de coryza couenneux, guérit en cinq
jours de toutes ses manifestations diphthériques. Voici la médication que
je conseille : D'une part, prendre toutes les quatre heures un paquet de
4 grammes de poivre cubèbe dans un pain azyme, et d'autre part, toutes
les demi-heures, toucher le fond de la gorge avec un pinceau trempé
dans du jus de citron. J'associe de la sorte l'action substitutive générale
du cubèbe à l'action topique d'un acide végétal, peu énergique, il est
vrai, mais dont la faiblesse est compensée par la fréquence dans l'application. On peut avantageusement remplacer le poivre cubèbe par
les capsules d'extrait de cubèbe, chaque capsule contenant la valeur de
7 grammes et demi de poivre. Chez les enfants, M. Trideau conseille
l'usage du sirop de cubèbe (12 grammes de poivre cubèbe pulvérisé pour
240 grammes de sirop simple), une cuillerée à café toutes les deux
heures. Le troisième ou quatrième jour de la médication, apparaît ordinairement un exanthème scarlatiniforme, qui coïncide habituellement
avec la disparition des fausses membranes.

J'arrive maintenant à ces moyens de traitement des angines pseudo-

1. Trideau, *Nouveau Traitement de l'angine couenneuse, du croup et des autres
localisations de la diphthérie*, Paris, 1866; — *Traitement de l'angine couenneuse
par les balsamiques*, Paris 1874, in-8°.

membraneuses et du croup que j'appellerai agents indirects : ce sont les vomitifs et les révulsifs.

Les *vomitifs* ont été et sont encore regardés par un très grand nombre de médecins comme un des moyens les plus puissants que nous ayons à opposer au croup. Si dans l'expression de croup, on comprend la laryngite striduleuse, le faux croup, dont j'aurai à vous faire l'histoire, les vomitifs sont en effet utiles, et il y a pour cela des raisons sur lesquelles je veux insister un instant auprès de vous.

Quelles que soient les propriétés spéciales du médicament émétique que vous employez, que ce soit le *veratrum album*, la racine de violette, la racine d'asarum, le polygala que je mentionnais tout à l'heure; que ce soit le sulfate de zinc, le sulfate de cuivre ou le tartre stibié, indépendamment de l'effet vomitif, vous obtiendrez un effet antiphlogistique. Si, au lieu d'avoir recours aux moyens pharmaceutiques, vous provoquez le vomissement par d'autres moyens, ces résultats que je signale seront les mêmes. Vous provoquerez la nausée, cet état particulier de malaise qui précède le rejet des matières contenues dans l'estomac. Le pouls devient petit, fréquent, les battements du cœur sont très faibles, le visage pâlit singulièrement, le corps se couvre de sueur; en un mot, le malade est jeté pendant un temps, qui peut être assez long, dans un état analogue à la lipothymie; il se passe, à un moindre degré, quelque chose de semblable à ce qui survient chez quelques individus consécutivement à la saignée. Vous comprendrez dès lors que, par le fait d'une perturbation aussi profonde portant principalement sur le système nerveux, il se produise des effets contro-stimulants suffisants pour éteindre des phlegmasies légères.

Or, dans le faux croup, l'élément inflammatoire sous l'influence duquel se développe l'élément spasmodique qui amène les accès de toux et de suffocation qu'on veut combattre, cet élément inflammatoire ne dépassant pas généralement le degré d'une phlegmasie légère, on conçoit que les vomitifs soient utiles : mais quand il s'agit d'une angine, d'une laryngite pseudo-membraneuse, les choses changent de face : dans ces cas, il ne faut pas compter sur l'action contro-stimulante de la médication vomitive, mais seulement sur l'action mécanique du médicament. Je m'explique :

Il n'est personne de nous qui, ayant eu à traiter des enfants atteints de croup, n'ait constaté en quelques circonstances, consécutivement à l'administration d'un vomitif, un grand amendement dans les symptômes; c'est alors que, comme il était facile de s'en assurer, les efforts de vomissements, provoquant l'expulsion des fausses membranes qui tapissaient le larynx et la trachée, enlevaient l'obstacle que ces fausses membranes opposaient au passage de l'air dans les poumons et rendaient la respiration plus facile. Quant à l'action dynamique à laquelle quelques praticiens attribuent l'honneur des bons résultats obtenus par l'émétique, cette action dynamique pourrait s'exercer tout au plus sur l'élément phlegmasique qui donne lieu à la production des fausses membranes, mais il me paraît impossible d'admettre qu'elle s'exerce sur les concrétions déjà formées. Ceux qui veulent voir dans la médication vomitive, et en particulier dans l'emploi du tartre stibié qu'ils préconisent, cette action dynamique à laquelle je refuse de croire, reconnaissent implicitement que cette action est beaucoup moins réelle qu'ils ne le prétendent, et que l'action mécanique est bien autrement efficace. Ils insistent, en effet, sur la nécessité de provoquer les vomissements, et leurs statistiques établissent que les malades n'ont chance de guérir qu'à la condition qu'ils auront rejeté de fausses membranes.

Je vous engage à lire ce que Valleix a écrit sur ce sujet [1], et vous verrez qu'il arrive aux mêmes conclusions que moi. C'est donc mécaniquement qu'agissent les vomitifs ; c'est en débarrassant les voies aérifères des concrétions couenneuses qui les obstruent, qu'ils rendent quelques services. Il ne faudrait pas toutefois s'exagérer les avantages de cette médication. Si je l'emploie toujours dans l'espérance d'en obtenir les effets qu'on est en droit d'en attendre, je sais aussi que ces effets seront momentanés. Je sais que la diphthérie est une maladie dans laquelle la phlegmasie qui a donné lieu à la formation des fausses membranes durera un temps limité, qu'elle persistera après l'expulsion de produits qui ont été une première fois sécrétés et qui se sécrètent de nouveau. Or, si en revenant aux mêmes moyens, si en sollicitant l'expulsion des fausses membranes à mesure qu'elles se forment, j'empêche la mort d'arriver par asphyxie, bien que je ne guérisse pas directement la maladie, je fais du moins un traitement utile, puisqu'en prolongeant les jours du malade pendant le temps que la phlegmasie diphthérique parcourt ses périodes, il pourra arriver un moment où, cette phlegmasie s'éteignant d'elle-même, la guérison s'opérera.

Le choix des vomitifs n'est d'ailleurs pas indifférent. L'émétique, si vanté par quelques-uns, me paraît de tous le plus dangereux. C'est avec raison que M. le docteur Millard, dans son excellente thèse [2], a insisté sur ses inconvénients. L'émétique, en effet, détermine souvent des accidents graves, des vomissements rebelles, des diarrhées cholériformes ; il plonge le malade dans un état d'abattement profond et souvent précipite le dénoûment fatal. L'expérience aujourd'hui a suffisamment démontré les dangers que nous proclamons. C'est au *sulfate de cuivre*, qui ne mérite pas les reproches qu'on lui a adressés, que j'ai le plus souvent recours, parce qu'en l'administrant suivant la méthode que j'emploie, c'est-à-dire à doses fractionnées, il est plus facile de ne pas dépasser le but qu'on veut atteindre.

1. Valleix, *Guide du médecin praticien*, 5e édition, revue par Lorain Paris, 1866, t. II, p. 111.

2. Millard, *De la trachéotomie dans le cas de croup*, observations recueillies à l'hôpital des Enfants malades. Paris, 1858.

Mais de quelque utilité que soit, en certaines circonstances, la médication vomitive, ne lui accordez pas une trop grande confiance. Après une bien longue pratique, après avoir vu un grand nombre d'individus, enfants et adultes, atteints d'angine diphthérique et de croup, je puis certifier que les insuccès l'emportent de beaucoup sur les quelques succès dont j'ai été témoin. Alors même qu'après avoir donné des vomitifs vous aurez obtenu une amélioration notable dans les accidents que vous vouliez combattre, n'oubliez jamais que ces accidents se manifesteront de nouveau ; souvent, dans un espace de temps très court, la gêne de la respiration, les accès de suffocation que vous avez fait cesser reparaîtront, parce que de nouvelles fausses membranes auront été sécrétées. Si une fois encore vous êtes assez heureux pour provoquer leur expulsion, une troisième fois les mêmes moyens vous feront défaut, et prenez garde alors d'avoir, en sollicitant trop souvent la nausée, jeté le malade dans un état de débilité telle qu'il n'ait plus assez de force pour lutter contre la maladie, quand il vous faudra recourir à la trachéotomie.

Graves vantait les bons effets de la *médication révulsive* dans le croup, mais ses observations se rapportent évidemment à des cas de laryngite striduleuse ; la méthode que préconise l'éminent clinicien de Dublin est, en effet, d'une grande utilité dans le faux croup ; je vous l'ai déjà exposée à propos des complications de la rougeole ; j'y reviendrai en vous parlant du faux croup, et je vous dirai alors que les vésicatoires ont, dans ces circonstances aussi, leur utilité, bien que leur action soit plus lente que celle de l'eau chaude que Graves employait.

Mais quand on se trouve en présence d'un vrai croup, quand on a affaire à la diphthérie laryngée, les *vésicatoires* sont non seulement inutiles, mais encore leur application est trop souvent la source d'accidents de la plus haute gravité. Que l'on veuille bien y réfléchir, et l'on comprendra sans peine à quel point il est absurde, l'expression n'est pas trop dure, d'espérer quelque chose des vésicatoires dans cette affection. Supposons la fausse membrane tapissant le larynx, et c'est là généralement la condition dans laquelle on se trouve, car jamais personne n'a l'idée d'appliquer l'emplâtre cantharidien avant qu'il y ait de l'extinction de voix, de l'oppression, de la suffocation paroxystique ; supposons donc la fausse membrane existant dans le larynx, il ne s'agit plus alors de lutter contre la phlegmasie qui a été la cause de ces sécrétions couenneuses, on est en présence d'un corps étranger obstruant le passage de l'air dans l'arbre respiratoire : la fausse membrane n'est pas autre chose. Que prétendra-t-on faire avec des révulsifs, avec les vésicatoires, dont l'action est essentiellement dynamique, contre une lésion toute mécanique ? Autant vaudrait les appliquer sur le cou d'un enfant suffoqué par un haricot qui serait passé dans la trachée. Assurément vous traiteriez d'insensée la conduite d'un chirurgien qui agirait ainsi dans une circonstance semblable ;

et cependant ce chirurgien ne ferait rien autre chose que ce que fait un médecin lorsqu'il espère guérir le croup par les révulsifs cantharidiens ; il y a cette énorme différence toutefois que, dans le premier cas, si le traitement est inutile, du moins n'a-t-il aucun inconvénient, tandis que, dans le second cas, les suites peuvent avoir les plus terribles conséquences. Je dois insister sur ce point.

Je vous ai dit, messieurs, en faisant l'histoire de la diphthérie, qu'une plaie, que la plus petite solution de continuité des téguments, pouvait être le siège de nouvelles manifestations de la maladie chez un individu atteint d'angine couenneuse. Je vous ai dit qu'il suffisait qu'il y eût dans une famille un enfant affecté de croup ou de mal de gorge pseudo-membraneux, pour que la diphthérie se communiquât à d'autres, jusqu'alors bien portants, mais qui avaient sur un point quelconque du corps une plaie qui donnait une porte d'entrée à la contagion. Vous verrez, en effet, chez des enfants auxquels on aura appliqué des vésicatoires aux bras pour combattre des affections catarrhales, comme cela se fait souvent, que les médecins l'aient ou non ordonné, vous verrez ces vésicatoires se recouvrir de fausses membranes lorsque ces enfants seront au milieu d'un foyer de contagion diphthérique. Alors, ainsi que j'ai eu soin de vous le signaler, l'affection couenneuse s'étend au delà des limites des surfaces dénudées : je vous ai cité plusieurs exemples, où, comme dans celui rapporté par Samuel Bard, l'affection diphthérique développée sur une plaie de vésicatoire, envahissant de proche en proche, couvrait une grande étendue et occasionnait des accidents mortels. Si les accidents surviennent à l'occasion d'une plaie chez ceux qui n'étaient point encore sous l'empire de la diathèse diphthérique, à plus forte raison seront-ils à redouter chez les individus qui en présenteront déjà les manifestations. Je vous ai raconté l'histoire, entre plusieurs, de ce jeune garçon qui, au moment où il guérissait du croup, était emporté dix jours plus tard par la diphthérie cutanée qui s'était développée sur un vésicatoire qu'on lui avait mis au devant du cou, et qui, s'étalant progressivement, avait fini par recouvrir la poitrine comme d'un vaste plastron de fausses membranes. Peu importe, d'ailleurs, la région où cette plaie sera faite : que vous mettiez le vésicatoire à la nuque, que vous l'appliquiez à la partie antérieure du cou ou sur le devant de la poitrine ; en quelque point qu'elle existe, cette surface dénudée pourra être envahie par l'affection pelliculaire, et devenir la cause d'une complication contre laquelle vous aurez quelquefois beaucoup de peine à lutter. Pendant dix, douze, quinze jours et même davantage, vous l'aurez combattue par les cautérisations les plus énergiques, vous croirez en être maîtres, lorsque se manifesteront les symptômes d'une intoxication générale, de cette diphthérie maligne à laquelle votre malade succombera, quoi que vous fassiez. Je veux bien admettre encore que la mort n'arrive point ainsi, mais en raison même de l'extension que l'inflammation diphthérique aura donnée aux plaies qu'elle a envahies, ces plaies seront, après la guérison de la maladie principale, le siége de vastes suppurations qui pourront tuer les individus en les épuisant par la fièvre hectique. Je vous en conjure, messieurs, et tous les vrais praticiens sont d'accord sur ce point, sous aucun prétexte n'appliquez de vésicatoires aux malades atteints d'angine couenneuse, de croup. Lorsque vous en trouverez d'appliqués, hâtez-vous d'intervenir énergiquement pour modifier ces plaies à l'aide de moyens topiques.

La *médication topique*, malgré les oppositions qu'elle rencontre aujourd'hui, est la médication par excellence dans le traitement de la diphthérie; elle est aussi indiquée dans cette maladie qu'elle l'est dans la pustule maligne; j'ai déjà insisté sur ce point capital. Indépendamment des préparations mercurielles, du précipité rouge que j'ai quelquefois employé, du protochlorure d'hydrargyre, dont je vous ai parlé comme modificateurs des surfaces envahies par l'affection pelliculaire, indépendamment de ces préparations mercurielles, et avant elles, les astringents et les caustiques sont les agents de cette médication. De temps immémorial elle a été la première employée. Ainsi que le fait judicieusement observer Bretonneau, c'est à l'époque où la maladie était connue sous le nom de *mal égyptiaque*, que remonte aussi la dénomination d'*onguent égyptiac*, solution de vert-de-gris dans du miel (*mel cupratum*), que l'on donnait à une préparation éminemment antidiphthérique. Lisez le chapitre d'Arétée, *De curatione pestilentium in faucibus morborum*, et vous verrez qu'il recommandait non seulement de faire des lotions sur les parties avec des médicaments âcres (*illitiones acriorum medicamentorum faciendæ sunt*), mais d'attaquer le mal, non avec le feu, dont il regardait l'application comme chose difficile, mais avec des médicaments semblables au feu : « *Porro igne vitium adurere, cum in superiori parte sit; imprudentis esse propter isthmum judico. Sed medicamentis igni similibus quo, et depastio coerceatur, et crustæ decidant, utendum præcipio.* » Il prescrivait l'alun incorporé au miel, la noix de galle, la fleur sèche de grenadier mêlée à l'hydromel, la calamine; il insufflait encore ces substances dans le fond de la gorge avec un roseau.

Vous le voyez, messieurs, les moyens que nous employons aujourd'hui sont loin de constituer un mode de traitement nouveau dans les angines diphthériques. On a lieu de s'étonner que cette puissante médication d'Arétée soit restée si longtemps dans l'oubli. Au xviie, xviiie siècle, où ces maux de gorge reparaissaient sous formes épidémiques, où la maladie strangulatoire, où le *mal égyptien*, font de très nombreuses victimes, il n'en est pas question. Bretonneau lui-même, qui, à l'époque où il publiait son *Traité de diphthérite*, savait mieux que personne ce qu'Arétée avait fait de l'alun, Bretonneau ne croyait que médiocrement à son utilité et négligeait d'en faire usage. Ce ne fut que plus tard qu'il commença à lui accorder une certaine confiance, et voici à quelle occasion :

Je lui racontais que, pendant l'épidémie que je fus appelé à observer en 1828, dans les départements constituant l'ancienne Sologne, j'avais eu occasion d'observer l'efficacité de ce médicament. J'avais eu connaissance, en effet, que, dans la commune de Marcilly-en-Vilette, où il était mort d'abord 66 personnes sur 600 habitants, cette effrayante mortalité avait diminué tout à coup, et que le fléau faisait, depuis deux ou trois mois, très peu de victimes. Pour avoir la raison de cet heureux changement, je me transportai dans le pays; là, interrogeant le curé, bien au fait de tout ce qui s'y passait, j'apprenais que le mal de *gorge blanc* (c'était le nom dont on l'appelait) avait cessé d'être aussi grave depuis que les malades étaient soignés par une aubergiste de la localité, qui avait déjà une grande réputation pour guérir les maux d'yeux. Le curé ignorait, du reste, le secret de cette femme. Je le lui demandai alors à elle-même, mais elle refusa de me le dire, me renvoyant seulement auprès de deux malades qu'elle traitait dans le moment. L'un d'eux était un jeune garçon-meunier, âgé de treize ans et demi; j'allai le trouver et je constatai chez lui l'existence de fausses membranes couvrant la luette et les amygdales. Trois personnes étaient mortes quelque temps auparavant dans la famille du malade : celui-ci était en traitement depuis cinq jours, et il me montra le gargarisme dont il se servait et qu'on lui injectait aussi dans la gorge à l'aide d'une seringue. C'était un mélange d'alun dans de l'eau vinaigrée. Quand je quittai le pays, ce jeune garçon était parfaitement guéri. Je recueillis plusieurs faits analogues à celui-ci, et, connaissant le secret de l'aubergiste, je lui dis ce que je savais ; alors elle m'avoua qu'en effet elle se servait d'alun, qu'elle avait été conduite à l'employer contre le mal de gorge blanc, parce qu'elle l'avait vu guérir, chez des pourceaux, le chancre de la bouche, maladie caractérisée par des pellicules blanches se développant sur les gencives et jusque dans la gorge de ces animaux, et présentant, par conséquent, avec la diphthérie, une certaine analogie qui n'avait point échappé à la bonne femme. Je communiquai mes documents et les faits que j'avais observés au préfet du département ; ce mode de traitement fut publié, imprimé et envoyé aux différentes communes ; je rendis en même temps compte de ce que j'avais vu à Bretonneau, qui, depuis lors, eut recours à l'alun, aujourd'hui employé par tous les médecins.

Il est un autre médicament indiqué dans le passage d'Arétée, et dont vous me voyez me servir chez tous nos malades atteints d'angine couenneuse ; c'est le *tannin*. Arétée ne mentionne pas textuellement, il est vrai, le tannin, qu'on ne connaissait pas à son époque, mais il parle de la noix de galle, dont il prescrivait la poudre en insufflations et en collutoires. Or, noix de galle et tannin sont même chose, puisque celui-ci est le principe actif de celle-là. Les insufflations, les collutoires, les gargarismes aluminés et tanniques, sont, en effet, de puissants agents topiques qui peuvent rendre de très grands services dans le traitement des maux de gorge diphthériques. Laissez-moi vous rappeler de quelle façon nous les employons.

C'est la méthode d'Arétée que nous suivons, sans y rien changer. L'alun est porté jusqu'au fond du pharynx, en l'insufflant à l'aide d'un chalumeau ; une branche de sureau dont on a enlevé la moelle, à son défaut un tube de papier assez épais, en font l'office. Peu importe la quantité de poudre, pourvu que cette quantité soit assez considérable : 1 gramme, 2 grammes et plus. Il est indispensable seulement, pour que les choses soient faites convenablement, d'abaisser très vigoureusement la langue ; ce détail, futile en apparence, demande cependant que nous nous y arrêtions un instant. Ce paraît, en effet, chose facile d'abaisser la langue et d'examiner la gorge d'un enfant ; pourtant, je ne crains pas de le dire, il est peu de personnes qui sachent procéder à cette opération et à cet examen, auxquels les petits malades opposent une grande résistance. En prenant les précautions que je vais vous indiquer, il est néanmoins plus facile d'examiner la gorge d'un enfant que celle d'un adulte contre la volonté duquel on ne saurait lutter, tandis qu'on peut venir à bout du premier. Il suffit d'abord de lui montrer qu'on est son maître ; quand on lui a prouvé que sa résistance était inutile, il finit par se rendre. Pour cela, vous le faites asseoir sur les genoux d'un aide qui le maintient vigoureusement ; une seconde personne est chargée de fixer la tête. Lorsqu'il se débat et crie, vous profitez du moment où il ouvre la bouche pour introduire le manche d'une cuiller, et pour l'introduire profondément jusque sur la base de la langue. A ce moment, il est pris d'envie de vomir, sa bouche s'ouvre plus grande encore, et vous voyez parfaitement le fond de sa gorge ; mais si vous n'introduisez la cuiller qu'à demi, il la serrera entre ses dents, et vous aurez la plus grande peine à la porter plus loin. Une seule opération de cette nature suffit souvent pour que, désormais, l'enfant, comprenant qu'il a affaire à plus forte partie que lui, se prête à de nouveaux examens. En agissant ainsi, vous pouvez facilement insuffler la poudre d'alun, porter un pinceau chargé de collutoires dans lesquels ce sel est incorporé au miel. Peu importe, je le répète, que les quantités d'alun soient fortes ; si le malade en avale un peu, cela n'a aucune espèce d'inconvénients. Ces insufflations sont répétées quatre, cinq, six, huit et dix fois dans les vingt-quatre heures, car il est nécessaire qu'elles le soient fréquemment au début de la maladie.

Pour que la médication soit plus puissante encore, nous alternons les insufflations de poudre d'alun avec celles de tannin ; celui-ci à la dose de 40, de 50 centigrammes. C'est toujours la thérapeutique d'Arétée, renouvelée par Loiseau (de Montmartre).

Dans ces derniers temps, nous avons quelquefois remplacé, chez les adultes qui se prêtent plus facilement à cette opération, les insufflations de tannin par les *inhalations* d'eau chargée d'une forte solution de cette substance, et nous nous servons de *l'appareil pulvérisateur* fabriqué d'après les idées de M. Sales-Girons. Vous savez en effet, messieurs, que ce médecin, frappé de ce fait qu'une vapeur d'eau minérale ne contenait que peu ou pas de ses principes minéralisateurs salins, a imaginé de substituer aux inspirations de vapeur des inhalations faites avec cette eau minérale réduite en poussière. Ce n'est point ici le lieu de vous parler des moyens qu'il a mis en usage pour arriver à son but; je vous rappellerai seulement que des fabricants d'instruments de chirurgie ont construit, d'après ce principe, des appareils portatifs faciles à manier au lit des malades, et que chaque jour vous avez vus fonctionner dans nos salles. MM. Roger et Peter ont conseillé l'*irrigation* pratiquée simplement avec l'irrigateur ordinaire. Cette irrigation, répétée plusieurs fois par jour, « a, disent-ils, l'avantage physique et thérapeutique de rafraîchir les parties enflammées, et l'avantage tout mécanique d'enlever les fausses membranes, ou, du moins, d'aider à les détacher et de nettoyer ainsi la gorge. » Il est possible même de dissoudre en partie les productions diphthériques à l'aide de ce procédé, et en employant, comme l'a fait souvent M. Roger dans son service de l'hôpital des Enfants, l'*eau de chaux saturée*, qui a la propriété d'opérer, en cinq à dix minutes, la dissociation et la disparition presque complète de fausses membranes placées dans un verre plein de ce liquide [1].

La médication astringente est, à mon avis et de l'avis de bien d'autres, d'une telle efficacité dans le traitement de l'angine couenneuse, que si nous pouvions toujours compter sur la façon dont nos ordonnances sont exécutées, j'emploierais moins souvent, pour mon compte, les cathérétiques et les caustiques auxquels vous me voyez avoir recours.

L'emploi des *cathérétiques* et des *caustiques* n'est pas non plus chose nouvelle dans la maladie qui nous occupe, et c'est à tort que quelques personnes ont cru que ce mode de traitement ne datait que de Bretonneau; jamais il n'a songé à s'attribuer la gloire de l'avoir inventé. Dans le siècle dernier, des médecins avaient déjà préconisé la cautérisation avec l'esprit de sel, c'est-à-dire l'acide chlorhydrique, dans le traitement de ce qu'ils appelaient les maux de gorge gangréneux. Marteau de Granvilliers disait en avoir tiré un excellent parti pendant les épidémies dont il publiait les comptes rendus en 1759 et 1768; Van Swieten parle également des collutoires avec l'esprit de sel en plusieurs passages de ses *Commentaires aux Aphorismes de Boerhaave.*

L'*acide chlorhydrique* est en effet un des topiques les plus énergiques

1. Henri Roger et Michel Peter, *Dictionnaire encyclopédique des sciences médicales*, t. V, p. 42. ANGINE DIPHTHÉRIQUE.

que nous ayons à notre disposition pour combattre l'angine pseudo-membraneuse. On peut, sans avoir rien à redouter, l'employer fumant, pur, absolument pur, et répéter trois ou quatre fois, dans le courant des vingt-quatre heures, la cautérisation. En modifiant les surfaces malades, il a cet avantage sur les acides sulfurique et nitrique de ne pas étendre son action plus profondément que ne le fait l'azotate d'argent. Il a cependant un certain inconvénient que je dois vous signaler, parce que dans certains cas il peut induire le médecin en erreur. Lorsqu'on touche avec l'acide chlorhydrique une membrane muqueuse non revêtue de fausses membranes, on voit presque immédiatement après la cautérisation se former une tache blanche qui présente toutes les apparences d'une couenne diphthérique. Cette exsudation plastique est analogue à celle que déterminent la cantharidine et l'ammoniaque, et il n'est pas toujours facile de distinguer du produit morbide propre à la diphthérie ce qui appartient à l'action du médicament, de telle sorte que, ne sachant pas si l'affection est ou non guérie, on est disposé à continuer le traitement, alors que cela est inutile. Pour éviter cet inconvénient, le mieux à faire est d'attendre, après qu'on a cautérisé trois ou quatre fois dans les premiers jours, et de remplacer le caustique par les insufflations d'alun et de tannin. Au bout de vingt-quatre ou trente-six heures, les taches blanches produites par l'acide ayant disparu, on voit parfaitement ce qui se passe.

Le *nitrate d'argent*, depuis une trentaine d'années que Bretonneau en a vulgarisé l'emploi, est d'un usage plus répandu que celui de l'acide chlorhydrique. Cela se comprend de reste; car, d'une part, il n'est pas de praticien qui n'ait dans sa trousse un porte-pierre, tandis qu'on n'a pas toujours d'acide sous la main; d'autre part, le crayon est plus facile à manier que celui-ci. Mais le nitrate d'argent présente les mêmes inconvénients que l'esprit de sel, et il les présente à un plus haut degré, alors surtout qu'on se sert de la pierre infernale. Dans ce cas, en effet, on détermine sur les parties touchées la formation d'une petite eschare, d'une sorte de couenne blanche qui persiste pendant un ou deux jours, et, si la cautérisation est souvent répétée, il devient très difficile d'éviter l'erreur que je vous signalais tout à l'heure. Bien que depuis longtemps j'en sois averti, j'y suis tombé moi-même tout dernièrement. Un individu vint de Chantilly me consulter pour un mal de gorge. Je trouvai un des côtés de la luette et une des amygdales recouverts de fausses membranes blanches; l'autre amygdale me présentait aussi une tache de même aspect. Le malade ne me parlait pas de ce qui lui avait été fait par son médecin, et même il affirmait qu'il n'avait été soumis à aucun traitement. Il retourna chez lui emportant une lettre que j'adressais à mon honorable confrère de Chantilly, dont j'appelais l'attention sur les fausses membranes épaisses que j'avais vues. J'ajoutais, il est vrai, que ces fausses

ibranes m'avaient paru d'un blanc plus éclatant que d'ordinaire,
s que, comme elles étaient larges, épaisses, étendues, je craignais la
ithérie. Je finissais en donnant mon avis sur le traitement à pres-
e. M. le docteur D... me répondit que ces concrétions pseudo-mem-
euses étaient le résultat de cautérisations avec le nitrate d'argent,
il avait pratiquées pour faire avorter une angine inflammatoire pour
ielle le malade l'avait appelé.

in solution, le sel lunaire n'a pas ces inconvénients. S'il donne lieu à
exsudation blanchâtre, cette exsudation forme une tache superficielle
il est aisé de distinguer de la concrétion diphthérique. C'est donc aussi
olution, une solution forte de nitrate d'argent, dans la proportion
ie partie pour trois d'eau, que j'emploie d'habitude. Outre cet avan-
: qu'elle présente sur le crayon, elle en a encore un autre que vous
z comprendre. A moins d'être faite à l'aide d'un instrument recourbé
n extrémité, de façon à porter le caustique derrière le voile et les
ers du voile du palais, et à pénétrer jusque vers l'épiglotte, la cauté-
tion avec le crayon fixé sur le porte-pierre des trousses ne peut pas
indre toutes les parties, comme on le fait avec la solution. En imbi-
t de celle-ci une éponge placée à l'extrémité d'une baleine recourbée,
est maître de toucher la partie supérieure du larynx, l'arrière-cavité
pharynx, d'aller jusqu'à la trompe d'Eustache et jusqu'à l'ouverture
érieure des fosses nasales, ce que vous êtes souvent obligés de faire.
nd le mal est borné aux amygdales ou sur des parties accessibles
. vue, le crayon, un pinceau de blaireau trempé dans la solution,
iront ; mais comme souvent il n'en est point ainsi, ou du moins comme
it à craindre que la diphthérie n'ait envahi des parties profondes, la
térisation avec l'éponge est préférable. Il importe alors de prendre
baleine ayant une certaine courbure. Elle doit être arrondie et avoir
grande rigidité, sous peine de ne pouvoir vaincre les obstacles que
s opposeront la résistance des malades et la contraction du pharynx.
: baguette de fusil ou de pistolet, à son défaut une baleine de para-
ie fera l'affaire ; on l'arrondit, on la courbe après l'avoir plongée un
ant dans l'eau bouillante, ou en l'exposant quelques minutes à la
me d'une bougie, afin de la rendre plus flexible et plus maniable ;
:, quand, en la trempant dans l'eau froide, on lui a rendu sa rigidité,
garde la forme et la courbure qu'on a voulu lui donner. On arme
's son extrémité d'une très petite éponge que l'on fixe avec du fil
ux encore avec de la bonne cire à cacheter. Pour cautériser convenaient, il est nécessaire de bien abaisser la langue du malade, de la
ntenir solidement déprimée, soit avec l'abaisse-langue, soit avec le
nche d'une cuiller d'étain que l'on recourbe presque à angle droit. Il
porter cet abaissement jusqu'à l'insertion de la base de la langue,
relevant le plus possible le manche que l'on tient dans sa main. Ces

détails ont leur intérêt : en les négligeant on s'expose non seulement à ne pas cautériser les parties affectées, mais encore à cautériser inutilement celles qui ne le sont pas ; en prenant au contraire toutes les précautions sur lesquelles je ne crains pas d'insister, rien n'est aussi simple que d'agir sur le pharynx, d'aller jusque sur l'orifice supérieur du larynx, — ce qu'il faut toujours faire quand le malade commence à tousser et à présenter quelques signes de l'inflammation diphthérique de la glotte, — rien n'est aussi facile que de cautériser jusqu'à l'orifice postérieur des fosses nasales. L'éponge ne doit pas être trop imbibée, car alors le liquide caustique blesserait la langue et noircirait les dents. Si cela n'a pas de graves inconvénients, cette cautérisation trop étendue mal à propos est douloureuse, on doit, par conséquent, l'éviter ; ce serait d'ailleurs se créer de nouveaux obstacles dans les opérations qu'on aurait à faire plus tard, car les malades, si ce sont des enfants, deviendront plus rebelles encore. Un autre inconvénient du nitrate d'argent est de salir le linge d'une façon indélébile, lorsque les individus, après la cautérisation, crachent, ce qui arrive toujours, ou lorsqu'ils vomissent, ce qui arrive souvent. Assurément, c'est là une considération en apparence extra-scientifique, mais qui, dans la pratique, ne manque pas d'avoir son importance.

Le *sulfate de cuivre*, dont l'action est aussi énergique que celle du nitrate d'argent, ne présente pas tous ces inconvénients. Sur les parties qu'il touche il ne laisse pas de tache ; aussi me voyez-vous l'adopter de préférence sous forme de solution saturée que j'emploie comme la solution nitrique.

Le *cautère actuel* a été aussi appliqué par un certain nombre de médecins. Il y a longtemps déjà j'avais été moi-même témoin de cette pratique. C'était en 1828, pendant l'épidémie de Sologne, dont je vous ai parlé : le docteur Bonsergent (de Romorantin) cautérisait la gorge des enfants avec un fer rouge ; il se servait pour cela de la broche avec laquelle les sabotiers creusent leurs sabots ; il la faisait rougir à l'une de ses extrémités, puis, enveloppant l'autre d'étoupe mouillée, ou l'enfermant entre deux morceaux de bois qui faisaient l'office de manche, il portait son cautère actuel sur les amygdales affectées de diphthérie. Je m'étais permis de faire observer au docteur Bonsergent que cette application du fer rouge ne devait pas être sans quelque danger, qu'on risquait, eu égard à l'indocilité des sujets, de toucher des parties qui auraient dû être respectées, de produire des eschares profondes ou étendues dans la bouche, sur les joues, aux lèvres. A cette objection, mon confrère me répondit qu'il n'y avait rien à craindre, et que la peur que les malades avaient eux-mêmes d'être brûlés, leur faisait ouvrir assez largement la bouche pour que l'on pût agir avec toute facilité. Je vis en effet quelques heureux résultats, mais ces faits ne suffisent pas pour me rallier à cette méthode, que je trouve trop brutale, et, quoi qu'en dise mon honorable confrère, très dangereuse dans son application, pour ce qui a trait du moins à l'angine couenneuse : les travaux récents de M. Valentin ne m'ont pas encore réconcilié avec elle. Lorsqu'il s'agit du traitement d'une diphthérie cutanée, anale, vulvaire, lorsqu'il s'agit de la stomatite gingivale ou buccale, les choses changent de face ; dans ces cas, le cautère actuel me paraît d'une réelle utilité, et vous me l'avez vu assez fréquemment employer.

Les *cathérétiques* et les *caustiques*, les insufflations de poudre d'alun et de tannin, les cautérisations avec la solution de nitrate d'argent ou de sulfate de cuivre, avec l'acide chlorhydrique, trouvent encore leur application *dans le traitement* de la diphthérie laryngée.

Un enfant commence à avoir la toux croupale, il n'a pas encore le croup ; les concrétions pseudo-membraneuses ne se sont pas encore formées dans le larynx, il n'y a qu'une inflammation diphthérique commençante, mais avant que vingt-quatre ou quarante-huit heures se soient écoulées, les fausses membranes existeront ; il s'agit dès lors de prévenir leur production en modifiant, par des cathérétiques ou des caustiques portés sur l'orifice supérieur du larynx et dans le larynx lui-même, la phlegmasie qui leur donnera naissance.

À cet effet nous avions, Bretonneau et moi, adopté le procédé suivant : Nous nous servions d'un tube que nous chargions d'alun en poudre ; en introduisant l'instrument dans le fond de la gorge du malade, après lui avoir abaissé convenablement la langue, nous faisions des insufflations que nous répétions coup sur coup. De cette façon, il arrivait un moment où l'individu était forcé de faire de grandes inspirations qui entraînaient vers l'appareil respiratoire une certaine quantité de médicament. Pour cautériser avec l'acide chlorhydrique, avec le nitrate d'argent et le sulfate de cuivre, il suffit de porter derrière la base de la langue, jusque derrière l'épiglotte, l'éponge imbibée de caustique ; une fois en contact avec les ligaments aryténo-épiglottiques sur lesquels on la presse de manière à exprimer un peu du liquide qu'elle contient, cette éponge sollicite des mouvements convulsifs d'inspiration qui font pénétrer l'agent médicamenteux dans le larynx.

On ne peut pas se dissimuler que ce soient là des moyens très imparfaits et d'un résultat très incertain. Les *inhalations de vapeur d'acide chlorhydrique*, un instant employées par Bretonneau, ne sont pas plus faciles à faire ; elles ont, en outre, le grave inconvénient d'avoir provoqué, en quelques circonstances, de violentes inflammations des bronches, et même des péripneumonies ; aussi y a-t-on généralement renoncé.

Le *cathétérisme du larynx*, au moyen duquel on pénètre directement dans cet organe et jusque dans la trachée, est un moyen plus efficace.

Je ne parle pas du cathétérisme pratiqué suivant le procédé de M. Green (de New-York) à l'aide d'une longue baleine munie d'une éponge. Les procédés imaginés dans ces dernières années par Loiseau (de Montmartre) pour le traitement du croup sont bien autrement sûrs. Bien que déjà, en 1839, le professeur Dieffenbach les eût appliqués à l'hôpital de la Charité de Berlin, Loiseau n'en a pas moins eu l'honneur de l'invention, car, lorsque l'idée lui en vint, il ignorait absolument ce qu'avait fait le chirurgien allemand. Loiseau armait les deux premières phalanges de l'indicateur de la main gauche avec un doigtier métallique recourbé, qui laissait libres la phalange unguéale et la dernière articulation. Ainsi protégé, le doigt était porté aussi profondément que possible jusque dans l'arrière-gorge ; son extrémité relevait l'épiglotte. Rien n'est plus facile alors que de porter un instrument dans le larynx. Loiseau employait tantôt une tige recourbée, armée d'une cuvette où l'on plaçait du nitrate d'argent solide, tantôt une sonde creuse analogue à l'insufflateur laryngien de Chaussier, courbe, percée de deux yeux, cylindrique et large à son extrémité supérieure, allant en se rétrécissant à son extrémité courbe aplatie sur le champ. On pouvait alors agir sur les parties malades avec des caustiques, soit en introduisant dans la sonde une baleine à l'extrémité de laquelle était fixée une petite éponge imbibée du liquide qu'on exprimait à travers les yeux de l'algalie, soit en injectant directement dans cet instrument une solution caustique, ainsi que quelques-uns se rappelleront peut-être nous l'avoir vu faire chez une petite fille de quatre ans dont l'observation a été publiée dans la *Gazette des hôpitaux* en 1857.

Lorsqu'on pense avec quelle facilité arrivent les accès de suffocation alors qu'un corps étranger vient toucher l'orifice supérieur du larynx, on pourrait être effrayé à l'idée d'introduire un instrument dans son intérieur ; on devrait redouter cette suffocation ; on devrait craindre bien plus qu'elle ne fût provoquée par les liquides que l'on injecte dans les voies aérifères. Le seul temps de l'opération qui soit pénible pour le malade, c'est celui où le doigt va saisir et soulever l'épiglotte. Quant au cathétérisme, quant à l'injection d'une quantité même assez considérable de liquide caustique, ils sont parfaitement supportés. Ces faits peuvent sans doute s'expliquer de cette façon. Relativement au cathétérisme, il ne s'agit plus d'un corps étranger qui chatouille et tourmente l'ouverture du larynx, mais d'un corps étranger qui traverse brusquement celle-ci et force rapidement le passage. Or, si l'on comprend que les sentinelles — permettez-moi un instant cette image — placées à l'entrée du tube aérifère, en défendent habituellement l'accès aux corps étrangers qui peuvent accidentellement y pénétrer, on comprend aussi que, le passage forcé, ces sentinelles ne soient plus d'aucun secours, et qu'alors la suffocation n'ait lieu qu'autant que le calibre des voies respiratoires sera obstrué. Quant aux liquides injectés, les expériences sur les animaux nous ont appris it successivement le petit doigt, le coude, avec sensation de pesanteur., enfin le derrière du sternum. Le malade n'avait rien au cœur et ne rtait pas de goître.

Dans certains cas, enfin, l'angine de poitrine consiste en des palpitations olentes, avec de l'engourdissement dans le bras gauche sans douleur. Il en était ainsi chez une dame âgée de vingt-deux ans qui, le 22 nombre 1862, venait me consulter dans mon cabinet. Petite-fille de goutux, fille d'une mère horriblement névralgique, elle était affectée d'anne de poitrine depuis l'âge de seize ans. Pendant quatre ans elle n'avait ı que des palpitations d'une excessive violence, sans ressentir rien dans bras; mais depuis quatre ans les palpitations étaient accompagnées un engourdissement non douloureux dans le bras gauche, qui la forçait lâcher ce qu'elle tenait dans sa main. Ces accidents revenaient à l'ocsion d'un exercice un peu plus fort que d'habitude. Je ne constatai cun signe de lésions cardiaques ou vasculaires.

Quand la douleur existe, ce qui est sans contredit de beaucoup le plus rdinaire, la pression exercée sur les parties qui en sont le siège, les iouvements du bras dans lequel elle irradie, ne l'augmentent pas habituelement; bien plus, cette pression peut la soulager, et je vous rappellerai ncore à ce propos le malade auquel j'ai fait plusieurs fois allusion, et ui calmait ses élancements douloureux en appuyant son dos contre un neuble.

Bien que durant leurs accès les individus affectés d'angine de poitrine e croient sur le point de suffoquer, la résonnance thoracique reste normale, et si l'on ausculte la poitrine au moment où ils reprennent haleine, n ontend partout le murmure vésiculaire; il n'y a rien là qui ressemble à ce que nous voyons dans les accès de dyspnée.

Si l'attitude du malade a quelque chose de particulier, elle est commandée par la douleur et nullement par le besoin de respirer. Cette attiıde est d'ailleurs très variée : l'un sera couché immobile sur le dos un ıutre se tiendra renversé en arrière sur le dossier de sa chaise ou sur ses ıreillers, un troisième se mettra à genoux appuyé sur ses coudes, un lernier, enfin, se courbera en deux fortement penché en avant.

Au moment de l'accès, le visage pâlit et se colore bientôt après d'une 'ougeur plus ou moins vive; ce mouvement congestif, que j'ai comparé à ıe qui se passe dans les attaques d'épilepsie, se fait aussi dans d'autres ıarties où s'étend la douleur. Ainsi chez notre femme de la salle Saint-Bernard, nous avons noté que la peau de la main gauche, qui était très louloureuse, devenait d'abord d'une extrême pâleur, puis d'un rouge iolacé, bleuâtre. Quelquefois, en outre, la face et les extrémités se cou'rent de sueur.

Généralement les facultés intellectuelles restent intactes au milieu de ıet orage; on a néanmoins cité des faits, très exceptionnels il est vrai.

gistiques que, pour ma part, je proscris d'une manière absolue du traitement de la diphthérie. En passant en revue différentes autres médications, j'ai voulu vous montrer que les mercuriaux, que les alcalins, en tant que remèdes altérants, présentaient plus d'inconvénients que d'avantages. Je vous ai dit aussi que certains médicaments, tels que le sulfate de potasse, le *polygala senega*, auxquels on a attribué un instant des propriétés antidiphthériques, étaient justement tombés dans l'oubli; je me suis appesanti sur la question des vésicatoires pour vous supplier de ne jamais les employer, ce mode de traitement étant le plus déplorable, le plus périlleux de tous : je suis arrivé enfin à cette conclusion, que la médication topique, par les astringents, les cathétériques et les caustiques, était, d'après ce qu'une longue expérience m'a appris, la médication par excellence des affections diphthériques; mais je n'ai pas prétendu qu'elle seule pût venir à bout de la maladie.

Le *traitement général* joue ici un rôle capital. Ce traitement doit être essentiellement tonique et réparateur, comme dans toutes les maladies où les forces de l'économie semblent être primitivement troublées et déprimées. L'*alimentation* y occupe le premier rang, et plus la maladie est grave, plus je vois la nécessité de nourrir les malades. Un des signes les plus alarmants pour le pronostic, c'est le défaut d'appétit, c'est le dégoût pour toute espèce de nourriture. Il faut chercher à le vaincre par tous les moyens possibles, et, pour y parvenir, je ne crains pas d'aller quelquefois, chez les enfants, jusqu'aux menaces. Tant que l'appétit est conservé, il y a grande chance de guérison. Le choix des aliments n'a d'ailleurs rien de fixe. Souvent on est obligé de satisfaire, chez certains individus, les caprices de goût les plus étranges. Lorsque dans l'angine pseudo-membraneuse il existe de la gêne et de la douleur dans la déglutition, je donne des aliments demi-solides, des potages épais, des pâtes, du chocolat à l'eau, des crèmes, des œufs à la coque, etc., etc., et, aussitôt que je peux, j'arrive à une nourriture animale plus réparatrice.

Les agents pharmaceutiques que je mets en usage sont les préparations de quinquina et les ferrugineux. Je donne aux malades plus généralement la poudre de quinquina jaune, à la dose de 1 à 2 grammes, dans une tasse d'infusion de café noir, de façon à masquer l'amertume du médicament et à faciliter son ingestion. Pour ceux qui répugnent à prendre cette préparation, et lorsque je veux obtenir une action plus prompte, je substitue à la poudre de quinquina le sulfate de quinine administré de la même manière dans du café. Je donne encore le vin et le sirop de quinquina.

Quant aux préparations ferrugineuses, je choisis de préférence les plus solubles : le perchlorure de fer dont je viens de vous parler, les sirops de citrate ou de tartrate de fer.

TRACHÉOTOMIE.

Personne ne conteste aujourd'hui son utilité et sa nécessité. — Manuel opératoire. — La double canule. — Le dilatateur. — Opérer lentement, très lentement. — Dangers de la méthode expéditive. — Pansement. — Cautérisation de la plaie. — La cravate. — Traitement général. — Les chances de succès sont d'autant plus grandes que les médications antérieures ont été moins énergiques. — Alimenter les malades. — Ablation de la canule. — Canules mobiles. — Une condition favorable au succès est d'opérer le plus tôt possible. — Conditions défavorables. — La mort est certaine quand la diphthérie est maligne. — Elle est presque certaine chez les enfants avant l'âge de deux ans.

MESSIEURS,

Je suppose que toutes les médications mises en usage n'aient pu empêcher la propagation de la diphthérie dans les voies aérifères, le croup existe : nous avons vainement essayé de le combattre par les moyens que je vous ai indiqués, et qui, je dois le dire, sont le plus souvent impuissants; ou bien je suppose que nous soyons appelés pour donner des soins à un malade, alors seulement que le croup est depuis longtemps confirmé, l'asphyxie est menaçante, l'individu est voué à une mort certaine : alors, messieurs, il nous reste encore une ressource importante, c'est la *trachéotomie*. Conseillée par Stoll [1], qui semble ne l'avoir jamais vu pratiquer, cette opération fut, pour la première fois, faite avec succès, en 1782, par un chirurgien de Londres, John Andrée. Ce fut sur un enfant dont Jacob Locatelli envoya l'observation à Borsieri; vous la trouverez consignée dans les *Institutes* [2]. Au commencement de ce siècle, un médecin français, Caron, la préconisa de nouveau, bien qu'il ne l'eût pratiquée qu'une seule fois et sans succès. A Bretonneau revient véritablement la gloire d'avoir réussi, car le fait de John Andrée a été très contesté. Après deux tentatives malheureuses, en 1818 et 1820, l'illustre médecin de Tours, non découragé par ces revers, fit en 1825 un troisième essai : c'était sur la fille d'un de ses amis, M. le comte de Puységur, qui avait déjà perdu trois enfants enlevés par le croup; cette fois, Bretonneau eut le bonheur de sauver sa malade. Je crois être le second qui, suivant l'exemple de mon maître, ait fait la trachéotomie dans un cas de diphthérie laryngée, et le second aussi j'eus à enregistrer une guérison. Ce fait date de loin. L'enfant que j'opérai était le fils d'un homme dont le nom a eu, dans ces derniers temps, un certain retentissement, Marcillet, le magnétiseur du somnambule Alexis. J'en ai raconté l'histoire [3]; aujourd'hui, messieurs,

1. Stoll, *Aphorismes sur l'angine inflammatoire.*
2. *Institutiones medicinæ practicæ*, t. IV, *Angina trachealis*, § CCCCXXXVI.
3. *Journal des connaissances médico-chirurgicales* pour le mois de septembre 1833, premier numéro.

que j'ai pratiqué plus de deux cents fois cette opération, je suis assez heureux pour compter plus d'un quart de succès. D'autres, après moi, sont entrés dans la même voie, et les résultats ont répondu à leur attente. C'est de l'hôpital des Enfants qu'est partie l'impulsion que j'avais le premier imprimée; à présent, il n'est pas d'élève ayant passé un an d'internat dans cet établissement, qui n'ait à se féliciter d'avoir, par la trachéotomie, arraché au tombeau un ou plusieurs enfants irrévocablement perdus, sans leur intelligente intervention. Depuis que, mieux instruits par l'expérience du passé, nous attachons une grande importance aux soins consécutifs sur lesquels j'aurai à insister auprès de vous, la proportion des succès augmente notablement. A l'hôpital de la rue de Sèvres, elle était, dans ces dernières années, de plus d'un cinquième, résultat considérable, si l'on songe, d'une part, aux conditions sociales des enfants qui sont amenés à l'hôpital, aux traitements déplorables qu'ils ont subis de la part des sages-femmes, des empiriques, des matrones auxquelles on demande des avis plutôt qu'aux médecins; si l'on songe surtout aux conditions désastreuses de l'hôpital lui-même, où les malheureux opérés sont placés au milieu du foyer des contagions les plus graves et les plus variées; de telle sorte que très souvent, alors que tout semble marcher à souhait après la trachéotomie, une scarlatine, une rougeole, une variole, une coqueluche, viennent introduire de redoutables complications. Aussi n'est-il pas douteux pour moi que, dans la pratique civile, la moitié des cas de guérison doit être la règle, pourvu que l'opération soit faite dans des conditions de curation possible. Je vous dirai quelles sont ces conditions. Ces heureux résultats, proclamés de tous côtés, parlent trop haut pour que toute prévention ne tombe pas devant eux, et je ne suis plus le seul à prêcher la nécessité de l'opération, à dire qu'il est du *devoir* du médecin de faire la trachéotomie, devoir aussi étroit que de pratiquer la ligature de l'artère carotide après la blessure de ce vaisseau, bien qu'ici la mort suive l'opération aussi souvent à coup sûr que la guérison. Si, dans les premiers temps de son importation, elle a soulevé bien des oppositions, elle ne rencontre plus aujourd'hui de contradicteurs que parmi les esprit chagrins, malintentionnés ou ignorants. La lutte qu'on soutiendrait contre elle n'aurait rien de sérieux; désormais cette conquête de l'art médical est entrée dans le domaine de la thérapeutique usuelle.

La trachéotomie consiste à ouvrir la trachée-artère pour donner accès à l'air, dont le passage à travers l'orifice naturel de la glotte est presque oblitéré. Le professeur de médecine opératoire me pardonnera d'empiéter un instant sur son terrain pour vous décrire, sinon suivant les règles de la chirurgie, du moins à ma façon, une opération que les médecins sont, plus souvent que les chirurgiens, appelés à pratiquer.

Les *instruments* dont on a besoin sont : un bistouri légèrement convexe et pointu, un bistouri boutonné ; deux érignes mousses bien emmanchées,

— à leur défaut on pourrait les remplacer par deux épingles à friser qui
se trouvent partout ; un *dilatateur*, — sorte de pince à pansement courbe
sur son plat, dont les deux branches forment à l'extrémité un petit épe-
ron saillant en dehors, de manière à s'accrocher aux lèvres de la plaie
trachéale, et à n'être pas continuellement déplacé pendant les mouvements de la respiration. Cet instrument est destiné à dilater l'ouverture
faite à la trachée, pour permettre l'introduction de la canule. Cette *canule* doit être double : une canule externe, dont le pavillon est percé de
deux boutonnières, qui reçoivent des rubans que l'on noue derrière le
cou, afin de maintenir l'appareil, une fois qu'il est en place. Indépendamment de ces deux boutonnières, le pavillon porte à sa partie supérieure une sorte de clef qui joue dans une échancrure faite à la partie correspondante de la canule interne. Celle-ci, d'un diamètre nécessairement
moindre que celui de la canule externe, est munie à son pavillon de deux
oreilles qui permettent de la saisir quand on veut l'enlever ou la remettre ; elle se trouve fixée à la canule externe par la petite clef dont nous
avons parlé, et qui doit s'ouvrir et se fermer avec facilité. Son diamètre
doit être assez grand ; il ne le sera jamais trop, pourvu que l'instrument
entre facilement dans la trachée-artère. Sa courbure doit être celle d'un
quart de cercle : c'est ainsi que M. Mathieu les fait toutes aujourd'hui,
et il a pris cet étalon fixe pour éviter les inconvénients que je lui signalais, la courbure des différentes canules que l'on me présentait étant auparavant trop ou pas assez prononcée, parce que les ouvriers s'écartaient
toujours du type de l'instrument qui leur était donné pour modèle. La
canule double est absolument nécessaire, et, en vérité, quand on voit de
quelle manière Van Swieten[1] insiste sur la nécessité d'un double tube, et
cela d'après l'autorité de l'auteur anglais G. Martins, on se demande
comment ce précepte a été oublié, comment, malgré la recommandation
de Bretonneau qui, dès le début de ces opérations, se servait d'une canule double non recourbée, nous avons pu nous-même rester plusieurs
années sans en faire usage.

Le dilatateur est indispensable. J'ai une seule fois perdu un enfant
pendant l'opération : c'était un petit malade soigné par mon honorable
confrère M. le docteur Barth. J'arrivais à la consultation sans savoir ce

1. « Majus incommodum inveniebatur, dum mucosi humoris copia per tubi orificium
» effluens, ejusque lateribus adhærens, sensim inspissata angustabat tubi cavum, libe-
» ramque aeri ingressuro viam impediebat, unde cogebatur *Georgius Martinius* tubum
» educere et mundare. Multum quidem hoc caveri potest, dum alterum tubi extremum
» multo latius liberum humoribus exitum permittit : interim tamen non incongruum
» videtur, *uti monuit celebris auctor*, si duplex foret tubulus in asperam arteriam
» dimissus, quorum major alterum exciperet... Hoc enim commodi a duplici tali tubo
» haberetur, quod interior eximi posset et mundari, dum exterior et major interim in
» vulnere maneret. » (Van Swieten, *Commentaires à l'aphorisme* 813 de Boerhaave.
Paris, 1757, t. II, p. 628.)

TROUSSEAU, Clinique   I. — 35 dont il s'agissait, et je trouvais l'enfant mourant. M. Barth avait une canule et un bistouri. Je ne pus écarter les vaisseaux comme je l'aurais voulu, je n'avais pas de dilatateur; je tâtonnai assez longtemps avant d'entrer dans la trachée; pendant ce temps-là le sang s'introduisit en grande quantité dans les bronches et étouffa le malade, ce qui certes ne me fût pas arrivé si j'avais eu un dilatateur qui m'eût permis de pénétrer immédiatement dans la trachée-artère. Toutefois, à défaut du dilatateur, on peut avoir recours, pour introduire la canule, au procédé imaginé par M. Paul Guersant; il consiste à armer cette canule d'un mandrin, d'une simple sonde de gomme élastique, qui dépasse de quelques centimètres l'ouverture inférieure du tube. Vous comprenez combien cette modification simplifiera le manuel opératoire. La sonde s'introduit facilement dans la plaie trachéale sur le doigt qui lui sert de conducteur, et il suffit de faire glisser sur elle la canule pour la mettre en place.

Il s'agit maintenant de procéder à l'opération. Le malade est couché sur une table garnie d'un matelas peu épais et d'une couverture pliée en plusieurs doubles; un oreiller roulé, mieux encore un rouleau fait avec des draps, sera placé sous les épaules et sous la partie postérieure du cou, de façon à tendre la région antérieure, et à mettre autant que possible en relief la trachée, que l'on se propose d'aller chercher. Cette position est sans doute horriblement gênante, surtout pour un individu qui déjà s'asphyxie; mais il ne la gardera pas longtemps. Un aide placé derrière lui sera chargé de maintenir vigoureusement la tête; un autre aide, placé en face de l'opérateur, sera chargé d'écarter les différentes couches de tissus et les vaisseaux sanguins avec une érigne qu'il tiendra de la main gauche, tandis que, de la main droite, il sera prêt à éponger la plaie avec les éponges fines qui seront disposées à côté de lui. D'autres personnes seront nécessaires pour empêcher le patient de remuer. Enfin, pour ne rien omettre, si vous opérez la nuit, quelqu'un sera chargé de vous éclairer avec une forte chandelle. Si l'opération se fait en plein jour, le malade doit être placé directement devant la fenêtre de l'appartement, les pieds dirigés vers elle, de façon que la lumière tombe en plein sur le cou.

Ces précautions prises, le médecin, se tenant à la droite du malade, — je dis à la droite et non à la gauche, parce qu'autrement on serait gêné par la saillie du menton, à moins qu'on ne soit ambidextre, — le médecin, se tenant donc à la droite du malade, embrasse la région trachéale avec la main gauche, tandis qu'avec la main droite il fait sur la ligne médiane une incision qui s'étend du cartilage cricoïde jusqu'un peu au-dessus du sternum. L'importance d'inciser sur la ligne médiane est telle, que pour n'avoir pas fait son incision suivant cette direction exacte, on peut être fort embarrassé dans toute la suite de l'opération; aussi je recommande à ceux de vous qui n'ont pas de prétention chirurgicale, de figurer préalablement le trajet du bistouri par un trait fait soit à l'encre, soit avec un bouchon noirci à la flamme d'une bougie. L'incision ayant intéressé successivement la peau, l'aponévrose cervicale, on arrive sur une petite raie blanche qui marque l'interstice des masses musculaires. On éponge le sang qui s'écoule déjà; on incise alors sur cette petite raie blanche, on sépare les muscles sterno-hyoïdiens et sterno-thyroïdiens que, avec l'érigne tenue de la main gauche, on écarte d'un côté, en même temps que l'aide placé en face de l'opérateur les sépare de l'autre. Ici commence la difficulté.

On est, en effet, sur l'isthme de la glande thyroïde, dont, vous le savez, la largeur et la position varient de telle sorte, que tantôt il ne recouvre que le premier ou les premiers anneaux de la trachée, que tantôt il a la même hauteur que le corps lui-même. Plus bas se trouve le plexus veineux thyroïdien, et l'artère de Neubaer, quand elle existe. C'est alors que le médecin ne doit pas oublier ce précepte capital, de respecter les vaisseaux. S'il aperçoit une grosse veine, il la dissèque et la maintient en l'attirant avec l'érigne. Si la veine sous-clavière gauche, gorgée de sang, se présente dans la fossette jugulaire, on doit la déprimer et la protéger avec un doigt; car un accident terrible, je n'ai pas besoin de le dire, serait la conséquence de sa blessure; à plus forte raison, doit-on faire attention au tronc brachio-céphalique, qui, chez les enfants, vient faire quelquefois une saillie considérable au-dessus de la fourchette sus-ternale.

Lorsqu'on aperçoit la trachée, on doit la dénuder, puis on la ponctionne en faisant une petite incision aussi près que possible du cartilage cricoïde, et en dirigeant son bistouri sur l'ongle de l'index placé dans le fond de la plaie. Un sifflement indique que la trachée est ouverte; on éponge, et, par l'ouverture faite, on introduit un bistouri boutonné qui agrandit l'incision. Si celle-ci est faite loin du cartilage cricoïde, il faut l'agrandir de bas en haut, pour éviter le tronc brachio-céphalique. Beaucoup de praticiens veulent ouvrir l'espace crico-thyroïdien, couper le cartilage cricoïde ou les deux premiers anneaux de la trachée, comme le faisait Heister. Il suffit d'un instant de réflexion pour comprendre qu'en agissant ainsi, on pénètre nécessairement dans le larynx lui-même, et que si, comme il arrive assez souvent, la canule demeure plusieurs semaines dans la plaie, il se produira une nécrose partielle du cartilage cricoïde, et même du cartilage thyroïde, ce qui peut devenir la source des accidents ultérieurs les plus graves, outre qu'il peut en résulter une altération irrémédiable de la voix. Je parle, bien entendu, de ce qu'il faut faire pour le croup chez les jeunes sujets et chez les adultes; car, lorsque je vous parlerai de la trachéotomie dans d'autres affections du larynx, je vous dirai que, dans ce cas, chez les individus âgés, on est quelquefois obligé d'agir autrement. Dans le cas qui nous occupe, il faut donc ouvrir seulement la trachée-artère.

Je ne saurais trop insister, messieurs, sur la nécessité d'inciser les tissus, couche par couche; d'écarter les vaisseaux et les muscles avec les érignes mousses; de mettre bien à nu la trachée avant de l'ouvrir; j'insiste sur l'absolue nécessité d'être *très lent*. Si même, pendant le cours de l'opération, l'enfant suffoque, arrêtez-vous, laissez-le se débattre, remettez-le sur son séant pour qu'il reprenne haleine; ce sera peut-être une minute de perdue, mais il n'y a rien à craindre. Je n'ai jamais vu *trop de lenteur* être la cause d'un accident, et, souvent, j'ai été témoin des difficultés et des dangers d'une trachéotomie exécutée *trop lestement*, même quand elle était faite par un opérateur habile.

Je m'élève donc de toutes mes forces contre le procédé *expéditif* recommandé dans ces derniers temps par M. Chassaignac, et qui consiste à immobiliser le larynx à l'aide d'un ténaculum, pour pénétrer directement dans la trachée par une ponction qui traverse du même coup la peau et les parties profondes [1]. Ce procédé est loin d'ailleurs d'être nouveau. En 1586, Sanctorius, qui paraît avoir pratiqué le premier la bronchotomie, posait en principe de ponctionner la trachée avec le trocart qu'il avait inventé pour la paracentèse abdominale. En 1748, Garengeot recommandait aussi la *laryngocentèse* comme de beaucoup supérieure à l'opération suivant laquelle on arrive, couche par couche, sur la trachée; toutefois, Garengeot [2] prescrit d'inciser préalablement la peau, sans s'inquiéter des muscles, du moins chez les personnes maigres. Cette méthode, la ponction directe sans incision préalable, est encore conseillée par Heister [3], parce qu'elle est plus expéditive, et parce que la canule se trouvant introduite du même coup avec le trocart, on épargne au malade de nouvelles douleurs. Decker, Bauchot, Barbeau-Dubour, Richter, avaient imaginé les *bronchotomes*, pour rendre l'opération plus simple et plus expéditive encore. Van Swieten, dans le commentaire 813 que je vous citais tout à l'heure, et où il a largement traité de la bronchotomie, Van Swieten s'élève déjà contre ce procédé qu'il a essayé sur le cadavre et sur des animaux vivants [4], mais dont il a reconnu les dangers. A. Bérard, qui, lui aussi, avait imaginé un procédé analogue à celui d'Heister, avait appris que le plus vite n'était pas toujours le mieux; sur la fin de sa vie, il y avait renoncé, pour s'en tenir à la méthode la plus vulgaire et la plus sûre. M. le docteur Paul Guersant avait également adopté un instant la méthode expéditive; aujourd'hui, bien qu'il opère plus vite et mieux que

1. Chassaignac, *Leçons sur la trachéotomie.* Paris, 1855.
2. Garengeot, *Opérations de chirurgie*, t. II, p. 447 et 448.
3. Heister, *Institutions de chirurgie*, t. III, p. 153, année 1770.
4. « Tentavi aliquoties in cadavere et in vivis animalibus hanc methodum, sed vi-
» debatur mihi admodum difficilis, et non carere periculo, ne quandoque valida vi
» adactum instrumentum deviaret, unde crederem priorem methodum, licet magis
» operosam, præferendam esse. » (G. van Swieten, *Comment. in Herm. Boerhaavii*
» *aphorism. de cognosc. et curand. morbis*, aph. 813, t. II, p. 627.)

ceux d'entre nous qui ne sont pas chirurgiens, il procède assez lentement pour éviter les graves inconvénients que je vous signale. D'une part, il y a danger à fixer le larynx; car, ainsi que le fait judicieusement observer M. Millard dans son excellente thèse, comme l'avait dit Lenoir en 1841 dans une thèse *sur la bronchotomie*, en contrariant des mouvements qui sont liés à l'exercice d'une fonction déjà très menacée, vous risquez d'accélérer l'asphyxie et la mort; d'autre part, vous risquez de provoquer des hémorrhagies mortelles, si par hasard votre instrument rencontre des anomalies artérielles, ainsi que cela avait lieu dans un cas que m'a communiqué M. Richet. Chez une petite fille qu'il opérait du croup, il fut obligé, au moment où il allait ouvrir la trachée, de couper une artère presque aussi grosse que la radiale : c'était une anastomose des deux thyroïdiennes inférieures. Une ligature appliquée aux deux extrémités du vaisseau divisé arrêta l'hémorrhagie, et, dans cette circonstance, l'habile chirurgien eut à se féliciter une fois de plus de la lenteur avec laquelle il procède habituellement à la trachéotomie. Dans un autre cas, j'ai trouvé la carotide gauche naissant du tronc innominé et croisant la trachée-artère. De plus, non seulement il n'est pas plus facile de ponctionner la trachée-artère à travers la peau qu'au fond d'une plaie, mais encore l'instrument peut dévier, et au lieu de pénétrer dans le tube aérifère, on peut tomber dans l'œsophage, ainsi que cela est arrivé à notre collègue A. Bérard. Enfin, si au moment où l'on va introduire la canule, une fausse membrane tapissant la trachée vient faire obstacle, comment aller la chercher à travers une plaie étroite et profonde? comment la voir au milieu du sang qui l'inonde? La mort serait alors inévitable.

Quelques-unes des personnes qui suivent la Clinique depuis plusieurs années se rappelleront que le cas s'est présenté il y a deux ans dans nos salles. Le 27 mai, on nous apportait une petite fille de quatre ans atteinte du croup; elle était à la dernière extrémité, et je me hâtai de pratiquer la trachéotomie. Au moment où la trachée fut mise à nu, j'avais coupé une veine thyroïdienne un peu volumineuse; pour arrêter l'hémorrhagie assez abondante qu'occasionnait cette plaie du vaisseau, je me hâtai d'introduire la canule. Cependant la respiration ne se rétablissait pas; la suffocation était considérable; la figure de la petite malade présentait une coloration bleuâtre livide effrayante. Je retirai la canule et j'introduisis le dilatateur. L'enfant était dans un état de mort apparente, la respiration suspendue, les pupilles dilatées, signe qui indiquait que l'asphyxie était portée à un très haut degré. Nous fîmes alors exécuter au thorax des mouvements de soufflet; après une minute et demie ou deux minutes, — le temps nous parut horriblement long, — nous vîmes la malade faire quelques grimaces; une grande inspiration appelait l'air dans la poitrine et la vie se ranima. Il m'était arrivé ce que j'avais déjà observé dans le cours de ma longue pratique. Une fausse membrane tapissait le larynx, la trachée et les bronches, et au moment où j'engageais la canule, cette fausse membrane déchirée avait été refoulée par mon instrument, qu'elle bouchait en obstruant complétement le passage de l'air. Lorsque, après avoir retiré la canule et introduit un dilatateur, nous eûmes rétabli les mouvements respiratoires, cette fausse membrane se présenta à l'orifice de la trachée ; nous pûmes la saisir avec une pince, et en enlever un long fragment qui était ramifié à son extrémité inférieure. La canule, remise en place, donna passage à d'autres fausses membranes venant des tuyaux bronchiques, et dont l'expulsion fut sollicitée par des efforts de toux provoqués eux-mêmes par la titillation faite dans la trachée avec une barbe de plume. Le calibre de ces fausses membranes tubulées nous montrait que l'affection diphthérique avait gagné profondément, et, bien que la respiration fût rétablie, nous ne gardâmes aucune illusion sur les suites de notre opération. L'enfant succomba en effet dans la nuit.

La méthode expéditive expose encore les malades à un accident qui se produit quelquefois, il est vrai, quand on opère suivant le procédé le plus sûr. Je veux parler de l'*emphysème* du tissu cellulaire résultant ou bien du défaut de parallélisme entre l'incision des parties molles et celle de la trachée, ou bien de ce que la plaie trachéale étant trop étroite, on aura eu de la peine à introduire la canule. Cet emphysème n'a rien qui doive préoccuper. Quand il est limité au cou ou aux environs de la plaie, il se dissipe très vite, et c'est un accident sans importance. Mais lorsqu'il est plus étendu, qu'il envahit la poitrine, il contribue à gêner la respiration ; s'il gagne la face, il a de plus l'inconvénient de défigurer le malade et d'effrayer la famille. Il peut atteindre aussi des proportions extraordinaires, devenir presque général, comme M. Millard en a observé un exemple ; il constitue alors une complication des plus sérieuses. Outre la dyspnée qu'il amène, il donne, par le gonflement de tous les tissus de la région cervicale, une profondeur telle à la plaie, que les canules ordinaires deviennent trop courtes pour arriver jusque dans la trachée, et qu'il faut recourir aux expédients les plus pénibles.

Opérez donc lentement, très lentement. La trachée est ouverte, mais tout n'est pas fini ; ce qui reste à faire est le temps de l'opération, sinon le plus difficile, du moins celui qui exige le plus de sang-froid et de présence d'esprit. En effet, à cet instant, le sang s'engouffre dans les bronches, et comme la respiration devient alors plus pénible, l'hémorrhagie veineuse, loin de s'arrêter, coule avec plus de force. Il faut immédiatement s'armer du dilatateur, qu'on doit avoir sous la main ; on l'introduit fermé entre les lèvres de la plaie trachéale, et, quand il est engagé, on l'ouvre modérément en écartant ses anneaux. Cette manœuvre toute facile qu'elle paraît, n'en demande pas moins quelque habitude. Très souvent il m'est arrivé de placer l'extrémité de mon instrument entre les muscles, et de n'introduire qu'une de ses branches dans la trachée. Ici encore il faut procéder lentement; il faut aller aussi profondément que possible. Lorsque le dilatateur est bien placé, l'air pénètre aisément; le sang, les mucosités, les fausses membranes, sont expectorés, et la respiration devient ordinairement facile. A ce moment de l'opération, l'aide qui tient la tête du malade doit la relever un peu en avant, afin de faciliter l'introduction du dilatateur, en relâchant les bords de la plaie, et aussi afin de favoriser la sortie du sang et des mucosités. Si une hémorrhagie veineuse assez abondante avait lieu, comme dans l'observation que je vous rappelais tout à l'heure, il faut se hâter d'introduire la canule, l'hémorrhagie cesse aussitôt.

Le dilatateur va servir de conducteur à cette canule, qui a été préalablement garnie d'une rondelle de caoutchouc, ou bien encore de taffetas gommé destiné à empêcher son pavillon d'irriter, d'excorier la peau du cou. Ce temps de l'opération est fort souvent difficile; quelquefois on manque l'ouverture de la trachée, et l'on enfonce l'instrument au devant de ce conduit dans le tissu cellulaire. On s'aperçoit que la canule est en place en voyant l'air et les mucosités s'échapper par son orifice extérieur et en constatant la facilité avec laquelle se fait alors la respiration. Il est indispensable que la canule soit longue et qu'elle pénètre dans la trachée à 1 ou 2 centimètres au delà de l'angle inférieur de la plaie de ce conduit. Si elle est trop courte, elle se dérange dans les efforts de toux, sort de la trachée pour se placer au devant, dans un cul-de-sac qui s'y trouve toujours, et le malade meurt asphyxié en quelques minutes. Ce sont là des accidents affreux que j'ai eu trois fois à déplorer, bien que j'eusse laissé auprès de mes opérés des élèves en médecine qui n'étaient pas sans quelque expérience. Pour les éviter, il faut de plus que la canule soit solidement fixée autour du cou par des cordons.

Quand une fois on a pénétré dans la trachée, peu importe, en vérité, de quelle manière on y est arrivé; que l'opération ait été faite plus ou moins habilement, plus ou moins rapidement, les choses deviennent égales, pourvu qu'on n'ait pas eu d'hémorrhagie, car les pertes de sang ont une bien fâcheuse influence sur les suites de l'opération.

Reste la question du *traitement*. Cette question, toute médicale, a une telle importance qu'elle va désormais dominer, et tandis que les uns perdent à peu près invariablement tous leurs malades, les autres en sauvent le tiers, la moitié quelquefois. J'aurais tort de ne parler que du traitement à intervenir; il faut aussi faire une grande part à celui qui est intervenu. Disons-le tout de suite, parce que c'est l'exacte vérité, aujourd'hui la plupart des médecins sont heureusement d'accord sur ce point, que les médications générales dont je vous ai parlé sont souvent inutiles; que même les chances de succès seront d'autant plus grandes que ces médications auront été moins énergiques; que surtout les vésicatoires ont les graves inconvénients que je vous ai signalés : il en résulte qu'ils n'épuisent pas leurs petits malades par des émissions sanguines, qu'ils se gardent bien d'appliquer des vésicatoires. J'ai l'intime conviction que si l'on est plus heureux dans les trachéotomies depuis un certain nombre d'années, cela tient à la bonne direction du traitement institué par nos confrères.

Avant d'aborder la question du traitement consécutif, je dois vous indiquer quelques détails du pansement auxquels je semble attacher une importance exagérée; mais plus j'avance en âge, plus je deviens convaincu qu'en thérapeutique, les minuties tiennent une place beaucoup plus considérable qu'on ne le croit communément.

Je vous ai parlé de la rondelle de caoutchouc ou de taffetas ciré qui doit être placée entre le pavillon de la canule et la peau, afin d'empêcher que celle-ci et la plaie ne soient irritées par l'instrument et par les rubans qui l'attachent.

On entourera le cou d'une *cravate* de laine tricotée ou d'une grande pièce de mousseline, de telle sorte que le malade expire dans ce tissu épais et inspire de l'air imprégné de la vapeur d'eau chaude que vient de fournir l'expiration. Ce précepte est capital : on évite ainsi le dessèchement de la cavité de la canule et celui de la trachée; on évite l'irritation de la membrane muqueuse, et la formation de croûtes coriaces analogues à celles qui se forment dans les fosses nasales des individus atteints de coryza, croûtes qui, se détachant par tubes complets ou par fragments de tube, causent des accès de suffocation terribles, et quelquefois la mort par occlusion de la canule. Avant que M. Paul Guersant et moi eussions adopté cette manière de faire, nous perdions de pneumonies catarrhales un grand nombre de nos opérés; aujourd'hui cet accident est beaucoup plus rare. Il est probable que l'introduction dans les bronches d'un air chaud et humide est une condition infiniment favorable.

Cette méthode d'entourer le cou d'une cravate avait été indiquée par les anciens. Toutefois le but qu'ils se proposaient d'atteindre était d'empêcher l'entrée dans la canule de poussières, des petits corps qui pouvaient voltiger dans l'air. Comme le faisait observer G. Martins, c'était là une crainte chimérique. Mais indépendamment de cette précaution inutile au point de vue où ils se plaçaient, les anciens recommandaient aussi de tenir chaude l'atmosphère de la chambre où reposait le malade; car l'air froid, disaient-ils, pouvait être nuisible, tandis que celui qui arrive aux poumons par les voies ordinaires de la respiration se réchauffe dans son passage à travers la bouche et les cavités nasales [1]. Garengeot, cepen-

---

1. On me permettra de reproduire encore textuellement ici le passage de van Swieten relatif à cette question : « Solliciti pariter fuerunt plerique hujus operationis descrip-
» tores, ut caverent ne una cum aere pulvisculi in illo volitantes patulum tubi orifi-
» cium intrarent libere; hinc gossypio, linteo carpto, spongia, etc., tegi voluerunt ex-
» trorsum patens tubuli orificium. Martinius tamen usu didicit nullam notabilem inde
» noxam ægro accidere, licet non tegeretur tubuli orificium, quamvis etiam in domo

dant avait bien saisi cette véritable indication, lorsqu'il recommandait de placer du coton au devant de la canule pour *modifier l'air qui rentre dans la trachée,* ou mieux encore de mettre sur l'orifice de cette canule, soit un plumasseau de charpie fort léger, soit un linge dont le tissu fût un peu lâche. De notre temps on a proposé de dégager dans les appartements de la vapeur d'eau; mais on comprend que ce moyen ne saurait suppléer au moyen plus simple et plus commode de la cravate.

Il est encore une pratique sans laquelle la guérison est rare, je veux parler de la *cautérisation de la plaie.* Immédiatement après l'opération, puis les quatre premiers jours qui suivent, toutes les surfaces de l'incision doivent, une fois dans les vingt-quatre heures, être vigoureusement crayonnées avec la pierre infernale; ainsi on évite une complication fort redoutable, l'infection diphthérique de la plaie qui se recouvre presque invariablement de fausses membranes épaisses et fétides. De plus, l'inflammation spécifique, se propageant au tissu cellulaire environnant, y développe souvent un érysipèle phlegmoneux de mauvais caractère, qui devient l'occasion d'une gangrène locale, tout au moins d'une fièvre symptomatique violente et d'une infection générale qui pardonnent rarement. M. Millard dit, dans sa thèse, que cette cautérisation n'est jamais pratiquée par lui au moment même de l'opération, et d'après les renseignements que j'ai recueillis d'une des sœurs hospitalières de l'hôpital de la rue de Sèvres, qui a une grande habitude et une grande expérience du traitement suivi par mes collègues, elle n'est jamais faite que vingt-quatre heures au plus tôt après l'opération; encore faut-il que l'enfant soit docile, qu'il n'ait pas de fièvre, auxquels cas on attend pour cautériser que la fièvre soit tombée. Je ne saurais adopter cette manière de faire, parce que trop souvent j'ai eu à en constater les inconvénients. Une fois le cinquième jour arrivé, la surface de la plaie est modifiée de telle sorte, que ces accidents ne sont plus à craindre.

L'opération faite, la première chose à laquelle doit songer le médecin, c'est à l'*alimentation.* L'alimentation, j'ai, en plusieurs occasions, messieurs, insisté sur ce point, est le remède par excellence dans la plupart des maladies aiguës et surtout dans les maladies de l'enfance. Certes, l'abstinence, prescrite par Broussais, encore conseillée par un grand nombre de médecins qui, ne pouvant pas dépouiller le vieil homme, conservent trop de préjugés de leur première éducation médicale, l'abstinence est une des plus funestes *complications* des maladies, la plus propre à entretenir

---

» non adeo nitida decumberet æger. Si tamen inde quid metueretur, posset hoc facile
» evitari, si collo circumduceretur laxe rarum linteum, spleniis ita in vicina tubuli
» dispositis, ut illud quidem tegeret tubi orificium, non tangeret. Expediet tamen ut
» aer parum calidior sit in loco quo decumbit æger, cum frigore suo nocere plus pos-
» set quam dum communi respirationis via in pulmonem trahitur, semper in transitu
» per os vel nares calescens utcumque. » (Van Swieten, *loc. cit.*, p. 628.)

l'infection de l'économie, la plus propre-à ouvrir la porte à l'absorption des miasmes extérieurs et des excrétions vicieuses fabriquées dans le corps malade, la plus contraire à cette capacité de résistance qui est le grand mobile des convalescences et de la curation définitive. Je ne veux pas dire qu'il faille gorger d'aliments les petits malades ; je veux dire seulement qu'il faut satisfaire leur appétit s'ils en ont, et les forcer à manger un peu s'ils y répugnent trop. Je reviens sur ce point que j'ai déjà développé à propos du traitement de la diphthérie en général : ne craignez pas d'employer l'intimidation. Bien des fois, en m'armant d'une sévérité apparente dont j'exagérais l'expression, j'ai contraint des enfants à se nourrir, et j'ai préparé les voies d'une curation que j'eusse jugée impossible sans cela. Le lait, les œufs, la crème, le chocolat, les potages, sont les moyens sur lesquels j'insiste le plus. S'il est nécessaire, il faut avoir recours à la sonde œsophagienne pour introduire dans l'estomac les bouillies liquides, les boissons alimentaires que l'enfant refuse de prendre.

Ce que je viens de dire indique assez que je proscris de la manière la plus formelle la continuation des moyens que l'on a pu, avant l'opération, juger plus ou moins utiles, savoir : le calomel, l'alun, les vomitifs, les purgatifs, qui ne peuvent être compatibles avec l'alimentation que je conseille.

Un fait remarquable, c'est qu'une fois la trachéotomie pratiquée, on n'a plus à se préoccuper des manifestations diphthériques pharyngiennes ou laryngées qui auparavant demandaient à être si vigoureusement combattues ; elles guérissent d'elles-mêmes. Il semble que la maladie, arrivée dans les voies aérifères, ait épuisé là toute son action ; et si, en donnant par la trachéotomie passage à l'air dans l'appareil respiratoire, on empêche le malade de mourir, la guérison s'opérera naturellement. Je parle des manifestations diphthériques pharyngiennes et laryngées, car les manifestations cutanées doivent être poursuivies à outrance par les moyens topiques que je vous ai indiqués, sous peine de les voir devenir l'occasion d'une résorption funeste et d'une infection générale qu'il faut à tout prix éviter.

Dans les premiers temps où je pratiquais la trachéotomie, je prescrivais, à l'exemple de Bretonneau, d'écouvillonner aussi loin que possible la trachée avec une petite éponge fixée à l'extrémité d'une baleine. J'ai depuis longtemps renoncé à cette opération aussi bien qu'à la cautérisation de la trachée, que je faisais, soit à l'aide de l'éponge imbibée de caustique, soit en instillant ce caustique en solution dans l'eau. Ces manœuvres m'ont paru avoir plus d'inconvénients que d'avantages réels ; j'en dirai autant des *instillations de chlorate de soude* imaginées par M. Barthez qui, après en avoir fait l'objet d'une communication à la Société médicale des hôpitaux, en a lui-même reconnu l'inutilité.

Un point essentiel est de nettoyer fréquemment la canule interne, de

çon à rendre aussi facile que possible l'entrée de l'air. Je recommande
e la nettoyer toutes les deux heures.

Il reste maintenant une dernière partie du traitement assez délicate, et
ur laquelle je veux insister un instant : c'est celle qui regarde l'*ablation*
e la *canule* et l'occlusion définitive de la plaie.

Je ne parle pas de la méthode que M. Millard a conseillée, et qui con-
ste à enlever momentanément la canule dès le premier pansement, ce
ue mon jeune et intelligent confrère a l'habitude de faire au bout des
remières vingt-quatre heures. M. Millard se propose, en agissant ainsi,
'aider l'expulsion des fausses membranes volumineuses qui, retenues
ar la canule, l'oblitéraient et pourraient provoquer des accès de suffo-
ation. Sans doute, dans les cas où cette suffocation se produirait, l'indi-
ation est précise, mais dans les circonstances ordinaires je ne vois pas
avantage, encore moins la nécessité, de suivre cette méthode. Je n'en
tablis pas moins en principe que plus tôt la canule est enlevée définiti-
ement, mieux cela vaut ; mais il est rare qu'on puisse l'enlever avant le
ixième jour ; il est rare qu'on doive la laisser au delà de dix jours. Ce-
endant il est des cas dans lesquels le larynx restera complètement fermé
endant quinze, vingt, quarante-quatre jours, comme j'en ai vu un exem-
le chez une jeune fille, qui d'ailleurs a guéri. J'ai cité un enfant qui
vait gardé sa canule pendant cinq ans. Ce malade vit encore ; mais il a
ne fistule aérienne.

A la fin de la première semaine, on enlèvera donc la canule, en ayant
oin de ne pas effrayer et de ne pas faire pleurer l'enfant. Les pauvres
etits opérés se sont si bien accoutumés à respirer par une voie artifi-
ielle, que lorsque l'on ferme cette voie pour faciliter le passage de l'air
travers le larynx, ils sont pris d'un accès d'épouvante qui s'exprime par
e l'agitation, des cris, et provoque l'accélération des mouvements respi-
atoires. Le larynx est encore un peu obstrué, soit par de fausses mem-
ranes peu adhérentes, soit par du mucus, soit par le fait d'une légère
uméfaction de la membrane ; de plus, les muscles laryngés ont perdu peut-
tre l'habitude de se contracter harmoniquement pour les besoins de la
espiration ; il en résulte une gêne souvent fort grande. Cette gêne se
issipe assez bien, dans le plus grand nombre des cas, si l'on parvient à
ranquilliser le petit malade, et c'est là un rôle qui appartient plutôt à la
ère qu'au médecin. La plaie est alors fermée avec des bandelettes de
affetas d'Angleterre. Si le bruit de la toux, de la respiration, et la nature
e la voix ou du cri indiquent que l'ouverture du larynx est redevenue
ssez considérable, on achève le pansement de façon à favoriser une
éunion immédiate ; mais si l'air ne passe qu'en quantité insuffisante,
n ne met pas de bandelettes ; on place seulement sur la plaie un linge
enêtré enduit de cérat, et l'on attend au lendemain pour la fermer. Si l'air
e passe pas du tout, on replace la canule, et deux ou trois jours plus

tard, on recommence la tentative. Dès que la respiration s'exécute bien, malgré l'occlusion de la plaie, on renouvelle le pansement deux ou trois fois par jour ; ordinairement l'ouverture de la trachée est close au bout de quatre à cinq jours; il ne reste plus que la plaie extérieure que l'on panse à plat, et qui ne tarde pas à se fermer à son tour.

La présence de la canule dans la trachée-artère peut occasionner, assez rapidement parfois, un accident sérieux, sur lequel M. Henri Roger a surtout appelé l'attention, je veux parler de l'*ulcération de la trachée-artère*[1]. Il résulte en effet des recherches de cet observateur sagace que le conduit trachéal s'ulcère fréquemment au contact de la canule, et que la lésion ainsi produite varie en profondeur depuis la simple érosion jusqu'à la perforation complète de la paroi. M. Roger a constaté le plus souvent l'ulcération sur la paroi antérieure de la trachée-artère (auquel cas elle était déterminée par le frottement du bord inférieur de la canule), et assez rarement sur la paroi postérieure (elle résultait alors du contact de la courbure de cet instrument). On comprend tout ce qu'a de redoutable la perforation complète de la trachée : dans deux cas empruntés à M. Barthez, la canule ne se trouvait plus séparée du tronc brachio-céphalique artériel que par l'épaisseur de la tunique fibreuse de la trachée-artère; d'autres fois, la lésion du conduit aérien a déterminé la formation d'abcès et de fusées purulentes ; en tout cas, elle devient, par la suppuration qu'elle entraîne, une nouvelle cause de déperdition des forces.

Comme les ulcérations sont évidemment le résultat d'un frottement trop énergique, et qu'on ne peut éviter celui-ci, le problème à résoudre était de le rendre le plus doux possible. M. Roger a donc proposé d'abord d'adopter la courbure dont je vous ai parlé, et ensuite de rendre le corps de la canule *mobile* sur son pavillon; de telle sorte que dans tous les mouvements de la trachée, le corps de la canule se meut avec ce conduit, sans frotter sur la paroi au contact de laquelle il se trouve, et frotte au contraire sur le pavillon auquel il est articulé lâchement. Ainsi le pavillon de la canule est solidement fixé au cou, et le corps de l'instrument (qui se trouve en rapport avec la plaie et l'intérieur du conduit aérien) se meut sur le pavillon. Depuis le travail de M. Roger, on ne se sert plus, à l'hôpital des Enfants, que de canules mobiles, et les ulcérations sont, depuis lors aussi, devenues et plus rares et moindres quand elles se forment.

Bien que je ne doute pas que le mauvais état général et le génie spécial à une épidémie soient pour beaucoup dans la fréquence des lésions signalées par M. Roger, cependant je n'hésite pas à reconnaître qu'il y a

---

1. H. Roger, *Des ulcérations de la trachée-artère produites par le séjour de la canule après la trachéotomie*, dans *Archives générales de médecine*, 1859.

là, messieurs, un véritable progrès, et je vous engage à vous servir des canules mobiles préférablement aux canules fixes.

Il est un accident assez grave que j'ai signalé depuis longtemps à l'attention des praticiens, et sur lequel M. Archambault a insisté : je veux parler de la difficulté d'avaler. Cette difficulté consiste dans le passage des boissons à travers la glotte ; il en résulte une toux violente, convulsive, chaque fois que l'enfant essaye de boire, et les liquides qui pénètrent dans la trachée-artère et les bronches jaillissent en abondance par l'ouverture de la canule. Outre les inconvénients assez sérieux que peut occasionner le contact des aliments liquides avec la membrane muqueuse des bronches, aliments quelquefois insolubles, et par conséquent irritants, les enfants en éprouvent un si insurmontable dégoût, qu'ils se laissent mourir de faim plutôt que de consentir à prendre de la nourriture. Trop souvent cette complication a été cause de mort après la trachéotomie, pour que je n'aie pas fait tous mes efforts en vue d'y porter remède. Le meilleur moyen, c'est d'interdire les aliments liquides. Je donne aux enfants de la soupe très épaisse, du vermicelle au lait ou au bouillon, que l'on prend avec la fourchette et non avec la cuiller ; des œufs durs, des œufs au lait très cuits, de la viande peu cuite, en morceaux assez gros, et j'interdis toute boisson. Que si la soif est trop ardente, je donne de l'eau pure, froide, et j'ai soin de la donner longtemps après le repas ou immédiatement auparavant, afin d'éviter les vomissements. On doit remarquer pourtant que l'accident dont je parle ne commence guère à se manifester que trois ou quatre jours après l'opération, et qu'il dure rarement plus tard que le dixième jour ; toutefois je l'ai vu persister beaucoup plus longtemps chez quelques petits malades.

Il semblerait que la voie du larynx, qui est si bien ouverte pour recevoir les boissons et les aliments liquides, devrait l'être suffisamment aussi pour permettre le passage de l'air nécessaire aux besoins de la respiration ; il n'en est pas ainsi. En enlevant la canule, on s'aperçoit que l'ouverture du larynx est encore insuffisante, et alors même que quelques jours plus tard on a pu fermer la plaie avec des bandelettes agglutinatives, les accidents continuent avec la même violence.

Il est assez difficile de se rendre compte de la cause de cet accident. M. Archambault croit que l'enfant qui a respiré par une canule pendant quelques jours perd l'habitude de faire mouvoir harmoniquement les muscles qui servent à l'occlusion du larynx et ceux qui poussent le bol alimentaire dans l'œsophage ; il dit s'être bien trouvé d'une pratique assez ingénieuse qui consiste à fermer momentanément la canule avec le doigt au moment où l'on fait avaler quelque chose : ainsi l'enfant est obligé de faire œuvre de son larynx, et l'harmonie normale se rétablit. Ce petit stratagème réussit en effet assez bien dans quelques cas, mais le plus souvent il échoue complètement ; et ce que j'ai dit plus haut en fait assez comprendre la raison, puisque, lors même que la canule étant enlevée, la plaie est complètement fermée, la difficulté de la déglutition continue, quoique la respiration laryngée soit parfaitement libre et régulière : cela dépend probablement alors de ce que les muscles de ces parties ont été affectés de la paralysie dont je vous ai longuement entretenus.

Voilà, messieurs, ce que j'avais à vous dire de la trachéotomie et des petits moyens qui la font réussir. Je vous ai répété ce que je vous ai dit cent fois depuis longues années. Je serais cependant incomplet, si je ne vous parlais maintenant des conditions dans lesquelles l'opération doit être pratiquée.

Et d'abord *quelle est la période du croup où est il le plus opportun d'intervenir ?* J'écrivais en 1834 [1], je répétais en 1851 [2] : « Tant que la trachéotomie a été dans mes mains une arme infidèle, j'ai dit : il faut la pratiquer le plus tard possible ; maintenant que je compte de nombreux succès, je dis : il faut la pratiquer le plus tôt possible. » En enlevant à cette proposition ce qu'elle peut paraître avoir de trop absolu, je la maintiens encore en disant que *les chances de succès de l'opération sont d'autant plus grandes, qu'elle aura été plus tôt pratiquée.* Les ingénieuses expériences de M. le docteur Faure ont en effet démontré que, en asphyxiant lentement et méthodiquement un animal, il se produit, pendant les derniers moments de la vie, des caillots dans le cœur et dans les gros vaisseaux [3] ; il faut donc opérer avant que la mort soit imminente ; mais je me hâte d'ajouter que, à quelque degré que l'asphyxie soit arrivée, l'enfant n'eût-il plus que quelques minutes à vivre, la trachéotomie doit être tentée : elle a chance de réussir *lorsque la lésion locale, lorsque le croup, constitue le danger principal de la maladie.*

Cette restriction est importante : car si l'infection diphthérique a profondément atteint l'économie ; si la peau, si les fosses nasales sont occupées par la phlegmasie spéciale ; si la fréquence du pouls, le délire, la prostration indiquent un empoisonnement profond ; si, en un mot, vous avez affaire à la forme maligne de la diphthérie où le péril est plutôt dans cet état général que dans la lésion locale du larynx ou de la trachée-artère, *l'opération ne doit pas être tentée :* elle est invariablement suivie de la mort.

La condition de succès qui prime toutes les autres, comme l'a parfaitement dit M. Millard dans son excellente thèse, c'est la prédominance des caractères de l'asphyxie dans l'ensemble des symptômes offerts par le malade. « Malheureusement, ainsi que le fait encore observer à juste titre notre confrère, il n'est pas toujours facile d'apprécier sûrement, au

---

1. *Journal des connaissances médico-chirurgicales.*
2. *Nouvelles recherches sur la période extrême du croup (Union médicale).*
3. Faure, *Archives générales de médecine,* 5ᵉ série.

milieu d'un ensemble symptomatique souvent très complexe, les désordres dus à l'affection mécanique, et ceux qui sont l'expression soit de l'affection diphthérique, soit d'une complication d'un autre ordre. » Souvent on est obligé d'aller à l'indication pressante, de faire respirer un enfant qui se meurt, sauf à reconnaître après coup qu'il n'avait pas de chances de guérir ; et alors même qu'on soupçonne qu'il porte en lui un germe de mort, en est encore forcé, en l'absence d'une certitude absolue, d'opérer presque sans espoir. « Les trachéotomies faites dans ces circonstances, dit en terminant l'auteur que je me plais à citer, n'ont d'autres inconvénients que de figurer dans les statistiques sur les mêmes rangs que les autres ; elles risquent ainsi d'égarer l'opinion et de déconsidérer l'une des plus belles conquêtes de l'art. Mais il ne faut pas non plus que la crainte de diminuer la liste de ses succès engage le médecin à renoncer trop vite à l'opération ; ce n'est qu'après s'être livré à une analyse minutieuse et raisonnée de tous les symptômes, et après avoir reconnu une cause certaine de mort, qu'il aura le droit d'assumer une aussi grave responsabilité. Ce droit, nous l'avons exercé à plusieurs reprises dans des cas qui ne supportaient pas de discussion, sans avoir jamais eu à nous repentir à l'autopsie ; mais toutes les fois que nous avons conservé le plus léger doute, ces conditions fussent-elles très mauvaises, d'ailleurs, nous nous sommes armé quand même du bistouri, pénétré de l'axiome *Melius anceps quam nullum.* » Ce sont là, messieurs, de sages et judicieuses paroles, et pour ma part je leur donne toute mon approbation.

Reste enfin une question : c'est celle de l'*âge*, question capitale qu'il faut prendre en grande considération. Je vous ai dit, messieurs, que chez les adultes la trachéotomie, dans les cas de croup, réussissait moins bien que chez les enfants ; je vous ai donné cette raison, peut-être mauvaise, que chez les adultes la disposition anatomique des parties laissait libre pendant plus longtemps le passage de l'air dans le poumon, de telle sorte que la diphthérie avait le temps de gagner les bronches et leurs dernières ramifications avant que l'on fût obligé de recourir à la trachéotomie ; mais chez les enfants, ce succès est d'autant plus assuré que le malade est plus avancé en âge. Cela ressort clairement des statistiques dressées pour élucider ce fait, de celles, entre autres, publiées dans le travail de M. Millard et dans celui de M. Peter.

« Chez les garçons comme chez les filles, dit M. Peter[1], la trachéotomie fut suivie d'un insuccès constant, quand on la pratiqua chez les très jeunes enfants ; ainsi, sur cinquante-six trachéotomies faites sur des filles et sur cinquante et une pratiquées chez les garçons en 1858 à l'hôpital des Enfants, quinze fois l'opération fut faite sur des petites filles

---

1. Michel Peter, *Relation d'une épidémie de diphthérie observée à l'hôpital des Enfants en 1858* (Mémoire couronné par la Faculté en 1859).

de deux à trois ans, et onze fois sur des petits garçons du même âge : il y eut insuccès chez les vingt-six enfants. Ce n'est qu'à partir de trois ans qu'on commmença à réussir. L'âge qui, sur un nombre notable de trachéotomies, donna le chiffre de guérison le plus élevé, fut celui de cinq ans chez les garçons (sept guérisons sur huit opérations) et de six ans chez les filles (trois guérisons sur quatre). »

Suivant M. Peter encore, et mon observation est conforme à la sienne, « les enfants, au-dessous de deux ans jusqu'à deux ans et demi, semblent succomber à la violence de la fièvre traumatique, et le plus souvent c'est dans les vingt-quatre ou trente-six heures qui suivent l'opération, que la terminaison fatale s'accomplit. A peine deux heures se sont-elles écoulées, qu'on voit le nombre des pulsations et celui des respirations s'accroître d'une façon remarquable; la température de la peau s'élève proportionnellement; puis, peu à peu, la face rougit, la soif devient ardente, la chaleur du corps sèche et insupportable; et le petit malade s'affaisse dans une somnolence que troublent parfois quelques mouvements convulsifs; puis il meurt. »

Vous savez qu'avant l'âge de deux ans le croup est rare; mais, comme vous pourrez cependant en rencontrer des exemples, comme j'en ai moi-même rencontré chez des enfants à la mamelle, il est essentiel que vous sachiez qu'à cette époque de la vie, la trachéotomie a peu de chances de réussir. Toutefois, il m'importe de vous faire savoir qu'en 1834 j'ai opéré et guéri un jeune enfant de treize mois, et je vous demande même la permission de reproduire ici son histoire telle que je l'ai publiée dans le numéro de juin 1834 du *Journal des connaissances médico-chirurgicales.*

Le dimanche matin 11 mai 1834, M. Corsin me fit demander pour l'enfant d'un charretier de la Petite-Villette, nommé Pierre Drodlinger c'était un petit garçon de treize mois, encore à la mamelle. Il toussait depuis quatre jours; mais dans la nuit du samedi, il survint une grande oppression; la toux, d'abord rauque, s'éteignit complètement, et la voix se perdit. M. Corsin fut appelé, et trouvant le malade déjà dans un état désespéré, il se contenta de prescrire une potion stibiée et musquée, et il m'envoya chercher sur-le-champ. Les symptômes du croup étaient bien évidents; les accès de suffocation étaient si graves et se rapprochaient tellement, que je me mis en mesure de pratiquer la trachéotomie.

L'opération fut laborieuse et dura plus de dix minutes; enfin j'ouvris la trachée : à l'instant même un large lambeau de fausse membrane jaillit au loin. Je nettoyai la trachée et les bronches, j'instillai huit à dix gouttes d'une solution de nitrate d'argent, et je plaçai une canule. Le pauvre enfant respirait à son aise; il nous regardait avec épouvante, et cherchait sa mère, qui s'était enfuie de la maison. Nous la fîmes rappeler; quand elle arriva, le petit lui tendit les bras avec joie, se mit aussitôt à défaire la robe et le fichu qui recouvraient le sein, et teta avec avidité. Pendant trois jours, la canule fut changée soir et matin, et nous instillâmes de six heures en six heures du nitrate d'argent; le quatrième jour, on en injecta pour la dernière fois. Toutes les heures, on jetait dans la trachée quelques gouttes d'eau, et l'on écouvillonnait la canule. On instilla de l'eau pendant dix jours. L'enfant rendit des concrétions pelliculaires pendant quatre jours; mais le deuxième jour surtout il en expectora une qui avait une épaisseur considérable.

La fièvre, qui s'était allumée quelques heures après l'opération, tomba le troisième jour. Le septième jour, l'introduction d'une nouvelle canule irrita la plaie, fit gonfler le cou, et excita de nouveau une fièvre vive. Ces accidents étaient calmés le neuvième jour; le dixième, l'air passait en grande partie par le larynx; le onzième, la canule fut enlevée et je fermai la plaie. Le surlendemain, l'air ne passait plus que par le larynx.

Tout dernièrement, j'ai obtenu un second cas de guérison que je puis rapprocher de celui-ci, bien qu'ici l'enfant, âgé de deux ans moins six jours, se trouvât dans les extrêmes limites de l'âge que je vous ai indiquées. C'était une petite fille née le 30 avril 1856; elle était apportée dans nos salles le 24 avril 1858, et nous présentait tous les signes d'un croup arrivé à sa dernière période. Nous ne trouvions plus aucune trace de diphthérie pharyngée : je l'opérai, et après l'opération elle rendit par la plaie du cou des lambeaux de pseudo-membranes. La convalescence fut longue et difficile. Essayée sans succès à diverses reprises, l'ablation définitive de la canule ne put avoir lieu que le dix-septième jour. La diphthérie envahit la plaie et ne céda qu'à des cautérisations répétées. Enfin, une variole discrète, qui survint dans l'intervalle, n'empêcha pas la guérison. L'enfant fut emmenée de l'Hôtel-Dieu le 13 mai.

Cette observation, celle de l'enfant Drodlinger, le mémoire que M. Maslieurat-Lagemard adressa en 1841 à l'Académie de médecine, et où se trouve consigné un troisième exemple de trachéotomie pratiquée avec succès sur un enfant âgé de vingt-trois mois, étaient de nature à donner confiance en cette opération, quel que fut l'âge des sujets affectés de croup. A ces faits nous pouvons en ajouter aujourd'hui un quatrième, dû à Bell (d'Édimbourg), qui, en 1862, pratiqua la trachéotomie chez un enfant âgé de sept mois; un cinquième, publié par M. E. Barthez[1], et dont le sujet est une petite fille âgée de treize mois; un sixième signalé par M. Isambert, et qui est le cas d'un enfant de seize mois heureusement opéré par lui[2].

Ces faits ont une grande importance clinique; seraient-ils seuls dans la science, ils me paraîtraient suffisants pour autoriser l'opérateur à inter-

1. E. Barthez, *Gazette hebdomadaire*, 19 décembre 1862.
2. Isambert, *Bulletin de la Société médicale des hôpitaux de Paris*, 1868, p. 180.

venir sans s'inquiéter de l'âge du malade, toutes les fois qu'il y aura menace d'asphyxie. L'avenir permettra peut-être de calculer, de préciser par des chiffres les chances probables de la trachéotomie dans le très jeune âge; mais ces chances de succès fussent-elles peu nombreuses, je n'hésiterais pas encore à conseiller l'opération, parce qu'en elle-même cette opération, lorsqu'elle est bien faite, n'est point dangereuse, et qu'elle est souvent le seul moyen de sauver les malades.

En dernière analyse, messieurs, quel que soit l'âge des sujets, vous devrez tenter la trachéotomie toutes les fois qu'il n'y aura point de contre-indication spéciale et bien déterminée. Si l'opération est difficile en raison de l'exiguïté de la trachée, de la brièveté du cou et de l'état graisseux de la région, soyez convaincus qu'en opérant lentement et en suivant les préceptes que je vous ai donnés, vous surmonterez toutes ces petites difficultés.

DU MUGUET.

Synonymie. — Pour les micrographes, c'est une mucédinée. — Celle-ci se développe consécutivement à une modification des sécrétions produites par la phlegmasie buccale. — Chez l'adulte, le muguet se voit dans presque toutes les maladies chroniques à leur dernière période. — Troubles intestinaux concomitants. — Chez l'enfant, il survient aussi dans les maladies qui doivent être considérées comme chroniques, eu égard à l'âge du sujet. — Il devient l'expression d'un état général d'inanition, quelle qu'en soit la cause. — Muguet purement local, sans gravité. — Muguet mixte. — La moisissure du muguet peut se développer sur toutes les membranes muqueuses à épithélium dont la sécrétion s'altère. — Les divers érythèmes qui l'accompagnent sont le résultat de l'état général. — Traitement : la lésion locale est facilement détruite. — Continuer l'emploi des topiques pendant quelques jours, après la disparition du muguet, pour modifier l'état phlegmasique de la membrane muqueuse. — Le même traitement est applicable aux lésions cutanées. — Quand le muguet est lié à un état général, il faut attaquer celui-ci dans ses causes.

MESSIEURS,

Au numéro 10 de notre salle Sainte-Agnès est entrée une femme accouchée quinze jours auparavant à l'hôpital Lariboisière. Elle était sortie de cet établissement parfaitement rétablie, lorsqu'elle est venue à l'Hôtel-Dieu avec son enfant qu'elle ne veut pas allaiter, comme cela arrive trop souvent. Ce pauvre enfant, qui meurt de faim, est dans un état déplorable et qui ne laisse aucun espoir. Vous avez vu chez lui un muguet confluent couvrant la membrane muqueuse buccale. Je saisis cette occasion pour vous parler de cette maladie, que, dans les traités de pathologie, on confond avec les affections couenneuses, bien qu'en réalité le muguet ne présente avec elles qu'une analogie très éloignée.

Le *muguet*, ou *blanchet*, est une affection caractérisée par la présence de petites concrétions offrant l'aspect de grains, d'abord transparents, mais bientôt d'un blanc mat, développés à la surface des membranes muqueuses, et principalement de la membrane muqueuse buccale ; apparaissant le plus ordinairement d'abord sur la langue, à son extrémité, sur ses bords, d'autres fois à la face interne de la commissure des lèvres, à la face interne des joues. Le *millet*, c'est encore le nom qu'on lui a donné, se montre aussi sur le voile du palais, sur les amygdales et dans le pharynx. Ces concrétions en se multipliant, en se réunissant, forment des plaques irrégulières plus ou moins larges, plus ou moins épaisses, d'un blanc crémeux, caséeux, donnant l'idée d'une couche de lait coagulé ; quelquefois leur teinte est jaunâtre ; d'autres fois grise, et, dans ce cas, elles ont pu être confondues avec des concrétions diphthériques.

Quels que soient le siége et l'étendue de l'affection, jamais le muguet ne se développe sur les membranes muqueuses qui normalement n'ont pas d'épithélium pavimenteux. On n'en trouve pas dans les fosses nasales, et, quand il a envahi le pharynx, il s'arrête à l'orifice postérieur de ces cavités. Lorsqu'il recouvre l'épiglotte et les replis aryténo-épiglottiques, jamais il ne pénètre dans le larynx. S'il gagne l'œsophage, jamais il n'envahit l'intestin. Or, vous savez qu'à l'ouverture cardiaque de l'œsophage s'arrête l'épithélium pavimenteux de la portion supérieure du canal digestif.

Les dénominations d'*aphthes confluents* (*aphthæ confluentes*), d'*aphthæ lactantium*, d'*aphthæ infantiles*, qu'on donnait autrefois à cette affection, sont vicieuses autant que possible, car rien ne ressemble moins aux aphthes. On ne retrouve, en effet, ici ni vésicules, ni papules, ni ulcérations, du moins primitivement, et il y a aussi loin du muguet aux aphthes, qu'il y a loin de la scarlatine à la variole. Les noms de muguet ou de blanchet, sous lesquels on désigne cette affection, sont de beaucoup préférables, car, sans rien préjuger de sa nature, ces noms rappellent l'aspect de la lésion qui la caractérise, aspect qu'on a assez justement comparé à celui de cette petite fleur blanche d'une odeur si pénétrante, le *Convallaria maialis*, qui fleurit au mois de mai dans nos bois, et que vous connaissez tous.

Le muguet est donc surtout une affection de la membrane muqueuse buccale. Tantôt c'est une affection purement locale, mais d'autres fois aussi il est l'expression d'un état général.

Lorsque des enfants nouveau-nés sont obligés de faire des efforts violents pour teter, en prenant un mamelon trop peu développé ou mal conformé; lorsqu'ils sucent ces appareils de liége, de peau ou de caoutchouc, dont se servent les femmes dont les bouts de sein sont trop courts ou crevassés; lorsque enfin, allaités artificiellement, les enfants sucent des biberons trop durs, leur bouche ne tarde pas à devenir le siége d'une inflammation qui amène une exsudation fibrineuse sur laquelle se développent les sporules du muguet.

Jusqu'au jour où le microscope est venu prêter son concours à l'étude des lésions pathologiques, on croyait que ces concrétions blanchâtres étaient uniquement constituées par de la fibrine déposée en très-petites lamelles sur la membrane muqueuse enflammée, et qu'on n'avait affaire qu'à une affection couenneuse. Le microscope a démontré que l'élément caractéristique du muguet était un cryptogame analogue au *Sporotrichium*, selon M. Gruby, une mucédinée (l'*Oidium albicans*), selon M. Charles Robin[1], par conséquent, une moisissure analogue à celles

1. Charles Robin, *Histoire naturelle des végétaux parasites.* Paris 1853

qui se développent sur le lait, sur les substances organiques végétales et animales. A cet égard, il n'y a pas de doute possible aujourd'hui. Toutefois il est hors de doute aussi que, pour que cette mucédinée se développe, il faut des conditions spéciales, il faut une inflammation préalable de la membrane muqueuse qui en est le siége, et j'ajouterai même que cette inflammation doit être quelque chose de spécifique.

Lorsqu'une phlegmasie occupe la membrane muqueuse vaginale, la sécrétion muqueuse à laquelle cette inflammation donne lieu renferme des animalcules particuliers en plus ou moins grand nombre, selon que la phlegmasie a eu un caractère plus ou moins violent. Il ne s'ensuit pas que cette phlegmasie a été causée par la présence de ces animalcules; mais, cela démontre seulement que du muco-pus, en s'altérant, prend des qualités en vertu desquelles se développent des animalcules. Il se passe là quelque chose d'analogue à ce qui se passe pour le lait. Quand celui-ci est dans son état de pureté, on ne saurait y découvrir aucune production étrangère animale ou végétale; mais si on le laisse s'aigrir, il subit des modifications, et l'on y voit alors se développer un nombre infini de ces animaux microscopiques qui ont leur rang dans l'échelle nosologique.

La première condition pour que le muguet se développe est donc qu'il se fasse une sécrétion particulière, et cette sécrétion particulière est nécessairement un produit d'inflammation. Pour les micrographes eux-mêmes, le fait est incontestable, car ils admettent qu'une substance fibrineuse entre pour une grande part dans la composition des grains du muguet, dont l'élément fibrineux serait l'élément essentiel, et la mucédinée un élément secondaire.

Cela posé, que le muguet soit un parasite végétal, se développant dans des conditions spéciales et selon les lois de la génération prétendue spontanée des êtres organiques d'un ordre inférieur; que ce soit une substance animale, de la fibrine, du muco-pus, cela importe peu à la question envisagée au point de vue clinique. N'est-ce pas toujours une production pathologique sous la dépendance d'un état morbide des individus chez lesquels on la rencontre? L'aspect de l'affection, la nature de la maladie, la manifestation symptomatique en sont-ils changés? Non, assurément. Le traitement n'est pas davantage modifié, car peu importe, en réalité, au médecin d'avoir affaire à un champignon ou à une fausse membrane, puisque son expérience lui a procuré des moyens sûrs pour guérir les malades, et que les notions plus scientifiques qu'il a acquises ne lui ont, sous ce rapport, servi à rien. Loin de moi cependant, messieurs, l'idée de méconnaître le service que les micrographes ont rendu à la nosologie, mais il ne faut pas non plus qu'ils s'en exagèrent la portée et l'utilité pratique.

Dans quelles conditions survient le muguet? Et voyons d'abord dans quelles conditions il survient *chez l'adulte*.

C'est dans presque toutes les maladies chroniques, dans la phthisie pulmonaire, dans les pleurésies, dans les péritonites chroniques, affections généralement sous la dépendance de la diathèse tuberculeuse; c'est dans les diarrhées chroniques, qui se rattachent souvent aussi au même état diathésique; c'est dans les maladies cancéreuses de l'estomac, de l'intestin, qui donnent également lieu à des flux intestinaux qui épuisent les individus; c'est chez ceux qui se consument par le fait d'une grave suppuration longtemps prolongée. Le muguet se développe à la fin de ces maladies hectiques; son apparition est donc un signe pronostique des plus fàcheux. Lorsque les maladies chroniques sont arrivées à cette dernière période, les nausées, les vomissements, la diarrhée, témoignent des troubles éprouvés par les fonctions digestives; les membranes muqueuses de l'estomac et des intestins sont prises et ont subi des modifications; la membrane muqueuse buccale, participant à ces perturbations anatomiques et fonctionnelles, ses sécrétions s'altèrent et présentent des conditions favorables au développement du muguet. Cette *affection locale* est donc tout entière sous la dépendance d'une lésion grave de l'appareil digestif, lésion qui est elle-même l'expression d'un état général plus grave encore. En définitive, et je reviens à cette proposition, quelle que soit l'interprétation que nous voulions donner au fait, le muguet survenant à la fin des maladies chroniques est en général un phénomène indiquant une dissolution prochaine de l'économie.

Chez l'enfant, le muguet s'observe dans les mêmes circonstances. C'est encore, en effet, dans les maladies de longue durée; toutefois ici la longue durée est quelque chose de relatif à l'âge des sujets, car vous comprenez qu'une maladie qui persiste huit à dix jours est une maladie longue pour un individu âgé de quinze jours : or, c'est chez les nouveau-nés, c'est chez les enfants dans les premiers mois de la vie, affectés depuis un certain temps de troubles de la digestion, d'une maladie de la peau ou de l'appareil respiratoire, que vous verrez le muguet se développer. Chez eux, comme chez l'adulte, il est l'expression locale d'un état général profondément grave. Le plus ordinairement cet état général est la conséquence d'une alimentation vicieuse, et, pour mieux dire, de l'inanition, qui en est le résultat final.

Le défaut d'alimentation lui-même peut être absolu, en ce sens que les enfants sont absolument privés de nourriture, et nous n'avons été que trop souvent témoins de ce fait; ou bien ils sont nourris d'aliments qui ne conviennent en aucune façon à leur appareil digestif, comme lorsqu'au lieu de leur donner le lait de la femme, au tout au moins du lait de vache, on les gorge beaucoup trop tôt de bouillie, de potages gras, de légumes en purée, ainsi que nous le voyons faire par des nourrices et même par des mères inintelligentes, ou sous l'empire de préjugés stupides. Dans ces conditions de sevrage prématuré, les pauvres enfants sont pris de troubles gastriques et intestinaux, dont j'aurai un jour l'occasion de vous entretenir, et sous l'influence desquels se développe l'affection dont je vous parle aujourd'hui.

Mais le défaut d'alimentation, et, dans ce cas, il faudrait dire le défaut d'assimilation, peut dépendre aussi de ce que les fonctions digestives ont été primitivement et directement lésées, ou de ce qu'elles ont été troublées sympathiquement dans le cours ou dès le début d'une autre maladie, comme l'érysipèle, comme la pneumonie, comme aussi le sclérème, cette maladie spéciale à l'enfant nouveau-né, caractérisée par une grande faiblesse, une réfrigération profonde, principalement par l'induration de la peau et du tissu cellulaire des extrémités, parfois étendue au tronc, avec ou sans œdème, avec ou sans tuméfaction.

Le muguet étant ainsi l'expression locale d'un état général profondément grave, on ne sera plus surpris qu'un excellent observateur comme l'était Valleix ait prétendu que cette affection était une maladie tellement sérieuse, que vingt malades sur vingt-deux y succombaient [1]. C'est qu'en effet Valleix avait recueilli à l'hospice des Enfants trouvés les observations sur lesquelles il établissait cette désolante statistique, et que les sujets étaient des enfants abandonnés par leurs mères, mourant presque toujours de faim, atteints la plupart d'affections phlegmasiques, principalement d'affections gastriques et intestinales. Or, dans ces conditions, le muguet n'est que l'avant-coureur d'une mort prochaine, qui sera le fait de la maladie dans le cours de laquelle il apparaît, mais ce n'est pas lui, en réalité, qui tue les malades.

Messieurs, la première espèce de muguet à laquelle j'ai déjà fait allusion, est loin de comporter la même signification pronostique : ce n'est autre chose qu'une *affection locale*. Restant bornée aux points où elle s'est développée, elle est sans aucune gravité; c'est celle-là seule qu'ont eue en vue les médecins qui, en opposition avec les idées de Valleix, ont considéré le muguet comme une maladie des plus bénignes. Ainsi que je vous le disais au commencement de cette leçon, lorsqu'un enfant éprouve de la difficulté à teter, soit qu'il tette un mamelon mal conformé, soit qu'il suce la tétine trop dure d'un biberon ou d'un bout de sein artificiel, quelquefois, sous une influence épidémique que nous ne connaissons pas, il peut être pris d'une inflammation de la membrane muqueuse buccale, bien que sa santé générale reste d'ailleurs parfaite, et cette stomatite va donner lieu au développement du muguet, qui sera généralement très passager et sans inconvénient. Mais si ce muguet devient confluent, s les plaques qu'il forme sont très épaisses et très étendues, elles vont occasionner une gêne considérable dans la succion, gêne que l'enfant témoi-

1. Valleix, *Clinique des maladies des enfants nouveau-nés*. Paris, 1838, chap. III. Voyez aussi *Guide du médecin praticien*.

gnera en mâchonnant sans cesse, en tirant presque à chaque instant sa langue hors de sa bouche. Cette gêne sera augmentée par la douleur que cause au petit malade l'inflammation violente de la bouche et de la langue : or celle-ci jouant un grand rôle dans l'acte de la succion, vous comprendrez pourquoi l'enfant refusera de teter; vous comprendrez alors que, bien qu'en lui-même il soit une affection bénigne, le muguet idiopathique puisse devenir, en quelques circonstances, le point de départ d'une maladie grave, puisque rendant l'alimentation pénible et même impossible, il sera la cause indirecte de la mort de l'individu. Je me hâte d'ajouter toutefois, messieurs, que c'est là un fait exceptionnel. En définitive, il faut maintenir cette proposition, que cette espèce de muguet, que le muguet idiopathique est non une maladie, mais une affection toute locale, passagère, et sans aucune apparence de gravité. Vingt-quatre, trente-six, quarante-huit heures, trois ou quatre jours suffisent habituellement pour s'en rendre maître et le faire disparaître complètement, pourvu toutefois, bien entendu, qu'on sache le traiter convenablement. Les enfants, reprenant bien vite le sein comme auparavant, ne tardent pas à revenir à leur premier et parfait état de santé, que le mal de bouche avait momentanément troublé.

Il est encore une autre espèce de muguet qu'il faut distinguer des précédentes, et que j'appellerai le *muguet mixte*, si je puis ainsi dire. L'affection buccale qui lui a donné naissance, et qui, primitivement, existait seule, n'est que la première manifestation d'un état général, sous l'influence duquel cette affection s'est produite. Bientôt surviennent du côté de l'estomac et de l'intestin des accidents plus ou moins sérieux, qui témoignent de graves désordres, lesquels, chez les individus du premier âge, entraînent rapidement une grande perturbation dans toute l'économie. Il n'est pas rare, en effet, de voir des enfants nouveau-nés, qui ne semblaient d'abord être affectés que de stomatite avec muguet, être pris peu après de vomissements, de diarrhée, et en même temps de l'érythème des fesses que je vous ai montré chez notre petit malade du n° 16. L'état phlegmasique, ou, si vous aimez mieux, l'état pathologique, car peut-être ai-je tort d'employer l'épithète de phlegmasique, quoique je pense qu'il y a réellement inflammation, cet état pathologique occupe tout le tube digestif, de la bouche à l'extrémité la plus inférieure du canal alimentaire. Du côté de la bouche, vous voyez la membrane muqueuse dépouillée de son épithélium, d'un rouge plus ou moins vif, et la surface du derme muqueux ainsi dénudé recouverte de concrétions caractéristiques discrètes sur la face supérieure de la langue, confluentes et formant des plaques caséeuses sur sa face inférieure et sur la face interne des joues. Du côté des fesses, vous voyez également la peau d'un rouge vif, dépouillée aussi par places de son épiderme. D'un côté et de l'autre ce sont des lésions du même genre; mais comme à la surface de la peau il ne se fait pas de sécrétions qui donnent lieu au développement de la mucédinée, vous ne retrouverez que la trace de la phlegmasie, tandis que la sécrétion muqueuse offrant les conditions favorables à la génération de l'*oidium*, la membrane muqueuse buccale va présenter tout à la fois, et les lésions propres à l'inflammation, et les concrétions sur lesquelles le muguet s'est développé.

L'enfant qui est le sujet de cette conférence est affecté de cette espèce de muguet. Le muguet a été en effet chez lui la première manifestation d'un état général très grave sous l'influence duquel s'est produite l'inflammation de la bouche. Cet enfant ne tette pas, et bien qu'il présente encore toutes les apparences d'une bonne constitution, sa vie est profondément menacée. Par suite de ce défaut d'alimentation, le sang ne recevant plus ses matériaux réparateurs, s'est appauvri et les sécrétions se sont nécessairement altérées. Les organes chargés d'éliminer les éléments de ces sécrétions en doivent éprouver dès lors une modification pathologique particulière, qui présente tous les caractères de l'inflammation. La membrane muqueuse buccale s'est prise la première; celle de l'estomac et de l'intestin va se prendre à son tour, et, quoique tout se borne jusqu'ici en apparence à du muguet, c'est-à-dire à une affection locale sans grande importance si on la considère isolément, cet enfant est voué à une mort certaine dans un temps très rapproché, à moins qu'on ne se hâte d'y porter remède en lui rendant l'alimentation dont il est privé.

Voici donc, messieurs, les trois espèces de muguet que je crois devoir établir :

D'abord un muguet se manifestant chez l'enfant, et qui n'est qu'une affection purement locale dépendant d'une irritation plus ou moins vive, plus ou moins prolongée de la bouche. Il n'est accompagné d'aucun accident général; il est ordinairement sans aucune gravité, bien qu'il puisse devenir, en quelques cas très exceptionnels, ainsi que je vous l'ai dit, la cause de troubles sérieux en apportant un obstacle mécanique à l'alimentation.

Puis un muguet survenant chez l'adulte et chez l'enfant, à la suite d'une maladie grave, et apparaissant comme première manifestation des désordres profonds éprouvés par l'organisme.

Enfin le muguet se montrant comme première manifestation d'un état général grave, dont les autres manifestations ne se feront que plus tard. Vous saisissez parfaitement les différences qui existent entre le mugue que j'ai appelé mixte et le muguet de la seconde espèce.

Valleix attachait une très grande importance à l'*érythème des fesses*, qu'il regardait comme presque constant et comme un des premiers accidents que l'on observait chez les enfants affectés du muguet. Cet érythème est plus ou moins étendu; quelquefois il envahit les cuisses; la partie postérieure et interne des jambes, le scrotum, les grandes lèvres; sa couleur varie du rouge vif au rouge-brun. Souvent la peau est excoriée, et en quelques cas, rares il est vrai, il se fait des ulcérations taillées à pic et assez profondes. Ces *rougeurs érythémateuses*, ces *ulcérations* se montrent également aux *talons*, aux *malléoles*. On aurait tort cependant de faire de ces accidents des symptômes du muguet. Ces inflammations cutanées se produisent sous l'influence de la même cause et au même titre que l'inflammation de la bouche qui a déterminé la formation du muguet. Ce sont donc des affections analogues, mais ne se commandant en aucune façon les unes les autres.

Cet érythème est, dans le plus grand nombre des cas, le fait de l'irritation qu'amènent sur les parties affectées le contact des urines, des matières fécales, le frottement de ces mêmes parties sur les langes dont l'enfant est enveloppé; il en est si bien ainsi, que c'est aux malléoles et aux talons que l'inflammation érythémateuse est spécialement le plus prononcée et va jusqu'à l'ulcération. Or, ce sont aussi ces parties qui subissent les frottements les plus énergiques et les plus répétés, l'enfant agitant sans cesse les jambes, frottant ses talons contre les langes qui l'enveloppent et les malléoles l'une contre l'autre. Vous verrez ces rougeurs des fesses et des extrémités inférieures chez les enfants les mieux portants, chez ceux surtout qui, comme nous n'en recevons que trop souvent dans les hôpitaux, ne sont pas tenus dans un état de propreté parfaite et sont emmaillottés dans des langes de toile grossière. Les rougeurs érythémateuses qui se montrent indépendamment du muguet pourraient être considérées comme un premier degré de celles qui accompagnent cette affection; elles nous font du moins comprendre le mécanisme suivant lequel celles-ci se produisent, avec cette différence toutefois que, ainsi que je vous le disais tout à l'heure, à cette cause mécanique vient s'ajouter, pour l'érythème du muguet, l'influence d'un état général.

Il se passe ici ce qui se passe chez les individus atteints de fièvre putride ou de toute autre maladie septique. Tandis qu'un blessé, affecté, par exemple, d'une fracture de cuisse, mais d'ailleurs parfaitement bien portant, pourra rester quarante-cinq jours étendu sur le dos, sans avoir autre chose qu'un peu de rougeur des fesses, il faudra beaucoup moins de temps pour que, chez un malade atteint de fièvre typhoïde, surviennent, non plus seulement une rougeur érythémateuse, mais encore des excoriations, des ulcérations gangréneuses plus ou moins profondes au niveau du sacrum, au niveau des tubérosités ischiatiques, des talons, en un mot, de toutes les saillies osseuses soumises à une pression ou à des frottements. C'est qu'ici, indépendamment de cette pression, de ces frottements, indépendamment de l'irritation produite par le contact des urines et des matières fécales qui souillent les parties affectées, il y a un défaut de vitalité de la peau, une remarquable tendance au sphacèle, qui est un des caractères de ce qu'on est convenu d'appeler la putridité dans les fièvres graves, et qui est aussi un des effets de l'inanition.

Il en est de même, je le répète, de l'érythème des ulcérations chez les enfants atteints de muguet. Celui-ci comme ceux-là sont les manifestations du mauvais état général de l'individu; mais entre les uns et les autres on ne saurait voir la relation que Valleix voulait établir.

Sans m'étendre davantage sur ces questions, j'arrive au *traitement*.

Lorsque le muguet est une affection purement locale, on le fait disparaître facilement : il suffit de porter sur les parties malades un collutoire boraté. Voici la formule que j'emploie habituellement : borate de soude et miel, de chaque 10 grammes. On barbouille sept ou huit fois tout l'intérieur de la bouche de l'enfant avec cette mixture, et généralement en vingt-quatre ou quarante-huit heures le mal est enlevé. Il se peut faire qu'une partie du médicament soit avalée par le malade; mais à cela il n'y a pas grand inconvénient, car le borax n'est pas plus nuisible que le bicarbonate de soude; il y aura même cet avantage que, si le muguet a envahi les parties inférieures du pharynx et l'œsophage, le collutoire pourra agir efficacement sur les tissus profondément atteints. Cette médication topique est tellement en usage dans mes salles, que les infirmières n'attendent souvent pas la venue du médecin pour traiter les enfants qui ont du muguet, et qu'il nous arrive fréquemment qu'on nous présente des petits malades qui, la veille, en étaient atteints, et qui, en quelques heures, ont été complètement débarrassés.

Il est nécessaire cependant, messieurs, de continuer le traitement, alors même que le muguet a disparu, parce qu'il reste à combattre l'inflammation de la membrane muqueuse buccale sous l'influence de laquelle il s'est développé, inflammation qu'il faut nécessairement modifier, sous peine de voir reparaître les accidents qui avaient si rapidement cédé.

Le borate de soude peut être remplacé par le chlorate de potasse employé de la même façon et aux mêmes doses ; je dois dire cependant que le chlorate de potasse ne m'a jamais paru agir aussi rapidement que le borax.

Si le muguet résiste à l'action de ces modificateurs, il en est un auquel il ne résiste jamais : c'est le nitrate d'argent. Une solution faible, c'est-à-dire dans les proportions de 1 gramme de sel pour 10 grammes d'eau distillée, me paraît préférable au crayon de pierre infernale, parce qu'il est plus facile d'aller toucher avec un pinceau tous les plus petits recoins de la bouche. Peut-être le nitrate d'argent présente-t-il cet inconvénient que, lorsque l'enfant en avale, il peut provoquer des nausées, des vomissements même; mais on est à même de parer à ces inconvénients, sans grande gravité d'ailleurs, en ayant soin d'injecter de l'eau dans la bouche aussitôt après l'opération. Chez l'adulte, ces inconvénients seraient plus sérieux, en ce sens que le nitrate d'argent noircirait les dents. On y suppléerait, dans le cas où le muguet ne céderait pas aux collutoires de borax ou de chlorate de potasse, par les cautérisations avec des solutions de sulfate de zinc ou de sulfate de cuivre au dixième, en recommandant aux malades de se rincer la bouche et de cracher immédiatement après.

L'affection locale est guérie. Si elle existait seule, il ne reste plus rien à faire ; l'enfant va pouvoir reprendre le sein. Mais lorsque cette affection locale était sous la dépendance d'un état général, le muguet ne tardera pas à reparaître, quoi que vous fassiez, ou du moins il vous faudra répéter à chaque instant l'application des moyens à l'aide desquels vous cherchez à le détruire. Vous comprenez que vous n'en viendrez presque jamais complétement à bout chez les phthisiques, chez les cancéreux, chez les malades arrivés à la dernière période d'une fièvre grave, d'une fièvre hectique.

Quand, chez un enfant, le muguet se lie à un mauvais état général dépendant d'une mauvaise alimentation, il faut au plus vite lui donner une bonne nourrice. Dans les familles, les mères veulent souvent se donner la satisfaction de nourrir elles-mêmes, bien que, délicates de santé, elles n'offrent pas les conditions d'une bonne nourrice, alors même qu'elles renonceraient à concilier les devoirs de la société avec ceux de la maternité. Dans ces conditions, leurs enfants s'épuisant sur des mamelles vides, suçant un lait des plus pauvres, ne tardent pas à dépérir et à prendre du muguet. Quelque déplaisir que vous occasionniez à une mère qui se ferait une grande joie de nourrir son enfant, n'hésitez pas à user de votre autorité. C'est là une de ces occasions dans lesquelles le médecin doit se prononcer impérieusement, pour faire prévaloir ses opinions envers et malgré l'opposition qu'il rencontre de la part des parents. Montrez le danger que court le malade qui vous est confié, et insistez de toutes vos forces sur la nécessité absolue d'agir comme vous le demandez.

Une alimentation réparatrice — et le lait de femme est la meilleure nourriture qui convienne aux nouveau-nés — pourra seule, en remettant l'enfant dans de bonnes conditions, s'opposer à la reproduction du muguet que les applications topiques ne feraient disparaître que momentanément. S'il existait de l'érythème des fesses, de l'ulcération des malléoles et des talons, vous pourrez alors les combattre avantageusement. Pour cela, vous saupoudrerez les parties malades avec du sous-nitrate de bismuth. Si cela ne suffit pas, vous emploierez un mélange de poudre d'amidon et de précipité blanc. Si la guérison tarde encore, vous ferez des lotions avec de l'eau phagédénique, ou vous toucherez les points ulcérés avec une solution faible de sulfate de cuivre.

Lorsque le muguet se lie à des troubles digestifs, chez un enfant d'ailleurs convenablement alimenté, c'est à ces troubles digestifs, c'est à la phlegmasie gastro-intestinale qu'il faut vous adresser. Je reviendrai un jour, messieurs, sur cette importante question ; mais dès aujourd'hui je vous dirai que les préparations alcalines sont dans ces cas d'une grande utilité. Le carbonate de chaux (la craie préparée), délayé dans du sirop, et donné au malade quatre, cinq, six fois par jour, à la dose de 25 à 30 centigrammes avant que l'enfant tette ; l'eau de chaux, à la dose de 40, 50, 60 grammes, administrée dans le courant de vingt-quatre heures avant ou après le repas, m'ont souvent rendu de réels services. Le sous-nitrate de bismuth est encore indiqué ; je le donne à la dose de 2, 3, 4 grammes et davantage, en l'incorporant à du sucre en poudre que l'enfant avale facilement. Il est nécessaire, avant tout, de régler l'alimentation, de donner à teter à des heures et à des intervalles aussi réguliers que possible.

Quelque effrayant que soit le résultat des statistiques publiées par Valleix, vous serez plus heureux dans la pratique de la ville que nous ne le sommes dans celle des hôpitaux, car vous rencontrerez rarement des conditions aussi défavorables que celles dans lesquelles se trouvent, par la nature même des choses, les malheureux enfants qui viennent mourir dans nos établissements. Épuisés par la misère et par la longue diète que leur ont fait subir ceux qui les abandonnent, ils succombent malgré les bons soins dont ils sont entourés, et les insuccès doivent être imputés, non à l'impéritie des médecins, mais à la déplorable hygiène à laquelle les malades sont, quoi qu'on fasse, malheureusement soumis.

XXII. — SPÉCIFICITÉ.

§ 1. Elle domine toute la médecine. — Doctrines dichotomiques de Brown et de Broussais. — Les maladies ont des caractères communs à côté desquels se montrent des caractères particuliers spécifiques. — Spécificité de la cause. — Spécificité des symptômes. — Application au diagnostic, au pronostic, à la thérapeutique.

MESSIEURS,

Les fièvres éruptives nous ont offert les types les mieux caractérisés des maladies spécifiques; je veux, avant d'aller plus loin dans l'étude des faits que nous observons ensemble, m'arrêter un instant sur la question de la spécificité. Cette question importante, j'espère vous le démontrer, domine toute la pathologie, toute la thérapeutique, en un mot toute la médecine, et déjà j'ai eu, dans les précédentes leçons, occasion de vous en entretenir. Vous vous trouverez en face d'elle à chaque pas que vous ferez dans la pratique de notre art, et comme il ne se passera pas de jour que vous ne m'entendiez la mettre en avant au lit du malade, je dois vous donner une idée aussi complète que possible de ce qu'il faut comprendre par spécificité dans les maladies.

Bien que nous prétendions avoir secoué le joug des doctrines de Brown[1] et de Broussais, nous subissons encore aujourd'hui leur influence; nos idées médicales, notre langage lui-même, s'en ressentent toujours, quoique nous nous en défendions. Il est donc nécessaire d'en parler ici pour rappeler ce que ces doctrines ont d'erroné. Quelque opposées qu'elles soient l'une à l'autre, elles reposent sur un fond commun, car Broussais, tout en étant le plus grand antagoniste de Brown, n'en a pas moins puisé les principes de son *physiologisme* dans le système pathologique du réformateur écossais, dont l'*incitabilité* ne diffère que par son abstraction de l'*irritabilité* broussaisienne.

La vie, dit Brown, ne s'entretient que par les *excitants;* la vie, dit Broussais, ne s'entretient que par les *stimulants.*

Leur théorie physiologique est établie sur cette donnée, sur laquelle ils ont aussi fondé leur théorie pathologique. Suivant eux, en effet, il n'existe qu'une cause morbifique, l'application excessive ou intempestive des *excitants* ou des *stimulants* au corps de l'homme. La différence d'intensité de la cause, la différence du mode de réaction de l'économie, sont la source des innombrables différences des formes des maladies.

1. J. Brown, *Elements of medicine*, London, 1795.

Voilà leur point de départ; il est le même, car excitants et stimulants sont deux mots, dans ce cas, tout à fait synonymes.

Brown disait, comme l'a répété Broussais dans d'autres termes, que la lumière était l'incitant naturel, ou, ce qui revient au même, le stimulant de l'œil, dont l'incitation avait pour résultat la vision; que l'aliment était l'incitant naturel de l'estomac, dont l'incitation avait pour résultat la digestion stomacale; que les matériaux assimilés, que les sucs nutritifs, étaient les incitants naturels des divers organes, d'où la nutrition; que le sang était l'incitant naturel des appareils sécréteurs, d'où la sé-crétion urinaire, quand l'incitabilité était mise en jeu; d'où la sécrétion spermatique, quand c'étaient les glandes séminales qui étaient incitées. Mais tout en admettant l'identité constante de la cause, qui variait seule-ment dans sa quantité, Brown et Broussais ne devaient pas se refuser à reconnaître une variété dans la qualité du support du stimulus, une modification dans la contexture de l'organe, en vertu de laquelle les effets de la stimulation étaient différents. Proclamer que tout était dans la quantité du stimulus, en supposant l'état organique identique chez tous les individus, c'était nier l'évidence. Car comment expliquer la diversité des fonctions? N'était-ce pas s'exposer à tomber dans de prodigieuses absurdités, comme de prétendre, ainsi que l'a fait un homme, cependant d'un incontestable talent, Récamier, qu'en exaltant l'incitabilité des nerfs du doigt ou de la région épigastrique au degré de l'incitabilité rétinienne, on pourrait, en adaptant à ces parties un appareil d'optique analogue à celui de l'œil, voir par le doigt ou par l'estomac?

Brown et Broussais ne pouvaient donc pas admettre la diversité qu'introduisent, dans les manifestations de la force vitale, les propriétés anatomiques spéciales du tissu et des organes, des solides et des liquides, ainsi que les différences fonctionnelles qui y sont liées; mais ils n'en tenaient aucun compte. L'idée première de leurs doctrines est identique: Broussais l'a reconnu en prenant la proposition synthétique de Brown pour texte de la sienne; mais, par l'interprétation qu'il donne des jeux de la réaction, il s'écarte complètement de la voie suivie par son pré-décesseur et arrive à des conclusions thérapeutiques tout à fait opposées à celles du disciple de Cullen.

Brown établit que toutes les parties de l'économie sont douées d'une propriété particulière, d'une aptitude spéciale qu'on appelle l'*incitabilité*. Elle se manifeste par l'incitation, et cette incitation ne peut résulter que de l'action d'une puissance incitante; mais cette aptitude est limitée. S'épuisant par le fait même de sa mise en jeu, elle demande à être in-cessamment renouvelée, soit que la nutrition en augmente la quantité, soit que, l'organisme restant en repos, cette quantité s'accumule en ne se dépensant plus. Ainsi, prenant pour exemple les muscles, leur incitabi-lité s'épuise par le mouvement, et lorsque l'action musculaire a été exagérée ou prolongée outre mesure, l'individu, arrivé au dernier degré de la fatigue, perd la faculté de se mouvoir. Vous allez voir, messieurs, comment la doctrine pathologique et thérapeutique de Brown dérive tout entière de ce fait primordial.

Toute la maladie dépend pour lui, ou d'une diminution de l'incitabilité, effet d'une incitation excessive, ou d'un excès d'incitabilité, effet d'une incitation moindre. Ici, comme là, le résultat final est la débilité, et le rôle du médecin doit dès lors toujours se borner à relever les forces du malade : dans le premier cas, par des agents stimulants assez faibles; dans le second, à l'aide de moyens capables d'augmenter l'incitabilité.

Broussais, ne considérant que l'irritabilité dans les tissus pris isolémen¹, voulut que les maladies procédassent toutes de l'action intempestive ou exagérée des agents susceptibles de la solliciter. Les irritants sont donc les seules causes morbifiques, et ils ont pour effet de produire l'irritation. A l'inverse de ce que voulait Brown, il faut, suivant lui, pour remettre les fonctions dans leur état physiologique, chercher à calmer, à éteindre cette irritation.

Que l'état pathologique consiste, suivant la doctrine d'Édimbourg, dans l'incitabilité en moins ou en plus; que, suivant la théorie du Val-de-Grâce, il consiste en de l'irritabilité exagérée, ou plus rarement en de l'irritabilité diminuée, dans ces symptômes dichotomiques essentiellement opposés, quoique partis d'un même principe, il n'est absolument tenu compte que de la quantité de la cause morbifique et nullement de sa qualité. La thérapeutique fondée sur de pareils systèmes devrait être nécessairement d'une excessive simplicité. Aussi pour Brown se borne-t-elle à la classe des remèdes excitants et, dans quelques cas très rares, aux antisthéniques, si cette expression m'est permise; tandis que Broussais n'a jamais recours qu'aux médications antiphlogistiques, et s'il conseille les remèdes excitants, c'est dans des circonstances tout exceptionnelles.

On ne peut contester qu'une certaine classe de phlegmasies franches ne rentre assez rigoureusement dans la circonscription du système de Broussais; car ce qui rend les phlegmasies plus ou moins graves, c'est, d'une part, la plus ou moins grande intensité de la cause sous l'influence de laquelle elle s'est développée; c'est, d'autre part, la différence des organisations qui en sont affectées. Mais il est une autre classe de maladies qui échappe à cette dichotomie : c'est celle des maladies spéciales. Or, peu importe à Brown que la variole soit une maladie spéciale. Savoir si c'est une maladie sthénique ou asthénique, est la seule chose qui l'occupe pour arriver à formuler l'indication de stimuler ou de débiliter. Peu importe à Broussais que le choléra diffère par ses formes de la dothiénentérie; il voit dans ces deux cas une irritation du tube digestif éveillant des sympathies différentes, et cette irritation est le fait dominant d'où ressort la nécessité d'un traitement antiphlogistique.

C'était faire table rase aussi complète que possible de toute nosologie et de toute matière médicale. Les choses en étaient là dès le commencement de ce siècle; cette doctrine, séduisante au premier abord par sa simplicité, avait conquis beaucoup d'adhérents, lorsque Laennec et Bretonneau vinrent lui porter, chacun de son côté, un coup dont Broussais chercha en vain à se dissimuler la gravité. Laennec, sous le titre modeste d'une découverte séméiologique, et semblant borner son observation à l'étude des maladies de l'appareil respiratoire, écrivait un merveilleux chapitre de nosologie, tandis que Bretonneau [1] opérait, pour les maladies aiguës, la restauration que Laennec avait faite dans l'histoire des maladies chroniques.

Appelant l'attention sur ce fait primordial, que les différences dans la nature de la cause apportent dans les maladies des différences bien plus capitales que le plus ou moins d'intensité de cette cause et que la variété des organisations, Bretonneau renverse de fond en comble le grand édifice du *physiologisme* et du prétendu *rationalisme* en thérapeutique, et sur ses débris, il élève la doctrine de la spécificité des maladies.

En physiologie, il donne aux propriétés spéciales des divers tissus et des divers organes une importance bien plus grande que celle qu'il accorde aux modificateurs de l'organisme; en pathologie, il reconnaît qu'un grand nombre de maladies ont un élément commun que l'on est convenu d'appeler irritation ou inflammation; mais cet élément commun n'a pas la valeur que Broussais lui assigne. Sans doute le furoncle et la pustule maligne, le chancre syphilitique et l'*herpes præputialis*, l'embarras gastrique et la dothiénentérie, ont pour élément commun l'inflammation caractérisée par de la fluxion, par de la rougeur appréciable quand l'inflammation atteint des tissus accessibles à la vue, par de la douleur et par l'élévation de la température; mais à côté de cet élément commun, il en est d'autres très considérables qui distinguent ces différentes affections, et ceux-ci ont une bien autre importance.

L'histoire naturelle des maladies a de remarquables analogies avec l'histoire naturelle des animaux et des plantes. Sydenham a depuis longtemps émis cette vérité, lorsque, dans le chapitre de la deuxième section de ses *Observations médicales*, il dit, en parlant de la fièvre pestilentielle et de la peste des années 1665-66 : « Unaquæque morborum non minus » quam animalium aut vegetabilium species, affectiones sibi proprias per- » petuas ac pariter univocas ab essentia sua promanantes, sortita est. » Des exemples empruntés à la botanique et à la zoologie vous mettront à même de mieux comprendre le sujet que je traite devant vous.

Les diverses espèces végétales, par exemple, nous présentent des ca-

---

1. Bretonneau, *Recherches sur l'inflammation spéciale du tissu muqueux et en particulier sur la diphthérite*. Paris, 1826.

ractères communs qui les font ranger dans les mêmes familles naturelles, et ces caractères communs se retrouvent encore dans des familles voisines; mais dans la forme de la fleur, dans celle du fruit, dans les sucs sécrétés par la plante, il y a des différences qui ne permettent pas de confondre entre elles non plus seulement les différentes familles, mais encore les espèces les plus voisines les unes des autres. Ainsi la douce-amère et le datura stramonium, la chélidoine et le pavot, l'églantier et le laurier-cerise ont des caractères communs, mais ils ont surtout des caractères spécifiques auxquels le botaniste ne se méprendra pas.

Lorsque vous étudiez deux individus de la classe des reptiles et de l'ordre des ophidiens, une couleuvre et une vipère, vous constatez les similitudes dans les formes extérieures et dans l'organisation anatomique, mais vous faites une grande attention aux caractères spécifiques. L'existence ou l'absence des écailles ou des plaques sur la tête de l'animal, la présence ou l'absence des crochets à venin, établissent pour vous des différences capitales entre ces deux individus semblables en apparence, et personne ne sera tenté de regarder la vipère comme une variété de la couleuvre.

Eh bien! messieurs, dans les maladies qui semblent se rapprocher le plus les unes des autres, il y a des caractères spécifiques qui les distinguent autant que les diverses espèces d'une même famille naturelle, végétale ou animale, se distinguent entre elles. Voilà ce que Broussais ne voulait pas accepter. L'élément inflammatoire, dont nous ne saurions contester l'existence, était toujours pour lui le fait capital, le seul dominant. Si dans quelques cas, je le répète, il en est ainsi; si dans les phlegmasies franches la quantité de la cause morbifique est tout, à la condition de tenir compte de la différence des organes et de la variété des organisations, le plus ordinairement, dans les phlegmasies comme dans les pyrexies, comme dans la plupart des maladies, c'est moins la quantité que la qualité de cette cause morbifique qu'il faut considérer.

Prenons, si vous voulez, des exemples parmi les faits les plus nettement tranchés, et par conséquent les moins contestés.

Assurément une petite vésicule qui survient à la base du gland à la suite d'un coït impur est en apparence bien peu de chose; à n'en juger que par cette apparence, c'est une affecion moins grave que le groupe des vésicules de l'*herpes præputialis* qui peut se manifester dans les mêmes conditions. Oui, à ne tenir compte que du caractère inflammatoire, celui-ci est une affection autrement sérieuse que celle-là; mais que de différences en dehors de cet élément commun! Tandis que la vésicule de l'herpès, abandonnée à elle-même, va se remplir de pus, se sécher, et ne laisser à sa place, après la chute de la croûte qui se sera formée, qu'une petite cicatrice insignifiante, la vésicule syphilitique va parcourir rapidement peut-être ses périodes; mais à la place qu'elle occupait, vous voyez survenir une induration du tissu cellulaire sous-jacent, et déjà vous saisissez entre cette affection inflammatoire et la première une différence à laquelle vous attachez la plus grande importance. Certes vous aurez raison, car après la guérison de l'herpès, vous n'aurez rien à redouter pour la santé de l'individu : la maladie locale disparue, la guérison sera radicale. En sera-t-il de même après la cicatrisation du chancre? Non; car deux mois, trois mois plus tard, quelquefois après un temps plus long encore, apparaîtront du côté de la peau ou des membranes muqueuses des accidents que vous rattacherez à l'existence de cette petite vésicule si insignifiante en apparence. Ce sera une éruption particulière, des ulcérations de la gorge, et si la médecine n'intervient pas alors énergiquement pour combattre la maladie, il se développera successivement d'autres affections qui toutes se rattacheront encore à la première : affections du tissu cellulaire, tubercules, gommes, etc., affections du système osseux, douleurs ostéocopes, carie et nécroses, qui, n'étant pas enrayées dans leur marche, amèneront des désordres épouvantables. En dehors des caractères communs qu'il présentait avec la vésicule de l'herpès, le chancre avait donc des caractères spécifiques qui méritaient grande considération. Si l'inflammation eût été le fait capital, nous en aurions eu raison dans un cas comme dans l'autre, ainsi que le prétendait Broussais.

Les exemples analogues à celui-ci fourmillent dans l'étude clinique des maladies; ce que nous disons du chancre syphilitique, nous pouvons le répéter pour une foule d'autres affections.

Un petit bouton se forme sur la main d'un boucher qui a dépouillé un mouton mort du sang de rate. Il n'occasionne qu'un sentiment de chatouillement désagréable; comparé au furoncle, qui souvent est si douloureux, il vous semblera une affection à peine digne d'attention. Mais attendez, et cette affection insignifiante, d'un caractère si bénin en apparence, va s'élargir; une petite eschare se produira dans le lieu que le petit bouton occupait; une tuméfaction érysipélato-œdémateuse développée dans la région affectée gagnera de proche en proche tout le membre; les ganglions épitrochléen et axillaires s'engorgeront; en même temps la fièvre s'allumera, pour augmenter chaque jour; puis le délire surviendra, et l'individu succombera plus ou moins rapidement dans un état de faiblesse excessive avec des accidents typhoïdes formidables. Ce petit bouton était une pustule maligne. Cependant le furoncle, qui causait presque à son début de violentes douleurs, cette affection dont l'élément inflammatoire était porté à un tout autre degré que dans le premier cas, ce furoncle guérira de lui-même; le malade, qu'il faisait si fort souffrir, n'en a rien à craindre. L'élément inflammatoire jouait donc un rôle sans grande importance; la quantité n'était rien, la qualité était tout.

Les caractères qui impriment aux maladies spécifiques leur cachet particulier sont univoques et se rencontrent toujours, quel que soit le degré de l'élément commun auquel ils s'associent. Ainsi une variole, qu'elle soit discrète ou confluente, bénigne, ou maligne, normale ou modifiée, se reconnaîtra toujours à ses pustules, mais à des pustules de nature spéciale, qui en sont le caractère, aussi invariable quant au fond, aussi spécifique que peuvent l'être les caractères propres des espèces végétales ou animales.

Ce qui est vrai dans la pathologie humaine l'est au même titre dans la pathologie comparée. Vous verrez ainsi la clavelée, cette maladie éruptive des animaux de l'espèce ovine dont j'ai eu occasion de vous parler dans une précédente leçon en la comparant à la variole de l'homme, se manifester par une éruption ayant des caractères parfaitement tranchés et univoques, qui permettent de la distinguer de toutes les autres maladies éruptives qui se rencontrent chez les moutons.

Dans leurs désordres pathologiques, les plantes elles-mêmes, dont l'organisation est si inférieure, témoignent de l'influence de la qualité de la cause par la forme de la maladie. Les insectes qui blessent leurs feuilles ou leurs tiges provoquent, au point de contact, des exubérances morbides dont le caractère univoque rappelle l'agent de la blessure. Ainsi telle forme de gale succède à la piqûre de tel insecte, et avec une telle constance, que le naturaliste exercé juge toujours à la forme, à la couleur, au volume de la tubérosité, quel est l'insecte dont la larve y est contenue.

Qu'il s'agisse d'une phlegmasie se montrant à l'extérieur ou d'une phlegmasie interne, les choses se passent de la même façon. Ainsi, dans la dothiénentérie, vous retrouverez, indépendamment des caractères généraux communs à toute phlegmasie intestinale, une phlegmasie occupant un point circonscrit, limité, déterminé, toujours le même; vous trouvez l'éruption furonculeuse des glandes agminées et des glandes isolées, et comme cette éruption furonculeuse existe invariablement dans la fièvre putride, vous en faites à bon droit le caractère spécifique, la manifestation anatomique spéciale de la maladie.

Dans la dysenterie, qui n'est en définitive qu'une colite, vous constatez aussi des caractères particuliers, soit dans les sécrétions intestinales, soit dans les symptômes, soit enfin dans les lésions anatomiques, qui vous permettent de distinguer cette inflammation du gros intestin des autres espèces de colite, d'établir la spécificité de la maladie.

Je vous ferai remarquer, messieurs, que ces caractères spécifiques ne doivent pas être confondus avec ceux qui constituent les variétés; en nosologie comme en histoire naturelle il faut distinguer les unes des autres.

Pour continuer mes comparaisons : entre le chien de poche de nos dames et le molosse des Pyrénées, la différence est grande ; cependant ce ne sont pas des espèces différentes, mais bien des variétés d'une même espèce du genre *Canis*. L'un et l'autre auront les mêmes instincts, les mêmes caractères anatomiques et physiologiques, que vous retrouvez invariables chez l'un comme chez l'autre. Si les éleveurs ingénieux ont pu par des croisements intelligents arriver à produire des animaux très différents de la souche primitive, à créer des races dans lesquelles on a pu faire prédominer la laine, la graisse ou les muscles, suivant l'usage auquel l'animal est destiné, cependant ces races ne sont que des variétés d'un type qui conserve tous ses caractères spécifiques. De même encore pour les plantes : vous savez combien nous sommes maîtres de multiplier les variétés d'une espèce végétale, et de créer pour ainsi dire des monstruosités. Ainsi avec l'œillet le plus simple, un horticulteur habile fera des variétés innombrables, comme avec l'églantier sauvage il obtiendra ces belles roses, l'ornement de nos parterres.

Mais, soit dans le règne végétal, soit dans le règne animal, ce ne sont toujours que des variétés, que des manières d'être différentes de l'espèce, et il nous est impossible de changer complétement celle-ci, encore moins d'en créer de nouvelles. Il y a longtemps que l'on croise le cheval avec l'âne; or, soit que l'on accouple un étalon avec une ânesse, soit que l'on fasse saillir une jument par un âne, on n'est jamais parvenu qu'à obtenir des mulets, c'est-à-dire des variétés appartenant à l'une et à l'autre espèce du genre *Equus*, mais des variétés accidentelles qui ne se reproduisent pas et ne se perpétuent pas d'elles-mêmes.

En nosologie, pas plus qu'en histoire naturelle, les variétés d'un type ne doivent pas être prises pour des espèces différentes. Ainsi la varioloïde n'est pas une espèce différente de la variole; elle n'en est qu'une modification, qu'une variété, tandis que la varicelle est une espèce tout à fait distincte.

Si j'insiste autant sur ce point, messieurs, c'est que l'on n'a voulu voir dans la question de spécificité qu'une affaire de plus ou de moins, tandis qu'en réalité il y a une différence absolue aussi bien entre les diverses espèces nosologiques qu'entre les diverses espèces botaniques ou zoologiques. Jamais, quoi qu'on fasse, la roséole ne deviendra la rougeole, pas plus que la varicelle ne deviendra la variole, pas plus que le simple catarrhe bronchique ne sera la coqueluche. Ces maladies ont toutes leurs caractères spécifiques, absolus, invariables, qui les distinguent nettement les unes des autres, quelle que soit d'ailleurs leur gravité. Cette spécificité incontestable est si bien inscrite partout, qu'il n'est pas besoin, pour reconnaître une espèce nosologique, d'avoir tous les symptômes réunis, et que, ainsi que nous l'avons vu dans la scarlatine fruste, il suffira souvent d'un mot pour recomposer la phrase pathologique entière, de même que Cuvier faisait revivre pour ainsi dire les espèces animales perdues, en étudiant quelques parties des squelettes antédiluviens.

Ce qui donne aux maladies spécifiques leurs caractères invariables, c'est non la quantité, mais la qualité de la *cause morbifique*, invariable elle-même dans sa nature, sous l'influence de laquelle elles se sont développées.

A n'en juger seulement que par les exemples que je vais vous citer, vous allez comprendre que la classe des affections spéciales a une telle étendue, qu'elle remplit la plus grande partie du cadre nosologique. Étudions en effet les diverses causes des maladies, que ces causes soient des agents irritants ou des agents de toute autre nature, et nous les verrons produire des effets tellement particuliers, tellement caractérisés par des formes si invariablement les mêmes suivant la nature de ces causes, qu'il sera impossible de ne pas reconnaître la spécificité presque à chaque pas que nous ferons dans l'observation des malades.

Qu'une phlyctène survienne à la peau sous l'influence d'une application de cantharides, qu'elle ait été déterminée par le calorique aidé de la lumière, dans ce que l'on appelle le coup de soleil ; qu'elle se produise dans l'érysipèle, qu'elle soit l'effet d'une cautérisation avec l'ammoniaque, l'affection sera différente dans tous ces cas. Vous savez combien est cuisante la douleur du coup de soleil, elle n'est pas la même que celle occasionnée par un vésicatoire cantharidien ou ammoniacal ; celle-ci n'a pas la même acuité et dure beaucoup moins longtemps que celle-là; cependant la phlegmasie cutanée causée par le vésicatoire est bien plus intense que celle du coup de soleil; à chaque cause a répondu un effet spécial.

Prenons des faits encore plus simples; voyons ce qui se passe pour les agents chimiques dont il est plus facile de constater les effets. Appliqués au corps de l'homme, ils ont chacun une action particulière, très différente suivant leur nature. La douleur déterminée par la brûlure de l'acide chlorhydrique est bien autrement fugitive que celle de l'acide nitrique ; et celui-ci, alors même qu'il amène la mortification des parties qu'il a touchées, cause une douleur moins profonde, moins persistante aussi que celle qui est provoquée par la cautérisation avec l'acide sulfurique, bien que dans ce dernier cas la destruction des tissus puisse être moins étendue que dans le premier. Il n'est pas un élève qui ne sache que l'application du caustique de Vienne et des caustiques alcalins est beaucoup moins pénible que l'application du chlorure de zinc, du beurre d'antimoine ou des préparations arsenicales. Pour tout dire en quelques mots, les divers agents chimiques exercent sur la peau une action tellement différente, qu'avec un peu d'habitude on peut reconnaître la substance qui a agi à la manière dont elle s'est comportée, ainsi qu'à la forme de la réaction qui a succédé à son application. Évidemment on ne peut arguer ici de la quantité de la cause, car il est d'expérience que jamais avec la potasse on ne fera ce que l'on peut faire avec le beurre d'antimoine, quelles que soient les doses que l'on emploie d'ailleurs. Que cela tienne aux qualités chimiques des deux agents et à la façon dont les substances se combinent avec les tissus, nous ne le contestons pas, mais qu'importe s'il y a différence et différence constante.

Si maintenant nous examinons les poisons, nous les voyons agir chacun à sa manière, et tellement à sa manière, que le plus léger examen suffit presque toujours pour distinguer la nature du poison. Certes, il n'est pas de toxicologiste un peu exercé qui ne distingue l'intoxication par l'opium, de celle qui suit l'ingestion de la stramoine, de la vératrine, de la strychnine ; qui ne constate la diversité des accidents consécutifs à l'absorption du venin du crotale, de la vipère, du scorpion, de la tarentule, de l'abeille, du chien enragé, etc.

A chaque cause morbifique spéciale, l'organisme répond par des effets ayant leur caractère spécifique.

Un individu entre à l'hôpital, affecté d'une paralysie des muscles extenseurs ; ses gencives présentent à leur sertissure un liséré bleuâtre ; sa peau a une teinte subictérique ; il accuse des coliques violentes et des douleurs irradiant sur le trajet des nerfs des membres : vous n'aurez pas besoin d'un long examen pour diagnostiquer un empoisonnement par le plomb. Le fait est d'une telle évidence, que vous ne concevez pas qu'il puisse être l'objet d'un doute. La maladie a des caractères tellement spécifiques, qu'à première vue vous l'avez reconnue, comme, à première vue, vous reconnaissez un arbre à ses feuilles et à son port ; vous avez tout de suite saisi les différences qui distinguent l'intoxication saturnine de l'empoisonnement par le cuivre, comme vous saisissez, du premier coup d'œil, les différences qui distinguent les unes des autres les diverses espèces végétales ou animales.

Un autre individu arrive, atteint de tremblement général, les gencives ulcérées et saignantes, les dents branlant dans leurs alvéoles ; son intelligence est affaiblie, etc. La première question que vous lui adressez est pour vous informer s'il n'est pas étameur de glaces, doreur sur métaux, ou s'il n'exerce pas toute autre profession dans laquelle on emploie du mercure : sans hésiter, vous avez soupçonné une intoxication hydrargyrique. Les accidents dont ce malade était affecté avaient quelque chose de tellement caractéristique, que vous n'avez pas pu vous y méprendre.

Vous savez, messieurs, quels sont les symptômes de la maladie déterminée par l'inhalation du sulfure de carbone chez les ouvriers qui travaillent à la fabrication du caoutchouc vulcanisé ; les intéressants travaux de M. Delpech, en les faisant connaître, ont appelé dans ces derniers temps l'attention sur ce point[1].

C'est en tenant compte de la spécificité des phénomènes qu'il avait observés chez un individu travaillant le caoutchouc, phénomènes qu'il ne pouvait rattacher à aucune maladie connue, que cet observateur sagace a

1. A. Delpech, *Mémoire sur les accidents que développe, chez les ouvriers en caoutchouc, l'inhalation du sulfure de carbone en vapeur*, Paris, 1856. — *Nouvelles recherches sur l'intoxication spéciale que détermine le sulfure de carbone* (*Annales d'hygiène publique*, 1863, 2ᵉ série, t. XIX).

pu établir l'existence de cette maladie nouvelle, dont il a depuis rencontré un certain nombre de faits présentant toujours les mêmes symptômes caractéristiques : perturbation de l'intelligenee, et principalement perte de la mémoire ; céphalalgie plus ou moins vive, quelquefois très intense; sensation de vertige portée à un très haut degré ; douleurs dans les membres et sentiment de fourmillement général, coïncidant avec de l'analgésie, rare ment avec l'hyperesthésie cutanée; affaiblissement des sens et des fonctions g énératrices ; troubles de la motilité, crampes au début, puis contra ctures ; enfin, faiblesse musculaire siégeant d'abord aux extrémités infé rieures, et gagnant les bras; anorexie, vomissements. Sous l'influence de ces troubles survenus dans l'organisme, le sujet tombe dans un état de cachexie plus ou moins profonde. Un caractère important de la maladie est l'amélioration constante des accidents, et, le plus souvent, la guérison complète, par l'éloignement suffisamment prolongé de la cause qui les a provoqués.

Depuis vingt ans qu'aux briquets sulfuriques et chloratés, on a substitué les allumettes *chimiques*, les médecins ont eu de trop fréquentes occasions d'étudier les affections déterminées par le phosphore chez les ouvriers qui se livrent à cette fabrication, affections consistant en des nécroses ou des caries des os maxillaires, et qui ont ceci de particulier, qu'elles se localisent constamment sur ces mêmes os en respectant les autres parties du squelette. Les lésions osseuses résultant de l'intoxication par le phosphore ont donc des allures et des caractères spécifiques.

Messieurs, dans ces maladies spécifiques déterminées par des agents physiques ou chimiques dont il vient d'être question, nous pouvons saisir et voir la cause morbifique ; nous pouvons la saisir pour ainsi dire encore, quoiqu'il nous soit impossible de l'isoler, dans les maladies virulentes ou venimeuses. Nous savons qu'elle existe dans les liquides élaborés par l'individu malade, le virus rabique dans la salive du chien enragé, le virus varioleux dans le pus d'une pustule, bien que ces liquides soient identiques en apparence avec ceux qui ne déterminent aucun effet spécifique. Nous savons que cette cause existe dans des produits de sécrétion particuliers à certains animaux et à certaines plantes, dans le venin sécrété par la glande placée à la base de la dent à crochet du crotale, comme dans le suc sécrété par les glandules placées à la base des poils de l'ortie brûlante; mais, dans le plus grand nombre des cas, nous ne saisissons plus du tout la cause morbifique; nous procédons, comme nous procédons en histoire naturelle, pour admettre son existence. Supposons, en effet, qu'ayant trouvé pour la première fois, dans une certaine contrée, une plante qui, jusque-là, y était inconnue, nous en retrouvions par la suite, dans le même endroit, un grand nombre en présentant tous les caractères, invariablement les mêmes, ne serons-nous pas en droit d'affirmer que toutes ces plantes procèdent d'une semence identique, bien que nous n'ayons pas vu la graine d'où elles sont primitivement sorties ? La comparaison ne saurait être, à mon avis, mieux choisie, car c'est avec raison que l'on a assimilé les espèces nosologiques aux espèces végétales ; on a supposé que l'organisme vivant était un terrain dans lequel pouvaient germer, dans certaines conditions inhérentes à la nature de cet organisme, les semences morbifiques qui levaient avec leurs caractères spécifiques, comme la graine d'une plante confiée au terrain qui lui convient lève, en reproduisant l'espèce qui l'a fournie. Si cette comparaison s'applique mieux aux maladies contagieuses inoculables qu'aux autres, car c'est d'elles qu'on peut dire à juste titre qu'elles se sèment de graines, et que par conséquent elles retiennent nécessairement de la qualité du germe, cette comparaison s'applique encore non seulement aux maladies contagieuses non inoculables, mais aussi à un autre ordre de maladies dites infectieuses. En voyant ces maladies caractérisées par des phénomènes toujours identiques, nous sommes conduits à reconnaître l'existence des causes spéciales auxquelles répondent des effets spéciaux, bien que ces causes nous échappent complétement, de même qu'en voyant les plantes dont nous parlions plus haut, nous étions forcés d'admettre qu'elles procédaient toutes d'une même graine.

Ainsi, messieurs, nous admettons tous l'existence de ce que nous appelons les miasmes, que nous ne jugeons que par leurs effets ; nous en admettons plusieurs espèces, parce que des phénomènes particuliers, spéciaux, constamment les mêmes, caractérisent diverses maladies que nous supposons produites par eux. Qui de vous méconnaîtra la fièvre palustre, se traduisant le plus souvent par des accès intermittents variant de type, en d'autres cas par des accidents névralgiques ? qui de vous ne conclura pas que l'individu qui en est affecté s'est exposé aux émanations marécageuses ?

Mais ici encore, bien que la cause morbifique échappe à notre observation, nous connaissons du moins les conditions de son développement. Dans un grand nombre de circonstances, ces conditions elles-mêmes nous sont complétement inconnues, et cependant nous ne pouvons nier l'existence d'une cause de nature spéciale de laquelle doivent relever les effets spéciaux que nous constatons.

Nous ignorons les conditions météorologiques ou telluriques sous l'influence desquelles le choléra-morbus survient, nous ignorons bien plus encore sa cause ; néanmoins personne ne contestera sa spécificité, en voyant la maladie se manifester par des phénomènes invariablement les mêmes. Nous ignorons la cause de la dothiénentérie ; mais il n'est pas un médecin qui n'admette qu'elle est de nature spéciale, en voyant la maladie constamment caractérisée par des symptômes et par des altérations anatomiques spéciaux ; ces caractères spécifiques sont tellement tranchés, tellement prédominants, que toute confusion est impossible. Chacun saura distinguer l'entérite dothiénentérique de l'entérite simple, lorsqu'il lui sera donné de constater à l'autopsie les lésions anatomiques, comme du vivant du malade la différence des symptômes lui avait permis de poser son diagnostic.

Pour résumer, messieurs, ce que je viens de vous exposer, il faut considérer dans toute maladie un élément commun que l'on pourrait appeler l'élément physiologique, l'irritation, l'inflammation, etc. ; et un élément que l'on pourrait appeler l'élément nosologique, imprimant au premier et à la maladie tout entière un caractère particulier, lui assignant une origine unique, un principe spécial, une nature plus ou moins déterminée, et constituant en un mot l'espèce morbide.

L'élément commun prédomine dans les maladies qu'on peut regarder comme des perturbations accidentelles de notre économie ; la brûlure produite par le feu en serait un type absolu. Ici la quantité de la cause morbifique est tout, et l'on a plus à tenir compte de la différence des organes que de la variété des organisations. Mais, dans un grand nombre de maladies, l'élément nosologique dominant l'élément commun, il serait sans doute absurde d'exclure la quantité de la cause morbifique de toute participation à la production des effets, comme il serait absurde de ne pas tenir compte de la différence des organes, de la variété des organisations ; la différence des organes, la variété des organisations sont dominées ici par la qualité de cette cause, et c'est celles-ci, c'est sa nature qu'il faut avant tout considérer.

Dans certains cas, nous pouvons saisir cette cause et produire presque à volonté les effets qui y répondent. Il en est ainsi pour les phlegmasies spéciales provoquées par des agents physiques ou chimiques spéciaux ; pour les maladies virulentes, venimeuses, et pour les empoisonnemenls, il en est encore ainsi pour les maladies dont nous connaissons, non la cause elle-même, mais les conditions de son action, pour les fièvres palustres par exemple. Dans ces cas la spécificité est incontestable ; elle ne l'est pas moins pour d'autres maladies dont les causes et les conditions d'action elles-mêmes nous échappent, puisque alors cette spécificité est aussi bien déterminée par l'invariabilité des symptômes et des formes des affections que si nous avions connu en même temps les effets et les causes ; car de la constance des uns, il est philosophique de conclure à la constance des autres.

Messieurs, il semblera peut-être à quelques-uns d'entre vous que je me suis trop longuement étendu sur cette question de la spécificité, dont l'étude serait, suivant eux, bien mieux à sa place dans un cours de pathologie générale que dans des conférences cliniques. Je n'ai pas craint de vous entretenir comme je l'ai fait, parce que, tout en étant, il est vrai, du domaine de la pathologie, cette importante question, plus que toute autre, trouve à chaque instant, ainsi que je vous l'ai dit, son application au lit du malade ; parce que, je le répète, elle domine toute la médecine pratique. Son importance clinique me paraît telle, que je veux y insister encore, pour vous montrer de quelle utilité, de quelle nécessité est cette notion de la spécificité pour le diagnostic, le pronostic et le traitement des maladies. En entrant dans de nouveaux détails, je vous ferai voir qu'elle est la clef de la médecine, que sans elle il nous est impossible de marcher avec quelque certitude dans la pratique de notre art.

Relativement au diagnostic, nier l'espèce nosologique, en d'autres termes, ne tenir aucun compte de la *qualité* de la cause morbifique pour ne considérer que la *quantité*, subordonner à l'élément physiologique l'élément nosologique, n'est-ce pas reconnaître l'inutilité de tout autre diagnostic différentiel que celui qui se borne à constater quels sont l'organe malade et l'étendue de l'affection, puisque la nature du mal, variant seulement du plus au moins, sans changer d'espèce, est nécessairement connue.

En poussant les choses jusque dans leurs dernières conséquences, à quoi bon chercher à distinguer une variole d'une rougeole, si l'éruption pustuleuse qui caractérise la première n'est qu'un degré plus avancé de l'inflammation de la peau dont l'exanthème, qui caractérise la seconde, est un degré moindre ? Les partisans des écoles dichotomiques, s'il en existe encore aujourd'hui, se refuseraient à aller aussi loin. En présence des maladies se manifestant par des éruptions cutanées, ils ont grande hâte de rechercher s'ils ont affaire à une variole, à une roséole, à une rougeole, à une scarlatine ; malgré eux ils admettent la spécificité, puisque c'est d'après les caractères spécifiques des éruptions qu'ils posent leur diagnostic.

Le fait étant nécessairement accepté par tous pour les maladies dont les manifestations anatomiques ont lieu du côté du tégument externe, on se demande pourquoi il a fallu tant d'efforts à Bretonneau et à ses élèves, médecins et chirurgiens, pour que cette idée de la spécificité se généralisât relativement aux autres maladies ; pour que, dans les différentes phlegmasies, par exemple dans celles des membranes muqueuses, on s'obstinât à ne jamais voir que des inflammations identiques quant à leur nature, variables seulement quant à leur siège et quant à leur degré.

Ainsi, dans le système que nous combattons, la dothiénentérie, la dysenterie, sont des entérites, au même titre que le catarrhe intestinal, que la colite, que d'autres inflammations de l'intestin, produites soit par l'acide sulfurique, soit par l'arsenic, soit par l'huile de croton tiglium ou par tout autre agent toxique et irritant. On ne veut pas voir que, à ne considérer déjà que les caractères anatomiques de ces maladies, ces caractères sont essentiellement différents ; que, quoi qu'on fasse, jamais avec l'acide sulfurique on n'obtiendra les lésions produites par l'acide arsénieux ou par l'huile de croton, et qu'à plus forte raison à l'aide de ces substances, on ne parviendra jamais à produire les lésions de la dothiénentérie. Eu égard aux autres caractères, la spécificité ressort bien davantage encore. Si entre la dysenterie et la colite, il y a similitude de genre, si l'une et l'autre sont une inflammation ulcérative du gros intestin, elles diffèrent l'une de l'autre par des caractères impossibles à méconnaître. J'aurai occasion de vous les signaler dans le cours de ces leçons.

De même pour les affections de l'appareil respiratoire : dans le rhume le plus simple, dans la coqueluche, dans l'asthme, on ne veut voir qu'une phlegmasie des bronches, sans s'arrêter aux caractères particuliers qui les différencient. Lorsque nous parlerons de ces diverses maladies, j'aurai soin de vous montrer quels sont ces caractères : mais, quant à présent, vous comprendrez de quelle importance il est de les connaitre, afin de ne pas confondre l'entérite simple avec l'entérite folliculeuse de la fièvre putride ; la coqueluche, l'asthme, avec un catarrhe bronchique franchement inflammatoire, etc., etc.

Cette importance est surtout capitale au point de vue du pronostic et du traitement. J'ai déjà appelé votre attention sur ce fait à propos de la dothiénentérie, en vous parlant du catarrhe intestinal qui en est un des éléments. Je vous ai dit alors que ces maladies avaient des allures fatalement déterminées; que l'entérite simple dont il était question ne marchait pas comme l'entérite dothiénentérique, et que lorsqu'on ne connaissait pas cette marche naturelle particulière à chaque espèce, il était impossible de poser un pronostic. Choisissons, si vous le voulez, quelque autre exemple. Un individu se présente à vous affecté d'un mal de gorge; il a été pris la veille, à la suite d'un refroidissement, de malaise, de courbature, de perte d'appétit, de fièvre. Le lendemain, il accuse de la gêne de la déglutition, les ganglions sous-maxillaires ne sont que légèrement engorgés, En examinant le pharynx, vous constatez de la tuméfaction des amygdales, de la rougeur des piliers et du voile du palais, et sur les surfaces malades vous voyez des sécrétions ayant toute l'apparence des fausses membranes. Supposez qu'en même temps vous ayez été mandé auprès d'un autre individu affecté également d'une angine couenneuse ; mais chez celui-ci l'affection s'est développée différemment. Sans cause appréciable, il y a eu pendant quelques jours du malaise sans fièvre ; son mal de gorge était beaucoup moins douloureux que chez le premier, et vous ne tenez compte que de l'élément anatomique commun aux deux affections, elles se ressemblent en tout point. Le scalpel, le microscope, l'analyse chimique, vous montreront que dans les deux cas les fausses membranes sont identiquement les mêmes ; à en juger d'après les apparences, votre second individu vous paraîtra moins malade que le premier. Mais si vous abandonnez les deux maladies à elles-mêmes, vous verrez l'une, celle qui s'est annoncée par les symptômes plus violents, par une douleur plus vive, par de la réaction fébrile qui faisait défaut dans le second cas, vous verrez, dis-je, cette angine guérir rapidement et spontanément, ne laissant aucune trace de son passage; tandis que l'autre pourra tuer le malade, qui succombera soit à un empoisonnement général, soit à des accès de suffocation déterminés par le développement de la laryngite pseudo-membraneuse ou croup. Dans ces deux cas, vous aviez cependant affaire à une angine couenneuse, mais avec cette différence que l'une était l'angine couenneuse commune, l'herpès du pharynx, qui est généralement sans gravité, tandis que l'autre est l'angine couenneuse maligne, *l'angine diphthérique*, qui est au contraire habituellement grave.

Il était important, vous le voyez, messieurs, de connaître le caractère spécifique de ces deux affections en apparence semblables; car, dans un cas, vous pouviez regarder comme une maladie grave une affection naturellement légère; tandis que dans l'autre vous pouviez pronostiquer une affection bénigne, lorsqu'il s'agissait d'une maladie susceptible de se terminer par la mort, ou tout au moins d'avoir une longue convalescence entravée par des accidents sérieux, tels que des paralysies plus ou moins généralisées, plus ou moins persistantes.

Il est inutile de multiplier les exemples, car nous aurons trop souvent sujet d'y revenir, la question de spécificité se présentant, je le répète, à chaque instant dans la clinique; j'arrive maintenant à ce qui a trait à la thérapeutique.

Messieurs, guérir les malades, ou du moins les soulager, est le but de la médecine. Son nom, dérivé du mot *mederi* (soigner, apporter du remède, guérir), nous dit assez que telle est sa mission. La thérapeutique, qui comprend l'étude des moyens à l'aide desquels nous pouvons espérer d'arriver à ce but, est donc la partie la plus importante de notre art; mais vous savez aussi combien elle est la plus difficile. Subordonnée à l'expérience, au génie, aux inspirations du médecin, elle l'est bien plus encore à la nature du mal qu'il cherche à guérir, aux conditions particulières, à l'organisation du malade, à une foule de circonstances qui trop souvent nous sont inconnues. Si elle s'appuie nécessairement sur la connaissance des symptômes des maladies, elle s'appuie surtout sur la connaissance de leurs causes, sur celle de leur marche naturelle, et dès lors la notion de spécificité joue le plus grand rôle.

Comment, en effet, juger de la valeur d'une médication, de l'efficacité d'un remède, si l'on méconnaît ce que les anciens appelaient les opérations de la nature, opérations qui varient suivant les différentes espèces morbides? En confondant celles-ci les unes avec les autres, n'est-ce pas s'exposer à attribuer de grandes vertus à des médicaments qui n'en on. en réalité aucune, tandis qu'on refusera toute propriété thérapeutique à d'autres dont l'utilité est incontestable lorsqu'ils sont administrés à propos?

C'est ainsi, comme je vous l'ai dit en parlant de la dothiénentérie, qu'on a vanté de prétendus succédanés du quinquina, tandis que d'autres accusaient celui-ci d'avoir converti des fièvres intermittentes en fièvres typhoïdes graves. C'est que, dans le premier cas, on avait eu affaire à des synoques simples qui guérissaient d'elles-mêmes, et qui au début avaient revêtu le type intermittent; c'est que, dans le second cas, il s'agissait non d'une fièvre des marais, mais d'une dothiénentérie à type d'abord intermittent, dont le quinquina n'avait pu enrayer la marche fatale.

  De même, si l'on confond, comme je le vois faire tous les jours, une colite simple accompagnée de selles sanglantes avec la dysenterie, on tombe dans de graves erreurs thérapeutiques. On croit avoir guéri rapidement à l'aide de quelques sangsues, de lavements émollients, la seconde de ces maladies, parce que la sécrétion sanglante était abondante, les garde-robes fréquentes, le ténesme considérable, la fièvre vive, lorsqu'en réalité on avait traité une affection qui cède d'elle-même en quelques jours : puis, en présence d'une dysenterie vraie, voulant appliquer la médication qui semblait avoir merveilleusement réussi dans le premier cas, on s'étonne de son insuccès.

  Vous êtes mandé près d'un malade ayant une très grande oppression. Sa respiration est accompagnée d'un sifflement laryngien qui attire tout de suite votre attention ; en portant le doigt derrière la base de la langue, vous constatez une tuméfaction de l'épiglotte et des ligaments aryténo-épiglottiques; en pressant le cou au niveau du larynx, vous occasionnez de la douleur. On vous dit que cet individu a commencé à perdre la voix il y a deux ou trois mois, que depuis cette époque, sa voix s'est éteinte de plus en plus, pour arriver à l'aphonie complète. L'inspiration, d'abord sifflante seulement pendant le sommeil et quand le malade marchait un peu vite ou montait un escalier, l'est devenue d'une manière continue même durant le repos; l'oppression a fait de si rapides progrès, qu'au moment où vous êtes appelé, la trachéotomie vous paraît devoir être bientôt l'unique moyen d'empêcher la mort. Cependant vous apprenez que cet œdème de la glotte, dépendant de lésions graves du larynx, dont les cartilages sont peut-être nécrosés ou tout au moins dont la membrane muqueuse est ulcérée, vous apprenez que l'affection laryngée a été précédée, quelque temps auparavant, d'accidents localisés ailleurs. L'individu a eu un coryza chronique, caractérisé par un suintement de mauvaise nature; il a mouché des croûtes, et les fosses nasales exhalaient une odeur fétide; de plus, il a eu des tumeurs osseuses. Sans aller plus loin, vous diagnostiquez une affection syphilitique, et tout de suite vous instituez une médication sous l'influence de laquelle la maladie va marcher vers la guérison. Si les accès de suffocation étaient tels que la vie du malade fût en imminent péril, vous pratiquez la trachéotomie, mais vous savez alors que votre opération, en retardant la mort, pourra vous permettre d'espérer un retour complet à la santé.

Par un de ces concours de circonstances que le hasard amène souvent dans la pratique, vous êtes en même temps consulté pour un autre individu également atteint d'œdème de la glotte; mais, chez celui-ci, l'affection laryngée se rattache à une diathèse tuberculeuse. Si, ne tenant compte que de l'affection du larynx; si, méconnaissant la spécificité de la cause de laquelle cette affection relève, vous prétendiez arriver aux mêmes résultats par les mêmes moyens, vous échoueriez invariablement.

Dans le même service d'hôpital, vous trouvez trois malades affectés de névralgie occupant le nerf de la cinquième paire : chez l'un, les accès reviennent tous les jours, caractérisés par d'horribles douleurs qui durent six, dix heures, accompagnées de larmoiement, de coryza, de salivation ; chez un autre, la névralgie revient quatre ou cinq fois dans les vingt-quatre heures, accompagnée des mêmes phénomènes que dans le premier cas, mais durant deux heures seulement; chez le troisième, les accès se répètent toutes les deux ou trois heures, plus ou moins; ils durent une minute, une minute au plus, mais ils occasionnent d'atroces douleurs et sont accompagnés de mouvements convulsifs de la face. De ces trois affections, en apparence semblables, occupant le même siège, la première cédera au quinquina : c'était une fièvre intermittente larvée; l'autre sera avantageusement combattue tantôt par les préparations martiales, parce qu'elle se liait à la chlorose dont le malade était affecté; tantôt par la vératrine, par le colchique, les applications de balladone, parce qu'alors c'était une névralgie consécutive à un refroidissement, une névralgie rhumatismale ; la troisième, enfin, résistera à toutes les médications que vous dirigerez contre elle : c'était le tic douloureux, la névralgie épileptiforme.

Vous comprenez d'après ces faits, que l'on pourrait accumuler en plus grand nombre, de quelle absolue nécessité est, dans le traitement des maladies, la notion de leur spécificité. Je dois dire cependant qu'en certains cas cette utilité est à peu près nulle. Dans les fièvres éruptives, par exemple, lorsqu'elles marchent d'une façon régulière, le diagnostic différentiel est de peu d'importance relativement à la thérapeutique, puisque, dans ces cas, l'intervention de l'art est complétement inutile ou rarement utile.

Nous n'avons parlé jusqu'à présent que de la spécificité des maladies, disons quelques mots de la spécificité des médicaments.

Cette question ne nous occuperait pas longtemps, si par là nous voulions entendre les remèdes spécifiques, c'est-à-dire ceux qui, suivant la définition de Parr, tels que le quinquina dans la fièvre palustre, le mercure dans la syphilis, produisent infailliblement et sur tous les malades des effets salutaires donnés, en agissant sur la maladie par une puissance inconnue, allant droit à elle pour l'éteindre dans son principe, sans qu'il soit besoin de s'inquiéter de la forme des symptômes. D'une part, la liste des spécifiques serait bien vite épuisée, car la spécificité des maladies n'implique pas l'existence d'un remède spécifique à chacune d'elles d'autre part, l'efficacité de ces remèdes n'est pas telle qu'elle réponde toujours à ce qu'on en attend. Il est des cas, en effet, où les médicaments, vantés à juste titre comme éminemment spécifiques, non seulement échouent, mais encore aggravent le mal qu'ils devaient guérir. Dans ce cas, il faut les abandonner et recourir aux médicaments dits rationnels, c'est-à-dire à ceux qui répondent aux indications de la médecine des symptômes.

Deux femmes qui, à quelques mois d'intervalle, se sont succédé dans le même lit à la salle Saint-Bernard, nous ont offert des faits à l'appui de cette proposition. Elles étaient atteintes de syphilis : le mercure, donné méthodiquement et avec une très grande prudence, avait enrayé les accidents, lorsqu'il fallut en suspendre l'administration ; les malades étaient tombées dans un profond état de cachexie chlorotique qui força d'avoir recours aux préparations martiales, sous l'influence desquelles la santé se rétablit assez rapidement. Chez d'autres malades, vous verrez des accidents plus sérieux se produire : les ulcérations, que le traitement hydrargyrique devait mener à cicatrisation, s'étendent ; le tube digestif s'irrite, la fièvre s'allume, et il survient une pseudo-syphilis qui complique et dénature la vraie sans la guérir.

Enfin, messieurs, le mode d'action de ces remèdes spécifiques ne diffère pas essentiellement de celui des médicaments dits rationnels. Pour les uns comme pour les autres, l'effet curatif est précédé par une action vitale qu'ils suscitent, et qu'on peut appeler l'effet immédiat ou physiologique. Ce qui établit la différence entre eux, c'est que les spécifiques ayant une influence spécifique, directe, sur les actions pathologiques qu'ils modifient, leurs effets immédiats se confondent avec les effets éloigné sou curatifs ; tandis que pour les remèdes dits rationnels, ces deux ordres d'effets apparaissent distincts les uns des autres.

Sans nous arrêter davantage à cette distinction scolastique, les médicaments, qui sont les modificateurs de l'organisme à l'état pathologique au même titre que les agents de l'hygiène sont les modificateurs de l'organisme à l'état de santé, les médicaments ont des propriétés communes à tout un genre, et qui n'excitent dans l'économie que des actions communes ou générales comme de stimuler ou d'affaiblir, d'irriter ou de calmer, etc. Mais, à côté de ces propriétés communes, il en est d'autres particulières à chaque espèce, auxquelles répondent des effets spéciaux ; et ces deux genres de propriétés, existant dans des proportions très variables, se manifestent très diversement aussi, suivant les prédispositions individuelles des sujets auxquels les médicaments sont administrés. Voilà ce que j'entends par spécificité des médicaments. Développer ce sujet, qui comprend toute la thérapeutique, me mènerait bien au delà du but que je me suis proposé d'atteindre, car il me faudrait passer en revue, sinon tous les médicaments, du moins toutes les médications.

XXIII. — DE LA CONTAGION.

Définition. — Ne comprend pas les maladies parasitaires. — Développement spontané des germes morbifiques. — Infection. — Les maladies infectieuses peuvent devenir contagieuses. — Silence des germes. — Différences entre l'infection et la contagion. — Matière morbifique. — Conditions de la contagion : inhérente aux individus, aux germes. — Immunité : temporaire, absolue. — Conditions d'âge, contamination antérieure. — Acclimatement, accoutumance. — Immunité apparente. — Modes de transmission. — Contact. — Inoculation directe. — Inhalation.

MESSIEURS,

La question de la contagion se lie d'une façon trop intime à celle de la spécificité, elle la complète trop bien, pour que nous ne nous y arrêtions pas.

La contagion a été définie de bien des manières différentes. Parmi toutes ces définitions, celle de M. Anglada (de Montpellier) me paraît le mieux rendre l'idée que je m'en fais. Si l'on peut lui reprocher la longueur de ses termes, la faute en est non à l'auteur, mais à la matière qu'il a traitée, et c'est parce qu'elle a l'avantage d'être complète, que je l'adopte de préférence aux autres.

Avec M. Anglada, j'appelle donc *contagion : la transmission d'une affection morbide de l'individu malade à un ou plusieurs individus, par l'intermédiaire d'un principe matériel étant le produit d'une élaboration morbide spécifique ; lequel principe, communiqué à l'homme sain, détermine chez lui les mêmes phénomènes, les mêmes expressions symptomatiques que les phénomènes, les expressions symptomatiques observés chez l'individu d'où il est parti* [1].

La nécessité de l'élaboration morbide du principe matériel qui se communique de l'individu malade exclut de cette définition les maladies parasitaires réputées contagieuses par quelques médecins. La gale, en effet, l'herpès tonsurant, le muguet, etc., ne sauraient être considérés comme tels : ils se communiquent bien d'individu à individu, mais pour cela ils ne sont pas contagieux. En admettant que l'acarus de la gale, que le trichophyton de l'*herpes tonsurans*, que l'*oidium albicans* du muguet se transmissent par contagion, il faudrait l'admettre aussi pour les parasites ectozoaires, tels que les différentes espèces du genre *pediculus*, pour d'au-

1. Anglada, *Traité de la contagion, pour servir à l'histoire des maladies contagieuses et des épidémies*, Paris, 1853, t. I, p. 12.

tres vermines comme les puces et les punaises. Certes, il n'est venu à
l'idée de personne de dire qu'il en était ainsi. Toutefois les maladies parasitaires ont, j'en conviens, avec les maladies contagieuses une certaine
analogie : car on comprend que s'il est impossible de dire que les poux
soient contagieux, cela se dit déjà avec une apparence de vérité pour
l'herpès tonsurant, cela s'accepte assez généralement pour le muguet;
poussant les choses à l'extrême, on pourrait dire dès lors que le *contagium*
de la variole elle-même n'est rien autre chose qu'un parasite se transmettant à la façon de l'*oidium albicans*. Je prévois l'objection, et pour y
répondre je me trouve en assez mauvaise situation, puisque je professe
que les maladies contagieuses se sèment de graines, par conséquent se
transmettent par des germes. Je maintiens néanmoins la distinction que
j'ai établie, et je la maintiens en me fondant sur ce fait capital, essentiel, à savoir, qu'entre les maladies contagieuses et les maladies parasitaires, il y a cette différence, que de celles-ci je saisis le principe matériel, et que le germe contagieux des autres échappe à mes observations.
Je peux voir, je peux isoler la mucédinée du muguet, le trichophyton de
l'herpès tonsurant, l'acarus de la gale, je peux les placer sous le champ
du microscope pour les étudier et décrire leurs caractères; cela ne m'est
plus possible pour le germe morbifique de la variole, de la rougeole, de
la scarlatine : ce germe n'a pas une vie indépendante comme les parasites,
il a besoin d'un substratum organique et vivant, non seulement pour
exister, mais encore pour manifester son existence.

De la définition d'Anglada sont exclues aussi d'autres maladies que,
par une extension trop forcée du mot, on appelle contagieuses. Ainsi
nous entendons dire et nous disons nous-mêmes chaque jour que le rire,
le bâillement, sont contagieux. Assurément l'expression ne doit être prise
qu'au figuré; à ce titre, certaines affections nerveuses seraient contagieuses. Qui ne connaît l'histoire des femmes d'Abdère, des religieuses
de Loudun, des choréomanes du moyen âge, des convulsionnaires de
Saint-Médard, et cent autres faits analogues et cent fois rapportés. Ce
n'est pas ici de la contagion dans l'acception scientifique du mot, c'est de
l'*imitation*.

L'*infection*, en tant que cause morbifique, est souvent opposée à la contagion; elle en diffère, en effet, mais elle ne l'exclut pas.

L'auteur qui le premier a bien saisi cette différence est Fracastor, que
ses travaux sur la syphilis avaient mis en demeure d'étudier la question.
« *Qui hausto veneno pereunt, infecti esse dicimus, minime autem acce-
pisse contagionem,* » écrit-il dans son livre *De contagionibus.* « Nous disons de ceux qui succombent après avoir pris du poison, qu'ils sont infectés; nous ne disons pas qu'ils ont eu la contagion. » Puis Fracastor
établit les différences qu'il signale; nous allons les établir aussi.

Un individu est piqué par une guêpe, mordu par un serpent; le venin introduit dans l'économie, va produire des phénomènes plus ou moins graves, mortels suivant les cas : c'est là de l'infection. Si l'on objecte que, le germe de la maladie provenant d'un animal qui l'a transmise à l'homme, on pourrait, d'après la définition de M. Anglada, admettre la contagion, nous répondrons, en renvoyant aux termes de cette définition, qu'il y a bien eu transmission d'un germe développé dans un organisme vivant, mais cette transmission n'a pas eu lieu d'un individu malade à un individu sain : ce germe n'avait rien de morbide dans son élaboration primitive chez l'animal qui l'a produit. Il y a eu *venenum haustum*, suivant l'expression de Fracastor, rien de plus. Peu importe d'ailleurs la façon dont l'absorption (*haustus*) s'est faite. Un individu éprouve des accidents déterminés par une alimentation viciée, en se nourrissant, par exemple, comme on en a cité des faits, de farines mélangées d'une certaine quantité de seigle ergoté : pourra-t-on dire qu'il y a eu contagion ? Non. Mais on dira qu'il y a eu infection. Ou bien, au lieu d'avoir lieu par les voies digestives, l'infection a eu sa porte d'entrée par les voies respiratoires, comme cela arrive pour les maladies occasionnées par les gaz délétères de différente nature. Voilà encore le *venenum haustum* : venin, poison, gaz délétère, vous saisissez la cause morbifique ; mais, dans d'autres cas, cette cause nous est tout à fait inconnue. Supposez un homme habitant au voisinage d'un marais ; supposez-le encore, si vous voulez, habitant un pays dont les terres ont été nouvellement remuées : l'odorat le plus subtil ne peut reconnaître aucune odeur fâcheuse, la végétation est partout luxuriante, les conditions de l'air semblent les plus favorables à la vie ; cependant cet homme devient malade, il est pris de fièvre intermittente. Il a été infecté par un germe morbifique que renfermait cet air si pur en apparence ; ce germe, qui ne révèle son existence que par ses effets sur un organisme vivant, n'en est pas moins incontestable. Vous ne direz pas qu'il y a eu contagion, vous direz qu'il y a eu infection ; car dans ce cas, comme dans les autres, il n'y a pas eu transmission d'une affection morbide se faisant d'un individu malade à un individu sain ; le principe matériel qui a engendré la maladie n'était pas le résultat d'une élaboration morbide opérée dans un autre animal, et la définition de M. Anglada devait comprendre toutes ces différences.

Lorsque les maladies dites *infectieuses* naissent dans les conditions que nous venons d'indiquer, dans celles où l'air était manifestement vicié, comme dans celles où il l'était aussi sans que rien le dît à nos sens, nous nous rendons compte de l'infection ; mais notre science nous fait complètement défaut lorsque, dans d'autres circonstances, les conditions telluriques ou atmosphériques n'ayant pas paru changer dans une même localité, surviennent ce que nous appelons les maladies épidémiques.

Ainsi, lorsqu'en 1832 le choléra vint pour la première fois sévir si cruellement sur nous, c'était à la fin de mars, par un beau soleil, un temps froid et sec; rien ne semblait modifié, ni dans la constitution géologique du sol, ni dans la constitution météorologique de Paris, et cependant la maladie, une fois développée, se propagea bientôt avec une épouvantable rapidité. Assurément si, pour expliquer cette propagation, la transmission par contagion put être invoquée, cette explication faisait défaut pour les premiers coups que la maladie frappa. On était forcé dès lors d'en chercher la raison dans une influence générale venue du monde extérieur, d'admettre l'infection sans pouvoir en saisir la cause.

Il est une autre circonstance dont il faut tenir compte. Si une maladie que l'on croit contagieuse ne se transmet que dans le même lieu, sans qu'elle puisse se communiquer hors de la localité, lors même qu'un assez grand nombre d'individus contaminés sont réunis et restent en contact avec des personnes saines, on nie la propriété contagieuse du mal et l'on dit qu'il est seulement infectieux. Mais je me suis souvent demandé si le séjour dans un lieu infecté n'amenait pas une prédisposition en vertu de laquelle la moindre cause contagieuse pourra agir énergiquement, tandis que la même cause décuplée dans sa puissance serait impropre à influencer un organisme non prédisposé par l'infection locale. J'ai toujours été étonné de l'immunité dont jouissent quelquefois, dans une ville frappée par une épidémie réputée non contagieuse, eux qui évitent soigneusement toute communication.

Ici, messieurs, s'élève une grande question, celle de la *spontanéité*, c'est-à-dire du développement spontané des maladies populaires, épidémiques et contagieuses.

Les maladies peuvent-elles, en effet, se développer spontanément? ou bien sont-elles en quelque sorte innées dans l'espèce humaine? Restent-elles en puissance, *in posse*, comme disaient les anciens, attendant pour se manifester, pour entrer *in actu*, les conditions favorables à leur développement? Quelques médecins adoptent cette dernière proposition : pour eux les germes morbides sont contemporains du genre humain; chaque homme les renferme en lui, *apothecam hoc virus recondentem quivis homo in se gerit*, et tôt ou tard, ces germes se développent, *fermentum morbosum, nunc citiùs nunc siriùs actuosum redditur*. Cette opinion, jadis soutenue par des hommes du plus grand mérite, mais combattue aussi par d'autres d'une égale valeur, trouve aujourd'hui encore quelques défenseurs. Cependant il ne faut pas de longues réflexions pour se ranger de l'avis de ceux qui, niant la préexistence des germes morbides, admettent leur développement spontané. Il suffit de considérer que certaines de ces maladies les plus éminemment contagieuses, la vérole, la variole, par exemple, n'étaient pas connues d'Hippocrate, de Celse, d'Arétée, de Galien ; qu'elles n'existaient pas par conséquent du temps de ces grands observateurs : or, ainsi que je vous l'ai fait remarquer en discutant déjà ce sujet, à propos du procès de la vaccine, ils n'auraient pas manqué de décrire des maladies aussi nettement caractérisées, s'ils les avaient observées. La vérole, vous le savez, n'est bien connue que depuis le xv⁰ siècle, quoique les historiens en fassent mention à l'époque des croisades. L'existence de la variole n'a été positivement mentionnée que dans le vii⁰ siècle, quoique, suivant un manuscrit arabe de la bibliothèque de Leyde, elle ait paru dans le vi⁰ siècle de notre ère, ce que dit aussi Sprengel[1], en en notant une épidémie en 565, et une autre en Arabie, en 572. Comment, si le germe de ces maladies préexistait dans l'espèce humaine depuis son origine, comment comprendre une si longue incubation ?

La spontanéité est donc un fait incontestable dans le développement des maladies même les plus contagieuses. Et en effet, la contagion impliquant nécessairement la présence de deux individus, l'un donnant, l'autre recevant le germe mobifique, c'est une vérité par trop banale de dire que chez le premier qui fut atteint d'une maladie contagieuse, la maladie se développa spontanément, qu'elle se forma de toutes pièces sous l'influence de causes qui nous sont complétement inconnues.

S'il est permis de croire que, depuis lors, quelques-unes de ces maladies, la variole, la rougeole, la vérole, se sont toujours reproduites par contagion, et que c'est encore aujourd'hui le seul mode d'origine, il en est d'autres que nous voyons à chaque instant se développer spontanément.

La rage ne se développe-t-elle pas, chez les animaux des genres *Canis* et *Felis*, sous l'influence de causes particulières, indépendamment de toute contagion, de toute inoculation antécédente ? Les faits en sont nombreux et incontestés. Il en est de même du *sang de rate*, qui, chez les animaux de l'espèce ovine, dans certaines conditions telluriques ou atmosphériques, dans certaines conditions d'alimentation, se développe spontanément. Les intéressantes observations des médecins du département d'Eure-et-Loir, dont vous retrouverez quelques-unes reproduites dans un consciencieux travail de M. le docteur Raimbert (de Châteaudun), sur les maladies charbonneuses[2], ces observations ont péremptoirement démontré qu'il en était ainsi, en établissant aussi que ces conditions particulières du sol et de l'air étaient inhérentes à telle ou telle localité où le sang de rate décimait les bergeries, tandis que, dans d'autres contrées, il ne se montrait qu'autant qu'il était transporté par des individus préalablement infectés.

Mais quelles que soient les causes sous l'influence desquelles elles se sont primitivement développées, les maladies vont pouvoir se propager par contagion. Le germe morbifique, dont la première génération a été[^4]

---

1. Sprengel, *Histoire de la médecine, depuis son origine jusqu'au* xix⁰ *siècle*, traduite de l'allemand par Jourdan, Paris, 1815, t. II, p. 198 et 199.

2. Raimbert, *Nouveau Dict. de méd, et de chir. pratiques*, Paris, 1867, t. VII, art. CHARBON.

nécessairement spontanée, va se reproduire dans l'organisme, qui four-
nira à son tour des germes absolument semblables au premier, susceptibles désormais de propager l'espèce morbide comme se propagent les
espèces végétales, produisant toujours, chez les individus qui les reçoivent, les mêmes effets que chez ceux d'où ces germes étaient sortis, et
pouvant ainsi se transmettre indéfiniment sans changer de nature.

Toutefois, pour que cette transmission s'opère ainsi, il paraît nécessaire qu'elle ait lieu d'individu à individu de même espèce. En passant
d'une espèce à une autre, ou bien le germe contagieux cesse d'être transmissible, ou bien il produit des effets différents.

Relativement au premier point, la rage, par exemple, se communique
du chien ou du chat à l'homme, du chien aux autres animaux, produisant
chez tous des effets semblables à ceux observés chez l'animal qui l'a communiquée, mais son pouvoir de transmission s'arrête là : l'homme, les animaux autres que ceux des genres *Canis* et *Felis*, ne la communiquent pas.

En 1826, pendant mon internat à Charenton, je reçus plusieurs fois
sur la figure, sur les lèvres, sur les yeux, la salive de malades atteints de
rage, et jamais je n'en éprouvai le plus léger accident. Dernièrement encore, M. le docteur Dumontpallier, mon chef de clinique, s'étant piqué
avec les instruments qui lui avaient servi à faire l'autopsie d'un malade
mort de la rage, n'en ressentit aucune des suites qu'il croyait avoir à redouter. Il est vrai que le liquide salivaire du malade, recueilli *avant* et
après la mort, fut inoculé par M. Raynal (d'Alfort) à plusieurs chiens, et
cela sans résultat.

Relativement au second point, je vous rappellerai, messieurs, ce que
je vous ai dit à propos de la vaccine, des transformations des eaux aux
jambes en cowpox, de celui-ci en vaccine; je vous rappellerai les mutations
de formes du sang de rate en charbon et en pustule maligne. Il semble ici que le terrain dans lequel a été jetée la graine morbifique en ait
changé, modifié l'espèce; c'est si bien, en effet, une condition du *substratum*, que le charbon inoculé du bœuf au mouton — mais, il faut le dire,
inoculé dans certaines conditions — va reproduire chez celui-ci le sang
de rate.

Revenons à l'infection. De quelque façon qu'elle ait lieu, que ce soit
par des miasmes, par des virus, que ce soit sous l'influence de causes
dont la nature ne nous est pas connue, elle n'exclut donc pas la contagion.
Nous venons de l'établir pour le sang de rate, pour la rage, nous pouvons
l'établir encore pour d'autres maladies qui, évidemment infectieuses dès le
principe, deviennent ensuite incontestablement contagieuses.

La dysenterie, le typhus des camps, en sont des exemples frappants et
irrécusables. Notre dernière et glorieuse campagne de Crimée nous a malheureusement mis à même de juger de nouveau la question. Le typhus,
qui a si cruellement frappé nos soldats, s'était développé, comme il se

développé, sous l'influence de l'encombrement, et, pour mieux dire, sous l'influence de la réunion d'un grand nombre d'hommes dans un même lieu. Puis le germe morbide né spontanément dans des conditions venues du monde extérieur, élaboré dans des organismes vivants, se transmit par contagion à d'autres qui ne s'étaient point exposés aux causes qui, chez les premiers, avaient produit la maladie ; cette contagion agissant seule, le typhus fit des victimes, non plus seulement dans le pays où il avait pris naissance, mais jusqu'à huit cents lieues de là ; transporté par les malades, il vint attaquer ici, dans des conditions de milieu toutes différentes, des individus qui n'avaient pas quitté Paris. Vous le savez, messieurs, à l'hôpital militaire du Val-de-Grâce, des religieuses hospitalières, des gens de service, ont été victimes de ce fléau en donnant leurs soins aux soldats de l'armée d'Orient qui en étaient atteints. Ces faits se trouvent consignés dans un mémoire de M. Godelier, professeur de clinique médicale au Val-de Grâce[1]. Ainsi, le typhus primitivement causé par l'infection devient ensuite aussi contagieux que peut l'être la variole ; il en est de même de la dysenterie et d'autres maladies épidémiques.

Il faut cependant prendre garde de s'y méprendre : dans quelques cas, on regarde comme étant infectieuses des maladies qui sont exclusivement contagieuses. Cela tient à ce que, ne cherchant pas le point de départ de ces maladies, ou ne pouvant pas y arriver, on conclut à leur développement spontané et l'on rejette l'idée de contagion. Sans doute, ainsi que je vous l'ai dit, ces maladies, à un moment donné, se sont produites sous l'influence de causes tout à fait indépendantes de celle-ci ; mais ce temps est fort éloigné de nous, et depuis lors c'est toujours par contagion qu'elles se sont reproduites et qu'elles se propagent aujourd'hui.

Dans un grand nombre de circonstances, je l'avoue, la source du mal est difficile à trouver. Un individu prend la variole : quelque soin que vous mettiez à rechercher où il l'a contractée, vous n'y arrivez pas ; le malade vous affirme qu'il n'a vu personne atteint de la maladie ; que dans la maison qu'il habite, que parmi ses connaissances ou ses relations de société, il n'y avait pas de varioleux. Le mal, dites-vous alors, s'est donc développé spontanément. Mais peut-être cet individu a-t-il touché les vêtements d'un homme mort de la variole, peut-être est-il entré dans une chambre qu'avait occupée un varioleux, à une époque antérieure plus ou moins éloignée, etc. Cette contagion de la maladie, difficile à démontrer dans les grands centres de la population, est plus saisissable dans les petites localités : dans une autre occasion j'ai pris soin de l'établir.

A Paris même, cependant, il nous est quelquefois permis de remonter à la source du mal.

1. Godelier, *Mémoire sur le typhus* observé au Val-de-Grâce, de janvier à mai 1856 (*Bulletin de l'Académie de médecine*, t. XXI, p. 887).

En 1827, je donnais mes soins, rue de l'Échiquier, à Paris, à une jeune fille atteinte de variole. Elle vivait avec sa mère, pauvre mercière. Les deux femmes habitaient le rez-de-chaussée. Il n'y avait qu'une pièce divisée par un grand paravent. Du côté de la rue était la boutique; le compartiment de derrière était réservé pour le lit commun de la mère et de la fille. Tant que dura la variole, les voisins vinrent comme d'habitude chercher les merceries dont ils avaient besoin : aucun ne se douta du danger de ces visites. Je demeurais alors moi-même rue de l'Échiquier, et je surveillais avec soin le développement d'une petite épidémie toute locale qui allait se développer. En moins de six semaines, dix-sept personnes furent atteintes de la variole dans le voisinage, et je sus de la mercière que les premières prises dans chaque famille étaient venues puiser le germe contagieux dans la boutique. Or, personne n'ayant su comment s'était développée la petite vérole, les médecins appelés demeurèrent convaincus qu'elle s'était développée spontanément.

Il est nécessaire d'entrer encore dans quelques détails pour mieux exposer ma pensée, que des faits éclairciront davantage.

En 1854, le vaisseau anglais *Wellington* fit voile pour l'Orient, emportant un régiment d'infanterie; quelques jours après sa sortie du port, la variole se déclare et a bientôt infecté un grand nombre de soldats. Rentré à Plymouth, le bâtiment est nettoyé de fond en comble, remis pour ainsi dire à neuf; quelque temps après, alors qu'on le croyait complétement purifié, il reprend la mer, transportant en Crimée de nouvelles troupes. Quinze jours de navigation s'écoulent, et la variole reparaît à bord, où elle fait de nouvelles victimes ; elle en fait encore parmi les blessés que le vaisseau ramène de la mer Noire. Pour la seconde fois on le soumet à de nouvelles purifications; toutes les garanties sont prises, on l'espère du moins, pour rendre son habitation salubre, et cependant, à son trosième voyage la maladie s'y déclare pour la troisième fois. Peu importe comment la première épidémie s'est développée, mais voyons d'où elle a pris sa source dans les deux traversées suivantes. En considérant que plus de neuf jours — limite ordinaire du temps d'incubation de la variole — s'étaient écoulés depuis le départ d'Angleterre, lorsque le premier soldat fut pris, on devait penser à un développement spontané du fléau; mais pourquoi ne pas admettre que le bâtiment portait dans ses flancs le germe contagieux qu'il avait conservé depuis la précédente campagne, lorsque des exemples nombreux sont là pour témoigner de cette conservation des germes morbifiques?

M. le docteur Mélier, dans son savant rapport sur l'épidémie de fièvre jaune à Saint-Nazaire[1], n'a-t-il pas prouvé que le navire *Sainte-Marie*,

---

1. Mélier, *Relation de la fièvre jaune survenue à Saint-Nazaire en 1861* (*Mémoires de l'Académie de médecine*, Paris, 1863, t. XXVI).

parti de la Havane, avait été la source de la contagion pour des hommes de Saint-Nazaire qui avaient opéré le déchargement des marchandises? Ne vous a-t-il pas fait voir la maladie transportée loin du foyer primitif, devenant contagieuse de l'homme à l'homme? Un de nos honorables confrères, M. le docteur Chaillon, en fut une des victimes, car il succomba pour l'avoir contractée en restant plusieurs heures près d'un des ouvriers déchargeurs.

Dans le siècle dernier, la justice ordonne l'exhumation d'un individu mort depuis longues années, et qui avait succombé à la variole : le fossoyeur chargé de cette funèbre opération, quelques-unes des personnes qui l'assistaient, sont pris de cette maladie ; elle se déclare bientôt après dans la petite paroisse où les choses se passaient et où depuis longtemps elle ne s'était pas montrée. Le fait paraît apocryphe, il est néanmoins rapporté par des auteurs les plus dignes de foi; il nous enseigne que le germe variolique, enseveli pour ainsi dire, mais seulement déposé sur les planches d'un cercueil, a pu frapper un assez grand nombre d'individus, et se développer avec une formidable énergie, lorsqu'il eut rencontré les conditions favorables à son développement. La conservation de ce principe morbide à bord du *Wellington* n'est pas moins acceptable.

Les germes morbifiques peuvent donc rester silencieux pendant un certain temps, adhérents aux corps inorganiques, comme le virus varioleux au fil que l'on en imprégnait autrefois; ils peuvent se cacher ainsi des jours, des mois, des années, attendant, pour manifester leur présence, les conditions favorables à leur évolution.

Les expériences de Spallanzani, de Réaumur, ne nous ont-elles pas démontré, d'ailleurs, des faits tout au moins aussi extraordinaires relativement au développement des germes des espèces animales et végétales ? Spallanzani n'a-t-il pas vu se développer des infusoires dans la poussière recueillie sur les gouttières des toits exposés aux ardeurs du soleil le plus brûlant? Une goutte d'eau lui a suffi pour opérer cette résurection. Et, dans ces derniers temps, n'avons-nous pas assisté à d'aussi merveilleux spectacles? Qui de vous ne connaît l'histoire de ces graines trouvées dans les tombeaux des Pharaons, reprenant naissance, et fructifiant après plus de trois mille ans, comme si elles étaient récoltées d'hier sur les plantes qui les avaient produites?

Ceux d'entre vous qui s'occupent de botanique ont observé un fait vulgaire que nous présente la flore des bois. Après une coupe, cette flore se modifie à tel point que, d'une année à l'autre, il est impossible de la reconnaître. Là, où vous aviez trouvé des plantes d'une certaine espèce, en ont apparu d'autres, d'espèces toutes différentes, qu'on n'avait pas rencontrées depuis vingt-cinq ans qu'une première coupe avait été faite. Pendant vingt-cinq ans ces germes sont restés enfouis, attendant, pour se développer, l'air et le soleil qui leur manquaient. Ces graines, dira-t-on, ont été semées par le vent, des oiseaux les ont apportées de loin, comme on voit les corbeaux et les pies transporter à de grandes distances les glands et les noix qu'ils ont ramassés, les laissant tomber au hasard. Mais comment expliquer cette multiplicité, cette variété de plantes qui se montrent dans les conditions dont je vous parle ? Comment expliquer surtout que, suivant que le bois sera couvert ou récemment coupé, ce seront toujours les mêmes espèces qui se rencontreront dans un cas et non pas dans l'autre ?

Revenons aux germes morbides. J'ai cité il y a longtemps ce qui s'était passé à Gibraltar [1]. En 1802, les troupes anglaises revenant d'Égypte transportent en Espagne l'ophthalmie, inconnue jusqu'alors sur les côtes de la Péninsule. Depuis cette époque, la maladie attaque successivement les divers régiments qui viennent y tenir garnison. Il en était ainsi, du moins en 1828, lorsque je fus envoyé à Gibraltar : les chirurgiens anglais me montraient des soldats affectés d'ophtalmie d'Égypte, et cependant, depuis vingt-six ans, la literie, le mobilier des casernes avaient été bien des fois renouvelés : on avait tout imaginé pour rendre les casernes plus salubres.

Encore un fait, car l'histoire de la contagion en fourmille.

En 1845, une femme entre dans mes salles de l'hôpital Neker, avec tous les symptômes de la morve, à laquelle elle succombe. Où avait-elle pris cette maladie ? Elle travaillait chez un marchand de crins, et ses occupations consistaient à tresser ceux de ces crins qui nous arrivaient de Buenos-Ayres.

Retenez bien ceci, c'est chose capitale, chez ce marchand on ne travaillait que des crins de Buenos-Ayres ! Eh bien ! cette femme gagne la morve, et nous ne pouvons trouver aucune autre cause de contagion que dans le travail auquel elle se livre ; jamais elle n'avait eu l'occasion de soigner les chevaux ; jamais elle n'avait eu aucun rapport avec des individus qui les soignaient. Certes, si en quelques cas on pouvait croire au développement spontané d'un germe infectieux, c'était bien ici, et cependant, quelque extraordinaire qu'elle fût, la cause de la contagion nous parut évidente : le germe de la morve était dans ces crins venus de l'Amérique du Sud.

Cet exemple n'est pas d'ailleurs unique ; la morve attaque trop souvent les ouvriers en crin, comme la pustule maligne des ouvriers en laine. Pour moi et pour d'autres, cette conservation des germes contagieux pendant un temps plus ou moins long est donc irrécusable.

Poursuivant les détails de cette évolution, permettez-moi de m'appuyer toujours sur les analogies, seule manière de procéder quand les faits di-

---

1. Chervin, Louis, Trousseau, *Documents recueillis par la commission médicale française envoyée à Gibraltar*, Paris, 1830.

recis nous manquent; ces analogies je les emprunterai, comme tout à l'heure, à l'histoire naturelle et à l'agriculture.

Il est des semences que l'on peut appeler à *levée indifférente*. Placez-les dans certaines conditions de chaleur et d'humidité, elles lèveront partout et en toutes saisons. Mais il en est d'autres qui ne se comportent plus de cette façon.

Faites, par exemple, un semis de cerisiers en février; jetez mille noyaux dans un terrain parfaitement préparé. Au mois d'avril suivant, vous verrez sortir quelques tiges; si la vingtième partie de vos graines a levé, vous devrez être satisfaits, car vous ne pouviez vous attendre à ce que toutes germassent. L'année suivante, et toujours en avril, de nouvelles graines de celles semées en même temps que les premières, lèveront à leur tour, et ainsi d'autres encore, douze mois après. Si dans cette évolution successive se faisant à un et à deux ans de distance, et toujours à la même époque, vous invoquez l'influence des saisons, quelle influence invoquerez-vous pour expliquer comment ces graines qui se trouvaient dans les mêmes conditions de terrain, d'air, de soleil et d'eau, n'ont pas germé toutes ensemble?

Les germes de certaines espèces animales vous offriront des exemples semblables.

Réaumur, voulant étudier les mœurs du *Bombyx pavonia major*, gardait dans la poussière de son écritoire des chrysalides de ces papillons. Quelques-unes éclosent, les autres semblaient mortes; toutefois en les excitant avec la pointe de son canif, il les voit exécuter de petits mouvements. Il les conserve alors, et l'année suivante, à la même époque, presque au même jour, il voit naître un certain nombre de papillons; douze mois après, et presque jour pour jour, une troisième éclosion a lieu.

Ne trouvez-vous pas étrange ce silence des germes? Ne trouvez-vous pas singulière l'éclosion, à un, deux ans de distance, toujours à une époque correspondante, de ces papillons dont les chrysalides de même âge avaient été placées dans des conditions de milieu absolument identiques? Pourquoi n'en serait-il pas des semences morbides comme des graines des plantes, comme des larves d'insectes? Les conditions d'air, de soleil, d'eau et de lieux ne sauraient expliquer leurs évolutions successives, pas plus que ces conditions ne pouvaient expliquer à Réaumur l'éclosion successive de bombyx. Ainsi que les germes animaux et végétaux, les germes morbides ne se développent souvent qu'à des époques déterminées. La fièvre jaune, par exemple, n'a jamais sévi en Europe que de juillet à septembre, quelle qu'ait été d'ailleurs la constitution météorologique des autres mois de l'année. Que, de juillet à septembre, la saison ait été chaude ou froide, sèche ou pluvieuse, la maladie a toujours apparu dans cette période de temps. Il est arrivé pour elle ce qui arrive pour certains oiseaux dont la mue s'opère toujours à la même époque, quel

que soit le climat sous lequel ils vivent. Les perroquets de l'hémisphère
austral changent de plumes en mars, époque où la température commence
à être moins élevée dans les contrées où ils sont nés; transportés en
France, ils se souviennent de leur origine, permettez-moi l'expression, et
leur mue se fait encore en mars, quoique sous notre latitude nous allions
entrer dans la saison chaude, quoique les oiseaux de notre pays muent en
septembre.

Mais, dira-t-on, personne n'a jamais vu ces germes morbides; jamais
on n'a recueilli le poison, quel qu'il soit, qui, absorbé par l'économie,
détermine les symptômes du choléra, de la fièvre jaune, de la grippe,
des fièvres palustres, de la dothiénentérie, etc. Sans doute, et cependant
ceux qui contestent leur existence ne s'en prennent qu'au mot en acceptant
la chose, puisqu'ils parlent de miasmes et de principes morbifiques qu'ils
n'ont pas vus davantage.

Les récents travaux de M. le professeur Ch. Robin, dont je vous entretiendrai dans un instant, semblent mettre sur la voie de la découverte de
ces germes.

Ces miasmes, ces principes, ces germes, peu importe la dénomination
qu'on leur donne, peuvent rester latents, sommeiller plus ou moins longtemps enfouis dans des substances inorganiques; puis, à un certain moment, dans certaines conditions telluriques, atmosphériques, que nous ne
connaissons pas non plus, mais dont personne ne révoque l'influence,
ils se développent pour frapper ceux qu'ils trouvent prédisposés à les recevoir.

A ceux qui refusent d'admettre la préexistence et le sommeil des germes,
on demandera s'ils ont trouvé ces conditions de milieu qu'ils mettent
seules en avant, et sous l'influence desquelles, la fièvre jaune, après être
restée dix, vingt, trente ans sans se déclarer dans un pays, va sévir tout
à coup avec une intensité égale à celle qu'elle avait lorsque dix, vingt,
trente ans auparavant, elle avait apparu pour la première fois. Dans cette
longue période de temps, avez-vous constaté quelque changement dans la
constitution atmosphérique de la localité? Les conditions météorologiques
vous ont-elles paru modifiées? Ne niez donc pas ces germes morbifiques,
puisque, si leur existence n'est pas susceptible d'une démonstration directe, vous ne pouvez pas mieux démontrer les influences de milieu que
vous admettez sans conteste. Les exemples que j'ai cités de ces épidémies
de variole se répétant à bord du *Wellington*, d'ophthalmie d'Égypte confinée dans les casernes de Gibraltar, ne sont-ils pas des preuves suffisantes
à l'appui de la proposition que je soutiens?

L'existence des germes une fois admise, contester leur sommeil, expliquer leur apparition spontanée par l'influence des vents qui les appor-
teraient d'un pays dans un autre, serait substituer à une hypothèse une
autre hypothèse dont les données sont parfaitement fausses.

Prenons pour exemple la fièvre jaune qui règne à Gibraltar. C'est, dit-on, les vents qui ont apporté le germe; pourquoi donc, alors, n'y a-t-il pas un seul cas de fièvre jaune en Espagne sur lequel a passé le vent du nord, pas un dans le Maroc d'où souffle le vent du sud, pas un dans les îles de la Méditerranée, pas un dans les terres les plus voisines de l'est et de l'ouest? Bien plus, si l'on considère de quelle façon la maladie se cantonne, à ce point que, ravageant une localité, elle épargne celles placées sur les limites de la première, on sera forcé de résoudre par la négation l'hypothèse dans laquelle on voulait réfugier son ignorance. Voici, en effet, ce qui a été observé à Gibraltar. Vous savez sa position géographique : assis sur un rocher que les révolutions du globe terrestre ont séparé, par le détroit, de l'Afrique à laquelle il se rattachait dans les temps antédiluviens, Gibraltar ne tient à l'Espagne que par une langue de sable appelée, dans le pays, le *terrain neutre*. Le point où la fièvre jaune sévissait avec le plus de furie était celui que les habitants désignent sous le nom de la *porte de mer*, au delà duquel se trouve le terrain neutre. Le fléau s'arrêta là. La population émigra sur cette langue de sable, où elle s'établit sous des tentes, à une portée de pistolet de la ville : pas un cas de fièvre jaune ne se déclara parmi ces émigrans qui ne vinrent pas en ville; cependant ils étaient si près du foyer du mal, qu'ils touchaient presque aux fossés de la place et pouvaient, pour ainsi dire, parler aux malades enfermés dans ses murs.

Ce fait ne donne-t-il pas la démonstration absolue que l'influence des vents n'est pour rien dans la propagation, et, à plus forte raison, dans l'apparition d'une maladie épidémique ?

Ce que je viens de vous dire s'applique également aux germes infectieux et aux germes contagieux. Entre les uns et les autres, voici, pour moi, la différence. Le germe infectieux, engendré sous des influences que nous ne connaissons pas, détermine certains effets chez les individus qui le reçoivent; mais ces effets se bornent là, le germe s'éteint dans l'organisme qu'il a infecté. Engendré primitivement aussi sous des influences qui nous échappent également, le germe contagieux se développe, fructifie dans l'organisme qui l'a reçu; il est, si je puis ainsi parler, conçu par lui comme l'enfant est conçu dans le sein de sa mère; bien mieux, il s'assimile toute la substance de l'économie, — *totus homo morbus fit*, qui devient à son tour le foyer de nouvelles émanations morbifiques.

Messienrs, dans les *Commentaires aux Aphorismes de Bœrhaave*, vous trouverez des notions sur le sujet qui nous occupe. En plusieurs endroits, notamment à propos des varioles, à propos de la goutte, van Swieten parle de la matière morbifique; voici, entre autres, ce qu'il en dit dans le chapitre consacré à cette dernière maladie :

« Certe videmus toties in morbis aliquid, non nisi effectis suis in cor-
« pore humano cognitum, turbare totum corpus, et assimilare in suam

» naturam humores antea sanos : qui humores sic mutati constituunt ma-
» teriam morbosam dictam medicis, et quæ materies morbosa potentiam
» sæpe habet propagandi eumdem morbum. In dysentericis putridum
» miasma recipitur ab adstantibus, et quamvis illud infinite parvum
» fuerit, omnes humores hominis sani in tabum dysentericum convertit.
» Parvo vulnusculo cutaneo tatum, applicatur filium pure varioloso im-
» butum ; susceptum illud contagium silet per plures dies, dein febrem
» accendit, totum corpus turbat, et convertit humores sanos in suam in-
» dolem ita ut quandoque numerosæ pustulæ, omnes pure contagioso ple-
» næ, per omnem corporis superficiem nascantur. »

Ce miasme putride, cette matière morbifique, M. Charles Robin croit
avoir démontré son existence. Suivant M. Ch. Robin, ces germes morbides
sont formés par des corps qui tiennent le premier rang par leur importance matérielle et leurs propriétés. Ce sont les composés coagulables
dits *substances organiques*, substances naturelles, animales et végétales,
de formation accidentelle et artificielle.

Vous me saurez gré, messieurs, de reproduire ici quelques-unes des
idées que M. Ch. Robin a développées à ce sujet[1].

« Solides ou liquides, ou en suspension dans la vapeur d'eau, ces substances organiques offrent cette particularité que lorsqu'elles sont altérées
elles transmettent aux substances organiques saines, par simple contact,
leur genre d'altération ou un genre d'altération analogue. Pour cela il
n'est point nécessaire que la quantité de la substance organique altérée
offre un rapport déterminé de masse eu égard à celle des substances
qu'elle vient modifier, comme il est nécessaire que cela soit dans les actions décomposantes qu'exercent les uns sur les autres les composés cris-
tallisables qu'étudie la chimie. Les substances organiques dont l'altération
a commencé dans certaines conditions de température, d'humidité, etc.,
transmettent cet état par simple contact ou après mélange moléculaire
avec les substances saines, lors même qu'elles sont en quantité excessivement minime, parce que la modification a lieu graduellement, de proche
en proche, de molécule à molécule.

» C'est par les substances organiques animales ou végétales altérées,
en suspension dans l'air, que sont déterminées certaines affections épidémiques, telles que le typhus, la dysenterie, les affections paludéennes et
autres, dites maladies générales. C'est par la même cause et par les substances organiques altérées, ingérées avec les boissons ou les aliments, que
sont causées la plupart des affections analogues aux précédentes, dans
lesquelles toutes les parties de l'économie sont lésées, ou mieux dans

1. Charles Robin, *Dictionnaire de médecine*, 10ᵉ édition, 1855; art. GÉNÉRALES
(maladies ou affections) et SUBSTANCES ORGANIQUES; 14ᵉ édition, 1877. — Voyez aussi
Gazette des hôpitaux, 2 août 1856, p. 361.

lesquelles toutes les parties de l'organisme offrent des troubles de la nutrition, et par suite, de tous les autres actes qu'elles accomplissent...

» Les fièvres typhoïde, variolique et scarlatineuse peuvent être citées comme exemple; telles sont encore les infections putrides et purulentes, etc.

» Parmi ces maladies, il en est qui sont franchement contagieuses; d'autres pour lesquelles la transmissibilité par contagion n'est pas démontrée; d'autres enfin qui ne le sont nullement, ou du moins c'est ainsi que l'expérience le prouve aujourd'hui.

» Il existe, continue M. Ch. Robin, des conditions particulières en vertu desquelles tel individu, exposé à l'action de ces substances organiques, est atteint, tandis que tel autre ne l'est pas, que tel est affecté dans le lieu même où il a été atteint, tel seulement après l'avoir quitté, tel immédiatement, tel après un nombre de jours plus ou moins grand. »

De toutes parts les recherches contemporaines tendent à nous faire connaître les agents matériels à l'aide desquels s'effectue la contagion des maladies virulentes, infectieuses et miasmatiques. A Lyon, je vous l'ai déjà dit à propos de la vaccine, M. Chauveau a démontré que le germe des maladies virulentes telles que la vaccine, la clavelée, la variole, la morve, résidait non point dans le plasma, mais dans des corpuscules solides figurés, les leucocytes et les granulations. A l'aide du mouvement brownien ou amiboïde dont ils sont animés, les granulations ou les leucocytes peuvent traverser les membranes pulmonaires ou digestives, s'enfoncer à une assez grande profondeur et infecter ainsi l'organisme. Il n'y aurait pas dans la contagion à distance une question de qualité, mais aussi de quantité : ainsi, la vaccine, la syphilis, la rage ont un virus très pauvre en corpuscules figurés, et comme elles ne présentent que de très petites surfaces malades, elles ne dégagent dans l'atmosphère ambiante qu'un très petit nombre de corpuscules, lequel est absolument insuffisant pour transmettre la maladie à distance; d'où la nécessité du contact direct ou de l'inoculation. Les conditions inverses pour la clavelée et la variole expliquent au contraire la facile transmission de ces maladies. A Strasbourg, MM. Coze et Feltz ont suivi jusque dans le sang la propagation de ces germes morbides, et ils nous ont fait voir chez les malades atteints de variole, de scarlatine et de rougeole, les bactéries implantées sur les globules rouges et les déformant [1]. Aux États-Unis, le professeur Salisbury a cru reconnaître dans les spores de végétaux microscopiques, les palmellés, l'agent infectieux de la fièvre palustre; comme dans certaines algues également microscopiques, la *crypta syphilitica* et la *crypta gonorrhœa*, les causes matérielles du développement de la syphilis

---

1. Coze et Feltz, *Recherches cliniques et expérimentales sur les maladies infectieuses.* Paris 1872.

et de la blennorrhagie. Enfin, à Montpellier, les recherches de MM. Bechamp, Estor et le Ricque de Monchy ont révélé le rôle considérable des granulations. Ces corpuscules, qui sont les éléments anatomiques les plus simples, sont doués d'une vitalité plus grande que celle d'aucun autre élément; ce qui expliquerait la persistance presque indéfinie des germes morbides. Il y aurait pour les granulations quelque chose d'analogue à ce qu'on voit pour les œufs des microzoaires ou les spores des microphytes, qui possèdent une résistance vitale plus grande que les êtres dont ils proviennent. Ces granulations moléculaires ou *mycrozymas* deviennent partie intrégante de l'individu qui les a reçus; « mais dans l'échange réciproque qui se fait entre ces granulations et l'individu, elles remplissent mal les fonctions qui leur sont dévolues ; de là une rupture d'équilibre dans les fonctions, l'altération consécutive d'autres éléments anatomiques, et, finalement, l'état de maladie de l'organisme tout entier. » Les mycrozymas agiraient à la façon des organismes-ferments, soit dans les liqueurs fermentescibles où on les place, soit à l'état physiologique ou pathologique dans le corps de l'individu dont ils sont devenus partie intégrante. Les mycrozymas ne sont pas toujours fournis par les milieux extérieurs, mais peuvent provenir directement de la matière organisée par la transformation des granulations en bactéries [1].

Je dois vous rappeler la théorie de M. Pasteur sur les ferments. Des expériences très minutieusement faites l'ont conduit à professer que la fermentation était due à des spores répandues dans l'air, et que telle spore, reconnaissable à certains caractères, jouissait de la propriété de donner naissance, dans un milieu déterminé, à des fermentations d'espèce différente. De telle sorte qu'il y aurait des spores différentes pour les fermentations alcoolique, lactique, butyrique, etc. Les travaux que je viens de vous citer tendent à démontrer qu'il existe aussi des spores morbides. D'un autre côté, les recherches d'Eidvelt (de Prague), celles de O. Reveil et de P. Chalvet sur la composition de l'atmosphère des hôpitaux Saint-Louis et Necker, font voir l'intérêt qu'il y aurait à multiplier et à varier les études sur ce sujet, à comparer dans un même lieu avec les saisons, dans des lieux différents à une même époque, les corpuscules organisés, disséminés dans l'atmosphère.

La spore répandue dans l'atmosphère peut n'y vivre que d'une façon latente, à la façon des grains de blé renfermés dans les tombeaux. Mais

---

1. Chauveau, *Comptes rendus de l'Académie des sciences*, 1870; — Coze et Feltz, *Recherches cliniques et expérimentales sur les maladies infectieuses*, 1872; — Béchamp et Estor, *Théorie physiologique de la fermentation*, et *Bulletin de l'Académie de médecine*, 1870. — Voir aussi l'excellent travail du docteur de Ranse : *Du rôle des microzoaires et des microphytes dans la genèse, l'évolution et la propagation des maladies*, dans la *Gazette médicale*, 1869 et 1870. — Chapuis (de Lyon), *Rôle chimique des ferments figurés*, 1880.

si, comme ces derniers, vous placez telle spore dans un lieu convenable à sa vie, alors cet être se développera, et multipliera aux dépens des éléments qu'il rencontre dans ce milieu favorable, et donnera lieu aux phénomènes des diverses fermentations, suivant son espèce. N'en serait-il pas de même pour les spores morbides qui, libres dans l'atmosphère, n'attendraient que certaines circonstances déterminées, pour révéler leur existence, se développer, se multiplier et donner naissance à la maladie? N'a-t-on pas dit que le pus faisait le pus ? Il est peut-être une sporule purulente qui rendrait compte de l'infection purulente; il est peut-être aussi une sporule dysentérique, une sporule cholérique, etc., etc. Les faits de contagion se trouveraient ainsi matériellement expliqués, si l'on pouvait découvrir la présence de ces spores dans l'atmosphère; mais pour arriver à cette découverte, il faudra suivre la voie tracée par M. Pasteur, et procéder avec la même habileté et la même patience expérimentale.

Je vous ai signalé le rôle du substratum organique et celui de la nature spécifique des ferments dans l'acte de la fermentation; je dois vous dire maintenant que M. Jules Lemaire vient récemment de démontrer l'importance capitale de la nature du milieu, quant au mécanisme intime de la fermentation même [1]. Contrairement à M. Pasteur, qui admet l'existence de ferments spéciaux pour chaque espèce de fermentation, suivant M. Jules Lemaire, il n'y aurait ni microphyte, ni microzoaire spécial à une fermentation déterminée, tout cela ne serait qu'une affaire de milieu. Ainsi, dans un liquide *neutre* ou légèrement *oxydé*, contenant des substances organiques en infusion, on voit apparaître des *microzoaires* (bactériums ou vibrions), à l'aide desquels s'accomplit la fermentation. Au contraire, si les substances sont *acides*, ce sont les microphytes qui se développent, et la fermentation s'effectue. Bien plus, dans les substances acides, la fermentation commence avec les microphytes, et lorsque les acides sont en grande partie transformés, les microzoaires apparaissent; alors, la fétidité devient extrême ; on observe l'ordre inverse, quand le milieu, de neutre qu'il était, devient acide, c'est-à-dire que l'apparition des microphytes précède celle des microzoaires.

Infectieux ou contagieux, les germes morbifiques, dont l'existence est plus que jamais incontestable, peuvent donc rester latents, en dehors de tout organisme vivant? Rappelez-vous les faits du *Wellington* et les ophthalmies d'Egypte à Gibraltar; rappelez-vous cette femme qui mourait de la morve, pour avoir travaillé les crins de Buenos-Ayres. C'est encore ainsi qu'on voit dans une famille une même maladie contagieuse sévir à une certaine époque, puis disparaître, et reparaître après un certain temps avec une égale intensité, sans qu'il y ait eu une nouvelle contagion venue du dehors, sans que rien puisse rendre raison de cette réapparition,

1. Jules Lemaire, *Nouvelles Recherches sur les ferments et les fermentations* (lu à l'Académie des sciences en septembre et octobre 1863).

TROUSSEAU, Clinique. I. — 39

rien, si ce n'est que le germe du mal est resté caché où vivait cette famille, dans les tentures des meubles et de l'appartement, comme le germe varioleux dans les flancs du *Wellington*, comme le germe de l'ophthalmie dans les casernements de Gibraltar, comme le virus de la morve dans les crins de Buenos-Ayres.

Une enfant de neuf ans est enlevée par une diphthérie maligne. Ses deux sœurs, éloignées de la maison dès que les premiers symptômes de la maladie se sont déclarés chez l'aînée, ne la contractent pas ; mais huit mois après, de retour à la maison paternelle, la cadette est prise, la diphthérie envahit le larynx, et je suis appelé pour pratiquer la trachéotomie. La malade succomba, comme avait succombé la première, à l'empoisonnement diphthérique. Cette fois encore, aussitôt que le mal est reconnu, la petite sœur, âgée de cinq ans, est renvoyée chez sa grand'mère ; mais elle emportait en elle le germe du mal : bientôt l'angine se déclare ; et, sept jours après, le croup nécessitait la trachéotomie, qui fut suivie d'un succès complet.

Deux choses dans cette observation sont à distinguer : La conservation du germe en dehors de l'organisme, l'*incubation* de la maladie. Par incubation, il faut entendre la période de temps qui s'écoule depuis le moment de l'entrée dans l'économie du principe morbifique, jusqu'au moment où il manifeste ses effets par les symptômes de la maladie qu'il détermine. Ainsi, la dernière petite fille avait probablement pris le poison diphthérique en même temps que sa sœur ; mais, chez elle, l'évolution du mal avait été plus lente que chez l'autre. Cette période d'incubation des maladies, pour certaines maladies du moins, est, vous le savez, plus ou moins longue, plus ou moins courte, suivant les individus ; et cela dépend des dispositions particulières à chaque organisme.

Mais l'incubation, quelque longue qu'elle soit, ne dure pas au delà d'un certain temps ; et si, dans certaines circonstances, elle paraît s'être prolongée au delà du terme ordinaire, c'est qu'alors, il n'y avait pas incubation véritable. Le germe morbifique n'avait pas pénétré dans l'organisme : il était resté à la surface des tissus extérieurs ; absolument comme dans les cas dont il a été question, il s'était conservé dans les vêtements d'un malade, dans les draperies de l'appartement, dans les boiseries d'un navire, etc. On nous accordera qu'il en est ainsi, lorsqu'on voit ce qui se passe dans les épidémies de variole, par exemple, où les individus, placés dans un même foyer d'infection, vont être pris, non tous à la fois, mais les uns immédiatement, les autres beaucoup plus tard, beaucoup trop tard pour qu'on puisse admettre une incubation ; d'autres, enfin, plus ou moins longtemps après avoir quitté le foyer de la contagion.

C'est que, dans la question de la contagion, s'il faut tenir compte de l'élément contagieux, il faut tenir compte plus encore des conditions nécessaires à son action.

Deux facteurs sont en présence, le germe morbifique venant du dehors, l'économie qui va le recevoir. Ici, comme dans tout acte pathologique ou physiologique, il faut le stimulus, le support du stimulus, et ce que Récamier appelait la capacité réciproque, c'est-à-dire une aptitude spéciale de l'organisme à répondre à l'action du stimulus. Permettez-moi de revenir sur des points que j'ai effleurés à propos de la variole.

Comment expliquer autrement que par ces rapports entre les stimulus et leurs supports ce qu'on entend par *prédispositions*? Comment expliquer pourquoi un individu s'exposera cent fois de suite à un froid glacial, à des changements brusques de température, sans en éprouver le moindre mal, tandis que cet individu prendra un gros rhume, une fluxion de poitrine, une pleurésie, pour avoir été touché pendant les grandes chaleurs par un courant d'air tiède venant d'une croisée entr'ouverte derrière lui? C'est que, dans le premier cas, il y avait capacité de résistance, et, comme on dit, une négation de *réceptivité*; tandis que, dans l'autre cas, l'économie se trouvait dans des conditions différentes, et, passez-moi le mot, tout ouverte pour recevoir la maladie. C'est ainsi qu'on dit avec raison que, à moins d'une intensité extraordinaire de la cause qui la produit généralement, on ne prend une pneumonie qu'à la condition d'y être prédisposé.

Quand règnent ce qu'on appelle les *constitutions médicales* communes, toutes les influences morbifiques agissent dans un même sens, en vertu des aptitudes communes que ces constitutions ont données aux organismes différents. Les plus petites causes et les plus grandes ont alors des effets similaires. Dans les constitutions épidémiques de grippe, par exemple, le courant d'air frais de tout à l'heure et le refroidissement du corps en pleine transpiration occasionnent le développement du catarrhe qui prendra son caractère spécifique. En temps de choléra, la plus légère indigestion en deviendra le point de départ. Ainsi, pour les maladies contagieuses comme pour celles qui ne le sont pas, il faut de toute nécessité une prédisposition particulière de l'économie pour les contracter.

À défaut de ces prédispositions, nous voyons les germes morbifiques se perdre et se détruire. Il se passe ici ce qui s'effectue dans les espèces végétales et animales dans le grand acte de la reproduction, il faut une aptitude spéciale des germes, une disposition particulière de l'individu qui doit les recevoir, ou il faut enfin d'autres conditions souvent impossibles à déterminer.

De ce que, d'un côté ou de l'autre, ces conditions font défaut; de ce que, lorsqu'il n'y aura pas eu fécondation, l'individu qui devait concevoir paraissait être dans ces dispositions convenables à la conception, on ne dira point que, d'une manière absolue, le germe était impuissant à féconder, mais on dira que, dans ce cas, il manquait de l'aptitude nécessaire. De ce que, à son tour, le germe ayant l'aptitude nécessaire, la fécondation n'a pas eu lieu, on ne dira pas que l'individu n'était pas susceptible d'être fécondé, mais on dira qu'il n'était pas dans les dispositions convenables à l'accomplissement de l'acte. Enfin, si la fécondation ne réussit pas, bien-que le germe ait son aptitude spéciale, bien que l'individu ait la disposition suffisante, on dira que, cette fois, des conditions particulières impossibles à déterminer ont fait défaut.

Il s'en faut que ces conditions inhérentes au germe, à l'individu qui doit le recevoir, aux circonstances placées au dehors d'eux, se rencontrent infailliblement.

Étudiez la génération dans les plantes et dans les animaux, vous verrez combien, au contraire, sont nombreuses les conditions défavorables à son accomplissement. Il devait si bien en être ainsi pour certaines espèces, que, pour elles, le Créateur a multiplié avec un luxe infini les organes générateurs. Considérez les plantes hermaphrodites, le nombre des étamines chargées de fournir le principe fécondant l'emporte de beaucoup sur les organes femelles; pour un seul pistil vous trouverez un nombre infini d'organes sécréteurs du pollen. Dans les plantes à fleurs mâles distinctes des femelles, le nombre des premières l'emporte encore immensément sur celui des dernières.

Chez les animaux, chez les poissons par exemple, n'êtes-vous pas surpris de voir la femelle pondre une quantité d'œufs si considérable, que si tous étaient fécondés, si tous du moins éclosaient, les rivières ne seraient plus assez grandes peut-être pour les contenir?

De même pour les germes morbifiques. Grâce à Dieu! lorsqu'ils sont semés à travers les populations, ils ne lèvent pas tous, autrement le monde serait bientôt un vaste désert. Mais parce qu'il n'y a pas nécessairement contagion, on n'est pas en droit de nier leur principe contagieux. Voyons, en effet ce qui se passe dans les épidémies de maladies essentiellement contagieuses : quoique je vous aie déjà cité le fait suivant, je dois le citer encore. La clavelée se met dans un troupeau de cinq cents moutons; cinquante sont pris et demeurent au milieu des autres. Couchés dans la même bergerie, ils souillent de bave, de pus, la litière commune, le râtelier où tous indistinctement vont manger leurs fourrages. Un mois après, cinquante autres sont malades, et, dans l'espace de cinq à six mois, l'épizootie a ravagé le troupeau; cinquante moutons seulement sont restés peut-être inattaquables. Assurément le virus claveleux avait bien son aptitude spéciale, puisqu'il a frappé les neuf dixièmes du troupeau. Comment se fait-il que tous les individus qui le composaient n'aient pas été pris ensemble? Comment cinquante ont-ils été épargnés? Personne ne niera l'aptitude individuelle. Elle est si bien en jeu, que, de ces cinquante moutons non contagionnés après être demeurés cinq, six mois et plus au milieu des malades, couchant sur la même litière, mangeant au même râtelier, constamment pressés contre

eux, mêlant leur toison à la leur, touchant de leurs museaux leurs museaux souillés de jetage, de ces cinquante moutons, un, peut-être plusieurs, vont prendre la maladie pour être passés, à quelque temps de là,
sur le chemin qu'aura traversé un autre troupeau dont un seul individu
était clavelé.

Pour revenir à des exemples puisés dans la pathologie humaine, ne
voyons-nous pas chaque jour la coqueluche, la rougeole, la scarlatine, etc., se mettre dans une famille, frapper un ou deux membres ;
puis, quelques mois plus tard, apparaître de nouveau, frapper d'autres
individus qui, la première fois, avaient été épargnés, bien que vivant
dans le foyer de la contagion ? C'est l'histoire de l'épidémie de diphthérie
dont je vous parlais tout à l'heure, c'est celle des épidémies de variole ;
et, je le répète, dans ce cas, les individus sont pris à de trop grandes
distances les uns des autres pour qu'on regarde cela comme une incubation de la maladie.

Si les individus échappent d'abord à l'influence du principe morbifique, c'est qu'ils avaient alors une capacité de résistance, une négation
de réceptivité, c'est qu'ils n'avaient pas la prédisposition nécessaire pour
recevoir et concevoir le germe, tandis que plus tard ils ont compris cette
prédisposition. S'il est des femelles qui conçoivent aux moindres approches du mâle, il en est d'autres qui, après plusieurs approches restées infructueuses, vont concevoir un jour au contact du même mâle, et
sans que rien ait été changé en apparence dans leur manière d'être. Eh
bien ! il en est de même des individus par rapport aux maladies : à deux,
trois reprises différentes, ils s'inoculent les virus, le vaccin, par exemple,
sans en éprouver aucun effet, puis, à une quatrième tentative, en employant un vaccin pris dans les mêmes conditions que les premières fois,
ils voient se développer la vaccine qu'ils se croyaient inaptes à recevoir.

Ce que je dis des maladies contagieuses peut se répéter pour les maladies infectieuses, que le germe morbifique se soit développé sous l'influence de certaines conditions telluriques, comme le miasme palustre,
qu'il ait été conçu par un animal, comme la morve, le charbon, la variole, peu importe ; il faut dans tous les cas, pour les uns ainsi que pour
les autres, le rapport entre le stimulus et le support sur lequel il doit agir

Conrairement à l'opinion professée par quelque médecins, infection,
contagion n'ont donc pas lieu en raison de la quantité du principe morbide. M. Ch. Robin vous l'a dit : la qualité du germe l'emporte ; mais il
faut surtout les conditions d'aptitude de son côté et du côté de l'organisme qui le reçoit. Non seulement la quantité est peu de chose ; mais,
bien plus, l'histoire de la génération chez les animaux semblerait démontrer que les germes agissent, en quelques cas, en raison inverse de
cette quantité, ou du moins en raison inverse du degré de concentration
des principes qui les constituent.

C'est encore à Spallanzani que j'emprunterai mes analogies. Passionné pour l'étude des merveilles de la nature, marchant à la découverte sans idées préconçues, heureux de trouver, chemin faisant, les difficultés qui stimulaient son génie investigateur, la recherche d'une vérité menant, comme il le dit, à d'autres qui se présentent d'elles-mêmes, Spallanzani appartient à cette grande génération d'observateurs ingénieux et attentifs, qui compte les Fontana, les Redi, les Réaumur, les Swammerdam, les Senebier, et que continue, de nos jours, notre savant physiologiste M. Cl. Bernard. Plusieurs d'entre vous, messieurs, connaissent les travaux de Spallanzani sur la génération, et le résultat de ses expériences de fécondation artificielle, pour sujet desquelles il prenait non seulement des animaux des classes inférieures, mais encore des mammifères.

Tandis que, pour féconder du frai de grenouille ou de crapaud, il lui avait suffi de répandre sur ce frai la semence qu'il avait prise chez le mâle, soit en la faisant sortir par une pression exercée sur le ventre, soit en allant la recueillir dans les vésicules spermatiques, il avait inutilement essayé de féconder, par le même procédé, des œufs de salamandres aquatiques. Il savait bien que la fécondation naturelle ne s'opérait pas, chez ces animaux, après la ponte, comme chez les grenouilles et les crapauds, mais qu'elle avait lieu dans le corps de la mère : il ne pouvait donc pas chercher, ainsi qu'il le dit lui-même, à féconder les fœtus, quand ils étaient sortis; il lui fallait recourir à d'autres moyens. En vain répétat-il ses expériences un grand nombre de fois, en les « variant de mille manières pour la dose de la semence, soit en touchant légèrement les œufs, soit en les en baignant légèrement, soit en les en imprégnant fortement, il ne fut pas plus heureux. » Découragé par l'inutilité de toutes ces tentatives, il allait y renoncer quand il réfléchit qu'il oubliait une circonstance importante. S'il parvenait au résultat désiré en opérant comme il le faisait chez les grenouilles et chez les crapauds, c'est que, chez ces animaux, la fécondation se fait par contact immédiat de la semence du mâle avec les œufs de la femelle, au moment où ceux-ci sortent du cloaque. Le mâle, accouplé avec la femelle, la tient étroitement embrassée, de façon que sa partie postérieure touche à la partie postérieure de celle-ci. Chez la salamandre, il n'en est plus de même : d'une part, la fécondation s'opère, les œufs étant encore dans le corps de la femelle; d'autre part, et voici la condition essentielle que Spallanzani avait un instant oubliée, la fécondation n'a lieu qu'à distance. Ainsi, pendant l'accouplement, le mâle se place de manière que la partie inférieure de sa tête touche la partie supérieure de la tête de la femelle, et la posture de ces animaux est telle, qu'ils forment avec leur corps un angle dont le sommet est formé par l'union des deux têtes; ou bien ils se placent museau contre museau, de façon à se tenir l'un près de l'autre, en formant cependant un angle très aigu. Alors le mâle s'agite et lance par son orifice anal un jet abondant de liqueur séminale, qui, se mêlant à l'eau, n'arrive que fort diluée jusqu'à l'anus de la femelle, où elle pénètre. Se rappelant cette particularité, Spallanzani reprit ses expériences, et, soupçonnant que la semence du mâle, dans son état de pureté, n'était pas apte à la fécondation, qu'il fallait l'étendre d'eau, il fit pondre artificiellement des salamandres, en leur pressant le ventre avec ses doigts, et recueillit les œufs dans de l'eau où il avait dissous une petite quantité de cette semence. Sur vingt-sept œufs, dix-sept se développèrent.

Ce n'était donc pas la quantité du germe qui faisait défaut. Or, ce qui existe pour les germes physiologiques peut se dire aussi des germes morbides contagieux et infectieux ; non que je prétende, comme on pourrait me le faire dire, d'après le fait dont je viens de parler, que les germes agissent en raison inverse de leur quantité, mais bien que, s'il faut tenir compte du plus ou du moins de cette quantité, il faut avant tout tenir compte de la qualité. C'est là un point sur lequel j'insiste encore, après y avoir déjà tant insisté en traitant la question de la spécificité.

Ainsi, messieurs, quantité du germe, mais surtout qualité du germe, aptitude de l'individu qui doit le recevoir et le concevoir, circonstances relatives au milieu dans lequel vit cet individu, telles sont les conditions de la contagion et de l'infection.

Ces conditions, nous l'avons dit, sont loin de se rencontrer toujours ; sur ce point, l'expérience a suffisamment prononcé. Relativement aux individus, il en est qui jouissent d'une *capacité de résistance absolue* ; il en est qui traversent impunément les épidémies de toute espèce : grippe ou choléra, scarlatine ou rougeole, variole ou dothiénentérie, typhus ou fièvre jaune, rien ne les atteint ; il en est auxquels vous inoculerez vainement le virus vaccin : répétez l'expérience deux, trois, quatre, cinq, dix, vingt fois, jamais la vaccine ne se développera : ce sont des terres stériles, permettez-moi l'expression, dans lesquelles la semence ne peut germer. Chez d'autres, cette *capacité de résistance* n'est que *temporaire*. Le plus souvent il est difficile d'en déterminer les conditions ; dans certains cas on y arrive, mais sans qu'on puisse jamais les connaître dans leur intimité.

Tous les agriculteurs vous diront que les brebis pleines sont moins sujettes que les autres à contracter les maladies contagieuses, mais qu'aussitôt après avoir mis bas, elles rentrent dans les conditions communes d'aptitudes individuelles. Il en est, jusqu'à un certain point, à peu près de même pour les femmes. Magendie expliquait ce fait en disant que la pléthore sanguine ou séreuse, plus ou moins prononcée habituellement chez les femelles en état de gestation, rendait l'absorption plus difficile ; qu'après la parturition, cette pléthore, diminuant soit par suite de la déplétion du système vasculaire, soit par le fait du vide relatif qui s'effectue dans la cavité abdominale consécutivement au re-

trait de l'utérus, l'absorption devenait plus facile, et qu'alors les femmes
et les femelles d'animaux devenaient plus aptes à prendre le germe des
maladies contagieuses. Voilà la théorie physiologique; je n'ai point à la
discuter. On comprend qu'elle soit acceptable; mais qu'elle le soit ou
non, peu importe, car le fait n'en subsiste pas moins.

On a dit même que les *émotions morales* vives, expansives et expres-
sives, que la joie, l'amour maternel, prémunissaient contre la contagion,
tandis que les émotions morales dépressives, comme la peur, augmentaient
le degré d'aptitude individuellè.

Ce que nous savons, c'est que, suivant les *âges*, la capacité de résistance est plus ou moins forte ; c'est que l'adolescent résiste moins que le
vieillard, toutes choses égales d'ailleurs, aux influences contagieuses, et
que celui-ci résiste encore plus que l'adulte.

Ce que nous savons surtout, c'est qu'une *contamination antérieure*
confère aux individus une immunité généralement absolue. C'est un fait
à peu près acquis à la science que la vérole ne se contracte qu'une fois.
Si des exemples de chancres indurés, contractés à plusieurs années de
distance par un sujet qui, une première fois, avait été atteint; si, par
conséquent, des exemples de récidives de vérole, analogues à ceux publiés par le docteur E. Follin, ont été rapportés par des observateurs
aussi consciencieux et d'un mérite aussi incontestable, ces exemples sont
rares, et ne renversent en aucune façon la loi formulée par M. Ricord.
Il en est ici comme pour la variole, comme pour les fièvres éruptives,
rougeole, scarlatine, dothiénentérie, pour la fièvre jaune ; car l'immunité
acquise par une première attaque est un fait admis par tous, bien que ce
fait présente d'assez nombreuses exceptions.

Je vous ai cité des exemples de récidives de variole, et vous en avez vu
vous-mêmes dans nos hôpitaux ; vous en avez vu également pour la dothiénentérie; et une femme qui était couchée, il y a quelques mois, au
n° 7 de la salle Saint-Bernard, en était un des mieux caractérisés. Cette
malade entrait à l'hôpital avec de la fièvre, de la courbature générale,
des douleurs lombaires, de la céphalalgie; elle se plaignait d'insomnie.
L'aspect de la langue, une diarrhée abondante avec gargouillement dans
la fosse iliaque droite, enfin, l'éruption de taches rosées lenticulaires, ne
laissaient aucun doute sur le diagnostic. Cependant cette femme disait
avoir éprouvé les mêmes accidents quatre ans auparavant; à cette époque,
elle avait été soignée par Rostan, dans les salles duquel elle était restée
quatre mois. Déjà cette durée de maladie permit de présager quelle était
sa nature, et, ce qui enleva toute incertitude sur ce diagnostic rétrospectif,
c'est que la malade se rappelait parfaitement avoir entendu dire autour
d'elle qu'elle avait eu une *fièvre typhoïde*.

J'ai eu moi-même, dans ma clientèle, une jeune fille de douze ans qui
contracta une dothiénentérie extrêmement grave qui dura cinquante-sept

jours. L'année suivante, elle prenait la même maladie qui fut tout aussi grave, tout aussi nettement caractérisée, et qui dura cinquante jours.

La coqueluche, qui, elle aussi, confère d'ordinaire l'immunité pour l'avenir, peut récidiver cependant. Une enfant de trois ans et demi, que j'avais soignée de cette maladie dix mois auparavant, me fut ramenée pour une coqueluche qu'elle avait reprise aussi violente que la première.

Ce sont là, il faut en convenir, des faits exceptionnels n'infirmant en rien cette règle générale, qu'une première atteinte d'une maladie contagieuse met généralement à l'abri de la contagion. Il semblerait que le virus ou la matière morbifique, en pénétrant dans l'économie une première fois, met en mouvement tout ce qu'il peut y avoir de fermentescible, et le détruise si bien, que cette sorte de levain, lors d'une nouvelle introduction, ne trouve plus rien sur quoi exercer son action.

Cette immunité est encore conférée, dit-on, par l'*accoutumance*, pour les virus contagieux; par l'*acclimatement*, pour les germes infectieux. Mais, pour les uns comme pour les autres, cette immunité est plus apparente que réelle.

Un Européen va dans un pays où la fièvre jaune est endémique; qu'il ait le bonheur de séjourner pendant un certain temps sous ce climat sans passer par une épidémie, il pourra acquérir une immunité telle, que, lorsque la fièvre jaune sévira, son organisme aura conquis une capacité de résistance suffisante pour ne pas contracter la maladie; il se trouvera dans les mêmes conditions que l'indigène. Voilà ce que prétendent les partisans de l'immunité acquise par l'acclimatement. Suivant eux, il est de notoriété que, chez les naturels du pays, les conditions d'immunité sont si grandes, qu'alors même qu'ils ont changé de climat, ils peuvent retourner dans le leur sans courir le risque d'être contagionnés, bien qu'on puisse croire qu'ils aient perdu une partie de leur capacité de résistance.

De même pour les fièvres palustres. Dans nos stations du Sénégal, où elles déciment si cruellement nos troupes lorsque celles-ci pénètrent dans l'intérieur des terres, foudroyant les individus par de terribles accès pernicieux, ces fièvres auraient peu d'effet sur les nègres indigènes. Il en serait ainsi pour nos possessions de l'Algérie : tandis que peu d'Européens échappent aux fièvres africaines, les Arabes seraient plus épargnés, et cependant ils ne sont pas originaires du pays : comme nos colons et comme nos troupes, ils y ont émigré ; mais habitant là depuis sept à huit cents ans, la race a eu le temps de s'acclimater, tandis que ce temps a manqué aux Européens, qui ne viennent guère en Afrique que depuis la conquête.

L'acclimatement conférerait donc, dans un certain nombre de cas, une immunité absolue contre la fièvre palustre : mais on accorde que, dans d'autres, cette immunité n'est que relative. Les Arabes eux-mêmes prennent la maladie à un moindre degré, il est vrai, que les Européens. En France, dans les départements compris dans l'ancienne Sologne, où les fièvres règnent en permanence, les Solognots leur payent un large tribut, comme cela ressort des statistiques dressées par les comités de recrutement. Dans ces départements, en effet, on ne peut jamais arriver au contingent demandé chaque année par la conscription, tant il y a peu d'hommes réellement valides; presque tous ont une constitution plus ou moins détériorée par l'infection dont ils ont plus ou moins subi les atteintes. Beaucoup se présentent avec la teinte bistre des téguments, l'engorgement de la rate et du foie, caractéristiques de la cachexie palustre. A ce fait, en contradiction avec leur opinion, les partisans de l'immunité acquise par l'acclimatement répondent par cette autre, que les Solognots jouissent d'une immunité relative. Qu'un Solognot, disent-ils. et qu'un Parisien viennent habiter un pays où les fièvres règnent accidentellement, le premier prendra une fièvre tierce, quarte, qui durera plus ou moins longtemps, tandis que le second pourra prendre une fièvre pernicieuse. Lorsque nous nous occuperons de la fièvre palustre, nous verrons que si l'immunité dont je viens de parler semble appartenir à certaines races, il n'en est plus ainsi pour d'autres races qui ne peuvent jamais s'acclimater.

Pour les virus contagieux, ce ne serait plus une question d'acclimatement, mais une question d'accoutumance qui conférerait l'immunité.

On expliquerait de cette façon comment les sœurs hospitalières, comment les médecins peuvent vivre au milieu des maladies contagieuses. On compare ce qui ce passe chez eux à ce qui arrive aux mangeurs d'arsenic et aux fumeurs d'opium : c'est l'histoire renouvelée de celle plus apocryphe du roi Mithridate. Ainsi, des poisons redoutables, ingérés à doses toxiques, deviendraient inoffensifs pour ceux qui en feraient à petites doses un usage habituel et longtemps prolongé.

Ces faits d'acclimatement et d'accoutumance ne sont, à mon avis, nullement démontrés. D'autres faits bien nombreux sont en contradiction avec ceux-ci. Parmi les exemples observés, je ne veux en citer qu'un. Pendant la guerre de Crimée, le typhus fit plus de victimes parmi le corps des officiers de santé que parmi la troupe, relativement au nombre des médecins comparé à celui des soldats [1]. Or, en contact avec les malades depuis le début de l'épidémie, nos confrères étaient placés dans des conditions capables de conférer l'immunité dont on parle.

Si l'on s'est cru autorisé à soutenir l'opinion que nous attaquons, c'est que cette immunité, sauf des cas très exceptionnels, est plus apparente que réelle. Cela dépend, non de ce que les individus ont naturellement

---

1. Voyez *Guerre d'Orient, rapports sur les maladies qui ont régné parmi les armées belligérantes en 1854, 1855 et 1856*, par le docteur A. Fauvel (*Recueil des travaux du comité consultat. d'hygiène publique*, t. III).

une capacité de résistance aux influences morbides, mais de ce que cette capacité a été acquise par eux aux dépens d'une première attaque de la maladie, dont il n'est gardé ni traces ni souvenirs, ou dont les manifestations caractéristiques ont été méconnues. Je vous ai parlé des *variolæ sine variolis*, des rougeoles sans éruption, des scarlatines frustes, et vous pouvez comprendre comment ces maladies, éminemment contagieuses, passant inaperçues, ceux qui les ont prises autrefois s'exposent sans danger à leur contagion et paraissent inattaquables.

Voici d'autres faits. En 1828, Chervin, M. Louis et moi, avions mission d'étudier en Espagne la fièvre jaune qui régnait épidémiquement à Gibraltar[1]. Vous connaissez la rigoureuse exactitude avec laquelle M. Louis recueille les observations des malades; rien ne doit lui échapper. Il voulut voir tous les habitants pour dresser ses statistiques; la chose était d'ailleurs facile, eu égard à la faible population de Gibraltar. Nous les vîmes donc tous, nous enquérant de ceux qui avaient eu la fièvre jaune dans les épidémies antérieures de 1804 à 1813. Recherchant si une attaque antécédente avait pu leur conférer l'immunité dont ils paraissaient jouir dans l'épidémie actuelle, dans le nombre de ceux qui l'avaient eue, et ce nombre était considérable, nous n'observâmes que vingt-quatre cas de récidive en 1828. Chose remarquable! parmi ceux qui étaient épargnés par le fléau, nous recueillîmes les renseignements suivants, que nous donnèrent des personnes qui avaient vu ces individus tout jeunes, alors qu'ils ne pouvaient avoir conscience de ce qui leur arrivait. On nous disait que ces individus avaient autrefois teté l'épidémie (c'était l'expression dont on se servait), et par là on entendait que ces individus, alors à la mamelle, avaient eu des accidents légers, une fièvre jaune qui avait duré trois ou quatre jours. Or, ces accidents légers, nous les observions nous-mêmes chez d'autres dans l'épidémie que nous étudiions. Ceux qui les éprouvaient avaient, pendant quelques jours, du malaise qui ne les empêchait pas de se livrer à leurs occupations habituelles, et nous comprenions comment le mal pouvait rester méconnu.

De même, certains individus ne doivent leur résistance à la vaccine que parce qu'ils ont eu antérieurement une de ces varioles excessivement discrètes, caractérisées par quelques pustules auxquelles on ne prend pas garde, ou par des pustules occupant seulement la voûte du palais, ainsi que je me rappelle en avoir rencontré un exemple, ou bien encore parce qu'ils avaient eu la maladie dans le sein de leur mère. Quelque bénignes, quelque discrètes qu'elles fussent, ces varioles ont suffi pour leur conférer l'immunité dont ils jouissent, et les rendre incapables de prendre non-seulement la variole, mais encore la vaccine.

1. Chervin, Louis, Trousseau, *Documents recueillis par la commission médicale française envoyée à Gibraltar*, Paris, 1830.

Je ne nie pas, entendez-le bien, l'immunité absolue dont semblent jouir et dont jouissent en effet quelques individus; pour reprendre la comparaison que j'ai déjà employée, je conviens qu'il est des terrains, les uns complètement stériles, les autres où les semences germent mal. Il est des sujets sur lesquels non-seulement la contagion, mais encore l'inoculation elle-même restent sans résultat, — à propos de la variole et de la vaccine je vous en ai cité des exemples. — Il en est d'autres qui, bien qu'ils n'aient jamais été vaccinés, bien qu'il n'aient pas eu la variole antécédente, l'ont, alors qu'enfin ils la prennent, très modifiée, ce qui semble démontrer une immunité tout au moins relative; l'immunité absolue est un fait extrêmement rare.

Messieurs, encore un mot sur le mode de *transmission des germes*.

Il en est qui se transmettent *par simple contact :* ainsi se transmet la syphilis. Il suffit, pour que la contagion ait lieu, que le virus vénérien soit en contact avec une membrane muqueuse comme celle du gland, indépendamment de toute espèce de lésion, d'écorchure, d'ulcération, qui ouvre largement la porte à l'absorption. Une expérience bien des fois répétée l'a péremptoirement démontré; elle consiste à mettre du pus pris sur une ulcération syphilitique en contact, sous un verre de montre, avec une membrane muqueuse saine, pour que sur place il survienne une autre ulcération, un chancre spécifique. C'est aussi par simple contact que la pustule maligne peut se transmettre. Les bergers qui *dépouillent* les brebis mortes de sang de rate la prennent souvent ainsi; elle se développe soit sur les paupières, soit sur les joues, soit sur d'autres points où il n'y avait aucune lésion des téguments. On a dit que dans ces cas, le pus contagieux avait rencontré quelque petite écorchure. Mais c'est une supposition, puisque des individus, soigneux de leur personnes, affirmaient qu'ils n'avaient aucune érosion en quelque point que ce fût.

Ce mode d'inoculation par simple contact est, il faut en convenir, le plus rare de tous. Deux autres sont les plus ordinaires, et par eux la contagion a lieu nécessairement : l'un est la *transmission par inoculation;* l'autre est la *transmission par inhalation.*

Dans le premier cas, le virus est introduit dans l'économie par une surface dénudée ou par une ouverture pratiquée artificiellement; c'est à cette dernière qu'on réserve le nom d'*inoculation* proprement dite. Vous la connaissez tous. Dans les deux cas, c'est le mode le plus certain de transmission; car le virus, porté sous l'épiderme à l'aide de la lancette, ou arrivant par une surface dénudée, trouve béantes les voies de l'absorption, et force ainsi l'entrée de l'organisme, Les maladies dont nous venons de parler, qui sont contagieuses par simple contact, le sont encore bien plus par l'inoculation.

Ainsi la variole, la rougeole et la scarlatine. Il n'est pas besoin d'insister sur l'inoculation du pus varioleux; pendant de longues années vous savez que l'inoculation varioleuse était le seul moyen employé pour mettre les populations à l'abri des grandes épidémies de variole. Aujourd'hui on ne parle plus guère de l'inoculation des fièvres éruptives par le sang, cependant je dois vous rappeler que si les expériences ont été souvent négatives, il faut tenir grand compte des inoculations du sang des varioleux faites avec succès par Luigi Sacco en 1849, et de celles du sang des morbilleux, faites aussi avec succès par Home (d'Édimbourg) en 1758, par Speranza (de Milan) en 1822, et par Michaël (de Katona), dont les expériences sont rapportées dans la *Gazette médicale de Paris* pour l'année 1843.

Vous savez enfin, — et j'ai suffisamment insisté sur ce fait, — que la transmission de la syphilis peut être une triste conséquence de l'inoculation vaccinale, lorsque le vaccin a été recueilli sur des sujets en puissance *manifeste* ou *latente* de s yphilis.

M. Rollet[2], dans un ouvrage publié en 1861, a reproduit et appuyé de son autorité les conclusions établies déjà en 1860, par M. Viennois, son élève[3]. Les observations rapportées par MM. Rollet et Viennois ne peuvent guère laisser de doute sur la possibilité de transmettre la syphilis par l'inoculation vaccinale; les deux observations de M. Lecoq, chirurgien militaire, viennent encore confirmer les assertions des médecins de Lyon, et, comme l'avaient déjà prouvé les faits de Waller, de M. Gilbert et de Hubner, il en résulte que, dans certaines circonstances déterminées, le sang des syphilitiques inoculé à des sujets sains peut être pour ces derniers la source de la vérole, qui commence alors par un chancre de forme variable, avec induration spécifique, auquel M. Rollet a donné le nom de *chancre vaccino-syphilitique*.

Dans le second mode de transmission par *inhalation*, la contagion a lieu dans l'absorption des virus ou des miasmes à travers les voies respiratoires, et peut-être aussi au simple contact des membranes muqueuses; je dois m'y arrêter un instant.

On a confondu avec l'infection ce mode de transmission, qui se rapproche beaucoup de celui qui se fait par contact direct, s'il n'est identique. On a dit, pour expliquer le développement de certaines maladies évidemment contagieuses, qu'il y avait viciation de l'air par les effluves s'échappant du corps des malades, et par suite infection. Ainsi, dans une salle d'hôpital où sont placés des scarlatineux et des varioleux, d'autres malades, couchés loin de ceux-ci, sont pris de scarlatine; alors on dit que les premiers ont vicié l'air de la salle, que les seconds ont été infectés en

---

1. Voy. p. 116 de ce volume. Voyez aussi *De la syphilis vaccinale. Communications à l'Académie de médecine*, Paris, 1865.

2. Rollet, *Recherches expérimentales et cliniques sur la syphilis*, Paris, 1861.

3. Viennois, *Recherches sur le chancre primitif et les accidents consécutifs produits par la contagion de la syphilis secondaire* (thèse), Paris, 1860.

respirant cet air, de la même façon que sont infectés les individus qui, dans les ambulances des armées par exemple, sont pris du typhus. Cette doctrine, à mon sens, ne soutient pas le moindre examen. A proprement parler, l'air n'est pas vicié; il est seulement contaminé; il sert seulement de véhicule aux principes volatils émanés du corps des varioleux et des scarlatineux; il transmet, par exemple, le virus varioleux à la façon des croûtes détachées des pustules varioliques que l'on broyait autrefois, soit, ainsi que le racontent d'anciens auteurs, pour en saupoudrer des tartines destinées aux enfants soumis à l'inoculation, soit pour les introduire dans les narines, suivant le procédé des Chinois; à la façon des fils imprégnés de pus varioleux dont se servaient les premiers inoculateurs. Si, dans ces cas, la transmission a lieu plus directement, ou au moins d'une manière plus saisissable, elle a lieu de la même façon, lorsque, par l'inhalation, les principes morbides, les granulations, d'après les recherches de Chauveau, transportés dans l'air, vont se mettre en contact avec les fosses nasales, les bronches, pénétrant jusque dans les plus ultimes ramifications de l'appareil respiratoire. Quoi qu'il en soit, ce troisième mode de contagion par inhalation a été distingué des deux autres.

Je vous rappellerai encore, en terminant, ce que je vous ai déjà rappelé tout à l'heure, qu'il est des maladies contagieuses qui, en passant d'une espèce animale à une autre, perdent leur pouvoir de transmission: ainsi la rage. Il en est d'autres qui changent de forme. J'ai trop longuement insisté sur ce fait en vous parlant de la vaccine, des eaux aux jambes, du cow-pox, et comparativement du sang de rate, du charbon, de la pustule maligne, pour qu'il soit nécessaire d'y revenir [1].

1. Voy. p. 100 et suiv. de ce volume.

XXIV. — DE L'OZÈNE.

Infirmité très commune. — Ne doit pas être confondue avec la fétidité de l'haleine provenant de la bouche ou de la gorge. — La fétidité de la punaisie est toute spéciale. — Est due quelque fois à l'altération des fluides sécrétés. — Fétidité des sécrétions inflammatoires chez certaines personnes. — Ozène constitutionnel. — Ses symptômes. — Ozène syphilitique très fréquent. — Ulcérations de la membrane muqueuse; nécroses. — Maladies du sinus maxillaire. — Traitement, le plus ordinairement topique. — Traitement général, très utile dans l'ozène syphilitique; assez utile dans l'ozène herpétique et scrofuleux. — Poudres à renifler. — Injections. Nécessité d'un traitement très patient et très varié.

MESSIEURS,

Déjà plusieurs fois vous avez vu entrer dans le service de la Clinique des malades atteints de punaisie, et plusieurs fois j'ai appelé votre attention sur les causes diverses de cette cruelle affection. Je vous ai montré encore dernièrement une jeune fille avec un ozène qu'elle avait depuis son enfance, et que je considérais comme herpétique, et presque en même temps, je traitais dans le service des hommes un malade qui avait un ozène syphilitique.

Toutes les fois que les sécrétions nasales prennent de la fétidité, nous disons qu'il y a ozène; mais les causes de cette fétidité sont si différentes et le traitement que l'on doit opposer à la maladie si varié, que je ne dois pas laisser échapper l'occasion de traiter sommairement cette question.

L'horrible fétidité de l'haleine, qui constitue ce qu'on a appelé la punaisie, est une infirmité si odieuse et malheureusement si commune, que vous devez dès vos premiers pas dans la carrière, connaître et les causes de cette maladie et les moyens d'y remédier.

Tout d'abord, messieurs, il importe de ne pas confondre la punaisie qui procède des fosses nasales avec la fétidité de l'haleine, causée par quelque affection de la bouche ou de la gorge. Chez les personnes qui ont eu de fréquentes angines phlegmoneuses, il reste souvent des fistules sous-muqueuses qui laissent sécréter un pus fétide et où s'accumulent quelques-uns de ces produits sébacés que l'on aperçoit si souvent dans les lacunes des amygdales, et qui sont rendus sous forme de petites concrétions blanchâtres, caséiformes, qui, écrasées, ont une puanteur insupportable. Je n'ai pas besoin de vous rappeler ce qui arrive dans les affections cancéreuses du pharynx, du larynx ou de la partie supérieure de l'œsophage.

Chez les personnes dont l'haleine est le plus pure, lorsque, pendant la nuit, les sécrétions normales de la membrane muqueuse buccale se sont accumulées sur la langue ou sur les dents, ces sécrétions ont une odeur désagréable ; mais s'il existe un état fluxionnaire des gencives ou de la bouche, cette sécrétion devient plus abondante, plus fétide, et si les soins de toilette n'interviennent, cet état persiste jusqu'au moment où le repas entraîne et fait disparaître cette sécrétion. Mais si l'on a des dents cariées, la suppuration qui se fait au centre de la carie, celle qui s'établit autour de la dent malade amènent souvent une fétidité qui ne peut entièrement disparaître quelque soin que l'on puisse avoir de sa bouche.

Je vous ferai observer toutefois que certaines personnes ont des sécrétions naturellement fétides, contre lesquelles ne peut prévaloir la propreté la plus rigoureuse. Je n'ai pas besoin de vous rappeler ce qui se passe pour les pieds, les oreilles, les aisselles, etc., etc.

Ce que je viens de vous dire suffira, je le pense, pour vous faire éviter une confusion regrettable ; et s'il faut prendre garde de ne pas confondre la fétidité de l'haleine qui provient d'une affection de la gorge ou de la bouche, avec celle dont le point de départ est dans les fosses nasales, d'autre part, il convient de ne pas commettre l'erreur contraire. Or, cette erreur n'est pas toujours facilement évitée. Le moyen diagnostique le plus simple est de recommander au malade de fermer alternativement le nez ou la bouche quand il expire ; il est alors facile de reconnaître la source de la fétidité. Cependant il est des circonstances où ce moyen lui-même est infidèle, parce que les sécrétions viciées des fosses nasales tombent dans le pharynx et communiquent leur mauvaise odeur à l'air qui traverse cette cavité.

D'un autre côté, le médecin qui a vu souvent des malades atteints d'ozène ne se trompe guère sur la source du mal, sans qu'il lui soit nécessaire de prendre les précautions que je viens d'indiquer. La fétidité de la punaisie est toute spéciale, et spéciale à un point, qu'il est presque impossible de la méconnaître. Toutefois, je dois ajouter que cette puanteur spécifique appartient surtout à la punaisie que l'on a appelée constitutionnelle, et qui se lie plus particulièrement à la diathèse scrofuleuse ou herpétique.

Les deux exemples que vous avez en ce moment dans les salles de la Clinique peuvent vous donner une idée assez juste de la nature de la fétidité dans les divers cas d'ozène. Chez la jeune fille atteinte de punaisie depuis son enfance, l'odeur a quelque chose qui soulève le cœur ; chez le malade atteint de syphilis constitutionnelle, la fétidité est fort grande, sans doute, mais elle a quelque chose de moins nauséabond.

Je n'insisterai pas plus longtemps, messieurs, sur des détails dont vous apprécierez plus tard la valeur mieux que vous ne pourriez le faire aujourd'hui.

Les gens atteints de punaisie ont cet heureux privilège de ne pas se sentir eux-mêmes, si ce n'est dans quelques rares exceptions, et alors, par exemple, que le sinus maxillaire est seul malade. En effet, la même maladie de la membrane muqueuse qui produit l'ozène éteint l'odorat. Il en résulte que ces individus sont souvent pour autrui un fléau d'autant plus affreux qu'ils n'ont pas conscience de leur infirmité, et que ceux qui les entourent dissimulent quelquefois, par politesse ou par pitié, le dégoût qu'ils leur inspirent.

Insensible à l'action des bonnes ou des mauvaises odeurs, le punais perd en même temps le goût, ou, pour mieux dire, cette portion du goût qui est liée à l'odorat.

Je n'ai pas besoin, messieurs, de vous rappeler ici ce que tous les livres de physiologie vous ont appris, à savoir, que certaines saveurs sont perçues sans l'intervention de l'odorat; que d'autres, au contraire, et ce sont les plus nombreuses, ne le sont pas, ou ne le sont qu'incomplétement, si, par exemple, on tient les narines fermées, ou si l'odorat est perdu. En mettant dans un verre du jus de citron, dans un autre de l'eau aiguisée d'acide acétique, sulfurique, chlorhydrique, etc., il est impossible, si l'on tient les narines fermées, de distinguer le goût du jus de citron de celui des autres liquides acidulés.

Toutes les sécrétions qui sont en contact avec l'air atmosphérique s'altèrent dans leur composition, si elles ne sont pas renouvelées; et cette altération est assez considérable chez certaines personnes, en vertu de conditions qu'il m'est assez difficile d'indiquer, mais qui tiennent peut-être autant à la qualité de la sécrétion au moment où elle vient de se produire, qu'à la nature spéciale de l'organe sécréteur. Les sécrétions nasales, comme les sécrétions pharyngiennes, vaginales, anales, chez certaines personnes, s'altèrent avec une grande rapidité, et contractent une fétidité extrême, alors que cela ne s'observera pas chez d'autres individus qui bien souvent seront beaucoup moins recherchés dans leur toilette.

Certaines punaisies ne reconnaissent pas d'autres causes. Lorsque les narines viennent d'être débarrassées des mucosités qu'elles contenaient, l'haleine est pure; quelques heures plus tard, elle devient fétide, si les mucosités sont restées accumulées dans les fosses nasales. Le remède à une pareille infirmité est trouvé : il faut se moucher souvent et se bien nettoyer le nez.

Nous venons de voir que, dans l'état normal, les sécrétions des membranes muqueuses, comme celles de la peau, avaient, chez certaines personnes, une notable fétidité. Si les mêmes parties sont atteintes de phlegmasies soit aiguës, soit chroniques, cette fétidité prend alors des proportions extraordinaires; et vous savez combien, chez les personnes grasses surtout, l'intertrigo, qui s'observe sous les mamelles, aux plis des cuisses, autour de l'anus, contracte facilement une odeur très fétide qui, quelquefois, ne peut être évitée, même par les soins de la propreté la plus minutieuse. Il en est de même pour les phlegmasies des membranes muqueuses, et vous avez pu être souvent frappés de la fétidité du pus blennorrhagique chez certains individus. Cette fétidité persiste aussi longtemps que l'inflammation reste à l'état aigu ; mais, lors même que la phlegmasie passe à l'état chronique, chez quelques personnes, les sécrétions inflammatoires conservent une odeur insupportable, pour peu qu'elles séjournent là où elles ont été sécrétées. Mais, si l'inflammation de la membrane muqueuse a quelque chose de spécial, il se peut que, même dans la forme chronique, la sécrétion soit fétide à l'instant même où elle se fait.

Je ne pouvais, messieurs, vous faire comprendre l'histoire de l'ozène sans entrer dans tous ces détails. Beaucoup de personnes, en effet, dès qu'elles contractent un coryza, rendent des mucosités dont l'odeur est fort désagréable ; cette odeur, sans doute, n'est pas celle de la punaisie constitutionnelle, mais elle est en quelque sorte le premier degré de l'ozène accidentel. Si maintenant le coryza devient chronique, la sécrétion s'altérera par son séjour dans les fosses nasales, et la fétidité pourra devenir analogue à celle que l'on retrouve dans certaines phlegmasies spécifiques de la membrane muqueuse pituitaire.

L'ozène dit *constitutionnel*, sans que je veuille d'ailleurs justifier cette épithète, ne s'observe en général qu'après la première enfance, lors même que, depuis la naissance, il existerait quelques-unes de ces lésions anatomiques dont je vous parlerai, et qui mènent presque fatalement à la punaisie. Il est rare que la maladie débute avant l'âge de quatre ou cinq ans ; mais elle prend des proportions considérables vers l'époque de la puberté, et se maintient ainsi pendant l'âge adulte, pour décroître, mais pourtant ne pas disparaître complétement, à un âge plus avancé. Cette forme de punaisie est caractérisée par une odeur repoussante, fade, ne ressemblant à aucune autre ; les sécrétions nasales sont ordinairement purulentes ; quelquefois elles se dessèchent, en formant des croûtes qui se moulent sur les cornets, et alors elles sont presque toujours mêlées d'un peu de sang, lorsqu'elles ont été expulsées après quelques efforts. L'écoulement purulent a souvent une très grande abondance, et, il faut le dire, ce n'est pas dans ce cas que la puanteur est le plus désagréable, à moins que l'ozène ne tienne à une maladie du sinus maxillaire dans lequel le pus séjourne, puis se vide par flots à la suite de certains mouvements du malade.

Presque toujours, en examinant l'intérieur des fosses nasales à l'aide d'un petit spéculum, on trouve de la rougeur de la membrane muqueuse.

La déformation du nez par l'écrasement de sa racine s'observe assez souvent. On a attribué à cette cause la punaisie ; on a pensé que la structure des fosses nasales qui en était la conséquence mettait obstacle à l'évacuation des mucosités, qui s'altéraient en raison de la durée de leur séjour. Si l'on se rappelle ce qui a lieu dans l'ozène syphilitique de l'adulte, durant lequel la fétidité peut exister et existe le plus souvent sans maladies des os, et sans déformation des fosses nasales ; d'un autre côté, si l'on considère que, chez le plus grand nombre des adolescents atteints d'ozène, il n'y a pas de déformation du nez, on arrive à cette conclusion, savoir, que, suivant toute apparence, l'affaissement de la racine du nez a été produit par la même cause qui a déterminé l'ozène lui-même, c'est-à-dire par la phlegmasie chronique et l'ulcération de la membrane muqueuse, et par la nécrose consécutive du vomer ou de quelques portions de l'ethmoïde.

On voit d'ailleurs fréquemment des personnes dont les narines sont extrêmement étroites, de telle sorte que l'air ne passe pas par le nez en quantité suffisante pour les besoins de la respiration, et chez lesquelles pourtant les sécrétions nasales ne prennent jamais d'odeur.

Dans d'autres cas, plus rares il est vrai, outre qu'il n'y a pas de déformation de la racine du nez, il n'y a même pas de sécrétions nasales réellement différentes, quant à l'aspect, de celles que l'on observe chez la plupart des hommes, et en même temps il n'y a ni douleur de tête, ni tension dans la mâchoire supérieure, qui indiquent un état phlegmasique aigu ou chronique. J'ajoute que la membrane muqueuse, aussi loin qu'il soit donné de l'apercevoir, ne présente aucun des caractères qui appartiennent à l'inflammation.

Or, lorsque rien ne permet de penser qu'il existe une phlegmasie de la membrane pituitaire, une nécrose des os ; quand l'individu atteint de punaisie a les attributs de la plus florissante santé, nous nous voyons forcés d'admettre que, dans ce cas, la sécrétion nasale a une fétidité spéciale, comme cela s'observe pour les pieds chez certaines personnes, et c'est réellement à cette forme de l'ozène qu'il faudrait conserver l'épithète de *punaisie constitutionnelle*. En effet, pour suivre la comparaison que je viens de prendre, nous ne serons pas autorisés à confondre la fétidité des pieds que l'on observe chez certaines personnes qui ont des soins de propreté suffisants, et qui n'ont aucune maladie de peau, avec celle qui se remarque si souvent à la suite des eczémas chroniques des pieds, et surtout à la suite des inflammations de la peau que l'on voit entre les orteils dans le cours des maladies vénériennes.

A côté de cet ozène réellement constitutionnel, il faut tout de suite placer celui qui tient à une diathèse herpétique, et qui, le plus souvent, s'observe en même temps que les ophthalmies dites scrofuleuses, en même temps que le gonflement de la lèvre supérieure. Il s'en faut de beaucoup que toutes les affections dartreuses de la membrane muqueuse des fosses nasales produisent la punaisie, comme les affections dartreuses de certaines parties du corps ne sont pas nécessairement accompagnées de fétidité ; mais de même que l'eczéma des pieds, de la vulve, produit chez certaines personnes des sécrétions d'une puanteur révoltante, de même chez certains malades atteints d'eczéma chronique de la membrane muqueuse des fosses nasales, il se fait une sécrétion d'une odeur repoussante.

De toutes les causes de l'ozène, la plus fréquente est à coup sûr la syphilis. Le coryza est très commun dans la vérole constitutionnelle, et bien qu'il n'entraîne pas la fétidité de l'haleine chez la très grande majorité des malades, cependant il la produit de la même manière que la dartre et que la scrofule chez certaines personnes. Mais quelle que soit cette fétidité, elle n'égale jamais celle de la punaisie constitutionnelle. Toutefois l'ozène syphilitique a cela de grave que, plus qu'aucun autre, il amène les ulcérations et les nécroses.

Une phlegmasie n'occupe pas impunément pendant longtemps une membrane aussi ténue que la membrane pituitaire ; il survient assez souvent des ulcérations, et M. le docteur Cazenave (de Bordeaux), à qui l'on doit d'intéressants travaux sur le sujet qui nous occupe en ce moment, a pu constater l'existence d'ulcérations jusque sur le plancher des fosses nasales ; avec le *speculum nasi*, analogue à celui que l'on emploie pour explorer le conduit auditif externe, il est bien facile de trouver des ulcérations sur la cloison et sur les parties des cornets les plus voisines de l'ouverture des narines.

Ces ulcérations vont devenir maintenant une nouvelle cause d'ozène dans le sens que je vais vous indiquer.

Quelle que soit la cause de cette ulcération, le tissu cellulaire sous-muqueux est facilement envahi, et l'os lui-même est bientôt atteint ; il en résulte sa nécrose. Du moment que cette lésion existe, elle devient une nouvelle cause d'ozène, et lors même que la maladie primitive est complètement guérie, la fétidité persiste tant que la portion nécrosée ne s'est pas exfoliée ou n'a pas été enlevée.

Quoique l'odeur ne soit pas à beaucoup près aussi horrible quand elle ne tient qu'à la nécrose, elle n'en est pas moins une infirmité dégoûtante contre laquelle les malades réclament souvent notre secours.

Lorsque la voûte palatine, la branche montante du maxillaire supérieur, le vomer, les cornets, participent à la nécrose, et qu'il y a une véritable démolition des os du nez, la suppuration ichoreuse devient très abondante, et la fétidité, bien que n'ayant pas l'odeur spécifique de la punaisie constitutionnelle, est cependant exécrable.

Vos maîtres en chirurgie vous ont appris que les nécroses qui succédaient à des plaies d'armes à feu, à des fractures des os de la face, quelquefois même à l'existence des polypes, pouvaient produire l'ozène. Mais les maladies du sinus maxillaire sont une cause de punaisie encore très fréquente. Je recevais naguère à ma consultation un homme d'une quarantaine d'années, bien portant d'ailleurs, qui venait se plaindre à moi d'un ozène qui depuis longtemps faisait le tourment de sa vie. Il était debout; je lui fis renverser la tête en arrière et fermer la bouche pour l'obliger à respirer par les narines, et je fus étonné de ne trouver à l'haleine aucune fétidité. Il me dit alors qu'il pouvait produire cette fétidité à volonté, et en effet, il s'assit, pencha fortement la tête en bas et reçut dans son mouchoir une quantité considérable de pus qui répandit dans mon cabinet une odeur insupportable.

Dans tout ce que je viens de vous dire, messieurs, je n'ai pu faire que trèsincomplétement le tableau de la punaisie. Je ne voulais que vous donner une idée sommaire d'une maladie commune, rebelle et assez mal connue; je voulais surtout vous indiquer quelques-uns des moyens thérapeutiques à l'aide desquels nous guérissons quelquefois et pallions souvent cette cruelle infirmité.

Tout d'abord, qu'il soit bien entendu que nous ne pouvons rien ou à peu près dans l'ozène qui tient à la nécrose des os; il est trop évident que nous ne pouvons avoir de prise sur un pareil mal : l'os malade se détachera en totalité ou en partie, et l'odeur persistera aussi longtemps qu'il restera quelque fragment d'os nécrosé. Il suffit de jeter un coup d'œil sur le squelette des fosses nasales pour se faire une idée de la difficulté de l'expulsion de certaines parties; aussi quand la nécrose est fort étendue, l'ozène peut-il durer de longues années, la chirurgie restant le plus souvent impuissante.

A la fin du mois de mai 1863, je voyais à l'hôtel du Louvre un jeune officier anglais de l'armée de l'Inde atteint depuis longtemps d'ozène syphilitique. Il avait été la veille saisi tout à coup d'une horrible suffocation, causée par la présence d'un corps étranger qui des arrière-narines était tombé dans la gorge. Dans les convulsions de la suffocation, il saisit avec ses doigts et finit par arracher une énorme portion de l'ethmoïde, irrégulière, anfractueuse, qui représentait au moins le quart de l'os. Le jour même il survint des symptômes cérébraux qui le tuèrent en vingt-quatre heures, et il devint probable pour nous qu'il s'était formé une suppuration des méninges et du cerveau dans les points correspondants à la lame criblée de l'ethmoïde. Vous comprenez, messieurs, que lorsqu'il existe de pareilles nécroses, l'expulsion de l'os soit presque impossible, et que l'exfoliation doive se faire par petites esquilles, et, par conséquent, avec une extrême lenteur.

Une ulcération, une nécrose des parois du sinus maxillaire, ou bien une phlegmasie chronique de la membrane muqueuse qui le tapisse, produiront encore un ozène contre lequel nous aurons bien peu de chose à faire, et dans le plus grand nombre des cas la chirurgie pourra seule intervenir en pénétrant dans le sinus par l'arcade dentaire supérieure, et en y portant directement des agents thérapeutiques.

Toutes les fois que l'on peut s'adresser à la cause de l'inflammation de la membrane muqueuse pituitaire, et qu'il n'y a pas encore de lésions osseuses, la guérison est facile : ainsi, dans le coryza syphilitique sans ulcération, les mercuriaux, l'iodure de potassium feront assez facilement justice de l'accident, comme ils guérissent les inflammations chroniques du pharynx, du larynx, etc. Mais quand il s'agit de l'ozène herpétique, nous n'avons plus, comme pour la syphilis, de médicaments spécifiques, et le mal est souvent insurmontable. Ce n'est pas qu'avec les préparations arsenicales, avec l'iode, avec les sulfureux, nous ne puissions rendre quelques légers services, mais ces services sont extrêmement limités, et c'est à la médication topique que nous devrons surtout avoir recours. Il est bien plus difficile encore de lutter contre la diathèse strumeuse, et, quoique nous puissions modifier un peu la constitution en plaçant le malade dans de bonnes conditions hygiéniques et en donnant quelques-uns de ces remèdes dont la banalité et l'insuffisance vous sont assez connues, cependant il faut encore ici compter le plus et compter presque exclusivement sur les remèdes qui s'adresseront directement à la membrane muqueuse malade.

C'est donc, messieurs, sur la médication topique que nous allons plus particulièrement insister, et c'est elle qui vous rendra les services les plus signalés.

Les poudres inspirées, comme du tabac à priser, les applications directes du caustique sur les points ulcérés, les injections de diverse nature, sont les moyens les plus usités et ceux qui m'ont rendu assez de services pour que je me croie en droit de les recommander. Ce n'est pas que la guérison soit facile, tant s'en faut, ce n'est pas qu'elle puisse être obtenue en peu de temps ; mais si imparfaite que soit la méthode, si peu efficaces que soient, en général, les moyens mis en usage, nous n'en arrivons pas moins à des résultats relativement heureux, résultats qu'il faut encore s'applaudir d'avoir obtenus.

Les poudres dont je fais surtout usage sont les suivantes, et j'en donne les formules :

℞ Sous-nitrate de bismuth........ ⎫ āā 15 grammes.
    Talc de venise................ ⎭

℞ Chlorate de potasse.............. 2 grammes.
    Sucre porphyrisé................. 15   —

℞ Précipité blanc.................. 25 centigrammes.
    Sucre porphyrisé................. 15 grammes.

℞ Précipité rouge................. 25 centigrammes.
    Sucre porphyrisé................. 15 grammes.

Une précaution capitale et sans laquelle toute médication topique deviendra inutile, c'est de nettoyer, au préalable, les fosses nasales, à l'aide des reniflements d'eau tiède ou froide ; il faut enlever les mucosités, les croûtes qui tapissent la membrane muqueuse pituitaire.

C'est aux poudres mercurielles que j'ai tout d'abord recours. Le malade en inspirera vigoureusement une prise par chaque narine, de manière à les faire pénétrer dans la plupart des anfractuosités du nez. L'inspiration devra être répétée deux ou trois fois par jour, en ayant égard à l'irritation qu'elle peut produire. Généralement les praticiens ne sont point assez en garde contre l'action énergiquement irritante du précipité blanc et du précipité rouge ; ces deux agents, si puissants dans le traitement des ophthalmies chroniques, des maladies de la peau, des membranes muqueuses, sont fréquemment abandonnés, précisément parce que leur action irritante est plus vive qu'on ne l'avait supposé ; on impute au remède un mal dont on ne devrait accuser que le médecin. Aussi, messieurs, devez-vous vous souvenir de vous tenir en garde contre l'irritation que les poudres mercurielles peuvent produire dans les fosses nasales, et ne prescrire qu'un très petit nombre d'inspirations chaque jour et pendant quelques jours seulement.

Nous serons, dans le traitement de l'ozène, d'autant plus enclins à abuser de ces médicaments, qu'ils amènent un résultat aussi rapide qu'inattendu. Je n'exagère pas en disant que, chez certains malades, la fétidité disparaît quelques heures après les premières inspirations de poudre ; résultat temporaire, il est vrai, mais positif, tout inexplicable qu'il est ; cela prouve tout au moins la puissance des poudres mercurielles comme agent modificateur de la membrane muqueuse malade, et en même temps cela nous invite à faire du mercure, employé comme un moyen topique, notre arme favorite dans le traitement de la punaisie, soit que nous l'employions sous forme pulvérulente, comme je viens de l'indiquer, soit que nous préférions la forme liquide, suivant le mode dont je parlerai tout à l'heure.

S'il faut être réservé dans l'usage des poudres mercurielles, on peut au contraire abuser du mélange de bismuth et de talc ; les malades peuvent en renifler autant et aussi souvent qu'ils le veulent, et quoique, à en juger par l'irritation produite, ce médicament ne semble avoir aucune influence, cependant il est un de ceux sur lesquels je compte le plus et auxquels je reviens le plus volontiers et le plus souvent, précisément parce que l'on peut en abuser.

Le chlorate de potasse, auquel M. Henri de Saint-Arnoult a donné une vogue qui n'est pas tout à fait imméritée, rend encore de réels services ; il a surtout l'avantage, comme les poudres mercurielles, de faire disparaître l'odeur pendant que l'on en fait usage. Si ce remède n'agissait que comme désinfectant, il mériterait sans doute encore d'être conseillé, mais il a une influence utile analogue à celle du mercure ; il est vraiment, comme ce dernier, modificateur de la membrane muqueuse.

Vous avez vu, messieurs, avec quelle rapidité ces moyens topiques ont
semblé amener la guérison chez notre jeune fille de la salle Saint-Bernard.
Certes, à voir les résultats obtenus, il semblerait que notre malade est
guérie ; comme je vous le dirai tout à l'heure, il est peu d'affections où
la patience soit plus nécessaire, et de la part du médecin, et de la part
du malade.

Chez les adultes, sur l'obéissance desquels on peut compter, les inspirations de poudres, bien qu'insuffisantes, rendent néanmoins d'éminents
services ; chez les enfants, elles ne sont presque d'aucune utilité, et pour
eux il faut recourir aux injections, qui seront alors le moyen de traitement
à peu près exclusif, tandis que pour l'adulte elles sont un moyen complémentaire.

Les injections auxquelles j'ai le plus habituellement recours sont les
suivantes :

℞ Eau phagédénique.................... 200 grammes.
Bien agiter le flacon avant d'en faire usage, afin de bien mêler le précipité.

℞ Sublimé............................. 1 gramme.
    Alcool............................. 100   —

℞ Chlorate de potasse.................. 4 grammes.
    Eau distillée....................... 200   —

℞ Nitrate d'argent..................... 5 centigrammes.
    Eau distillée....................... 100 grammes.

℞ Sulfate de cuivre ou sulfate de zinc... 5 centigrammes.
    Eau distillée....................... 100 grammes.

Tout d'abord, messieurs, je vous ferai, à propos de ces injections, une
observation pratique d'une grande importance. La membrane muqueuse
pituitaire a une sensibilité beaucoup plus grande qu'on ne le suppose
ordinairement. Lorsque l'on commence le traitement par les injections,
il faut employer des solutions extrêmement faibles, et il arrive souvent
que la solution de 5 centigrammes de nitrate d'argent, de sulfate de cuivre,
de sulfate de zinc ou de sublimé dans 100 grammes d'eau distillée, soit
très impatiemment supportée. J'ajoute tout de suite que cette sensibilité
extraordinaire s'émousse vite, et que l'on peut arriver assez rapidement
à des doses plus élevées, doses qui pourtant ne devront jamais être considérables, et qui d'ailleurs seront toujours proportionnées à la sensibilité
de chaque malade.

Les injections seront faites plusieurs jours de suite, deux, trois et
quatre fois par jour, puis on reviendra à l'usage des poudres, puis on
recourra de nouveau aux injections, dont on diminuera, dont on augmen-
tera le nombre chaque jour, en raison, d'une part, de l'irritation pro-

duite sur la membrane muqueuse, d'autre part, de l'influence exercée sur la maladie.

Dans une affection aussi tenace que l'ozène, on comprend sans peine que la médication doive être longtemps continuée, et si le médecin, satisfait de l'apparence d'un succès, interrompait brusquement la médication, le mal se reproduirait immédiatement. Malgré la patience la plus grande et les modifications nombreuses introduites successivement dans le traitement, il arrive encore trop souvent que nous n'obtenons pas une guérison radicale.

Il faut donc d'abord et plusieurs fois de suite appliquer les remèdes sans interruption, et lorsque déjà depuis six semaines ou deux mois la fétidité a disparu, on se relâche un peu de la sévérité du traitement en faisant un moins grand nombre d'inspirations ou d'injections chaque jour. Si le mieux persiste, on n'a plus recours à ces remèdes que de deux jours l'un, puis à des intervalles de trois, quatre jours, pendant plusieurs mois encore.

Cependant il est un point de pratique fort important sur lequel je veux appeler votre attention. On remarque en général que, à l'époque menstruelle, les symptômes de l'ozène augmentent dans une proportion notable, et cela indépendamment de tout traitement; lors même que la médication est le mieux dirigée, il arrive encore trop souvent que la fétidité reparaisse un peu dans la circonstance que je viens d'indiquer. Il en est de même si, sous l'influence d'une cause quelconque, il survient une phlegmasie de la membrane muqueuse pituitaire. Aussi est-ce une règle dont il ne faut point se départir : il faut reprendre la médication avec toute sa sévérité lorsque le malade se trouve dans les conditions particulières dont je viens de vous parler. Lors même que déjà depuis longtemps il n'existerait plus de symptômes de punaisie, encore faudrait-il ne pas oublier le précepte pratique que je viens de formuler.

Si puissantes que soient les inspirations de poudre et les injections, elles ne suffisent pourtant pas, même comme moyen topique. M. Cazenave (de Bordeaux) a depuis bien longtemps insisté sur la nécessité de porter sur la voûte des fosses nasales et sur d'autres parties plus accessibles des agents modificateurs à l'aide de bougies emplastiques ou de sondes rigides accommodées à la forme des parties, et analogues à celles que l'on emploie dans les maladies de l'urèthre, de la vessie, de l'utérus.

Cependant, messieurs, quoique la médication topique tienne la place la plus importante dans le traitement de l'ozène non syphilitique, ce serait une grande faute que de ne pas faire un traitement général.

L'huile de foie de morue donnée longtemps et quinze jours de suite chaque mois a quelquefois rendu de grands services. La teinture d'iode administrée deux ou trois fois par jour à l'heure des repas et chaque fois à la dose de 5, 10, 15 et même 20 gouttes pendant plusieurs mois,

produit assez souvent de fort heureux effets dans la punaisie constitutionnelle.

Les préparations arsenicales, administrées avec persévérance comme
on le fait en général pour combattre la diathèse herpétique, viennent
encore puissamment en aide à la médication topique.

Est-il besoin de dire que s'il s'agit d'un ozène syphilitique, les préparations mercurielles et l'iodure de potassium devront primer même les
applications locales?

Quant aux nécroses, aux polypes, aux maladies diverses du sinus
maxillaire, ils sont plutôt du ressort de la chirurgie et je n'ai point à
m'en occuper ici.

Je ne veux pourtant pas terminer, messieurs, sans vous répéter que la
triste maladie dont je viens de vous tracer le tableau est une des plus difficiles à guérir, mais aussi qu'elle est une de celles que l'on peut le
mieux pallier, pourvu que l'on soit assuré de la propreté, de la docilité,
de la patience du malade, et pourvu que cette patience ne soit égalée que
par celle du médecin.

XXV. — LARYNGITE STRIDULEUSE (FAUX CROUP).

A été longtemps confondue avec le croup pseudo-membraneux. — Elle en diffère
essentiellement par sa nature, par le mode d'invasion des accès, par la marche des
accidents. — La toux dite croupale a des caractères particuliers bien différents de
ce qu'ils sont dans le vrai croup. — Pathogénie de l'accès de suffocation. — Le
pseudo-croup est une affection sans gravité. — En quelques cas très rares, cependant, il a causé la mort. — Le pronostic est grave quand l'affection laryngée est
l'avant-coureur d'un catarrhe péripneumonique. — La médecine doit être le plus
souvent expectante.

MESSIEURS,

Dans nos conférences sur la diphthérie, j'ai à dessein laissé de côté,
pour un instant, la question du diagnostic différentiel entre le croup et le
faux croup, qui me paraissait devoir être bien mieux à sa place dans l'é-
tude de cette dernière maladie. Ce diagnostic différentiel ressortira nécessairement, en effet, de ce que je vais aujourd'hui vous dire de la laryngite striduleuse.

Home [1] a été pour beaucoup dans la confusion déplorable qui s'est introduite à ce sujet dans la science et dans la pratique. Il désigne sous le
même nom deux maladies essentiellement distinctes, et si, dans quelques
cas, il a eu affaire à des laryngites pseudo-membraneuses, le plus souvent
les observations qu'il rapporte ne sont autre chose que des exemples de
faux croup. Cette confusion règne dans presque tous les écrits publiés
depuis lors sur la matière, en particulier dans les mémoires envoyés au
concours de 1812, et même dans ceux de Vieusseux [2], de Jurine, d'Albers
(de Bremen) [3], couronnés par l'Académie. Le rapporteur de la commission chargée de juger ces travaux, Royer-Collard [4], ne l'évita pas davantage, et son rapport, d'ailleurs très remarquable, prouve qu'à cette épo
que on était toujours dans les idées de Home. La lumière ne s'est
vraiment faite sur ce chaos qu'après que Bretonneau [5] eut établi avec une
merveilleuse lucidité les caractères essentiels qui permettent de distin-

1. Home, *Inquiry into the nature and cure of the croup*, Édimbourg, 1765.
2. Vieusseux, *Mémoire sur le croup ou angine trachéale*, 1812, in-8°.
3. Albers (de Bremen), *De tracheitide infantum*, Lipsiæ, 1816.
4. Royer-Collard, *Rapport au ministre de l'intérieur sur les ouvrages envoyés au
concours*, Paris, 1812, in-4°.
5. Bretonneau, *Traité de la diphthérite*.

guer l'une de l'autre deux maladies si différentes dans leur essence, si
différentes quant à leurs lésions, quant à leurs symptômes, et surtout
quant à leur gravité : l'une, le vrai croup, entraînant presque fatalement la mort, à moins qu'on n'intervienne à propos ; l'autre, le faux croup,
étant exceptionnellement dangereuse.

La laryngite striduleuse est une affection excessivement commune. Il
n'est pas un seul médecin qui, dans le cours d'une pratique même très
courte, n'ait eu occasion d'être souvent appelé à la hâte auprès d'enfants
que leurs parents disaient atteints de croup. Bien qu'on soit maintenant
dûment averti, l'erreur cependant est encore journellement commise.
Ceux qui prétendent avoir guéri un nombre considérable de croups, et
de les avoir guéris avec une rapidité extraordinaire en quelques heures,
à l'aide de vomitifs, de vésicatoires, d'applications de sangsues, etc.,
ceux-là sont tombés dans la confusion que je vous signalais ; ils se sont
laissé tromper par ce qu'on appelle si improprement la *toux croupale*.
Cela tient à ce que, uniquement préoccupés de ce phénomène, ils n'ont
tenu presque aucun compte des antécédents, ou du moins à ce qu'ils n'ont
pas apporté une suffisante attention à la marche des accidents ; à ce
qu'enfin ils n'ont pas examiné le pharynx aussi scrupuleusement qu'ils
l'auraient dû faire pour s'assurer qu'il n'existait aucune exsudation diphthérique.

Malgré sa fréquence, nous avons rarement l'occasion de l'observer dans
nos salles, et un seul exemple s'en est offert à nous depuis que j'occupe
cette chaire. Vous allez en comprendre la raison. D'une part, le faux
croup est essentiellement une maladie de l'enfance et de la seconde enfance, c'est-à-dire des individus au-dessus de deux ans. Or, si nous recevons dans la crèche quelques petits malades au-dessous de cet âge, les
services de l'Hôtel-Dieu sont exclusivement réservés aux adultes. D'autre
part, la brusquerie avec laquelle le faux croup se déclare, la rapidité
avec laquelle il cède, font que c'est très exceptionnellement aussi que les
enfants qui en sont atteints sont amenés dans les hôpitaux. Je n'aurai
donc à vous rappeler que le seul fait que nous avons observé ; mais j'eusse
été incomplet sur la question du croup, si je ne m'étais réservé de vous
parler de ce point important de diagnostic différentiel ; de plus, le faux
croup se présentera trop communément à votre observation dans la pratique pour que je ne me croie pas obligé de vous en entretenir.

Quels en sont donc les caractères ? Un enfant entre l'âge de deux à cinq
ans, et notez que c'est encore l'âge où le vrai croup est aussi le plus fréquent, un enfant entre l'âge de deux à cinq ans est pris tout à coup au
milieu de la nuit, vers onze heures, minuit, une heure, d'un accès d'oppression. Il se réveille en sursaut dans une agitation fébrile considérable ;
sa toux est rauque, très fréquente, mais forte et bruyante ; sa respiration
est haletante, entrecoupée, accompagnée pendant l'inspiration d'un bruit

aigu, d'un sifflement laryngien strident. Sa voix, modifiée dans son timbre, éteinte dans le moment des accès, est rauque, enrouée dans l'intervalle; mais, c'est là un fait capital sur lequel je reviendrai, elle n'est presque jamais éteinte comme dans le vrai croup.

Ces accidents sont portés à un bien autre degré qu'ils ne le sont au début de la diphthérie laryngée; l'oppression, l'anxiété, sont quelquefois aussi prononcées que dans la dernière période de l'angine laryngée pseudo-membraneuse; le visage est congestionné, les yeux expriment une profonde terreur; les caractères de la toux et de la voix, le sifflement laryngien sont tels, qu'il y a là en vérité de quoi jeter la terreur dans l'esprit d'une famille et effrayer même les médecins.

Cependant, après une demi-heure, une heure, deux ou trois heures de cette épouvantable crise, l'accès a cessé; l'enfant se calme, le sommeil revient, le pouls est moins fréquent, la peau se couvre d'une certaine moiteur; puis le malade se réveille, la toux est toujours croupale, mais elle est plus humide. Au jour, elle est encore plus catarrhale; la respiration est moins sifflante et la voix a presque repris son timbre habituel. Assez ordinairement, les accidents se répètent plusieurs nuits de suite et toujours en perdant de leur violence, tandis que les journées sont bonnes, le malade ayant à peine un peu de fièvre et de malaise et gardant une toux grasse ou beaucoup moins rauque.

En interrogeant les parents, vous apprenez que l'enfant s'est couché bien portant et qu'il s'est endormi d'un sommeil parfaitement tranquille. Quelquefois on vous dira qu'il souffrait un peu depuis quelques jours; qu'il avait pris froid, mais qu'il allait, venait, mangeait, jouait comme auparavant; qu'il avait gardé sa gaieté et son entrain accoutumés; qu'en somme, il n'y avait rien de changé dans ses habitudes.

Enfin, si vous examinez la gorge, quelque soin que vous apportiez à cet examen, vous ne constaterez pas la présence de fausses membranes. La membrane muqueuse est quelquefois fort rouge; les amygdales peuvent être tuméfiées, et en explorant les régions cervicales et sous-maxillaires, vous ne rencontrez pas de gonflement ganglionnaire.

C'est de cette façon, c'est avec cette brusquerie, c'est par ces phénomènes, plus alarmants en apparence que ceux du croup, que se déclare le plus généralement l'attaque du faux croup.

Je vous ai dit que c'est pendant le sommeil que survient l'accès spasmodique de la laryngite striduleuse, eh bien, c'est précisément par le fait du sommeil que, suivant MM. Krishaber et Peter, cet accès se produit. En effet, disent-ils, si l'on observe un enfant affecté de laryngite striduleuse et dormant dans l'intervalle de ses quintes, on voit l'inspiration devenir graduellement plus lente et plus difficile, l'épigastre se creuser davantage à chaque effort inspirateur, puis bientôt un peu d'agitation inconsciente survenir dans le sommeil; puis enfin le sommeil n'étant plus compatible avec cette respiratton laborieuse et insuffisante, le malade s'éveille tout à coup. Il est alors en proie à un malaise excessif, il s'agite, pleure, et fait coup sur coup des inspirations sifflantes, pénibles, entre-coupées de quintes de toux aboyante. C'est là l'accès. Il ne survient pas subitement, mais graduellement; il cesse au bout de quelques instants, alors que l'enfant respire plus rapidement, c'est-à-dire proportionne la fréquence et l'amplitude de ses mouvements respiratoires à l'étroitesse actuelle de son larynx, ou, ce qui revient au même, à la diminution de sa prise d'air. Ainsi dans le sommeil, où les inspirations sont naturelle-ment moins fréquentes et plus faibles, le petit malade doit manquer d'air non seulement parce que son larynx est rétréci par la tuméfaction in-flammatoire de la membrane muqueuse, mais encore parce qu'il respire moins souvent et que ses inspirations sont plus faibles. En conséquence, pour MM. Krishaber et Peter, la cause matérielle, organique de la laryn-gite striduleuse, c'est le très faible développement de la glotte intercarti-lagineuse dans l'enfance, ce qui rend très étroite la fente glottique; et la cause occasionnelle de l'accès de suffocation est le sommeil, qui produit une pénurie d'air croissante par le fait du ralentissement et de la faiblesse des mouvements respiratoires. Tel est, suivant ces auteurs, la pathogénie de l'accès [1].

Cependant, si alarmante qu'elle soit en apparence, cette attaque de faux croup, vous allez la guérir, je devrais dire qu'elle va se guérir, quoi que vous fassiez, car l'intervention médicale la plus inopportune, la plus déraisonnable, est rarement capable de rendre grave cette affection, qui l'est si peu de sa nature.

Toutefois, messieurs, il est des restrictions à apporter à un pronostic aussi favorable. La laryngite striduleuse survient en effet au début et dans le cours de certaines maladies, et vous comprendrez dès lors que votre jugement sur l'affection que vous êtes appelés à combattre doit en être singulièrement modifié.

Vous savez, et j'ai appelé votre attention sur ce fait en vous parlant des fièvres éruptives, qu'il est commun de voir pendant la période d'inva-sion de la rougeole, au moment où les membranes muqueuses nasale, oculaire et bronchique se prennent, de voir, dis-je, le larynx s'affecter de la même façon, et que fréquemment aussi les enfants dans les deux, trois ou quatre premiers jours du début de cette pyrexie exanthématique, alors que l'éruption ne s'est pas encore faite à la peau, éprouvent tous les accidents de la laryngite striduleuse.

Dans la variole, qui est accompagnée généralement aussi d'angine à la fois pharyngienne et laryngienne, le faux croup n'est pas rare, quoique beaucoup moins commun que dans la rougeole.

1. Krishaber et Peter, *Pathologie médicale du larynx*, dans le *Dictionnaire encyclo-pédique des sciences médicales*, 2ᵉ série, t. I, p. 601, art. LARYNX.

De plus, messieurs, le pseudo-croup peut être le début d'une des maadies les plus sérieuses de l'enfance, de la pneumonie catarrhale, du caarrhe capillaire, que mon expérience m'a appris à considérer comme plus edoutable que le vrai croup lui-même. Je vous ai depuis longtemps xposé mes idées à cet égard, je vous les exposerai encore, lorsque nous aurons occasion de traiter de la pneumonie des enfants.

Ici, messieurs, je dois vous rappeler l'observation à laquelle je faisais allusion en commençant. Elle établira, ainsi que je vous le dirai plus tard, que la trachéotomie peut être utile dans la pseudo-croup, en même temps qu'elle vous démontrera que ce pseudo-croup peut être le début d'une pneumonie mortelle. Voici le cas dont il s'agit :

Une petite fille entrait dans mon service au mois de janvier 1863. L'interne de garde constatait une difficulté extrême dans la respiration sans accès de suffocation. La dypsnée, au dire de la mère, aurait fait de grands progrès depuis quelques heures. Cette petite fille toussait depuis quelques jours; cependant à l'examen de la poitrine on ne trouvait aucun signe de pleurésie ni de bronchite. L'inspiration était très difficile, un peu sifflante; le cri était rauque, étouffé ; le larynx était certainement le siège de l'obstacle à la respiration. Il n'existait point de fausses membranes dans l'arrière-bouche, l'enfant n'en n'avait point rendu, et, bien qu'il n'y eût là qu'un faux croup, M. Dumontpallier n'hésita pas à pratiquer immédiatement la trachéotomie : il fallait empêcher l'enfant d'étouffer. L'opération fut facile; aussitôt la canule introduite et fixée, la malade respira librement. La nuit fut bonne et, le lendemain matin, je constatais qu'il n'existait point de bruits morbides dans la poitrine, l'enfant prenait le sein avec plaisir, elle avait bon aspect.

Le troisième jour nous essayons de retirer la canule, mais il faut la réintroduire en toute hâte, car il y a menace d'asphyxie. Le larynx était donc encore obstrué, et cependant l'enfant n'avait rendu par la canule que des crachats muqueux, puriformes, déchiquetés, analogues aux crachats de la bronchite morbilleuse. Les jours suivants nous essayâmes en vain d'enlever la canule, chaque fois il fallut la replacer au plus vite, l'air ne passait point par le larynx.

Le dixième jour de l'opération, l'enfant avait toujours bon aspect, elle continuait à bien teter; elle était gaie, ses chairs avaient repris de la fermeté, elle n'était pas amaigrie ; mais la canule devait toujours être maintenue dans la trachée. Les lèvres de la plaie étaient belles. Le onzième jour de l'opération nous apprenons que l'enfant a été agitée pendant la nuit, son pouls est devenu fréquent, sa peau est brûlante, l'enfant prend souvent le sein, puis l'abandonne aussitôt. On constate alors des râles muqueux, fins, disséminés dans toute la région de la poitrine. La fièvre, l'agitation et les signes d'une bronchite généralisée me font porter un pronostic grave, il était très probable que déjà il existait des noyaux d'hépatisation pulmonaire: on essaye mais inutilement d'ôter la canule, l'air ne pénétrait point suffisamment à travers la trachée.

Le quatorzième jour, la petite malade présente, à la visite du matin, les signes de l'asphyxie péripneumonique, les pupilles sont largement dilatées, l'enfant, immobile dans son lit, ne rejette plus de crachats par sa canule, le pouls ne peut plus être compté, et la mort arrive, précédée de quelques mouvements convulsifs.

L'autopsie démontra qu'il n'existait de pseudo-membranes en aucun point des voies respiratoires, mais les replis glosso-épiglottiques étaient rouges et les replis aryténo-épiglottiques œdémateux. L'ouverture glottique paraissait presque entièrement fermée par le gonflement de la membrane muqueuse, qui était injectée. La muqueuse laryngée, également injectée, était le siège d'une vascularisation inflammatoire. On rencontrait les mêmes caractères de l'inflammation sur la muqueuse de la trachée et des bronches; plusieurs lobules pulmonaires, surtout du côté gauche, étaient enflammés, purulents et laissaient sourdre à la coupe, sous une légère pression, des goutelettes de pus ; le poumon en ces points enflammés avait l'aspect d'une éponge remplie de pus. Il existait en outre une pleurésie purulente du côté gauche, qui avait peut-être eu pour point de départ les noyaux d'hépatisation purulente que l'on constatait à la surface du poumon. La pneumonie et la pleurésie ne sont survenues que dans les derniers jours de la vie de cette petite malade et ont marché avec une grande rapidité vers la purulence.

En dehors de ces complications, d'une fièvre éruptive, d'une phlegmasie de l'appareil pulmonaire, le faux croup a quelquefois causé la mort, bien que généralement, je dirais presque dans l'universalité des cas, il soit d'une remarquable bénignité. Ces cas malheureux sont assurément très exceptionnels, mais il importe que vous soyez avertis de leur possibilité.

En voici un exemple : En 1834, on vint un matin me chercher en toute hâte pour aller voir un élève du collège de Juilly, qui, me disait-on, se mourait. Ce jeune garçon était âgé de treize ans. Bien portant la veille, il avait été pris tout à coup le lendemain matin, à son réveil, d'un accès d'oppression épouvantable ; il se leva cependant et courut chez le préfet des études. Sa respiration était gênée au plus haut point; il avait une toux rauque, croupale ; sa voix était enrouée, éteinte, et les inspirations produisaient un sifflement des plus bruyants. Le médecin du collège, mandé aussitôt, fut justement effrayé de l'état du malade, et me dépêcha sur-le-champ un des maîtres. Je partis aussitôt; quatre heures après, j'arrivais auprès du pauvre enfant ; il venait d'expirer. Le fait me paraissait trop extraordinaire pour que nous ne cherchassions pas à nous éclairer sur la nature d'un mal aussi foudroyant. Avec toutes les précautions que commandaient les circonstances, j'enlevai le larynx et la trachée-artère, et, de retour chez mon confrère, nous procédâmes à l'examen des pièces

anatomiques; nous n'avions affaire qu'à un faux croup. Nous ne constatâmes, en effet, qu'un gonflement notable des cordes vocales avec rougeur de la membrane muqueuse laryngée, qu'un peu de tuméfaction des
replis aryténo-épiglottiques; sur l'une des cordes vocales il y avait une
légère concrétion membraneuse n'ayant aucun des caractères de la fausse
membrane diphthérique, et qui était le résultat d'une phlegmasie portée
au plus haut degré.

On peut donc mourir de la laryngite striduleuse, bien que, je le répète, des faits analogues à celui-ci soient des plus rares dans l'histoire
de la science. Pour ma part, et dans le cours d'une très longue pratique,
je ne puis en compter que trois. Quoi qu'il en soit, messieurs, malgré
cette bénignité excessive de la maladie, faites en vous-mêmes vos réserves; faites-les surtout, moins à cause de la possibilité de ces accidents
mortels, heureusement exceptionnels, qu'eu égard à ce que je vous disais tout à l'heure, que le faux croup peut être l'avant-coureur d'une
pneumonie catarrhale, qui pardonne rarement. J'ai peut-être quelque
expérience des affections croupales; or, tout en sachant parfaitement que
les bonnes chances l'emportent ici de beaucoup sur les mauvaises, je ne
puis me défendre d'une certaine appréhension, je crains d'avoir affaire
plus tard à cette terrible maladie dont le faux croup ne serait que la première manifestation.

Comme je vous l'annonçais en commençant, le diagnostic différentiel
du croup et du faux croup ressort naturellement de ce que nous avons
exposé plus haut. Dans quelques circonstances, néanmoins, ce diagnostic
est embarrassant; c'est, d'une part, lorsque la laryngite striduleuse se
déclare chez les individus atteints d'angine couenneuse commune; c'est,
d'autre part, lorsque la diphthérie débute d'emblée par le larynx.

Vous savez que, bien que, dans la généralité des cas, la maladie pelliculaire débute par le pharynx pour se propager de là au larynx, il arrive
cependant, quoique très rarement, que le croup survient d'emblée. Il est
extrêmement difficile alors de distinguer l'une de l'autre la laryngite
pseudo-membraneuse et la laryngite simple; toutefois, alors encore, la
marche des accidents peut fournir des présomptions sur la nature du mal
qu'on est appelé à combattre. Malgré ce qu'on a prétendu, dans ce cas
même, les allures de l'affection couenneuse sont ordinairement lentes; je
dis ordinairement, et non pas toujours : celles du faux croup sont au
contraire très précipitées. Dans le faux croup, l'invasion est brusque, les
symptômes sont immédiatement alarmants, puis décroissent. Dans le
croup, l'invasion est moins brusque, mais les symptômes sont graduellement croissants; de telle sorte que de deux enfants, l'un ayant la voix
enrouée depuis déjà deux ou trois jours et une toux suspecte depuis quarante-huit heures, l'autre ayant été pris instantanément la nuit d'une
gêne considérable de la respiration, avec des aspirations sifflantes, une

toux croupale retentissante, de ces deux enfants, le premier est plus gravement malade que le second. Chez celui-ci, il ne s'agit que d'un faux
croup; chez celui-là, vous avez affaire au vrai croup. L'inflammation
diphthérique, en effet, met un certain temps à faire son évolution; il lui
faut ordinairement deux ou trois jours avant d'atteindre son summum
d'intensité. L'irritation qu'elle cause sur les parties qui vont être recouvertes de fausses membranes, assez peu vive, ne provoque que quelques
accès de toux; la gêne apportée d'abord par le gonflement des cordes
vocales, dans l'acte de la respiration, ne se traduit que par une oppression modérée, et c'est, non quand la membrane muqueuse laryngée est
le plus enflammée, mais seulement quand des concrétions diphthériques
épaisses ont mis un obstacle matériel au passage de l'air, que la difficulté de respirer est considérable. L'inflammation franche et aiguë du
larynx procède autrement : elle détermine presque instantanément la tuméfaction de la membrane muqueuse qu'elle frappe; en une demi-
heure, une heure, deux heures au plus, cette tuméfaction est à son maximum, et le rétrécissement subit de l'ouverture de la glotte, qui en
est la conséquence, est la cause des accès de suffocation qui caractérisent
le faux croup.

Un fait remarquable sur lequel j'insiste encore, c'est que ces accès
de suffocation font explosion pendant la nuit et arrivent très rarement
dans la journée; c'est que, pour mieux dire, ils surprennent l'individu
pendant son sommeil, et non lorsqu'il est éveillé; MM. Krishaber et Peter
ont essayé de dire pourquoi.

Non seulement le faux croup diffère du croup par son mode d'invasion
et par la marche des accidents, mais il en diffère encore par les caractères de la toux dite croupale, et dont il nous reste à examiner la valeur
sémiologique.

Laissez-moi vous dire, messieurs, le résultat de ma vieille expérience à
cet égard. Chez un enfant très jeune, pour peu que la membrane muqueuse
du larynx s'enflamme, et par conséquent se gonfle, la toux devient
rauque, l'inspiration est sifflante, la voix s'altère profondément. Cela
s'observe chez quelques individus, même dans de simple rhumes. Les
cordes vocales sont excessivement sensibles à l'impression d'une mucosité qui va tomber sur elles, à l'impression seule de l'air qui traverse la
glotte; il y a, en un mot, une irritabilité excessive, exagérée, de la
membrane muqueuse laryngée, déjà si irritable, si excitable de sa
nature. La toux sera incessante, et, dans l'espace d'une minute, le malade en aura quinze à vingt secousses. La toux dite croupale est donc,
chez les très jeunes enfants, l'expression de toute inflammation aiguë de
la membrane muqueuse laryngienne. Bien mieux, elle est l'expression
d'une inflammation franchement aiguë. Or, tel n'est pas le caractère
de l'inflammation diphthérique. Au début, celle-ci est très légère. bien

autrement superficielle que dans la laryngite simple; absolument comme, si vous voulez me permettre la comparaison, la phlegmasie qui accompagne la pustule maligne est bien autrement légère et superficielle que la phlegmasie qui accompagne le furoncle. Tandis que la laryngite franche fait plus grand fracas, la laryngite diphthérique s'installe sournoisement; l'irritation qu'elle cause sur les parties qu'elle envahit provoque tout d'abord à peine quelques quintes de toux, ainsi que je vous le rappelais il y a un instant. A ces accidents si légers succède bientôt une toux dont la raucité et la fréquence rappellent celles que nous signalions tout à l'heure dans l'angine striduleuse; puis, lorsque plus tard l'exsudation pseudo-membraneuse a couvert les cordes vocales, la membrane muqueuse perd sa sensibilité, protégée qu'elle est par une sorte de cuirasse contre l'action de l'air, des mucosités, de tout ce qui pouvait mettre en jeu son irritabilité. Si bien que, et c'est là un phénomène qui a frappé les observateurs, lorsqu'il y a un croup confirmé, la toux est rare, quelquefois nulle; elle est du moins presque toujours éteinte, ainsi que la voix.

Cette différence entre la toux de la laryngite striduleuse et la toux de la laryngite pseudo-membraneuse s'explique surtout par des raisons toutes mécaniques. Pour que la vibration de l'air ait lieu à travers les cordes vocales, il faut que celles-ci ne soient pas notablement altérées dans leur texture, et ensuite qu'elles ne soient recouvertes d'aucune substance non vibratile; car si on considère le larynx comme un instrument à vent du genre des flûtes, ou qu'on en fasse un instrument à anche, toujours est-il que la vibration des lèvres de l'anche sera rendue impossible dès que ces lèvres ou dès que l'ouverture de la flûte seront tapissées, par exemple, d'un morceau de parchemin mouillé, expérience facile à faire. Or, si, dans le faux croup, la toux reste rauque, éclatante, et, comme on le dit, croupale, c'est que les cordes vocales ne sont que gonflées, tandis qu'elle est éteinte ou même nulle dans le vrai croup, lorsque le larynx est tapissé de fausses membranes qui remplissent sur les cordes vocales le rôle du parchemin mouillé placé entre les lames de l'anche d'une clarinette ou d'un basson.

La toux croupale, c'est par là que je veux finir, n'est donc point l'indice du croup. Toutefois on conçoit qu'au début de la laryngite pseudo-membraneuse, elle puisse revêtir les caractères qu'elle présente dans le faux croup; on comprend qu'elle puisse les revêtir encore, lorsque la fausse membrane qui tapissait le larynx a été expulsée; mais alors elle ne tarde pas à s'éteindre de nouveau, à devenir de plus en plus rare; elle finit par devenir insonore; en même temps la suffocation augmente. Dans la laryngite striduleuse, au contraire, à mesure que la toux perd son caractère croupal, la gêne de la respiration devient de moins en moins considérable.

On a cité des cas dans lesquels la laryngite striduleuse était accompagnée d'une toux faible et se rapprochant de la toux du vrai croup; mais ces cas doivent être trop rares pour rien enlever de leur valeur aux caractères différentiels sur lesquels j'appelle votre attention.

Ce que je viens de vous exposer relativement à la toux croupale s'applique encore aux modifications de la voix. Dans le croup elle est fortement altérée d'abord, puis s'éteint, non seulement pendant les accès, mais encore dans leurs intervalles. Dans le faux croup, si elle est éteinte pendant les accès, d'une part elle ne l'est jamais au même degré, d'autre part, dans l'intervalle, elle reprend un certain degré de force, bien que restant déchirée, enrouée.

Lorsque la laryngite striduleuse coïncide avec une angine couenneuse commune constituée par des plaques couenneuses épaisses et confluentes, quelque nettement caractérisés que puissent être les accidents laryngés, l'hésitation est permise; la marche seule de ces accidents pourra vous éclairer plus tard sur le diagnostic. Il faut alors savoir attendre; mais, en attendant, agir sur l'affection pharyngée absolument comme si l'on avait affaire à une angine diphthérique.

Un praticien expérimenté ne confondra pas la laryngite striduleuse avec le spasme de la glotte ou asthme thymique; je dois cependant, puisque la confusion a été faite par quelques auteurs, vous signaler rapidement les signes qui vous permettront d'établir le diagnostic différentiel entre ces deux affections. Nous venons de voir que, dans la laryngite striduleuse, il y a des accès de suffocation, que la toux et la voix sont croupales, et que pendant toute la durée de l'affection, même en dehors des accès, les malades conservaient une certaine raucité du cri, de la voix et de la toux.

Dans le spasme de la glotte, les accès, et c'est là une première différence, les accès surviennent aussi bien le jour que la nuit; de plus, s'il y a suffocation, jamais il n'y a raucité, même passagère, du cri, de la voix et de la toux. Ces accès ne se répètent point ordinairement deux, trois ou quatre fois dans l'espace de quelques minutes, comme cela a lieu dans le faux croup; quelque multipliés qu'ils soient dans les vingt-quatre heures, ils n'ont lieu qu'à des intervalles éloignés : aussitôt qu'ils sont passés, les malades respirent avec facilité et semblent ne garder aucun souvenir de l'accident qu'ils viennent d'éprouver.

Le faux croup guérit de lui-même Je vous rappellerai seulement la médication de Graves dont je vous ai déjà parlé dans nos conférences sur la rougeole, et qui consiste à passer sous le menton et au-devant du cou de l'enfant une éponge trempée dans l'eau aussi chaude que le malade pourra la supporter. Cette opération est répétée dix, quinze minutes de suite ; elle amène vers la peau une sorte de fluxion, sous l'influence de laquelle l'oppression cesse ordinairement d'une façon remarquable, tandis que la toux perd de sa raucité. Indépendamment de sa puissance, cette médication est d'une merveilleuse simplicité, et à elle seule elle suffit ordinairement pour faire cesser les accidents, sans qu'il soit be- soin d'avoir recours aux vomitifs ou à tout autre moyen. Mais si, bien qu'il n'y ait pas de fausses membranes dans le larynx, la tuméfaction du tissu muqueux est telle, que la vie semble immédiatement menacée, la trachéotomie devient une nécessité et un devoir. Dans un cas de ce de ce genre, M. Adolphe Richard a, par la trachéotomie, rendu à sa mère un pauvre enfant qui se mourait suffoqué par l'angine striduleuse.

XXVI. — ANGINE LARYNGÉE ŒDÉMATEUSE.

Ce n'est point une maladie à part, c'est une affection, un accident dans les maladies du larynx. — Improprement nommée œdème de la glotte. — Cet œdème se développe quelquefois indépendamment d'un état inflammatoire, mais le plus souvent il est sous la dépendance d'une inflammation. — Causes prédisposantes. — Causes occasionnelles. — Se produit fréquemment dans la laryngite chronique. — C'est un mode de terminaison assez commun de ce qu'on a appelé la phthisie laryngée. — Traitement. — La médication topique occupe une place importante. — On est souvent forcé d'avoir recours à la trachéotomie.

MESSIEURS, .

Quelques-uns d'entre vous se souviendront sans doute d'une jeune femme de vingt et un ans qui avait été amenée le 24 juin à l'Hôtel-Dieu, où elle fut couchée au n° 20 de notre salle Saint-Bernard, et qui sortit de l'hôpital le 2 juillet, après nous avoir présenté tous les symptômes de l'angine laryngée œdémateuse dont elle guérit heureusement. Une première fois, elle était restée un mois dans nos salles, où nous l'avions traitée pour une péritonite puerpérale. Elle nous avait quittés depuis six semaines, quand elle fut prise d'un violent mal de gorge avec gêne de la déglutition et gonflement notable des amygdales. Cette angine, qui durait depuis dix jours lorsque nous vîmes la malade, avait fait de rapides progrès. Bientôt elle occasionna une gêne de la respiration graduellement portée jusqu'au point de provoquer des accès de suffocation. La dyspnée était accompagnée de sifflement laryngo-trachéal pendant l'inspiration, tandis que l'expiration restait normale et que la voix conservait son timbre naturel. Nous trouvions la malade dans un état d'oppression considérable, le visage pâle et présentant cette expression qu'on observe chez les individus menacés d'asphyxie. Le pouls était petit, misérable; la région sous-maxillaire était tuméfiée, douloureuse. En examinant la gorge, nous voyions la membrane muqueuse pharyngée d'un rouge vif; en portant le doigt vers l'orifice du larynx, nous trouvions un gonflement œdémateux de l'épiglotte et des ligaments aryténo-épiglottiques.

Il n'y avait aucune hésitation possible dans le diagnostic : nous avions affaire à ce qu'on a appelé l'œdème de la glotte.

Nous ordonnâmes aussitôt de faire dans le fond de la gorge des injections d'eau pulvérisée, fortement chargée de tannin. Ces injections furent exactement faites toutes les heures au moyen de l'appareil *pulvérisateur* que vous connaissez, et qui a été modifié par M. Mathieu.

Sous l'influence de cette médication, les accidents se calmèrent, un mieux notable s'était manifesté. Il n'y avait eu dans la journée qu'un seul accès de suffocation beaucoup moins violent encore que ceux de la veille. La respiration avait repris sa liberté et n'était accompagnée d'aucun bruit anomal. D'un autre côté, la tuméfaction de l'épiglotte et des ligaments aryténo-épiglottiques avait beaucoup diminué.

Nous insistâmes néanmoins sur la médication. Pendant trois jours, il y eut encore un accès de suffocation par vingt-quatre heures; mais, dans l'intervalle, la respiration était naturelle. Bien que la guérison pût être considérée comme complète et que l'état général fût très satisfaisant, la malade ne quitta l'hôpital que quatre jours après, la convalescence s'étant franchement soutenue.

Un nouvel exemple d'angine laryngée œdémateuse se présente aujourd'hui à votre observation : c'est chez une femme de cinquante-deux ans, couchée au n° 25 de la même salle. Ici l'œdème de la glotte a été consécutif à une laryngite chronique. La répétition, la gravité des accidents, l'imminence du danger, ont nécessité une intervention chirurgicale, et la trachéotomie, seul moyen d'empêcher la mort, a été suivie d'un plein succès.

Dernièrement encore, vous avez pu interroger un malade qui était couché au n° 23 de la salle Sainte-Agnès. Cet homme, âgé de cinquante-huit ans, qui était entré dans mon service pour y être soigné d'un phlegmon profond de la région latérale du cou, portait sur la partie antérieure de cette région, 2 centimètres au-dessus de la fourchette sternale, une cicatrice linéaire dont voici l'origine. En 1858, il était dans les salles de mon regrettable confrère Legroux, pour une laryngite chronique de nature syphilitique. Depuis quinze jours déjà on avait institué un traitement spécifique, lorsque tout à coup, dans la nuit, après s'être refroidi, le malade éprouva une grande gêne de la respiration; le lendemain matin, on constatait l'existence d'une laryngite œdémateuse; l'asphyxie était imminente, la trachéotomie fut pratiquée séance tenante. Le péril fut conjuré, et trois jours après l'opération on pouvait enlever la canule. Bientôt cet homme put reprendre avec succès le traitement spécifique qui amena, après quelques semaines, la guérison de la laryngite spécifique.

Je ne dois point, messieurs, laisser échapper l'occasion de vous entretenir d'une redoutable affection qu'il vous a été donné d'observer, dans notre service, un certain nombre de fois depuis plusieurs années. Déjà, dans nos conférences sur la dothiénentérie, j'ai appelé votre attention sur l'œdème de la glotte, à propos de deux malades qui en avaient été atteints, et chez l'un desquels vous aviez pu assister au développement graduel des accidents. En deux autres circonstances, je vous ai montré sur la table d'autopsie les larynx d'individus qui avaient succombé à la phthisie tuberculeuse, et dont l'un encore avait été pris d'une angine laryngée œdémateuse qui força de recourir à la trachéotomie, comme chez notre femme du n° 25 de la salle Saint-Bernard. Enfin, en vous parlant des complications de la scarlatine, je vous ai signalé cet œdème de la glotte parmi les accidents qui pouvaieut survenir dans la période de décroissance de cette pyrexie.

Par œdème de la glotte on entend une affection caractérisée par une infiltration séreuse, purulente ou séro-purulente, du tissu cellulaire sous-muqueux de l'épiglotte, des replis aryténo-épiglottiques et gagnant ordinairement l'intérieur du larynx. C'est si bien là ce qu'on appelle œdème de la glotte, que tous les auteurs qui ont écrit sur ce sujet donnent, comme un moyen d'arriver au diagnostic, l'exploration par le toucher, qui permet, suivant eux, de constater l'état des parties. Or, quelque profondément qu'il soit porté dans l'arrière-gorge, le doigt ne peut atteindre que l'épiglotte et les ligaments aryténo-épiglottiques; il ne saurait aller plus loin. La dénomination d'œdème de la glotte est donc vicieuse, puisque, à proprement parler, ce n'est point la glotte, mais bien l'orifice supérieur du larynx qui, dans la généralité des cas, est le siège du mal. De plus, la tuméfaction des replis aryténo-épiglottiques est à elle seule cause d'accidents bien autrement sérieux que ceux auxquels elle donne lieu lorsque, n'étant point portée très loin, elle occupe exclusivement les cordes vocales. Si vous considérez la disposition anatomique des replis aryténo-épiglottiques, vous comprendrez que, quand ils se gonflent d'une manière notable jusqu'à former de gros bourrelets tremblotants sous la pression de l'air que chaque inspiration entraîne dans le larynx, ces replis vont s'accoler l'un à l'autre, et fermer, à la façon d'une soupape, la partie supérieure du conduit aérifère, tandis que les cordes vocales, constituées par un tissu plus serré ne se prêtant pas aussi facilement à l'infiltration, ne se tuméfient jamais dans la même proportion. D'ailleurs ceux de nous qui ont été témoins des expériences de M. Czermak avec le laryngoscope[1], ont pu se convaincre que dans l'inspiration forcée, les cordes vocales s'écartent de manière à constituer une ouverture très large.

Bien que la dénomination d'*œdème de la glotte* ait prévalu et prévale encore dans la pratique, celle d'*angine laryngée œdémateuse* lui serait préférable. Indépendamment de l'avantage qu'elle présente de ne pas préciser faussement le siège du mal, cette dernière dénomination en exprime le caractère particulier, sans préjuger en rien de sa nature, comme le fait le nom de *laryngite sous-muqueuse* qui lui a encore été donné, et qui comporte l'idée d'une maladie inflammatoire. Or, si l'œdème aryténo-épiglottique est presque toujours, il est vrai, sous la dépendance d'une inflammation, on ne peut nier que, dans quelques circonstances

---

1. Voy. Czermak, *Du laryngoscope et de son emploi en physiologie et en médecine*. Paris, 1860, in-8°.

rares, l'iflammation ne joue aucun rôle, ou ne joue qu'un rôle secondaire dans la production de l'œdème.

Ceux d'entre vous qui se rappelleront ce que nous avons dit des accidents de la scarlatine se rappelleront aussi que l'anasarque scarlatineuse peut quelquefois envahir les parties profondes, déterminant des épanchements dans les cavités séreuses, des pleurésies, des péricardites, amenant l'infiltration œdémateuse du voile du palais, de la luette et des replis aryténo-épiglottiques. Je vous ai raconté, à cette occasion, l'histoire d'un enfant que je voyais en consultation avec mon confrère M. Henri, et qui, ayant été pris subitement, dans le décours d'une scarlatine, d'une anasarque considérable, faillit succomber à un œdème des replis aryténo-épiglottiques, lequel céda heureusement à des cautérisations avec le nitrate d'argent, à des insufflations d'alun pratiquées dans l'arrière-gorge. Je vous ai également rapporté à ce propos une autre observation qui venait de m'être communiquée par le professeur Richet : il s'agissait d'un petit malade qui, en des circonstances analogues, avait dû subir l'opération de la trachéotomie pour échapper à une mort imminente. A ces faits on pourrait ajouter ceux que Baudelocque [1] et Barrier [2] ont publiés.

Ces exemples démontrent surabondamment l'existence de l'œdème non inflammatoire de la glotte; et ici, l'infiltration se produit dans le tissu cellulaire des ligaments aryténo-épiglottiques, au même titre qu'elle se produit dans les autres parties du corps, sans inflammation préalable.

On pourrait objecter, je le sais, que, chez un scarlatineux, il a toujours existé une phlegmasie pharyngienne, que cette phlegmasie étant la cause de la fluxion œdémateuse qui s'est faite dans les ligaments aryténo-épiglottiques, l'œdème est encore de nature inflammatoire ; mais ce serait exagérer la portée des faits, car pourquoi ne pas dire aussi que l'infiltration du tissu cellulaire sous-cutané est sous l'influence de l'inflammation dont la peau a été le siège pendant la période d'éruption ? Or, l'anasarque scarlatineuse arrive non pas dans cette période d'éruption, mais bien dans le décours de la fièvre scarlatine ; de plus, ce ne sont pas toujours les individus chez lesquels l'éruption a été le plus violente qui en sont le plus souvent affectés ; bien plus encore, cette anasarque survient chez des malades qui n'ont pas eu d'éruption exanthémateuse. Pour l'œdème de la glotte, il est impossible que l'angine qui a précédé favorise sa production, mais l'inflammation pharyngienne n'est que la cause occasionnelle, la cause prédisposante jouant ici le rôle principal.

Il est permis de supposer, quoique je n'en connaisse pas d'exemple, que cet œdème non inflammatoire peut encore se produire dans toute maladie où nous voyons survenir l'anasarque, comme dans l'albuminurie;

1. Baudelocque, *Gazette des hôpitaux*, 1834.
2. Barrier, *Traité pratique des maladies de l'enfance*, t. Ier, p. 546.

mais, en dehors de ce cas, l'*œdème essentiel* de la glotte est loin d'être aussi fréquent que quelques auteurs l'ont prétendu, et, je vous le répète, presque constamment vous verrez l'angine laryngée œdémateuse sous la dépendance d'une phlegmasie, ainsi que l'avait établi Bayle, qui le premier l'a bien décrite.

Elle peut être primitive ou consécutive; primitive, lorsqu'elle est le résultat d'un mouvement inflammatoire qui s'est fait vers le larynx ou vers le pharynx, et simultanément sur les ligaments aryténo-épiglottiques; consécutive, quand elle se rattache à une altération organique du larynx. Elle peut être alors inflammatoire ou active, ou bien non inflammatoire ou passive. Dans le premier cas, l'inflammation s'est propagée du point lésé jusqu'aux ligaments aryténo-épiglottiques; dans le second cas, l'angine laryngée œdémateuse ayant pour point de départ un tissu ulcéré, et par conséquent enflammé, ne saurait être regardée comme indépendante de l'inflammation.

Quelles sont donc les différentes circonstances dans lesquelles cet œdème survient? Mais disons d'abord un mot des conditions qui favorisent sa production.

Ces conditions se trouvent dans la texture même des parties affectées. Vous savez, en effet, messieurs, qu'une phlegmasie de la peau, un furoncle par exemple, donne lieu à un gonflement des parties environnantes qui, dans une certaine étendue, garde l'impression du doigt lorsqu'on exerce une pression sur elles. Ce gonflement œdémateux, résultat d'un afflux de liquides épanchés dans le tissu cellulaire, aura d'autant plus de tendance à se produire, que le tissu cellulaire sera moins serré. Aussi le voyons-nous très prononcé aux paupières, au prépuce, lorsqu'il se fait en ces régions un appel fluxionnaire, la présence des pustules varioliques, par exemple, sur les paupières, déterminant la tuméfaction considérable de ces voiles membraneux, de même que la présence d'une de ces pustules sur le prépuce peut amener son gonflement jusqu'au point de gêner l'émission des urines. Eh bien! la luette, l'épiglotte, les ligaments aryténo-épiglottiques, présentent les mêmes conditions de structure, et, comme ces organes sont constitués par un tissu cellulaire plus lâche encore, vous comprendrez combien ils auront de tendance à s'œdématier, non seulement sous l'influence d'une inflammation qui les aura directement frappés, mais encore sous l'influence d'une inflammation qui, s'étant développée sur des parties voisines, aura amené la stase des liquides et leur épanchement.

Passons maintenant en revue les différentes circonstances dans lesquelles peut survenir l'angine laryngée œdémateuse.

Il y a une trentaine d'années, un matin, au moment où les médecins de l'hôpital Necker arrivaient faire le service, nous nous trouvions, Bricheteau et moi, dans la chambre du vestiaire, lorsqu'on vint nous prévenir en toute hâte qu'on apportait à l'hospice un homme qui se mourait dans d'épouvantables accès de suffocation. C'était un vigoureux individu de trente-cinq à quarante ans, qu'on avait ramassé sur le boulevard des Invalides. Son visage exprimait une horrible anxiété ; sa respiration, gênée au plus haut point, faisait entendre dans les mouvements d'inspiration un sifflement laryngé, l'expiration était un peu moins difficile.

Nous introduisîmes tout de suite notre doigt profondément dans la gorge, et nous constatâmes une notable tuméfaction de l'épiglotte et des ligaments aryténo-épiglottiques. Interrogeant le malade qui, tout en parlant avec une extrême difficulté, rendait bien compte de son état, nous apprîmes que, la veille au soir, il avait fait de trop copieuses libations chez le marchand de vin, que celui-ci l'avait jeté à la porte ; que là, il s'était endormi. La nuit était froide, et, vers le matin, il se réveilla avec un mal de gorge violent presque aussitôt accompagné d'une oppression considérable qui, en une heure ou deux, était arrivée au point où nous la voyions. Le pharynx, que nous examinâmes, était d'un rouge vif, le voile du palais était notablement tuméfié ; la luette, augmentée de volume, d'une longueur de plus de 3 centimètres, traînant sur la base de la langue, était infiltrée de sérosité et ressemblait à un gros grain de raisin jaune. Cet œdème de la luette nous faisait comprendre que quelque chose d'analogue existait du côté de l'épiglotte, des ligaments aryténo-épiglottiques, et nous rendait compte des accidents. Nous étions donc en présence d'une angine laryngée œdémateuse. Sous l'influence d'un refroidissement, cet homme avait pris une angine catarrhale, une violente inflammation qui, envahissant toute la gorge, s'étendant jusqu'à l'entrée du larynx, avait frappé l'épiglotte et les ligaments aryténo-épiglottiques, comme elle avait frappé le voile du palais et la luette. On fit la trachéotomie ; quelques jours plus tard, le malade était guéri.

Chez la jeune femme du n° 20 de la salle Saint-Bernard, dont je vous ai parlé au commencement de cette leçon, l'affection laryngée, qui présenta des caractères presque aussi alarmants que chez notre malade de l'hôpital Necker, était également sous la dépendance d'une inflammation catarrhale du pharynx.

Ainsi, messieurs, la *pharyngite catarrhale* peut être une des causes de l'angine laryngée œdémateuse. A côté d'elle se range *l'érysipèle du pharynx*, que cet érysipèle se soit primitivement développé dans cette région, ou qu'ayant débuté par la face, il se soit propagé dans le pharynx : vous en trouverez deux exemples dans la thèse de M. Lailler[1], et empruntés à M. Gubler.

D'une manière plus générale, toute inflammation du pharynx ou de l'arrière-bouche, quels que soient sa nature et son siège, peut occasionner

---

1. Lailler, thèse *Sur l'œdème de la glotte*, Paris, 1848.

l'affection dont nous nous occupons. *Une angine phlegmoneuse franche,* le *phlegmon de la base de la langue,* une inflammation déterminée par la présence d'une *tumeur cancéreuse* de cet organe, amèneront, dans quelques cas, l'œdème de la glotte, lorsque la fluxion inflammatoire s'étend jusqu'à l'épiglotte et jusqu'aux ligaments aryténo-épiglottiques.

Disons-le toutefois, les circonstances dans lesquelles l'angine laryngée œdémateuse est la conséquence d'une inflammation venue des parties supérieures, ou ayant directement frappé les ligaments aryténo-épiglottiques, sont beaucoup plus rares que celles dans lesquelles l'angine laryngée œdémateuse est sous la dépendance d'une inflammation, soit aiguë, soit chronique, du larynx lui-même.

On comprend avec quelle facilité le mouvement fluxionnaire qui accompagne l'*inflammation aiguë du larynx* peut s'étendre jusqu'aux ligaments épiglottiques et jusqu'à l'épiglotte, et déterminer dans le tissu cellulaire qui entre dans leur composition une accumulation plus ou moins considérable de sérosité. Cet accident s'observe principalement dans la *laryngite striduleuse,* dans cette forme de laryngite dont il a été question dans une précédente leçon, et qui, rare chez l'adulte, est si fréquente chez l'enfant. Il est assez commun, en effet, de voir dans cette maladie un œdème des membranes muqueuses, non seulement se produire dans le larynx lui-même, mais encore s'étendre aux ligaments aryténo-épiglottiques; aussi les accès de faux croup nous présentent-ils le symptôme caractéristique de l'angine laryngée œdémateuse, l'inspiration sifflante, plus difficile, plus pénible que l'expiration.

En vous faisant l'histoire de la variole, je vous ai signalé les accidents laryngés que nous rencontrons dans la période d'éruption; je vous ai parlé de trois malades enlevés par d'épouvantables accès de suffocation, je vous ai dit que chez un de ces malades on trouva, à l'autopsie, des traces d'inflammation dans le larynx et des pustules varioliques au-dessous de la glotte. Je ne sais si l'on a cité des exemples d'angine laryngée œdémateuse dus à la variole; mais en présence de ces cas, on peut s'imaginer que cette affection est susceptible de survenir dans le cours de la petite vérole par le fait du développement de pustules sur les ligaments aryténo-épiglottiques ou dans leur voisinage.

Mais ce qui donne le plus souvent lieu à l'angine laryngée œdémateuse, ce sont les affections plus profondes du larynx : c'est la *laryngite ulcéreuse,* soit aiguë, soit chronique, comprenant plusieurs espèces que l'on a longtemps désignées sous le nom générique de *phthisie laryngée;* c'est la *laryngite ulcéreuse* non spécifique, la *laryngite ulcéreuse syphilitique,* la *laryngite ulcéreuse cancéreuse,* la *laryngite ulcéreuse tuberculeuse.*

En dehors des cas où elle survient à la suite des fièvres graves, ainsi que vous en avez vu des exemples chez les deux malades dont je vous ai parlé dans nos conférences sur la dothiénentérie, en dehors de ces cas, la laryngite ulcéreuse non spécifique, qu'on pourrait appeler *essentielle*, est rare. Généralement cette laryngite ulcéreuse rentre dans l'une des autres espèces que je viens de vous énumérer, et dont la plus commune est la laryngite tuberculeuse, à laquelle devrait être réservée la dénomination de phthisie laryngée, bien qu'ici encore cette expression soit mauvaise.

En effet, messieurs, dans l'acception rigoureuse et littérale du mot, on doit entendre par *phthisie laryngée* une maladie chronique du pharynx pouvant par elle-même donner lieu à la consomption. Or, en raison de la disposition anatomique des parties, le plus souvent les malades succombent à l'angine œdémateuse, avant d'arriver au dernier degré du marasme.

Pourtant, quoique ces cas soient très exceptionnels, la mort peut être la conséquence de la *consomption*. A vrai dire, il semble difficile, au premier abord, de comprendre comment une phlegmasie du larynx peut, par elle seule, amener la consomption. Si l'on conçoit que l'inflammation chronique, l'ulcération, la suppuration des reins, de l'intestin, de la vessie, d'une grande masse de tissu cellulaire, puissent spolier chaque jour la masse du sang, susciter des réactions fébriles et jeter le malade dans le marasme, on ne conçoit plus qu'il en soit ainsi pour le larynx, dont les surfaces malades sont si peu étendues, la suppuration qu'elles fournissent si peu abondante, les relations sympathiques si peu importantes. Mais ici il faut considérer autre chose. Les ulcérations se sont creusées profondément et se sont étendues au larynx; l'épiglotte, les ligaments aryténo-épiglottiques participent à l'inflammation; depuis longtemps ils sont boursoufflés, pas assez cependant pour obstruer complétement le passage de l'air; ils ont acquis une irritabilité exagérée; le larynx, dont les muscles ont subi une modification pathologique, ne peut plus agir comme à l'état normal. Le malade respire mal; une toux incessante, provoquée par le passage de l'air sur les parties affectées qu'il irrite, l'empêche de goûter un instant de sommeil; cette toux est encore excitée par le contact des matières alimentaires et des boissons qui, en raison même de la gêne de la déglutition, s'engageant à chaque instant dans les voies aérifères, font craindre la suffocation. Dans ces conditions, le malheureux malade finit par ne plus vouloir prendre de nourriture, ou ne mange que quand il y est forcé par un impérieux besoin. Son alimentation est donc insuffisante, et il tombe dans un état d'émaciation qui le conduit au tombeau.

Cette *phthisie laryngée* est, je le répète, un mode de *terminaison exceptionnel* de la laryngite ulcéreuse. Le plus ordinairement la mort arrive par le fait de l'angine œdémateuse, dont la maladie du larynx a occasionné le développement.

Quelle que soit d'ailleurs la nature de la laryngite ulcéreuse, qu'elle soit simple ou syphilitique, tuberculeuse ou cancéreuse, l'angine œdémateuse peut se produire quand il n'y a encore que des ulcérations plus ou moins étendues, plus ou moins nombreuses.

Ainsi, messieurs, il vous arrivera fréquemment de voir des individus qui, ayant une extinction de voix à la suite d'accidents vénériens, parleront de plus en plus difficilement, en même temps que leur respiration deviendra de plus en plus pénible. Puis, cette gêne de la respiration, qui ne se manifestait d'abord que lorsque les malades faisaient des efforts, lorsqu'ils avaient marché plus vite que d'habitude, ou qu'ils avaient monté un escalier, cette gêne de la respiration finit par persister, même quand celui qui en est affecté reste dans le repos le plus absolu. L'inspiration, plus gênée encore que l'expiration, est accompagnée d'un sifflement laryngé caractéristique, et les accidents vont grandissant jusqu'à ce qu'un jour surviennent de véritables accès de suffocation. En portant le doigt en arrière de la langue, on peut s'assurer de l'état de l'épiglotte et des ligaments aryténo-épiglottiques, dont on constate le gonflement, le boursouflement œdémateux. Cet œdème de la glotte est sous la dépendance de la phlegmasie du larynx, caractérisée elle-même par la présence d'*ulcérations syphilitiques* primitives ou consécutives, soit qu'elle ait attaqué le larynx de prime abord, soit qu'elle ait débuté par le pharynx.

Même chose s'observe chez les individus atteints de *laryngite tuberculeuse*, dont les lésions les plus communes sont constituées soit par des *érosions* n'intéressant que le chorion muqueux, soit par des *ulcérations* qui se présentent avec des grandes variétés de nombre, de forme, d'étendue et de profondeur. En général, le nombre de ces ulcérations est en raison inverse de leur étendue, bien qu'il ne soit pas rare d'en trouver une seule très petite, siégeant, par exemple, sur le bord d'une des cordes vocales ou dans le fond d'un des ventricules. Elles peuvent envahir tout le larynx, les cordes vocales, les ligaments aryténo-épiglottiques, la membrane muqueuse qui recouvre l'épiglotte, ainsi que M. Belloc et moi en avons rapporté et fait dessiner un remarquable exemple[1]. Quant à leurs formes, ces ulcérations sont tantôt arrondies, tantôt irrégulièrement circonscrites; leurs bords sont parfois taillés à pic, parfois aplatis; leur profondeur est également variable. Dans le plus grand nombre des cas, elles ont évidemment commencé par la membrane muqueuse; mais, d'autres fois, ont trouve des abcès sous-muqueux, et ici on ne peut douter que les ulcérations ne se soient faites comme se font certaines plaies fistuleuses à la peau. Que, sous l'influence d'une cause qui nous échappe, ou que, sous l'influence d'une irritation produite par un refroidissement, il survienne

1. Trousseau et Belloc, *Traité de la phthisie laryngée.*

une inflammation plus aiguë de la membrane muqueuse autour de ces ulcérations, le mouvement fluxionnaire pourra se propager jusqu'aux ligaments aryténo-épiglottiques, déterminer une infiltration séreuse dans le tissu cellulaire qui entre dans leur composition, et les accidents de l'angine laryngée œdémateuse se produiront.

Lorsque, quelle que soit encore la nature de la phlegmasie chronique du larynx, cette phlegmasie a entraîné la *nécrose* ou la *carie des cartilages*, l'œdème de la glotte survient fatalement; il devient, pour ainsi parler, un fait nécessaire.

Ces altérations des cartilages du larynx se rencontrent dans les laryngites ulcéreuses simples, dans celles, par exemple, qui se déclarent à la suite des fièvres, je pourrais dire des maladies graves. Je vous rappelle encore, à ce propos, les faits que nous avons observés ensemble, et sur lesquels je me suis trop longuement appesanti en passant en revue les accidents consécutifs à la dothiénentérie, pour qu'il soit besoin d'y revenir. Ces altérations des cartilages se rencontrent dans la laryngite ulcéreuse syphilitique, mais elles ne sont nulle part plus communes que dans la laryngite ulcéreuse tuberculeuse.

Les ulcérations, en se creusant profondément, arrivent jusque sur les cartilages, qu'elles dénudent; alors, suivant que l'inflammation ulcérative a marché plus ou moins rapidement, on trouve, dans le premier cas, ou bien la nécrose sans ossification préalable, ou bien la carie de ces cartilages; dans le second cas, leur nécrose avec ossification. La nécrose sans ossification s'observe dans les laryngites ulcéreuses aiguës consécutives aux fièvres graves; la carie, que je n'ai jamais vu coïncider qu'avec la laryngite tuberculeuse, s'observe presque toujours chez de très jeunes sujets, tandis que chez des individus plus avancés en âge, lorsque la laryngite a duré longtemps, c'est la nécrose que l'on rencontre, toujours alors accompagnée de l'ossification; celle-ci a même nécessairement précédé celle-là, la lésion ulcéreuse, qui est la cause de la nécrose, ayant commencé par déterminer une inflammation du périchondre, et, par suite, un épanchement osseux dans le cartilage sous-jacent; puis, l'ulcération arrivant jusqu'au cartilage ossifié, celui-ci se nécrose d'autant plus facilement que l'ossification l'a privé d'une plus grande partie de sa vitalité. C'est parce que, chez les vieillards, cette ossification des cartilages est un fait assez ordinaire, que chez eux la laryngite chronique simple, indépendante de tout état diathésique, amène les altérations du larynx dont nous parlons, et consécutivement l'œdème de la glotte, comme cela est arrivé pour la malade du n° 25 de la salle Saint-Bernard.

La nécrose du cartilage une fois produite, vous allez comprendre, messieurs, comment l'angine laryngée œdémateuse en sera la conséquence pour ainsi dire forcée. Il en est ici comme pour les os nécrosés, dont les séquestres doivent fatalement être expulsés, comme d'ailleurs pour tous les tissus, quels qu'ils soient, pour le tissu cellulaire par exemple, dont les parties frappées de mort sont nécessairement séparées des parties vivantes ; la rapidité avec laquelle se font cette séparation et cette élimination restant subordonnée à la vitalité des tissus.

Qu'arrive-t-il pour les os ? L'irritation causée par le séquestre appelle une inflammation suppurative, et, si la nécrose est sous-cutanée, le pus finit tard ou tôt par se faire jour au dehors. Quelquefois l'ouverture de l'abcès se cicatrise, mais celui-ci se rouvre bientôt, à moins que d'autres n'apparaissent dans le voisinage pour donner issue au pus continuellement sécrété ; en définitive, il s'établit une fistule qui persiste jusqu'au moment où les dernières parties mortifiées auront été éliminées. Cependant, l'inflammation se propageant aux parties molles, celles-ci se tuméfient et deviennent le siège d'un engorgement œdémateux.

Dans la nécrose des cartilage du larynx les choses ne se passent pas différemment. Du moment que la nécrose existe, que ce soit le cartilage cricoïde qui soit malade, ce qui est le fait le plus ordinaire, que ce soit le cartilage thyroïde, ce qui est plus rare, il faut de toute nécessité que la partie nécrosée soit éliminée. Or, tout le temps que dure le travail éliminatoire, il s'établit une suppuration ; des abcès se forment sous la membrane muqueuse laryngée qu'ils décollent, et en même temps la fluxion inflammatoire s'étendant au tissu cellulaire circonvoisin, celui-ci devient le siège d'un empâtement plus ou moins considérable.

Poursuivant notre étude comparative entre ces accidents du côté des os et du côté des cartilages du larynx, supposons maintenant qu'un individu affecté de nécrose du tibia prenne tout à coup un érysipèle de la jambe, sous l'influence d'une de ces épidémies si communes dans nos hôpitaux : cet érysipèle aura son point de départ dans la plaie fistuleuse déjà existante, et l'inflammation érysipélateuse se développant avec une grande intensité, occasionnera un engorgement qui s'étendra plus ou moins loin autour des parties primitivement malades.

Supposons de même qu'un individu atteint de laryngite ulcéreuse, avec nécrose des cartilages, prenne, sous l'influence d'un coup de froid, d'un effort de voix, ou de toute autre cause, une inflammation aiguë du larynx, cette inflammation, empruntant une énorme gravité à ce qui existait déjà, se propagera au loin, gagnera non seulement les cordes vocales, mais encore les ligaments aryténo-épiglottiques, et le malade éprouvera tous les accidents de l'angine laryngée.

Je dois encore signaler une cause fréquente de l'œdème de la glotte chez les très jeunes enfants, en Angleterre, dans l'Amérique du Nord et en Russie, où le thé est une boisson habituelle. Dans toutes les familles il y a presque constamment une bouilloire sur le feu ; or, il arrive que les enfants venant boire au bec de la bouilloire ou de la théière au moment où l'eau bouillante vient d'y être versée, il en résulte des brûlures

terribles de la bouche et de la gorge. Sans doute l'enfant rejette immédia
tement l'eau qu'il a introduite dans sa bouche; mais le liquide a eu le
temps de rester en contact avec l'épiglotte, les ligaments aryténo-
épiglottiques, le voile du palais et la bouche, etc.

En général, pendant les premières heures, il semble que les accidents
n'auront aucune gravité; mais bientôt surviennent des troubles du côté de
la respiration et tous les phénomènes qui appartiennent à l'œdème de la
glotte.

M. le docteur Jameson, chirurgien de l'un des hôpitaux de Dublin, a
publié[1] un travail fort intéressant sur ce sujet. Il établit la nécessité de
pratiquer la trachéotomie dès que les accès de suffocation se manifestent,
et il rapporte plusieurs cas de guérison obtenue par cette méthode. La
canule peut être enlevée dès que les accidents locaux de la brûlure sont
dissipés.

Vous connaissez, messieurs, les *symptômes* de l'angine laryngée œdémateuse. Elle peut, quoique le fait soit rare, se déclarer subitement,
comme chez notre homme de l'hôpital Necker. Le plus souvent, suivant
qu'elle est sous la dépendance d'une phlegmasie aiguë ou chronique, les
phénomènes qui la caractérisent ont été précédés des symptômes propres
à ces maladies, que ce soit une pharyngite, un tonsillitis, une laryngite
aiguë, ou bien une laryngite chronique.

Dans ce dernier cas, et c'est, je le répète, le cas le plus fréquent, des
altérations de la voix se seront produites depuis quelque temps; depuis
quelque temps l'individu aura eu de l'enrouement, qui arrivera jusqu'à
l'aphonie; sa *toux* rauque, sèche, puis de moins en moins sonore, aura
fini par s'éteindre. Puis la maladie du larynx ayant fait des progrès, la
respiration sera devenue plus *pénible*. La gêne est d'abord plus considérable pendant l'inspiration; celle-ci exige alors de grands efforts et est
accompagnée d'un ronflement guttural souvent très bruyant, ne se produisant primitivement que pendant le sommeil. L'expiration, qui était
restée facile, devient difficile à son tour. Le mal augmentant encore, la
dyspnée augmente progressivement aussi; plus forte, dans les premiers
temps, la nuit que le jour, elle se prononce davantage dans la journée,
et pendant la nuit elle prend une telle violence, que les malades
finissent par ne plus pouvoir tenir d'autre position que la position assise.
Cette *orthopnée* devient incessante, elle a de plus des exacerbations qui
arrivent jusqu'à des accès de *suffocation* constituant les symptômes
propres de l'angine œdémateuse.

Ces accès ont vraiment quelque chose d'effrayant. Le patient, la face
livide, la bouche ouverte, les narines béantes, l'œil humide et saillant,
la peau ruisselante de sueur, se lève précipitamment, marche dans l'ap-

1. Jameson, *Dublin quarterly Journal*, février 1848.

partement, s'accrochant de temps en temps aux meubles, au chambranle
de la cheminée, à l'espagnolette des croisées, cherchant partout un point
d'appui pour respirer plus aisément, tantôt la tête basse et le visage
tourné vers la terre, tantôt, et le plus souvent, le cou tendu et la tête
renversée en arrière; puis, accablé de fatigue, il s'assied pour se relever,
bientôt. Vous le voyez dans un état d'agitation excessive, rejetant les
vêtements qui couvrent sa tête, qui entourent son cou et sa poitrine, ouvrir ses fenêtres avec une sorte de rage pour humer l'air frais du dehors,
se prendre le cou avec les mains, comme pour en arracher un corps
étranger qui l'étrangle.

Bien qu'on ait vu des individus mourir dans un premier accès d'angine
œdémateuse, ordinairement cependant, après un temps variable, le paroxysme se calme, la suffocation cesse; la respiration reste néanmoins
gênée, surtout pendant l'inspiration; la voix est éteinte; à l'agitation a
succédé l'anéantissement.

Lorsqu'on cherche à se rendre compte de l'état des parties affectées,
nos moyens d'investigation sont malheureusement très insuffisants. Si,
dans quelques cas, l'*inspection de l'arrière-gorge* nous est de quelque
utilité, si l'existence d'une angine catarrhale ou phlegmoneuse peut nous
faire conjecturer que l'œdème de la glotte est sous la dépendance de la
phlegmasie pharyngée, cet élément de diagnostic nous fait trop souvent
défaut, soit que l'angine qui a précédé l'affection laryngée ait complètement disparu, soit que l'affection des replis aryténo-épiglottiques dépende
d'une maladie du larynx. Dans ce dernier cas, et c'est celui qui s'offrira
le plus souvent à votre observation, l'*auscultation* ne nous fournit, sur
l'état des parties, que des renseignements bien inférieurs à ceux que nous
procurent la manière dont se fait la respiration et l'étude attentive des
modifications de la voix. Le *toucher* peut seul donner alors quelques
indications; mais encore, à quelque degré de perfection que soit porté
ce mode d'exploration, il se borne à nous faire reconnaître le gonflement
œdémateux des ligaments aryténo-épiglottiques et de l'épiglotte. Le toucher, toutefois, doit être pratiqué avec une grande circonspection; vous
vous rappelez qu'en me livrant à ce mode d'exploration, et cela avec un
grand ménagement, j'ai donné à une malade un accès de suffocation
qui a failli la faire périr sous vos yeux. L'existence de ces lésions a
sans doute une grande valeur au point de vue du diagnostic de l'angine
laryngée œdémateuse, mais elle ne nous éclaire en rien sur la nature
de l'affection dont elle relève. On conçoit de quelle utilité ce serait, pour
arriver à cette notion, de pouvoir inspecter le larynx par des moyens
analogues aux différents spéculums. Cette idée a depuis longtemps préoccupé les praticiens, et déjà à l'époque où nous publiions, M. Belloc et
moi, notre *Traité de la phthisie laryngée*, en 1837, nous nous occu-
pions de la confection d'un *speculum laryngis*. A cette époque aussi, un

ingénieur mécanicien, M. Sellige, atteint lui-même de phthisie laryngée, avait exécuté pour son médecin un appareil composé de deux tubes, dont l'un servait à porter la lumière sur la glotte, et l'autre servait à rapporter à l'œil l'image de la glotte réfléchie dans un miroir placé à l'extrémité gutturale de l'instrument. Cet appareil présentait toutefois de graves imperfections, et son application étant très difficile, depuis longtemps j'avais renoncé à m'en servir. En Angleterre et en Allemagne, la question a été mise sérieusement à l'étude, et vous pourrez lire [1] le compte rendu que mon ami M. Lasègue a fait des résultats obtenus par nos confrères d'outre-Manche et d'outre-Rhin. La *laryngoscopie* est, sans aucun doute, appelée à rendre quelques services, non seulement pour le diagnostic des affections laryngées, mais encore pour leur traitement, et en particulier pour le traitement de l'œdème de la glotte, dont nous nous occupons spécialement, car il est hors de doute que la vue doive aider la main dans les applications topiques qui jouent ici un rôle si capital [2]. Ne nous exagérons pourtant pas l'utilité pratique du laryngoscope, dans le cas spécial qui nous occupe. L'application du miroir n'est pas facilement supportée, surtout quand il y a des accès de suffocation; et vous avez vu que M. Czermak, malgré la grande habitude qu'il avait de l'emploi du laryngoscope, n'arrivait à bien voir le larynx que chez des malades dont la gorge était fort patiente et qui n'avaient pas de gêne dans la respiration. Quand il y a suffocation, l'introduction de l'instrument augmente l'anxiété, et ce n'est qu'à la dérobée, pour ainsi dire, qu'on peut apercevoir les cordes vocales et même la partie supérieure du larynx.

Je viens à l'étude des symptômes et de la marche des accidents dans l'angine laryngée œdémateuse.

Je vous ai dit, messieurs, que l'on avait vu des malades emportés dans un premier accès, que le plus souvent, toutefois, après un temps variable, le paroxysme se calmait, la suffocation cessant, mais l'individu éprouvant toujours de la gêne de la respiration.

Je vous ai dit aussi que le début des accidents variait suivant que l'œdème du larynx dépendait d'une inflammation aiguë ou d'une phlegmasie chronique. Dans le premier cas, les accès de suffocation se produisent d'emblée, violents, irréguliers, se répétant plusieurs fois dans vingt-quatre heures; dans le second, les accès surviennent à des époques assez éloignées, huit, dix, quinze jours et même davantage; puis ils se rapprochent au point qu'alors on en compte plusieurs dans le courant de la journée et de la nuit, plus violents la nuit que le jour.

1. Lasègue, *Archives générales de médecine* pour le mois de février 1860. — *Traité des angines*, Paris, 1868.
2. Voy. Czermak, *Du laryngoscope et de son emploi en physiologie et en médecine.* Paris, 1860.

Si, lorsque l'angine laryngée œdémateuse est primitive, ou se lie à une phlegmasie aiguë du pharynx ou du larynx, sa marche est plus rapide, les chances d'une heureuse terminaison sont aussi plus grandes, et cela se conçoit, puisque, dans ce cas, c'est une affection passagère comme l'état pathologique duquel elle relève. Alors, soit spontanément, soit sous l'influence d'un traitement approprié, la résolution de cet état inflammatoire peut avoir lieu et la guérison est assurée et définitive. Je ne vous parle pas, messieurs, des cas dans lesquels cette guérison s'opère par un autre mécanisme que vous trouverez indiqué dans quelques ouvrages, à savoir, par l'ouverture d'un abcès qui serait formé dans l'épaisseur des ligaments aryténo-épiglottiques; ces faits sont trop exceptionnels.

Lorsque l'angine laryngée œdémateuse se lie à une phlegmasie chronique du larynx, lorsqu'elle résulte d'une altération des cartilages, la marche des accidents est bien différente, et, d'après ce que je vous ai dit, vous comprendrez comment les accidents sont nécessairement sujets à répétition. Il faut, en effet, que les parties nécrosées soient fatalement éliminées; or ce travail d'élimination donne lieu à la suppuration, à la formation d'abcès qui, soulevant la membrane muqueuse, rétrécissent le calibre de la glotte, déjà d'autant plus étroite que les cordes vocales sont épaissies par le fait même de l'engorgement phlegmasique dont elles sont le siège, et cet engorgement, s'étendant jusqu'aux ligaments aryténo-épiglottiques, amène leur infiltration.

Si le pus se fait jour, soit au dedans du larynx, soit au dehors du côté de la peau, comme j'ai eu l'occasion d'en observer des exemples dans ma pratique, si le travail phlegmasique, très limité au début, se dissipe, les accidents de suffocation diminueront plus ou moins complétement, suivant que l'ouverture de l'abcès sera plus ou moins large, le malade gardant cependant de la raucité dans la voix, un certain degré d'aphonie et de gêne de la respiration qui dépendent de ce que les cordes vocales et la membrane muqueuse laryngée restent toujours plus épaisses qu'elles ne le sont à l'état normal. Mais cette amélioration n'est que momentanée, la persistance des causes devant, dans un espace de temps plus ou moins court, ramener les mêmes effets. La lésion organique faisant des progrès, l'infiltration œdémateuse devient permanente, les accidents se répètent avec une intensité de plus en plus considérable; puis, à moins que l'art n'intervienne à propos, le malade est emporté dans un accès de suffocation. Souvent aussi la mort arrive dans l'intervalle de ces accès. Les individus, s'affaiblissant de plus en plus, de plus en plus abattus après chaque accès, tombent dans l'assoupissement, et s'éteignent quelquefois en conservant toute leur connaissance. La trachéotomie, dans ce cas, est assez souvent impuissante à les ranimer; ils succombent comme succombent certains asphyxiés alors même qu'ils sont soustraits aux causes de leur asphyxie.

Quoique le plus souvent, dans la laryngite œdémateuse, le principal obstacle à la respiration ait pour siège les replis aryténo-épiglottiques, on comprend néanmoins que cet œdème inflammatoire peut aussi se développer dans le tissu cellulaire de la membrane muqueuse laryngée elle-même : ainsi dans les cas où l'on n'observe pas l'inspiration sifflante aiguë qui appartient surtout à l'œdème des replis aryténo-épiglottiques, il est probable que le principal obstacle existe au niveau des cordes vocales. Alors le malade qui, le plus souvent, offre une lésion grave des cartilages du larynx et surtout du cartilage cricoïde, n'a point d'inspiration sifflante, il y a boursouflure de la membrane muqueuse et œdème du tissu cellulaire sous-muqueux qui recouvre le cartilage affecté, et l'on ne constate qu'une gêne très grande de la respiration, l'air inspiré traverse le larynx en produisant un bruit plus ou moins dur, mais non aigu, et le bruit expirateur est encore perçu : il y a là une variété de cornage sans sifflement aigu. C'est ce que vous avez pu observer chez un malade couché au n° 3 de la salle Sainte-Agnès. Depuis longtemps ce malade, âgé de soixante-trois ans, était affecté d'une laryngite chronique, l'examen au laryngoscope permettait d'établir qu'il n'y avait point d'œdème des replis aryténo-épiglottiques, mais on voyait une rougeur diffuse des parties supérieures du larynx et des cordes vocales, et très certainement il existait au-dessous des cordes vocales une grave altération de l'organe. La cause de cette laryngite chronique nous était inconnue, aucune médication n'avait produit d'amélioration, et la gêne de la respiration faisait de rapides progrès. Pendant la nuit, le malade était souvent pris d'accès de suffocation, les extrémités se refroidissaient : aussi, craignant que le malade ne succombât dans un semblable accès, je fis pratiquer la trachéotomie par M. Dumontpallier. Chez les vieillards, vous le savez, l'opération est difficile, la trachée est presque toujours très profondément située. Il faut éviter avec soin de couper de grosses veines dont l'hémorrhagie viendrait compliquer l'opération ; puis, lorsque la trachée est convenablement isolée, le temps le plus difficile de l'opération est assurément d'ouvrir ce conduit, le plus souvent ossifié ; il faut alors entamer les premiers anneaux avec des ciseaux et avoir soin de ne pas inciser la membrane muqueuse. Il convient encore, avant de pénétrer dans la trachée, d'enlever une partie des anneaux, précaution sans laquelle on ne pourrait réussir à introduire la canule. Il y a donc chez le vieillard un temps spécial, le dernier de l'opération, celui où l'on doit ouvrir la membrane muqueuse trachéale. La trachéotomie fut faite chez notre malade d'après ces règles, et l'introduction de la canule fut facile. Aussitôt le malade respira assez librement ; il ne survint aucun accident consécutif à l'opération. Je vous disais alors que probablement cette canule devrait être laissée à demeure, soit que l'affection du larynx ne guérisse pas, soit que, celle-ci guérie, le larynx reste tellement rétréci que l'air ne puisse plus pénétrer en quantité suffisante pour les besoins de l'hématose. Et c'est ce qui est arrivé : après être demeuré près de six mois dans nos salles, cet homme a été admis comme incurable à Bicêtre. Il ne pouvait se passer plus d'une minute de sa canule, et, quand on la lui nettoyait, il fallait tenir sa plaie trachéale béante à l'aide du dilatateur, sous peine de le voir suffoquer. De temps à autre il y avait élimination de petits séquestres provenant du cartilage cricoïde.

Il semblerait qu'on ne pût se méprendre sur l'existence d'une maladie à caractères aussi hautement significatifs que ceux de l'œdème du larynx, et cependant on a confondu avec lui certains cas d'anévrysme de l'aorte et de polypes du larynx. — L'*anévrysme de l'aorte*, disent MM. Krishaber et Peter, peut causer des accès de suffocation paroxystique par tiraillement et irritation probable du nerf récurrent *gauche;* dans ce cas l'attaque est produite par la contracture du muscle aryténoïdien gauche, qui entraîne vers la ligne médiane la corde vocale *droite* et diminue ainsi de plus de moitié le calibre de la glotte. Ici l'application du laryngoscope non seulement fera reconnaître qu'il n'y a pas d'affection œdémateuse du larynx, mais encore mettra sur la voie de l'existence d'un anévrysme. Quant aux *polypes pédiculés* du larynx qui entraînent de la dyspnée et de la suffocation, on les reconnaîtra avec la plus grande facilité, à l'aide du laryngoscope : et là encore l'application de cet instrument est véritablement triomphante [1].

J'arrive maintenant, messieurs, au *traitement* de l'angine laryngée œdémateuse.

Lorsque l'affection se présente avec les caractères d'une inflammation bien franche; lorsque, comme chez notre homme de l'hôpital Necker; elle se lie à une phlegmasie aiguë et violente du pharynx ou du larynx; lorsque la réaction fébrile est intense, la *médication antiphlogistique* trouve tout d'abord ici son indication. Une ou deux larges saignées générales, des applications de sangsues ou de ventouses scarifiées à la région cervicale, apporteront un soulagement notable, en calmant l'intensité des phénomènes; puis on aura recours aux cautérisations avec le nitrate d'argent, aux insufflations d'alun, de tannin dans le fond de la gorge et jusque sur les ligaments aryténo-épiglottiques; quand cela est possible, aux scarifications pratiquées sur ces ligaments, opération qui a été conseillée, mais que je n'ai jamais osé pratiquer. Toutefois M. Gordon Buck, chirurgien à l'hôpital de New-York, a publié [2] des faits nombreux de guérison de l'œdème de la glotte par des scarifications pratiquées à plusieurs reprises sur l'épiglotte et sur les ligaments aryténo-épiglottiques. Il se sert, à cet effet, d'une espèce de bistouri à pointe mousse et à lame courte,

1. Krishaber et Peter, *op. cit.*
2. Gordon Buck, *The Transactions of the American medical Association,* vol. I, 1848.

qu'il porte jusqu'au fond de la gorge, en se servant du doigt indicateur comme d'un conducteur. — M. Gordon Buck me semble néanmoins avoir un peu exagéré l'utilité et la facilité de cette opération. — En relisant les observations rapportées par cet honorable praticien, on se demande si la plupart des malades n'auraient pas guéri par l'usage d'une médication plus simple. Il s'agit, messieurs, en effet, de l'œdème aigu de la glotte non symptomatique, et vous savez que cette affection, qui est, chez l'adulte, ce que le faux croup ou l'angine striduleuse est dans l'enfance, guérit spontanément, bien que s'annonçant par les plus formidables symptômes.

La *médication topique* rend de grands services. Vous me l'avez vu employer seule chez la malade du n° 20 de notre salle Saint-Bernard, et vous avez pu vous assurer de son efficacité dans ce cas où l'angine laryngée œdémateuse dépendait d'une phlegmasie catarrhale sans grands accidents généraux fébriles. J'appelle votre attention sur le mode de traitement que j'ai mis en usage; il a consisté, je vous le rappelle, en des injections de poussière d'eau fortement chargée de tannin, faites à l'aide d'un appareil pulvérisateur. Ce moyen, d'une application facile chez les adultes, me paraît appelé à rendre de véritables services non seulement dans l'œdème de la glotte, mais aussi et plus encore dans les affections chroniques du larynx.

Quelle que soit la nature de la maladie, quelle que soit la lésion laryngée qui a provoqué l'œdème de la glotte, la médication topique doit être la première appliquée. Sous son influence, l'affection locale des replis aryténo-épiglottiques peut se modifier assez pour que les accidents cessent, et l'on aura gagné un temps suffisant pour permettre à la phlegmasie qui avait occasionné l'infiltration œdémateuse de parcourir ses périodes et de s'éteindre.

Vous comprenez, messieurs, que la guérison définitive ne pourra s'effectuer qu'autant que cette phlegmasie prolongée ou laryngée, à laquelle l'angine œdémateuse se rattachait, sera de nature à guérir elle-même; qu'autant que cette phlegmasie sera simple, ou du moins qu'autant qu'elle sera sous la dépendance d'un état diathésique dont nous pourrons faire taire les manifestations.

Je m'explique : l'œdéme de la glotte survenant dans le cours d'une laryngite ulcéreuse simple ou de nature syphilitique, nous pouvons espérer une guérison radicale et définitive, parce que, dans ces cas, nous possédons les moyens de combattre efficacement l'état pathologique dont l'affection œdémateuse était l'effet; mais il n'en est plus ainsi, si cette affection œdémateuse survient dans le cours d'une laryngite ulcéreuse, tuberculeuse ou cancéreuse, parce qu'ici l'état diathésique sous l'influence duquel s'est développée la maladie du larynx est au-dessus des ressources de l'art : or, en supposant que nous soyons assez heureux pour nous rendre maîtres des accidents de l'œdème de la glotte, nous devons en prévoir le retour.

Ces réflexions sont à plus forte raison applicables aux cas dans lesquels l'angine laryngée œdémateuse dépend de lésions graves des cartilages du larynx. Dans notre conférence sur la dothiénentérie, je vous ai rapporté l'observation d'une jeune femme qui, affectée d'œdème de la glotte à la suite d'une fièvre typhoïde, fut complètement délivrée de ses accidents après avoir rejeté par l'expectoration deux petits séquestres osseux. Assurément cette terminaison est la plus heureuse que l'on puisse rencontrer; mais elle se rencontre trop rarement pour qu'on puisse compter sur elle. Le travail éliminatoire des parties nécrosées s'opère avec trop de lenteur — dans l'observation à laquelle je fais allusion, l'affection laryngée datait de neuf mois — pour qu'on n'ait point à redouter, pendant le temps qu'il met à s'accomplir, des accidents terribles de suffocation susceptibles d'emporter les malades. Lorsque l'œdème de la glotte dépend de ces lésions graves des cartilages laryngés, il faut donc s'attendre à voir les accidents se répéter. Ici encore la médication topique est formellement indiquée, parce qu'elle fait gagner du temps, et laisse la porte ouverte à cette heureuse chance que je viens d'indiquer, quelque faible qu'elle soit; mais tard ou tôt il faudra de toute nécessité en arriver à la *trachéotomie*.

Je vous répéterai ici, en terminant, ce que je vous ai déjà dit sur ce même sujet dans une autre occasion. Lorsque nous avons affaire à des malades affectés d'angine laryngée œdémateuse, après avoir tenté les moyens que la thérapeutique médicale met à notre disposition, les insufflations de tannin, d'alun, les cautérisations avec le nitrate d'argent, et, quand c'est possible, les scarifications sur les replis aryténo-épiglottiques œdématiés, nous devons nous tenir prêts à pratiquer la trachéotomie; et cela plus tôt que plus tard, c'est-à-dire lorsque les accès de suffocation se rapprochent en augmentant d'intensité et de durée, lorsque la respiration est plus gênée dans l'intervalle de ces accès : l'opération enfin devra être pratiquée d'autant plus tôt que le malade sera plus affaibli.

XXVII. — DE L'APHONIE ET DE LA CAUTÉRISATION
DU LARYNX.

s diverses de l'aphonie. — Par lésion du larynx ou sans lésion de cet organe.
Aphonie nerveuse. — Bons effets de la cautérisation et quelquefois de la simple
oduction du laryngoscope. — Asynergie vocale.

MESSIEURS,

y a déjà longtemps, j'ai appelé l'attention des praticiens sur une
ode de traitement qui, dans un assez grand nombre de circonstances,
ait merveilleusement réussi dans certains cas d'*aphonie chronique*.
 m'avez vu l'appliquer cette année chez plusieurs jeunes femmes qui
restées quelques jours dans nos salles, et vous avez pu juger de
efficacité.
r aphonie, il faut entendre la perte plus ou moins complète de la
avec conservation de la parole. Le malade n'a pas en effet perdu la
té d'articuler les sons, comme dans le mutisme, avec lequel l'aphonie
oit pas être confondue ; seulement le son est éteint.
s causes de l'aphonie sont nombreuses et variées. Pour ne nous
per ici que de l'aphonie chronique, en général elle est le symptôme
e maladie du larynx, et le plus souvent elle se rattache à la laryngite
reuse dont je vous ai entretenus incidemment dans notre dernière
rence. Vous l'observerez fréquemment chez les individus qui auront
trefois des accidents vénériens, et c'est un phénomène presque con-
dans la laryngite tuberculeuse.
ivant l'un de mes bons élèves, M. Krishaber, que ses recherches sur
atière ont rendu si compétent, la laryngite syphilitique entraîne
s fréquemment l'aphonie complète que la laryngite tuberculeuse, et
son de cette différence se trouve dans la nature même des lésions.
et, dans la laryngite syphilitique, les lésions occupent ordinairement
rdre d'envahissement : 1° l'épiglotte; 2° les ligaments thyro-aryté-
ens supérieurs (ou cordes vocales supérieures); 3° les ligaments
no-épiglottiques (qui sont le siége de suffusion, d'œdème et même
ppuration); 4° la membrane muqueuse du vestibule du larynx;
membrane muqueuse de la trachée-artère; 6° enfin et *tout à fait*
itionnellement, les ligaments thyro-aryténoïdiens inférieurs (ou cor-
ocales inférieures). Vous comprenez tout de suite, messieurs, que
dernière particularité explique la rareté de l'aphonie *complète* dans

la laryngite syphilitique. Et même, ajoute M. Krishaber, dans les cas où l'aphonie est complète, celle-ci n'est presque jamais due à une lésion des cordes vocales proprement dites, mais, le plus souvent, elle résulte de ce que les cordes vocales supérieures, gonflées et boursouflées, recouvrent les cordes vocales inférieures et les empêchent de vibrer.

A l'aide d'une lumière très vive (celle du soleil ou de l'électricité), on pourrait reconnaître à la teinte de la membrane muqueuse si la lésion est due à la syphilis ou si elle tient à la tuberculose. Ainsi, dans le premier cas, la coloration est plus sombre.

Il serait plus difficile de reconnaître la spécificité à la *forme* des ulcérations, qui, en effet, dans les deux cas, se ressemblent beaucoup; si ce n'est que dans la syphilis, elles sont plus profondes, attaquent souvent les cartilages, tandis que dans la phthisie, les fibro-cartilages seuls sont intéressés. L'œdème de la glotte est plus fréquent dans la laryngite ulcéreuse due à la syphilis que dans celle qui est causée par la diathèse tuberculeuse.

La laryngite d'origine tuberculeuse envahit par ordre de succession : 1° la membrane muqueuse des ligaments thyro-aryténoïdiens supérieurs; 2° l'épiglotte; 3° les cordes vocales inférieures; 4° les ligaments aryténo-épiglottiques; 5° le vestibule du larynx; 6° exceptionnellement la membrane muqueuse de la trachée-artère.

Dans la laryngite syphilitique, il y a tendance aux végétations polypiformes, qu'on rencontre dans toutes les parties du larynx et de la trachée. Dans la laryngite tuberculeuse, au contraire, il n'y a pas de végétations proprement dites, mais la membrane muqueuse ulcérée dans un endroit quelconque, se rétracte au bord de l'ulcération et prend un aspect particulier qui peut faire croire à un polype.

Il est important de faire remarquer que dans les deux diathèses, il y a quelquefois des aphonies *purement nerveuses*, dont nous parlerons tout à l'heure.

Dans les ulcérations simples, c'est-à-dire non diathésiques du larynx, dans celles, par exemple, qui tiennent à une laryngite chronique ou succèdent à une fièvre grave, le travail de destruction est plus complet que dans les cas de diathèse[1].

Je vous ai dit, en vous parlant de l'œdème de la glotte, que c'est dans la laryngite chronique simple, dans la laryngite ulcéreuse consécutive à la dothiénentérie, qu'il survenait presque toujours des nécroses des cartilages et des accidents ultérieurs de la plus grande gravité.

Une lésion des nerfs récurrents, une déformation accidentelle du larynx, sa compression par une tumeur développée dans la région cervicale, des abcès, des végétations, des fongosités, des polypes, existant dans l'inté-

1. Maurice Krishaber, *Communication orale.*

de cet organe, peuvent occasionner une extinction de voix; mais il
pas rare de l'observer en l'absence de lésions anatomiques sérieuses;
n'en est pas moins rebelle alors et dure parfois des années entières.
méthode de traitement dont je veux vous parler aujourd'hui, et qui
pas applicable à l'aphonie dépendante d'un désordre profond de l'ap-
l de la phonation, ou qui offre, du moins, très peu d'efficacité en
l cas, est très utile au contraire dans l'aphonie indépendante de
ns matérielles graves, et plus encore dans l'aphonie sans lésions
éciables.

lon la marche qu'ont suivie les accidents, on peut en distinguer deux
ces. Dans l'une, à marche lente, la voix a commencé par se voiler
mps en temps, et bientôt l'enrouement augmente; le timbre de la
est beaucoup plus grave le matin au moment où les malades se lè-
; il est au contraire plus aigu le soir; il leur faut alors de grands
s pour produire des sons clairs; plus tard, et malgré ces efforts, il
es jours où, après un exercice trop prolongé de la parole, le larynx
e de produire des sons. Cette aphonie, d'abord intermittente, se re-
ue surtout le soir; enfin elle devient complète et continue.

tte espèce d'aphonie affecte les femmes comme les hommes; ceux-ci
fois y sont plus sujets que celles-là. Elle affecte surtout les individus
leur profession oblige à crier, à chanter ou à parler à haute voix, à
u dans une grande enceinte : ainsi les chanteurs, les avocats, les
tres du culte, les officiers de marine, les marchands ambulants,
vent fréquemment de graves altérations du timbre de la voix, et enfin
onie.

e coïncide bien souvent avec une *inflammation chronique follicu-*
du pharynx; et il est assez probable que, par extension, la mem-
muqueuse du larynx a été envahie à son tour. Ici la lésion, quoi-
superficielle, n'en a pas moins été capable d'altérer profondément
x, et comme, le plus souvent, cette lésion est l'expression d'une
ese herpétique, elle a une ténacité singulière. Toutefois l'usage de
ues fumigations arsenicales, et plus tard la cautérisation de la partie
ieure du larynx, suffisent le plus ordinairement pour obtenir une
son persistante.

ingénieur des chemins de fer espagnols vint me consulter pour une
ion de ce genre. — L'iodure de potassium ne lui avait pas été fort
; son état fut rapidement amélioré par l'usage des cigarettes arseni-
dont vous connaissez la formule :

4 Arséniate de potasse.............. 1 gramme.
Eau distillée.................... 15 grammes.
r une solution.
isez cette solution par une feuille entière de papier blanc non collé; séchez, et
20 cigarettes.

Chaque matin le malade inspirait lentement dans les bronches huit à dix bouffées de la fumée d'une de ces cigarettes.

En même temps, tous les deux jours, je portais, sur la partie supérieure du larynx, une très petite éponge fixée au bout d'une baleine recourbée et légèrement imbibée d'une solution saturée de sulfate de cuivre. — De temps en temps je remplaçais le sulfate de cuivre par la teinture d'iode. Huit jours de ce traitement suffirent pour améliorer l'état du sujet. La voix était complètement rétablie à la fin du mois. — Je me contentai de prescrire la continuation des cigarettes, auxquelles le malade dut recourir, tous les mois, huit ou dix jours de suite, afin de prévenir le retour de la maladie.

Dans une autre espèce, le début des accidents est brusque, sans avoir été précédé d'aucun autre symptôme d'affection laryngée.

Cette aphonie est souvent occasionnée par une grande *perturbation nerveuse;* elle survient, chez les personnes très irritables, et en particulier chez les femmes hystériques, à la suite d'une émotion morale violente, telle que la frayeur, la colère, une mauvaise nouvelle, une joie très vive; et il n'est personne d'entre vous qui ne connaisse le fait, raconté par vos auteurs classiques, d'une femme qui, surprenant son mari en flagrant délit d'adultère, perdit la voix tout à coup.

Jusqu'à ce jour les auteurs classiques ont enseigné que l'aphonie nerveuse tenait exclusivement à une lésion des nerfs récurrents. Ils paraissent avoir oublié tous, fait observer M. Krishaber, que le nerf laryngé supérieur anime seul le crico-thyroïdien, muscle phonateur par excellence. En effet, ce sont les muscles crico-thyroïdiens qui, en faisant basculer le cartilage thyroïde sur le cricoïde, tendent les cordes vocales. Ce sont eux qui impriment aux cordes vocales inférieures ces oscillations que l'on y observe au laryngoscope lorsque la production de la voix s'effectue normalement.

Ainsi l'aphonie peut dépendre, soit d'une lésion du nerf laryngé supérieur, soit d'une lésion du nerf laryngé inférieur, soit d'une lésion simultanée de ces deux nerfs.

Quand le nerf laryngé supérieur est seul affecté, l'aphonie n'est jamais complète : le malade peut le plus souvent articuler les sons graves, sa voix est rauque; il lui est impossible d'émettre des sons aigus. Ici, les expériences de Cl. Bernard viennent à l'appui de ce fait qu'elles expliquent. En effet, la section des nerfs laryngés supérieurs rend la voix rauque, mais ne l'éteint pas complètement, et la raucité tient à la paralysie des muscles crico-thyroïdiens et à un défaut de tension des cordes vocales. Sur les malades ainsi affectés, l'examen laryngoscopique démontre le fait avec la plus grande évidence. Ainsi, on voit alors les cordes vocales s'approcher et s'écarter normalement, et cependant l'émission du son ne s'effectue point facilement. C'est qu'en effet, on remarque l'absence des *oscillations* de ces cordes, indispensables à la production de la voix normale, et qui sont sous la dépendance des muscles crico-thyroïdiens.

Lorsque le nerf laryngé inférieur est affecté, l'aphonie est au contraire complète, — que le nerf laryngé supérieur soit ou ne soit pas lésé, — et ce fait est suffisamment établi par les expériences de Cl. Bernard. Au laryngoscope, on voit alors les cordes vocales écartées et immobiles, à cela près d'un léger mouvement qui se trouve lié à l'acte respiratoire[1].

Voici, par exemple, un cas d'aphonie nerveuse due à une lésion ou à un trouble fonctionnel du nerf laryngé supérieur.

Une jeune femme de vingt-sept ans, marchande de chaussures, se présente à ma consultation de l'Hôtel-Dieu, au mois de mai 1863. Elle se plaignait d'une altération de la voix ; et en effet, celle-ci était remarquablement rauque; la jeune femme ne pouvait absolument pas émettre des sons aigus et la voix s'éteignait brusquement quand elle essayait de produire des sons élevés.

Elle fut examinée au laryngoscope par M. Khrishaber, en ma présence et en celle des élèves du service. On constata que le larynx était sain en apparence. L'épiglotte était normalement conformée, les cordes vocales avaient leur blancheur naturelle, toutes les autres parties du larynx se trouvaient un peu décolorées, mais ne présentaient d'ailleurs de lésions d'aucune espèce. Quand la malade émettait des sons, on voyait distinctement les cordes vocales se rapprocher et s'écarter normalement dans l'inspiration profonde et fonctionner comme à l'état physiologique.

Cependant, on put remarquer que, pendant l'émission du son, les cordes vocales n'offraient pas cet état d'oscillation ou de vibration que l'on voit d'une manière si évidente sur la glotte, quand elle émet des sons normaux. Les sons aigus étaient complètement impossibles.

Cette dame était mal réglée, pâle ; rien ne dénotait cependant chez elle une affection hystérique ou chlorotique. L'auscultation des poumons ne révélait rien d'anomal. Le cœur n'offrait aucun signe morbide, si ce n'est un léger claquement des valvules. Toutes les fonctions se faisaient bien, et cette dame ne se plaignait absolument que de la raucité de sa voix.

A la question de savoir si elle avait eu des maladies spécifiques, elle opposa des dénégations absolues, dont néanmoins on ne se contenta point. Mais l'examen le plus attentif des parties génitales externes et internes ne révéla aucune trace de lésions antérieures, sinon une cicatrice du périnée, provenant d'une déchirure due à un accouchement. J'instituai sur cette malade le traitement que j'emploie depuis longtemps. Au moyen

---

1. L. Ch. Lagarde, *De l'aphonie nerveuse*, thèse inaugurale, 1865. — Cette thèse s'est inspirée des recherches de M. le docteur Krishaber, dont l'auteur invoque constamment le témoignage.

d'une baleine porte-éponge, je portai une solution de sulfate de cuivre vers l'orifice laryngé. La voix revint peu de temps après cette cautérisation.

Il est évident que, dans ce cas, on eut affaire à une aphonie exclusivement nerveuse ; les cordes vocales se rapprochant complètement pendant la phonation, s'écartant pendant la respiration, il ne pouvait y avoir une paralysie complète ou même incomplète du nerf laryngé inférieur. Tandis que les mouvements d'oscillation des cordes vocales étant anéantis ou au moins très diminués, cette diminution tenait évidemment à une diminution dans le degré de tension des cordes vocales, tension qui est indispensable pour l'émission normale de la voix et surtout des sons aigus. Ainsi nous avions affaire dans ce cas à une altération fonctionnelle du nerf laryngé supérieur.

Indépendamment de l'aphonie due aux lésions matérielles qu'elles entraînent, la syphilis et la tuberculose en produisent une qui est d'origine purement nerveuse.

D'une part, la *phthisie pulmonaire* peut, à sa dernière période, produire l'aphonie nerveuse qui est alors une conséquence de l'épuisement général de l'organisme. Dans ce cas, l'aphonie apparaît, comme on le voit à la fin des maladies graves, et l'extinction de la voix a lieu comme celle de toutes les fonctions. Mais, d'autre part, et sans lésion matérielle, ainsi que le démontre le laryngoscope, la tuberculisation pulmonaire produit parfois l'aphonie nerveuse, ainsi que M. Krishaber en a fourni un exemple à M. Lagarde[1].

Chez une jeune femme aphone depuis deux mois et phthisique, le vestibule de la glotte, les ligaments aryténo-épiglottiques, les cordes vocales inférieures ainsi que le bord des ventricules de Morgagni, étaient absolument sains. Les cordes vocales pouvaient se rapprocher, et cependant aucun son n'était émis. Il n'y avait pas d'oscillation ou de vibration de ces cordes, comme je vous ai dit que cela a lieu quand les nerfs laryngés supérieurs sont paralysés. Cependant au bout de huit jours, la malade recouvra la voix sans qu'un traitement spécial fût intervenu. Et ce qui prouve bien qu'il n'y avait là qu'une aphonie purement nerveuse, c'est que la malade succomba deux mois plus tard aux progrès de la phthisie pulmonaire, en gardant l'intégrité de sa voix jusqu'au dernier jour. Il est probable que l'examen laryngoscopique n'a pas été sans action sur le rétablissement des fonctions vocales.

Quant à la *syphilis*, elle aussi peut produire l'aphonie sans lésion. M. Diday désigne cette variété d'aphonie syphilitique sous le nom d'aphonie *secondaire*, pour la distinguer de celle qui existe dans la syphilis invétérée[2]. Cette aphonie survient entre le troisième et le sixième mois à

---

1. Lagarde, thèse citée, p. 24.
2. Diday, *Gazette médicale de Lyon*, 1860, t. XII, p 5.

partir du début de l'accident primitif. Elle débute brusquement, sans douleur. D'abord la voix a moins d'ampleur que d'ordinaire, puis, graduellement, l'altération augmente jusqu'à l'aphonie complète. Il n'y a cependant ni toux, ni dyspnée, ni réaction générale.

M. Diday a observé ces symptômes sur les chanteurs et les chanteuses atteints de syphilis; et il est probable qu'ici la fatigue de l'organe a joué le rôle de cause occasionnelle.

La guérison a lieu quelquefois en moins de huit jours d'un traitement spécifique. C'est pour cette raison qu'on peut se demander avec M. Diday s'il n'y a pas là un trouble simplement nerveux des fonctions du larynx. Or, dans un cas absolument semblable observé à l'Hôtel-Dieu par M. Krishaber, et où, au bout de huit jours de traitement mercuriel, la voix fut recouvrée, il n'y avait aucune lésion matérielle appréciable au laryngoscope. C'était donc bien d'une aphonie nerveuse syphilitique qu'il s'agissait.

L'aphonie nerveuse n'est pas rare chez les femmes, alors qu'il existe des *troubles de la menstruation;* tel était le cas d'une jeune fille que vous avez pu voir au n° 31 de la salle Saint-Bernard, et dont je vais tout à l'heure vous raconter l'histoire.

A propos de l'aphonie purement nerveuse, je vous rappellerai cette jeune fille de dix-huit ans, qui, en décembre 1859, entrait dans notre salle Saint-Bernard. Quelques mois auparavant, à la suite d'une vive frayeur, elle avait perdu subitement la voix, et l'aphonie s'était guérie spontanément au bout de six semaines.

Cette fois-ci elle était malade depuis quinze jours. Elle travaillait dans un magasin situé au rez-de-chaussée, sur la rue. Tout à coup une charrette recule, et enfonce avec un horrible fracas la devanture de la boutique. — La jeune fille, épouvantée, s'évanouit et est prise d'une attaque de nerfs : en recouvrant connaissance, elle était aphone.

Le lendemain de son arrivée à l'hôpital, je cautérisai devant tous les élèves la partie supérieure du larynx, avec une solution saturée de sulfate de cuivre; à l'instant même, la voix revint; puis comme, le lendemain matin, il y avait encore un peu d'enrouement, je fis une nouvelle cautérisation; cette fois la cure fut radicale.

Dans le courant de l'année 1862, vous avez vu entrer dans le service de la Clinique trois jeunes femmes aphones; une d'entre elles l'était depuis deux mois. — Chez toutes, la première cautérisation que je pratiquai devant vous, pendant la visite, rétablit presque complétement la voix en quelques minutes, et les fonctions du larynx ne laissaient plus rien à désirer après quatre ou cinq cautérisations.

En juin 1863, vous voyiez une jeune fille de seize ans, couchée au n° 31 de notre salle Saint-Bernard. C'est la malade à laquelle je viens de faire allusion à propos de l'aphonie dans ses rapports avec les troubles menstruels. Elle était entrée pour une *fièvre ménorrhagique*, accompagnée de douleurs assez vives du côté de l'utérus. Les règles se rétablirent assez facilement; mais il survint une aphonie qui dura pendant dix jours, sans être en rien modifiée par les divers traitements que je mis en usage. Je cautérisai devant vous la partie supérieure du larynx avec une éponge fixée au bout d'une baleine recourbée et imbibée de solution saturée de sulfate de cuivre. A l'instant même la voix devint un peu timbrée, et à la troisième cautérisation, elle était revenue.

Dans ce cas, l'examen laryngoscopique n'avait démontré l'existence d'aucune lésion locale. Pourtant, chez quelques-unes de ces malades, si les cordes vocales ne se rapprochent pas dans toute leur étendue pendant l'émission des sons aigus, il semble qu'il y ait une paralysie de leurs muscles tenseurs, et, dans ce cas, la cautérisation semblerait agir comme simple excitateur musculaire. M. Krishaber a pu, dans quelques circonstances, et dans des cas analogues, rétablir la voix après l'introduction du laryngoscope, comme s'il eût suffi de cet excitateur tout mécanique pour solliciter l'action réflexe.

Lorsque, par le laryngoscope, on découvre les traces d'une vive phlegmasie des deux cordes vocales ou d'une seule, à plus forte raison si l'on y trouve des ulcérations, la médication dont je viens de vous entretenir, bien qu'efficace encore, ne produit plus de ces miracles dont je vous ai souvent rendus témoins; et plusieurs fois, lorsque deux cas vous semblaient identiques, les révélations du laryngoscope nous montraient pourquoi l'issue n'était pas aussi rapidement heureuse que celle qui nous avait tant réjouis dans d'autres circonstances. Aussi, messieurs, je ne saurais trop vous inviter à apprendre à vous servir du laryngoscope.

Je reviens à mon sujet.

Dans quelques circonstances, on a vu des individus devenir subitement aphones, après avoir pris un bain froid, ou après avoir été saisis par le passage brusque d'une température à une autre.

Cet accident peut encore se manifester consécutivement à la suppression d'une hémorrhagie habituelle, et une de ses causes les plus fréquentes est la suppression brusque des règles.

La singulière relation sympathique qui existe entre les organes génitaux et l'appareil vocal se traduit quelquefois aussi par l'aphonie pendant la *grossesse*, l'*accouchement*, et, d'une manière plus générale, dans le cours des maladies qui affectent les *organes de la génération*, principalement chez les femmes, bien que des exemples en aient été aussi observés chez les hommes. C'est contre ces diverses espèces d'aphonies que la cautérisation du fond du pharynx et de la partie supérieure du larynx m'a rendu d'incontestables services, alors que toutes les médications mises en usage antérieurement avaient complètement échoué. C'est la solution saturée de sulfate de cuivre ou bien une solution forte (au cinquième) de nitrate d'argent que j'emploie. Je me sers à cet effet de la baleine munie d'une éponge que vous me voyez également employer pour cautériser le pharynx dans les angines diphthériques. Je n'ai donc pas besoin de vous décrire de nouveau ce petit appareil d'ailleurs fort simple, que chacun connaît; il n'est pas non plus nécessaire d'insister aujourd'hui, comme je l'ai fait autrefois, sur l'innocuité d'une opération qui est maintenant du domaine vulgaire de la pratique médicale.

L'efficacité de cette méthode de traitement peut donner à penser que, dans ces cas d'aphonie, la membrane muqueuse du larynx était le siège d'une phlegmasie légère, bien qu'on ne constatât pas cet état inflammatoire; car dans les faits que j'ai observés, il n'y avait ni douleur, ni gonflement, ni difficulté de respirer; mais on pourrait l'interpréter aussi de cette façon, à savoir, que la cautérisation des parties supérieures du larynx, imprimant une modalité particulière au système nerveux de cet appareil, a fait cesser le spasme qui causait l'extinction de la voix.

Quoi qu'il en soit, cette cautérisation est encore utile dans quelques cas où il existe une inflammation très manifeste, et en particulier dans les laryngites syphilitiques indépendantes de toute ulcération. Cette inflammation est caractérisée par la douleur qu'éprouvent les malades pendant l'acte de la déglutition, lorsqu'ils respirent un air froid ou lorsqu'ils ont fait de grands efforts pour parler.

L'efficacité du traitement que je préconise ici, la rapidité de la guérison, paraissent être en raison directe de la superficialité de l'inflammation, s'il est permis d'employer cette expression peu correcte. Dans l'aphonie survenant à la suite d'une émotion morale, par le fait d'une suppression brusque des règles, après l'accouchement ou pendant la grossesse, une ou deux cautérisations suffisent généralement, et vous avez vu avec quelle rapidité ont guéri nos deux jeunes femmes de la salle Saint-Bernard dès la première opération.

Ainsi que je vous l'ai dit ailleurs, M. Green (de New-York), non seulement porte le caustique sur l'entrée du larynx, mais il introduit dans la cavité de l'organe la petite éponge placée à l'extrémité d'une baleine convenablement recourbée.

Moi-même, je me suis souvent servi, pour atteindre le même but, du porte-caustique imaginé par M. Loiseau, moyen beaucoup plus sûr que celui de M. Green [1]; et dont je vous ai parlé à propos du traitement topique de la diphthérie. Avant la découverte du laryngoscope, avant les utiles et nombreuses applications que l'on a faites de cet instrument au diagnostic et au traitement des maladies du larynx [2], on ne péné-

1. Loiseau, *Bulletin de l'Académie de médecine*, Paris, 1857, t. XXII, p. 1138.
2. Czermak, *Du laryngoscope et de son emploi en physiologie et en médecine*, Paris, 1860.

trait jusque sur les cordes vocales qu'avec peu de certitude et beaucoup de difficultés : aujourd'hui il est devenu facile de voir les lésions, et, avec de l'habitude, on parvient aisément à porter jusque dans le larynx ou des instruments de chirurgie, ou des agents médicamenteux.

La guérison est plus lente dans les aphonies qui sont arrivées lentement, par suite d'un exercice forcé ou immodéré de la voix. Enfin l'aphonie qui se lie à une inflammation évidente du larynx cède plus lentement encore que celle-ci.

Une dernière remarque en finissant. Il semblerait, à priori, que, puisque l'on guérit assez facilement l'aphonie par la cautérisation, il serait beaucoup plus facile de remédier à l'altération simple de la voix caractérisée par l'impossibilité de produire certains sons, tandis que d'autres sons plus graves sortent aisément; mais l'expérience m'a démontré qu'il n'en était rien, et qu'une aphonie absolue était plus facilement et plus sûrement combattue que l'aphonie incomplète.

Il ne faut pas confondre l'aphonie avec un trouble fonctionnel signalé et décrit pour la première fois par MM. Krishaber et Peter et qu'ils ont appelé *asynergie vocale;* c'est une perturbation de la phonation résultant du défaut de contraction coordonnée et suffisante des muscles phonateurs du larynx.

« Cette asynergie, disent MM. Krishaber et Peter, qui existe sinon toujours, au moins très fréquemment au début des maladies du larynx, s'observe également à leur terminaison. Guéris, les individus ne recouvrent pas immédiatement l'intégrité fonctionnelle de leur glotte; l'asynergie vocale persiste encore pendant un temps plus ou moins long, et ne cède que lentement, progressivement, et à l'aide de précautions indispensables dans l'usage de la voix. C'est pour avoir négligé ces précautions qu'un certain nombre d'artistes perdent pour toujours la flexibilité de leur voix. Grave pour le chanteur et le comédien, l'asynergie vocale, consécutive aux affections du larynx, a une médiocre importance pour ceux dont la voix ne constitue pas un instrument d'art. On ne s'en préoccupe guère dans la conversation ordinaire; et telle est la raison pour laquelle l'asynergie vocale, malgré son extrême fréquence, est si souvent méconnue. »

Il ne faut pas davantage confondre l'asynergie vocale avec l'enrouement : la voix n'est alors ni éteinte ni rauque, mais le chanteur a perdu, par exemple, une ou deux notes de sa gamme, ou l'artiste est incapable de donner à sa voix les inflexions et les intonations qui en faisaient le charme et la puissance. Le glotte ne fonctionne plus d'une façon normale; et néanmoins il n'y a pas de maladie à proprement parler; seule la synergie d'action des muscles du larynx, nécessaire à la manifestation complète de la voix, est troublée.

La voix n'est pas seulement affaiblie, elle est absolument éteinte pour certains sons ou certaines nuances, et c'es' ce qui fait la gravité de l'asynergie vocale pour certaines professions.

Ce trouble fonctionnel ne réclame aucune médication énergique ; mais il exige le repos de l'organe d'abord, puis la reprise méthodique des fonctions phonatrices et, pour ainsi dire, la gymnastique graduelle et prudente des muscles du larynx [1].

1. Krishaber et Peter, *op. i .,* p 580 et 682.

XXVIII. — DILATATION DES BRONCHES ET BRONCHORRHÉE.

Difficulté extrême du diagnostic. — La dilatation des bronches peut être prise pour une phthisie tuberculeuse. — Pour une pleurésie avec perforation pulmonaire. — Diagnostic différentiel. — Importance de l'abondance et de la fétidité de l'expectoration. — Causes de cette fétidité. — La dilatation des bronches est une affection sans gravité, à moins qu'elle ne soit considérable. — Traitement de la bronchorrée ou blennorrhagie pulmonaire. — Balsamiques. — Inspirations arsenicales.

MESSIEURS,

Les faits que l'on observe pendant les premiers temps de la vie sont ceux qui restent le mieux gravés dans la mémoire, et bien souvent, aujourd'hui que j'approche de la vieillesse, je me rappelle les circonstances les plus minutieuses d'une observation recueillie quand je faisais mes premiers pas dans la carrière médicale.

En 1823, alors que j'étais élève de l'hôpital de Tours, mon excellent maître, Bretonneau, eut à donner des soins à un architecte de Paris, qui, malade depuis longtemps, avait été dirigé sur les Eaux-Bonnes par son médecin. A cette époque il n'y avait pas de chemin de fer; le malade voyageait en poste et à petites journées. La première étape avait eu lieu à Orléans, la seconde à Tours. En arrivant dans cette dernière ville, il était horriblement fatigué, et il lui fut impossible de continuer son voyage. Il fit mander Bretonneau.

L'aspect du malade disait assez de quelle affection il était atteint. Maigreur effrayante, teint jaune terreux, fièvre continue, sueurs nocturnes, expectoration mucoso-puriforme extrêmement abondante.

Bretonneau ne douta guère de l'existence d'une phthisie tuberculeuse. Cependant l'auscultation, dont l'usage était assez récent, et que Bretonneau avait tout de suite étudiée avec une extrême ardeur, ne lui donnait pas les signes qu'il constatait ordinairement chez les phthisiques. Il ne trouvait ni la matité prédominante de l'un des sommets, ni les gargouillements qu'il s'attendait à rencontrer dans l'un des lobes supérieurs des poumons. Le malade mourut quelques jours plus tard, et, à l'autopsie, qui fut faite avec le plus grand soin, on ne trouva pas traces de tubercules. Bretonneau reconnaissait une phlegmasie chronique de la membrane muqueuse des bronches. Il ne rechercha pas si les tuyaux bronchiques étaient, en quelques points, plus dilatés que dans l'état normal. Alors, disons-le, l'attention n'avait point encore été appelée sur les symptômes de la dilatation des bronches, autant qu'elle le fut lorsque, en 1825, Laennec publia la 2ᵉ édition de son immortel *Traité de l'auscultation.*

La description que donne Laennec de la dilatation des bronches est complète, autant que peut l'être un travail fait en quelque sorte de premier jet. Ce que M. Barth a publié depuis, en 1855 [1], a ajouté des faits nouveaux, et confirmé, presque de tous points, ce qu'avait dit le célèbre médecin de l'hôpital Necker.

Si vous lisez les observations citées par Laennec, et surtout la quatrième, à laquelle il semble attacher le plus d'importance, vous vous convaincrez de l'immense difficulté du diagnostic entre la phthisie et la dilatation bronchique, en voyant l'illustre auteur de l'auscultation hésiter, rester indécis jusqu'au moment de l'autopsie, et vous comprendrez mieux encore l'erreur de Bretonneau.

La première observation de l'excellente monographie de M. Barth dépose dans le même sens.

MM. Louis et Barth voyaient mourir, en 1835, une femme, dans leur service, et, bien que l'un et l'autre ils eussent cru à l'existence d'une phthisie tuberculeuse au troisième degré, à l'autopsie ils ne trouvaient que des lésions tuberculeuses peu importantes, et sans relation possible avec les très graves symptômes qui avaient amené la mort; mais ils constataient des dilatations bronchiques énormes. Il est assez probable que, chez notre architecte, des désordres du même genre eussent été rencontrés, si l'attention de Bretonneau avait été éveillée sur ce point.

Il en résulte ce premier fait, messieurs, c'est que certains catarrhes bronchiques peuvent donner lieu à tous les symptômes de la phthisie tuberculeuse; je ne parle que des symptômes, car les signes stéthoscopiques manquent le plus souvent, à moins que les dilatations bronchiques n'occupent exclusivement les sommets, comme cela s'observe quelquefois, ou bien à la fois le sommet et le milieu de l'organe, auxquels cas le diagnostic devient presque impossible.

Une autre cause d'erreur vient encore s'ajouter à celles que je viens d'indiquer : les malades, dans le cours de leur affection catarrhale, sont quelquefois pris d'hémoptysies, et nous voyons, pour ne pas citer de plus nombreux exemples, le fameux malade de Laennec (obs. IV) avoir deux crachements de sang, six semaines avant son entrée à l'hôpital de la Charité; et le même accident se produire chez sept des individus qui font le sujet du mémoire de M. Barth; moi-même, comme je vous le dirai tout à l'heure, j'observais récemment un cas tout à fait semblable.

Si maintenant vous considérez que, d'après le témoignage de M. Barth,

1. Barth, *Recherches sur la dilatation des bronches* (*Mémoires de la Société médicale d'observation*, Paris, 1856, t. III).

la dilatation des bronches existe, dans le plus grand nombre des cas, exclusivement d'un seul côté; qu'elle occupe le sommet du poumon aussi souvent que la base, et que, assez fréquemment, la maladie, lorsqu'elle est assez étendue, est accompagnée de fièvre hectique, d'expectoration mucoso-puriforme, et de presque tous les symptômes de la consomption, vous serez un peu plus indulgents pour les erreurs du diagnostic.

Il est vrai, messieurs, que ces erreurs n'ont pas une importance très grande dans l'espèce; car, bien que dans la dilatation bronchique, nous puissions intervenir quelquefois fort utilement, cependant le traitement ne diffère pas beaucoup de celui que nous instituons ordinairement contre la phthisie tuberculeuse. Les indications sont en définitive les mêmes : modérer le flux catarrhal, les sueurs et le mouvement fébrile, dans la mesure où il nous est donné de le faire; soutenir les forces défaillantes; lutter en un mot contre les accidents qui menacent le plus immédiatement la vie, en ne tenant qu'un compte secondaire des lésions contre lesquelles nous restons impuissants.

Tout ce que je viens de vous dire, messieurs, n'est pas pour vous demander un bill d'indemnité, à propos de la jeune malade que nous venons de perdre au n° 6 de la salle Saint-Bernard, et qui est un des plus remarquables exemples de dilatation bronchique qu'il ait été donné d'observer. Le diagnostic, nettement établi dès le premier jour, a été confirmé par l'autopsie; mais, je l'avouerai, j'ai senti quelquefois ma confiance défaillir, et lorsque les symptômes de l'hectisie se sont prononcés davantage, quand la fétidité des crachats a augmenté, j'ai craint d'avoir commis une erreur; j'ai plusieurs fois hésité entre une dilatation des bronches et un épanchement pleural communiquant avec les bronches par une perforation pulmonaire. Puis je revenais au premier diagnostic, vous donnant l'exemple d'une incertitude qui eût été bien plus grande encore si la lésion principale, au lieu d'occuper la partie moyenne et inférieure du poumon, eût occupé le sommet. Voici d'ailleurs l'histoire sommaire de notre malade.

Une femme de trente ans, petite, maigre, et de chétive apparence, entre, le 2 juin 1863, dans la salle Saint-Bernard, au n° 6. Elle tousse depuis sa plus tendre jeunesse : sans avoir jamais eu d'attaque d'asthme, elle est habituellement essoufflée. Elle a toujours été bien réglée, n'a jamais eu d'hémoptysie; il n'y a aucun antécédent tuberculeux dans sa famille. Elle a de fréquentes imflammations de poitrine, avec points de côté assez violents.

Accouchée depuis vingt et un mois, elle a allaité son enfant jusqu'au mois dernier; depuis cette époque, elle tousse davantage; elle a une fièvre continuelle depuis quinze jours, mais jusqu'à l'invasion de la fièvre elle a pu vaquer aux soins de son ménage.

Cette femme, nous l'avons dit déjà, est maigre; elle a les ongles *hippocratiques*, et cependant son visage n'est pas celui d'une tuberculeuse.

Les fosses sus-épineuses donnent à la percussion une résonnance assez considérable, exagérée à droite, à la partie moyenne et postérieure de la poitrine, qui est manifestement dilatée en ces points. A gauche, au contraire, dans la partie moyenne et inférieure, il y a un aplatissement relatif du thorax, avec notable matité.

A l'auscultation des fosses sus et sous-épineuses, ainsi que des régions sous-claviculaires, on ne perçoit ni expansion vésiculaire, ni bruit expirateur, ni souffle. Il y a une expiration légèrement prolongée dans la région sous-claviculaire droite seulement. Mais aux parties moyenne et inférieure, le long de la gouttière vertébrale gauche, on entend des râles muqueux mêlés à de gros gargouillements et à du souffle bronchique; la voix de la malade est si faible, qu'elle ne retentit point à ce niveau.

Cette femme rejette dans les vingt-quatre heures deux ou trois crachoirs d'un liquide purulent, demi-opaque, demi-salivaire, peu aéré, d'odeur fade à peine fétide. Le rejet de ces crachats s'effectue par un effort de vomissement plutôt que d'expectoration, à la suite de deux ou trois quintes de toux : et chaque fois la malade en rend la valeur de deux ou trois cuillerées.

Je diagnostique une *bronchite chronique* avec *bronchorrée* et *dilatation bronchique* considérable à la partie moyenne et inférieure du poumon gauche; *absence de tubercules*. Je prescris huit capsules de térébenthine et les fumigations avec le papier arsenical.

Le 7 juin, l'oppression est devenue plus grande, et la fièvre plus vive depuis la veille au soir. On entend des râles de bronchite aiguë à droite, râles sous-crépitants fins très étendus. — On prescrit un vomitif à l'ipécacuanha qui produit un soulagement marqué.

Cinq jours plus tard, on remarque une notable fétidité de l'haleine, bien que les crachats ne soient pas fétides au même degré. Le pouls est à 124 et la respiration à 48 ; orthopnée. Râles muqueux fins, généralisés à droite. Évidemment une bronchite aiguë s'est entée sur la bronchite chronique.

Le 12, à la visite du soir, le pouls bat 128 fois ; la respiration, toujours à 48, est très anxieuse; la peau est sèche et brûlante. Il y a de la douleur thoracique à droite et à gauche. A l'auscultation, on entend des râles muqueux fins, généralisés dans tout le côté droit, en arrière, presque crépitants et secs à la base. A gauche, au tiers moyen, il y a du gargouillement avec souffle et voix un peu amphorique, tandis qu'il existe des râles muqueux fins à la base. — Huit ventouses sèches, un vomitif à l'ipécacuanha produisent un soulagement remarquable et presque immédiat.

Le lendemain matin, on n'entend plus les râles fins qu'on percevait si bien la veille au soir. Il n'y a plus que des râles vibrants; mais le soir, les râles muqueux fins sont revenus et la respiration est de nouveau anxieuse. — L'ipécacuanha n'a plus le même succès.

Le 15, la respiration n'a pas augmenté de fréquence, mais le pouls est à 140, et reste désormais à ce chiffre.

Le 17, on perçoit à l'angle externe de l'omoplate gauche, dans la fosse sous-épineuse, des râles presque caverneux, dont quelques-uns ont presque la résonnance d'un tintement métallique imparfait. Il n'y a rien de changé dans l'état général, qui est très mauvais : sueur légère au front et à la partie antérieure de la poitrine.

Le 19, sueur légère; face très altérée et d'une pâleur bistrée; voix plaintive et faible, mais non pas éteinte. Les crachats sont devenus aussi fétides que l'haleine; la malade les rejette à flots, et en remplit quatre ou cinq crachoirs par jour.

Le lendemain, le pouls est à 148, la respiration à 44 seulement.

Le 22, la face s'altère, les traits s'effilent, le sillon naso-labial se creuse, et tout fait redouter une fin prochaine. La mort a lieu, en effet, le 24.

Il est à remarquer que cette femme, qui était vraiment phthisique dans le sens *grec* du mot, n'a jamais eu l'aspect d'une tuberculeuse, et que jamais elle n'a eu non plus de sueurs ni de diarrhée collicatives. Nous allons voir que le dépérissement progressif et la mort ont été la conséquence nécessaire de la diminution progressive et continue du champ de l'hématose, ainsi que des pertes énormes que faisait quotidiennement la malade par la suppuration bronchique. On peut se demander si, chez cette femme atteinte de bronchite chronique, la grossesse et l'allaitement prolongé n'ont pas eu la même influence funeste qu'ils ont chez les tuberculeux.

Voici maintenant les lésions anatomiques. Les poumons sont volumineux, très pesants, et ne s'affaissent pas lorsque la poitrine est ouverte. Des adhérences celluleuses extrêmement multipliées les relient intimement à la plèvre pariétale surtout du côté gauche, où la cavité de la plèvre a presque entièrement disparu. Des adhérences de même nature rattachent les deux plèvres à la partie correspondante du péricarde. Il n'y a pas d'épanchement dans les cavités pleurales. Ces adhérences sont évidemment les vestiges des pleurésies multiples que la malade a signalées dans son récit.

Le poumon droit, emphysémateux dans presque toute son étendue, est cependant carnifié dans un assez grand nombre de points, de telle sorte que, malgré l'emphysème dont il est le siège, le tissu pulmonaire présente une circonstance remarquable; à la partie latérale du lobe inférieur droit, à la surface du poumon, on trouve une excavation capable de loger une petite noisette, dont les parois molles, pultacées, d'un gris jaunâtre, répandent une odeur gangréneuse.

Ainsi peut-être se trouve expliquée la fétidité de l'haleine plus grande que celle des crachats. Autour de cette excavation, il n'existe aucun tubercule, mais le parenchyme ambiant, d'une coloration rouge noirâtre dans une étendue de 5 millimètres environ, offre une consistance presque égale à celle de l'hépatisation. Sur une des parois s'ouvre l'orifice dilaté d'une petite bronche. Évidemment cette petite caverne n'est pas tuberculeuse, elle résulte d'un processus inflammatoire et gangréneux tout à la fois. Il n'y a pas de tubercules au sommet du poumon, qui est très emphysémateux, peu vasculaire et s'affaisse aussitôt qu'on l'incise, comme il arrive dans l'emphysème vésiculaire. A l'incision du tissu pulmonaire, il s'écoule un liquide analogue à celui que la malade rendait pendant la vie. La partie inférieure du lobe supérieur présente un commencement de carnification. Les secondes et troisièmes divisions des bronches sont notablement dilatées; la membrane muqueuse qui les tapisse est injectée et de couleur un peu ardoisée.

Le poumon gauche est comme solidifié, surtout à sa face postérieure, qui est d'un rouge marbré ; cependant çà et là le doigt promené à sa surface rencontre à la partie moyenne, au niveau des points où l'on entendait du gargouillement pendant la vie, des parties très dépressibles, et qui ne sont rien moins que de véritables cavernes. Ces excavations, au nombre de plus d'une douzaine, dont la capacité varie depuis celle d'une petite amande jusqu'à celle d'une grosse noix, sont pleines d'une matière caséiforme, blanchâtre, et qui paraît être du pus concret. La membrane propre de ces excavations, loin d'avoir cette épaisseur et cette induration qu'on observe dans les cavernes tuberculeuses, est au contraire d'une remarquable minceur. A l'une des parois aboutit une petite bronche dilatée dans presque toute son étendue. Le tissu pulmonaire interposé à cet assemblage de cavernes présente l'apparence de simples lamelles de tissu conjonctif, exsangue, presque transparent et comme privé de contractilité. La coupe du poumon, dans cette région, rappelle l'aspect d'une éponge, ou mieux d'un poumon de batracien. Un certain nombre d'excavations communiquent entre elles et ne sont séparées les unes des autres que par de petites cloisons incomplètes, ressemblant, par leur faible épaisseur et leur forme, aux valvules des veines ; altération de texture que Laennec a très expressément signalée. L'existence de telles excavations, à la partie moyenne du poumon et près de la surface de cet organe, explique les gargouillements perçus à l'auscultation, comme la présence dans leur cavité d'une matière caséiforme si dense et si abondante, rend compte de la matité que la percussion faisait entendre.

Presque toutes les bronches sont dilatées; mais une bronche de deuxième ordre, qui se rend au lobe inférieur, est surtout remarquable, en ce qu'elle présente à sa partie moyenne une dilatation ampullaire dont le diamètre égale celui de la grosse bronche : au niveau de ce renflement, la membrane muqueuse est d'un rouge violacé. Ce sont surtout les divisions de cette bronche qui aboutissent aux cavernes dont il vient d'être question et qui contiennent la matière purulente demi-concrète.

Le lobe supérieur du poumon est un type d'emphysème vésiculaire : il est blanc grisâtre, donne la sensation d'un oreiller de duvet, et s'affaisse à la coupe. Comme le lobe supérieur du poumon droit, il ne renferme aucun tubercule. A la partie inférieure du lobe, on trouve sept ou huit excavations semblables à celles qui existent en si grand nombre à la partie moyenne et inférieure du lobe inférieur du même poumon.

Les ganglions bronchiques sont très volumineux, d'un gris noirâtre à la coupe, sans trace aucune de tubercule.

En résumé, emphysème vésiculaire au sommet des poumons, dilatation bronchique et excavations multiples à la partie moyenne et inférieure du poumon gauche surtout, carnification çà et là, absence complète de tubercules : telle était l'altération de structure des organes de l'hématose chez cette malade, qui ne respirait plus guère que par le sommet de ses poumons ; et ce sommet était emphysémateux !

Vous avez tous été frappés de l'extrême fétidité de l'haleine, elle était presque insupportable quand la malade toussait, à ce point que les voisines de lit en étaient fort incommodées, mais elle ne se communiquait pas aux produits de l'expectoration. Les crachats avaient une abondance extrême (au moins un litre par jour), ils étaient diffluents, mucoso-puriformes ; mais leur odeur fade et un peu nauséabonde n'était pas, à beaucoup près, aussi fétide que celle de l'haleine. Il y avait donc dans l'expectoration deux éléments importants : la fétidité, l'abondance. Je veux discuter avec vous la valeur de ces deux éléments, qui tout à l'heure vont acquérir une grande valeur diagnostique.

L'extrême fétidité de l'haleine s'observe dans la gangrène pulmonaire, et quelquefois dans la phthisie tuberculeuse ; mais, en général, dans la phthisie elle est transitoire et dure rarement plus de trois ou quatre jours : dans la gangrène pulmonaire elle dure plus longtemps sans doute, surtout dans cette forme bizarre de gangrène qui frappe successivement un grand nombre de lobules ; mais, dans ce cas, elle est très forte pendant quelques jours, cesse un peu, revient, cesse encore, et présente enfin ces alternatives qui, à elles seules, suffisent pour mettre sur la voie du diagnostic, à défaut de tout autre signe. Elle a d'ailleurs quelque chose de spécial qui rappelle l'odeur du sphacèle, tandis que, dans la bronchorrhée liée à l'existence d'une dilatation des bronches, elle rappelle plutôt l'odeur des matières animales en putréfaction.

Je sais que, dans la gangrène lobulaire successive du poumon, la durée de la fétidité peut être considérable, et je me rappelle l'avoir vue

er près de trois mois chez une dame à laquelle mon ami M. Lasègue
ioi nous donnions des soins ; mais sa durée est infiniment plus grande
s la bronchorrhée liée à la dilatation bronchique.

n 1848, je voyais, avec M. Louis, un homme de soixante-deux ou
ante-trois ans, qui avait un catarrhe bronchique, avec dilatation des
iches ; quand nous fûmes mandés auprès de lui, il était déjà grave-
it malade depuis plusieurs mois, et il recourut à d'autres avis, après
, durant deux mois, nous lui eûmes donné des soins infructueux : pen-
t tout le cours de la maladie, la puanteur de l'haleine était telle que
l'appartement était empesté, bien que cet appartement fût très
e, et dans l'escalier même on était péniblement affecté de l'odeur qui
épandait. Je ne savais ce qu'était devenu le malade ; je le croyais
t, quand, en mai 1863, c'est-à-dire quinze ans plus tard, appelé au-
i d'une de ses filles, j'apprenais d'elle que son père était encore vi-
, et qu'il conservait un catarrhe bronchique qui n'avait plus rien
traordinaire que sa ténacité.

a persistance de la fétidité, quand rien d'ailleurs ne permet de croire
gangrène lobulaire du poumon, est donc à elle seule un signe dia-
stique important de la dilatation des bronches.

ependant, messieurs, il peut se faire que, plusieurs mois durant,
pectoration soit fétide, abondante, sans qu'il y ait autre chose qu'un
ple catarrhe pulmonaire ; c'est que, chez certaines personnes, il ad-
it, pour le flux bronchique, ce qui se produit dans certains flux liés à
lammation d'une membrane muqueuse. Déjà l'autre jour, en vous
ant de l'ozène, je vous rappelais que le flux blennorrhagique, chez
mme et chez la femme, prenait quelquefois une fétidité extrême aussi
i que le flux du coryza aigu ou subaigu, sans qu'il fût possible de
les causes d'un pareil phénomène, et sans que d'ailleurs la même
se soit toujours observée chez les mêmes personnes et dans des cir-
stances en apparence identiques. Il peut donc arriver que, dans cer
es épidémies de grippe, ou sous l'influence de la diathèse herpétique
exemple, le flux bronchique prenne chez certaines personnes une
nteur extraordinaire qui cessera lorsque cessera la phlegmasie spéciale
aura déterminé le flux ; c'est peut-être bien le cas du dernier malade
t je viens de vous entretenir, chez lequel M. Louis et moi soupçon-
ns la dilatation des bronches, et qui, depuis quinze ans, jouit d'une
té assez bonne pour nous faire supposer que nous nous sommes
pés dans notre diagnostique, car il est rare que la dilatation bron-
ue diminue à mesure que l'on avance en âge.

lessieurs, si la fétidité de l'air expiré qui persiste pendant plusieurs
s est un signe diagnostique d'une grande valeur dans la dilatation des
nches, l'abondance de l'expectoration n'a pas elle-même une valeur
ndre. Vous avez vu combien nous avons attaché d importance à ce

signe, et combien il nous a affermi dans notre diagnostic. La diffluence des crachats et leur extrême abondance ne pouvaient guère se trouver que dans un cas de vomique pleurale, si réellement nous n'avions pas affaire à une dilatation bronchique ; et vous m'avez vu hésiter quelquefois, surtout quand, dans les efforts de toux, les gargouillements prenaient le timbre métallique, ainsi qu'il arrivait parfois ; néanmoins, une considération particulière me ramenait malgré moi à mon premier diagnostic, et cette considération est la suivante. Sans doute lorsqu'une collection pleurale se fraye une voie jusque dans les bronches, il survient une expectoration diffluente, fort abondante ; mais cette abondance a été subite, elle diminue dès le lendemain, et, bien que la quantité des crachats rendus reste pendant quelques jours assez considérable, jamais l'abondance n'est, après quelques jours, ce qu'elle a été au moment où s'est faite la perforation ; à moins pourtant qu'il n'y ait un hydropneumothorax, auquel cas les malades peuvent, durant plusieurs semaines, rendre des quantités énormes de matière.

Cependant ici, messieurs, la confusion n'est guère possible. Les signes de l'hydropneumothorax, quand la cavité est considérable, ne peuvent être méconnus, même par un médecin peu attentif, et quand la cavité accidentelle est fort limitée, la quantité du flux l'est elle-même. Vous vous rappellerez que lorsque j'hésitais entre une perforation pleuro-pulmonaire et une dilatation des bronches, j'étais toujours invariablement ramené vers celle-ci, par ce fait que je ne pouvais trouver de tintement métallique, de gargouillement hippocratique, de résonnance tympanique en aucun point de la poitrine.

Je sais bien qu'il existait un signe qui ébranlait beaucoup votre confiance : je veux parler de la matité de la poitrine en arrière, du côté malade. Cette matité, — qui vous a été expliquée, non point par la condensation du poumon, comme l'a indiqué Laennec, et comme il arrive habituellement, mais par la présence d'une énorme quantité de matière demi-concrète dans les excavations ampullaires, — cette matité n'était pas, dans le cas qui nous occupe, et n'est jamais aussi absolue que dans la pleurésie ; mais je comprends qu'elle induise en erreur, qu'elle fasse croire à une pleurésie, et par suite à une communication de la cavité pleurale avec les bronches.

Je n'avais, messieurs, nullement l'intention de vous faire ici l'histoire complète de la dilatation des bronches que vous trouverez si bien exposée dans Laennec, et si bien confirmée par les recherches ultérieures de M. Barth[1] ; mais je ne voulais pas laisser passer ce fait sans vous montrer toute son importance clinique, sans vous faire comprendre de combien de difficultés était entouré le diagnostic de cette maladie.

1. Barth, *Mémoires de la Société d'observation*, Paris, 1856, t. III.

L'état du poumon que je vous ai montré sur la table anatomique est celui de la dilatation bronchique portée à ses dernières limites, et je ne crois pas que l'on puisse trouver un fait où la lésion soit plus considérable. Ici la maladie est pour ainsi dire défigurée par l'exès même des altérations, et vous vous feriez une très mauvaise idée de l'affection qui nous occupe, si vous vouliez regarder comme un type le poumon que je vous fais voir en ce moment.

La conséquence de la bronchite chronique est de causer un emphysème vésiculaire; c'est là l'effet le plus ordinaire, et en quelque sorte nécessaire. Mais, suivant les dispositions individuelles, les vésicules ou les bronches cèdent avec plus de facilité : chez le plus grand nombre des malades ce sont les vésicules qui se dilatent, et le tissu intervésiculaire se condense; la dilatation des vésicules peut aller jusqu'à la rupture : de là parfois cette disposition en larges vésicules qui donne aux poumons de l'homme une certaine ressemblance avec celui des batraciens, et dont notre malade nous a offert un remarquable exemple. Mais il suffit de quelque attention, quand on compare des poumons atteints d'emphysème vésiculaire très prononcé avec des poumons sains, pour reconnaître que, en même temps que les vésicules, la trachée-artère et les bronches ont subi une ampliation qui ne se reconnaît pas au premier aspect, parce qu'elle est uniforme. Il en est ainsi lorsque la dilatation vésiculaire est partout au même degré; il faut alors une certaine attention pour la découvrir, bien que l'ampliation générale du poumon et le défaut d'affaissement de l'organe nous avertissent de l'existence de la lésion. Or on peut et l'on doit considérer la dilatation des bronches comme un emphysème des tuyaux bronchiques; emphysème également réparti dans le plus grand nombre des cas, et lié alors à l'emphysème vésiculaire; inégalement réparti dans d'autres cas, et constituant ce que nous connaissons plus particulièrement sous le nom de *dilatation bronchique*, auquel cas les bronches dilatées forment tantôt des tuyaux à renflements mouiliformes exactement comme des chapelets; tantôt, et le plus ordinairement, des renflements allongés et fusiformes, quelquefois ampullaires, comme dans le cas que vous avez en ce moment sous les yeux. Beaucoup de cavités bronchiques peuvent communiquer les unes avec les autres, et le poumon ressemble à ces vastes foyers d'abcès à loges multiples, ou plutôt à certains kystes multiloculaires de l'ovaire, après qu'ils ont été incisés, et que le liquide contenu dans les vacuoles a été enlevé. En même temps on remarque que le tissu pulmonaire est condensé entre les grandes cavités, ce qui rend habituellement compte de la matité, signe ordinaire de la dilatation bronchique portée à un haut degré.

Je me suis souvent demandé, en voyant cette induration du poumon, en constatant si fréquemment, à l'autopsie, des traces de pleurésie chronique, si ces grandes cavités creusées dans le tissu pulmonaire n'étaient pas de véritables vomiques, c'est-à-dire des foyers formés par la fonte des lobules pulmonaires enflammés et suppurés. Quand nous nous occuperons de la pneumonie lobulaire des enfants, nous verrons que bien souvent on trouve de petits foyers purulents, les uns de la grosseur d'un grain de millet, les autres du volume d'une lentille, et même, très exceptionnellement, du volume d'une petite cerise. Dans ces cas, on admet ordinairement, et pour mon compte j'admets formellement, la fonte inflammatoire d'une réunion de lobules, et l'ouverture de ces petits foyers dans les bronches. On suppose que le lobule pulmonaire enflammé a pu passer par tous les degrés de l'hépatisation jusqu'à la troisième période, jusqu'à la fonte purulente, et l'on se demande si quelque chose d'analogue ne s'effectuerait pas dans certains catarrhes bronchiques de l'adulte. Le fait que vous avez sous les yeux semblerait donner créance à cette idée ; en effet, vous avez pu voir, dans certains points du poumon, de petites portions d'un vert noirâtre et évidemment sphacélées ; de sorte que dans la dilatation bronchique on pourrait admettre plusieurs degrés : celui de la dilatation des tuyaux conducteurs de l'air, dilatation bronchique proprement dite ; celui de la destruction des lobules et des masses de lobules par suite de la compression, ou par le fait seul du processus inflammatoire, ce qui produirait ces cavités ampullaires qui, à vrai dire, ne ressemblent guère à des dilatations bronchiques, et qui ont bien plus d'analogie avec des foyers purulents.

Quoi qu'il en soit de cette opinion, que je n'oserais soutenir ouvertement, et qui naît de l'examen même des pièces pathologiques, j'aurai encore à vous indiquer une particularité sur laquelle je veux un instant insister.

Quand on lit les observations diverses publiées sur ce sujet, on est frappé de l'apparente innocuité de la maladie jusqu'à sa période en quelque sorte ultime. La jeune femme dont nous faisons en ce moment l'autopsie, n'a été réellement très malade qu'un mois avant sa mort ; jusque-là elle vaquait à ses occupations, dans un état de santé assez précaire, mais non pas tel qu'on fût en droit de prévoir une fin si prochaine. L'aggravation des accidents a été quelque peu subite, et la même observation peut être faite pour beaucoup de malades dont l'histoire a été rapportée par Laennec et par M. Barth. — Le fameux malade de Laennec (obs. IV) *n'avait cessé de travailler que quelques jours avant son entrée à l'hôpital.* La dilatation bronchique n'a donc en elle-même qu'une valeur assez secondaire comme danger. En effet, si l'on réfléchit que souvent la lésion locale est tellement minime qu'elle peut ne s'étendre qu'à un rameau bronchique, quelquefois à un nombre de bronches qui ne constitue pa la centième partie de l'arbre aérien, on admettra que la dilatation ne se révélera quelquefois que par des signes difficiles à constater, toute espèce de phénomènes généraux faisant défaut.

Le 2 juillet 1863, je recevais dans mon cabinet un malade âgé de près de soixante ans. Il venait me consulter pour un rhume accompagné d'oppression qui le tourmentait depuis plus de deux ans : il avait attendu son tour de consultation pendant plus d'une heure, et durant ce temps il avait rempli un mouchoir entier de crachats diffluents d'une grande abondance. Il avait eu souvent de petites hémoptysies, et quelquefois l'expectoration prenait une remarquable fétidité. Il n'y avait pas de fièvre, et l'état général n'était pas mauvais. Je soupçonnai une dilatation bronchique, et en effet l'examen de la poitrine me donna les résultats suivants : il y avait des signes d'emphysème vésiculaire du côté droit; à gauche, la poitrine était un peu affaissée dans sa moitié inférieure, et la résonnance était bien moindre que dans l'état normal. A l'auscultation, j'entendais des gargouillements énormes, avec bruit de succion, en même temps que la voix retentissait, comme cela s'observe si souvent au sommet de la poitrine chez les tuberculeux. Ce malade marchait, vaquait à ses occupations, n'avait pas de fièvre; quoiqu'il fût atteint d'une dilatation bronchique considérable, il n'était pas fort souffrant, et sa situation était tolérable, à cela près de l'oppression habituelle et de l'abondance considérable de l'expectoration.

Mais si la lésion dont nous nous occupons en ce moment est peu étendue, elle ne rend pas la bronchite plus dangereuse, et elle est à peine une complication. Lorsque la dilatation bronchique occupe la presque totalité d'un poumon, à plus forte raison quand elle s'étend aux deux côtés, il y a un danger réel, danger dont il est facile de comprendre les causes. Tout d'abord le malade n'a plus à son service, pour les besoins de l'hématose, que les trois quarts, la moitié, les deux cinquièmes du parenchyme pulmonaire. Si donc une bronchite ou une pneumonie survient, la respiration n'a plus d'instruments, et les malades périssent. D'un autre côté, lorsque l'on a vu un poumon arrivé à un degré fort avancé de la dilatation bronchique, on ne peut s'empêcher d'accepter que tout autour des bronches dilatées, le parenchyme est le siège d'une phlegmasie chronique évidente qui, sous l'influence de causes irritatives même légères, passe à l'état subaigu.

Il est encore une autre cause de danger que je ne puis passer sous silence, et qui était évidente chez la jeune femme dont nous examinons en ce moment les poumons. Vous avez vu ces énormes vacuoles dans lesquelles s'était accumulé un pus à demi concret, ressemblant presque à du mastic de vitrier et exhalant une affreuse puanteur. Je ne voudrais pas affirmer que l'ichor putride, en contact avec les surfaces malades, charrié dans les bronches, porté par les inspirations successives dans les tuyaux aériens qui aboutissent aux parties demeurées saines, ne va pas être une source d'infection pour l'économie, source d'autant plus puissante que les surfaces respiratoires sont, de toutes les parties, celles qui absorbent le plus vite et le plus aisément, comme le prouvent du reste les phénomènes de la respiration, comme le démontre la rapidité foudroyante des effets produits par l'aspiration de l'éther, du chloroforme et de certains gaz délétères.

A tout prendre, messieurs, la dilatation des bronches n'est qu'un effet et l'une des formes de la bronchite chronique ; et si j'ai insisté auprès de vous sur cette forme, c'est que, dans quelques cas, elle présente des signes stéthoscopiques, des symptômes qui méritent qu'on s'y arrête un instant.

Quand la dilatation des bronches est arrivée au point où nous l'avons trouvée chez notre malade, il y a en général peu de chose à faire, toutes nos tentatives échouent; mais, dans la forme la plus ordinaire, les accidents s'amendent et même disparaissent lorsque la bronchite se guérit. La fièvre cesse, le flux perd chaque jour de son abondance, et il ne reste assez souvent rien autre chose qu'une habitude d'expectoration chaque matin, sans que la santé paraisse en souffrir.

Les vomitifs dans la période aiguë ; les antimoniaux, la digitale, si le mouvement fébrile est intense; la gomme ammoniaque, les solanées vireuses, les fumigations nitrées, si l'oppression est trop incommode; quelquefois les révulsifs cutanés, tels que les badigeonnages avec la teinture d'iode, l'emplâtre de thapsia, les frictions d'huile de croton, les vésicatoires volants, sont les moyens sur lesquels il faut le plus compter, comme dans le traitement du catharre pulmonaire ordinaire.

Mais si, comme cela arrive le plus souvent, le flux est excessivement abondant, des indications nouvelles se présentent, quand la période aiguë est passée, et ces indications sont celles de la *bronchorrhée* ou de la *blennorrhagie pulmonaire* dont je veux ici vous entretenir.

Vous m'avez entendu prescrire à une malade couchée au n° 13 de notre salle Saint-Bernard une potion avec le baume de copahu, pour combattre un catarrhe chronique des bronches avec sécrétion abondante de mucosités, catarrhe que j'ai appelé *blennorrhagie pulmonaire*. Je dois vous donner les raisons de cette manière de dire et de faire.

Sans forcer aucunement l'analogie, on peut dire que les affections catarrhales des voies respiratoires, celles du moins qui sont accompagnées de flux muqueux abondants, sont comparables aux affections catarrhales des organes génito-urinaires auxquelles nous donnons le nom de *blennorrhagies*. Or, ces blennorrhagies sont de diverses espèces.

Il en est une, celle à laquelle cette dénomination s'applique plus spécialement, dont personne ne contestera la spécificité : c'est la blennorrhagie contagieuse, qui se contracte par la cohabitation avec un individu atteint d'une affection catarrhale de nature vénérienne.

Mais indépendamment de la blennorrhagie vénérienne simple, il est une blennorrhagie symptomatique du chancre uréthral, et cette blennorrhagie syphilitique constitue encore une nouvelle espèce.

A côté d'elles se place celle qui survient sous l'influence d'un coït avec une femme au moment de la menstruation, ou lorsque cette femme a des flueurs blanches. Cette espèce de blennorrhagie est beaucoup plus rare que quelques médecins, que beaucoup de malades surtout, ne le prétendent.

Des auteurs recommandables, Ozanam, Blas (de Magdebourg), entre autres, ont cité des faits de *blennorrhagie épidémique* se manifestant sous l'influence de certaines constitutions médicales épidémiques ou sai-sonnières, et consistant en des écoulements qui duraient quelques jours et guérissaient, en général, spontanément.

On a également cité des observations de *blennorrhagie rhumatismale* se déclarant chez des individus sujets à des douleurs arthritiques, et chez lesquels la disparition brusque de ces douleurs était suivie d'un écoule-ment uréthral; réciproquement aussi, la cessation brusque de ces écou-lements par l'urèthre rappelait le développement des manifestations arthritiques du principe rhumatismal. Ce fait est encore plus commun dans la goutte.

La *blennorrhagie herpétique* admise par Swediaur est une espèce qui se rapproche peut-être de celle-ci. Commune chez la femme, elle es assez rare chez l'homme.

Cette question de *l'influence des diathèses* sur la production, la forme et la marche de la blennorrhagie, a été reprise et soutenue par M. Peter. Dans une discussion qu'il a soulevée au sein de la Société médicale des hôpitaux de Paris, ce médecin a soutenu que la blennorrhagie n'était pas univoque; qu'elle n'apparaissait ou ne se répétait avec autant de facilité chez certains individus, que parce qu'ils étaient rhumatisants, goutteux, scrofuleux ou herpétiques; qu'alors, la blennorrhagie empruntait à la diathèse préexistante des caractères spéciaux, et que la médication anti-goutteuse, antiscrofuleuse ou antiherpétique devait accompagner et com-pléter la médication opique de l'urèthre. Alors aussi, dit M. Peter, loin de croire que, lorsqu'il survient, dans le cours d'une blennorrhagie, une arthrite ou une ophthalmie, on a affaire à un rhumatisme ou à une ophthalmie *blennorrhagiques*, il est plus exact de dire qu'il existe en ce cas une blennorrhagie, une arthrite, une ophthalmie *rhumatismales*. C'est la diathèse arthritique qui a causé tous ces accidents, dont la blennor-rhagie a été l'occasion. Sans la diathèse, la blennorrhagie elle-même n'eût peut-être pas été produite.

Cette doctrine, essentiellement médicale, à laquelle je donne mon adhésion, a le mérite, en même temps qu'elle explique l'échec, en certains cas, de la médication aveuglément employée par les spécialistes, a le mé-rite, dis-je, d'ouvrir à la thérapeutique des voies pleines de ressources[1].

1. Michel Peter, *De la blennorrhagie dans ses rapports avec les diathèses rhumatis-male, goutteuse, scrofuleuse et herpétique* (*Union médicale*, 1866 et 1867).

Parmi les accidents qu'entraîne à sa suite la *dentition difficile*, Hunter avait signalé l'écoulement du pus par le pénis, avec émission difficile et douloureuse des urines, simulant exactement une *violente gonorrhée*.

Certaines *boissons fermentées*, plus spécialement la *bière*, lorsqu'elles sont prises en trop grande quantité, sont encore des causes de blennorrhagie, et il n'est personne qui ne fasse une distinction entre cette espèce de catarrhe uréthral et celles dont il a été précédemment question.

Je vous rappellerai, enfin, les blennorrhagies résultant d'une *irritation mécanique* éprouvée par la verge; les blennorrhagies provoquées par la masturbation, par les excès vénériens, en dehors des causes dont nous avons parlé plus haut; les blennorrhagies qui s'observent si fréquemment à la suite de l'introduction, et, mieux encore, du séjour plus ou moins prolongé d'une sonde dans l'urèthre.

En appliquant cette dénomination de blennorrhagies aux sécrétions catarrhales mucoso-purulentes qui se font à la surface des autres membranes muqueuses, de la membrane muqueuse oculaire, par exemple, vous en reconnaîtrez, comme pour les organes génito-urinaires, de différentes espèces.

Un enfant, en venant au monde, contracte de sa mère, affectée de blennorrhagie vaginale, une ophthalmie purulente : c'est une *blennorrhagie oculaire vénérienne*. Un autre, naissant au milieu d'une épidémie de fièvre puerpérale, prendra une ophthalmie purulente d'une autre nature : ce sera la *blennorrhagie oculaire puerpérale*.

L'ophthalmie catarrhale appelée vulgairement la *cocotte*, cette ophthalmie épidémique bizarre sévissant chez les adultes aussi bien que chez les enfants, et caractérisée par un écoulement mucoso-purulent qui se fait à la surface de la conjonctive palpébrale, constitue une troisième espèce de blennorrhagie oculaire très différente des deux précédentes; très différente aussi de celle qui aura été occasionnée par une irritation mécanique portée sur la membrane muqueuse de l'œil; blennorrhagie, irritation simple, déterminée par la présence de grains de poussière, de poudre de tabac, de tout autre corps étranger qui serait introduit sous les paupières.

Eh bien! messieurs, les affections catarrhales de l'appareil pulmonaire offrent avec celles des autres membranes muqueuses une certaine analogie, en ce sens que nous retrouvons là, comme ici, différentes espèces de ce que nous pouvons également appeler des blennorrhagies.

Il en est, en effet, de simplement irritatives, comme celles qui, survenant sous l'influence d'inspirations d'un air trop froid, de vapeurs d'iode, de chlore ou d'arsenic, sont la conséquence de l'irritation de la membrane muqueuse, irritation qui, après avoir donné lieu à la production d'abord peu abondante de muco-pus, détermine, lorsqu'elle est poussée trop loin, une sécrétion considérable, un écoulement blennorrhaque comparable à ceux que nous voyions tout à l'heure se faire par l'urèthre, par la membrane muqueuse oculaire; en un mot, une véritable blennorrhagie pulmonaire.

Cette blennorrhagie pulmonaire reconnaît aussi des causes très différentes. Ou bien c'est cette maladie de nature spéciale, épidémique, incontestablement contagieuse, que nous connaissons sous le nom de *grippe*; ou bien ce sera la rougeole qui, vous le savez, est si fréquemment accompagnée d'un catarrhe violent, se traduisant par la toux, par l'expectoration, souvent très abondante, de crachats mucoso-puriformes, dont les caractères rappellent, je vous l'ai dit, ceux des individus affectés de phthisie pulmonaire; ou bien, enfin, c'est un simple catarrhe.

Je ne veux point vous faire l'histoire de ces différentes espèces de catarrhes. Le rapprochement que j'ai établi entre elles et les blennorrhagies urèthrales en particulier vous explique maintenant la thérapeutique que j'ai instituée chez notre malade de la salle Saint-Bernard.

L'administration des préparations balsamiques dans le traitement des affections catarrhales des organes génito-urinaires, chez l'homme et chez la femme, est une médication aujourd'hui tellement vulgarisée, que non seulement il est peu de praticiens qui n'y aient recours, mais encore qu'il est peu d'individus atteints de blennorrhagie qui, avant de prendre aucun avis médical, ne se soumettent d'eux-mêmes à l'usage de ces médicaments, et plus particulièrement à l'usage du copahu. Quoique ses vertus ne soient pas infaillibles, personne cependant ne conteste son efficacité réelle dans un grand nombre de circonstances.

Un malade vient vous consulter pour ce genre d'accidents; votre première prescription comprend l'emploi, soit de ce remède, soit de la térébenthine, soit du poivre cubèbe qui jouit de propriétés analogues, en même temps que vous ordonnez des injections avec une solution cathérétique. Quelle que soit d'ailleurs la nature du catarrhe urèthral auquel vous ayez affaire, votre médication varie peu, et la guérison, pour être plus ou moins rapide, suivant l'espèce de la maladie, en est toujours le résultat final.

D'où vient qu'en présence des succès fréquemment obtenus à l'aide des préparations balsamiques, lorsqu'il s'agit de blennorrhagies urèthrales, les blennorrhagies pulmonaires ne sont pas plus souvent combattues par les mêmes moyens ? Nous nous imaginons trop que, parce qu'elle est plus profondément située et qu'elle semble ainsi hors de notre portée, la membrane muqueuse de l'appareil respiratoire se dérobe à nos moyens d'action : il n'en est rien, et lorsque nous n'agissons pas sur elle, le plus souvent, c'est parce que les remèdes qui auraient dû agir n'ont pas été bien administrés.

Quelle que soit l'espèce de blennorrhagie pulmonaire, qu'elle dépende du catarrhe spécifique appelé *grippe*, qu'elle dépende d'un catarrhe

morbilleux, herpétique, ou d'un catarrhe de toute autre nature, les remèdes propres à guérir les blennorrhagies uréthrales nous rendent de
réels services.

Toutefois c'est peut-être contre ces bronchorrhées mucoso-purulentes,
dans lesquelles il n'est pas rare de voir la quantité de crachats s'élever
jusqu'à plusieurs livres en un jour, sans toux notable, sans aucun symptôme d'irritation, bronchorrhées qui s'observent surtout chez les vieillards, que les balsamiques, en tête desquels je place le baume de copahu
et l'essence de térébenthine, sont plus spécialement indiqués. Nous
avons plus d'une fois rencontré cette forme de catarrhe pulmonaire si
bien faite pour simuler la phthisie confirmée, et qui a dû fréquemment induire en erreur les anciens médecins qui accordaient une si
grande valeur, dans le traitement de la phthisie, aux médicaments dont
nous parlons. Il faut le dire, malgré tous les perfectionnements de nos
moyens de diagnostic local de la phthisie pulmonaire, les symptômes
de ces bronchorrées, généralement accompagnées d'une dilatation partielle ou générale des bronches, nous en imposent encore souvent, non
seulement à cause de la fonte purulente si effroyable qui semble alors se
faire dans les poumons, à cause des sueurs nocturnes, du dévoiement et
du marasme qui s'y joignent dans quelques cas, mais aussi parce que,
ainsi que je vous le disais au commencement de cette conférence, ces
dilatations bronchiques peuvent fournir à l'auscultation plusieurs des
signes réputés pathognomoniques de la phthisie tuberculeuse au troisième degré. Ajoutons pourtant que ces signes, dans le catarrhe chronique, s'observent plutôt à la base des poumons, ce qui est le contraire
quand il y a des tubercules.

Ce traitement des catarrhes pulmonaires par les préparations balsamiques est loin d'être une médication nouvelle. Dioscoride, qui ne faisait
déjà peut-être que constater le fait pratique consigné dans Hippocrate
sur cet agent thérapeutique, disait que la térébenthine, comme d'autres
résines, purgeait les maux de poitrine; et sans remonter aussi loin dans
l'histoire de la médecine, vous savez combien Morton [1] préconise les
baumes, et en particulier le baume de Tolu, qui entrent dans la composition de ses fameuses pilules.

Au commencement de ce siècle, des médecins, considérant les effets
du baume de copahu dans le traitement de la blennorrhagie uréthrale,
et se fondant sur l'analogie que je signale entre ces catarrhes des organes génito-urinaires et le catarrhe bronchique, eurent l'idée d'employer
cette substance contre cette dernière affection. Hallé avait rapporté [2] le

---

1. Morton, *Phthisiologia*, cap. VII : *De indicationibus curativis phthiseos originalis*
2 *Œuvres* de Tissot.

remarquable exemple d'un malade guéri par l'emploi du baume de copahu, d'un catarrhe pulmonaire chronique donnant lieu à une expectoration d'aspect purulent et des plus abondantes. Un peu plus tard, les journaux américains publiaient les merveilleux résultats qu'avaient obtenus les docteurs Armstrong et Laroche par les mêmes moyens et dans des cas analogues, tandis qu'en France le docteur Avisard montrait l'efficacité de la térébenthine.

Vous connaissez, messieurs, le mode suivant lequel ces médicaments, soit le copahu, soit la térébenthine, sont le plus facilement administrés. Afin de masquer le goût désagréable de ces substances, on les fait prendre dans des capsules gélatineuses qui en contiennent environ quinze à vingt gouttes, et l'on donne de cette façon au malade 1, 4, 5, 6 grammes dans les vingt-quatre heures.

Ainsi ingérés, les médicaments sont absorbés, et leurs principes actifs, portés dans le torrent de la circulation, sont exhalés à la surface de la membrane muqueuse pulmonaire, aussi bien qu'ils le sont à la surface des autres membranes muqueuses. L'odeur caractéristique que prend l'haleine des individus, dans ces cas, indique assez qu'il en est ainsi, de même que l'odeur caractéristique des urines et des matières excrémentitielles rejetées par l'anus démontre que les substances balsamiques se sont présentées aux divers émonctaires de l'appareil génito-urinaire et de l'intestin. Ces médicaments agissent alors sur les différentes membranes muqueuses affectées de catarrhe, en les modifiant d'une manière telle que l'état nouveau, l'espèce d'irritation artificielle qu'ils y déterminent, fait cesser l'état pathologique, l'irritation morbide dont elles étaient le siége. Il y a ici une médication substitutive semblable à celle à l'aide de laquelle nous cherchons à combattre une foule d'autres inflammations spécifiques et réfractaires, que nous ne pouvons guérir qu'en leur substituant une phlogose artificielle, au moyen d'agents thérapeutiques dont les effets et la portée nous sont connus.

Maintenant, messieurs, en continuant la comparaison que j'établis entre les blennorrhagies pulmonaires et les blennorrhagies uréthrales, un mot encore. Lorsque celles-ci sont accompagnées d'une violente inflammation qui s'est propagée au bulbe, lorsqu'il y a ce que l'on appelle une chaudepisse cordée, les balsamiques, outre-passant l'action qu'on doit en attendre et exaspérant l'irritation des parties malades, sont plus nuisibles qu'utiles. De même, lorsque les catarrhes bronchiques sont accompagnés d'une inflammation qui s'est propagée au parenchyme pulmonaire, l'inflammation suscitant une réaction générale qui se traduit par un mouvement fébrile plus ou moins intense, l'emploi des balsamiques est contre-indiqué. Avant d'y avoir recours, il faut attendre que l'organe inflammatoire soit tombé, sous peine de provoquer des accidents plus sérieux que ceux que l'on voulait combattre.

Indépendamment de la médication que je viens de vous indiquer, n. en est une autre que vous me voyez souvent mettre en usage dans le traitement de ces catarrhes bronchiques concurremment avec la première. C'est toujours une médication topique, mais dont l'action est plus directe encore : je veux parler des *inspirations de substances médicamenteuses*, qui jouent dans les blennorrhagies pulmonaires le rôle que jouent les injections cathérétiques dans les blennorrhagies des organes génito-urinaires.

Ces inspirations médicamenteuses peuvent être excessivement variées, non seulement quant aux substances que nous employons, mais aussi quant à leur mode d'administration.

Le plus simple de ces *modes d'administration* consiste à faire respirer un air imprégné de vapeurs balsamiques. A cet effet, vous placez dans la chambre du malade des vases remplis de goudron sur lequel vous faites répandre matin et soir une petite quantité d'huile essentielle de térébenthine, que l'on mélange avec le goudron. Le malade se trouve ainsi constamment dans une atmosphère balsamique, et il en absorbe à ce point que ses urines prennent l'odeur caractéristique de la violette.

On a inventé des *appareils fumigatoires* contenant de l'eau chaude dans laquelle on met 15, 20, 30 grammes de teinture de benjoin, que l'on associe à la térébenthine [1].

Le moyen le plus efficace de porter sur les bronches les modificateurs dont nous parlons, est d'employer les *appareils pulvérisateurs* [2].

A l'aide des appareils fumigatoires ou pulvérisateurs, vous pouvez agir efficacement et varier les remèdes.

Les fumigations mercurielles, qui se font en aspirant les vapeurs du mercure métallique jeté sur un carreau chauffé, peuvent rendre quelques services; mais cette médication présente des inconvénients en ce sens que souvent elle amène de la salivation.

Enfin, messieurs, dans le traitement des blennorrhagies pulmonaires, les cigarettes de papier arsenical ou de papier nitré, dont je vous indiquerai la formule et le mode d'emploi à propos de l'asthme, sont encore d'un grand secours.

Grâce à ces différents moyens, vous arriverez à modifier avantageusement ces affections catarrhales accompagnées de sécrétion mucoso-purulente, qui revêtent si promptement un caractère de chronicité, entraînent à leur suite la dilatation des bronches, celle même des vésicules pulmonaires, et finissent par devenir, sinon des maladies, du moins des infirmités sérieuses.

1. Voy. Gaujot, *Arsenal de la chirurgie contemporaine*, Paris, 1867, t. I, p. 121.
2. Voy. Beni-Barde, *Nouveau Dictionnaire de médecine et de chirurgie pratiques*, art. Pulvérisation.

XXIX. — DE L'HÉMOPTYSIE

Hémoptysie. — Hémoptysies supplémentaires. — Le diagnostic différentiel entre l'hémoptysie symptomatique de la phthisie pulmonaire et l'hémoptysie de la pneumo-
hémorrhagie est loin d'être aussi simple que quelques médecins l'ont prétendu.

MESSIEURS,

Il y a peu de temps, une jeune fille de treize ans, couchée au n° 32 de
la salle Saint-Bernard, mourait subitement, enlevée par une hémoptysie
foudroyante, survenue dans les circonstances que je vais vous rappeler.
Cette petite malade était entrée dans le service de la Clinique pour une
pleuro-pneumonie en voie de résolution. Cependant la convalescence ne
s'établissait pas franchement. La persistance des phénomènes locaux
thoraciques perçus à l'auscultation dans une grande étendue du poumon,
principalement au sommet, la persistance des symptômes généraux caractéristiques de la fièvre de consomption, ne laissaient aucun doute sur
l'existence d'une tuberculisation très avancée. Le mal, toutefois, ne paraissait pas faire de rapides progrès. Depuis quelques jours même, l'enfant était plus gaie qu'elle n'avait jamais été, son appétit était devenu
meilleur, lorsqu'un jour, vers six heures de l'après-midi, deux heures
environ après son repas du soir, elle fut prise d'un accès de toux, et simultanément survint une abondante hémorrhagie qui amena la mort en
moins de cinq minutes. La malade, qui rendait le sang à flots non seulement par la bouche, mais encore par le nez, conserva toute son intelligence jusqu'au dernier moment, disant qu'elle se sentait mourir. Le
sang était d'un rouge foncé, presque noir, non spumeux; le caillot qu'il
forma dans le vase était également noir. Cette hémorrhagie avait bien
plus les apparences de l'hématémèse que celles de l'hémoptysie.
La soudaineté des accidents, les antécédents de la malade, l'excessive
rareté des hémorrhagies de l'estomac dans un aussi jeune âge; un exemple, entre autres, qui s'était offert l'année précédente à notre observation, dans la même salle, d'une hémoptysie foudroyante et mortelle survenue également chez une jeune fille du même âge, me firent diagnostiquer
une hémorrhagie pulmonaire.
À l'autopsie, cependant, on put croire que nous nous étions trompés,
et que notre petite fille avait eu une hémorrhagie stomacale. L'estomac
était en effet rempli et distendu par du sang semblable à celui qui avait
été rejeté pendant la vie; mais nous ne constatons aucune lésion qui pût
rendre compte de cet accident; bientôt nous eûmes la preuve que nous

avions affaire à une hémorrhagie bronchique. Les poumons, criblés de tubercules ramollis, et dont les deux sommets étaient remplis d'énormes cavernes, laissaient exsuder, lorsqu'on les incisait, une quantité considérable de sang qui sourdait de toutes les ramifications des bronches. On ne trouva aucune rupture vasculaire, et, chose singulière, les cavernes étaient vides de sang.

Ce n'en était pas moins incontestablement une hémorrhagie pulmonaire ; si nous trouvions du sang dans l'estomac, c'est que cette hémorrhagie avait été telle, que le flot de sang, trop abondant pour sortir par les issues que lui offraient la bouche et le nez, s'était en quelque sorte précipité dans le tube digestif.

Ce fait, messieurs, et d'autres que nous avons observés dans le service de la Clinique, m'ont fait désirer d'entrer avec vous dans quelques détails relatifs à la valeur diagnostique et pronostique de l'hémoptysie.

La première idée qui se présente à notre esprit lorsque nous voyons un malade cracher du sang, c'est qu'il a des tubercules pulmonaires. Sans avoir égard ni à l'âge du sujet, ni aux conditions particulières dans lesquelles il se trouve placé, notre pensée se porte vers l'existence de ces productions accidentelles et d'une phthisie menaçante. Cependant, si l'on veut supputer tous les cas d'hémorrhagies pulmonaires que nous rencontrons, je ne dis pas seulement dans la pratique des hôpitaux, mais même dans celle de la ville, on verra que ces accidents se rattachent aussi souvent à des affections étrangères à la tuberculisation qu'à cette maladie elle-même.

Si parodoxale qu'elle puisse paraître à quelques médecins, cette proposition n'en est pas moins l'expression de la vérité ; toutefois il est des hémoptysies qui se rencontrent rarement dans les hôpitaux : ce sont celles qui résultent de *déviations hémorrhagiques*.

On voit des femmes, sujettes à des accidents nerveux, qui, sans éprouver de troubles notables du côté de la menstruation, crachent du sang, souvent en assez grande quantité. L'examen attentif des organes thoraciques ne peut faire découvrir chez elles aucune lésion de l'appareil respiratoire ou circulatoire. Ces malades n'offrent d'ailleurs aucun symptôme d'affections pulmonaires ou cardiaques, puis, lorsqu'elles arrivent à l'époque de la ménopause, les hémoptysies s'arrêtent pour ne plus reparaître.

On voit encore des femmes qui, *pendant le cours de leur grossesse,* des nourrices qui, *durant tout le temps de l'allaitement,* ont des crachements de sang, sans que ces hémorrhagies, qui cèdent spontanément après la délivrance et après la lactation, puissent être considérées comme symptomatiques de la présence de tubercules dans le poumon ou de lésions organiques du cœur.

Un fait de ce genre s'est présenté à vous. C'était chez une nourrice qui entrait dans nos salles après avoir eu des hémoptysies abondantes au dixième mois environ d'une *nourriture* qu'elle était en train de faire à Paris. Ces hémoptisies s'étaient reproduites à des intervalles très rapprochés; la sécrétion du lait s'était tarie, la malade était tombée dans l'anémie, et nous ne pûmes nous défendre de l'idée d'une tuberculisation pulmonaire commençante, bien que la percussion et l'auscultation de la poitrine ne nous révélassent aucun signe positif de l'affection tuberculeuse. Cette femme quitta l'hôpital pour retourner dans son pays. Deux ans après, M. Blondeau avait l'occasion de la revoir. Complètement et depuis longtemps guérie, elle avait pris de l'embonpoint, des couleurs vives; elle venait d'avoir un enfant parfaitement bien portant et elle s'était replacée comme nourrice.

Que se passe-t-il chez ces femmes? Je l'ignore; mais l'observation m'a suffisamment instruit à ce sujet pour que je m'effraye un peu moins qu'autrefois des accidents hémoptysiques survenant dans ces conditions. Toutefois, un fait intéressant, c'est que ces malades, ordinairement nerveuses, sont quelquefois également sujettes aux ménorrhagies; leurs règles sont au moins très abondantes. Elles semblent subir l'influence d'une diathèse hémorrhagique, et, lorsque la crise n'a pas lieu, comme elle le devrait, du côté de la membrane muqueuse utérine, c'est vers les bronches qu'elle s'opère. Bien que ces hémorrhagies bronchiques n'aient pas la gravité qu'on serait tenté de leur supposer; bien qu'elles puissent se reproduire par intervalles plus ou moins réguliers, même pendant plusieurs années, sans amener de danger, il ne faut point oublier cependant qu'en se répétant souvent, elles appellent vers les organes respiratoires un mouvement fluxionnaire qui peut déterminer l'évolution d'une phlegmasie plus ou moins dangereuse, et provoquer des manifestations diathésiques qui, sous l'influence de cette cause occasionnelle, ne se seraient peut-être pas produites.

Je commençais l'exercice de la médecine, lorsque je fus appelé à donner souvent des soins à une dame qui, ayant allaité quatre enfants, avait eu, pendant le cours de ces allaitements, de violentes hémoptysies. Depuis plusieurs années, ses règles venaient avec une extrême abondance, ce qui me donnait des inquiétudes. Pendant longtemps il me fut impossible de rien constater d'anomal du côté de l'utérus; mais cette malade a fini par mourir d'un cancer de la matrice. J'ajouterai qu'elle était rhumatisante et qu'elle avait des accidents nerveux graves.

Comme exemple de ces hémoptysies coïncidant avec une sorte de diathèse hémorrhagique, je vous citerai le suivant :

J'ai, parmi mes plus vieilles amies, une dame, mère d'un médecin fort distingué. Dans son enfance, elle a eu des accès de somnabulisme; depuis, elle a toujours été sujette aux accidents nerveux les plus bizarres. Aujourd'hui elle éprouve encore du côté de la peau, à l'occasion de la moindre émotion, des congestions partielles qui donnent aux téguments une couleur écarlate persistant quelques minutes. Jusqu'à l'âge de la ménopause, elle a éprouvé des ménorrhagies qui ont inspiré souvent de véritables craintes. Vers l'âge de trente ans, elle avait eu des hémoptysies si abondantes et accompagnées d'une gêne de la respiration, d'une dyspnée si grande, que mon savant ami M. le professeur Andral, bien que n'ayant jamais constaté aucun signe physique de tuberculisation, jugea opportun d'envoyer la malade aux Eaux-Bonnes. Aujourd'hui cette dame a de l'emphysème pulmonaire. L'âge a amorti toute cette fougue nerveuse qui se traduisait autrefois par ces phénomènes dont je viens de parler, et, quoique sa santé laisse beaucoup à désirer, elle a encore de la fraîcheur, de l'embonpoint ; rien, ni chez elle, ni chez ses enfants, n'autorise à croire à l'existence des tubercules.

Indépendamment de ces conditions inhérentes à un état diathésique particulier à l'état de grossesse ou de lactation, l'hémoptysie peut être un accident en quelque sorte physiologique, si l'on peut ainsi dire, en ce sens qu'il supplée une hémorrhagie naturelle ou accidentelle qui, par une cause ou par une autre, ne se fait plus par les voies qu'elle avait l'habitude de suivre. Ainsi, chez les femmes mal réglées, ou qui ne le sont pas du tout, l'hémoptysie est une des formes les plus fréquentes des *hémorrhagies supplémentaires du flux menstruel.*

On comprend que lorsqu'à cette disposition particulière de l'économie s'ajoute un état local qui devient alors cause prédisposante, ces hémoptysies se produisent plus facilement encore. On comprend dès lors qu'il puisse en être ainsi chez les femmes affectées de tubercules des poumons, ces productions hétéromorphes jouant ici le rôle de l'épine de van Helmont, pour occasionner l'appel fluxionnaire dont l'hémorrhagie bronchique est la conséquence.

Nous en avons observé un exemple chez une malade couchée au n° 25 *bis* de la salle Saint-Bernard. Cette femme, jeune encore, était récemment accouchée lors de son entrée à l'Hôtel-Dieu. Elle allaitait son enfant, qui fut rapidement enlevé par les progrès de la phthisie pulmonaire dont la mère présentait elle-même les symptômes et les signes. Toux fréquente, expectoration mucoso-puriforme, hémoptysies antécédentes, fièvre et sueurs nocturnes, dyspepsie, amaigrissement considérable. L'examen physique de la poitrine donnait à la percussion une dureté du son au sommet à droite, en avant comme en arrière ; à l'auscultation, dans la même région, une expiration prolongée, des craquements humides, de gros râles muqueux. Ces phénomènes se modifièrent, la malade reprit un certain embonpoint, les forces revinrent ; nous n'entendions plus qu'une respiration faible, sans mélange de râles, là où les signes locaux étaient si prononcés ; il ne restait plus que de la dyspepsie se manifestant par de la pesanteur d'estomac après le repas. Cette dyspepsie cédait à l'administration de l'acide chlorhydrique administré, à la dose de trois gouttes,

dans un demi-verre d'eau sucrée, immédiatement après les deux repas.
Nous espérions, nous annoncions même une prochaine guérison, lorsque,
le 10 mai, cette femme fut prise d'hémoptysie. Elle rendit par la bouche
du sang qui arrivait comme par vomissement; dans la masse qu'il formait
dans le crachoir, on pouvait distinguer des crachats sanglants : les uns
d'un rouge vermeil, spumeux, aérés ; les autres d'un rouge foncé, noirs,
présentant une certaine viscosité, et rappelant tout à fait les crachats caractéristiques de l'apoplexie pulmonaire. Cette hémoptysie se répéta
pendant quatre à cinq jours, revenant vers le soir ou dans la nuit; elle
céda, ou du moins parut céder à l'emploi de potions térébenthinées, à la
décoction de ratanhia, à l'administration de l'eau de Rabel. Cependant la
malade, épuisée par ces accidents qui l'avaient surtout fort alarmée, avait
de nouveau perdu ses forces et son embonpoint. Néanmoins elle commençait à se relever des suites de cette crise, lorsqu'à un mois de distance, le 18 juin, ces mêmes accidents se reproduisirent. Ils se répétèrent
pendant deux jours : cette fois, ayant appris que depuis sa couche, elle
n'avait pas vu reparaître ses règles, nous pensâmes, en raison même de
la périodicité de ces hémoptysies, qu'elles dépendaient d'une déviation
hémorragique. Une première application d'une sangsue à la partie interne
de chaque genou empêcha leur retour ; seulement les crachats devinrent
sanguinolents et offrirent une coloration lie de vin. Cette petite saignée
locale dérivative fut réitérée le 22 juin ; elle fut encore répétée le 24 ; les
crachements de sang furent complètement supprimés.

Depuis cette époque, vous m'avez vu attentif aux symptômes indica-
teurs d'un mouvement congestif du côté de l'utérus. Tous les vingt ou
vingt-deux jours, cette femme avait un peu de mal de tête, des pesan-
teurs dans les reins, des douleurs dans l'hypogastre, des besoins plus
fréquents d'uriner ; alors vous m'avez vu appliquer trois jours de suite
une seule sangsue à la partie interne d'un des genoux ; de cette façon,
nous avons pu conjurer le retour de l'hémoptysie, et nous avons vu les
accidents pulmonaires rétrocéder, ou tout au moins ne pas s'aggraver.
Cette malade est sortie de l'hôpital, emportant avec elle une cause de mort
probablement prochaine et inévitable ; mais enfin elle est sortie après
six mois de séjour, dans des conditions infiniment meilleures que celles
où elle se trouvait auparavant.

Le diagnostic différentiel, difficile à établir dans ce cas, où les éléments
pathologiques se trouvaient si mélangés, semble néanmoins justifié, d'une
part, par la périodicité mensuelle des accidents, de l'autre, par le succès
même de la médication à laquelle ils ont cédé.

M. Andral dit que ces espèces d'hémoptysies périodiques éprouvées
par les femmes tuberculeuses ne sauraient être considérées comme des hémorrhagies supplémentaires, qu'elles sont liées à l'existence des tubercules, et que leur retour dépend sans doute de la congestion plus vive qui,

chaque mois, se fait dans les poumons autour des masses tuberculeuses[1].

Cette observation de M. Andral ne me paraît en rien infirmer la nôtre, car il reste à se demander si cette congestion plus vive de chaque mois ne doit pas être considérée comme le fait d'un travail physiologique accidentel, sollicité sans doute par la présence dans les poumons des productions hétéromorphes. qui jouent ici, comme nous l'avons dit, le rôle de l'épine de van Helmont, mais dépendant aussi de conditions particulières qui nous échappent, et sous l'influence desquelles se produisent, en dehors de toute affection tuberculeuse, les hémoptysies supplémentaires de la menstruation chez les femmes mal réglées, hémoptysies qui, tout en n'étant pas très communes, n'en ont pas été moins incontestablement observées.

Quoi qu'il en soit, on comprend qu'en pareilles circonstances, le pronostic de l'hémoptysie ait une gravité bien autrement sérieuse que celle dont nous parlions à propos des déviations hémorrhagiques sans causes occasionnelles locales. Ici, en effet, les accidents se compliquent de la lésion locale qui en a sollicité les manifestations, comme celle-ci se complique nécessairement par le fait même de cet appel fluxionnaire hémorrhagique qui, à chaque retour, doit en accélérer l'évolution.

Ces hémorrhagies supplémentaires sont rares, avons-nous dit, dans la pratique des hôpitaux, mais l'*hémoptysie symptomatique de la phthisie tuberculeuse* n'est peut-être pas celle qui s'y rencontre le plus communément ; celle que l'on observe le plus généralement est l'*hémoptysie dépendante des maladies du cœur.*

Cela ne veut pas dire que, d'une manière absolue, l'hémoptysie tuberculeuse soit plus rare que l'hémoptysie dépendante d'une maladie du cœur ; je prétends seulement, messieurs, que, chez les tuberculeux, les hémoptysies étant en général transitoires, et se manifestant au début de la phthisie, le malade ne vient pas à l'hôpital ; tandis que les hémoptysies qui sont sous l'influence d'une lésion du cœur se montrent surtout quand la maladie est fort avancée, et par conséquent à l'époque où les patients sont forcés de venir chercher secours dans nos établissements nosocomiaux.

Cherchons à établir le diagnostic différentiel de ces deux espèces d'hémorrhagies pulmonaires.

Dans la jeunesse, dans l'adolescence, dans la première partie de l'âge mûr, de la seizième à la quarantième année, l'hémoptysie est, le plus ordinairement, sous la dépendance des tubercules pulmonaires. Qu'elle s'observe dans les hôpitaux ou dans la pratique civile, on peut, pour la période de la vie que nous venons d'indiquer, lui appliquer l'aphorisme d'Hippocrate : *Ab hæmoptoe tabes ;* mais, passé l'âge de quarante ans, bien plus encore, par conséquent, après cinquante, l'hémoptysie n'est

1. Laennec, *Traité de l'auscultation médicale*, 4ᵉ édition, Paris, 1836, t. I, p. 307 note d'Andral.

plus, habituellement du moins, le signe de la phthisie tuberculeuse, mais celui d'une maladie du cœur. Alors même que les crachats sanglants n'auraient pas le caractère que l'on assigne aux crachats apoplectiques, alors même qu'ils seraient vermeils, spumeux, assez liquides, on peut s'attendre à trouver, à l'auscultation, des signes de lésions cardiaques. Dans la jeunesse et dans l'âge mûr, au contraire, alors que ces crachats auraient ce prétendu caractère des crachats de l'apoplexie pulmonaire, qu'ils seraient noirs, visqueux, non aérés, comme cela se rencontre assez souvent, comme ils l'étaient quelquefois chez la femme phthisique dont je vous racontais tout à l'heure l'histoire, on doit songer à une hémoptysie symptomatique de la présence des tubercules, et tard ou tôt l'auscultation de la poitrine vous donnera la confirmation positive de ce diagnostic.

Bien entendu, ces règles comportent des exceptions. Ainsi, même chez de très jeunes sujets, l'hémoptysie a pu être la conséquence d'une affection du cœur, comme chez des vieillards elle a pu être le symptôme d'une tuberculisation pulmonaire; mais ces exceptions n'infirment en rien la loi générale.

Dans la *phthisie pulmonaire*, l'expectoration sanglante survient, soit avant toute autre manifestation de la maladie dont elle peut être alors le premier symptôme, soit après que l'affection tuberculeuse est devenue évidente.

Laennec lui assignait pour caractère d'être peu abondante, d'être constituée par un sang spumeux, quelquefois caillé, vers la fin de l'attaque surtout. Suivant lui, les crachements très abondants, que le peuple désigne communément sous le nom de *vomissements de sang*, étaient au contraire presque toujours dus à l'apoplexie pulmonaire. M. Andral 'était déjà élevé contre cette manière de voir, qui tenait à ce que le célèbre inventeur de l'auscultation médiate avait beaucoup moins observé de malades dans la clientèle privée que dans les hôpitaux, où, nous l'avons dit, l'hémoptysie tuberculeuse se rencontre assez rarement. Sans doute, ces hémoptysies sont ordinairement peu abondantes; mais il est des cas où elles se font d'une manière foudroyante, entraînant la mort du sujet par le seul fait de la perte énorme de sang. Pour notre part, nous en avons observé trois cas, l'un, entre autres, chez l'une des jeunes filles dont je vous ai rappelé l'observation au commencement de cette conférence. Chez elle, le sang spumeux, rutilant, quand il venait peu abondamment, était noir et pris en caillots quand il était versé dans les bronches en trop grande quantité pour avoir le temps d'être brassé avec l'air.

Les *hémoptysies consécutives aux maladies du cœur* sont au contraire, quoi qu'on en ait dit, moins foudroyantes encore que les hémorrhagies bronchiques d'origine tuberculeuse. Vous les verrez se répéter quinze, vingt, trente, quarante, cinquante jours de suite, sans entraîner

la mort. Toutefois il restera bien entendu que, lorsqu'elles dépendent de
la rupture dans les bronches d'un vaisseau anévrysmatique, elles sont
encore plus rapidement mortelles que les hémoptysies survenant chez les
phthisiques.

Ainsi, l'âge des sujets, la marche des accidents, sont déjà des éléments
importants du diagnostic différentiel que nous cherchons à établir entre
ces deux espèces d'hémoptysies. Un point capital, relatif au siége même
de l'hémorrhagie, c'est que, dans la phthisie, elle se fait ordinairement à
la surface des bronches, tandis que, dans les affections du cœur, elle est
le plus souvent parenchymateuse, s'opérant d'abord dans les vésicules du
poumon.

Étudions maintenant les caractères propres à l'expectoration hémoptysique, bronchique ou pulmonaire, et voyons si ces caractères sont aussi
nettement tranchés qu'on le prétend.

L'*hémorrhagie bronchique*, dit-on, se présente sous forme de crachats
sanglants spumeux, jusqu'à un certain point diffluents, ayant, en définitive, l'aspect du sang battu avec de l'air, de l'écume qui se produit dans
un vase lorsqu'on saigne un animal; ils ont une rutilance dont on a fait
en quelque sorte le signe classique de cette espèce d'hémoptysie. Le sang,
dit-on encore, vient tantôt abondamment (nous avons vu que telle n'était
pas l'opinion de Laennec) tantôt au contraire en petite quantité; c'est-à-
dire que tantôt les individus sujets à ces accidents rendront pendant plusieurs jours un ou plusieurs crachats teints de sang rutilant; que tantôt
ils sembleront vomir une masse de sang tellement considérable, qu'ils
pourront être foudroyés par l'hémorrhagie.

On a dit enfin que ces expectorations hémoptysiques n'étaient pas mêlées
de débris d'aliments ni de mucosités.

Il s'en faut de beaucoup que ces caractères soient toujours aussi nets.
Vous verrez, en effet, comme une femme au n° 27 de la salle Saint-Bernard en offre un exemple si frappant, vous verrez, dis-je, des tuberculeux
n'ayant aucune lésion de l'appareil central de la circulation, avoir des
hémoptysies constituées par des crachats sanglants, visqueux, comme ceux
d'une pneumonie au premier degré, comme ceux que l'on trouve dans
l'apoplexie pulmonaire. Cela tient probablement à ce que, dans ces cas,
indépendamment du travail hémorrhagique, il s'en est fait un autre, légèrement inflammatoire, qui donne aux crachats cette viscosité péripneumonique.

D'un autre côté, cela peut tenir à ce que l'hémorrhagie ayant été assez
abondante, et le poumon étant assez patient pour supporter la présence
du sang, celui-ci s'est accumulé dans les vésicules pulmonaires et y a
séjourné un certain temps. Si, dans ces circonstances, il ne s'est pas fait
une nouvelle hémorrhagie, le malade, après quelques jours, rendra des
crachats noirs, et, dans certains cas, aussi foncés que ceux de l'apoplexie.

Cette coloration dépendra de ce que les crachats n'ont pas été en contact avec l'air qui, en se mélangeant avec le sang, le rend spumeux.

Vous verrez aussi des expectorations hémoptysiques incontestablement liées à la phthisie tuberculeuse, mélangée de matières alimentaires, comme cela avait lieu chez la malade dont j'ai plus haut raconté l'histoire, et dont le crachoir contenait des crachats sanglants, d'aspect diffluent, mélangés avec une quantité considérable de mucosités et de matières alimentaires rendues par le vomissement.

Les signes stéthoscopiques, à l'aide desquels on pourrait reconnaître l'hémorrhagie bronchique, font souvent défaut. L'auscultation, pratiquée avec le plus grand soin chez un sujet qui aura pendant longtemps craché du sang, ne donnera que quelques râles muqueux. Dans d'autres cas on entendra des râles sous-crépitants ou crépitants humides, qu'on pourrait attribuer à la présence du sang dans les bronches, mais qui, se retrouvant également dans le premier et dans le second degré de la tuberculisation, alors qu'il n'y a pas eu d'hémoptysie, n'auront pas une valeur suffisante. Pour que cette valeur fût réelle, il faudrait que les râles s'entendissent seulement avant que l'expectoration sanglante ait eu lieu, et que, celle-ci ayant complétement cessé, ceux-là ne se retrouvassent plus. En dernière analyse, les signes stéthoscopiques de l'hémoptysie manquent absolument ; ceux qui pourraient lui appartenir se rattachent aussi bien, et même plus encore, à la lésion pulmonaire dont elle dépend.

Généralement, à l'ouverture du cadavre des sujets qui ont succombé après avoir eu des hémorrhagies bronchiques, on ne trouve rien que la lésion pulmonaire propre à la phthisie, et une coloration rouge de la membrane muqueuse bronchique, qui n'est peut-être que l'imbibition. S'il existe des cavernes, elles pourront contenir une certaine proportion de sang coagulé, principalement lorsque des ruptures vasculaires auront eu lieu dans de grandes cavités accidentelles ; autrement on ne trouvera qu'un peu de sang accumulé dans les bronches.

Avant d'arriver à l'examen comparatif des crachats de l'*hémorrhagie pulmonaire*, disons un mot de cette affection, pour établir que c'est à tort, suivant nous, qu'on lui a donné pour synonyme la dénomination d'*apoplexie pulmonaire*.

Cette hémorrhagie survient, en général, dans le cours d'une affection du cœur. Lorsque l'on fait l'autopsie d'individus qui ont eu de semblables hémoptysies, on trouve, dans le poumon, des noyaux d'engorgement d'une couleur aussi foncée que celle de la rate, durs comme des noyaux de la pneumonie au deuxième degré. Le tissu du poumon se déchire sous les doigts, et présente l'aspect grenu du tissu hépatisé, avec cette différence, comme le fait observer Laennec, que, dans l'hépatisation inflammatoire, la couleur vermeille du tissu pulmonaire enflammé laisse distinguer les

taches noires pulmonaires, les vaisseaux et les légères intersections celluleuses qui séparent les lobules du poumon ; tandis que, dans l'engorgement hémoptysique, la partie endurcie présente un aspect tout à fait homogène, dont la couleur, presque noire ou d'un brun rouge très foncé, ne
permet de distinguer autre chose de la texture naturelle du poumon que
les bronches et les plus gros vaisseaux, dont les tuniques teintes et imbibées de sang ont même perdu leur couleur blanche. Vous avez pu voir,
le mois dernier, deux de nos malades succombant à une affection du
cœur, chez lesquels se retrouvaient tous ces caractères anatomiques.
Dans ces cas, les lésions se sont manifestées, du vivant de l'individu, par
des signes que l'on a assignés à l'apoplexie pulmonaire, dénomination
vicieuse, comme je l'ai dit, et qui devrait être remplacée par celle d'*infiltration sanguine*. Cette lésion, en effet, ne rappelle en rien l'apoplexie
cérébrale, dont on a voulu la rapprocher, ce terme d'apoplexie impliquant
toujours une idée de soudaineté, de fluxion active, qui appartiennent
bien plus à l'hémorrhagie bronchique qu'à l'hémorrhagie pulmonaire,
laquelle est ordinairement passive dans une certaine mesure. On a pu, il
est vrai, citer des cas de véritables apoplexies du poumon ayant occasionné
la mort subite et caractérisées à l'autopsie par des épanchements plus ou
moins considérables de sang au milieu d'un poumon dilacéré, à peu près
comme le tissu cérébral dans une violente hémorrhagie. Ce terme d'a-
poplexie conviendrait beaucoup mieux à la congestion active du poumon,
maladie qui n'est pas très rare, mais qui, par contre, est bien rarement
accompagnée d'hémorrhagie proprement dite. C'est encore parce que l'invasion de la maladie n'est souvent ni aussi subite, ni accompagnée de
symptômes aussi rapidement funestes que ceux des apoplexies; c'est
parce que les altérations de tissu diffèrent, sous plusieurs rapports, de
celles que produit l'hémorrhagie encéphalique à laquelle on l'a comparé;
c'est, en un mot, parce qu'on ne trouve pas dans cette dénomination une
expression qui embrasse toutes les formes et tous les degrés de l'état
pathologique, que M. Gendrin a préféré la remplacer par celle de *pneu-
mo-hémorrhagie*, qui exprime sans ambiguïté qu'il s'agit d'une extravasation de sang dans le tissu des poumons [1].

Pour revenir plus spécialement à notre sujet, quels sont les caractères
de l'hémoptysie dans ces cas d'infiltration sanguine pulmonaire?

Les crachats sanglants sont, dit-on, abondants, aérés et visqueux, comme
le sont les crachats péripneumoniques ; mais ils ne sont pas spumeux.

En général, il en est ainsi. Les crachats de l'hémorrhagie parenchymateuse du poumon ont, en effet, ces caractères de viscosité et d'aération,
mais leur coloration est tantôt rutilante, comme chez un malade que nous
avons vu couché au n° 17 de la salle Sainte-Agnès, et qui, après avoir eu

---

1. Gendrin, *Traité de médecine pratique*, t. I, p. 638.

des hémorrhagies pulmonaires, a succombé aux progrès d'une maladie du cœur ; tantôt ils sont noirâtres ou d'un rouge très foncé ; or nous avons dit que cette coloration se rencontrait également dans certains cas d'hémoptysie bronchique tuberculeuse.

L'expectoration sanglante de l'hémorrhagie parenchymateuse peut à son tour prendre le caractère de l'hémorrhagie bronchique, en ce sens qu'elle serait tout à fait spumeuse, ce qui dépendra de la quantité de sang expectoré. En effet, contrairement à ce que l'on a prétendu, si le sang s'échappe en petite quantité, s'il n'est rendu qu'après s'être lentement infiltré dans le parenchyme pulmonaire, il n'est pas spumeux, n'ayant pas été mélangé avec l'air. Mais si l'hémorrhagie se fait plus brusquement, si le sang est excrété avec assez d'abondance, s'il s'écoule vivement dans les bronches, il sera brassé avec l'air qui remplissait ces conduits, et l'expectoration sera spumeuse.

Chez l'homme dont je parlais tout à l'heure, l'hémoptysie présenta ce double caractère. Quelques crachats rutilants, écumeux, en tout semblables aux crachats hémoptysiques de la phthisie (l'autopsie nous démontra, comme nous l'avions jugé du vivant du malade, qu'il n'existait aucune trace de tubercules dans les poumons), étaient mêlés à d'autres crachats visqueux, d'une couleur très foncée, à d'autres encore tout à fait noirs.

Les signes stéthoscopiques qui, dans ces cas d'hémorrhagie pulmonaire, pourraient aider ce diagnostic, sont tellement incertains, les difficultés de ce diagnostic sont tellement grandes, qu'elles ont fait dire à M. Bouillaud que l'on peut deviner plutôt que diagnostiquer cette affection.

Si l'infiltration sanguine a été considérable, s'il existe des noyaux volumineux, vous aurez, en effet, des signes locaux analogues à ceux de la pneumonie (du souffle, des râles sous-crépitants, quelquefois crépitants, autour des points envahis par l'hémorrhagie. Le souffle manquera, les râles existeront seuls, si les noyaux, au lieu d'être un peu considérables, comme dans le premier cas, sont circonscrits et disséminés. Ces râles sont dus à l'exhalation sanguine qui s'est faite autour des noyaux hémorrhagiques et dans les radicules bronchiques avoisinantes. Comme les râles sont muqueux, ils sont produits sur le passage de l'air à travers un liquide. On conçoit également que ces signes, qui d'ailleurs, on le comprend, appartiennent aussi bien à la congestion pulmonaire, à l'engouement, au catarrhe des petites bronches, pourront manquer totalement ; si les noyaux d'hémorrhagie sont non seulement petits, mais encore situés loin de la surface du poumon, on pourra tout au plus percevoir alors les gros râles muqueux qui se produisent dans les grosses bronches.

Les lésions du cœur sont les causes les plus fréquentes des hémorrhagies pulmonaires ; celle de ces lésions qui y donne lieu le plus souvent est le rétrécissement avec insuffisance de la valvule mitrale. Cet accident arrive plus facilement encore, si, à cette lésion de l'orifice auriculo-ventriculaire, s'ajoute l'hypertrophie des ventricules, comme cela se rencontre le plus communément.

Ces hémorrhagies, quelquefois très considérables, peuvent se répéter trois, quatre, six, huit et dix fois dans le cours de la maladie du cœur; d'autres fois, très rarement il est vrai, elles sont peu abondantes et très passagères, ou ne se reproduisent plus. Mais lorsque la lésion cardiaque est très avancée, les individus pourront cracher le sang pendant un mois, deux mois, et quelquefois jusqu'à la mort.

Je voyais dernièrement à l'hôtel des Princes un Américain de soixante-cinq ans qui, à la suite d'attaques répétées de rhumatisme articulaire, était affecté d'une endocardite chronique, avec rétrécissement de l'orifice auriculo-ventriculaire et insuffisance de la valvule mitrale. Il avait eu plusieurs hémoptysies qui n'avaient duré que quelques jours. Six semaines avant sa mort, ces accidents se sont reproduits, et, jusqu'à la fin, le malade rendit chaque jour quatre ou cinq grandes cuillerées de sang par la bouche. Chez lui, dès les premiers temps, les signes fournis par l'auscultation des poumons furent complètement nuls, puis nous entendîmes des râles sous-crépitants et un peu de souffle. Ces signes ne se manifestèrent que vers la fin de la vie; le souffle s'étendait du haut en bas de la poitrine, à droite.

A la même époque, je voyais encore en ville, avec un de mes confrères, un monsieur de soixante-quatre ans, qui était déjà venu me consulter dans mon cabinet. A la fin de l'automne dernier, et au commencement de l'hiver, il avait été pris tout à coup, après une partie de chasse, d'oppression accompagnée d'une douleur assez vive dans la région du cœur. Le mal fut à peu près méconnu par le malade lui-même, qui s'en était médiocrement préoccupé. Cependant, les accidents s'aggravant, il vint me trouver : je n'eus pas de peine à reconnaître l'existence d'une péricardite, car l'épanchement dans le péricarde était tel, qu'approximativement on pouvait l'évaluer à un demi-litre, eu égard à la matité considérable de la région précordiale, à la voussure de la poitrine, à l'absence des bruits du cœur qui étaient fort éloignés de l'oreille. Sous l'influence d'émissions sanguines répétées, de vésicatoires volants, de préparations de digitale, la péricardite disparut.

A quelques mois de là, je ne constatai plus aucun signe de cette dernière affection : mais au premier et au second temps des battements du cœur, j'entendais, à la pointe, un bruit de souffle rude qui me révélait l'existence d'une lésion de la valvule auriculo-ventriculaire. Depuis plusieurs jours aussi, le malade avait des hémoptysies, et dans quelques parties de la poitrine, je percevais à l'auscultation des râles sous-crépitants et du souffle. Mon pronostic fut grave. Après quelques améliorations trompeuses, cet individu succomba comme l'Américain dont je vous parlais tout à l'heure.

L'allure de ces hémoptysies est, en effet, de devenir de plus en plus fréquentes, et d'autant plus abondantes que la maladie du cœur approche davantage du terme fatal.

Après avoir parlé de diverses espèces d'hémoptysies, de la difficulté que nous rencontrons souvent dans la pratique pour les distinguer les unes des autres, il me reste à vous dire quelques mots du *diagnostic différentiel entre l'hémoptysie et l'hématémèse.*

Il semble, messieurs, que ce diagnostic ne doive jamais être très embarrassant. Il semble qu'à défaut des phénomènes précurseurs de l'hémorrhagie qui paraissent suffire à eux seuls pour faire reconnaître au médecin si le sang rejeté par la bouche provient des poumons ou de l'estomac, la manière dont ce sang est rejeté, ses caractères physiques, soient assez nettement tranchés dans les deux cas pour que l'erreur devienne impossible. L'hémoptysie, dit-on, arrive après des efforts de toux ; le sang, provenant alors de l'appareil pulmonaire, est fluide au moment où il est expulsé, il est rouge et spumeux ; tandis que dans l'hématémèse, ce sang, expulsé par des efforts de vomissement, est souvent pris en caillots, d'une couleur noire, et non aéré. De plus, dans ce dernier cas, il est presque toujours mélangé avec des matières alimentaires, et enfin ce vomissement de sang est fréquemment suivi de garde-robes noires, de ce qu'on appelle le *melœna.*

Il est vrai qu'en général le diagnostic différentiel entre l'hémoptysie et l'hématémèse offre assez peu de difficulté : mais cette règle comporte des exceptions, et dans quelques circonstances l'hésitation est permise.

Les caractères physiques du sang, la façon dont il a été expulsé peuvent en imposer. J'ai déjà appelé votre attention sur ce point que, dans l'hémoptysie, il pouvait être noir, ce qui arrive quand l'hémorrhagie est très rapide et forte. Par opposition, vous verrez des individus affectés d'hématémèse rendre un sang parfaitement liquide, très rutilant ; cela dépendra de ce que l'hémorrhagie stomacale s'étant faite avec abondance, le sang n'aura pas séjourné dans l'estomac et n'y aura pas été altéré par son contact avec les sucs gastriques.

Quant à la façon dont le sang est expulsé, quant à la présence ou l'absence de matières alimentaires, ce sont là des éléments de diagnostic sur lesquels on ne saurait toujours compter, puisque, d'une part, nous avons dit que de violentes hémoptysies se produisaient absolument de la même façon que des vomissements, sans efforts de toux préalable ; que, dans ces cas mêmes, il était très fréquent de voir des malades rejeter les matières contenues dans l'estomac, un véritable vomissement étant déterminé par les efforts d'expectoration ou par la titillation de la luette provoquant sympathiquement les contractions de l'estomac. D'autre part, dans les hématémèses, le sang peut être versé parfaitement pur, sans être aucunement mélangé de matières alimentaires, de bile ou de mucosité. Et

cela a lieu, non seulement alors que la gastrorrhagie est consécutive à la
rupture et à la perforation d'un vaisseau, mais encore alors que, symptomatique d'une affection organique, elle se fait indépendamment de toute
lésion vasculaire appréciable.

Les selles sanglantes, le *melœna*, ne sont pas davantage des indices suffisants que l'hémorrhagie s'est faite par l'estomac ; car si, dans l'hématémèse, il y a presque toujours des garde-robes noires, ces garde-robes
peuvent encore s'observer, alors que le sang, primitivement fourni par
l'appareil pulmonaire, est passé du pharynx dans l'estomac, ainsi que vous
l'avez noté chez la jeune fille de notre salle Saint-Bernard, dont je vous
parlais au commencement de cette conférence.

L'hémoptysie survient encore assez souvent dans des cas où il n'y a ni
tubercules, ni maladies du cœur. J'ai insisté sur ce fait en vous parlant
de la dilatation bronchique, que souvent le crachement de sang avait
lieu sans que, à l'autopsie, on puisse constater l'existence de tubercules ; et souvent aussi le même accident s'observe dans les hydatides du poumon, comme vous en voyiez un exemple dans le service,
chez un jeune homme de dix-sept ans, couché au n° 9, salle Sainte-
Agnès.

Je n'ai rien à vous dire du traitement de la pneumorrhagie ou hémorrhagie parenchymateuse du poumon, que je ne vous aie cent fois répété.
Lorsqu'elle se lie, comme cela a lieu le plus souvent, à une affection du
cœur, des émissions sanguines très modérées, l'usage des préparations
de digitale à doses élevées, celui des acides, du ratanhia, rendent de
véritables services. Il est d'autant plus essentiel de modérer ici la fluxion
violente qui se fait vers le poumon, que, comme vous en avez vu un
exemple au n° 22 de la salle des hommes, dans le courant du mois de
juin 1863, l'apoplexie pulmonaire, lorsqu'elle forme des noyaux rapprochés
de la surface de la plèvre, peut amener l'inflammation de cette membrane,
et devenir la cause d'un épanchement pleurétique qui constitue une grave
complication dans une maladie du cœur [1].

Mais lorsque l'hémorrhagie parenchymateuse se produit avec une
extrême opiniâtreté, il est une importante médication dont je veux vous
entretenir, et qui manque bien rarement son effet ; je veux parler de
l'ipécacuanha donné comme vomitif, médication qui réussit encore bien
plus souvent dans le traitement de l'hémorrhagie dite bronchique.

Vous vous rappelez un vieillard de soixante-deux ans, qui était couché
au n° 7 de la salle Sainte-Agnès. Il était à l'hôpital depuis le commencement de l'année 1863, et déjà, l'année dernière, il avait réclamé notre
assistance pour de graves accidents tuberculeux. Cet homme est phthi-

1. Voyez, plus loin, cette observation détaillée dans la leçon sur la *paracentèse de
la poitrine*.

sique depuis quelques années, et, de temps en temps, le lobe supérieur du poumon droit, où il y a de grandes excavations pulmonaires, se prend de phlegmasie aiguë qui met sa vie en grand danger. Deux fois en cinq mois, il est survenu une épouvantable hémoptysie; deux fois elle a été instanta- nément arrêtée par 4 grammes de poudre d'ipécacuanha donnée dans l'espace d'une demi-heure, de manière à produire de violents vomisse- ments. Le même résultat, vous vous en souvenez, a été obtenu sur un jeune homme couché au n° 8 de la même salle, et chez un autre que vous avez pu voir au n° 16.

Il y a quelques mois, j'étais mandé en consultation dans une ville de province, auprès d'un homme de quarante-deux ans, tuberculeux et at- teint d'un crachement de sang qui durait depuis quarante jours.

Les médications les plus diverses et les plus rationnelles avaient été successivement et inutilement mises en usage. Je conseillai de donner 3 grammes d'ipécacuanha en quatre paquets administrés de dix en dix minutes. L'hémoptysie avait cessé avant que le dernier vomissement eût eu lieu; désormais elle fut insignifiante.

Il importe toutefois de recommencer le remède si l'hémoptysie récidive, et je n'hésite pas à y revenir deux et trois fois, sans que jamais j'aie vu le moindre inconvénient en être la conséquence.

Cette médication, messieurs n'est pas nouvelle; la racine du Brésil avait été préconisée par les médecins des deux derniers siècles dans le traitement de toutes les hémorrhagies, et Baglivi, entre autres, ne dit-il pas : *Radix ipecacuanhœ est specificum et quasi infallibile remedium in fluxibus dysentericis, aliisque hœmorrhagiis.*

Cependant, messieurs, la première fois que l'on use de ce remède dans le traitement de l'hémoptysie, la main tremble. Nous sommes habitués à prescrire aux malades la tranquillité la plus grande; nous leur recom- mandons le silence le plus absolu; nous leur demandons instamment de retenir le moindre effort de toux, c'est tout au plus si nous leur permet- trions de respirer, tant nous redoutons la congestion, même passive, du poumon, tant il nous semble périlleux de laisser faire le moindre effort; et voilà que nous donnons un médicament qui va produire des efforts de vomissements, pendant lesquels le visage se gonfle, le sang s'arrête dans les veines qui apportent le sang aux oreillettes, et, par conséquent, rem- plit et distend les veines pulmonaires. Il semblerait que l'hémoptysie va reparaître avec une abondance bien plus grande; pourtant elle s'arrête, sinon toujours, du moins dans la presque universalité des cas; preuve nouvelle du peu de fond que nous devons faire sur les explications et sur les théories, et de la valeur des faits empiriques, sans lesquels la thérapeu- tique ne ferait rien.

XXX. — PHTHISIE PULMONAIRE.

PHTHISIE RAPIDE — PHTHISIE AIGUË OU PHTHISIE GALOPANTE.

Ce sont deux maladies très distinctes l'une de l'autre. — L'une, la phthisie rapide,
n'est autre chose que la phthisie ordinaire accomplissant son évolution dans une
période de temps très courte. — L'autre, la phthisie galopante, est une espèce morbide à part. — Elle se présente sous deux formes : forme catarrhale, forme typhoïde.

MESSIEURS,

Vous avez vu, au n° 5 de notre salle Saint-Bernard, une jeune femme
de vingt-quatre à vingt-cinq ans, atteinte de *phthisie rapide*. Remarquez
bien que je ne dis point *phthisie galopante ;* c'est à dessein. Ce n'est pas
que je répugne à employer cette épithète universellement acceptée, mais
c'est que cette épithète a dans l'esprit d'un grand nombre de médecins
une idée toute différente de celle que comporte le mot *rapide*, et, à ce sujet, je vous dois des explications.

Mais d'abord permettez-moi de vous rappeler succinctement l'histoire
de notre malade.

Cette jeune femme était accouchée le 14 mars. Lorsqu'à plusieurs reprises je l'interrogeai sur ses antécédents pour savoir si nous trouverions
quelques symptômes passés d'une maladie de poitrine, elle me répondit
qu'elle était aussi peu sujette que personne à s'enrhumer. De temps à autre elle prenait des rhumes de cerveau, mais jamais elle ne toussait.

Il y a onze mois, elle devint enceinte, et, pendant toute sa grossesse,
elle se porta merveilleusement bien. Les couches furent des plus faciles et
des plus heureuses. Quelques jours plus tard, il y a de cela environ cinq
semaines, c'était le 23 mars dernier, elle commença à tousser, et dès
le début, la toux fut assez vive, sans l'être cependant d'une façon exagérée.

Rien ne pouvait l'en débarrasser ; elle se décida à entrer à l'hôpital.
Dès notre première visite, nous constations à la percussion une diminution notable du son de la poitrine en arrière du côté droit, au niveau de
la fosse sus-épineuse, principalement entre le scapulum et la colonne vertébrale. Là aussi nous entendions, à l'auscultation, du bruit expirateur
prolongé, presque du souffle bronchique, mêlé de quelques râles humides. Du côté gauche, les bruits respiratoires et la sonorité thoracique
ne présentaient aucune modification anomale. La malade avait de la
fièvre, mais pas de sueurs nocturnes, pas d'accidents du côté du tube

digestif, aucune tendance à la diarrhée, mais au contraire de la constipation.

A quelle affection avions-nous affaire? Nous étions au quinzième jour de la maladie. Les signes fournis par la percussion et par l'auscultation m'indiquaient une induration du parenchyme pulmonaire, mais cette obscurité du son dans la fosse sus-épineuse, les râles humides, l'expiration prolongée, et même l'expectoration qui avait les caractères qu'elle présente chez les phthisiques, les crachats globuleux, nummulaires, nageant dans une sérosité à peine trouble; ces signes, dis-je, ne suffisaient pas pour que je pusse conclure à une lésion de nature tuberculeuse : cela me suffisait d'autant moins que la malade m'affirmait que, quinze jours auparavant, elle jouissait de la plénitude de sa santé, que jamais elle n'avait éprouvé le moindre accident du côté de la poitrine. J'inclinais donc à croire à une pneumonie du sommet droit, bien que les éléments de diagnostic fussent trop incomplets pour ne pas laisser des doutes dans ma pensée.

Cependant, auscultant attentivement chaque jour, je constatais que le souffle augmentait notablement au lieu de diminuer. Les râles muqueux se convertissaient en craquements; en examinant le côté gauche, je commençais à entendre, huit jours après l'arrivée de cette jeune femme dans nos salles, un peu d'expiration prolongée et quelques râles sous-crépitants; puis il arriva du côté gauche ce qui était arrivé du côté droit : l'expiration devenait de plus en plus soufflante, les râles se changeaient en craquements, et enfin nous entendîmes des gargouillements des deux côtés.

On assistait ainsi aux progrès du mal; on voyait le côté gauche, jusque-là sain, se prendre à son tour, et se prendre, non comme dans la pneumonie, mais comme dans la tuberculisation : l'hésitation dans le diagnostic n'était plus possible. Il n'était que trop évident que nous avions affaire à une induration tuberculeuse occupant les deux sommets des poumons, à une phthisie qui, marchant avec une effroyable rapidité, menaçait de tuer cette jeune femme en un espace de temps très court, peut-être en deux mois, six semaines ou moins encore.

Voilà, messieurs, un exemple de *phthisie rapide*. Un autre s'est offert dernièrement à notre observation, chez un jeune homme couché au n° 2 de notre salle Sainte-Agnès.

Chez ce jeune homme, qui, entré le 30 janvier à l'hôpital, n'avait, dix jours auparavant, aucun accident du côté de la poitrine, et qui mourait le 25 mars suivant, nous constations le 25 février, c'est-à-dire un mois environ avant sa mort, trente-cinq jours après le début de sa maladie, une complication des plus sérieuses, un hydropneumothorax; à l'autopsie, nous trouvions trois perforations siégeant à la partie antérieure et latérale du poumon droit, qui, ainsi que le poumon gauche, était farci de noyaux tuberculeux de la grosseur d'un pois, sans qu'il existât d'ulcérations caverneuses.

A la rapidité près de son allure, cette forme de la phthisie, qu'il faut appeler *phthisie rapide*, présente les mêmes phénomènes durant la vie, et après la mort les mêmes lésions anatomiques que la phthisie ordinaire, dont la marche est généralement chronique. C'est la même maladie dont les manifestations parcourent leur évolution dans un temps beaucoup plus court qu'elles ne le font habituellement; de même que, par opposition, dans d'autres cas, dans ce qu'on appelle la *phthisie latente*, ces manifestations restent obscures, masquées par des accidents qui les font méconnaître. Latente ou rapide, régulière ou irrégulière, c'est, je le répète, toujours la même maladie : mais il n'en est pas ainsi de la phthisie aiguë, que l'on désigne plus communément sous le nom de *phthisie galopante*.

Celle-ci a pour *caractère anatomique* la présence dans les poumons de *granulations*, d'un gris jaunâtre, demi-transparentes, criblant toute l'épaisseur du parenchyme, depuis le sommet de l'organe jusqu'à sa base. Ce caractère spécifique, reconnu par des hommes d'une grande autorité, par Rokitansky, entre autres, n'est aujourd'hui contesté par personne; mais on est loin d'être d'accord sur la nature de ces granulations.

Suivant quelques anatomo-pathologistes, ces granulations ne diffèrent en rien des tubercules, dont elles présenteraient à l'examen microscopique les caractères ordinaires : « Globules à contours anguleux, ronds ou ovoïdes, contenant une matière plus ou moins transparente et des granulations moléculaires; puis, ce qui se remarque surtout dans le tubercule grisâtre, demi-transparent, une substance interglobuleuse, d'un jaune grisâtre, assez ferme [1]. » Ces auteurs admettent donc avec Laennec que ces granulations miliaires ne sont rien autre chose que des tubercules à un degré de développement moins avancé, et tout en reconnaissant que la tuberculisation pulmonaire galopante se présente surtout sous cette forme de granulations grisâtres, demi-transparentes ou à peine jaunâtres, ils admettent encore qu'il est tout à fait exceptionnel de ne pas rencontrer, en outre de ces granulations, les traces d'une évolution tuberculeuse plus avancée, et même l'ulcération caverneuse. Enfin, selon ces mêmes anatomo-pathologistes, les granulations miliaires peuvent exister dans d'autres organes, dans les ganglions bronchiques, mésentériques, dans la rate, les reins, les méninges, absolument comme les tubercules jaunâtres de la phthisie ordinaire.

Mais en opposition à ces anatomo-pathologistes, d'autres, dont l'opinion est d'une valeur incontestable, soutiennent que ces granulations miliaires sont des productions morbides tout à fait différentes du tubercule.

1. E. Leudet, *Recherches sur la phthisie aiguë chez l'adulte*, thèse, Paris, 1851.

Permettez-moi, messieurs, de reproduire à ce sujet les idées d'un homme dont le mérite vous est assez connu, de M. Ch. Robin.

Sous le nom de *tubercules miliaires*, dit mon savant collègue, dans une note manuscrite qu'il a eu l'obligeance de me communiquer à propos de pièces anatomiques prises sur un malade mort dans notre service, sous le nom de tubercules miliaires, on décrit quatre espèces de produits morbides.

Une première espèce est constituée par du *pus concret*, et c'était là le cas du malade auquel je fais allusion.

La seconde est formée par des *productions épidermiques du poumon*. Elles se rencontrent fréquemment chez les enfants, surtout chez les enfants à la mamelle, mais elles se trouvent aussi chez l'adulte. Tantôt éparses çà et là dans le parenchyme pulmonaire, tantôt rapprochées les unes des autres, et presque confluentes, elles ont pour point de départ l'épithélium du poumon, comme, dans le parenchyme des glandes, diverses affections ont pour lésion caractéristique une augmentation dans la quantité et dans le volume de l'épithélium de ces organes. Ces productions épidermiques sont toutefois les moins communes des quatre espèces de produits morbides dont il est ici question.

Une troisième espèce comprend les *granulations grises* ou *demi-transparentes*, isolées ou confluentes, constituant, dans ce dernier cas, ce qu'on a appelé l'*infiltration grise*. Elles ont une structure essentiellement différente des tubercules. Qu'elles se présentent sous forme de grains isolés, qu'elles se déposent sous forme de couches ou de masses non déterminées, les *granulations* sont une même chose.

Les granulations des méninges que l'on rencontre dans les méningites sont quelquefois des tubercules, mais le plus souvent elles sont de la nature des productions dont nous nous occupons : il n'en est plus de même des granulations de la plèvre et du péritoine. C'est là, messieurs, ce produit morbide qui a été confondu avec le tubercule, même par des personnes qui les ont examinées au microscope, soit que ces personnes aient été dominées (c'est M. Ch. Robin qui parle) par les anciennes idées de l'école dite *médicale d'observation*, soit que, faute d'employer les réactifs habituellement en usage, elles aient regardé comme étant le corpuscule du tubercule un élément particulier que je rappellerai tout à l'heure, mais qui existe dans un grand nombre de produits inflammatoires et autres, tels que les végétations qui se forment à la surface des plaies, les plaques muqueuses syphilitiques, etc., etc.

Les éléments anatomiques de ces granulations sont les suivants : 1° ces petits corpuscules parfaitement sphériques dont je viens de parler; — 2° une assez notable quantité de substance amorphe, granuleuse, demi-solide, infiltrée dans les éléments du tissu pulmonaire, et remplissant les derniers canalicules des conduits respiratoires; — 3° quelques éléments fibro-plastiques; — 4° quelques-uns des *corps granuleux* dits de l'inflammation; — 5° enfin, une petite quantité d'épithélium provenant des canalicules bronchiques.

Un fait essentiel à signaler, il est vrai, c'est que quelquefois, mais quelquefois seulement, soit dans les méninges, soit dans la plèvre, soit dans les poumons, on trouve du tubercule en petites masses au centre de ces productions morbides particulières. Le fait, je le répète, n'est pas commun, et s'observe surtout chez les sujets qui présentent des masses volumineuses d'infiltration grise. Quelque petits que soient ces tubercules, ils ont une teinte jaunâtre. On doit se hâter d'ajouter que toujours leur quantité est insignifiante comparativement à celle des granulations.

Il faut savoir le reconnaître et le dire, les micrographes ont obscurci la question de la tuberculose.

Et d'abord la granulation et le tubercule sont-ils des produits pathologiques différents ou identiques, au volume ou à l'âge près? En réalité, pour la plupart des micrographes français et pour les micrographes allemands, la granulation grise est le type du tubercule, et elle subit, nécessairement, à une certaine période de son évolution, la transformation caséeuse. Seulement, il s'en faut bien qu'elle soit la seule à subir une pareille transformation. Ainsi les tubercules morveux, les gommes syphilitiques, les tumeurs cancéreuses, les infarctus hémorrhagiques, etc., enfin tout ce qui cesse de vivre au sein de l'organisme, se transforme de la sorte. Nous ne possédons aucun signe qui nous permette de distinguer un tubercule parvenu à l'état caséeux, d'une nodosité miliaire, également devenue caséeuse, d'origine inflammatoire. Maintenant, comme tout ce qui est caséeux et mort doit être expulsé de l'organisme qu'il contamine, et disparaît en effet, il en résulte des pertes de substance plus ou moins considérables, ce qu'on appelle dans le poumon des cavernes. On trouve donc au sein de cet organe malade des granulations grises, des tubercules proprement dits, plus volumineux, gris encore ou caséeux, des masses considérables également caséeuses et des cavernes. Ces masses, que Laennec considérait comme les infiltrations tuberculeuses grises, ou jaunes, MM. Hérard et Cornil les appellent aujourd'hui des pneumonies caséeuses, et l'on doit reconnaître que ce sont au moins de singulières pneumonies que celles-là, qui ne produisent aucun des symptômes de la pneumonie et entraînent ce que ne provoque jamais l'inflammation franche du poumon, à savoir la destruction complète et irrévocable du parenchyme envahi. Et comme d'ailleurs on trouve toujours, en même temps que ces pneumonies ou broncho-pneumonies caséeuses, des granulations grises typiques, il s'ensuit qu'on est aussi bien autorisé à les appeler pneumonies tuberculeuses que pneumonies caséeuses. Ce n'est pas tout : afin de mieux préciser la question, Bouchard a donné comme caractéristiques de la granulation le groupement très serré des noyaux

i la constituent, ainsi que leur tendance fatale et très rapide à la mor-
cation ; au contraire, tout amas diffus de noyaux assez espacés les uns
s autres, sans traces de régression caséeuse vers le centre, serait un
ple produit imflammatoire. L'*erreur* de Laennec consisterait à n'avoir
s su distinguer ces choses. Mais la grosse question est toujours de sa-
ir si, au centre de toute pneumonie dite caséeuse, il n'y a pas eu pour
int de départ un certain nombre de granulations grises, et cela on ne
ut pas plus l'affirmer que le nier. D'un autre côté, revenant aux gra-
lations et aux nodules dits inflammatoires, qui ne différeraient des
anulations que par un groupement moins serré de leurs noyaux, M. Vil-
min a trouvé dans ces nodules miliaires des éléments absolument iden-
ques par la forme, les dimensions et tous leurs autres caractères à ceux
i se développent dans la zone proliférante des tubercules des mem-
anes séreuses ou muqueuses. Le même savant a démontré que ces
dules résultent de la prolifération des noyaux conjonctifs enchâssés
ns la cloison alvéolaire des poumons, c'est-à-dire aux dépens des
mêmes éléments anatomiques que les granulations dites tuberculeuses.
e sorte qu'on peut anatomiquement considérer les nodules miliaires et
s granulations comme deux formes d'un seul et même travail patho-
gique. Une autre opinion a été émise, c'est qu'il y a une phthisie granu-
euse, qui serait la vraie, et une phthisie épithéliale, qui serait la fausse,
ne sorte de tuberculidie ; mais voici que l'épithélium même des alvéoles
ulmonaires a été révoqué en doute par Bakody (de Pesth) et Villemin.
- Vous voyez combien il est difficile de se faire une opinion au milieu
e ces assertions anatomiques contradictoires. Ce n'est que par l'étude
arallèle de la clinique et de l'anatomie pathologique de la tuberculisa-
on pulmonaire qu'on arrivera à la connaissance approfondie de cette
ffection ; et l'on doit reconnaître que la doctrine de Laennec, sauf pour
uelques détails, est encore restée la plus conforme à l'observation. Ce
'est pas en tout cas Niemeyer qui la renversera, lorsqu'il vient procla-
er ce paradoxe, que « le plus grand malheur qui puisse arriver à un
hthisique est de devenir tuberculeux ! » Voulant dire par là que la pneu-
onie dite caséeuse peut être l'origine de tubercules, et que là est le
éril. Ce qui est l'interversion de tout ce que l'on sait, et le contre-pied
e la vérité [1].
Je vous devais tous ces détails, qui malheureusement ne vous éclaire-
ont pas plus que moi. Revenons donc à la clinique.
Quelques-uns d'entre vous se rappelleront sans doute une jeune femme

1. Comparez Lebert, *Maladies scrofuleuses et tuberculeuses*, Paris, 1849 ; — Hérard
Cornil, *De la phthisie pulmonaire*, Paris, 1867 ; — Villemin, *Étude sur la tubercu-
se*, Paris, 1868 ; — Ch. Bouchard, *Tuberculose et phthisie pulmonaire* (*Gazette heb-
omadaire*, octobre 1867) ; — Bidlot (de Liège), *Études sur les diverses espèces de
hthisie pulmonaire*, Paris, 1868 ; — Niemeyer, *Leçons cliniques sur la phthisie pul-

de vingt et un an qui fut couchée au n° 10 de la salle Saint-Bernard; elle n'était malade que depuis trois mois. Habituellement bien portante jusque-là, elle quitta son pays à cette époque pour venir habiter Paris. A partir de ce moment, sa santé se dérangea; son appétit avait diminué; elle perdait sensiblement de ses forces. Cependant elle continuait de se livrer à ses travaux de ménage, lorsque trois semaines avant son entrée à l'hôpital, elle fut obligée de s'aliter. Elle avait alors de la diarrhée accompagnée de coliques; cette diarrhée, revenant d'abord par intervalles assez éloignés, persista bientôt chaque jour, et devint très considérable. En même temps, la malade était prise d'accidents du côté de la poitrine, de toux, d'expectoration abondante, sans avoir eu de crachement de sang; en même temps aussi elle avait une fièvre assez vive.

A son arrivée dans nos salles, nous fûmes frappés de son air d'abattement et de stupeur. La réaction fébrile était intense; la peau chaude et sèche, le pouls fréquent, plein, sans irrégularité, sans dicrotisme. La diarrhée était abondante, et les évacuations étaient jaunes.

Cinq jours après survenait du délire. La toux fréquente, des crachats mucoso-purulents que nous trouvions dans le crachoir, attirant notre attention plus spécialement du côté de l'appareil respiratoire, nous entendions en arrière, à l'auscultation, de gros râles muqueux, et d'autres sibilants, disséminés dans toute l'étendue des poumons. En avant, au niveau de la clavicule gauche, nous produisîmes, par la percussion, un bruit de pot fêlé, et nous constations une diminution de la sonorité thoracique; nous entendions en outre de gros râles muqueux, de véritable gargouillements, et, en un point, du soufle caverneux. Quelques jours plus tard la malade succombait, et nous constations l'existence des lésions que je vous ai signalées tout à l'heure.

Quels sont donc, messieurs, les *symptômes de la phthisie galopante?* Une jeune femme, car c'est principalement des femmes, et des femmes jeunes que j'ai vues atteintes de cette maladie, — une femme jeune, jusque-là bien portante, tombe sans cause appréciable dans un état de malaise difficile à définir; ses fonctions digestives sont troublées, elle perd l'appétit; ses forces languissent, et un mouvement fébrile plus ou moins prononcé témoigne de la perturbation survenue dans l'économie. Cet état de malaise et de langueur dure quinze jours, trois semaines, un mois quelquefois. La malade continue cependant de vaquer à ses occupations, tout en se plaignant d'une faiblesse inaccoutumée, d'une inaptitude plus grande à tout travail qui demande une certaine application intellectuelle. En même temps elle a des sueurs nocturnes, une petite toux sèche; si

monaire (traduction par Culmann), Paris, 1867; — Hanot, *Nouveau Dictionnaire de médecine et de chirurgie pratiques*, tome XXVII, art. PHTHISIE. — Grancher, *Archives de physiologie*, 1872 et 1878.

l'on ausculté la poitrine, on entend quelques râles sonores et disséminés. Lorsque les accidents ne se sont manifestés que depuis quelques jours, on les met sur le compte d'un rhume, d'une bronchite légère, et, en vérité, il semble qu'il n'y ait là rien dont on doive sérieusement se préoccuper. Mais ce rhume se prolonge, la fièvre persiste; l'examen de la poitrine permet de constater l'existence de râles devenus plus nombreux et plus humides, qui s'entendent dans toute l'étendue des poumons, du sommet à la base, en arrière comme en avant. Les jours s'écoulent, et l'état des choses empire au lieu de se calmer : la fièvre prend une plus grande vivacité; la malade perd le sommeil; la toux, de plus en plus fatigante, est accompagnée d'une expectoration de crachats d'abord muqueux, puis bientôt mucoso-purulents : les râles que l'on entendait plus fins, sous-crépitants, en quelques points se mêlent à un bruit expirateur prolongé et même à du souffle. La résonnance thoracique, à la percussion, reste normale. La respiration est gênée, courte, fréquente, et la dyspnée devient telle, que la malade est forcée de garder la position assise. Ces accidents augmentent progressivement; les forces s'épuisent de plus en plus; la face devient anxieuse; à la décoloration des téguments succède une teinte asphyxique, et après cinq, six, sept ou huit semaines à partir du début des accidents, la malade succombe dans un état d'émaciation analogue à celui qui arrive dans le cours des fièvres graves, mais nullement comparable à cet amaigrissement qui accompagne la phthisie ordinaire.

Ce tableau rapidement esquissé de la phthisie galopante serait loin d'être complet, si je vous le présentais comme le type absolu de la maladie. Il ne vous en représente en effet qu'une forme, celle que l'on peut appeler la *forme catarrhale*; il en est une autre non moins importante à connaître, c'est la *forme typhoïde*.

Bien qu'ici nous retrouvions encore les accidents thoraciques dont je viens de vous parler et les signes sur lesquels j'appelle votre attention, c'est l'état général qui caractérise surtout la maladie, et quelquefois cet état général simule, à s'y méprendre, la fièvre typhoïde. Les symptômes accusés par le sujet, les phénomènes observés par le médecin, sont une céphalalgie intense, un air de stupeur, du subdelirium qui se change plus tard en un délire plus ou moins violent : il y a aussi souvent des soubresauts de tendons. La face, au lieu d'être pâle, est injectée, mais n'offre pas cette coloration rouge par plaques, limitée aux pommettes, que l'on remarque chez les individus atteints de phthisie ordinaire, principalement dans les recrudescences du soir de la fièvre hectique. Le mouvement fébrile est très prononcé, et la chaleur de la peau, non accusée par le malade, est en rapport avec l'accélération des battements du pouls. Le ventre garde sa souplesse et sa tension normales : la pression dans la fosse iliaque droite ne détermine pas de gargouillements; il n'y a point de diarrhée; enfin, et c'est là un fait essentiel à noter, jamais on n'a rencontré les véritables taches rosées lenticulaires de la dothiénentérie. Dans cette forme typhoïde de la phthisie galopante, l'invasion de la maladie est généralement plus brusque que dans la forme catharrale, et son début est marqué par des frissons plus ou moins violents. Sa marche est aussi plus rapide, et sa terminaison a lieu par des accidents asphyxiques ou par des accidents nerveux.

Dans les cas où la phthisie galopante simule la fièvre typhoïde, l'examen de la *température* nous fournit un précieux moyen de diagnostic. Ce n'est, en effet, qu'exceptionnellement que la tuberculisation aiguë atteint la température de la fièvre typhoïde; d'un autre côté, les oscillations entre le soir et le matin sont plus considérables : ainsi, dans la phthisie galopante, la température du soir diffère de celle du matin de 1 et même 2 degrés, tandis que, dans la fièvre typhoïde, la différence entre la température du matin et celle du soir est très rarement de 1 degré.

Ni dans la forme catarrhale, ni dans la forme typhoïde de la phthisie galopante, vous ne retrouvez, messieurs, les symptômes de la phthisie ordinaire, alors même que celle-ci prend les allures d'une excessive rapidité. Il est cependant un point par lequel ces deux maladies, phthisie galopante et phthisie ordinaire, semblent avoir un lien de parenté : c'est que la première comme la seconde attaquent, en un grand nombre de circonstances, des individus chez lesquels existent des antécédents héréditaires tuberculeux; je me hâte d'ajouter, il est vrai, que souvent aussi ces antécédents n'ont pu être retrouvés.

Pour toutes les raisons que je viens de vous dire, M. Empis s'est décidé à considérer la phthisie galopante comme une maladie distincte de la tuberculisation, puisqu'elle en diffère non moins par la nature des lésions que par celle des symptômes. Pour bien consacrer cette distinction, il a désigné sous le nom de *granulie* cette affection qui se caractérise anatomiquement par la production de granulations, soit dans les parenchymes, soit sur les membranes séreuses. Dans cette doctrine, la phthisie galopante dont je viens de vous parler est la forme thoracique de la granulie, laquelle peut affecter la forme cérébrale (fièvre cérébrale ou méningite tuberculeuse), et la forme abdominale à symptômes typhoïdes [1].

Le pronostic de la phthisie galopante est fatal. La mort en est la conséquence invariable et arrive dans un temps plus ou moins rapproché. Jusqu'ici, messieurs, l'art est malheureusement sans ressources pour combattre une aussi redoutable maladie; chose plus décourageante encore, c'est que nous sommes impuissants à apporter quelque soulagement aux malheureux qni nous appellent à leur secours.

Je veux vous en donner un triste et dernier exemple: Le 2 février 1861,

1. Voy. G. S. Empis, *De la granulie ou maladie granuleuse*, Paris, 1865.

. Barth et moi nous étions mandés au couvent des Oiseaux pour voir
le jeune Espagnole âgée de seize ans. Son médecin ordinaire, M. Vos-
ur, nous racontait que cette jeune fille avait, il y a quinze jours, com-
encé à éprouver un peu de malaise et de fièvre, sans troubles locaux
tres qu'une oppression assez notable. Ces accidents continuant, M. Barth
ait été appelé, il y a huit jours, et il avait été frappé de la lividité des
vres et du visage. Cette lividité s'étendait aux deux mains. Il y avait
aucoup d'oppression, une fièvre très vive. L'auscultation, pratiquée
ec le plus grand soin, ne permit de rien constater d'anomal : pas un
le, pas de bruit expirateur prolongé. Les fonctions gastriques ne lais-
ient rien à désirer.

A huit jours de là, nous nous trouvions réunis. Alors le fréquence du
uls et de la respiration était extrême, la lividité de la peau avait aug-
enté dans une effrayante proportion ; il y avait de l'insomnie et quelques
évasseries pendant la nuit. Nous entendions des râles sous-crépitants
ès fins dans toute l'étendue du poumon gauche ; des râles sous-crépitants
ros, mêlés de râles muqueux, dans tout le poumon droit, sans expecto-
ation. Il nous semblait peu probable que la vie pût se prolonger au delà
e trois ou quatre jours.

La malade mourut le 4 février, après dix-sept ou dix-huit jours de maladie.

TUBERCULISATION PULMONAIRE ET CATARRHE PÉRIPNEUMONIQUE
CHRONIQUE CHEZ L'ENFANT.

Maintenant, messieurs, permettez-moi de fixer un instant votre atten-
ion sur un petit malade que vous avez vu couché au n° 18 de la crèche,
ans la salle Saint-Bernard. Sa situation est depuis quelque temps assez
nquiétante, et le diagnostic de sa maladie fort embarrassant.

Cet enfant, âgé de sept à huit mois, a, depuis trois mois environ, un
ros rhume accompagné de fièvre qui n'a pas cessé depuis le début des
ccidents ; cependant il a continué de téter, et c'est assurément à la con-
ervation de son appétit qu'il doit de ne pas être encore mort. On nous
'a apporté il y a quinze jours, et alors, indépendamment de la toux
onsidérable dont il était affecté, nous trouvions une oppression des plus
ives.

En examinant la poitrine, nous constations, à gauche, à partir de la
osse sous-épineuse jusque vers la base du thorax, l'existence du souffle
ubaire, du retentissement, je ne dirai pas de la voix, mais du cri ; ce re-
entissement et ce souffle étaient très prononcés, surtout dans l'expiration.

Par intervalles éclataient sous l'oreille des bulès de râle muqueux sous-crépitant, quelques-unes très fines. La percussion, pratiquée comparativement des deux côtés en arrière, donnait également à gauche une matité très évidente.

Il y avait de la fièvre. En présence des symptômes généraux, en présence des signes physiques dont il vient d'être question, nous pensâmes à une pneumonie, ou plutôt à une pleuro-pneumonie ; nous eûmes l'idée qu'il existait de fausses membranes à la surface du poumon, que celui-ci était induré. Mais restait une question à résoudre : quelle était la nature de cette induration? Était-elle de date récente ou de date ancienne? Était-ce une induration franchement inflammatoire, ou était-elle liée à la présence de productions accidentelles dans le parenchyme pulmonaire? Enfin avions-nous affaire à une pneumonie aiguë, à une pneumonie chronique, ou à une pneumonie tuberculeuse? La solution de ce problème présentait plus d'une difficulté.

Chez les enfants, surtout chez les enfants à la mamelle et dans les trois premières années de la vie, la pneumonie a des allures qui ne ressemblent pas à celles qu'elle prend chez les adultes. Chez eux, la pneumonie lobaire telle qu'on l'observe chez l'adulte est fort rare, et peu grave d'ailleurs, tandis que le catarrhe péripneumonique ou la broncho-pneumonie est, dans le bas âge, une des maladies les plus sérieuses que l'on connaisse, car on peut dire alors qu'elle est presque toujours mortelle.

Or, si vous étudiez le catarrhe, vous reconnaîtrez qu'il n'est pas de maladie plus incertaine dans sa marche. Sans limites fixes, il durera quelquefois trente-six, quarante-huit heures; d'autres fois il durera deux, trois mois à l'état aigu ou subaigu. Jamais vous ne pouvez annoncer à l'individu qui prend un rhume quand il en sera débarrassé, tandis que pour une pneumonie il est permis de se prononcer plus facilement. En général, au bout de neuf, dix à douze jours, ou bien la mort a terminé la lutte, ou bien les accidents généraux s'amendent, et la convalescence arrive. Et ne croyez pas que cette incertitude dans la marche du catarrhe soit spéciale à celui qui occupe les bronches ; ce que j'en dis ici s'applique au catarrhe en général, qu'il affecte la membrane muqueuse pulmonaire ou celle de l'intestin, qu'il affecte la vessie ou les organes génitaux chez l'homme comme chez la femme.

Cela posé, vous comprendrez pourquoi, le catarrhe étant le point de départ de la pneumonie chez l'enfant, vous retrouverez dans celle-ci les mêmes difficultés de pronostic que dans la bronchite, puisque, comme la bronchite, elle gardera des allures indéterminées, avec des tendances aux retours auxquelles vous ne sauriez assigner un terme.

Un enfant est atteint d'un gros rhume avec fièvre : au bout de quatre à cinq jours vous avez entendu, en auscultant la poitrine, des râles sous-crépitants disséminés, puis du souffle, et vous avez légitimement conclu xistence d'une broncho-pneumonie. Pour la combattre, vous avez eu urs aux médications les plus énergiques, elles sont restées impuises; car, à quelques jours de là, ces râles, ce souffle, qui auront pu araître un instant, se seront manifestés de nouveau. Vous les retrouz dans un autre point que celui qu'ils occupaient auparavant, soit s une autre partie du même poumon, soit dans l'autre poumon; puis tôt, sans quitter les points nouvellement envahis, ils pourront occuceux où ils s'entendaient au début. Telle est l'évolution de la mae, dont vous reconnaîtrez les signes par l'auscultation bien plus qu'à le de la percussion, qui ne vous apprendra rien qu'autant qu'un lobe er, ou tout au moins une grande partie d'un lobe sera envahie.

insi le catarrhe péripneumonique peut, dans l'espace de quelques s, non seulement abandonner les points qu'il avait d'abord occupés r en occuper d'autres, mais encore disparaître entièrement, en tant péripneumonie, pour reparaître un peu plus tard, et ainsi de suite, dant un, deux et jusqu'à trois mois. Ces affections successives ne t pas des rechutes, des retours d'une maladie qui aurait guéri : c'est jours le même catarrhe; cette longue série d'accidents interrompus epris qui le caractérisent est le résultat de l'action de la même cause. Dans la pneumonie franche de l'adulte les choses se passent d'une t autre manière. Un lobe est frappé; l'inflammation se propage aux ntours de la partie primitivement et principalement affectée, mais e ne saute pas d'un point à un autre, comme le fait le catarrhe périumonique; elle reste dans les limites où elle s'est d'emblée circonite, ou bien elle s'étend de proche en proche.

Or, on comprend sans peine que, dans la broncho-pneumonie, sous fluence de ce travail morbide dont il est à différentes reprises le siège, parenchyme pulmonaire finisse par conserver un degré plus ou moins noncé d'induration. Il est alors impossible de ne pas admettre que le arrhe bronchique soit bientôt accompagné de pneumonie chronique; si la pneumonie chronique est-elle un peu moins rare chez l'enfant elle ne l'est chez l'adulte.

Chez l'adulte, la pneumonie chronique est tellement rare, que son stence, vous le savez, a été longtemps contestée, et qu'un certain nbre de médecins se refusent à l'admettre. Toutefois la majeure partie cliniciens, tont en signalant son extrême rareté, professent aujourui que, vers le dixième ou le douzième jour d'une pneumonie franche, phénomènes généraux peuvent disparaître et les accidents locaux sister. La fièvre est tombée, les crachats ont pris leur coloration urelle et leur aspect normal, l'appétit est revenu. Cependant, à la cussion, on a toujours de la matité; à l'ausculation, on entend le ffle bronchique, les râles crépitants, la bronchophonie, dans une ndue quelquefois considérable, ou bien, comme on en a cité quelques

TROUSSEAU, Clinique. I. — 46

exemples, on n'entend plus dans la partie occupée par la lésion aucun bruit normal ou anomal. Cela peut durer quinze, vingt, trente, quarante et même soixante-dix jours, ainsi que vous en trouverez un fait signalé dans la thèse [1] de M. A. Raymond. Je vous rappellerai aussi cet homme que nous avons eu longtemps au n° 19 de la salle Sainte-Agnès, et qui était entré dans le service de la Clinique pour une pneumonie aiguë très violente. Pendant près de deux mois, nous avons noté chez lui des râles sous-crépitants et du souffle au niveau de la fosse sus-épineuse du côté droit; il gardait toujours un mouvement de fièvre; néanmoins, lorsqu'il nous quitta parfaitement rétabli, sa respiration avait repris sa pureté naturelle, il n'y avait plus aucun bruit anomal. Évidemment, dans ce cas, la lésion inflammatoire, l'induration du tissu pulmonaire avait persisté bien au delà des limites du temps qu'elle met ordinairement à se résoudre. Sans doute l'hépatisation n'avait pas conservé la forme qu'elle avait prise au quatrième ou cinquième jour de l'invasion de la maladie, mais cette hépatisation n'en existait pas moins, indépendante de toute affection tuberculeuse.

On a dit, en effet, et avec juste raison, que la pneumonie chronique était liée, non pas toujours, comme le veulent ceux qui nient absolument son existence, mais presque toujours à la présence de productions accidentelles dans le parenchyme pulmonaire; qu'en un mot, cette forme de pneumonie était presque toujours tuberculeuse. Cela est vrai pour l'adulte; cela l'est aussi pour l'enfant, bien que chez lui, je le répète, il soit comparativement un peu plus fréquent de rencontrer la pneumonie chronique simple, celle qui se termine quelquefois, rarement, par résolution, mais qui, dans quelques circonstances, donne lieu à ces suppurations des lobules pulmonaires, à ces petits abcès disséminés qui se vident dans les bronches, ce qui est le cas le plus heureux, ou qui s'ouvrent dans la plèvre et causent de graves accidents, ou bien encore qui s'enkystent au milieu des lobules guéris.

Même chez les enfants, lorsque vous serez consultés par un malade affecté d'un gros rhume avec fièvre durant depuis longtemps, et que vous constaterez l'existence du souffle bronchique persistant opiniâtrement dans le même point pendant plus d'un mois, lorsque ce souffle sera accompagné de râles muqueux sous-crépitants, et que vous serez assurés qu'il n'est pas dû à la présence d'un épanchement pleurétique, réservez votre diagnostic, car il est à craindre que l'enfant ne soit tuberculeux.

La tuberculisation, en effet, n'est jamais plus fréquente que dans les premières années de la vie. Les médecins qui ont suivi longtemps les services consacrés aux enfants à la mamelle savent que le plus grand nombre de ces petits malades succombent à des affections tuberculeuses

---

[1] Raymond, *Sur la pneumonie chronique*, thèse de Paris, 1842.

de la poitrine. Malheureusement le diagnostic de la tuberculisation pulmonaire est bien autrement difficile à établir chez les sujets du jeune âge que chez les autres. Une grande partie des éléments que seule peut nous fournir l'auscultation pour arriver à la notion exacte et précise de la lésion caractéristique, une grande partie de ces éléments font absolument défaut.

Le murmure vésiculaire, les bruits anomaux qui les remplacent ou les accompagnent, sont difficilement entendus, l'enfant respirant souvent mal et ne respirant jamais à votre commandement comme le fait l'adulte. J'en dirai autant du retentissement de la voix, lequel d'ailleurs, comme je l'ai rappelé plus haut, est remplacé par le retentissement du cri. La même réflexion s'applique à l'ausculation de la toux, qui aide si habituellement l'examen stéthoseopique de la poitrine. On ne saurait compter sur les caractères tirés des crachats, puisque chez les jeunes sujets l'expectoration n'a pas habituellement lieu.

Si le diagnostic de la tuberculisation pulmonaire est aussi difficile chez l'enfant, combien le sera davantage le diagnostic entre cette maladie et la pneumonie chronique, diagnostic presque impossible à établir chez l'adulte lui-même dans un grand nombre de circonstances.

On a cherché, je le sais, à donner des signes caractéristiques pour y arriver. Chez l'adulte, la marche des deux maladies, dit-on, est différente ; l'induration pulmonaire purement inflammatoire se produit le plus habituellement à la suite d'une pneumonie aiguë, tandis que l'induration tuberculeuse se fait lentement et succède rarement à une franche fluxion de poitrine. On voit déjà tout ce que la valeur de ce premier caractère a de contestable, car il est assez commun qu'une pneumonie devenue le point de départ d'une manifestation de la diathèse tuberculeuse vers les poumons laisse après elle une induration de nature spécifique.

Si le siège de prédilection de l'induration tuberculeuse est le sommet de l'un des poumons, il est rare qu'avec de l'attention, on ne puisse constater quelque chose du côté opposé. Dans la pneumonie chronique, la lésion est unique et occupe le plus souvent la base ou la partie moyenne du poumon. Mais il n'en était point ainsi chez le malade de la salle Sainte-Agnès dont je rappelais tout à l'heure l'observation, puisque chez lui, et il serait probablement facile de trouver des faits analogues, la lésion occupait le niveau de la fosse sus-épineuse du côté droit, là où nous rencontrons si souvent l'engorgement pulmonaire tuberculeux.

L'absence des hémoptysies dans le cas de pneumonie chronique, leur fréquence dans la phthisie, seraient encore des phénomènes caractéristiques ; mais nous savons combien souvent aussi nous constatons l'existence d'indurations tuberculeuses chez des individus qui n'ont jamais craché de sang.

Les symptômes généraux, tels que l'amaigrissement rapide, les sueurs nocturnes qui surviennent dans la tuberculisation et manquent chez les individus affectés de pneumonie chronique, ne constituent pas de meilleurs signes différentiels, car il n'est pas extraordinaire de constater l'existence d'une tuberculisation au premier degré chez des individus de belle santé en apparence, qui se plaignaient seulement d'être légèrement enrhumés; et, quelquefois, chez d'autres qui n'avaient rien qui pût éveiller l'attention de ce côté, un examen attentif nous fait découvrir l'affection grave que nous ne soupçonnions pas. La résistance au doigt qui percute, dans la pneumonie chronique, en opposition avec une matité moins complète dans l'induration tuberculeuse, est un dernier caractère d'une nuance bien délicate-et dont la valeur clinique me parait très difficile à prouver.

C'est plutôt par induction, c'est par l'appréciation des caractères généraux de la maladie, c'est en examinant avec soin, c'est en répétant plusieurs fois son examen, c'est en suivant le malade, que nous reconnaissons la nature de l'affection dont il est atteint; ce qui arrivera dans la suite, les modifications survenues dans les phénomènes perçus par l'auscultation et par la percussion nous en diront souvent beaucoup plus que ce qui s'est passé auparavant et que ce que nous aurons constaté au début.

Chez l'enfant, ce diagnostic différentiel est encore plus difficile à établir que chez l'adulte. Car si, chez l'adulte, les râles muqueux gros, le gargouillement, le souffle caverneux, tous les signes d'une excavation pulmonaire consécutive à la fonte tuberculeuse succédant au souffle et aux râles sous-crépitants, viennent un jour donner la certitude presque absolue de l'existence de l'affection tuberculeuse, chez l'enfant ces signes ne vous donneront pas encore une complète certitude, attendu que les gros râles, les gargouillements, le souffle caverneux, peuvent être le signe de ces petits abcès pulmonaires si communs dans la pneumonie de l'enfance, aussi bien que des excavations tuberculeuses. Toutefois je répéterai ici ce que j'ai déjà dit, à savoir, que lorsque, consultés pour un enfant affecté depuis longtemps d'un gros rhume avec fièvre, vous entendrez un souffle bronchique persistant opiniâtrément dans le même point pendant plus d'un mois, lorsque ce souffle sera accompagné de râles muqueux sous-crépitants, et que vous vous serez assurés qu'il n'est pas dû à la présence d'un épanchement pleurétique, réservez votre diagnostic, car il est à craindre que l'enfant ne soit tuberculeux.

C'est ce qui nous arrive pour le petit malade de notre crèche. La durée des accidents dont il est atteint depuis trois mois environ, la persistance du souffle que nous constatons depuis son entrée dans les salles, en nous faisant rejeter tout d'abord l'idée d'une pneumonie aiguë, en nous démontrant l'existence d'une induration pulmonaire chronique, nous donnent à penser que nous avons affaire à une tuberculisation.

XXXI. — GANGRÈNE DU POUMON.

Difficulté du diagnostic. — Il en est plusieurs espèces. — L'une d'elles est curable. —
C'est celle dont il sera plus spécialement question ici.

MESSIEURS,

J'ai à vous entretenir d'un malade couché au premier lit de la salle Sainte-Agnès : l'affection pulmonaire dont il est atteint présente, en effet, certaines particularités qui doivent appeler toute votre attention.

Cet homme, âgé de cinquante ans environ, est depuis longtemps sujet à s'enrhumer, et ses rhumes sont souvent violents et tenaces; de plus, à son dire, une première fois déjà, il y a quelques années, l'un de ces rhumes s'est compliqué des mêmes accidents que nous observons aujourd'hui. Entré à l'hôpital il y a plusieurs mois, il était tourmenté par une toux fréquente, accompagnée d'une expectoration catarrhale qui, d'abord, n'offrait rien d'extraordinaire, ni dans la quantité des crachats rendus, ni dans leurs qualités physiques; le mouvement fébrile était prononcé. Les choses se passaient d'ailleurs avec une telle régularité que nous n'avions pas à nous en préoccuper, lorsque, tout à coup, peu de jours après son arrivée dans nos salles, il rendit des crachats d'une fétidité si pénétrante, que la religieuse du service fut obligée de tenir constamment ouvertes les fenêtres voisines de son lit. Tous les malades de la salle et ceux de la salle contiguë à la nôtre se plaignaient d'être infectés par cette horrible odeur; nous-même, nous nous en trouvâmes plus d'une fois incommodé, lorsqu'au moment de la visite, cet individu toussait devant nous. Son haleine et les matières de l'expectoration répandaient une odeur gangréneuse insupportable. Mais, après douze, vingt-quatre, trente-six ou quarante-huit heures, cette odeur gangréneuse était remplacée par une odeur fade, mielleuse, très désagréable toutefois, et constituant peut-être un caractère spécifique dans la maladie dont il va être question.

Ces accidents se renouvelaient tous les quinze jours, tous les huit jours, quelquefois tous les quatre jours; tantôt accompagnés d'une fièvre plus ou moins vive, tantôt, au contraire, le mouvement fébrile manquant absolument.

En auscultant la poitrine avec le plus grand soin, comme nous le faisions à chaque visite, nous ne trouvâmes jamais de gargouillements, jamais de souffle, aucun signe, en un mot, de l'existence de cavernes pulmonaires; nous n'entendions que des rhonchus sonores au niveau de l'angle de l'omoplate du côté droit, quelquefois de gros râles muqueux à peine perceptibles durant vingt-quatre ou quarante-huit heures, puis cessant tout à coup. La percussion cependant donnait, au sommet à droite, une matité très notable, principalement en arrière.

A défaut des signes stéthoscopiques du ramollissement du tissu pulmonaire, et d'une cavité communiquant avec les bronches, l'odeur caractéristique de l'haleine et des crachats nous faisait penser à une gangrène du poumon ; mais la marche des accidents, leur intermittence, la prédominance de l'élément catarrhal, nous disaient aussi que nous avions affaire à une de ces gangrènes d'une espèce particulière sur lesquelles M. Briquet a, le premier, appelé l'attention des praticiens[1], et dont je vous parlerai tout à l'heure.

La gangrène du poumon consécutive à une pneumonie franche a été bien rarement observée ; je n'en ai point encore vu un seul cas. Déjà Laennec avait dit que la gangrène pouvait à peine être rangée parmi les terminaisons naturelles de la pneumonie. Mais la mortification du tissu pulmonaire peut s'observer dans les pneumonies de nature septique ; or, par un singulier hasard, les deux seuls cas de gangrène du poumon que j'aie vus se sont présentés à quinze jours d'intervalle dans mon service de l'Hôtel-Dieu : la première fois, chez un homme atteint de variole maligne ; la seconde, chez un malade affecté de dothiénentérie grave. Je ne parle point de la gangrène traumatique qui a été signalée, et dont vous avez vu un exemple également au n° 1 de la salle Sainte-Agnès. Cet homme a guéri après l'opération de l'empyème ; j'y reviendrai dans une autre occasion.

Pour Laennec, la gangrène du poumon semble même, le plus souvent, se rapprocher de la nature des affections essentiellement gangréneuses, telles que l'anthrax, la pustule maligne, le charbon pestilentiel, etc., et, comme dans ces affections, l'inflammation développée autour de la partie gangrenée paraît être plutôt l'effet que la cause de la mortification.

Elle a été plusieurs fois constatée chez les diabétiques, ainsi que l'établissent des observations relatées par Griesinger, par MM. Monneret, Charcot, Marchal et Fritz. Il y a là un sphacèle du poumon analogue à ces accidents de gangrène sur lesquels a si justement insisté M. Marchal, (de Calvi)[2]. C'est le mauvais état général causé par le diabète qui produit dans les voies respiratoires un accident de nécrose comme il en produit aux membres, comme il en produit même dans le cristallin, dans les cas de cataracte diabétique.

Enfin, je suis très disposé à penser que l'embolie pulmonaire peut être la cause de la gangrène d'une portion plus ou moins étendue du poumon, gangrène, du reste, parfaitement limitée au tissu dans lequel se rendent les rameaux et les ramuscules du vaisseau oblitéré.

1. Briquet, *Mémoire sur un mode de gangrène du poumon dépendant de la mortification des extrémités dilatées des bronches* (*Archives générales de médecine*, 3° série, t. XI).
2. Marchal (de Calvi), *Recherches sur les accidents diabétiques*, Paris, 1864.

Il en était évidemment ainsi chez une jeune femme qui, au mois d'octobre 1858 (quelques-uns d'entre vous se le rappelleront sans doute), se trouvait au n° 2 de notre salle Saint-Bernard. Cette jeune femme, récemment accouchée, et affectée de *phlegmatia alba dolens*, se plaignit un jour, tout à coup, de dyspnée et de douleur dans le côté droit de la poitrine; bientôt les matières de l'expectoration présentèrent les caractères des crachats de l'apoplexie pulmonaire; pour nous il n'était guère douteux que la douleur de côté, la dyspnée et l'apoplexie du poumon ne fussent la conséquence d'une embolie. Quelques jours plus tard, les crachats étaient ceux de la gangrène du poumon. La malade succomba rapidement; à l'autopsie, nous constatâmes le sphacèle dans la partie du poumon desservie par le vaisseau où siégeait l'embolie. Quand l'occasion se présentera de revenir sur la question des embolies, je rapporterai cette observation *in extenso*; ce que j'en dis aujourd'hui me paraît suffisant pour établir d'une façon péremptoire que la gangrène peut être la conséquence d'une embolie de l'artère pulmonaire, bien que cette artère ne soit point le vaisseau nourricier de l'organe. Plus tard, s'il y a lieu, nous discuterons cette question avec tous les développements qu'elle comporte; mais, dès à présent, à l'appui de l'observation clinique, et pour lui donner encore plus d'autorité, je vous rappellerai que Virchow, dans ses études expérimentales, avait parfaitement reconnu cette cause de gangrène pulmonaire. « Lorsque, dit-il, les altérations déterminées par l'embolie se sont étendues jusqu'à la périphérie du poumon, l'organe se mortifie dans une étendue variable, la plèvre elle-même se sphacèle dans la portion correspondante, elle se rompt, et il se produit un pneumothorax. » C'est ce qui avait eu lieu chez notre jeune femme, car, indépendamment de la gangrène du poumon, il y avait mortification de la plèvre et hydropneumothorax.

J'insisterai peu sur cette espèce de gangrène parenchymateuse dont l'histoire a été du premier coup parfaitement faite par l'auteur du *Traité de l'auscultation médiate*; j'ajouterai seulement que, parmi les causes prédisposantes de cette affection, on a signalé l'influence des excès alcooliques et celle assez grande de l'inanition. La gangrène du poumon est, en effet, une cause assez fréquente de mort chez les aliénés qui refusent pendant assez longtemps de prendre de la nourriture. Je vous rappellerai enfin que cette gangrène peut avoir pour point de départ des foyers hémorrhagiques, ainsi que cela ressort d'observations publiées par M. Genest[1], et d'un fait des plus caractéristiques présenté par M. Firmin à la Société anatomique de Paris.

Lorsque l'on rappelle les souvenirs de son expérience personnelle, lorsque l'on consulte ce qui a été écrit sur cette maladie, on est frappé

1. Genest, *Gazette médicale*.

de l'insuffisance des signes à l'aide desquels il nous est permis de reconnaître l'existence de la gangrène du poumon.

Les phénomènes stéthoscopiques sont, au début, à peu près les mêmes que ceux que nous constations dans les cas d'abcès pulmonaires; plus tard, lorsque les portions du parenchyme sphacélé ont été éliminées, ces signes physiques ne sont autres que ceux qui révèlent l'existence d'une excavation dans le tissu du poumon, quelle que soit la cause qui a produit cette excavation.

Les matières de l'expectoration, tout en offrant quelque chose de plus caractéristique, ne fournissent pas toujours des indications pathognomoniques; leur odeur seule a une signification décisive, car leur aspect, leur couleur, sont excessivement variables et ne diffèrent souvent en rien de ceux des crachats mucoso-purulents du catarrhe. Leur odeur même fait quelquefois défaut, au début et à la fin de la maladie, quand celle-ci a de la tendance à se guérir. Le signe pathognomonique de la gangrène du poumon serait donc exclusivement, pour ainsi dire, la fétidité gangréneuse spéciale de l'haleine.

Ce signe lui-même, si l'on voulait y attacher trop d'importance, pourrait tromper singulièrement le médecin. Déjà plusieurs fois j'ai vu des pleurésies circonscrites, et notamment des pleurésies interlobaires, donner lieu à des accidents qui simulaient la gangrène du parenchyme. C'est lorsqu'il se faisait une perforation pulmonaire. Dans ce cas, le pus rendu par l'expectoration est en quantité peu copieuse, et prend quelquefois une horrible fétidité, en même temps que l'auscultation donne les signes d'une excavation limitée.

Disons encore (j'ai suffisamment insisté sur ce fait en vous parlant de la dilatation des bronches), disons que, Laennec l'a fait observer, la sécrétion pulmonaire catarrhale prend quelquefois une étrange fétidité, bien propre à faire croire à la fétidité gangréneuse. Il en est de la sécrétion bronchique comme de celle des membranes muqueuses du nez, de l'urèthre, du vagin, qui, sous l'influence d'une vive inflammation, prend, chez certaines personnes, une fétidité repoussante, odeur qui n'est pas très exactement la fétidité gangréneuse; mais, ainsi que je vous l'ai fait voir chez notre malade, la fétidité des crachats, même dans ce cas où la gangrène est évidente, diffère très notablement de celle que l'on observe dans la gangrène parenchymateuse ordinaire.

C'est principalement dans l'espèce particulière de gangrène du poumon dont le malade qui est le sujet de cette conférence offre un exemple, que les difficultés du diagnostic sont plus grandes. Ici, en effet, les signes fournis par la percussion et par l'auscultation ne diffèrent en rien de ceux qui caractérisent les affections catarrhales pulmonaires, ce sont des râles muqueux plus ou moins gros, du souffle bronchique, quelquefois amphorique, de la bronchophonie, tous phénomènes se rapportant au catarrhe pulmonaire, à la dilatation des bronches ou à l'existence de petites cavernes. Et il en est ainsi, parce qu'en réalité dans cette espèce particulière de gangrène du poumon, l'affection porte non plus sur le parenchyme pulmonaire, mais sur les extrémités des ramifications bronchiques.

Voici, en effet, les lésions anatomiques constatées par M. Briquet dans les deux observations qui ont servi de base à son mémoire[1]. Les extrémités des bronches dilatées en ampoules formaient à la surface du poumon des cavités contenant un liquide visqueux, grisâtre, très fétide, et tapissées par la membrane interne très molle, flasque, blanchâtre, s'enlevant par le grattage et exhalant une forte odeur de gangrène.

Ce qui me porte à penser à l'existence de cette espèce de gangrène chez notre malade, c'est la grande analogie que présentent les symptômes de son affection avec ceux dont M. Lasègue a retracé le tableau[2].

Un individu d'un âge variable, d'une constitution plus ou moins robuste, le plus souvent éprouvé par des fatigues ou des maladies antérieures multiples, est pris d'une bronchite qui d'abord n'a pas de caractères particuliers; l'oppression est médiocre, la toux peu intense, l'expectoration assez abondante, et telle qu'on la rencontre ordinairement à une période assez avancée des affections catarrhales des bronches. Cependant la santé générale s'altère : les crachats deviennent plus copieux et plus purulents; quelques-uns sont d'une fétidité qui appelle l'attention ou du malade ou de ceux qui l'approchent.

Cette première crise passe plus ou moins inaperçue; la fétidité de l'expectoration s'atténue ou disparaît, la bronchite persiste; il y a peu ou pas de fièvre.

Après un intervalle variable, la bronchite semble subir une certaine recrudescence. L'expectoration devient d'un jaune verdâtre, parfois brune, d'autres fois grise; elle est de nouveau d'une fétidité singulière et gangréneuse; son abondance va croissant et peut atteindre des limites extrêmes. D'ordinaire elle se produit par accès à diverses heures de la journée, le matin, le soir, dans la nuit, en laissant des périodes de repos pendant lesquelles l'haleine garde plus ou moins une odeur désagréable; les forces diminuent, l'appétit s'amoindrit, la fièvre est modérée ou nulle, les fonctions digestives sont peu troublées. A l'auscultation, on constate la présence de râles humides occupant plus ou moins d'étendue, gros ou sous-crépitants, persistant dans les mêmes points, disséminés, mobiles, accompagnés ou non de retentissements bronchiques de la voix, sans

1. Briquet, *Mémoire sur un mode de gangrène du poumon* (*Archives de médecine*, mai 1841).
2. Lasègue, *Gangrènes curables du poumon* (*Archives générales de médecine*, 1857, t. II).

matité prononcée : il survient parfois quelques frissons de courte durée
qui précèdent une expulsion abondante de crachats ; la toux n'a pas de
caractères spécifiques. Cet état de choses peut se prolonger des semaines,
des mois, presque des années, au grand détriment de la santé générale,
qui s'affaiblit, sans arriver néanmoins jusqu'à la débilité hectique d'une
tuberculisation avancée ; il n'y a que peu ou pas d'hémoptysie. Quelle que
soit la continuité du mal, on observe de temps à autre des suspensions,
l'expectoration diminue, et c'est toujours par là que l'amendement persistant ou momentané commence ; la fétidité cesse graduellement ou disparaît tout à coup. Pendant les intermissions, les signes stéthoscopiques
s'atténuent ou ne se modifient pas.

Si la période de repos est longue, le malade semble se rétablir ; si elle
est courte, il en éprouve un soulagement dont l'économie profite à peine.
Quelle que soit la marche que la maladie suive à ce point de vue, la
bronchorrhée est toujours un fait essentiel ; c'est plutôt l'excès que la nature de l'expectoration qui semble exercer une influence fâcheuse.

Dans cet exposé des phénomènes qui caractérisent cette forme spéciale
de gangrène du poumon, ne retrouvez-vous pas, messieurs, ainsi que je
vous l'ai dit, une grande partie des symptômes accusés par notre malade
et observés par nous ?

Bien qu'offrant plus d'un point de ressemblance avec la forme de gangrène pulmonaire qu'on pourrait appeler la forme classique, celle dont
nous parlons en diffère essentiellement par sa marche qui est chronique,
tandis que l'autre procède généralement d'une façon plus aiguë. Elle en
diffère par la prédominance de l'élément catarrhal, par la nature de l'expectoration toujours très abondante, et presque exclusivement constituée
par du mucus d'une odeur fétide, gangréneuse, tandis que, dans la gangrène parenchymateuse, les crachats prennent d'ordinaire un aspect de
détritus animaux tout spécial.

Quoi qu'il en soit, cette forme particulière de la gangrène diffère surtout de l'autre par sa bénignité relative ; car si la gangrène parenchymateuse se termine quelquefois heureusement, ce sont évidemment des faits
du genre de celui que nous venons d'observer ensemble qui ont fourni le
plus d'exemples de guérisons.

C'est par l'*atmidiatrique* pulmonaire que ces guérisons ont été généralement obtenues. L'atmidiatrique est un procédé thérapeutique qui consiste, vous le savez, à administrer par les voies respiratoires des médicaments, soit pour obtenir une action générale sur l'organisme, comme
lorsqu'on administre le chloroforme pour produire l'anesthésie, soit que
l'on veuille modifier l'état phlegmasique de l'appareil pulmonaire.

Dans ces cas de gangrène du poumon, les inhalations de *vapeur d'eau
térébenthinée* ont rendu de réels services à Skoda (de Vienne), qui les a
le premier préconisées. Ce sont elles que nous avons employées chez

notre malade, et, à cet effet, nous nous sommes servis de l'appareil fumi-
gatoire de Richard.

Il se compose d'un vase de fer-blanc dans lequel on met de l'eau que
l'on chauffe au moyen d'une lampe à alcool placée au-dessous du réci-
pient. Ce vase de fer-blan : renferme un grand flacon de cristal muni de
deux tubulures, et rempli d'eau tiède qui est maintenue dans ce bain-
marie à une température de 45 à 50 degrés. Une des tubulures reçoit un
thermomètre qui sert à régler la température ; à l'autre s'adapte un tube
recourbé terminé par une extrémité en forme de bec de clarinette. Le
malade place cette extrémité dans sa bouche, et inspire l'air qui s'est
imprégné de la vapeur d'eau contenue dans le vase et du principe médicamenteux dont elle s'est chargée.

Cet appareil peut, aujourd'hui, être avantageusement remplacé par
l'appareil pulvérisateur dont je vous ai parlé en plus d'une occasion.

L'appareil pulvérisateur permet, comme vous le savez, de porter jusque
dans les profondeurs des canaux respiratoires, non plus seulement des
substances volatiles, comme l'essence de térébenthine, l'huile essentielle de cubèbe ou le copahu que l'on emploie également dans l'appareil
de Richard ; mais il permet de porter des agents thérapeutiques non
volatils, à condition qu'ils puissent se dissoudre dans l'eau. Aussi, dans
la forme de gangrène dont je viens de vous entretenir, me suis-je servi de
préparation de tannin, de solution d'extrait de ratanhia, de sulfate de
cuivre, de sublimé corrosif, d'arséniate de soude, modificateurs puissants
qui, portés dans les bronches avec l'eau qui les dissout, agissent sur les
surfaces malades de manière à hâter singulièrement la guérison. Les
doses, d'abord très minimes, doivent être lentement accrues à mesure que
l'économie semble s'y habituer.

XXXII. — PLEURÉSIE. — PARACENTÈSE DE LA POITRINE.

PLEURÉSIE.

Signes ordinaires de la maladie. — Signes exceptionnels. — Bruit skodique. — Interprétation des bruits de frottement. — Râles crépitants de la pleurésie. — Persistance du souffle dans les épanchements excessifs. — Souffle et voix amphorique, signes de la pleurésie. — Peuvent tromper quelquefois. — Fluctuation intercostale.

MESSIEURS,

Je conviendrai aisément avec vous que, dans l'immense majorité des cas, la pleurésie est une des maladies qu'il est le plus facile de reconnaître, et, à cet égard, je ne pourrais que vous rappeler les signes que vous trouverez indiqués dans tous vos auteurs classiques, ceux sur lesquels j'appelle sans cesse votre attention au lit des malades. Le point de côté, la toux, l'absence d'expectoration; l'obscurité, puis la matité du son, occupant ordinairement les parties les plus déclives; l'ampliation de la poitrine du côté affecté, l'absence de la vibration thoracique et du bruit respiratoire, le souffle, l'égophonie, la bronchophonie, etc.

Néanmoins, dans quelques cas, très rares heureusement, tous les signes de la pleurésie existent, et l'autopsie révèle une autre lésion. Ainsi, récemment encore, M. Empis constatait tous les signes d'un épanchement pleurétique chez une jeune femme qu'il avait reçue dans son service de l'hôpital de la Pitié, avec de la douleur dans le côté droit de la poitrine, de la dyspnée et de la fièvre. La percussion donnait une matité absolue dans les deux tiers inférieurs du côté droit du thorax : par l'auscultation, on notait, dans la partie la plus inférieure, une absence presque complète du bruit respiratoire, puis dans les deux tiers moyens, en avant et en arrière, une respiration bronchique très forte, accompagnée d'une *égophonie considérable.* La malade mourut : il s'agissait d'une tumeur encéphaloïde, sans le moindre épanchement de liquide.

Il y a deux ans, le médecin que je viens de vous nommer communiquait à la Société médicale des hôpitaux un exemple curieux de kyste hydatique du foie qui avait refoulé le diaphragme et le poumon, au point d'occuper les deux tiers inférieurs du côté droit du thorax, qui avait donné lieu aux signes d'un épanchement pleurétique, bien qu'il n'y en eût pas.

« Lorsque M. Monneret, dit M. Empis[1], me confia son service, en

1. *Bulletin de la Société médicale des hôpitaux* (séance du 9 octobre 1861).

tant en vacances, il me dit que le malade qui fait le sujet de cette
ervation était atteint d'un épanchement pleurétique abondant, contre
uel il avait inutilement épuisé tous les moyens médicaux, et qui lui
aissait indiquer la thoracocentèse. Il ajouta qu'il avait essayé de pra-
er lui-même cette opération quelques jours auparavant, mais qu'ayant
la ponction peut-être un peu trop bas, il croyait avoir pénétré dans le
e et qu'il n'était sorti aucun liquide. Il m'engagea à refaire l'opération
peu plus haut. L'existence d'un épanchement pleurétique chez ce male ne paraissait pas douteuse. Il y avait du *souffle bronchique* et de
ophonie on ne peut mieux caractérisée en arrière, à la réunion du
rs supérieur avec les deux tiers inférieurs du thorax. Le malade était
ns un état cachectique, et il s'affaissait de jour en jour. Je pensai,
mme M. Monneret, que la thoracocentèse était indiquée. M. Regnault,
terne du service, pratiqua devant moi cette opération, en enfonçant
trocart entre la quatrième et la cinquième côte : il sortit immédiatement
r la canule un pus verdâtre dont on remplit tout un bassin ; puis, pres-
e subitement, l'écoulement du pus cessa, sans qu'on pût le rétablir.
es signes stéthoscopiques étaient peu modifiés : on entendait encore le
uffle bronchique et l'égophonie, et la matité n'avait pas diminué de hau-
eur en proportion de la quantité du liquide expulsé. Nous laissâmes le
malade tranquille, et, deux jours après, il eut une vomique, et rendit par
abouche une grande quantité de pus. Évidemment le pus s'était ouvert
ne voie au travers du poumon. Le malade mourut très peu de temps
près, et l'autopsie nous fit voir qu'il n'y avait aucune trace d'épanche-
ient dans la plèvre, et que la maladie consistait en un vaste kyste hyda-
que du foie qui avait suppuré, et qui, par les proportions énormes qu'il
vait acquises, avait refoulé le diaphragme et le poumon jusqu'au tiers
upérieur du thorax, donnant lieu ainsi, par sa présence, à la matité et
ux signes d'épanchement pleurétique que l'on avait constatés. Cet exemple
rouve que le souffle bronchique, l'égophonie et la matité ne sont pas
es signes toujours suffisants d'épanchement dans la plèvre, car ils peu-
ent être produits lorsqu'un liquide est enkysté *au-dessous* du diaphragme
I qu'il refoule le poumon en restant en rapport avec lui. »
Je vous ai dit cent fois quelles modifications les signes de la pleurésie
ouvaient subir chez les divers malades comparés les uns aux autres, chez
: même malade, suivant les périodes de la maladie, suivant la quantité, la
alure de l'épanchement ; je n'y veux pas revenir aujourd'hui, me bor-
ant à appeler votre attention sur quelques signes nouveaux, les uns ac-
aptés par tous, les autres discutés encore et n'ayant pas jusqu'à présent
otenu droit de cité.
Il y a quelques années, messieurs, le retentissement *skodique* de la
oitrine n'était admis que par un petit nombre de médecins ; aujourd'hui
n reconnaît généralement que, dans la pleurésie, en percutant au-des-

sous de la clavicule et dans la partie la plus rapprochée du sternum, on obtient un son spécial, demi-tympanique, sur lequel mon illustre collègue de l'école de Vienne, M. Skoda, a, le premier, appelé l'attention des observateurs.

Il est vrai que dans quelques cas rares, où il n'y a évidemment que de la pneumonie, la sonorité *skodique* peut se produire, et plusieurs fois je vous l'ai fait noter au lit du malade. D'autres médecins, et parmi eux je citerai M. Woillez, sont arrivés au même résultat que moi; mais tandis que ce signe ne manque presque jamais dans la pleurésie, lorsque l'épanchement ne remonte pas plus haut que la quatrième côte, il ne se rencontre qu'exceptionnellement quand la pneumonie existe seule, sans complication de pleurésie.

Cependant encore ici, messieurs, je dois faire quelques restrictions. Je vous ai dit qu'un malade pouvait avoir un épanchement pleurétique, alors que l'examen le plus attentif ne permettait de constater l'existence d'autres signes que la matité et l'absence du bruit respiratoire, sans souffle ni égophonie, ni bronchophonie. Dernièrement encore, nous recevions au n° 6 de notre salle Saint-Bernard une femme qui, avec de graves lésions du cœur, avait un épanchement pleurétique à droite. Quelque soin que nous ayons mis à pratiquer chaque jour l'auscultation, précisément parce que nous ne trouvions pas les signes ordinaires de la maladie, nous n'entendîmes pas une seule fois de souffle, d'égophonie ou de bronchophonie. Bien qu'il n'y eût rien autre chose que de la matité, de l'absence de vibration et de bruit respiratoire, nous n'en avons pas moins affirmé l'épanchement; l'autopsie nous a en effet démontré une suffusion séreuse tellement abondante, que nous avons vivement regretté de ne pas avoir pratiqué la paracentèse du thorax.

Vous savez qu'on a donné le bruit de frottement comme un signe précieux de la pleurésie; au début de cette affection, alors qu'il n'y a pas encore d'épanchement ou que cet épanchement est très peu abondant, on l'explique par les frottements qu'exercent l'un sur l'autre, dans les mouvements de la respiration, les deux feuillets de la plèvre dont les surfaces sont revêtues d'une mince couche d'exsudation fibrineuse; vers la fin de la pleurésie, alors que la diminution ou la résorption complète du liquide épanché permet le rapprochement des deux surfaces séreuses, on l'attribue encore à la présence sur ces surfaces de fausses membranes plus ou moins épaisses et résistantes.

Messieurs, les véritables bruits de frottement pleural sont beaucoup plus rares qu'on ne le dit et qu'on ne le croit.

Nous avons rarement occasion de les entendre au début de la pleurésie, d'abord par cela seul que rarement aussi nous sommes appelés à observer la maladie à son début, et que quelques heures suffisent pour qu'il se soit fait un épanchement plus ou moins notable. C'est donc, en général,

rottement pleural qui se produit vers la fin de la maladie que nous
mes à même de mieux connaître! Or, je le répète, ce frottement pleu-
est beaucoup moins commun qu'on ne l'a prétendu.

ntre les médecins qui soutiennent l'opinion contraire à la mienne, en-
ces médecins et moi, il y a un malentendu que je tiens à faire cesser.

n premier lieu, cette espèce de bruit du début de la pleurésie res-
blant à celui que produirait le froissement de deux feuilles de papier
ph très fin, et que l'on appelle bruit de frottement, ce bruit n'est pour
'rien autre chose qu'un bruit de souffle. Voici sur quelles considéras-
s je me fonde. Lorsqu'on ausculte deux ou trois fois par jour, on con-
e que ce prétendu bruit de frottement devient de plus en plus rude,
rrive, en vingt-quatre ou quarante-huit heures, au véritable bruit de
ffle, tel qu'on peut l'observer dans la pneumonie. D'un autre côté, la
x retentit avec un son évidemment égophonique, et à mesure que le
ttement devient plus accentué, la voix passe à l'égobronchophonie, en-
à la bronchophonie la plus nette. Je suis donc fondé à contester à ce
ne le nom de bruit de frottement, et à le considérer, à l'exemple de
aucoup de cliniciens, comme une modification du souffle bronchique.
Quant au bruit de frottement du décours de la pleurésie, il demande
ssi quelques explications.

Tout d'abord, lorsqu'en même temps que de la pleurésie il y a de
mphysème pulmonaire ou de la bronchite chronique, on entend quel-
iefois des râles vibrants qui persistent dans le même point du poumon
ndant assez longtemps, et qui ressemblent à s'y méprendre au bruit
rticulier que l'on produit en frottant la pulpe du doigt sur la main
iand la peau est bien sèche, ou bien en pressant de la neige entre les
igts; mais si ce bruit persiste en un point déterminé de la poitrine,
rtout vers les parties postérieure, moyenne et latérale, si on le retrouve
rès avoir fait tousser et expectorer la malade, il n'est guère possible
le confondre avec un râle grave; c'est là un bruit de frottement dont
n'ai jamais eu l'idée de nier l'existence.

De plus, il est une autre espèce de bruit que l'on entend à la fin de la
eurésie, que l'on considère encore comme un bruit de frottement, très
ffèrent de celui que je viens de vous indiquer, et qui ressemble à de la
épitation fine. Ce bruit, que l'on retrouve dans la grande majorité des
eurésies, n'est en réalité qu'un râle crépitant, et je l'ai appelé *râle cré-*
tant de la pleurésie. L'interprétation que j'en ai donnée est bien simple.
même qu'il n'y a pas d'érysipèle sans tuméfaction fluxionnaire du
su cellulaire sous-cutané, il n'y a pas d'érysipèle de la plèvre ou de
eurésie sans fluxion irritative du tissu cellulaire sous-pleural et du pa-
chyme pulmonaire périphérique. Cette fluxion du poumon amène né-
ssairement dans les vésicules une exsudation séreuse analogue à celle
l'œdème pulmonaire; de là un râle sous-crépitant fin, qui a lieu assez

souvent tout à fait au début de la pleurésie, et qui existe presque toujours, quelquefois pendant plusieurs semaines, lorsque l'épanchement étant résorbé, il ne reste plus qu'un état d'œdème subinflammatoire des parties les plus superficielles du poumon.

Je ne dois pas non plus oublier un signe sur lequel j'appelle si souvent votre attention : je veux parler de la persistance du souffle bronchique et de la bronchophonie dans les épanchements excessifs. Longtemps j'avais cru que le souffle disparaissait lorsque l'épanchement devenait considérable ; mais lorsque j'eus pratiqué un grand nombre de paracentèses de la poitrine, j'acquis bien vite la conviction que, assez souvent, dans des épanchements de plusieurs litres, et lorsque la matité arrivait jusqu'à la clavicule, lorsque le diaphragme était refoulé, les espaces intescostaux dilatés, la bronchophonie et le bruit de souffle persistaient jusqu'au moment où le trocart avait donné issue au liquide. Vous vous souvenez que plusieurs fois je vous ai invités à constater l'existence de ce signe, et vous avez pu reconnaître en même temps, lorsque j'avais fait la ponction, que la masse du liquide était considérable.

Messieurs, il arrive assez souvent que, chez les pleurétiques, on trouve tous les signes stéthoscopiques qui appartiennent à la phthisie tuberculeuse arrivée au troisième degré ; c'est à MM. Rilliet et Barthez[1], à M. Béhier[2], et, plus tard, à M. Landouzy[3], qu'il appartient d'avoir plus spécialement appelé l'attention des praticiens sur ce point important de diagnostic. Aujourd'hui c'est un fait acquis à la science, et si, comme je vous le dirai bientôt, on peut encore commettre de graves erreurs, il n'en faut pas moins reconnaître que, avant les travaux des médecins que je viens de vous nommer, ce point curieux de l'histoire de la pleurésie n'avait pas été bien étudié.

Parfois la respiration amphorique, les gargouillements, la voix caverneuse, sont si marqués, qu'on ne peut se défendre de les rapporter à l'existence de cavernes pulmonaires, surtout lorsque ces bruits ont pour siège le sommet de la poitrine ; et, lors même que ces bruits s'entendent vers l'angle inférieur de l'omoplate, on ne peut encore se défendre de la même idée, tant ces gargouillements et le souffle sont identiques avec ceux qui se produisent dans de grandes cavités creusées au milieu du parenchyme du poumon.

Mais le début, la marche de la maladie, la matité des parties déclives, le déplacement des organes voisins, l'amplitude de la poitrine, l'absence

1. Barthez et Rilliet, *Sur quelques phénomènes stéthoscopiques rarement observés dans la pleurésie chronique* (Archiv. gén. de méd., mars 1853).

2. Béhier, *Note sur un souffle amphorique observé dans deux cas de pleurésie purulente simple du côté droit* (Archiv. gén. de méd., août 1854).

3. Landouzy, *Nouvelles données sur le diagnostic de la pleurésie et les indications de la thoracocentèse* (Arch. gén. de méd., novembre et décembre 1856)

s lésions au sommet des poumons, enfin l'état général du sujet, permet-
nt ordinairement d'arriver au diagnostic. Cependant l'erreur est quel-
lefois difficile à éviter, et vous verrez dans le mémoire de MM. Rilliet
Barthez une observation très intéressante où cette erreur a été com-
ise par un médecin très expérimenté.

Quelles sont donc les conditions qui, dans le cas de pleurésie aiguë ou
ronique, peuvent donner lieu aux gargouillements, à la respiration, à
voix et à la toux amphoriques? MM. Rilliet et Barthez, se rappelant
le, lorsqu'une pleurésie se complique de pneumonie, il y avait augmen-
tion du soufle bronchique, furent conduits à penser que dans la pleu-
sie chronique, avec respiration bronchique, à timbre caverneux, il exis-
it en même temps que l'épanchement une induration plus ou moins
nsidérable du parenchyme pulmonaire. Pour que le bruit amphorique
compagne un épanchement pleural, il faut, dit à son tour M. Béhier,
le le poumon, tassé, induré, soit en rapport avec la trachée ou avec une
s grosses divisions des bronches. On comprend, en effet, que, transmis
l'oreille, à travers le poumon induré et à travers l'épanchement qui
imprime les tuyaux de gros calibre, tels que l'une des divisions princi-
les de la trachée, les bruits laryngés puissent prendre le timbre am-
iorique; de plus, si dans la trachée, ou les bronches, il y a des muco-
lés en certaine quantité, ces mucosités, battues par l'air, donneront lieu
ix gargouillements. Cette explication fournie par M. Béhier, peu diffé-
nte d'ailleurs de celle mise en avant par MM. Rilliet et Barthez, cette
plication est applicable à quelques cas, mais elle ne l'est pas à tous.

D'une part, en effet, lorsqu'il s'est fait dans la cavité de la plèvre un
anchement considérable, le poumon, refoulé au sommet de la poitrine
dans la gouttière vertébrale vers la racine des bronches, se trouve dans
s conditions favorables à la production des bruits amphoriques, et ce-
ndant ces bruits ne se produisent pas alors constamment.

D'autre part, ils peuvent se produire quoiqu'il n'y ait qu'un épanche-
ent peu abondant, de telle sorte que le poumon a conservé à peu de
lose près ses rapports normaux.

C'est ce dont vous avez pu vous assurer dans le fait que je vais vous
ppeler.

Au n° 30 de notre salle Saint-Bernard, entrait, le 14 avril 1862, une
mme de vingt et un ans. Elle était accouchée à l'hôpital de Lariboisière
ans les premiers jours de novembre 1861, et quelques jours après son
ccouchement elle avait eu quelques accidents du côté droit du bassin. Ces
ccidents toutefois n'avaient pas été bien graves, puisqu'elle avait pu quitter
hôpital quinze jours après sa délivrance. Depuis cette époque, à chaque
ériode menstruelle, elle avait de la fièvre et des vomissements. Lors-
u'elle fut examinée pour la première fois par nous, nous trouvions dans
a fosse iliaque gauche une tumeur très considérable, remontant jusqu'à

la crête de l'os des iles, descendant sur les parties latérales du bassin, et enveloppant en arrière l'utérus, qui était enclavé. Cette tumeur abdominale, qui nous parut être un phlegmon pelvi-utérin, diminua très lentement, et avait presque disparu un mois plus tard ; comme elle ne causait d'ailleurs aucun accident, nous la laissâmes sur l'arrière-plan pour nous occuper de troubles pathologiques d'une bien autre importance, et sur lesquels je veux fixer plus particulièrement votre attention.

En effet, le 18 avril, c'est-à-dire quatre jours après son entrée à l'hôpital, notre jeune malade se plaint de toux et d'un point de côté à droite. L'auscultation ne nous révélait rien autre chose qu'un catarrhe aigu généralisé, et les phénomènes thoraciques semblaient s'amender, lorsque, le 29, c'est-à-dire neuf jours après le début de la bronchite et du point de côté, il se manifesta du côté droit des signes évidents de pleurésie, et en même temps nous trouvions du souffle voilé à la hauteur de l'angle du scapulum gauche, et des râles sous-crépitants. Nous avions donc affaire à une pleurésie double avec légère bronchopneumonie. Les jours suivants, tandis que, du côté droit, les signes appartenant à la pleurésie, savoir, la matité absolue, le souffle bronchique à la base, l'égobroncho- phonie sur les limites de l'épanchement, se prononçaient de plus en plus, du côté gauche, au contraire, nous ne trouvions que de l'égophonie le long de la colonne vertébrale ; mais en même temps, des gargouillements, des craquements humides éclataient dans l'oreille, comme cela s'observe au sommet des poumons remplis de masses tuberculeuses en voie de ra- mollissement.

Cependant, tandis que les signes stéthoscopiques du côté gauche res- taient sensiblement les mêmes, ceux qui caractérisaient l'épanchement à droite se prononcèrent plus nettement encore, et la paracentèse fut réso- lue. Elle fut pratiquée par M. Dumontpallier, en suivant les règles et en observant les précautions que j'ai indiquées depuis longtemps. On put retirer 900 grammes d'une sérosité parfaitement limpide. Il y eut une grande amélioration ; mais la sérosité se reproduisit rapidement, et, quatre jours après, il fallut faire une seconde ponction. Ce fut la der- nière, l'épanchement ne reparut plus ; cependant la matité persista jus- qu'à la fin, et il y eut, jusqu'à huit jours avant la mort, un peu d'égo- phonie vers l'angle de l'omoplate à droite ; peu de jours après la ponction on avait entendu du bruit de cuir neuf.

Or, le 4 mai, nous avions commencé à entendre, de la manière la plus évidente, du souffle à gauche, avec respiration et gargouillements ampho- riques, principalement vers l'angle de l'omoplate ; ces gargouillements, cette respiration amphorique et caverneuse, furent l'objet de notre atten- tion tous les jours ; ils ne cessèrent pas jusqu'à la mort de la malade, cinq ou six personnes constatèrent chaque jour ces signes stéthoscopi- ques. Landouzy (de Reims) examina lui-même notre malade et ne douta pas plus que nous qu'elle ne fût atteinte œ pleurésie du côté gauche avec bronchite. Remarquez bien que si, dans la partie inférieure et moyenne des deux poumons, nous entendions des râles muqueux et sous-crépitants, rien de ce genre ne s'observait dans les sommets.

En comparant les signes fournis par l'auscultation et par la percussion chez cette jeune femme avec ceux que nous trouvons chez les phthisiques, il n'y avait de différence que dans le siège des bruits. De plus, l'expectoration fut toujours celle de la bronchite ; jamais il n'y eut les crachats des vastes cavernes, non plus que l'expectoration des vomiques pulmonaires ou pleurales. L'épanchement semblait diminuer, la matité n'était point absolue et ne remontait pas au-dessus de l'angle inférieur de l'omoplate, mais le souffle amphorique et les gargouillements persistaient toujours dans la partie déclive du poumon et le long de la colonne vertébrale. Bientôt cette malade eut de l'œdème des extrémités, de la bouffissure du visage ; toutefois ses urines ne contenaient pas d'albumine ; une diarrhée incoercible l'affaiblit rapidement ; l'oppression devint plus grande et, jusqu'à la veille de la mort, on entendit encore la respiration amphorique et les gargouillements dans la région déjà indiquée. Je ne veux vous rappeler ici que les lésions anatomiques qui ont été constatées dans la poitrine. Le poumon droit était adhérent à la plèvre pariétale dans toute son étendue ; il n'y avait point trace de tubercule, et les bronches étaient remplies de mucosités purulentes. Le poumon gauche, libre de toute adhérence, souple, n'offrait aucun dépôt, aucune granulation de nature tuberculeuse ; à la coupe, les bronches laissaient écouler du muco-pus, mais dans la plèvre il y avait 3 à 400 grammes de sérosité jaune sans dépôts fibrineux ; il n'existait point de fausses membranes à la surface du poumon. L'épanchement pleural était donc peu considérable, le poumon n'était guère comprimé, et cependant le souffle amphorique avait encore été entendu la veille de la mort.

Il faut donc accepter, messieurs, et ce fait en est une preuve irrécusable, que le souffle amphorique peut exister sans tassement, sans induration du parenchyme pulmonaire, sans adhérence ni dépôts pseudo-membraneux des plèvres, enfin sans qu'il y ait compression des gros troncs bronchiques. Quant aux gargouillements dont le siège était dans les bronches remplies de muco-pus, ils étaient peut-être transmis à l'oreille par une compression superficielle du poumon, là où existait l'épanchement pleural. D'autres conditions que celles invoquées par MM. Rilliet, Barthez et Béhier peuvent par conséquent donner lieu aux bruits amphoriques.

Lorsque la ponction de la poitrine est pratiquée, il est curieux de suivre ce qui se passe pendant que la sérosité s'écoule et après la ponction. A mesure que le liquide s'échappe, les organes déplacés reprennent leurs rapports normaux, la cage thoracique tend à revenir à sa forme naturelle, et bientôt va reparaître le jeu des côtes et du diaphragme. La résonnance skodique cesse, le poumon se dilate; bien que la matité persiste dans la plus grande étendue de la poitrine, on entend, en appliquant l'oreille, des râles de volume variable, râles profonds, encore lointains, et souvent le souffle et l'égophonie ne disparaîtront que plus tard. Voilà ce qui s'observe le plus ordinairement dans les épanchements aigus, lorsque la ponction est pratiquée avant que le poumon ait contracté d'adhérence, avant que des fausses membranes épaisses lui aient formé une coque résistante et non dilatable. Dans les cas au contraire où, l'épanchement datant de longtemps, des fausses membranes épaisses ont enveloppé le poumon, les parois de la poitrine restent immobiles, les organes abdominaux déplacés reprennent seuls leur situation normale après l'écoulement du liquide; le poumon demeure fixé dans la gouttière vertébrale, et n'est plus perméable à l'air; l'oreille ne perçoit point de râles; s'il existait du souffle et de l'égophonie avant la ponction, ces bruits persistent, quelquefois renforcés. De l'énoncé de ces phénomènes, déjà consignés dans un mémoire de M. Landouzy, ne ressort-il pas que l'épanchement du liquide n'a point de part qui lui soit propre dans la production des bruits de souffle et du chevrotement de la voix? Nous voilà bien loin de la théorie professée par Laennec, acceptée par tous et qui expliquait la voix de jeton, de polichinelle ou de chèvre par la présence d'une quantité plus ou moins considérable de liquide épanché dans la plèvre. En faut-il conclure que le liquide épanché n'a aucune part dans la production du souffle tubaire, du souffle amphorique et de l'égophonie ? Non : mais l'épanchement n'agit sur la production de ces bruits qu'en comprimant le poumon, en le condensant, et en le rendant meilleur conducteur du bruit produit dans les bronches ou transmis seulement par la trachée et les bronches. Le liquide agit alors à la façon des fausses membranes qui enserrent le poumon, puisque, dans les cas d'épanchement extrême, quelquefois le souffle persiste ainsi que l'égophonie. Remarquons cependant que la bronchophonie s'observe plus souvent dans ces cas, et qu'elle est la compagne presque obligée du souffle bronchique; l'égophonie avec ses diverses modalités n'en reste pas moins un signe d'une grande valeur diagnostique dans les épanchements peu considérables de la plèvre.

Messieurs, si dans un grand nombre de cas, nous trouvons dans la pleurésie tous les signes qui appartiennent à la phthisie tuberculeuse arrivée au troisième degré, et si l'erreur de diagnostic devient alors excusable, il arrive, par contre, que dans certaines circonstances, des malades qui offrent tous les signes de la forme de pleurésie sur laquelle MM. Rillet, Barthez, Béhier, Landouzy et moi, avons tant insisté, sont très réellement des tuberculeux chez lesquels l'affection locale occupe les parties moyenne et inférieure du poumon, chez lesquels d'ailleurs existe une phlegmasie chronique des plèvres inséparable d'une lésion tuberculeuse très avancée.

Vous avez certainement encore présent à la mémoire le fait de cette jeune fille, couchée au n° 23 de la salle Saint-Bernard, qui, pendant un mois entier, a fixé si particulièrement notre attention. Je vous rappellerai sommairement son histoire.

Une jeune fille de dix-huit ans, qui tousse depuis deux mois et n'est alitée que depuis quinze jours, entre le 23 mai 1863, dans notre salle Saint-Bernard. La maladie a débuté comme une bronchite, par un gros rhume. Il n'y a pas eu d'hémoptysie. La fièvre est peu intense. Les crachats sont muqueux et très peu abondants. Il existe une légère douleur thoracique à droite. Il y a de la diarrhée depuis une quinzaine de jours, sans douleur abdominale.

La sonorité de la poitrine est normale à gauche, au sommet comme à la base ; à droite, au contraire, il y a une matité absolue dans les deux tiers inférieurs en arrière, tandis que le sommet résonne bien. A l'auscultation, on ne trouve à gauche que des râles vibrants ou muqueux, disséminés aux parties moyenne et inférieure, mais non point au sommet ; à droite, il n'y a rien non plus en ce point, mais au niveau des points où existe la matité, c'est-à-dire vers la partie moyenne de la poitrine, on entend de gros râles, avec souffle et voix amphoriques.

On diagnostique une *bronchite* généralisée et une *pleurésie* à droite, avec bruits amphoriques. Ce diagnostic se fonde sur la marche de la maladie, la petite quantité et la nature de l'expectoration, ainsi que sur le siège de la matité et les bruits anomaux.

Les choses restent dans cet état pendant quinze jours, au bout desquels la fièvre augmente notablement et les forces diminuent. Des râles muqueux se font entendre au sommet gauche. Mais c'est toujours aux parties moyennes de la poitrine qu'ils sont et plus nombreux et à bulles moins volumineuses ; vers la base, ils sont même aussi fins que dans la bronchite capillaire. A droite, la respiration et la voix sont également amphoriques.

À partir du vingtième jour après son entrée à l'hôpital, la malade a un accès fébrile chaque soir ; son état général devient très mauvais ; son aspect est celui d'un individu atteint de fièvre typhoïde : elle a de la céphalalgie, des bourdonnements d'oreilles, de la surdité, des vertiges dans la station verticale. Sa langue est sèche, sa soif vive ; elle a depuis deux jours des selles involontaires.

Le vingt-cinquième jour, on entend à gauche, et pour la première fois dans la fosse sous-épineuse, du gargouillement avec souffle amphorique, quelques râles ont une résonnance comme métallique. Il y a toujours prédominance des râles à la base : ainsi, vers les parties inférieures, les râles, plus nombreux et plus fins, sont presque crépitants. Toujours du souffle, des râles et de la voix amphorique à la partie moyenne et vers la gouttière vertébrale droite de la poitrine. — L'expectoration est toujours muqueuse et très peu abondante; un quart de crachoir est rempli en vingt-quatre heures.

La mort, prévue depuis plusieurs jours en raison de la rapidité du dépérissement et de l'intensité de la fièvre, a lieu le 22 juin, juste un mois après l'arrivée de la malade dans nos salles.

On trouve, à l'autopsie, une péritonite tuberculeuse généralisée, qui ne s'était traduite pendant la vie par aucune douleur abdominale, et des ulcérations intestinales, qui expliquent la diarrhée persistante.

Il y a très peu de liquide épanché dans la cavité pleurale droite, bien que la plèvre pariétale soit injectée et parsemée de tubercules crus. Il n'y a pas d'adhérence avec le poumon. Les deux tiers inférieurs du poumon droit sont transformés en une masse presque compacte. Au niveau de la gouttière vertébrale, là où s'entendaient les bruits amphoriques, on voit une masse tuberculeuse du volume d'une petite orange, ayant l'aspect et la consistance du mastic; elle est creusée à sa partie la plus superficielle d'une caverne du volume d'une petite noix, séparée de la surface du poumon par une épaisseur de 2 millimètres tout au plus; autour de celle-ci existent cinq ou six autres cavernes moins considérables et en voie de formation. Une caverne assez spacieuse et trois autres plus petites se trouvent tout à fait à la base du poumon, que des adhérences intimes et presque cartilagineuses relient au diaphragme. Le sommet de l'organe est souple et crépitant; on ne rencontre à la coupe que quelques granulations tuberculeuses, qui, en certains points, sont réunies deux par deux ou trois par trois; autour de ces tubercules, le tissu pulmonaire paraît sain et parfaitement perméable à l'air.

A la partie moyenne du lobe supérieur du poumon gauche, on trouve une caverne capable de loger une noisette; autour d'elle, trois cavernules (c'est à ce niveau qu'on entendit, dans les derniers jours de la vie, des râles caverneux avec résonnance métallique). Grand nombre de tubercules crus disséminés dans ce lobe. Engouement pulmonaire et bronchite concomitants. Le lobe inférieur est envahi par des tubercules dans toute son étendue : dans les parties supérieures, il y a des tubercules crus, et, à la base, des granulations grises.

En réalité, cette jeune malade, femme au point de vue du développement de ses organes, n'était encore qu'une enfant au point de vue pathologique : elle a eu la tuberculisation du jeune âge : — tuberculisation généralisée et non point circonscrite, aiguë et non point chronique.

Mais elle n'avait pas seulement des tubercules à peu près partout, la tuberculisation pulmonaire a encore présenté chez elle cette localisation irrégulière qu'on observe dans l'enfance seulement, c'est-à-dire un développement qui s'opère parfois de la base au sommet, et non point toujours du sommet à la base, ainsi qu'il arrive chez l'adulte. Il en est résulté ce phénomène, insolite chez une femme et assez ordi-

naire chez un très jeune enfant, de la production de cavernes à la base
des poumons avant l'apparition de tubercules au sommet de ces organes.

On comprend maintenant comment, en tenant compte de la rareté des
cavernes à la base des poumons chez l'adulte, alors qu'il n'en existe pas
aux parties supérieures, et en considérant, d'autre part, que la pleurésie
avec signes de cavernes, bien que rare, est relativement plus fréquente
que cette forme insolite de la tuberculisation, il était plus rationnel de
croire à la pleurésie qu'aux tubercules.

Il me reste maintenant, messieurs, à vous entretenir d'un signe qui me
paraît avoir une certaine importance, parce que, dans les épanchements
de la plèvre, il vient confirmer l'enseignement fourni par la matité thoracique : je veux parler de la *fluctuation intercostale*. Les chirurgiens
avaient signalé la fluctuation des espaces intercostaux dans les cas où des
épanchements thoraciques arrivaient à former une saillie à l'extérieur,
comme cela s'observe quelquefois lorsque l'épanchement purulent finit
par se faire jour à travers les parois de la poitrine, mais je ne sache pas
que la *fluctuation intercostale* ait été indiquée comme signe de l'épanchement pleural. Voici comment j'ai été conduit à soupçonner, puis à
rechercher, à constater cette fluctuation spéciale, enfin à la reproduire
à volonté.

Depuis longtemps, pour pratiquer la percussion, je me sers du plessimètre et d'un marteau; en mesurant, chez les malades de mon service,
l'étendue de la matité en frappant sur le plessimètre, la région hypothénar
de ma main gauche appuyant sur la paroi de la poitrine, je ressentis chaque coup de marteau porté sur le plessimètre. Cherchant à me rendre
compte si je ne percevais que des vibrations imprimées au thorax par le
marteau, et transmises par les côtes elles-mêmes, je plaçai cette main
de telle façon que la région hypothénar reposât en grande partie sur un
espace intercostal; je crus sentir alors un mouvement de flot. Mettant
alors mon doigt indicateur à plat dans un espace intercostal, je fis pratiquer la percussion entre divers espaces intercostaux, et je sentis parfaitement la fluctuation chaque fois que l'on percutait la poitrine : il me fut
facile de constater par des expériences répétées la différence qui existait
entre la vibration transmise par les parois et la fluctuation. — Dans le
cas de vibration thoracique, on a sous la main une vibration en masse,
tandis qu'en appliquant la face palmaire du doigt indicateur dans un espace intercostal, on a la sensation d'un flot liquide. — Cette fluctuation,
que plusieurs d'entre vous ont pu constater comme moi, ne saurait faire
l'objet d'un doute, lorsqu'on se place dans les conditions que je vous ai
exposées; avec un peu d'habitude, on arrive facilement à la percevoir.
Ajoutons que cette fluctuation n'est facilement appréciable que dans les
cas d'épanchement assez considérable, et que, bien entendu, elle ne peut
plus être perçue lorsque la ponction a été faite, tandis que les vibrations

thoraciques déterminées par la percussion existent toujours, quoiqu'il n'y ait plus de liquide dans la plèvre.

Je ne veux pas accorder à ce signe une importance exagérée, mais je devais vous le signaler.

Avant de vous parler de la paracentèse de la poitrine, importante question qui nous occupera pendant plusieurs séances, je tenais, messieurs, à traiter quelques-unes des questions nouvelles qui se rattachent au diagnostic de la pleurésie; il me sera plus facile maintenant d'exposer devant vous ce que j'ai à dire de la ponction thoracique, n'ayant plus à m'arrêter à des détails diagnostiques qui m'auraient forcé quelquefois à abandonner mon sujet principal.

PARACENTÈSE DE LA POITRINE.

§ 1. — Observations. — Aperçu historique sur l'opération de la paracentèse de la poitrine, pratiquée pour les épanchements dans la cavité pleurale.

En 1855, je pratiquais la paracentèse de la poitrine chez une malade âgée de trente ans, qui était atteinte de pleurésie avec épanchement considérable.

Cette femme, couchée au n° 12 de la salle Saint-Bernard, s'était toujours parfaitement bien portée : elle nous avait, du moins, constamment répété que jamais elle n'avait éprouvé le moindre trouble sérieux dans sa santé, jusqu'au moment où elle fut prise de l'affection qui l'amenait ici le 2 mai, et dont elle racontait ainsi le début :

Deux mois environ avant son entrée à l'Hôtel-Dieu, sans malaise précurseur, sans s'être exposée à un refroidissement, sans aucune cause appréciable, elle ressentit tout à coup une douleur de côté qui, pendant la nuit, fut excessivement violente. Le lendemain, cependant, elle se rendit à son travail, bien que sa douleur n'eût pas complètement cédé, et s'exaspérât sous l'influence du plus petit effort. Sa respiration était gênée, beaucoup plus courte que d'habitude; un peu de malaise général, d'inappétence, furent les seuls phénomènes généraux qui se manifestèrent pendant sept semaines; mais depuis huit jours ils avaient augmenté, de telle sorte que la malade fut obligée d'abandonner ses occupations pour garder la chambre et même le lit une grande partie de la journée.

Le 2 mai, elle ressentit un frisson; son oppression, jusque-là très peu prononcée, le fut davantage, et, dans l'après-midi, elle se fit admettre à l'Hôtel-Dieu. Le soir, M. Beylard, mon chef de clinique, lui trouvait de la fièvre et constatait les phénomènes suivants :

A la première inspection, en faisant découvrir la poitrine, il fut frappé de la déformation du thorax. Du côté gauche, il y avait une voussure considérable; la région sous-claviculaire était plus effacée qu'à droite, et dans les grands mouvements d'inspiration, ce côté gauche paraissait immobile. La percussion donnait une matité absolue, s'étendant de bas en haut, en avant, jusqu'à 4 à 5 centimètres au-dessous de la clavicule; en arrière, jusqu'à la crête de l'omoplate. Au-dessus du niveau de la matité, en avant comme en arrière, on retrouvait la sonorité; là aussi, en appliquant l'oreille sur la poitrine, on entendait du souffle bronchique et de la bronchophonie. Le souffle s'entendait dans toute la hauteur du scapulum; dans la fosse sous-épineuse, il y avait une égophonie très nettement caractérisée.

La malade toussait, mais peu, et n'expectorait pas. Le mouvement fébrile était d'ailleurs très modéré.

Le diagnostic était facile : il s'agissait bien évidemment d'un épanchement pleurétique considérable, mais d'un épanchement produit par une de ces singulières pleurésies qui, tout en n'étant accompagnées que de peu de symptômes généraux, amènent une exhalation séreuse très abondante.

C'est là, en effet, messieurs, un fait remarquable sur lequel j'appelle déjà toute votre attention, à savoir, qu'il est une espèce de pleurésie dans laquelle, à en juger par les phénomènes généraux réactionnels, le mouvement inflammatoire est fort peu de chose, dans laquelle aussi les troubles fonctionnels dépendants de la lésion de l'appareil respiratoire sont si insignifiants qu'ils passent inaperçus. Ainsi, tandis que dans la pleurésie aiguë ordinaire, en même temps que la fièvre et les autres phénomènes réactionnels sont très prononcés, il y a un point de côté violent, une gêne considérable de la respiration; dans l'espèce particulière de pleurésie dont nous parlons, en même temps que la fièvre est presque nulle, le point de côté est à peine sensible, la respiration semble se faire comme d'habitude. Eh bien! messieurs, fait plus remarquable encore, c'est cette *pleurésie*, en quelque sorte *latente*, qui donne lieu aux épanchements les plus excessifs. Les troubles que ces épanchements devraient entraîner sont, je le répète, si insignifiants en apparence, que les individus ne réclament que très tard les secours du médecin, et que celui-ci ne peut arriver au diagnostic qu'au moyen des signes fournis par la percussion et par l'auscultation.

Ainsi notre malade est allée consulter deux médecins, et l'un d'eux à qui elle a demandé conseil pour des accidents qu'elle accusait du côté de la matrice, en voyant qu'elle était venue à pied chez lui, et qu'elle venait de monter ses étages sans se plaindre de la moindre oppression, ne soupçonna même pas qu'elle avait un épanchement dans la poitrine. Vous comprenez, messieurs, que si je vous signale cette particularité, ce n'est pas pour reprocher à notre confrère une erreur de diagnostic, qu'en définitive il n'a pas commise; je veux seulement vous montrer combien il est facile de laisser passer inaperçue une affection qui ne se révèle que par des signes physiques qu'il faut chercher.

Je me rappelle qu'en 1845, une nourrice vint à pied, et portant son enfant avec elle, de la pointe Saint-Eustache, où elle demeurait, à l'hôpital Necker où j'étais alors chargé d'un service, ayant ainsi fait environ 4 kilomètres sans en éprouver une grande fatigue. Elle avait cependant un épanchement si considérable, que le jour même de son entrée dans nos salles, je jugeai la paracentèse indispensable, et que je retirai 2500 grammes de liquide par la ponction. Assurément cette femme semblait bien peu malade; elle se trouvait elle-même l'être si peu, que la veille encore elle travaillait comme à son ordinaire.

L'absence d'oppression est quelque chose de très capital à considérer; je ne saurais trop insister sur ce phénomène que notre malade de la salle Saint-Bernard vous a mis à même d'observer. Bien que sa poitrine contînt 2 litres de sérosité, sa respiration paraissait à peine gênée. Retenez ce fait, car la dyspnée a été donnée, et autrefois je l'ai donnée moi-même, comme l'indication principale de la nécessité de la paracentèse. Je m'étais singulièrement mépris sur sa valeur; en effet, je vous le dirai dans le cours de ces conférences : attendre qu'elle se manifeste, ainsi qu'on le posait, ainsi que je le posais moi-même en principe, c'est courir le risque de ne pas agir à temps et de laisser mourir les malades, comme cela m'est arrivé. Une seule chose importe avant tout, c'est de reconnaître l'étendue de l'épanchement; or, la percussion et l'auscultation sont là pour nous fournir à cet égard des renseignements qui ne peuvent pas nous tromper; c'est d'examiner attentivement chaque jour la poitrine des sujets, et lorsqu'à l'aide de cet examen on suit les progrès de l'hydrothorax, lorsqu'on voit celui-ci augmenter avec une grande rapidité, quel que soit le degré de la dyspnée, que la gêne de la respiration soit nulle ou grande, l'indication est précise, il faut opérer.

C'est là, messieurs, ce qui m'a engagé, à ma première visite, à ne pas attendre davantage chez notre femme du n° 12 de la salle Saint-Bernard.

La veille au soir, ainsi que je vous le disais, M. Beylard avait encore trouvé de la sonorité dans la fosse sus-épineuse, et dans une étendue de 4 à 5 centimètres sous la clavicule. Le lendemain, la matité était absolue partout. Dans l'espace de quinze heures, l'épanchement avait donc fait de grands progrès, puisqu'il était permis d'évaluer à près d'un demi-litre la quantité de liquide sécrété du soir au matin; de plus, des déplacements d'organes témoignaient de cette augmentation.

Le cœur n'était plus dans sa position normale; sa pointe battait sous le sternum, vers le bord droit de cet os; cette situation nous a été facile à établir à l'aide du stéthoscope et du plessimètre. Afin de m'ôter toute chance d'erreur, afin de ne pas être influencé par ma vue, j'ai percuté les yeux fermés, et nous avons ainsi limité la matité commençant à droite à 3 centimètres en dehors de la ligne médiane; le médiastin, le cœur, étaient donc évidemment déviés et considérablement refoulés à droite; puis, en percutant de haut en bas, nous avions une matité s'étendant au niveau du rebord des fausses côtes où nous trouvions la rate sortie de la place qu'elle occupe normalement, ce qui indiquait le refoulement du diaphragme.

En présence de cet épanchement excessif, en raison des progrès rapides qu'il avait faits en un aussi court espace de temps, il était de mon devoir de ne pas remettre une opération qui me paraissait urgente, sous peine de ne pas trouver peut-être, le lendemain, la malade en vie. Je pratiquai la paracentèse de la poitrine, suivant le procédé que je vous décrirai, et nous retirâmes 2000 grammes (2 litres) de sérosité citrine, d'une limpidité parfaite. A mesure que la sérosité s'écoulait, la patiente éprouvait un bien-être contrastant avec le malaise dont elle se plaignait auparavant. La voussure du thorax s'effaçait, et, à l'aide du plessimètre, nous pouvions suivre la marche du cœur, dont la pointe reprenait sa place vers la mamelle gauche.

D'un autre côté, la rate rentrait sous les fausses côtes.

Après l'opération, qui, de l'aveu même de cette femme, ne fut en aucune façon douloureuse, le pouls, auparavant faible et irrégulier, avait repris sa force et sa régularité habituelles, la malade n'accusait plus qu'une grande faiblesse qui l'empêchait de se tenir assise, de crainte de tomber en syncope.

Cependant tout le liquide épanché n'avait pas pu être évacué; la matité existait encore jusqu'au niveau du mamelon; mais la respiration s'entendait dans toute l'étendue de la poitrine. Là où quelques minutes auparavant nous ne percevions aucun bruit, nous entendions maintenant du souffle, du retentissement de la voix et de l'égophonie.

La résolution de cet épanchement s'opéra graduellement, sans que rien de bien notable se manifestât les jours suivants. L'état général s'améliora progressivement; le 15 mai la résolution de la pleurésie était complète, la guérison assez parfaite pour que cette femme pût, sur sa demande, sortir de l'hôpital. En percutant la poitrine, nous trouvions néanmoins encore de la matité, ou plutôt de la dureté du son, depuis la fosse sous-épineuse jusqu'en bas, matité qui persiste longtemps après la pleurésie la plus ordinaire, et qui s'explique par la présence de fausses membranes qui mettent un certain temps à disparaître. A l'auscultation, nous constations que le murmure vésiculaire s'entendait partout, mais encore accompagné de râles muqueux, sous-crépitants, gros.

Messieurs, des faits analogues à celui-ci se présenteront plus d'une fois, sans aucun doute, à notre observation. Je ne saurais cependant laisser échapper cette occasion de vous parler de la paracentèse de la poitrine dans les cas d'épanchements consécutifs à la pleurésie, et je vous demande la permission de consacrer quelques conférences au développement de ce grave et important sujet.

Je n'ai pas la prétention d'avoir imaginé la paracentèse de la poitrine; je n'ai inventé aucun instrument spécial pour faciliter cette opération, je n'ai conseillé aucun procédé opératoire qui ne fût connu auparavant; mais je crois avoir, sinon le premier, du moins l'un des premiers et en même temps que plusieurs praticiens étrangers à notre pays, formulé nettement la nécessité de la paracentèse dans les pleurésies avec épanchements excessifs; j'en ai établi avec précision, peut-être avec plus de précision que cela n'avait été fait avant moi, les indications; je crois, enfin, avoir popularisé une méthode qui, maintenant, est à peu près généralement adoptée, et, à ce titre, je pense avoir fait faire quelques progrès à la thérapeutique de la pleurésie.

Voici, au reste, messieurs, comment j'ai été conduit à poser en précepte la nécessité d'intervenir par une opératiou chirurgicale dans les cas d'hydrothorax considérable.

En 1832 entrait à l'Hôtel-Dieu, dans ces mêmes salles dont je dirigeais alors le service conjointement avec Récamier, une femme d'une cinquantaine d'années, atteinte depuis cinq jours d'une pleurésie aiguë. L'oppression était extrême, la matité complète à gauche, le cœur était refoulé à droite, les côtes étaient écartées. Un large vésicatoire fut appliqué sur la poitrine; on donna de la digitale; en un mot, une médication énergique fut instituée. La malade mourut le lendemain de son entrée à l'hôpital.

A l'autopsie, nous trouvâmes la plèvre gauche distendue par une énorme quantité de sérosité limpide, dans laquelle nageaient quelques flocons fibrineux. Le poumon était refoulé contre la colonne vertébrale, et tapissé, ainsi que la plèvre costale, de quelques fausses membranes légères. Nous ne trouvâmes d'ailleurs ni productions tuberculeuses, ni aucune autre lésion grave.

Ce fait était singulièrement en contradiction avec ce que je croyais savoir alors, avec tout ce qui était dit par la plupart des auteurs, du peu de gravité de la pleurésie : une expérience plus grande devait m'apprendre encore combien étaient erronées les idées généralement reçues sur ce point. D'autres faits malheureux observés par moi et par d'autres allaient donner un démenti à cette loi posée par M. Louis, acceptée par ses élèves, et répétée par de nombreux échos, que la pleurésie n'est jamais une cause immédiate de mort, loi fondée sur une série de 150 cas de pleurésie simple terminée par la guérison.

Depuis, du reste, l'un de mes élèves, M. Lacaze du Thiers[1], a ras-

1. Lacaze du Thiers, *De la paracentèse de la poitrine et des épanchements pleurétiques qui nécessitent son emploi* (Thèses de Paris, 1851).

semblé un certain nombre d'observations, les unes que je lui ai communiquées, les autres puisées à différentes sources, qui démontrent péremptoirement que, malgré cette fameuse loi, on peut mourir et mourir subitement par le fait d'un épanchement pleurétique aigu. Tout récemment encore, M. Lasègue voyait mourir sous ses yeux un jeune médecin atteint de pleurésie, et au moment même où il se préparait à faire la ponction.

En 1843, le 7 avril, je recevais au nº 31 de la salle Sainte-Anne, à l'hôpital Necker, une femme âgée de quarante-deux ans, dont les extrémités inférieures, la vessie et le rectum, étaient paralysés. L'intelligence était nette, et cette paralysie, qui n'atteignait pas les extrémités supérieures, survenue brusquement, trois ans auparavant, ne s'était pas modifiée depuis cette époque

Dix jours avant son arrivée à l'hôpital, la malade avait été prise de point de côté, avec toux, oppression et mouvement fébrile. L'examen de la poitrine nous fit reconnaître tout de suite une pleurésie avec épanchechement du côté droit.

La matité s'étendait jusque sous la clavicule ; nous entendions du retentissement égophonique de la voix et du souffle bronchique. La toux était sèche. Une saignée que je fis pratiquer amena quelque soulagement, mais l'oppression continua à être fort grande. Le lendemain, l'orthopnée prit une extrême intensité. Le pouls devint petit, misérable, et la mort survint, sans agonie, douze jours après le début de la maladie.

Je ne parlerai pas des lésions de l'appareil nerveux qui n'avait rien d'aigu ; mais dans la plèvre droite existait un épanchement purement séreux ; le poumon, appliqué contre la colonne vertébrale, était ratatiné et recouvert de fausses membranes molles, comme réticulées ; quelques flocons fibrineux nageaient dans la sérosité épanchée.

Cet exemple de mort subite causée par une pleurésie aiguë, avec épanchement excessif, me remettait en mémoire celui que j'avais observé onze ans auparavant dans le service de Récamier ; il me donnait à réfléchir : je me demandais si, dans ces deux cas, la terminaison fatale n'eût pas été empêchée par une opération qui aurait rapidement débarrassé la poitrine du liquide qu'elle contenait, et à la présence duquel on pouvait attribuer les accidents ; je me demandais si la paracentèse n'était pas là formellement indiquée.

A un mois juste d'intervalle, dans cette même année 1843, le 8 mai, une femme de trente ans, couturière, entrait au nº 8 de la salle Sainte-Thérèse, également pour une pleurésie avec épanchement qui, faute aussi à nous d'avoir recours à la ponction de la poitrine, devait promptement l'emporter. Cette femme, accouchée à la Maternité le 19 avril précédent, en était sortie le 27, bien portante, à cela près d'un peu de toux qui durait depuis quatre jours ; le lendemain 28, elle tombait malade, peut-être à la suite de ces imprudences auxquelles s'exposent si souvent les malheureuses accouchées. Toujours est-il que, le 28, elle fut prise de fièvre, d'un peu d'oppression, que sa toux avait augmenté. Ces accidents firent des progrès jusqu'au 8 mai, qu'elle vint à l'hôpital Necker, où elle fut admise avec son enfant dans notre service de nourrices. Les lochies, qui, depuis quelques jours après le début de la fièvre, avaient cessé de couler, avaient bientôt reparu, et maintenant encore elles marchaient régulièrement ; la sécrétion du lait était peu abondante.

Le 9, douzième jour de la maladie, à ma visite du matin, je faisais écrire sur la feuille d'observation : Oppression sans orthopnée, face un peu anxieuse ; toux sèche, peu fréquente ; expectoration aérée, peu abondante, ayant l'aspect de la salive ; matité complète du côté gauche de la poitrine, jusque sous la clavicule ; voussure considérable en avant, absence du bruit respiratoire ; cependant on entend dans le lointain un murmure très faible, sans égophonie, sans retentissement de la voix. A droite, respiration puérile. Le cœur est reporté au delà de la ligne médiane. Je prescrivis une saignée du bras de quatre palettes ; je maintins la malade à une diète sévère, ne lui permettant que du bouillon et lui recommandant de boire très peu.

Le lendemain rien n'était changé dans la situation ; le sang tiré la veille de la veine était fortement couenneux. On continua le même traitement.

Dans l'intervalle du 11 au 17 mai, une légère amélioration se manifesta, mais pour se démentir bientôt et faire place à une aggravation du mal ; des tendances aux syncopes survinrent. Deux vésicatoires volants furent appliqués sur le côté affecté, à peu de jours de distance, et je donnai des préparations diurétiques.

Le 17, l'aggravation était notable. La malade était couchée sur le dos, sans oreillers et sans paraître oppressée ; cependant son visage était pâle, ses yeux largement ouverts, son anxiété extrême ; sa respiration était faible, incomplète, son pouls misérable, mais son intelligence était nette. Il semblait qu'elle mourût étouffée par une puissance contre laquelle elle ne luttait plus.

J'avais présents à l'esprit les deux faits dont je vous parlais tout à l'heure, et dont l'un était trop récent pour que j'eusse pu l'oublier si vite ; je voyais notre femme dans un péril aussi imminent que les deux autres, et je songeai à la paracentèse. Toutefois, comme cette opération avait quelque chose d'insolite au vingtième jour d'une pleurésie, qu'elle était alors hautement condamnée par tous les médecins de notre pays dans les épanchements aigus et même dans tous les cas d'hydrothorax ; comme enfin l'oppression ne me paraissait pas considérable, j'eus la faiblesse coupable de vouloir attendre, afin d'éviter tout reproche d'imprudence. Je donnai l'ordre à mon interne de surveiller la malade, et de faire la ponction suivant le mode arrêté entre nous, si la vie paraissait près de s'éteindre. A sept heures du soir, mon élève la visita pour la dernière fois. Elle ne lui semblait pas être dans un plus mauvais état que le matin ; il crut pouvoir différer la paracentèse, et s'absenta quelques instants. Une heure plus tard, la malheureuse femme s'éteignait sans agonie.

L'autopsie nous montra le cœur complétement refoulé à droite, la plèvre gauche distendue par une énorme quantité de liquide que nous évaluâmes à 4 litres au moins. Cette sérosité, limpide dans sa partie supérieure, était séro-purulente dans sa partie déclive ; le poumon était ratatiné et aplati contre la colonne vertébrale. Cependant au sommet il avait contracté une adhérence intime avec la plèvre costale, et, en ce point, il offrait une cicatrice due à un tubercule en voie de résorption. Nulle part ailleurs nous ne trouvâmes d'altération organique appréciable.

Justement effrayé de ce dont je venais d'être témoin, je reconnus un peu trop tard la nécessité de pratiquer la paracentèse dans les cas analogues, et je résolus, ces cas échéant, d'y recourir le plus tôt possible. L'occasion ne devait pas se faire attendre.

Au mois de septembre suivant, j'étais allé à Tours voir ma mère gravement malade. Pendant mon absence, un de mes bons amis, M. Michel Masson, auteur dramatique, dont le nom vous est parfaitement connu, m'avait fait demander pour sa fille. C'était une jeune personne de seize ans, d'une santé si parfaite d'ailleurs, à cela près d'une très grande irritabilité nerveuse, qu'à peine avais-je été consulté pour elle une fois, depuis dix ans que j'étais le médecin de sa famille.

Le dimanche 3 septembre 1843, elle éprouvait déjà de l'inappétence et de la fièvre. Le 5, elle se mit au lit, et je ne la vis que le 8. Je constatai beaucoup de pâleur des téguments, une fièvre assez vive, un peu de dyspnée, sans toux ni expectoration, sans aucun accident gastrique. En explorant la poitrine, je reconnus l'existence d'un épanchement énorme dans la plèvre gauche, remontant jusqu'à la clavicule. Partout la matité était complète ; nulle part on n'entendait de bruit respiratoire, de souffle ou d'égophonie. Le cœur, déjeté à droite, occupait la ligne médiane. Je pratiquai une saignée du bras ; je prescrivis du calomel et des boissons peu abondantes.

Le lundi 11, huitième jour de la maladie, les accidents s'étaient beaucoup aggravés : la peau était froide, le visage pâle ; la jeune fille, tout à fait assise sur son lit, soutenue par des oreillers, position que l'orthopnée la forçait de garder, avait de la tendance aux lipothymies et poussait des gémissements continuels. J'appliquai un large vésicatoire en arrière de la poitrine.

J'étais décidé à pratiquer la paracentèse ; et comme l'indication était pressante, je ne voulus pas de consultation, craignant, d'une part, que l'appareil d'une réunion médicale n'épouvantât la malade ; d'autre part,

que la lutte d'opinions, qui ne manquerait pas de s'élever, ne donnât à
la famille une indécision fatale. J'arrivai donc le mardi matin, fin du
neuvième jour, pourvu des instruments nécessaires et parfaitement déterminé à faire ce que mon devoir me commanderait, sans apparat,
comme s'il s'agissait de la chose du monde la plus simple.

Je trouvai la jeune malade dans un état voisin de la mort, et je me
reprochais de n'avoir pas fait, dès la veille au soir, ce que je ne pouvais
différer maintenant.

Je procédai à l'opération de la manière que je vous indiquerai lorsque
nous décrirons le manuel opératoire, d'ailleurs fort simple, de la paracentèse. Je retirai 800 grammes environ de sérosité d'une belle couleur
d'ambre et parfaitement transparente. Le lendemain, elle avait conservé
sa transparence ; mais on y apercevait une espèce de tissu lamelleux,
mollasse, formé évidemment par de la fibrine qui s'était condensée par le
refroidissement. Bien qu'il m'eût été facile de retirer une plus grande
quantité de ce liquide, je ne voulus pas, satisfait d'avoir ôté ce qui, par
excès, rendait l'épanchement mortel, et d'avoir ainsi réduit la maladie à
l'état d'une pleurésie simple, qui, dès lors, pouvait et devait guérir par
les moyens ordinaires.

L'opération terminée, le jeune fille sembla revenir à la vie ; elle respirait aisément, n'avait plus d'anxiété, son pouls avait repris un peu
d'ampleur. Les organes, le poumon, le cœur, étaient revenus à peu près
à leur place ; le murmure respiratoire avait reparu ; il existait, en haut
et en avant, un peu de résonnance tympanique, que je crus devoir
attribuer à l'introduction de quelques bulles d'air. J'ignorais alors
l'existence de la résonnance exagérée que l'on observe dans la plupart
des cas de pleurésie, résonnance que plus tard M. Skoda devait découvrir et faire connaître. Pendant la nuit qui suivit, la malade dormit six
heures.

Le lendemain matin, il y avait beaucoup d'agitation nerveuse, mais la
respiration était facile ; la malade parlait avec volubilité, et faisait d'assez
longues phrases sans reprendre haleine. Son visage était calme, sa peau
peu chaude, son pouls à 112.

Deux jours après la ponction, il y eut dans la nuit onze heures de
sommeil. L'épanchement avait très notablement diminué ; le cœur se re-
plaçait de plus en plus à gauche, et dépassait déjà la ligne médiane ; à la
partie antérieure de la poitrine, la matité ne s'étendait plus que jusqu'au
niveau de la quatrième côte.

Je passe rapidement. Sous l'influence des vésicatoires volants appliqués
sur la poitrine, des boissons diurétiques et de la digitale, l'amélioration
fit de rapides progrès. Le 28 septembre, seize jours après la paracentèse,
le pouls était à 80 ; l'appétit était prononcé ; les règles étaient revenues,
quoique moins abondamment que dans l'état normal. A partir de ce mo-

ment, tous les symptômes morbides disparurent; la respiration redevint normale, et la malade entra dans une convalescence qui ne se démentit pas.

Ce fait fut pour moi un grand enseignement; aussi n'hésitai-je plus à agir de la même manière lorsque l'occasion s'en présenta. Ayant à enregistrer trois cas de succès semblables, je m'empressai de les publier; j'en fis l'objet d'un premier mémoire que je lus en octobre 1843 à l'Académie de médecine[1], et dix-huit mois plus tard, j'en lus un second sur le même sujet[2]. En 1846, mon honorable confrère Bricheteau, devant qui, à l'hôpital Necker, j'avais pratiqué la paracentèse chez une jeune fille de quatorze ans qui guérit rapidement, fut chargé de faire un rapport sur ces deux mémoires; dans ce travail, véritable chef-d'œuvre d'érudition et de critique, ce praticien recommandable adopta, à peu de chose près, les conclusions que j'avais posées. C'est à peine si ce rapport souleva quelques objections; la discussion à laquelle il donna lieu passa inaperçue.

Je persistais plus que jamais dans la voie où je m'étais engagé; des succès qui se multipliaient m'encourageaient à m'y maintenir, lorsqu'en 1850, étant venu demander à mes collègues de la Société de médecine des hôpitaux leur avis à propos d'un cas de mort qui avait suivi la paracentèse de la poitrine, et des renseignements sur une particularité de cette observation[4], je fus amené à m'expliquer sur la question générale de la paracentèse. La controverse fut animée, car je me trouvais en face d'oppositions aussi vives que celles que j'avais rencontrées lorsque je publiai mes premiers faits de trachéotomie.

Si j'apportais des exemples d'enfants guéris par la trachéotomie, on répondait que ces enfants n'avaient pas eu le croup; que ceux-là seuls que je n'avais pu sauver en étaient réellement affectés; on ne m'avait même pas épargné les injures. Je n'y avais pas répondu, suivant mon habitude; n'écoutant que la voix de ma conscience, je continuai, espérant que tôt ou tard la vérité se ferait jour. Pour la trachéotomie, mon but était atteint, car cette opération est depuis longtemps du domaine public. La paracentèse de la poitrine, sans soulever les mêmes objections que celle-ci, rencontra cependant aussi beaucoup d'opposants; mais quand on apprit que je l'avais faite à peu près quinze ou vingt fois, deux entre autres sur des médecins de Paris, sans avoir à déplorer d'insuccès; quand plusieurs de mes confrères des hôpitaux et de la ville, de mes jeunes confrères, bien entendu, car les aînés n'aiment guère à suivre les exemples

1. *Bulletin de l'Académie de médecine*, séance du 24 octobre 1843, t. IX, p. 138.
2. *Ibid.*, séance du 25 mars 1845, t. X, p. 517.
3. Bricheteau, Rapport à l'Académie (*Bulletin de l'Académie de médecine*, 1846, t. XI, p. 546).
4. Trousseau, *Paracentèse pratiquée dans une pleurésie chronique* (*Bullet. de la Soc. méd. des hôpit.*, février et mars 1850).

TROUSSEAU, Clinique.   I. — 48

des jeunes; quand donc plusieurs de mes confrères, l'ayant aussi faite de leur côté, eurent à s'en féliciter, la paracentèse fut à son tour proclamée comme un bon moyen de traitement des pleurésies aiguës avec épanchements excessifs.

Loin de moi, messieurs, l'idée de m'attribuer l'honneur de la découverte. L'opération de la paracentèse de la poitrine a été pratiquée de tout temps; mais exposée, comme tous les moyens thérapeutiques, à des fortunes diverses, si elle n'avait jamais été complètement abandonnée, du moins était-elle réservée pour les cas exceptionnels; on n'y recourait qu'avec une souveraine méfiance, et alors seulement que l'imminence du péril excusait l'excès de la hardiesse. Si maintenant elle a pris la place qu'elle aurait dû toujours garder; si aujourd'hui elle figure parmi les modes de traitement que leur innocuité habituelle encourage à employer, je crois avoir contribué à ce changement par mes travaux, par les indications que j'ai fournies, et, je dois le dire, surtout par les succès qui ont suivi ma pratique.

Avant de vous indiquer quelles sont les circonstances qui commandent ce mode d'intervention chirurgicale, laissez-moi vous rappeler brièvement l'histoire de la paracentèse du thorax, en la suivant dans ses principales phases : ce sera le seul moyen de vous montrer pourquoi une opération qui n'avait jamais pu devenir d'une pratique usuelle est aujourd'hui faite partout et par tous.

Les premières données relatives à la ponction de la poitrine remontent à l'école hippocratique; dès lors le procédé opératoire est indiqué tel qu'il se conservera jusqu'à notre temps. L'opération se pratiquait de deux manières: ou en ouvrant avec l'instrument tranchant un des espaces intercostaux, ou en perforant une côte. L'ouverture de l'espace intercostal peut avoir lieu non seulement par le bistouri, mais par le cautère actuel. Quelle que soit la méthode qu'on ait choisie, la plaie reste béante jusqu'à ce que le liquide soit complètement évacué et n'ait plus de tendance à se réformer. Si les bords semblent vouloir contracter des adhérences, on prévient l'occlusion en introduisant une sonde métallique.

Tel est le fond sur lequel les chirurgiens qui se sont succédé depuis Hippocrate ont travaillé, et il n'est pas sans intérêt de voir combien peu ils ont ajouté à la tradition. Galien ne change rien aux indications d'Hippocrate; Celse décrit l'opération avec peu de bonheur, et la paracentèse, presque oubliée par l'écrivain qui devait faire seul autorité pendant si longtemps, tombée en discrédit chez les médecins grecs et romains, n'est pas relevée par les Arabes.

Au moyen âge, on discute pour savoir lequel est préférable, pour pénétrer dans la cavité thoracique, du fer ou du feu; mais en somme, on n'admet guère que la ponction soit praticable en dehors des lésions chirurgicales.

Vers le xvɪᵉ siècle on revient à la térébration des côtes, alors presque abandonnée; en même temps on conseille les injections détersives, déjà indiquées par Galien et par Rhazès, comme un élément nécessaire. L'opération d'ailleurs est rarement essayée, le plus souvent repoussée même dans les cas extrêmes, et les plus grands chirurgiens, Fabrice d'Acquapendente par exemple, se plaignent de la voir tomber en désuétude. Cependant une étude plus attentive des faits, une obéissance moins servile à la tradition, conduisent à quelques remarques importantes.

On constate que, dans les plaies perforantes de poitrine, la guérison s'effectue peut-être plus rapidement quand on ferme la plaie de bonne heure, et l'on se demande s'il ne conviendrait pas également, après la ponction dans l'empyème, de ne pas laisser l'ouverture indéfiniment béante.

Du xviɪᵉ au xviiɪᵉ siècle, l'opération de la paracentèse est l'objet de nombreux travaux de la part des chirurgiens. Bontius, en 1658, pose le premier, d'une manière positive, la question, déjà entrevue plutôt que débattue, de l'introduction de l'air dans la poitrine. Il déclare ne pas redouter ce contact de l'air, et considère les injections comme un moyen très suffisant pour combattre les conséquences qu'on paraît craindre. Bartholin soutient la doctrine contraire : il insiste pour qu'on ferme la plaie le mieux possible, pour qu'on évite à tout prix le contact de l'air. Dès lors l'indication est posée; mais c'est seulement deux siècles plus tard qu'on parviendra à la remplir d'une manière satisfaisante.

À mesure qu'on se préoccupe davantage de cette introduction de l'air. on modifie le manuel opératoire. Le liquide est évacué à l'aide de moyens d'aspiration, et la succion, essayée d'abord très timidement, à l'exemple de Scultet, devient un procédé recommandé par les maîtres de l'art.

Les chirurgiens sont entrés dans une voie nouvelle et toute favorable. Au lieu de discuter sur des probabilités théoriques, ils recourent à l'examen direct; comme les cas de paracentèse sont encore des raretés, ils empruntent leurs observations à l'examen des plaies de poitrine. C'est ainsi qu'on arrive, en considérant le peu d'accidents qu'entraînent celles-ci, à redouter moins la ponction du thorax, et à croire à son innocuité.

Par suite de cette tendance, plutôt bien sentie que nettement exprimée, les médecins commencent à s'inquiéter de la ponction dans l'hydrothorax. Ee 1624, Jérôme Goulu prétendait qu'elle réussissait plus souvent dans l'hydrothorax que la paracentèse abdominale dans l'ascite; vingt ans plus tard, on lisait dans les écrits de Zacutus Lusitanus qu'elle était aussi bien indiquée dans les épanchements de sérosité que dans l'empyème, lorsqu'on ne pouvait pas parvenir à évacuer le liquide d'une autre manière. Plus tard, Willis la pratiquait; Lower en citait un cas, et ces exemples sont répétés par les auteurs comme un encouragement.

Vers le milieu du xviiɪᵉ siècle, alors que la perforation par le cautère, qui avait jusque-là compté des partisans, est délaissée, on songe à substituer définitivement au bistouri le trocart qu'on employait dans les ponctions abdominales. Lurde, en 1765, conseille l'usage de cet instrument déjà proposé, près d'un siècle auparavant, par Drouin ; Lurde le conseille d'ailleurs fort timidement dans la crainte de léser le poumon. Il fait plus : il engage à fermer la canule avec le doigt à chaque inspiration, en la laissant ouverte pendant l'expiration, de manière que l'air ne puisse s'introduire. Cependant le conseil de Lurde n'est pas si bien accueilli qu'on ne compte Chopart et Desault parmi ses adversaires. On reproche au trocart de pénétrer brutalement, de risquer de blesser l'artère intercostale et le poumon. Il avait fallu plus de cent ans pour que l'idée émise par Drouin trouvât un soutien, et l'on voit encore avec quelle difficulté elle entraîne des adhésions, bien que l'avenir lui appartînt.

Enfin, en 1808, Audouard soulève de nouveau une question considérée comme définitivement résolue, et dont il attaque la solution universellement admise. Depuis que la paracentèse était pratiquée, on prescrivait invariablement de ne laisser écouler au dehors le liquide, quel qu'il fût, que peu à peu. Le premier jour, on en évacuait une portion, et chaque jour on facilitait l'écoulement d'une petite quantité. Ce précepte était donné dans la persuasion que ces liquides s'échappant subitement, il en résulterait un vide mortel dans la poitrine ; plus tard, on avait substitué à cette hypothèse, reconnue insuffisante, une autre explication ; mais la règle n'en avait pas moins été maintenue. Audouard soutint et prouva que l'évacuation, même subite, de l'épanchement, n'avait pas les inconvénients qu'on lui supposait.

De 1808 à 1843, époque où, je vous l'ai dit, je publiai mes premiers travaux, le procédé opératoire subit à peine quelques modifications, les changemements apportés ne sont pas consacrés par l'expérience ; seulement un certain nombre de faits sont et demeurent acquis : c'est, d'une part, la possibilité d'évacuer brusquement le liquide, sans accomplir l'opération en plusieurs temps ; c'est ensuite la nécessité d'empêcher, autant que possible, l'introduction de l'air, sans en redouter d'ailleurs outre mesure les inconvénients. De ces deux principes incontestés, il résulte que le trocart est préféré au bistouri ; que la perforation des côtes est rarement pratiquée ; enfin que diverses soupapes sont imaginées pour remplir l'office du doigt, que Lurde plaçait à l'orifice extérieur de la canule.

Tous les appareils destinés à s'adapter au trocart pour prévenir l'introduction de l'air et laisser un libre cours au liquide sont construits d'après le même principe que Schuh et Reybard signalaient presque en même temps, mais que le premier de ces deux observateurs s'appliquait surtout à définir. L'appareil de Schuh, complexe et composé d'un système de soupapes et de réservoirs difficiles à faire fonctionner, a été abandonné depuis par son auteur. Le trocart imaginé par Reybard doit à sa simplicité d'avoir été adopté par tous les opérateurs. Le procédé consiste, comme vous le savez, messieurs, à munir l'extrémité libre de la canule d'une baudruche qu'on enroule autour de l'instrument, et qu'on ramollit ensuite par l'eau. La baudruche ainsi disposée fait fonction de soupape, et a, sur tout autre mécanisme, l'avantage de n'exiger ni précision ni réparations [1].

Même à l'époque où la paracentèse de la poitrine s'effectuait dans des conditions et avec des instruments peu favorables, elle était rangée parmi les moins délicates de la chirugie. Cependant la ponction du thorax restait au nombre des hardiesses qu'autorise seulement un péril de quelque urgence. La cause n'en était pas l'imperfection du procédé opératoire; elle résidait tout entière dans l'insuffisance des indications.

Un moyen thérapeutique, que ce soit un médicament ou une opération chirurgicale, n'a de succès possible qu'à la condition de satisfaire à une exigence déterminée. Tant que les motifs qui doivent décider de son emploi sont imparfaitement connus, le remède reste inusité. Tout au plus et de temps en temps, un expérimentateur, servi par le hasard, signale-t-il une réussite; ceux qui essayent de l'imiter manquent de direction, usent trop timidement ou abusent trop résolûment d'un moyen qu'ils discréditent, et qui retombe bientôt dans l'oubli. Tel a été le sort de la paracentèse du thorax, et il n'est pas surprenant que de Haen se demandât, à propos de l'hydropisie de poitrine : « Cur ita laudata paracentesis sive ut » primum sive saltem ut alterum adhibendum auxilium spatio XXIII se- » culorum theoretice commendetur et vix unquam instituta legatur ? »

Il me reste à vous rappeler les indications auxquelles cette opération devait répondre.

Lorsque Hippocrate conseillait la ponction de la poitrine, il indiquait expressément le but que l'opération avait à remplir : évacuer le liquide contenu dans la cavité thoracique ; mais il ne fournissait que des signes insuffisants pour reconnaître pendant la vie l'existence de l'épanchement. La description qu'il a laissée des symptômes s'applique à des affections de nature très diverse ; elle comprend, avec l'hydropisie de poitrine, les épanchements hémorrhagiques purulents, et surtout l'hydropneumothorax. Ainsi cette belle expérience de la succussion, qui figure encore aujourd'hui parmi les signes physiques les plus précieux, est donnée comme un criterium absolu. Déjà on avait compris que ces phénomènes locaux manquaient de précision, et l'on y avait joint un ensemble de phénomènes généraux encore plus trompeurs. Il est curieux de voir qu'au commen-

1. Voy. Gaujot, *Arsenal de la chirurgie contemporaine*, Paris, 1867, t. I, p. 580, et plus loin, p. 810.

cement du XIXᵉ siècle, le diagnostic des épanchements pleuraux n'avait pas gagné en exactitude et en sûreté. Reproduite invariablement par tous les écrivains, la description hippocratique est encore répétée par Mursinna, qui pourtant, en 1811, avait fait quatre opérations, dont deux suivies de guérison, guidé seulement par des indications si infidèles. Dans sa remarquable dissertation, le chirurgien allemand insiste sur le bruit provoqué par la succussion comme un élément indispensable. Il parle de l'œdème des extrémités inférieures et du scrotum comme d'un symptôme à peu près constant, et ajoute, sans plus tirer parti de la découverte de son compatriote Avenbrügger, que quelquefois on constate à la percussion un son mat et tout à fait particulier. De Haen avait fait mieux que personne ressortir l'impuissance du diagnostic. Sa monographie de l'hydropisie du thorax n'est qu'une longue critique des phénomènes indiqués comme caractéristiques par ses devanciers : « Suspicio morbi duntaxat » est eaque cum aliorum morbis signis ita intricata, ut certi quid concludi » nequeat. » Ailleurs il insiste sur les déceptions qui attendent le médecin : « Subdolus hic morbus raro dum curabilis est cognoscitur. »

De ces causes d'incertitude, senties et proclamées par tous les bons observateurs, il résultait que la paracentèse n'était appliquée que dans un nombre de cas extrêmement limités et de la nature de ceux qui rentrent dans le domaine de la chirurgie. On attendait que les côtes fussent énormément distendues, que le pus tendît à faire irruption dans un espace intercostal visiblement soulevé, l'on n'opérait que quand la suppuration avait été provoquée par une blessure de la poitrine.

Cependant, malgré tant de raisons de s'abstenir, et quoique l'expérience n'ait que bien peu parlé, la conscience d'un résultat favorable, l'espérance d'un succès ne manque pas aux médecins. Ils se demandent pourquoi on attend si longtemps ; ils sont convaincus plutôt par le raisonnement que par les faits ; mais ils sont convaincus. Et cela n'est pas seulement propre à un écrivain. Dès 1624, Goulu, ainsi que je vous l'ai dit, prétendait que la paracentèse de la poitrine dans l'hydrothorax réussissait plus souvent que la paracentèse abdominale dans l'ascite : « Ergo in thoracis » quam in abdominis hydrope, paracentesis tutior. » Telle est la conclusion de sa dissertation. Majault, en 1774, reprend la même thèse et la résume ainsi : « Ergo hydropi pectoris paracentesis. » De Haen, de son côté, avait dit : « Ut si hydrops pectoris cognoscatur mature, nil est pa- » racentesi tutius. »

La grande découverte de Laennec vint changer la face des choses ; à des symptômes confus et inextricables, l'auscultation substitue des éléments simples et positifs de diagnostic. Les épanchements thoraciques sont classés désormais parmi les maladies les plus accessibles à l'investigation du médecin. Il semble qu'à partir de ce moment, les obscurités s'étant dissipées, le souhait tant de fois exprimé de donner plus d'extension à l'usage de la paracentèse va enfin se réaliser. Il n'en est pourtant pas ainsi. Laennec, avec sa sagacité habituelle, avait défini toutes les indications de l'opération. Il conseillait la ponction dans les cas de pleurésie aiguë où l'épanchement, très abondant dès le début, augmente avec une telle rapidité, qu'au bout de quelques jours il détermine un état général ou local grave, et peut faire craindre la suffocation ; c'est ce qu'il désigne sous le nom d'*empyème aigu*. Il la conseille encore à titre de ressource extrême dans les pleurésies chroniques, après qu'on a reconnu le défaut de succès de tous les moyens employés pour opérer la résorption du liquide épanché ; mais il ajoute : « L'opération de l'empyème est rarement suivie de succès. » Cela tient à plusieurs causes qui toutes n'ont pas été également appéciées. Outre les états organiques qui contre-indiquent la ponction, la cause qui, à son avis, s'oppose le plus à sa réussite, est l'aplatissement du poumon qui, recouvert de fausses membranes, a perdu son élasticité. Par cette raison, l'empyème aigu offre plus de chances de succès que les empyèmes chroniques. Le mode d'opération habituellement suivi ne lui paraît pas susceptible de grands perfectionnements, et, bien qu'il ait insisté sur le grave danger de l'introduction de l'air, il ne semble pas se préoccuper de rechercher les moyens d'éviter cette complication. « La ponction avec un trocart dans un espace intercostal a été tentée plusieurs fois, dit-il ; Morand, entre autres, y a eu recours sans succès. Récamier l'a plusieurs fois employée, en se servant d'un très petit trocart. J'y ai eu moi-même reours assez souvent ; mais je n'ai jamais obtenu aucun succès durable par ce moyen. » Trois pages plus loin, il exprime la persuasion que « l'opération de l'empyème deviendra beaucoup plus commune et plus souvent utile à mesure que l'usage de l'auscultation médiate se répandra. »

Comme vous le voyez, messieurs, l'opinion de Laennec n'est rien moins que décisive ; il enlève d'une main ce qu'il accorde de l'autre. Tandis qu'il promet d'heureux résultats des moyens de diagnostic dont il a doté la science, il s'applique à faire douter du succès ; il ne cite que des cas non suivis de réussite, et s'il insiste sur les conditions anatomiques, c'est pour faire ressortir celles qui lui semblent les plus fâcheuses. La défiance, bien que tempérée par un espoir meilleur pour l'avenir, était trop clairement énoncée pour engager à de nouveaux essais. Aussi qu'arriva-t-il ? C'est que, lorsque dix ans plus tard, en 1835, la question de la paracentèse est portée devant l'Académie de médecine à l'occasion du mémoire du docteur Faure, la discussion est pleine de confusion et d'incertitude, des opinions contradictoires se font jour ; mais de part et d'autres elles manquent de preuves, et les débats prolongés n'aboutissent à aucune conclusion [1].

1. *Bulletin de l'Académie de médecine*, 1838, t. I, p. 62.

Pendant que dans le pays où l'auscultation avait été découverte, on inclinait, sur l'autorité de Laennec, à contester l'efficacité de la paracentèse appliquée aux divers épanchements que les médecins sont appelés à traiter ; tandis que les chirurgiens persistaient seuls à l'employer dans les épanchements traumatiques, on espérait davantage à l'étranger de l'opération éclairée par les nouveaux moyens de diagnostic.

En 1834, Becker publiait à Berlin une monographie sur la pleurésie chronique, où, après avoir exposé comment les progrès de l'examen de la poitrine permettaient de mieux appliquer la ponction, il rapportait cinq exemples de paracentèses pratiquées à sa sollicitation par Dienffenbach dans des cas de pleurésie chronique, avec cette épigraphe : *Melius est anceps remedium quam nullum.* En 1835, Thomas Davies [1] s'appliquait, assez mal à propos d'ailleurs, à réfuter l'opinion de Laennec qui refuse, disait-il, toute utilité à l'opération. Il déclarait, contrairement à l'opinion du médecin français, que la ponction est inutile dans le pneumothorax ; mais qu'elle rend de notables services dans l'hydrothorax, dans l'empyème, et qu'elle compte surtout des succès chez les enfants. Son procédé consistait à ponctionner dans l'espace intercostal avec un trocart de petite dimension, sans employer aucun appareil accesoire pour empêcher l'introduction de l'air. Il conseillait seulement, et son avis a été suivi pendant longtemps en Angleterre, de faire précéder l'opération d'une ponction exploratrice pratiquée avec une aiguille, dans le but de s'assurer de la nature de l'épanchement, de sa consistance, de la présence des fausses membranes, etc.

L'appui prêté par Th. Davies à une opération alors si peu en faveur ne fut pas inutile. Son opinion, ignorée en France, eut du retentissement dans son pays, et fut depuis lors invoquée comme une autorité par tous ceux qui se livrèrent à de nouveaux essais ; mais elle n'entraîna pas une entière conviction. Si les observateurs qui recouraient à la ponction en louaient les résultats, ceux qui s'abstenaient de la pratiquer ne manquaient pas d'arguments à lui opposer. C'est ainsi que Stokes [2] et, plus tard, Watson, insistèrent sur les conséquences fâcheuses de la paracentèse, qui, devant, suivant eux, convertir une inflammation séreuse en une inflammation suppurative (opinion fausse reproduite de nos jours), ne pouvait être tentée que quand la vie du malade était dans un péril immédiat.

La confiance se soutenait en Allemagne. A Becker vint se joindre Schuh (de Vienne). En 1839, Schuh, dans sa *Dissertation sur l'influence que la percussion et l'auscultation sont appelées à exercer sur la pratique chirurgicale*, déclare que la paracentèse est un moyen de guérison ra-

---

1. Davies, *On Diseases of the Lungs and Heart*, 1835, in-8.
2. Stokes, *Diseases of the Chest*, Dublin.

dicale dans les cas d'épanchements thoraciques chroniques succédant ou non à une période aiguë, et il pose les principes qu'il devait appliquer trois ans plus tard.

Telles étaient, messieurs, les opinions contradictoires soutenues avec une égale vivacité, lorsque j'apportai à cette question de thérapeutique le tribut de mes propres recherches. Le docteur Reybard avait déjà [1] donné la description de son ingénieux instrument ; mais, plus préoccupé du mode d'opération que des indications de l'opération elle-même, il n'avait rien ajouté à ce que les autres avaient enseigné sur ce sujet. Il convient lui-même avoir eu peu d'occasions d'appliquer sa méthode, et en l'absence de faits, il suppose que les hydropisies de poitrine, déterminées, dit-il, le plus souvent par une inflammation de la plèvre, doivent être guéries par une seule ponction. Le reste de cette dissertation pleine d'intérêt est consacré spécialement à l'étude des plaies de poitrine.

Vers la fin de 1841, deux professeurs de l'école de Vienne, Schuh [2] et Skoda, dont le premier, ainsi que je viens de vous le dire, avait déjà préconisé théoriquement les bons effets de la paracentèse de la poitrine, publièrent également une étude importante sur ce procédé thérapeutique. Leur monographie, devenue classique en Allemagne, mérite d'occuper un rang distingué dans l'histoire de la paracenthèse du thorax. Ils commencent par poser en principe que la pleurésie guérit le plus souvent dans le cas où l'épanchement n'est pas excessif et où il n'existe pas de complications. Si l'épanchement est très considérable, la nature même, aidée par les moyens connus, n'amène la guérison qu'après des mois ou des années. Les suites fâcheuses de la pleurésie sont la déformation de la poitrine, l'anémie avec ses plus graves conséquences, la disposition aux syncopes, et, par suite, à la mort subite, le développement des tubercules, l'hypertrophie avec dilatation du cœur droit.

Si l'épanchement est de plusieurs livres, si les phénomènes fébriles sont dissipés, si depuis une à trois semaines il n'y pas eu d'amélioration, la paracentèse est indiquée ; l'opération est un moyen de guérison radicale ou simplement palliatif.

Les deux auteurs cherchent à réfuter les raisons indiquées contre la paracentèse, exposent avec détail les divers temps du procédé opératoire, et engagent à ne pas évacuer la totalité du liquide, de crainte que le déplissement soudain du poumon et que le replacement des organes refoulés par l'épanchement n'entraînent quelque accident, crainte chimérique, à mon avis, ainsi que j'aurai à le discuter devant vous.

Le travail de Schuh, appuyé par l'autorité de Skoda, n'eut pas même

---

1. Reybard, *Mémoire sur les épanchements dans la poitrine, et sur un nouveau procédé opératoire pour retirer les fluides épanchés sans laisser pénétrer l'air extérieur dans le thorax* (Gazette médicale, janvier, 1841).

2. Schuh, *Medicinische Jahrbücher de k. k. Oesterreich. Staates*, Wien, 1831.

en Allemagne le retentissement qu'il méritait; à l'étranger il resta inconnu, et nous ne le voyons pas une seule fois invoqué par les expérimentateurs anglais ou français.

Presque en même temps, comme si dans l'histoire de cette opération il était écrit que chaque espoir de succès serait contre balancé et contredit, Hope dictait ses notes sur le traitement de la pleurésie chronique[1]. Là il s'efforçait de prouver que le traitement des épanchements pleurétiques n'a pas besoin du secours de la chirurgie, que les moyens fournis par la matière médicale sont toujours suffisants. D'accord en cela avec les médecins qui, lors de la discussion en 1835 devant l'Académie, soutenaient que la pleurésie n'est jamais mortelle, d'accord avec Stokes, avec Watson, Hope déclare que le défaut de réussite tient à la timidité avec laquelle sont administrés les remèdes. Il vante l'emploi des mercuriaux poussé résolûment, l'usage d'un régime réconfortant, d'une diète animale même malgré la fièvre, de quelques diurétiques, et cite trente-trois observations de pleurésies chroniques guéries par cette médication.

Les discussions soulevées par ces écrits, d'ailleurs peu nombreux, retombent dans l'oubli; l'attention ne se fixe pas sur les indications, sur les avantages ou le danger de la paracentèse, et les recueils médicaux se bornent à rapporter de temps à autre une observation de paracentèse pratiquée dans les formes d'épanchement les plus diverses et avec les résultats les plus variables.

En 1844, mon mémoire lu à l'Académie, en préoccupant de nouveau l'opinion, appela de nouvelles recherches. La même impulsion était donnée en Angleterre. On commençait à se sentir sur un terrain assez solide pour laisser de côté les hypothèses et pour n'en appeler qu'aux faits. C'est dans cet esprit que sont conçues les deux monographies qui, en Angleterre, closent la liste des publications de quelque importance relatives à la ponction du thorax : le mémoire de Hamilton Roe, intitulé *De la paracentèse du thorax dans l'empyème et dans l'hydrothorax inflammatoire*[2], et ceux de Hughes[3]. Roe donne d'excellents préceptes, et considère les résultats de l'expérience comme très satisfaisants. Il ne redoute pas la syncope, qui, à ce que l'on objectait, menaçait la vie du malade immédiatement après l'opération; il ne redoute pas davantage l'introduction de l'air, contre laquelle il ne prend d'ailleurs aucune précaution. Son procédé opératoire est extrêmement simple; il se réduit à la ponction avec un trocart de médiocre dimension dans un espace intercostal, sans lieu précis d'élection.

1. Hope, *British and foreign medico-chirurgical Review*, London, 1841.
2. Hamilton Roe, *London medico-chirurg. Transact.*, 1844.
3. Hughes, *Guy's hospital Reports*, 1844, et *London medical Gazette*.

Ainsi, messieurs, cet aperçu historique de la paracentèse de la poitrine vous montre combien cette opération, dont la nécessité avait été cependant reconnue dès les premiers âges de la médecine, a eu de peine à
s'établir dans le domaine de la thérapeutique, et cela, parce qu'en définitive, les indications n'en avaient pas été établies d'une manière aussi
positive qu'elles l'ont été dans ces derniers temps.

§ 2. — Circonstances qui nécessitent la paracentèse de la poitrine. — La pleurésie
peut être mortelle. — L'épanchement excessif peut entraîner la mort subite. — Il
peut entraîner la mort par asphyxie. — Au contraire, la paracentèse peut guérir
immédiatement, et, dans ce cas, la température redevient brusquement normale. —
La persistance de l'épanchement peut occasionner la fièvre hectique. — Il peut
devenir purulent. — Pleurésie traumatique. — La pleurésie peut occasionner le
développement de la diathèse tuberculeuse. — La pleurésie latente est souvent une
manifestation de cette diathèse, que l'épanchement reste séreux, qu'il soit purulent,
ce qui arrive le plus ordinairement. — La paracentèse est encore utile alors qu'il
existe un hydropneumothorax. — Pleurésie cancéreuse.

Messieurs, pour justifier la nécessité de la paracentèse de la poitrine
dans la pleurésie avec épanchement excessif, un premier fait est essentiel
à établir, c'est que, contrairement à l'opinion émise par M. Louis, la
pleurésie est quelquefois mortelle.

Elle peut l'être immédiatement par le fait de l'excès de l'épanchement.

Elle peut l'être d'une façon plus médiate, en devenant le point de départ d'accidents auxquels les individus succombent tôt ou tard. Ainsi la
persistance de l'épanchement, soit que le liquide épanché dans la cavité
pleurale reste séreux, soit qu'il dégénère en pus, amènera la fièvre continue, la fièvre hectique qui épuisera les malades. Ajoutons que, par la
nature même de l'inflammation qui lui donne naissance, l'épanchement
est souvent d'emblée purulent.

De plus, la fluxion constante vers les viscères thoraciques est susceptible de provoquer le développement de la diathèse tuberculeuse chez les
individus qui portent en eux la prédisposition.

Enfin, en raison de sa durée, la pleurésie devient de moins en moins
curable, le poumon contractant des adhérences qui l'empêchent à jamais
de reprendre sa place dans la cavité thoracique et de remplir les fonctions
dont il est chargé.

Passons en revue ces différentes propositions aujourd'hui également
admises, et que j'ai contribué peut-être à faire accepter.

*La pleurésie peut être mortelle par le fait même d'un épanchement
excessif.*

J'ai déjà établi ce premier point dans notre dernière conférence ; je l'ai
établi non seulement sur des faits personnels que je vous ai cités, mais
sur d'autres auxquels j'ai fait allusion, et qui ont été observés par les

médecins les plus recommandables, au nombre desquels je pourrais citer Chomel, Bricheteau et mon ami M. Pidoux.

Parmi les exemples que je pourrais ajouter à ceux-ci et à ceux que je vous ai rapportés, je présenterai le suivant :

Le 17 août 1847, je fus appelé en consultation auprès d'un homme âgé de quarante-quatre ans, qui était malade depuis plus de six semaines. Toujours bien portant jusque-là, il avait ressenti le 3 juillet, sous l'influence d'un refroidissement, les symptômes de la fièvre inflammatoire dite *coup de froid*. Employé à la Guerre, il continua tous les jours d'aller de la barrière Blanche, où il demeurait, au ministère, rue Saint-Dominique ; chaque soir en rentrant de son bureau, il se plaignait de fatigue, puis d'un sentiment d'oppression qui de jour en jour augmentait davantage et qu'il comparait à l'effet d'un hausse-col comprimant péniblement le haut de la poitrine. Le 26 juillet, il fut obligé de s'arrêter. La dyspnée, la sensation d'étreinte du thorax, la faiblesse générale augmentant, il prit le lit et fit venir son médecin. Il toussait alors un peu. On trouva de la fièvre, et, me dit-on, des crachats rouillés, sans matité dans la poitrine. Une saignée fut pratiquée ; mais comme elle avait été suivie de syncope, on n'osa pas y revenir, et l'on commença un traitement destiné à produire une révulsion du côté de la peau de la poitrine et du côté du tube digestif, en même temps qu'on donna des potions opiacées pour combattre la toux. Ce ne fut qu'après huit à dix jours de maladie qu'on commença à reconnaître de la matité à gauche, *dans toute l'étendue de ce côté*, en avant et en arrière. On insista alors sur les vésicatoires, on y joignit les diurétiques, etc. Les symptômes s'aggravaient, la faiblesse et la fièvre étaient menaçantes ; il y avait du délire la nuit, des sueurs profuses qui débilitaient le malade ; l'oppression restait médiocrement prononcée ; mais les choses allant ainsi de mal en pis, on me fit l'honneur de me mander.

Je constatai les phénomènes suivants : Le pouls à 100, mou et très dépressible ; des sueurs continuelles, mais passives, quoique chaudes ; la peau assez chaude ; la figure colorée, l'œil vague, le cerveau vide, suivant l'expression vulgaire ; pas de toux et la respiration à 25 par minute. Le malade est couché à plat : à mon arrivée il se met sur son séant, et ne se plaint que d'avoir de la fièvre et des sueurs qui le *minent*. Il ne demande qu'une chose, qu'on lui coupe cette fièvre, et ne parle ni d'oppression, ni de toux, ni de point de côté. Il a des urines et des selles involontaires. Son aspect rappelle, par l'expression du visage, celui d'un individu atteint de fièvre typhoïde, avec cette différence que la membrane muqueuse de la bouche est dans l'état normal.

En examinant la poitrine, je trouvai une matité absolue, à gauche, du haut en bas, en avant et en arrière jusque dans les fosses sous-claviculaire et sous-épineuse ; dans tous les points l'auscultation me révélait une absence complète de tout bruit respiratoire ou vocal, soit normal, soit morbide. De ce côté, les parois thoraciques ne vibraient pas sous la main quand on faisait parler le malade. A droite, la sonorité était normale, la respiration supplémentaire. Les espaces intercostaux n'étaient point élargis et le thorax ne semblait pas amplifié du côté affecté. L'épanchement s'étendait latéralement jusqu'à la ligne médiane du sternum ; le cœur battait exactement à ce niveau, et on ne le sentait plus à la place qu'il occupe habituellement.

Je fus d'avis, vu l'abondance de l'épanchement et malgré le peu de dyspnée, que toute tentative ayant pour but de favoriser l'absorption serait inutile, nuisible même, en ce qu'elle ferait ajourner la ponction, qui me paraissait le seul moyen efficace à employer.

Pour permettre cependant d'*attendre le lendemain* (il était alors trois heures de l'après-midi), je prescrivis deux tasses de lait et de bouillon (on avait ordonné une diète absolue), puis une potion légèrement stimulante et additionnée de 30 centigrammes de sulfate de quinine.

Mais le lendemain, à huit heures du matin, le malade mourait, après quelques heures d'agonie indéfinissable, de syncopes répétées, de délire, sans dyspnée considérable. Après la mort, la percussion de la poitrine nous donna les mêmes résultats que la veille.

Ces exemples malheureux, que l'on pourrait multiplier, parlent assez haut, pour que personne aujourd'hui, je pense, ne conteste qu'un épanchement pleurétique simple puisse, par son excès, entraîner la mort. Nous verrons plus tard comment celle-ci arrive.

Ces épanchements excessifs peuvent être liés à l'existence de la pleurésie aiguë la plus franche, et je ne crois pas que le clinicien ait jusqu'ici pu reconnaître les signes à l'aide desquels il lui sera permis d'affirmer qu'une pleurésie sera ou ne sera pas accompagnée d'un épanchement abondant; cependant il est certain, ainsi que l'a fort bien dit M. Pidoux[1], que *ces épanchements excessifs surviennent principalement dans une forme particulière de la pleurésie très différente de la pleurésie ordinaire.*

Nous sommes dans l'habitude de distinguer deux périodes dans la pleurésie. La première période, *inflammatoire* par excellence, caractérisée anatomiquement par les altérations dont vos auteurs vous ont donné la description, période dans laquelle les phénomènes ordinaires de la fièvre inflammatoire, le point de côté violent, la toux sèche pleurétique, sont très prononcés. Cette période est très courte; on a même contesté, Laennec entre autres, qu'elle fût réellement distincte de la seconde. Celle-ci est la *période d'épanchement;* l'élément inflammatoire y paraît relativement plus faible, mais elle dure pendant un temps difficile à li-

1. Pidoux, *Mémoire sur le pronostic de la pleurésie latente, etc.*, 1850.

miter, et à sa suite les produits épanchés, subissant des transformations, s'organisent en fausses membranes.

Contrairement à ce qui arrive le plus habituellement, l'élément inflammatoire peut être très peu notable, si l'on en juge du moins par le peu d'intensité des symptômes locaux et des symptômes généraux, tandis que la sécrétion séreuse prend des proportions considérables.

Cela, du reste, n'a rien de spécial à la plèvre, car nous l'observons aussi pour les autres membranes séreuses. Voyez, en effet, ce qui se passe pour les membranes synoviales. Dans certaines formes de l'inflammation des articulations, la phlegmasie, caractérisée par l'intensité de la douleur locale et de la réaction générale, prend une grande vivacité, sans que d'ailleurs l'épanchement synovial devienne considérable; dans d'autres cas, l'épanchement, bien que proportionnel par son abondance à la véhémence de l'inflammation, cède avec la même rapidité que la phlegmasie elle-même; enfin il est des cas, malheureusement assez communs, dans lesquels le mouvement inflammatoire a été presque nul, tandis que l'exhalation du liquide synovial devient énorme et reste telle des mois entiers, résistant aux remèdes les plus énergiques et les mieux appliqués.

De même pour la péritonite, dans laquelle l'épanchement ascitique n'est jamais plus considérable que dans le cas où la phlegmasie de la membrane séreuse semble avoir été le moins violente. Vous en avez récemment observé un exemple chez une jeune femme de notre salle Saint-Bernard, qui était affectée d'hydropéritonite depuis plusieurs mois.

L'hydrothorax aigu, cette forme particulière de la pleurésie dont je vous parle, est évidemment lié le plus souvent à un état spécial, à une sorte de *diathèse séreuse* qui, pouvant se manifester seulement par l'épanchement pleural, peut aussi se traduire simultanément par d'autres épanchements dans différentes cavités.

Quelques-uns d'entre vous ont, sans doute, présent à l'esprit le fait de ce malade qui nous fut envoyé par M. Rostan et qui succomba dans notre service à une double pleurésie compliquée de péritonite.

Cet homme était entré dans les salles de mon honorable collègue pour un épanchement pleurétique considérable qui nécessita la paracentèse. A la demande de M. Rostan, ce fut moi qui la pratiquai; nous retirâmes un liquide séreux parfaitement transparent. L'épanchement s'étant reproduit, une seconde opération fut faite; cette fois encore nous obtînmes de la sérosité pure. L'épanchement se reproduisit de nouveau; le malade passa dans mon service. Il avait alors une pleurésie double, et de plus une péritonite subaiguë ayant également donné lieu à un épanchement ascitique considérable.

Il y avait donc évidemment, chez cet individu, une singulière disposition aux phlegmasies des membranes séreuses.

A l'autopsie, nous trouvions la surface du péritoine couverte de petites granulations qui donnaient à cette membrane l'aspect de la chair d'oiseau, et n'avaient aucun des caractères des productions tuberculeuses, dont nous ne trouvions d'ailleurs aucune trace dans les autres organes.

Un mot maintenant sur la marche de ces *pleurésies latentes.*

A la suite d'un coup de froid, ou même sans cause déterminante appréciable, un individu est pris de frisson, de malaise, d'inappétence, de courbature; il ressent un point de côté peu considérable; ce point de côté peut même manquer tout à fait; il a pendant quelques jours une petite toux sèche. Ces premiers symptômes durent assez peu de temps, et sont assez vite oubliés pour que le malade ne vous en parle pas, ou ne vous en parle qu'autant que vous rappellerez ses souvenirs sur ce sujet. Cependant le mal a suivi sa marche lente, et alors, ou bien il éprouve de la gêne de la respiration, de l'essoufflement au moindre mouvement; la dyspnée est telle, que le décubitus horizontal est impossible, surtout le décubitus sur le côté sain; il y a de l'orthopnée; ou bien cette gêne de la respiration est si insignifiante, que vous trouvez votre malade couché à plat sur le dos, et que souvent la dyspnée est bien plus appréciable pour le médecin que pour le patient lui-même. Si alors vous examinez la poitrine avec le plessimètre et le stéthoscope, vous constatez l'existence d'épanchements quelquefois énormes qui ont refoulé les organes, le cœur, la rate, le foie, qui ont déformé le thorax en dilatant outre mesure le côté affecté, et ces épanchements considérables vont entraîner des dangers plus sérieux.

La mort subite peut en être la conséquence. Il n'est pas rare, en effet, je vous le répète, que des individus atteints d'épanchements excessifs de la plèvre succombent tout à coup, sans avoir paru éprouver une oppression notable, sans qu'il y ait jamais eu chez eux des menaces de suffocation. Ils meurent enlevés par une *syncope.* A l'appui de cette proposition, j'invoque, messieurs, l'expérience de mes confrères qui ont cité des exemples de mort subite survenue dans ces conditions; je pourrais vous en rapporter aussi plusieurs faits tirés de ma propre pratique. Ces syncopes mortelles peuvent s'expliquer par le déplacement considérable qu'a fait subir à l'organe central de la circulation la masse de liquide épanché. Le cœur, je vous l'ai dit, se trouve violemment repoussé hors de la place qu'il occupe habituellement; les gros vaisseaux, l'aorte, éprouvent une torsion qui entrave singulièrement le cours du sang, et, sous l'influence d'une cause occasionnelle, comme un mouvement plus ou moins brusque du corps, la circulation va être complètement arrêtée. Peut-être aussi la mort arrive-t-elle par suite de la gêne apportée à la circulation, qui favorise la formation de caillots dans le cœur et dans les gros vaisseaux.

Cette opinion que j'avais émise depuis longtemps a trouvé sa vérification dans un fait signalé par M. Blachez. Ainsi ce médecin a rapporté [1] l'intéressante observation d'un malade qui succomba brusquement dans une syncope, et à l'autopsie duquel on trouva un caillot qui occupait le tronc de l'artère pulmonaire dans toute son étendue, puis se bifurquait pour se prolonger jusqu'aux divisions de troisième et quatrième ordre de la branche gauche de l'artère pulmonaire. On remarqua que l'épanchement pleurétique siégeait à gauche. Dans ce cas, la pleurésie était chronique ; il y avait environ un litre et demi de liquide épanché, le cœur n'était pas déplacé, et la mort subite a été probablement le résultat de la coagulation du sang dans l'artère pulmonaire.

Bien que, dans un grand nombre de cas, les malades n'accusent pas d'oppression, bien que la dyspnée soit peu apparente pour le médecin, il se peut aussi que les épanchements excessifs amènent la mort par *asphyxie;* asphyxie lente, conséquence de la gêne considérable apportée dans les fonctions respiratoires, l'hématose ne se faisant pas dans le poumon du côté affecté, et ne se faisant qu'imparfaitement dans l'autre dont le jeu est nécessairement troublé par la présence du liquide qui remplit une des cavités pleurales, refoule le médiastin et diminue ainsi la capacité de l'autre cavité.

Le moyen de prévenir cette terminaison fatale, le seul vraiment héroïque, est d'évacuer par une ponction de la poitrine le liquide épanché. Cette opération est complètement exempte de dangers; j'aurai cependant à discuter les objections qu'on lui a faites, et j'espère vous démontrer que les inconvénients qu'on lui a attribués sont purement imaginaires.

Indépendamment du premier fait qui a été l'occasion de ces conférences, vous avez été témoins, messieurs, de plusieurs autres dans lesquels la paracentèse de la poitrine, pratiquée dans des circonstances analogues, avait eu d'aussi heureux résultats. Ces faits se sont multipliés à l'infini, car de tous les côtés les médecins se sont empressés de les publier ; pour ma part, je pourrais vous en citer un grand nombre : les uns qui me sont personnels, les autres que je dois à l'obligeance de mes confrères, qui ont bien voulu m'envoyer leurs observations. Je me bornerai à vous raconter encore les quatre suivants.

Le premier est tiré de ma propre pratique, et date déjà de loin ; le second a été recueilli dans le service de mon ami M. le docteur Horteloup, mon collègue dans cet hôpital ; le troisième m'a été communiqué par mon élève M. le docteur Bonfils ; quant au quatrième fait, vous avez pu l'observer récemment dans mon service, et je vous le signalerai spécialement, parce qu'il présente d'importantes particularités au point de vue de la température.

Le samedi 22 juin 1844, M. Patin vint me chercher le matin, avant six heures, pour me conduire auprès d'une de ses clientes, Mme Schlagues-

1. P. Blachez, mort subite dans la pleurésie chronique. *Union médicale,* février 1862, p. 213.

tard, demeurant à la Chapelle Saint-Denis, rue Marcadet, n° 8. Il avait
été mandé pendant la nuit auprès de cette malade, qui, au quatorzième
jour d'une pleurésie, était arrivée à un degré de suffocation tel, que sa
vie semblait immédiatement menacée. Le dimanche 9 juin, elle avait
éprouvé un peu de douleur dans le côté gauche de la poitrine et du malaise. Elle consulta légèrement un médecin, qui, attribuant à un état de
chlorose l'essoufflement, la pâleur, le point de côté, prescrivit une nourriture généreuse, du bon vin, de l'exercice à pied. La pauvre patiente
n'exécuta que trop ponctuellement cette fatale prescription; elle lutta avec
énergie contre la fièvre qui l'accablait; enfin, vaincue par le mal, elle se
mit au lit le huitième jour de la pleurésie, et appela M. Patin. Le côté
gauche de la poitrine était complètement mat de haut en bas, et les espaces intercostaux étaient dilatés; le cœur était rejeté à droite.

Une médication énergique n'amena qu'un soulagement momentané. Le
vendredi 21, il y eut un peu d'amendement après une apparition de règles; elles se supprimèrent le soir. Dans la nuit, l'oppression fit de rapides progrès, et la malheureuse femme sembla si près de sa fin, que
l'on courut éveiller M. Patin. Il trouva la malade assise dans son lit, soutenue par des oreillers; la face était pâle, anxieuse, les yeux largement
ouverts, les narines agitées de mouvements violents; la respiration était
extrêmement difficile. Le côté gauche de la poitrine présentait une dilatation et une matité complète; on y entendait du souffle et de l'égophonie;
la toux était modérée. Le cœur battait sous les cartilages du côté droit du
sternum; le pouls était très fréquent et misérable. L'épanchement était
excessif, *la mort était imminente*. C'est alors que je fus mandé par mon
confrère, et quand j'arrivai, notre parti fut bientôt pris; la paracentèse
fut immédiatement pratiquée. Nous retirâmes ainsi, sans beaucoup de
difficultés et dans l'espace de quelques minutes, 2 litres (4 livres) de liquide mesurés exactement. Il est facile de comprendre le soulagement
extraordinaire que dut apporter l'évacuation de 16 palettes de sérosité. La
pauvre malade était revenue à la vie. Son cœur avait repris sa place, et
son pouls était plein, régulier, quoique assez fréquent encore; son oppression avait cessé. Couchée presque à plat, elle respirait avec calme et
éprouvait un peu le besoin de dormir. La matité existait encore dans
toute l'étendue de la cavité gauche du thorax, qui semblait moins volumineuse que celle du côté opposé. La bronchophonie et le souffle étaient
restés les mêmes. Nous prescrivîmes la digitale, et nous recommandâmes
de donner à boire le moins possible. La journée se passa dans un calme
parfait; la nuit, il y eut sept heures de sommeil. Les jours suivants, on
donna quelques purgatifs et l'on continua la digitale.

Le mardi 25, je revis cette dame; la région claviculaire, toute la fosse
sus-épineuse donnaient un son clair, et, dans ces points, on entendait le
murmure vésiculaire; au niveau de la crête de l'omoplate, il y avait de

l'égophonie, de la bronchophonie, qui s'entendaient jusqu'en bas de la poitrine. Il y avait un peu de fièvre, un peu de toux sèche, mais pas d'oppression, et de l'appétit. Nous permîmes des aliments légers, en continuant la digitale.

Huit jours après, le bruit respiratoire s'entendait, en arrière, jusqu'au milieu de la fosse sus-épineuse; au-dessous, le son était clair; vers l'angle de l'omoplate, il y avait une égophonie éclatante; plus bas, du souffle et de la bronchophonie; d'ailleurs, pas de râles, la toux était sèche. Cependant le mouvement fébrile persistait, bien que l'appétit fût très vif. Nous fîmes appliquer un vésicatoire dans le dos, nous suspendîmes toute autre médication, et nous insistâmes sur l'alimentatton. Seize jours après l'opération, les forces étaient revenues à ce point que la malade put aller à pied chez une de ses parentes qui demeurait à Clignancourt, à une distance de plus de deux kilomètres, y rester toute la journée et, le soir, revenir de même à pied sans trop de fatigue. Je la revis, trois jours après cette imprudence; elle se trouvait très bien portante, n'avait ni toux, ni oppression, et son appétit était excellent. La partie postérieure du côté qui avait été le siège de l'épanchement donnait un son mat et bas, mais le bruit respiratoire s'entendait partout.

Voici le second fait : Un homme de trente-six ans entrait, le 5 juin 1854, à l'Hôtel-Dieu, dans le service de M. Horteloup. Il était, disait-il, malade depuis trois semaines; cependant il ajoutait que, depuis six mois, il toussait. En interrogeant ses antécédents héréditaires ou personnels, rien n'indiquait la diathèse tuberculeuse. Sans cause appréciable pour lui, il avait donc été pris, trois semaines avant son entrée à l'Hôtel-Dieu, d'essoufflement, de palpitations, de douleurs vagues dans la poitrine, sans point de côté fixe; il était resté sans fièvre et avait continué de travailler. La gêne de la respiration augmentant, il se fit admettre à l'hôpital.

On le trouvait dans un état d'anxiété extrême, suffoquant, parlant péniblement, d'une voix brève et saccadée; son visage était pâle, cyanosé, ses extrémités étaient refroidies. A la première inspection, le thorax paraissait évidemment dilaté du côté droit. La matité était absolue de haut en bas, en avant comme en arrière, un peu moins cependant sous la clavicule et le long de la gouttière vertébrale en haut. Là aussi seulement on entendait un peu de souffle lointain; partout ailleurs il y avait absence de bruit respiratoire. Le pouls était fréquent, petit. Un large vésicatoire fut appliqué sur le côté, et l'on prescrivit une bouteille d'eau de Sedlitz.

Le 10 janvier, l'état des choses n'avait pas changé, bien que le malade, retenez bien, messieurs, cette particularité sur laquelle j'ai appelé votre attention et sur laquelle j'aurai à revenir, bien que le malade se trouvât mieux. La teinte cyanique était même plus prononcée, surtout aux lèvres. L'asphyxie semblait imminente. Ce fut alors que mon honorable ami M. Horteloup me pria de le voir. Je jugeai la paracentèse urgente, elle fut pratiquée séance tenante par M. Dal Piaz, interne de service, et donna issue à 22 palettes, environ 2500 grammes (5 livres) de sérosité citrine un peu louche.

Le soulagement fut immédiat. Les phénomènes plessimétriques et sté-thoscopiques furent modifiés; la matité diminua : on entendait du souffle et des râles muqueux. On prescrivit la tisane de digitale. Lorsque, huit jours après, je revis le malade, il était tellement changé, que je ne le re-connus pas d'abord. Il était dans le décubitus dorsal; il avait repris une bonne mine et de l'embonpoint.

Le 2 février suivant, il demandait sa sortie; l'état général était en effet très satisfaisant, et s'il restait de la dureté du côté droit de la poitrine, le murmure vésiculaire s'y entendait néanmoins de haut en bas.

Madame L...., âgée de cinquante-quatre ans, fut prise, le 10 ou le 11 juillet 1861, d'un violent point de côté; sa respiration était anxieuse, haletante, gênée jusqu'à l'orthopnée.

Le 13 juillet, M. Bonfils constatait l'existence d'un épanchement no-table de la plèvre gauche. L'intensité de la fièvre et des troubles généraux annonçait la gravité de la situation. Les vésicatoires, les purgatifs, les diurétiques, les teintures de scille et de digitale, donnés à haute dose, n'enrayèrent en rien les progrès de l'épanchement, qui augmenta avec une rapidité foudroyante.

Le 18, cet épanchement remplissait la cavité pleurale, remontant jus-qu'au niveau de la crête de l'omoplate, et déplaçant le cœur, dont la pointe battait à droite de la ligne médiane du sternum. La matité était absolue dans toute l'étendue de ce côté gauche de la poitrine, où l'oreille n'entendait aucun bruit respiratoire. La tendance à la lipothymie s'étant manifestée, la syncope étant menaçante, la ponction de la poitrine fut pratiquée en ma présence, et 1750 grammes de sérosité s'écoulèrent par la canule du trocart.

Immédiatement après l'évacuation du liquide, la respiration s'entendait dans tout le côté affecté, et la percussion donnait de la résonnance là où auparavant il y avait une matité absolue. Le cœur avait repris sa place, et les accidents graves, si menaçants avant notre intervention, avaient dis-paru. Le lendemain, l'état général de la malade était satisfaisant, la res-piration s'exécutait avec une entière liberté. Je dois ajouter cependant qu'il s'était produit un peu de liquide; mais des badigeonnages à la tein-ture d'iode en amenèrent promptement la résorption, et le neuvième jour après l'opération, la guérison était complète.

Voici maintenant l'observation à laquelle je faisais allusion tout à l'heure et qui n'est pas seulement intéressante parce que, — comme dans un grand nombre d'autres cas, — on a pu observer cliniquement que la convalescence a été le résultat immédiat de la paracentèse de la poitrine,

mais surtout parce que l'examen de la température avant et après l'opération est venu matériellement, et d'une façon pour ainsi dire mathématique, démontrer cette convalescence. En effet, le retour définitif de la
température à l'état normal, coïncidant avec l'évacuation de l'épanchement, a prouvé tout à la fois et la guérison du malade et le bon effet de
la ponction de la poitrine.

Le 11 juin 1864, entrait à la salle Sainte-Agnès un jeune homme de
vingt-trois ans, de constitution très délicate, maigre, pâle, mais qui ne
toussait pas cependant, et ne présentait aucun signe rationnel ou physique de tuberculisation. Quinze jours avant son entrée à l'hôpital, il avait
éprouvé un point de côté à droite, peu intense et accompagné d'une fièvre
peu marquée; il ne s'était pas alité et avait pu venir à pied à l'hôpital.
Nous constatons, en arrière et à droite, jusqu'à la hauteur de l'épine de
l'omoplate, une matité absolue sans souffle ni égophonie, de la matité
en avant; il n'y a qu'un espace peu étendu de la largeur d'une pièce de
cinq francs où l'on perçoive la sonorité skodique en haut et près du sternum ; l'état de ce malade reste stationnaire pendant douze jours ; l'épanchement augmente plutôt qu'il ne diminue. Comme cet épanchement siège
à droite, comme le malade, de faible constitution, est sujet tous les soirs
à un mouvement fébrile, je crains la tuberculisation pulmonaire, et je
me décide à faire pratiquer la paracentèse de la poitrine. L'opération
est faite par M. Peter, alors mon chef de clinique, le matin du vingt-
sixième jour de la maladie (la température marquant 38°, 7). On retire de
la poitrine 750 grammes de sérosité qui, pressée le lendemain dans un
linge, donne 3^{gr},50 de fibrine humide. Pendant les jours suivants on perçoit le murmure respiratoire dans toute la poitrine, mêlé de quelques
râles sous-crépitants à droite et en arrière, bruit de cuir neuf en avant et
en haut. Enfin le 8 juillet, le malade sort complètement guéri.

Or, voici ce que nous apprit l'examen thermométrique. Je vous ai dit
qu'au moment où l'on allait faire la ponction, la température était de
38°, 7; la veille au soir elle avait été de 38°, 6, et depuis huit jours elle
s'était tenue tous les soirs aux environs de ces chiffres, baissant tous
les matins de 4 à 6 dixièmes de degré seulement. Eh bien ! le soir
même de l'opération, la température, au lieu de s'élever, comme cela
avait eu lieu jusque-là, tomba à 38 degrés ; le lendemain matin, elle descendait encore et n'était plus qu'à *trente-sept degrés deux dixièmes*,
c'est-à-dire qu'elle était revenue à la normale. Le soir elle baissait encore de quatre dixièmes et arrivait à 36°, 8 ; chiffre auquel elle restait le
lendemain matin (quarante-huit heures après l'opération). A partir de ce
moment jusqu'au jour où le malade quitta l'hôpital, la température resta
celle de l'état physiologique et oscilla entre 37°, 6 et 36°, 6. Comme l'état
de la température est le meilleur criterium de l'état de fièvre, et comme
ici l'abaissement brusque et permanent de cette température a coïncidé

avec la thoracocentèse, on peut dire que le malade est entré en convalescence immédiatement après cette opération et que la guérison a été obtenue dès que le liquide a été évacué[1].

A ce propos, permettez-moi d'ajouter que, dans la pleurésie et en
général dans les maladies inflammatoires des membranes séreuses, l'*investigation thermométrique* ne donne pas une courbe aussi nettement
caractéristique que dans certaines maladies à type régulier, comme les
fièvres par exemple. Cependant, pour la pleurésie comme pour la péritonite, l'emploi du thermomètre a cela d'avantageux qu'il permet de
différencier immédiatement ces maladies de certaines affections très
douloureuses qui les simulent. Ainsi, dès que, chez un malade qui
souffre d'un point de côté intense ou de violentes douleurs dans le
ventre, la température reste normale, on peut affirmer qu'il n'a qu'une
pleurodynie et non pas une pleurésie dans le premier cas, qu'il n'a que
des coliques et non pas une péritonite dans le second cas. Au contraire,
on devra redouter, et l'on pourra même annoncer la pleurésie ou la péritonite, si le thermomètre monte dès les premières heures du mal à 38°,
38°,5 et au-dessus.

Je reviens maintenant à la paracentèse de la poitrine.

Cette nécessité de la paracentèse dans les cas où l'épanchement pleurétique excessif est susceptible d'amener la mort subite est aujourd'hui
admise par tous les vrais praticiens; mais son utilité, sa nécessité est
encore incontestable lorsqu'il s'agit de parer aux *accidents qui*, ainsi que
je vous l'ai dit au commencement de cette conférence, *peuvent être la
conséquence de la persistance d'un épanchement*. Elle est souvent alors
le seul moyen d'empêcher la terminaison fatale, ou tout au moins de
prolonger la vie du malade.

L'expérience démontre que, même dans la pleurésie la plus simple,
la résolution complète de l'épanchement, quelque peu abondant qu'il
soit, se fait trop longtemps attendre. Nous savons tous quelle différence
présentent en cela la pneumonie et la pleurésie; qu'autant est rapide
l'allure ordinaire de l'une, autant est lente celle de l'autre, sinon dans sa
période aiguë, du moins dans sa période de décroissance. Tous les praticiens ont été frappés de ce fait, et il n'est pas rare de voir les malades,
alors même qu'ils ont été le plus énergiquement, le plus rationnelle-
ment traités, garder un, deux mois et plus encore, après la cessation des
accidents aigus, de l'obscurité du son, du souffle pleurétique, qui témoignent de la présence, non seulement des fausses membranes, mais encore
d'une certaine quantité de liquide épanché. Or, supposez, messieurs,
qu'au lieu d'avoir affaire à un épanchement peu abondant, il existe un

---

1. Voy. A. Duclos, *Quelques recherches sur l'état de la température dans les maladies* (1864); thèse où se trouvent cette observation et la courbe thermométrique qu
s'y rapporte.

774 PLEURÉSIE.

épanchement considérable, vous comprendrez que la résolution sera nécessairement plus lente dans ce cas que dans l'autre. Supposez, par exemple, que la plèvre contienne deux à trois litres de sérosité, vous ne serez pas surpris si trois, quatre, cinq, six mois et davantage se passent avant que l'épanchement ait complètement disparu ; cette lenteur plus grande de la résorption tient peut-être autant à la pression exercée par le liquide en excès sur la membrane séreuse chargée de le résorber qu'à la quantité même de ce liquide. Or, ce liquide épanché ne reste pas impunément dans la cavité qui le renferme, il détermine une réaction fébrile ; aussi, plus l'épanchement persistera, plus l'individu restera fébricitant : les fonctions nutritives en seront troublées ; car, ainsi que l'ont parfaitement démontré les belles expériences de M. Cl. Bernard[1], il suffit de donner la fièvre à un animal pour qu'aussitôt les fonctions digestives s'exécutent mal, pour que les sucs gastriques, perdant leurs qualités physiologiques, ne soient plus aptes aux opérations de la chimie vivante dont ils sont chargés dans le travail de la chimyfication. Cette fièvre continue, liée à la présence d'un épanchement dans la plèvre, épuisera l'individu et le fera tomber dans un état analogue à la fièvre hectique.

Cette fièvre hectique arrive nécessairement lorsqu'il existe une *pleurésie suppurée*, un *empyème de pus*, comme on l'a appelée.

S'il y a des cas où des épanchements pleurétiques même très abondants persistent longtemps sans que la sérosité se transforme en pus, il en est d'autres, et cela s'observe principalement chez les enfants, où cette transformation a lieu plus ou moins rapidement, la pleurésie restant simple en ce sens qu'elle n'est l'expression d'aucune diathèse·

Vous savez, en effet, messieurs, qu'au début d'une phlegmasie qui occupe une membrane séreuse, le microscope découvre à peine quelques éléments du pus, mais que si la maladie dure plus longtemps, le microscope fait voir des granules purulents devenant de plus en plus nombreux à mesure que l'inflammation augmente. Ainsi la membrane séreuse pleurale, lorsqu'elle a été longtemps enflammée, finit par sécréter du pus, comme le font d'ailleurs les membranes cutanée ou muqueuse. Si, au début d'un catharre bronchique, il n'y a pas de pus dans les crachats, après un peu de temps la matière de l'expectoration devient mucoso-puriforme.

Il importe donc de ne pas laisser trop longtemps persister une phlegmasie de la plèvre, sous peine de voir les épanchements primitivement séreux devenir purulents ; ce motif doit nous déterminer à faire la ponction dans les cas où les épanchements sont considérables, puisque, ainsi que je viens de le dire, la résolution se fera longtemps attendre.

Indépendamment de ces pleurésies aigües devenant purulentes par le

1. Claude Bernard, *Liquides de l'organisme*, t. II, p. 372.

fait de la persistance de la fluxion inflammatoire, il en est d'autres qui, de leur nature, sont d'emblée suppuratives. Ces *pleurésies suppuratives* doivent nous arrêter un instant.

En vertu d'une disposition spéciale de l'économie, disposition souvent imposée par l'état puerpéral, imposée aussi par les fièvres éruptives, par la variole, mais principalement par la scarlatine, les phlegmasies des membranes séreuses, de celles qui tapissent les grandes cavités splanchniques, comme des membranes synoviales, ont une tendance extraordinaire à passer à la suppuration.

Ainsi, chez des femmes récemment accouchées, une affection articulaire qui, dans toute autre condition de l'organisme, n'aurait été qu'une arthrite franchement inflammatoire, devient immédiatement une arthrite suppurée; une pleurésie qui, dans les circonstances ordinaires, n'eût été qu'une pleurésie simple, devient une pleurésie suppurative. Ceux d'entre vous qui ont lu la thèse de M. A. Charrier[1] savent combien ces pleurésies suppurées furent communes en 1854.

Nous recevions, il y a peu de temps, dans nos salles, une femme qui sortait de cet hôpital de la Maternité, où elle était accouchée onze jours auparavant.

Le jour même de sa rentrée au logis, elle prend des douleurs de côté avec frisson de fièvre intense. Elle arrive à l'Hôtel-Dieu le cinquième jour, et nous constatons la présence d'une pleurésie occupant le côté gauche de la poitrine. La ponction devient bientôt urgente; elle est pratiquée le neuvième jour du début des accidents, et déjà nous retirons un liquide louche ressemblant à du bouillon épais et trouble. Très certainement si l'on eût examiné ce liquide au microscope, on y eût trouvé les éléments du pus. Quelques jours se passent, l'épanchement se reproduit; deux semaines environ après, le point où la ponction a été faite se rouvre, en donnant issue à une grande quantité de pus fétide.

Cette femme succombe; à l'autopsie, nous trouvons, en ouvrant, le thorax, la cavité pleurale communiquant avec la plaie du trocart, remplie de gaz et de pus fétide; à la partie antérieure du poumon, nous trouvons une pleurésie circonscrite entre les deux lobes, formant une sorte de kyste contenant à peu près 200 grammes de pus.

Évidemment on ne pouvait mettre ici en cause la ponction du thorax comme ayant appelé la suppuration, puisque cette suppuration s'était faite aussi bien dans la pleurésie enkystée entre les deux lobes du poumon que dans celle qui occupait la grande cavité pleurale que la paracentèse avait d'abord vidée.

La pleurésie purulente s'était produite sous l'influence d'une dia—

1. Charrier, *Sur l'épidémie de fièvre puerpérale observée en 1854 à la Maternité de Paris.*

thèse spéciale, et cette tendance à la suppuration chez les femmes en état puerpéral est d'ailleurs un fait parfaitement connu de tous les médecins.

Il en est de même, je vous le rappelais tout à l'heure, dans les maladies éruptives. Vous savez, et je vous l'ai répété en vous parlant de la variole, avec quelle facilité, dans cette pyrexie, les plus légères inflammations aboutissent à la suppuration ; il est bien fréquent, à la suite des varioles confluentes, de voir des abcès multiples se former dans tous les points du corps, se multiplier, se reformer pendant six semaines, pendant deux, trois mois, davantage encore, et il est malheureusement trop fréquent aussi que des individus qui ont échappé aux coups terribles de la maladie succombent à ses suites, épuisés par la colliquation qu'entraînent ces suppurations intarissables.

Mais c'est surtout consécutivement à la scarlatine que se manifeste la tendance aux suppurations des membranes séreuses et synoviales, suppurations qui, bien qu'elles ne soient pas fatalement obligées, ne s'en produisent pas moins très fréquemment. Ainsi l'arthrite scarlatineuse, habituellement d'une bénignité notable, d'une durée beaucoup plus courte que le rhumatisme articulaire ordinaire, prend, en quelques cas, une véhémence considérable entraînant la mort des individus, et lorsqu'à l'autopsie on ouvre les articulations malades, elles sont remplies de pus. Dans ces cas aussi, on trouve des péricardites suppurées. Cette tendance aux suppurations se traduit enfin par des épanchements purulents dans les plèvres.

J'ai appelé votre attention sur ce point important dans nos conférences sur la scarlatine. Aux observations que je vous ai alors rapportées, je joindrai la suivante.

Le 9 septembre 1849, on apporta, dans le service que je dirigeais à l'hôpital des Enfants, un jeune garçon de six ans qui, depuis la fin du mois d'août, était dans un état très alarmant. Le 20 de ce même mois il avait été pris d'une scarlatine qui paraissait avoir été très sérieuse. Nous fûmes tout d'abord frappés de l'anasarque générale que présentait le malade ; nous constations en outre un épanchement considérable dans le côté gauche de la poitrine. Un large vésicatoire fut immédiatement appliqué, et je prescrivis une infusion de digitale en tisane. Huit jours après, la situation était considérablement empirée ; le pauvre enfant, assis sur son lit, soutenu par des oreillers, avait une respiration haletante, répondait à peine par monosyllabes aux questions qu'on lui adressait. La face était livide, cyanosée et les extrémités refroidies. Les battements du cœur étaient rapides et petits ; les pulsations artérielles ne se sentaient plus aux artères radiales ; tout semblait indiquer une mort prochaine.

La matité était absolue dans tout le côté gauche de la poitrine, dont la dilatation était évidente ; mais la voussure du thorax et l'effacement des espaces intercostaux étaient masqués par l'infiltration œdémateuse du tissu cellulaire sous-cutané. En avant, là seulement où nous pouvions ausculter, on n'entendait aucun bruit respiratoire. Le cœur était complètement dévié de sa position normale, sa pointe battait au bord droit du sternum; la langue, blanche sur les bords, était un peu sèche et râpeuse sur son milieu; il y avait des gardes-robes diarrhéiques.

La ponction du thorax était urgente; je la fis tout de suite, et je retirai un litre de pus. L'enfant, immédiatement soulagé, put s'endormir couché sur le dos. Dans le courant de la journée, il était notablement mieux. Aussitôt après l'opération, le cœur était revenu se placer à gauche, et nous entendîmes du souffle au sommet de la poitrine.

Dans les deux jours qui suivirent, l'amélioration était considérable. La bouffissure générale avait diminué, surtout au visage, dont la lividité avait fait place à une coloration rose très marquée. Cependant la plèvre contenait encore une assez forte proportion de liquide, et le cœur, bien que tendant à reprendre sa position normale, battait encore au niveau de la ligne médiane.

L'œdème général diminua sensiblement les jours suivants, mais les phénomènes thoraciques changèrent peu. Bien que l'appétit revînt, la faiblesse générale allait en augmentant; depuis notre visite du 10 septembre jusqu'à celle du 20, il y avait eu quatre selles diarrhéiques chaque vingt-quatre heures, cette diarrhée persista jusqu'à la mort, qui arriva le 24.

A l'autopsie, nous trouvâmes la cavité pleurale remplie d'un liquide purulent et les feuillets pariétal et viscéral de la plèvre tapissés de fausses membranes. Le poumon était ratatiné sur lui-même, et les ganglions bronchiques contenaient des tubercules.

Quelle que soit la cause sous l'influence de laquelle elle s'est produite, qu'elle ait été d'emblée suppurative, qu'elle ne soit devenue purulente qu'après avoir été primitivement simple, la pleurésie suppurée est essentiellement grave, et tue le plus souvent ceux qui en sont affectés, car il faut regarder comme exceptionnels les cas dans lesquels la guérison s'opère par les seuls efforts de la nature. Il arrive en effet quelquefois que le pus épanché dans la poitrine se fasse jour par une perforation à travers les bronches. Nous en avions un exemple chez un malade couché au n° 11 de notre salle Sainte-Agnès, que vous avez vu rendant chaque jour par la bouche des quantités énormes de pus; il lui suffisait, pour en faciliter l'issue, de se pencher hors de son lit, la tête en bas, comme il l'a fait maintes fois devant vous. Cet homme avait un hydropneumothorax considérable, et se portait d'ailleurs bien; il quitta l'hôpital sur sa demande.

Rappelez-vous encore le fait de cet individu que je voyais en consultation avec M. Bordes, fait dont je vous ai parlé en établissant le diagnostic différentiel entre les vomiques péripneumoniques et les vomiques pleurales.

Je m'empresse d'ajouter que ces cas heureux sont, dans leur genre, très exceptionnels, et que le plus souvent l'hydropneumothorax, surtout chez l'adulte, est mortel dans un espace de temps plus ou moins rapproché.

Même dans ces empyèmes de pus, la paracentèse du thorax, et c'est là que je veux en venir, la paracentèse du thorax est appelée à rendre de grands services. Si elle est loin d'offrir, il est vrai, les avantages incontestables qu'elle présente contre les épanchements excessifs liés à une pleurésie simple, du moins retarde-t-elle la terminaison fatale, et, dans un certain nombre de circonstances, elle a procuré la guérison lorsqu'on lui a associé la médication particulière dont j'aurai à vous entretenir. Bien entendu, je fais abstraction des cas dans lesquels il s'agissait de pleurésies purulentes symptomatiques d'une carie osseuse, de pleurésies suppurées tuberculeuses; cependant, ici encore, — je reviendrai plus loin sur ce sujet, — la ponction de la poitrine est de quelque utilité : pour le moment, il n'est question que des pleurésies survenues dans les conditions les moins défavorables, conditions que j'ai tout à l'heure indiquées.

Dans un intéressant travail[1], Aran avait fait connaître les heureux résultats que lui avait donnés ce mode de traitement. Des faits analogues ont été consignés dans différentes monographies; vous en trouverez notamment plusieurs dans la thèse inaugurale de M. Lacaze du Thiers, et assez bon nombre rassemblés par M. Boinet[2].

Le suivant, tiré de ma pratique particulière, mérite de vous être rapporté.

La veuve d'un de nos estimables confrères de Paris, M. Pauly, prend à la suite des fatigues qu'elle avait éprouvées en soignant son mari, qui succomba à la phthisie, une pleurésie avec épanchement excessif du côté droit. Chomel, appelé auprès de la malade, conseille un traitement énergique; cependant le mal faisant des progrès, Chomel me prie de me joindre à lui et de pratiquer la paracentèse, si je le juge nécessaire. L'oppression était considérable, la masse du liquide épanché remplissait tout un des côtés de la poitrine : je fais l'opération, et je retire une grande quantité de sérosité un peu trouble. Deux ou trois jours après, l'épanchement s'est reproduit presque aussi abondant qu'auparavant; j'attends néanmoins quinze jours, mais ces quinze jours sont à peines écoulés que

1. Aran, *De l'utilité de l'association des injections iodées à la thoracocentèse, dans le traitement des épanchements purulents consécutifs à la pleurésie aiguë et chronique, etc.*

2. Boinet, *Du traitement des épanchements pleurétiques purulents par les injections en général et les injections iodées en particulier.* (*Archiv. génér. de médecine,* 1853, t. I, p. 277.)

l'opération est de nouveau urgente. Cette fois le liquide est tout à fait louche, opalin, et contient évidemment du pus. Je me contente de lui donner issue ; il se reforme pour la troisième fois, et pour la troisième aussi la paracentèse devient nécessaire. Nous la pratiquons M. Boinet et moi, mais alors nous y associons des injections iodées dans la cavité pleurale; sous l'influence de ce traitement continué pendant quelque temps par M. Boinet, la guérison est obtenue. Lorsque, plusieurs mois après, je revis la malade, elle avait repris de l'embonpoint, et disait avoir récupéré sa santé habituelle.

Mais c'est principalement chez les enfants que l'on peut compter sur le succès.

Dans une des séances de la Société de médecine des hôpitaux, Legroux et moi présentâmes chacun à nos collègues un enfant de six ans guéri d'une pleurésie suppurée, qui avait été traitée pendant très longtemps au moyen des injections iodées. Je vais vous reproduire textuellement l'observation de mon petit malade.

Le 13 janvier 1853, Edme Bélize, âgé de six ans, fut pris d'une pleurésie, et traité par M. Fleury ; les accidents marchèrent malgré le traitement le plus énergique, et vers la fin du mois, Chomel fut appelé en consultation. Ces deux messieurs constatèrent l'existence d'un épanchement thoracique qui occupait toute la cavité pleurale du côté droit. Il y avait beaucoup de fièvre et d'oppression. Les diurétiques, les contro-stimulants, les révlusifs cutanés furent employés avec un surcroît d'énergie; mais de jour en jour l'épanchement sembla faire des progrès, et vers la fin du mois il survint une anasarque générale, une orthopnée extrême; c'est alors que je fus mandé en consultation.

La paracentèse de la poitrine offrait seule une chance favorable; nous la pratiquâmes immédiatement, et nous retirâmes à peu près deux litres de pus crémeux et inodore. Il y eut grand soulagement; cependant, quinze jours plus tard, l'épanchement occupait de nouveau toute la cavité de la plèvre, et, au milieu de juin, le cœur, le foie étaient déplacés ; les accidents les plus graves s'étaient manifestés ; l'opération, jugée de nouveau nécessaire, fut pratiquée avec le même avantage immédiat. Cette fois le pus avait une odeur d'œufs gâtés.

Au commencement de juillet, l'épanchement s'était reproduit, mais il y avait une résonnance tympanique à droite, jusque sous la clavicule; la succussion donnait lieu au gargouillement hippocratique ; il y avait évidemment un hydropneumothorax. Nous résolûmes d'attendre; mais, le 15 août, les accidents avaient pris une telle intensité, que nous nous décidâmes à faire une troisième ponction, et à laisser une canule à demeure, afin de pouvoir faire des injections iodées.

Nous retirâmes encore deux litres à peu près d'un pus horriblement fétide, mêlé de bulles de gaz. On introduisit dans la plaie une petite canule légèrement conique, de 3 centimètres de longueur, ayant à son extrémité externe une plaque comme un bouton ; elle était fermée par un bouchon métallique qui s'enfonçait comme un clou dans son orifice.

Chaque matin on retirait le bouchon, on laissait écouler le pus, puis on faisait une injection contenant à peu près 30 grammes de teinture d'iode, 40 grammes d'eau et 20 à 30 centigammes d'iodure de potassium.

Pendant six mois, la quantité de pus varia d'un jour à l'autre de 100 à 300 grammes. En général, il n'y avait pas de fétidité. De temps en temps il se tarissait complètement ; il survenait de la fièvre, et l'air qui sortait par l'ouverture de la canule était d'une puanteur horrible.

Au bout de six mois, c'est-à-dire vers le mois de février 1854, on s'aperçut que l'injection faite dans la cavité pleurale pénétrait dans les bronches et jusque dans la bouche de l'enfant ; on remplaça alors la solution iodée par de l'eau chlorurée, plus tard par du vin aromatique.

Cependant chaque mois on voyait la quantité du liquide diminuer ; la poitrine se rétrécissait, la colonne vertébrale s'inclinait à droite. Les forces et l'appétit se rétablissaient ; on donnait une alimentation succulente, du vin de quinquina, de temps en temps de l'huile de poisson.

Enfin, dans le courant du mois de juillet 1864, onze mois à peu près depuis que la canule avait été placée à demeure ; et dix-huit mois depuis le début de la maladie, on s'aperçut qu'il ne s'écoulait presque plus de liquide. Au commencement de septembre, la sécrétion cessa tout à fait ; l'introduction du stylet prouva que la cavité fistuleuse avait disparu, et l'on retira la canule.

La santé de l'enfant, au moment où je rapportai ce fait à mes collègues des hôpitaux, était parfaite. La respiration s'étendait dans tout le côté droit ; l'affaiblissement de la poitrine, l'inclinaison de la colonne vertébrale, si considérable six mois auparavant, diminuaient de jour en jour.

Dans ce cas remarquable, un épanchement purulent avait donc nécessité trois ponctions : une perforation pulmonaire s'est produite, et nous avions dû pratiquer plus de deux cents injections iodées, presque autant d'injections chlorurées ou aromatiques ; pourtant la guérison avait été complète.

J'appelle votre attention, comme j'appelai celle de la Société des hôpitaux, sur l'abondance extraordinaire de la sécrétion purulente, que l'on peut évaluer en moyenne à près de 200 grammes par jour, pendant près de deux cents jours ; c'est-à-dire l'énorme poids de 40 000 grammes ou 40 kilogrammes (80 livres). Vous comprendrez qu'une alimentation soutenue et toujours copieuse ait été nécessaire pour lutter contre cette prodigieuse spoliation. Je pourrais vous rapporter deux faits exactement semblables observés chez deux enfants, l'un, qui eut un empyème à la suite d'une fièvre typhoïde; l'autre, chez lequel la pleurésie suppurée avait succédé à un catarrhe chronique : chez ces deux enfants nous obtînmes une guérison plus rapide que chez le premier, et la médication chirurgicale fut la même.

Je me contenterai de vous citer encore une observation dont a été le sujet un jeune garçon auprès duquel j'étais mandé par M. Bonfils.

C'était un jeune Américain, âgé de neuf ans, qui, vers la fin du mois de mai 1862, avait été atteint d'une pleurésie à gauche, nettement accusée, très franche d'abord dans ses allures et d'une intensité ordinaire. Elle fut jugée bénigne et traitée en conséquence, quand, après un certain temps, on reconnut que l'épanchement, loin de diminuer, augmentait, si bien que la respiration devenait de plus en plus gênée, que le liquide remplissait la presque totalité de la cavité pleurale et que le cœur était déplacé. Le 17 juin, M. Bonfils, jugeant qu'il fallait recourir à la ponction du thorax, me manda en consultation. L'épanchement occupait les deux tiers du côté gauche de la poitrine, refoulait fortement le cœur à droite; la gêne de la respiration était extrême : l'hésitation n'était pas possible, l'opération était urgente; elle fut immédiatement pratiquée par mon confrère, et la canule du trocart donna issue à un flot de pus bien lié dont nous retirâmes environ 600 grammes.

Je ne fus pas surpris de ce résultat que j'avais prévu. J'étais fondé à croire à une pleurésie purulente, en raison de la persistance de l'épanchement et en raison aussi de ce que cette pleurésie semblait s'être développée consécutivement à une rougeole, que l'enfant avait eue quelque temps auparavant, et dont il ne s'était jamais complètement relevé.

Aussitôt après la ponction, la respiration se fit mieux, on entendait le murmure vésiculaire là où il n'y en avait pas un instant auparavant, et la résonnance thoracique se produisait; le cœur regagnait sa place habituelle.

Pendant les dix ou quinze jours qui suivirent, l'épanchement se maintenant modéré, la respiration paraissait plus libre; l'état général ne s'aggravant pas, on put espérer que la maladie céderait d'elle-même. Mais, bientôt, de fâcheux symptômes se manifestèrent de nouveau. Du 17 juin au 16 août, les accidents se reproduisirent avec une effroyable gravité; cependant comme par intervalles on constatait une certaine amélioration dans l'ensemble des symptômes, on resta spectateur de la lutte, attendant une indication positive d'intervenir dès que la situation le commanderait.

Vers le milieu du mois de juillet, la maladie sembla, pendant une douzaine de jours, entrer dans une meilleure voie, quand, au commencement du mois d'août, elle s'aggrava à ce point que le danger devint menaçant.

L'examen de la poitrine donnait, à l'auscultation, en arrière et latéralement, un bruit de souffle tubaire et amphorique qui avait son maximum d'intensité dans la partie supérieure de la gouttière vertébrale : à la percussion, un peu de sonorité dans quelques points disséminés, ce qui faisait présumer que l'épanchement était assez peu considérable et que l'on avait affaire à l'une de ces pleurésies aréolaires dans lesquelles on trouve des fausses membranes infiltrées de pus, bien plus que du liquide collectionné. On était d'autant plus porté à parler ainsi, que, de ce côté, la poitrine était déformée et aplatie en arrière, tandis qu'en avant et latéralement elle présentait une légère voussure formée par la saillie des côtes qui étaient écartées les unes des autres d'une façon anomale. A ce niveau, la matité était absolue et l'on n'entendait aucun bruit respiratoire. Le cœur était refoulé en haut.

Quoique le malade fût dans une situation alarmante, on hésitait à intervenir chirurgicalement, car le diagnostic de la lésion locale offrait de grandes incertitudes; on se demandait si le trocart, dans le cas où l'on se risquerait à pratiquer une nouvelle ponction, ne tomberait pas au milieu d'une masse de fausses membranes qui ne laisseraient point écouler de liquide. Cependant la déformation, la voussure qui se prononçaient chaque jour de plus en plus en avant, la matité absolue, l'absence de toute espèce de bruit, rendaient évidente l'existence d'un épanchement circonscrit, et comme cet épanchement allait en augmentant, que l'oppression était excessive, le 19 août, deux mois après la première ponction, M. Bonfils se vit dans la nécessité d'en pratiquer une seconde.

Il retira 300 grammes de pus épais, phlegmoneux, comme celui qui avait été évacué le 17 juin, et cette fois encore l'opération procura un soulagement immédiat, bien que les signes fournis par la percussion et par l'auscultation ne fussent en rien modifiés.

A quelques jours de là, à la fin d'août, il se forma, à plusieurs centimètres au-dessus de la plaie du trocart, plaie qui était d'ailleurs déjà cicatrisée, il se forma, dis-je, une petite tumeur fluctuante, occupant un espace intercostal dont la peau à ce niveau présentait une teinte violacée. Sans attendre davantage, le 1er septembre, cet abcès fut ouvert avec le bistouri, et il s'établit une fistule pleurale qui, pendant deux mois et demi environ, laissa suinter du pus, très lié d'abord, qui devint à la fin séreux, sans jamais présenter de mauvais caractères, et dont la quantité diminua progressivement.

A dater de ce moment, la santé générale reprit le dessus, l'affection locale tendit régulièrement à la guérison. L'épanchement devenait de moins en moins abondant, et en même temps la poitrine subissait la déformation qui se produit graduellement en pareil cas.

Au mois d'octobre, le malade sortait, et M. Bonfils le rencontra jouant aux Tuileries. Trois mois après, la déformation du thorax avait disparu, et il y a quelques jours on m'amenait dans mon cabinet ce jeune enfant,

qui était aussi radicalement guéri que possible et se portait à merveille.

S'il est une espèce de *pleurésie purulente* qui semble devoir déjouer
tous les efforts de la médecine, c'est assurément celle qui survient chez
les femmes en *état puerpéral*. La mort, dans ces cas, est en effet le plus
souvent, pour ne pas dire toujours, inévitable; cependant dans ces cas
même la paracentèse de la poitrine est applicable, et offre aux malades
une chance de salut, ainsi que ce fait en témoigne.

Au commencement de 1858, M. Rousset me mandait en consultation
auprès d'une jeune dame accouchée pour la première fois neuf jours auparavant. Le cinquième jour qui avait suivi l'accouchement, elle fut prise
de fièvre et d'un peu de douleur du côté gauche : c'était le début d'une
pleurésie. M. Rayer fut appelé; la médication la plus active et la plus
rationnelle fut mise en usage. L'épanchement marcha avec une épouvantable rapidité; le cinquième jour de la maladie, les accidents prirent
une telle intensité, que toute intervention médicale paraissait inutile.
M. Rousset et M. Bouley, mon collègue à l'Académie de médecine et
parent de la jeune malade, pensèrent que peut-être la ponction de la poitrine aurait quelques chances de prolonger la vie. Quand nous nous réu-
nîmes, le pouls était tellement fréquent, si misérable, que la mort était
imminente; nous ne pouvions nous dissimuler qu'il y avait un épanchement purulent. Nous savions ce que l'état puerpéral donnait de gravité
à l'affection locale ; mais la vie s'en allait, et l'opération ne pouvait, en
définitive, apporter aucune mauvaise chance de plus.

Je fis la paracentèse, et je retirai à peu près 1500 grammes d'un liquide louche, déjà demi-purulent. Il y eut un soulagement immédiat;
le pouls reprit de l'ampleur et perdit de sa fréquence. La malade sembla
revenir à la vie, et témoigna sa gratitude avec un élan qui me parut d'un
bien bon augure. Cependant la fièvre restait fort vive; il y avait un peu
d'oppression. Quatre jours plus tard l'épanchement s'était reproduit, et
de nouveau l'orthopnée était fort grande, bien que la vie ne parût pas
être immédiatament menacée. De nouveau je fis la ponction dans l'espace intercostal immédiatement inférieur; cette fois je retirai 1200
grammes de pus. Je refermai la plaie, comme je l'avais fait la première
fois, bien préparé à inciser un espace intercostal et à faire des injections
iodées, si le pus se renouvelait avec la même rapidité, et surtout s'il prenait de la fétidité.

Les choses allaient bien, la fièvre tombait, l'appétit revenait avec l'espoir et la gaieté ; pendant la quinzaine qui suivit, nous constatâmes que
le pus se renouvelait lentement. Il se fit alors au niveau des deux points
où les ponctions avaient été faites un petit travail inflammatoire, puis il
y eut un peu de fluctuation; à quelques jours de là les deux plaies se
rouvrirent et donnèrent issue à un grand verre de pus parfaitement ino-

dore. Chaque jour, pendant un mois, il sortit une assez grande quantité de ce liquide. Alors une des plaies se ferma, et durant quatre grands mois, tous les deux ou trois jours, on trouvait dans le bandage de corps de la malade au moins deux ou trois cuillerées d'un pus lié et inodore.

Enfin la plaie se ferma pour ne plus se rouvrir. Quelques jours plus tard, il y eut de l'oppression, le malaise augmenta, puis, un beau jour, la malade rendit par la bouche près d'un verre de pus. L'épanchement pleural, en perforant le poumon, s'était fait jour jusqu' aux bronches.

Je n'étais pas sans inquiétude; mais je fus bientôt rassuré en voyant que la quantité de pus expectoré diminuait rapidement et qu'il ne prenait pas de fétidité.

Cette vomique n'était guérie que dans le courant de l'hiver, près d'un an après la première opération. L'année suivante, la jeune malade alla à Cauterets; elle passa ensuite l'hiver à Menton; elle va maintenant retourner à Nice. Elle est aussi bien portante qu'elle l'était avant son mariage, quoiqu'elle s'enrhume facilement, qu'elle prenne aisément de la fièvre, et qu'elle ait quelquefois un œdème des extrémités inférieures qui cède après quelques jours d'une diarrhée violente. La poitrine, qui s'était déformée, est aujourd'hui ce qu'elle était jadis. Il y a des râles muqueux habituels; mais rien ne fait supposer qu'il y ait des tubercules.

Je n'ai pas besoin de revenir ici sur l'observation que je vous ai citée dans nos conférences sur la scarlatine; il s'agissait d'un enfant que nous guérîmes, M. Blache et moi, par la paracentèse, d'une pleurésie suppurée survenue dans le cours de la fièvre exanthématique; mais comme nouvel exemple de l'utilité de la ponction de la poitrine dans ces *empyèmes purulents et scarlatineux*, voici un de ceux que le docteur P. Brotherston a publiés[1] :

« En octobre 1852, un garçon de quatre ans et demi fut atteint, à la suite de la scarlatine, d'accidents thoraciques graves. Le côté droit était le siège de l'affection, et présentait de la matité et de l'absence du bruit respiratoire. Il y avait une toux très pénible, de l'œdème aux extrémités; le sommeil était mauvais. Les sangsues et les diurétiques n'avaient donné aucun soulagement. La paracentèse fut pratiquée le 2 novembre; la ponction fut faite avec un petit trocart, entre la septième et la huitième côte, à égale distance du sternum et de l'épine. Il s'écoula un pus épais, jaune, de bonne nature, dont la quantité ne put être appréciée. On appliqua sur la canule un gros morceau d'éponge creusé à son centre et trempé dans l'eau chaude; huit heures après, non seulement l'éponge était remplie de pus, mais les vêtements de l'enfant en étaient traversés. L'amélioration fut rapide, et la plaie se referma. Le 15 novembre, de la fluctuation s'étant manifestée au siége de la ponction, une nouvelle ou-

---

1. *Monthly Journal of medical science*, juillet 1853.

verture fut pratiquée, et livra passage à dix onces de pus de bonne nature : la plaie resta ouverte environ un mois, et fournit un écoulement pendant tout ce temps. L'enfant se rétablit complètement et reprit sa bonne santé. »

Je n'irai pas plus loin, messieurs, sans arrêter votre attention sur ce fait, savoir, que parmi les cas nombreux de guérison que je viens de vous rappeler, il y en a un assez grand nombre où la pleurésie existait du côté droit.

En 1860, Aran publiait un travail dans lequel il établissait que presque constamment, lorsque l'épanchement avait lieu du côté droit, la ponction n'avait qu'un effet temporaire, que le liquide se reproduisait ; ou bien, si tout avait d'abord bien réussi, après un temps assez court, on voyait survenir des tubercules. Or, il est au moins bien remarquable qu'Hippocrate avait déjà dit [1], sans se préoccuper d'ailleurs d'une explication qui n'était ni de son temps ni de son génie, que l'opération de l'empyème offrait plus de chance de succès lorsqu'elle était pratiquée du côté gauche. Quoi qu'il en soit, j'avoue que mon attention n'avait pas été fixée sur ce point avant qu'Aran en eût parlé, et aujourd'hui que j'y apporte plus d'attention, je suis forcé de confesser que, sans que rien puisse en rendre raison, les épanchements du côté droit ont lieu plutôt chez les tuberculeux ; mais si Aran a été assez malheureux dans les ponctions qu'il a pratiquées lorsque l'épanchement ne siégeait pas à gauche, vous avez pu voir que, par un hasard que je ne puis trop comprendre, j'ai vu guérir un assez bon nombre de malades atteints de pleurésies à droite, pleurésies fort graves, qui avaient causé un épanchement énorme, et même un épanchement purulent.

Nous ne nous sommes occupés jusqu'ici, messieurs, que de faits de pleurésies suppurées, mais vos maîtres en chirurgie vous ont appris que *l'empyème de pus peut être la conséquence d'une lésion traumatique de la poitrine*, et ils vous ont dit que dans ces cas, la paracentèse trouvait son indication.

Un malade que nous avons eu couché au n° 1 de la salle Sainte-Agnès nous en a offert un exemple remarquable.

C'était un charretier de robuste constitution, qui entrait, le 12 novembre 1856, dans notre service de clinique ; son affection datait de six semaines. Il s'était trouvé pris et violemment serré entre deux charrettes, et tellement contusionné, qu'on avait été obligé de le transporter dans son domicile. Un médecin appelé ordonna le jour même une application de sangsues sur la partie blessée, et le lendemain il fit une large saignée du bras. Ces émissions sanguines ne calmèrent pas la douleur vive que le malade éprouvait, et qui persistait encore quinze jours

---

1. *De morbis*, lib. II, § 45.
TROUSSEAU, Clinique.

après. Aucune amélioration ne s'étant manifestée après l'application de larges vésicatoires sur le thorax, cet individu se fit conduire à l'Hôtel-Dieu.

Nous constatâmes une déformation notable de la poitrine dont le côté droit présentait une voussure considérable ; à la percussion, la matité s'étendait depuis la base du thorax jusqu'à la crête de l'omoplate en arrière, et en avant jusqu'à la fosse sous-claviculaire ; là, la résonnance était exagérée ; à l'auscultation, il y avait absence du murmure vésiculaire dans les parties inférieures ; du souffle, de l'égophonie dans la fosse sous-épineuse ; de plus, nous entendions le tintement métallique, du bruit de flot à la succussion, qui indiquait un épanchement d'air et de liquide dans la cavité pleurale. Le foie, refoulé hors de sa position normale, dépassait de beaucoup le rebord des fausses côtes. Le malade avait une toux fréquente avec expectoration de crachats sanglants, rouillés, mêlés à d'autres spumeux et aérés. La respiration était pénible, fréquente ; le pouls, petit, battait environ 120 fois par minute ; la face était rouge, animée, les forces semblaient conservées.

Les signes physiques que nous observions ne laissaient aucun doute sur l'existence de la pleurésie, compliquée d'un certain degré de pneumonie et d'une communication de la cavité pleurale avec les bronches. Les circonstances dans lesquelles le mal s'était produit nous donnaient à penser que l'épanchement devait être purulent.

Une ponction de la poitrine me paraissait indiquée. Je la pratiquai, et je retirai cinq litres et demi d'un pus séreux et inodore ; je me servis de la seringue à double courant de M. Mathieu, qui me permit d'injecter, sans retirer l'instrument, 250 grammes de solution iodée. Un soulagement très notable suivit immédiatement cette opération. Le malade disait que sa respiration était libre ; il se coucha sur le côté droit et dormit quelques heures.

Pendant la nuit, des sueurs abondantes survinrent : le lendemain matin, notre homme se trouvait moins bien que la veille, cependant le mouvement fébrile était tombé.

Le surlendemain 15 novembre, le pouls battait 90, la peau était moite et chaude. En examinant la partie affectée, nous retrouvions une matité absolue dans la moitié inférieure, et au contraire une résonnance exagérée au-dessus. Il n'y avait ni murmure respiratoire, ni souffle, ni égophonie, on entendait seulement dans le lointain le bruit d'expansion vésiculaire de l'autre poumon. Le tintement métallique et le bruit de flot à la succussion existait toujours ; le foie restait déplacé ; la respiration, assez libre quand le malade était assis, devenait anxieuse s'il se couchait sur le côté gauche.

Du 15 au 20, rien de notable ne survint dans sa situation, mais le 20 la matité avait augmenté et s'étendait jusqu'au niveau de la troisième côte; la sonorité exagérée et les autres phénomènes stéthoscopiques persistaient. Au-dessus du niveau de la plaie faite avec le gros trocart dont je m'étais servi, le tissu cellulaire était œdématié, la peau était rouge, tuméfiée, douloureuse; dans la journée, cette plaie se rouvrit et donna issue à environ trois quarts de litre d'un pus très fétide.

Le lendemain, le niveau de la matité était abaissé, en même temps que la sonorité exagérée s'était étendue. Il y avait un mouvement fébrile plus prononcé que les jours précédents. Le malade rejetait des crachats rouillés très fétides, et la toux était fatigante par sa fréquence.

Le 23, l'écoulement par l'ouverture fistuleuse de la poitrine se suspendit : nous commencions à entendre les bruits respiratoires en arrière et en bas, bien que le tintement métallique se produisît encore ; la respiration était plus libre; la fièvre avait cessé.

Le 25, la fistule s'était ouverte de nouveau, et avait donné issue à du pus fétide qui s'échappait en jets assez forts dans les quintes de toux. Il y avait de la matité et du souffle amphorique, mais le murmure vésiculaire était plus étendu, et mélangé de gros râles muqueux. L'état général était satisfaisant, le malade mangeait peu, mais de bon appétit.

Du 25 au 30 novembre, l'écoulement du pus fut alternativement plus ou moins abondant, et le niveau de la matité variait en proportion du pus.

Le 30, la sonorité s'étendait jusqu'à la cinquième côte en avant, presque jusqu'à l'angle de l'omoplate en arrière. Le murmure vésiculaire s'entendait dans toute la partie supérieure; les forces, l'appétit étaient notables; le malade se levait dans le courant de la journée.

Depuis le jour de l'opération, nous avions entouré la base de la poitrine d'une ceinture faite avec de larges bandelettes de diachylon, que l'on avait renouvelées chaque jour.

Pendant tout le mois de décembre, le mieux fit de sensibles progrès.

Le 10 janvier 1857, il y avait toujours de la matité en arrière jusqu'au niveau de l'angle de l'omoplate. Le murmure vésiculaire, encore faible, accompagné de râles muqueux, s'entendait jusqu'en bas; en avant il était très net partout; le côté droit de la poitrine était singulièrement rétréci; depuis vingt-quatre heures, il n'y avait plus eu le moindre suintement par la plaie, qui paraissait complètement cicatrisée.

Le 23 janvier, le malade, qui depuis quelque temps mangeait les quatre portions d'aliments, demandait à quitter l'hôpital; il ne conservait comme réliquat de son affection, qu'une expectoration encore légèrement fétide : il sortit, nous promettant de venir se montrer de temps à autre. Nous le revîmes en effet le 30: sa situation était excellente, bien qu'en arrière encore la matité, la faiblesse du murmure respiratoire indiquassent que tout n'était pas fini. Quinze jours après, cet homme revenait encore nous voir; il avait repris ses occupations de charretier.

Messieurs, je vous ai dit que la pleurésie, lorsque l'épanchement persistait longtemps, pouvait devenir purulente, la pleurésie restant simple c'est-à-dire n'étant l'expression d'aucune diathèse, et que cela s'observait surtout chez les enfants ; mais je vous ai dit aussi que la *fluxion constante vers les organes thoraciques était susceptible de provoquer le développement des tubercules chez les individus qui y sont prédisposés.*

Toutes les fois qu'une phlegmasie chronique, développée soit sans cause connue, soit sous l'influence d'une cause traumatique, atteint un individu sous l'empire de la diathèse tuberculeuse, la manifestation de la diathèse se fait vers les appareils, vers les tissus affectés. Ainsi, qu'un garçon né de parents scrofuleux et chez lequel on a lieu de craindre que la scrofule n'existe, quoiqu'elle soit restée silencieuse jusqu'ici, que ce garçon se donne une entorse, il faut se tenir sur ses gardes, surveiller le mal de plus près qu'on ne le ferait chez un autre, parce que cette entorse va peut-être devenir le point de départ d'une tumeur blanche : il en sera de même des plegmasies abdominales, thoraciques, etc. Chez un enfant de bonne constitution, né de parents sains, la diarrhée chronique n'entraînera pas les dangers qu'elle entraînera chez celui qui sera issu d'individus strumeux ou tuberculeux. Que chez ce dernier la diarrhée dure longtemps, que la plegmasie intestinale persiste, les glandes de Peyer, les ganglions mésentériques se prendront ; vous verrez survenir l'affection connue sous le nom de *carreau*, ou bien, les phlegmasies intestinales s'étendant par contiguïté à la membrane séreuse péritonéale, vous verrez s'établir une péritonite chronique avec granulations tuberculeuses. De même, chez les individus en puissance de diathèse strumeuse, lorsqu'un épanchement pleurétique persiste, la fluxion inflammatoire vers la membrane séreuse pleurale appellera de ce côté la manifestation diathésique, absolument comme tout à l'heure l'entérite, la péritonite, l'arthrite l'appelaient du côté des ganglions mésentériques, du péritoine, du côté des articulations.

De ces considérations découlera donc la nécessité de pratiquer la paracentèse de la poitrine le plus tôt possible, dans le cas où l'épanchement sera considérable.

Maintenant, messieurs, il importe de vous dire que ces épanchements considérables survenus lentement, que *ces pleurésies latentes sont souvent* elles-mêmes *la manifestation de la diathèse tuberculeuse,* l'expression d'une phthisie commençante, ainsi que Stoll l'avait depuis longtemps signalé : « Est (pleuritis latens) sæpè chronica, non raro *hœreditaria,* » tùmque in phthisin terminanda, » écrit-il [1].

Ces épanchements chroniques ne se produisent pas nécessairement, comme on pourrait le croire et comme on l'a prétendu, sous l'influence d'une inflammation tuberculeuse de la plèvre, que l'on trouverait, dans

---

1. Stoll, Aphorisme 188.

ces cas, dit-on, tapissée de granulations caractéristiques. Il en est ainsi le plus souvent, il est vrai, mais alors encore il est permis de discuter la question de savoir si les granulations tuberculeuses ne se sont pas développées consécutivement à l'épanchement. D'autres fois ces épanchements chroniques, même lorsqu'ils restent séreux, limpides, peuvent être la seule manifestation thoracique de la diathèse tuberculeuse, et quand, plus tard, les malades sont enlevés par une autre affection, l'autopsie démontre que l'appareil pulmonaire est parfaitement sain. En voici un exemple :

Auguste Thillaye, âgé de douze ans, fils du conservateur des musées de la Faculté de médecine de Paris, d'une constitution lymphatique, fut amené de pension, avec une forte céphalalgie et un point de côté à gauche, au-dessus des fausses côtes. Il était sans fièvre. On le mit au lit, le point de côté disparut ; l'enfant sortit le lendemain en voiture. Pendant plusieurs jours, il fut sans appétit, mais sans fièvre ni toux, et ne se plaignit d'aucune douleur. Quatre jours ensuite, la poitrine ayant été examinée avec le plus grand soin, on reconnut que la respiration se faisait aussi bien à droite qu'à gauche. Trois jours après, au soir, tout le côté gauche de la poitrine, de la base au sommet, fut trouvé rempli de liquide ; on appliqua un vésicatoire.

Le lendemain, la fièvre apparut pour la première fois. Trois jours plus tard, onzième jour à partir du début de la maladie, un nouveau vésicatoire fut appliqué sans plus de succès que le premier ; l'épanchement augmenta sans que l'enfant se plaignît d'aucune douleur. Le 5, je fus appelé et je manifestai le désir de me voir adjoindre M. Bouillaud. L'ampliation de la poitrine était considérable à gauche, avec presque immobilité des côtes ; la matité était absolue, nous entendions du souffle bronchique et de la bronchophonie. Le médiastin était poussé à droite et en haut à 2 centimètres de la ligne médiane ; le cœur, refoulé de ce côté, battait au niveau du teton droit ; le foie, la rate surtout, déplacés, descendaient très bas dans la cavité abdominale. Cependant il y avait peu de dyspnée, mais il y avait de l'essoufflement quand le malade s'agitait ; le pouls était petit, à 128, la peau, médiocrement chaude ; il n'y avait pas de troubles gastriques. Nous conseillâmes une troisième application d'un vésicatoire volant, des prises de calomel à doses fractionnées, et du nitrate de potasse. Pendant huit jours, aucune amélioration ne se fit sentir ; au contraire, le pouls prit beaucoup de fréquence et monta à 144, sans que la chaleur de la peau augmentât ; le visage était anxieux. Un quatrième vésicatoire fut appliqué, en outre nous donnâmes de la digitale qui fut continuée pendant huit jours.

L'épanchement avait augmenté ; le cœur battait à droite, en dehors, plus haut que le teton droit ; il n'y avait ni orthopnée, ni dyspnée, ni toux. La paracentèse fut décidée et pratiquée avec les précautions habituelles,

le jeudi 13 novembre, à dix heures du matin. Onze cents grammes de
sérosité *verdâtre, limpide*, très albumineuse, s'écoulèrent par le trocart :
le soulagement fut immédiat, mais, ce qui arrive presque toujours, le
malade eut des quintes de toux fréquentes après la ponction. Le poumon
était revenu immédiatement sur lui-même, et l'on entendait la respiration dans toute l'étendue de la partie inférieure de la poitrine ; le cœur
se replaça d'abord sous le sternum, bientôt après il reprit sa place naturelle.

Le 15, l'état était bon. On entendait des râles muqueux sous-crépitants
dans toute la partie antérieure de la poitrine. Le 24 novembre, il y avait
un peu de fièvre ; l'épanchement avait un peu augmenté.

L'enfant était complètement guéri de cette pleurésie, lorsque, à quelques mois de là, il mourut d'une méningite tuberculeuse. L'autopsie fut
pratiquée, et l'on trouva la cavité pleurale sans traces de lésion ; les poumons paraissaient sains ; il y avait des granulations tuberculeuses dans
le cerveau.

Ce fait vient donc à l'appui de la proposition que j'avançais tout à
l'heure, que l'hydrothorax peut être, alors même que le liquide épanché
est purement séreux, la manifestation de la diathèse tuberculeuse ; il démontre encore que malgré cet état grave de l'économie auquel notre
jeune garçon devait succomber prochainement, la paracentèse de la poitrine, dont la nécessité était indiquée par l'imminence du danger, a été
d'une réelle utilité, puisque, sans elle, l'épanchement pleurétique aurait
infailliblement entraîné la mort.

Lorsque ces épanchements accompagnent des manifestations tuberculeuses dans les poumons, — et alors ils sont généralement purulents, — la
paracentèse est encore utile dans les cas où l'abondance de l'épanchement
devient une complication redoutable. Assurément, le fait de l'existence
de tubercules, et à plus forte raison des cavernes pulmonaires, est une
circonstance très grave qui laisse peu de chances favorables au succès de
l'opération ; mais si nous ne pouvons espérer d'obtenir par ce moyen la
guérison définitive, la maladie principale qui domine l'affection pleurale
étant de sa nature mortelle, quoi qu'on fasse, dans un terme plus ou
moins rapproché, du moins la paracentèse est-elle susceptible non-seulement d'empêcher la mort imminente, mais encore de prolonger pour un
assez long temps les jours du malade. C'était déjà l'opinion de Laennec,
qui dit [1] que le mauvais état du poumon rempli de tubercules ne doit
pas empêcher absolument l'opération de l'empyème, lors même qu'on
aurait reconnu la pectoriloquie dans le sommet du poumon comprimé par
l'épanchement, si d'ailleurs, ajoute-t-il, l'autre paraît sain ; et, dans ce
cas, Laennec regardait la guérison comme possible.

1. Laennec, *Traité de l'auscultation médicale*, 3ᵉ édition, Paris, 1831, t. II, 2ᵉ part.,
sect. v, art 9, p. 387.

Des faits observés par des auteurs recommandables, ressort l'utilité de la paracentèse dans le cas même où il s'est produit un *hydropneumothorax*.

Il y a plusieurs années, je l'ai pratiquée dans ces conditions, à quelques semaines d'intervalle, chez deux individus qui étaient, à la même époque, dans notre service de clinique.

L'un d'eux était un jeune Piémontais, âgé de vingt-six ans, exerçant la profession de prestidigitateur. Habituellement de bonne santé, mais menant, par état, un genre de vie très irrégulier, faisant bien souvent des écarts de régime, il attribuait à un refroidissement subit qu'il avait éprouvé au sortir d'une soirée la cause du mal pour lequel il venait réclamer nos soins.

Depuis deux mois, époque à laquelle il faisait remonter le début de ses accidents, il était tourmenté par une toux fatigante, sans expectoration. Il avait cependant continué à travailler, allant d'un café dans un cercle, de là dans les salons, se couchant tard, buvant, mangeant comme d'habitude, peut-être avec excès : ne faisant, d'ailleurs, pour combattre son rhume, rien autre chose que de prendre des bains de vapeur et des bains russes.

Trois semaines avant son entrée à l'hôpital, qui eut lieu le 3 mars 1857, il se trouva plus souffrant que d'ordinaire ; toutefois il ne garda pas le lit, bien qu'éprouvant une grande faiblesse ; son appétit était diminué ; souvent, après avoir mangé, il était pris d'accès de toux suivis de vomissements ; la nuit, il était épuisé par des transpirations abondantes ; il maigrissait, la couleur de sa peau devenait de jour en jour plus terne ; enfin il fut forcé d'abandonner ses occupations, et, se trouvant à bout de ressources, il se décida à se faire admettre à l'Hôtel-Dieu.

Lorsque nous le vîmes, il était sans fièvre, mais d'un aspect maladif, caractérisé par une grande pâleur, par une maigreur et une faiblesse notables ; il toussait à peine, n'expectorant que quelques crachats mucoso-albumineux sans aucun mélange de sang. Nous remarquions cependant la déformation hippocratique des doigts.

L'examen de la poitrine présentait des signes dont l'intensité était loin d'être en rapport avec cette absence presque complète des phénomènes de réaction générale. En effet, nous trouvions en avant, sous la clavicule gauche, à la percussion, un peu moins de résistance au doigt et une certaine exagération du son, qui, à droite, n'avait rien d'anomal. De ce côté droit, on entendait la respiration supplémentaire, tandis qu'à gauche, l'expiration était soufflante et accompagnée de retentissement de la voix. En arrière, la sonorité, normale dans la fosse sous-épineuse diminuait au-dessous du niveau de la crête de l'omoplate ; à partir de ce point, le son était dur, et cette dureté arrivait à la matité absolue dans les parties inférieures. Dans la fosse sous-épineuse, on entendait du souffle tubaire se

produisant aux deux temps, mais exagéré dans l'expiration, où il s'entendait seul, tandis que dans l'inspiration il était accompagné, et même
après les quintes de toux, remplacé par des bouffées de râles sous-crépitants. La voix retentissait dans ces points, et devenait bronchophonique.
A droite, nous entendions une respiration à peu près normale, sauf un
bruit de souffle qui semblait se produire loin de l'oreille, et que nous re-
gardions comme la transmission des bruits du côté gauche.

En présence de ces phénomènes, nous hésitâmes avant de poser notre
diagnostic : l'absence de tout symptôme fébrile, la marche chronique de
la maladie, nous empêchaient de penser à une pneumonie aiguë ; quant
à a pneumonie chronique, maladie d'ailleurs très rare, telle n'est pas sa
marche, tels ne sont pas ses symptômes, ainsi que vous pourrez vous en
convaincre en lisant l'excellente thèse de M. Raymond sur cette affection.
D'un autre côté, si les symptômes généraux, amaigrissement, perte des
forces, diminution de l'appétit, transpirations nocturnes abondantes ; si, en
même temps, les signes fournis par la percussion et l'auscultation, pouvant dépendre de l'existence de cavernes, me donnaient l'idée d'une
phthisie pulmonaire, nous ne pouvions faire concorder cet appareil de
symptômes et de signes avec l'absence d'expectoration, ou du moins avec
une expectoration si peu abondante, qui jamais ne nous présenta aucun
caractère spécial, avec l'absence des signes évidents de tubercules dans les
sommets. Nous pensâmes donc que notre malade présentait une de ces
formes de pleurésie chronique dans lesquelles, ainsi que l'ont très bien
indiqué MM. Rilliet et Barthez[1], il existe un retentissement extraordinaire de la voix, une respiration caverneuse, un soufffe tubaire et amphorique, du gargouillement même ; faits sur lesquels a depuis insisté mon
collègue M. Béhier[2].

Nous nous étions donc arrêté à l'idée d'une pleurésie chronique, soupçonnant, sans pouvoir établir suffisamment notre diagnostic sur ce point,
l'existence de tubercules pulmonaires du côté gauche, lorsque, quatorze
jours après son entrée dans nos salles, ce jeune homme, dont la situation
n'avait jusqu'alors paru en aucune façon changer, fut pris, le matin, d'une
douleur poignante du côté gauche avec grande oppression, fièvre vive et
un peu de souffle métallique.

Les accidents aigus, la douleur, du moins, se calmèrent le surlendemain, mais l'oppression persistait ainsi que la fièvre ; l'expectoration restait toujours à peu près nulle et insignifiante. Ce jour-là, nous pûmes
examiner le malade plus facilement que son état d'anxiété et d'agitation
ne nous avait permis de le faire la veille et le jour précédent. Nous constatâmes tous les signes d'un pneumothorax : dilatation exagérée de la

1. *Sur quelques phénomènes stéthoscopiques rarement observés dans la pleurésie*
(*Archives générales de médecine* mars, 1853).
2. Ibid., p. 611.

poitrine; exagération de la sonorité en arrière, depuis l'angle du scapulum jusqu'en bas; absence des vibrations thoraciques du même côté. Dans la fosse sus-épineuse, souffle à timbre métallique, devenant tout à fait amphorique depuis la crête de l'omoplate jusqu'en bas du thorax; voix également amphorique. De plus, en appliquant l'oreille sur la paroi postérieure de la poitrine, du côté affecté, puis faisant percuter en avant, à l'aide d'un plessimètre métallique et d'un marteau ou d'une pièce de monnaie, on entendait un bruit analogue à celui que l'on produirait en percutant un tonneau vide, mieux encore un vase d'airain, phénomène indiqué, en passant, par Laennec, et sur lequel j'ai depuis longtemps appelé votre attention. Enfin, la pointe du cœur déplacé battait sous le mamelon droit.

L'existence du pneumothorax était un fait certain, mais nous n'avions pas les signes de l'existence d'un épanchement liquide. Ces signes, nous les constatâmes seulement le 8 avril, c'est-à-dire seize jours après. L'état général empirait de jour en jour. A la fièvre persistante, à l'agitation excessive, aux transpirations, était venue s'ajouter, dès le 24 mars, une diarrhée dysentérique qui augmentait encore sa faiblesse. Cependant la toux était peu fréquente et l'expectoration toujours insignifiante quant à sa nature. Cinq jours plus tard, soit en faisant secouer le malade par un aide, soit qu'il se secouât lui-même, nous entendîmes manifestement la *fluctuation hippocratique.*

Ce nouveau diagnostic hydropneumothorax était donc bien nettement établi. Cependant nous pûmes voir, à notre grand étonnement, les symptômes généraux s'amender, malgré la persistance des symptômes locaux. Le 29 avril, cet état général était assez satisfaisant en apparence. Mais le 26 mai, la situation était de nouveau empirée. Bien que je songeasse à pratiquer la paracentèse, cette situation ne m'avait pas semblé jusque-là tellement désespérée, que je me visse dans l'absolue nécessité de recourir à ce moyen chirurgical. Si j'étais loin d'être rassuré sur l'issue de la maladie, je craignais d'accélérer la terminaison fatale en déterminant dans la cavité thoracique une inflammation plus violente que celle qui existait déjà; et bien que je fusse certain de n'être pas la cause de la mort dans le sens où nous l'entendons habituellement, j'avais peur cependant de la rendre plus prochaine.

Néanmoins, considérant que notre malade allait s'affaiblissant, que la fièvre, un instant tombée, était devenue incessante, je pensai qu'il était de mon devoir de tenter l'opération, qui, somme toute, quelque faibles que fussent les chances de succès, était le seul moyen auquel nous pussions nous adresser; je me décidai donc à la pratiquer.

Comme je croyais avoir affaire à un épanchement purulent, je n'avais point à me préoccuper de l'entrée de l'air dans la cavité pleurale, qui d'ailleurs en contenait déjà puisqu'il y avait hydropneumothorax. Je procédai par conséquent, suivant la méthode des anciens, c'est-à-dire par l'incision avec le bistouri. Après avoir plongé mon couteau entre la septième et la huitième côte, je vis jaillir le long de la lame une *sérosité* un peu louche, mais ne paraissant pas, à l'œil, contenir du pus. Notre étonnement fut grand, car je m'attendais à trouver un liquide purulent; je retirai mon bistouri pour introduire une sonde de gomme élastique, qui donna issue à 2 litres environ de cette sérosité; puis j'injectai 250 grammes d'une solution contenant 50 grammes de teinture d'iode et 5 grammes d'iodure de potassium; laissant enfin écouler une certaine quantité de liquide, je fermai la plaie à l'aide de larges bandes de diachylon, dont je fis une ceinture. Le seul accident auquel donna lieu cette opération fut la formation d'un épanchement séreux, d'un véritable *thrombus* sous-cutané, occasionné par le mode opératoire que j'avais employé; une partie du liquide épanché dans la plèvre s'infiltra dans les téguments et détermina ce thrombus assez volumineux, qui, quarante-huit heures après, avait disparu complètement par l'effet de la compression exercée par le bandage du corps. Le malade n'accusa pas de douleur dans l'intérieur de la poitrine, et les phénomènes de résorption iodée furent très peu prononcés.

Dans le courant de la journée il y eut un frisson prononcé; mais, le soir, la chaleur n'était pas fébrile, bien que le pouls battît 120, mesure qu'il conservait depuis le début du pneumothorax, et qui doit être attribuée à la gêne éprouvée par les battements du cœur déplacé fortement, ce que nous avions du reste remarqué dans tous les cas analogues.

L'état général devint meilleur, à tel point que, le 30 mai, ce jeune homme se levait et disait se trouver bien. Ses digestions étaient bonnes, ses garde-robes régulières. Cependant l'auscultation et la percussion nous fournissaient les mêmes signes qu'avant l'opération.

Le 4 juin, la diarrhée revint, en même temps que la fièvre et le malaise; le 7, nous trouvions l'expectoration mucoso-purulente, peu abondante d'ailleurs. Le 22, la faiblesse était devenue de jour en jour plus grande; l'amaigrissement était considérable, et il y eut du délire. La faiblesse était telle, qu'à partir de ce jour nous ne pûmes plus examiner la poitrine, qui nous présentait, les jours précédents, les mêmes phénomènes qu'avant la ponction : dilatation, sonorité exagérée, souffle amphorique, tintement métallique, fluctuation hippocratique, résonnance amphorique de la voix, bruit d'airain ou de tonneau vide. La fièvre hectique ne cessa plus dès lors, et le malade, réduit à un état de maigreur extrême, succomba, dans le délire, le 10 juillet à midi. Le matin nous avions trouvé dans le crachoir *un* crachat sanglant, noir, spumeux, aéré; l'expectoration n'avait d'ailleurs aucun autre caractère spécial, et n'avait pas changé de nature.

A l'ouverture du cadavre, on trouva la cavité de la plèvre gauche tapissée d'une couche épaisse de fausses membranes, et remplie du haut en bas d'un pus blanc crémeux, sans fétidité. Le poumon, intimement adhérent à la colonne vertébrale et à la paroi costale antérieure, ne put être enlevé sans lacération, de telle sorte qu'il nous fut impossible de trouver l'orifice de communication qui devait exister entre les bronches et la cavité pleurale. Le tissu pulmonaire était criblé de tubercules à divers degrés, quelques-uns encore durs, la majeure partie ramollis. Il existait des cavernes nombreuses, mais petites.

La cavité de la plèvre droite renfermait environ un litre de sérosité purulente; le parenchyme pulmonaire était également criblé de petites excavations tuberculeuses.

Le cœur était refoulé à droite, en dehors du sternum, et le péricarde doublé extérieurement d'une couche épaisse de fausses membranes.

Messieurs, si malheureux qu'ait été dans ce cas le résultat final de la maladie, — et l'examen cadavérique nous en a donné surabondamment l'explication, — on ne saurait considérer la paracentèse de la poitrine comme cause de la mort, puisque celle-ci n'est arrivée que six semaines après, et que, loin d'avoir occasionné de nouveaux accidents, l'opération a paru avoir amélioré pour quelque temps la situation.

L'autre malade était couché au n° 12 de la même salle.

Cet homme, grand et de vigoureuse constitution en apparence, âgé de trente-cinq ans, arrivait du Berry, où dix-huit ans auparavant il avait eu la fièvre intermittente ; puis, au mois de juillet 1856, il contracta une pleurésie qui, négligée d'abord, laissa après elle un épanchement considérable, occasionnant une oppression telle, qu'il ne pouvait parler, ni même boire sans être obligé de reprendre haleine à chaque instant. Deux mois après, le 30 septembre, il vit un médecin; la ponction de la poitrine fut jugée nécessaire ; on la pratiqua en effet, et elle donna issue à plus d'un litre d'*eau très claire*. Mais bientôt l'épanchement se reproduisit ; une seconde ponction, faite le 25 janvier 1857, donna deux litres et demi de sérosité aussi limpide que la première fois. A la suite de cette seconde opération, le malade se trouva bien pendant deux mois, puis son oppression le reprit. Au moindre exercice un peu forcé, lorsqu'il montait un escalier, lorsqu'il marchait un peu vite, il était bientôt hors d'haleine : il éprouvait constamment un malaise, une sensation pénible de poids dans la poitrine, augmentant, quand il se couchait sur le côté droit, au point de rendre cette position impossible.

Dès le début de son affection, il avait eu de la toux. Plus fréquente à certains jours, après chaque ponction, elle cessa pendant quelque temps ; elle était accompagnée d'une expectoration assez abondante, mais purement aqueuse. A une certaine époque, et sous l'influence des Eaux-Bonnes qui avaient été conseillées, cette expectoration fut mélangée de quelques crachats sanglants, accidents qui cessa de lui-même aussitôt que l'usage de l'eau minérale eut été suspendu. Dès le début aussi de la maladie, il y avait eu une diarrhée dysentérique assez abondante, qui persista pendant quatre mois.

La gêne que lui causait son oppression, la faiblesse générale qui augmentait de jour en jour, engagèrent le malade à venir consulter à Paris, et il entra à l'Hôtel-Dieu le 9 avril.

Il s'offrait à nous dans d'assez bonnes conditions en apparence. A part la teinte bistre des téguments, qui rappelait celle des individus longtemps sujets à l'infection palustre, son état général paraissait satisfaisant. En examinant sa poitrine, sur laquelle il appela tout d'abord notre attention, nous constatâmes les phénomènes suivants : Du côté gauche, le thorax était notablement dilaté. A droite, la percussion donnait partout une sonorité normale, excepté à deux travers de doigt en dedans du mamelon, où il y avait de la matité dans une étendue de 2 à 3 centimètres de haut en bas, et qui, limitée transversalement en dehors au niveau que nous avons indiqué, se confondait en dedans avec la matité du côté gauche. A droite encore, la respiration était puérile, exagérée, sans mélange de râles. Du côté gauche, en avant, le corps étant couché dans la position horizontale, le son était clair, stomacal, depuis la clavicule jusqu'au niveau du mamelon; mais, à mesure que l'on faisait relever le tronc, la percussion donnait une matité absolue qui, lorsque l'individu était tout à fait assis, remontait en avant jusqu'au troisième espace intercostal. En arrière, cette matité absolue occupait toute la partie inférieure de la poitrine, depuis l'épine de l'omoplate jusqu'en bas.

A l'auscultation, le murmure vésiculaire, qui s'entendait très faible sous la clavicule et dans la fosse sus-épineuse, cessait de s'entendre plus bas ; la toux retentissait avec un timbre amphorique. Pendant l'inspiration, on entendait du souffle également amphorique; enfin, la percussion pratiquée en avant par un aide, tandis que l'oreille de l'observateur était appliquée sur la paroi opposée du thorax, donnait le bruit d'airain le plus marqué qu'il soit possible d'imaginer. En même temps, la succussion produisait le bruit de flot, qui se produisait encore lorsque le malade s'agitait même modérément. Ce bruit s'entendait à une certaine distance, et le patient en avait parfaitement conscience.

Du 9 avril au 28 mai, il ne se passa rien qui méritât d'être signalé : la toux était modérée, l'expectoration muqueuse sans aucune signification. L'état général ne changeait guère. Jamais de fièvre ; le pouls, petit, battait, il est vrai, 100 pulsations à la minute; mais sa faiblesse, son accélération, qui n'étaient pas accompagnées de chaleur à la peau, dépendaient assurément de la gêne apportée aux mouvements du cœur qui était refoulé fortement à droite, sa pointe battant dans l'espace où nous avions noté de la matité, à deux travers de doigt en dedans du mamelon. — Il y avait évidemment là un hydropneumothorax.

Le malade nous demandant chaque jour d'apporter un soulagement à

ène qu'il éprouvait à respirer, nous nous décidâmes à pratiquer la
acentèse et les injections iodées. Telle avait été notre première pensée
l'arrivée de cet homme dans nos salles; mais nous considérions qu'en
me il n'y avait pas urgence, et que l'opération pouvait troubler un
général en apparence satisfaisant. Cependant, eu égard même à cet
t général satisfaisant, eu égard aux sollicitations de l'individu qui ré-
nait notre secours ; encouragé aussi par des faits de guérison d'hydro-
umothorax dont je vous ai déjà parlé, je me décidai, et, le 28 mai, je
la ponction.

énétrant avec le bistouri entre le septième et le huitième espace in-
costal, j'ouvris la poitrine par une incision d'un grand centimètre en
geur; il jaillit aussitôt un liquide purulent, mélangé de gaz qui s'é-
appèrent en le faisant bouillonner. Nous reçûmes ainsi dans un bassin
0 grammes environ d'un pus séreux sans aucune fétidité. Immédiate-
nt après la ponction, j'avais introduit dans la plaie une canule d'argent
courbée, munie d'un obturateur, et garnie d'une feuille de caoutchouc
stinée à protéger les téguments et à empêcher leur excoriation au con-
t du pavillon métallique; par cette canule, je fis passer une sonde de
mme élastique, à travers laquelle j'injectai, après avoir en partie vidé
cavité pleurale, un mélange de 50 grammes de teinture d'iode avec
grammes d'iodure de potassium, étendu de 100 à 120 grammes d'eau
viron. Je retirai ma sonde de gomme, laissant dans la poitrine la moitié
peu près du liquide injecté; je fermai l'obturateur de ma canule, et je
aintins l'appareil en place à l'aide d'un bandage de diachylon.

Le seul accident qui résulta de cette paracentèse fut un léger *emphy-
me sous-cutané*, qui disparut peu de jours après. D'ailleurs le malade,
abord assez ému de l'opération, nous affirma, lorsqu'elle fut terminée,
l'il n'avait en aucune façon souffert. Le soir, il accusait de la douleur au
int correspondant à la plaie, mais il était sans fièvre, et le pouls était
ème tombé à 76. Le cœur s'était rapproché de sa place normale et bat-
it sur le bord droit du sternum.

Le lendemain, nous retirâmes de la poitrine un litre et demi de liquide,
rmé d'un mélange de pus et de teinture d'iode, s'échappant en jets sac-
dés, en suivant les secousses imprimées par la toux qui se produisait
volontairement.

Le 30 mai, une nouvelle injection semblable à la première fut poussée
ns la cavité pleurale, après que nous eûmes évacué par la plaie un
re environ encore de liquide purulent, offrant quelques stries sangui-
lentes.

Une troisième injection fut faite le 2 juin, puis une quatrième le 4.

L'état général se maintenait bon, et nous voyions le thorax s'affaisser
jour en jour ; de jour en jour aussi nous retirions moins de liquide en
ivrant la canule; il est vrai que dans le courant des vingt-quatre heures

il s'en échappait une certaine quantité le long des parois de la poitrine; mais, le 6 juin, nous n'en recueillîmes plus que quelques cuillerées. C'était toujours un liquide purulent, sans aucune fétidité ; ce jour-là, la cinquième injection fut faite, et trois jours après nous la répétâmes. Puis ces injections ne furent plus pratiquées que tous les trois ou quatre jours, jusqu'au 28 juillet, époque à laquelle nous en étions à la *dix-septième*. Le malade n'en éprouvait d'ailleurs aucun autre inconvénient qu'une sensation de chaleur dans la poitrine ; il ne présenta d'autre symptôme d'iodisme, qu'un goût d'iode qu'il ressentit une fois dans la gorge avec quelques picotements.

Le thorax s'affaissait de plus en plus, mais les signes fournis par la percussion et l'auscultation restèrent à peu près les mêmes jusqu'au 12 juin. Nous entendîmes alors, sous la clavicule gauche, quelques râles muqueux assez gros, ne se déplaçant pas par la toux, mais augmentant avec celle-ci. L'épanchement diminuait réellement, la capacité de la cage thoracique s'amoindrissait par le fait même de l'aplatissement de ses parois, aplatissement qui devint très considérable, tandis que le cœur, reprenant peu à peu sa position normale, venait battre à gauche, sa pointe restant encore, il est vrai, à trois travers de doigt en dedans du mamelon de ce côté. La canule d'argent fut retirée le 17 juin, et on lui substitua une sonde de gomme. Cette sonde fut définitivement enlevée le 25, et la plaie demeura suffisamment béante pour permettre d'introduire une nouvelle sonde chaque fois que l'on pratiquait une injection.

Un phénomène remarquable d'auscultation sur lequel j'appelai souvent votre attention, était ce bruit qui s'entendait au niveau de la fosse sous-épineuse en arrière, bruit de souffle tellement doux et tellement en nappe, si j'ose ainsi dire, qu'on aurait pu le confondre avec le bruit respiratoire normal ; ce n'était pourtant pas tout à fait le murmure vésiculaire, et à ce niveau la sonorité de la poitrine était exagérée.

L'état général présentait quelques alternatives d'amélioration et d'aggravation. Ainsi, le 12 juin, le malade était pris de diarrhée, qui persista pendant près de quinze jours, résistant aux préparations de craie, au bismuth, au nitrate d'argent, mais cédant enfin à l'usage de pilules composées de : ipécacuanha, 0gr, 05 ; extrait gommeux d'opium, 0gr,005 ; calomel 0gr,01, dont il prenait deux dans la journée. Cependant son appétit s'était conservé, bien que ses forces diminuassent à la suite de cette diarrhée. Elles reprirent ensuite sous l'influence d'un régime tonique et du vin de quinquina. Le 28 juillet, notre homme, enchanté de sa situation présente, se vantait de pouvoir enfin monter les escaliers de l'hôpital sans éprouver ni fatigue, ni grand essoufflement. Les transpirations assez abondantes, qui avaient coïncidé avec les accidents du côté de l'intestin, étaient devenues moins considérables.

Cependant le mieux ne se maintint pas, nous fûmes forcé de revenir à divers intervalles aux injections iodées; nous en pratiquâmes quarante-deux. Vers le commencement de l'année suivante, le malade fut pris de fièvre hectique qui l'emporta le 28 février. A l'autopsie, nous trouvâmes des tubercules.

En 1853, j'avais entretenu mes collègues de la Société de médecine des hôpitaux d'un cas analogue. Il s'agissait d'une femme de trente-quatre ans, qui était entrée dans nos salles avec tous les signes de l'hydropneumothorax; l'oppression devint tellement forte, que la mort parut imminente. Je pratiquai l'opération de l'empyème par incision : comme dans le premier des deux faits que je viens de vous rappeler, le liquide qui s'échappa était limpide et transparent, les gaz étaient complètement inodores; mais le surlendemain le liquide étant devenu fétide, je fis une injection avec la solution iodée, qui ne détermina aucune douleur et ne provoqua pas de réaction fébrile. Sept jours après survenait un érysipèle à la base du thorax, sous le bandage de diachylon que j'avais appliqué. Je fis cependant une seconde injection, un peu plus faible toutefois que la première, et le soir de cette opération quelques phénomènes d'ivresse iodique se manifestèrent; l'érysipèle fit des progrès, envahit les bords de la plaie, et la malade succomba quinze jours après la ponction.

A l'autopsie, nous trouvâmes la plèvre tapissée d'une couche de matière pultacée, purulente, qui s'enlevait assez facilement avec le dos du scalpel. Le poumon, revenu sur lui-même, n'occupait que les deux tiers supérieurs de la gouttière vertébrale. Nous trouvâmes aussi la perforation. Ce poumon contenait des tubercules, et, à son centre, des cavernes entièrement vides de pus et de sang.

Dans ces deux observations, pas plus que dans la première, la paracentèse ne saurait être considérée comme cause de la mort, puisque chez nos deux hommes de la salle Sainte-Agnès, celle-ci arriva longtemps après que l'opération eut été pratiquée, et que, chez la femme de la salle Saint-Bernard, l'érysipèle développé sur le tronc, ayant débuté loin de la plaie faite par le trocart, fut une complication indépendante de cette plaie. De plus, dans ce dernier cas, j'en ai l'intime conviction, la paracentèse était le seul moyen d'empêcher la terminaison funeste, que la gêne considérable de la respiration rendait imminente.

Ainsi, messieurs, dans l'hydropneumothorax, alors même qu'il se ie à l'existence de productions tuberculeuses dans les poumons, le praticien doit intervenir chirurgicalement, quand l'épanchement gazeux et liquide menace de produire la suffocation. Quelques médecins qui se refusent à admettre l'efficacité et la nécessité de cette ponction de la poitrine dans les épanchements excessifs, simples ou purulents, disent qu'elle n'offre d'avantages que lorsque l'hydrothorax est compliqué de fistules bronchiques. C'est, vous le voyez, aller sur ce point bien au delà de ce que je professe ; car, si j'admets la nécessité de la paracentèse dans les épanchements considérables, sans complication, si j'admets son utilité en quelques circonstances, principalement chez les enfants, lorsque ces épanchements sont purulents, je fais mes réserves pour les cas d'hydropneumothorax, surtout quand ils sont symptomatiques de la tuberculisation pulmonaire. Ici, lorsqu'il s'agit de la pratiquer, je suis plus hésitant; mais je reconnais cependant qu'alors même, si elle ne guérit pas, la ponction de la poitrine procure du soulagement aux malades, et qu'elle permet de prolonger leur vie.

Le docteur Hughes, médecin du Guy's Hospital, à Londres, raconte avoir obtenu une guérison après deux ponctions. Le malade ayant succombé longtemps après aux progrès de la tuberculisation qui se manifesta dans l'autre poumon, on constata à l'autopsie que, du côté primitivement affecté, il y avait eu cicatrisation.

Le *cancer de la plèvre* peut être accompagné d'épanchements assez abondants pour nécessiter la paracentèse. Je n'ai pas besoin de vous dire que nous ne possédons aucun signe positif qui puisse nous faire reconnaître dans ces cas la nature de la pleurésie.

Toutefois, si chez une femme atteinte de cancer, ou bien à laquelle on a enlevé une tumeur carcinomateuse, nous voyons se développer lentement un épanchement pleural, on peut supposer que les ganglions bronchiques et la plèvre sont eux-mêmes le siège d'une altération cancéreuse; mais au moment de l'opération, la nature du liquide retiré par le trocart aura une grande signification.

Au mois de juillet 1860, M. Barth me montrait dans un flacon une certaine quantité d'un liquide sanglant qu'il venait de retirer de la poitrine d'un malade qui avait un épanchement excessif dans la plèvre. Au premier abord, il avait été épouvanté; il lui avait fallu toute l'assurance du diagnostic que lui donnait un examen préalable fait avec grand soin pour ne pas croire qu'il avait pénétré dans une tumeur anévrysmale. Je lui dis aussitôt qu'il trouverait à l'autopsie, suivant toute probabilité, une pleurésie cancéreuse. A la mort du malade, il trouva, en effet, un cancer du poumon et de la plèvre. Je n'avais d'autre mérite, en portant ce diagnostic, que d'avoir vu, en 1844, dans mon service de l'hôpital Necker, un fait de ce genre que je vais vous rapporter.

Une femme de cinquante-quatre ans entre le 9 novembre 1844, à l'hôpital Necker, affectée d'un cancer atrophique du sein droit. Elle avait séjourné plusieurs mois à l'hôpital Saint-Louis, pour y être traitée de douleurs rhumatismles des membres, sans troubles généraux. On lui donna quelques bains de vapeur; vers le 20 novembre, un jour qu'elle revenait de l'étuve, elle se sentit refroidie, et prit une pleurésie aiguë à droite, qui n'offrit rien de spécial et fut traitée par les émissions san-

guines, les vésicatoires, la digitale et le calomel. Vers le 20 décembre
l'épanchement, loin de diminuer, avait fait des progrès; la fièvre persistait à un assez faible degré : on mit trois cautères sur la poitrine. L'é-
panchement continua à croître, à ce point qu'à la fin de décembre, il
arrivait jusqu'à la clavicule et à la fosse sus-épineuse du scapulum. Dans
les premiers jours de janvier 1845, la dilatation devint évidente, bientôt
la matité dépassa en avant la ligne médiane, le cœur se déjeta un peu à
gauche; vers le 20, la matité dépassait de 4 centimètres la ligne médiane;
le cœur était encore déjeté davantage, ainsi que le foie, qui, refoulé dans
le ventre, débordait de beaucoup les fausses côtes. Malgré cet état, la
malade n'avait pas de dyspnée, elle avait seulement quelquefois un peu
d'orthopnée le soir. La fièvre était notable; nous notions aussi de la bouffissure de la face, de l'infiltration des parois thoraciques. Le 24 janvier,
la paracentèse nous parut urgente; elle fut pratiquée suivant les règles
habituelles; il n'y eut pas de quintes de toux pendant l'écoulement de la
sérosité, qui était sanglante. L'amélioration produite par l'opération fut
bien légère; les phénomènes stéthoscopiques restèrent les mêmes. L'état
fut à peu près stationnaire du 1er au 11 février; mais, à cette dernière
date, il se développa un érysipèle, ayant pour point de départ un des cautères placés sur la poitrine. Malgré ces accidents, l'épanchement ayant
fait de nouveaux progrès et menaçant d'étouffer la malade, je pratiquai
de nouveau la paracentèse; j'obtins encore un liquide séro-sanglant.
L'œdème du thorax augmenta, les forces s'anéantirent, et la malade mourut quelque temps après.

À l'autopsie nous trouvâmes la plèvre cancéreuse, couverte dans toute
son étendue de tumeurs fongueuses formées par la matière encéphaloïde.

Vous lirez dans la thèse de M. Lacaze du Thiers un second fait identique, observé en 1850 chez un vieillard, par M. Lemaître, dans le service de M. Andral. A l'autopsie on constatait l'existence de tumeurs
cancéreuses dans diverses parties du corps, et en même temps du cancer
de la plèvre.

Ce qui se passe pour la plèvre, messieurs, nous l'observons également
dans le péritoine. Rappelez-vous deux femmes atteintes d'ascite chez lesquelles, dans le courant de l'année 1860, j'ai pratiqué la paracentèse abdominale. L'épanchement ne m'avait pas permis de reconnaître l'existence
d'aucune tumeur. Dès que le liquide commença à couler par la canule du
trocart, je vous annonçai que nous avions affaire à un cancer du péritoine; l'autopsie, faite peu de temps après, vous montra que je ne m'é-
tais pas trompé. Le liquide retiré était sanglant. Je vous annonçais en
même temps que nous trouverions non seulement le péritoine cancéreux,
mais que, suivant la loi établie par M. Barth, nous trouverions aussi
quelques-uns des viscères de la cavité abdominale frappés de cancer, et
ce diagnostic se vérifia à l'autopsie.

TROUSSEAU, Clinique.   I. — 51

Mais il ne suffît pas, messieurs, qu'il y ait, disséminées dans diverses parties du corps, des productions cancéreuses, pour que les épanchements excessifs du péritoine ou de la plèvre soient sanglants, il faut encore que le cancer ait atteint la membrane séreuse elle-même.

En 1849, je recevais dans mon service de l'hôpital des enfants malades un enfant de huit ans dont l'histoire se trouve rapportée à la page 71 de la thèse de M. Lacaze du Thiers, et chez lequel il survint un épanchement considérable du côté gauche de la poitrine. La ponction fut faite ; nous retirâmes un liquide de couleur ambrée. La pleurésie guérit; mais l'enfant, après avoir langui quelques temps, prit des convulsions épileptiformes qui durèrent deux jours et succomba.

Nous trouvions dans le cerveau de petits foyers apoplectiques. Les reins le péritoine, le médiastin antérieur, le péricarde, le cœur lui-même, étaient envahis par des productions cancéreuses ; *mais la plèvre en était exempte.*

De plus, messieurs, l'existence d'un épanchement constitué par de la sérosité sanglante ne doit pas vous permettre de vous prononcer d'une manière absolue sur le cancer de la plèvre ou du péritoine. A la page 57 de la thèse de M. Lacaze du Thiers, vous trouverez un fait observé par M. Tardieu, qui vous prouvera que la plèvre non cancéreuse peut exhaler de la sérosité sanglante. Aran m'avait communiqué un autre fait du même genre, et l'illustre auteur de l'*Auscultation médiate* en rapporte également.

Dans une discussion mémorable qui eut lieu à la Société médicale des hôpitaux de Paris, précisément à propos du fait de M. Barth dont je viens de vous parler, Natalis Guillot a rappelé une épidémie de rougeole observée par lui à l'hôpital Necker, dans le cours de laquelle il a vu plusieurs enfants mourir avec des pleurésies hémorrhagiques ; et Legroux a cité deux cas où il avait trouvé un épanchement séro-sanguin dans la plèvre, en dehors de toute diathèse cancéreuse.

Il nous reste à développer une dernière considération d'où me paraît découler la nécessité de paracentèse de la poitrine dans les cas d'épanchements excessifs. *En raison de sa durée, la pleurésie devient de moins en moins curable, le poumon contractant des adhérences qui l'empêchent de reprendre sa place dans la cavité thoracique et de remplir les fonctions dont il est chargé.*

Lorsqu'un épanchement pleurétique a duré longtemps, les fausses membranes, d'abord albumino-fibrineuses, puis fibro-cartilagineuses, intimement soudées entre elles et réunies au moyen d'un tissu cellulaire produit d'une inflammation secondaire, fixent le poumon contre la colonne vertébrale dans les points vers lesquels l'a refoulé la masse du liquide épanché. Il résiste alors aux efforts de l'air, qui, dans l'état normal, lutte contre l'élasticité naturelle du tissu de l'organe et tend à le dilater. Or, le poumon ainsi fixé ne pouvant plus remplir la cage thoracique, ce sont les parois de celle-ci qui, obéissant à la pression de l'air extérieur, vont se resserrer et rétrécir la cavité de la poitrine.

Ce rétrécissement de la poitrine à la suite des pleurésies est un fait sur lequel Laennec a particulièrement fixé l'attention des médecins, et vous connaissez tous sans doute l'article qu'il lui a consacré dans son chapitre de la *Pleurésie*. Il a merveilleusement indiqué les circonstances dans lesquelles ce rétrécissement arrive, l'état anatomique du poumon que l'on trouve comprimé, flasque, ressemblant à la chair musculaire dont les fibres seraient tellement fines, qu'on ne pourrait les distinguer ; il n'a pas moins bien indiqué les signes que fournissent l'auscultation et la percussion dans ces cas. Il ajoute ensuite que « le rétrécissement de la poitrine peut être considéré comme une véritable guérison, puisque, lors même qu'il est porté au plus haut degré, il ne rend pas toujours valétudinaire le sujet chez lequel il existe, et qu'il peut s'allier encore à une certaine vigueur générale. Il ne laisse d'ailleurs, après lui, aucune cause de récidive, car si la pleurésie s'observe très rarement dans les cas où les plèvres costale et pulmonaire sont unies par un tissu cellulaire abondant, elle doit être regardée comme impossible lorsque cette union a lieu au moyen d'un tissu aussi peu disposé à l'inflammation que l'est le tissu fibro-cartilagineux. »

Sans doute, ce fait du rétrécissement de la poitrine est un mode de guérison ; mais, d'une part, ce mode de guérison entraîne quelquefois une difformité incurable, du moins chez les adultes, car chez les enfants et chez les hommes encore jeunes elle diminue ordinairement et s'efface complètement. Cette difformité, Laennec l'a parfaitement décrite.

« Les sujets, dit-il, ont l'air d'être penchés sur le côté affecté, lors même qu'ils cherchent à se tenir droit. La poitrine est manifestement plus étroite de ce côté ; si on la mesure avec un cordon, on trouve souvent plus d'un pouce de différence entre son contour et celui du côté sain. Son étendue en largeur est également diminuée ; les côtes sont plus rapprochées les unes des autres ; les muscles, et particulièrement le grand pectoral, présentent un volume de moitié moindre que ceux du côté opposé. La différence des deux côtés est si frappante, qu'au premier coup d'œil, on la croirait beaucoup plus considérable qu'on ne la trouve en mesurant. La colonne vertébrale conserve ordinairement sa rectitude ; cependant elle fléchit quelquefois à la longue, par l'habitude que prend le malade de se pencher toujours du côté affecté. Cette habitude donne à la démarche quelque chose d'analogue à la claudication. »

Ce n'est pas tout ; avant que cette guérison soit complète, il se passe un temps assez long, et, dans la cavité laissée libre entre le poumon fixé à la colonne vertébrale et les parois thoraciques, il se fait un nouvel appel de liquides et des épanchements interminables. Or, la paracentèse prévient ces accidents, puisque, en évacuant rapidement la sérosité, elle permet au poumon de reprendre immédiatement sa place, avant que des adhérences aient eu le temps de se former.

§ 3. — Les indications de l'opportunité de la paracentèse se tirent de la quantité de l'épanchement. — Les phénomènes généraux, l'oppression, sont des phénomènes trompeurs. — Ce sont les signes fournis par l'auscultation et par la percussion qui peuvent seuls servir de guide. — Opération (procédé opératoire). — De quelques phénomènes qui surviennent pendant l'écoulement du liquide. — Quintes de toux. — Écoulement de sang par la plaie. — La sérosité, en se refroidissant, se prend en gelée quelquefois rosée. — Pleurésies aréolaires. — Objections contre la paracentèse. — Paracentèse dans les empyèmes de pus. — Injections iodées et canules à demeure. — Ponction de la poitrine par l'aspirateur de Dieulafoy. — Lavage de la plèvre par le siphon de Potain.

Messieurs, je vous ai donné les raisons qui rendent la paracentèse de la poitrine une opération nécessaire ; je vous ai dit les accidents qu'elle est appelée à prévenir, les circonstances dans lesquelles elle est applicable ; je dois maintenant établir les indications de son opportunité.

Lorsque les accidents dont je vous ai parlé, lorsque des syncopes ou des lipothymies se répètent, lorsque des accès de suffocation se manifestent, l'intervention chirurgicale est urgente, car la paracentèse peut seule empêcher la mort. Je vous ai rappelé, à l'appui de cette proposition, un certain nombre de faits. En voici un autre :

Un médecin, M. D..., âgé de trente-cinq ans, n'ayant jamais eu d'affection de poitrine, commença en août 1848 à ressentir de la gêne dans la respiration, de l'accélération dans les battements du cœur, de la faiblesse générale ; la nuit surtout les battemens du cœur étaient encore plus précipités, et le décubitus même dorsal était pénible ; cela dura ainsi pendant un mois. M. Andral constata l'existence d'un épanchement thoracique qu'il rattacha à une pleurésie chronique passée inaperçue, et conseilla un large vésicatoire.

Le 13 octobre, M. D..., après s'être exposé à un froid très vif, prit une nouvelle pleurésie très aiguë, qui se développa à gauche. Trois saignées copieuses furent pratiquées dans les jours qui suivirent, et, en date du 25, M. Andral conseilla de nouveau un large vésicatoire. Quand je fus appelé, les symptômes avaient pris une gravité inquiétante. Le malade avait des syncopes, ses traits étaient décomposés, sa faiblesse était extrême ; la peau avait une teinte pâle et cyanosée ; le visage exprimait l'anxiété ; la dyspnée était considérable, nous comptions trente inspirations ; le pouls, irrégulier, battait 115. Nous trouvions une matité complète de tout le côté gauche ; le médiastin et le cœur étaient refoulés à droite. En présence de ces accidents, attendre n'était plus possible, et la paracentèse fut immédiatement pratiquée ; elle donna issue à quatre litres d'une sérosité limpide et jaune.

Je reviendrai plus tard sur quelques particularités intéressantes de cette observation. Pour le moment, j'ajouterai que la convalescence fut assez longue ; que, le 2 décembre, le malade, qui commençait à se lever, voulut aussitôt reprendre sa clientèle ; mais qu'il se vit forcé de suspendre ses visites, en raison des accès de suffocation qu'il éprouvait. Il se rendit dans le voisinage de Dieppe, et là l'exercice à cheval lui redonna la force et la santé. A partir du 1er juin, M. D... se considéra comme guéri ; mais sa poitrine était rétrécie à gauche, et présentait toujours de la matité et de l'obscurité du bruit respiratoire. Ces phénomènes étaient alors peut-être plus marqués qu'ils ne l'étaient une heure après l'opération, huit mois auparavant. Cependant quelques mois plus tard il ne sentait plus aucune trace de la maladie, la déformation de la poitrine avait elle-même disparu. Aujourd'hui M. D... jouit de la meilleure santé.

Ainsi, messieurs, dans des circonstances analogues à celle-ci, il n'y a pas d'hésitation possible, et personne ne contestera l'absolue nécessité d'évacuer le liquide épanché, cause de tous les accidents.

Mais, en dehors de ces cas, toutes les fois que les signes fournis par la percussion et par l'auscultation feront reconnaître un épanchement pleurétique très abondant, qui pourra être évalué à environ 2 litres de liquide, quelle qu'en soit d'ailleurs la nature ; toutes les fois que cet épanchement, survenu sans phénomènes locaux très prononcés, sans symptômes réactionnels considérables, tendra à s'accroître rapidement ; lorsque après un certain temps, neuf ou dix jours par exemple, — que la maladie ait été plus ou moins énergiquement combattue par les moyens ordinaires de la thérapeutique, — la quantité de liquide épanché aura notablement augmenté, l'indication me paraît encore précise : il faut faire la ponction de la poitrine.

Lorsque la cavité pleurale n'est pas tout à fait pleine, bien que l'opération soit exempte d'inconvénients et qu'elle présente encore des avantages, on peut attendre, on peut retarder d'un jour, de deux jours, de quatre même, en ayant soin toutefois de surveiller de près le malade. Dans ce cas, il est arrivé, ainsi que je l'ai vu, que des épanchement assez considérables pour que l'on se croie dans la nécessité d'agir plus tard chirurgicalement, se résorbassent spontanément.

Mais quand l'épanchement est excessif, au point de remplir complètement la cavité séreuse, ce qu'indique la matité absolue s'étendant depuis la base de la poitrine jusqu'à la clavicule en avant, jusqu'au sommet de la fosse sus-épineuse de l'omoplate en arrière, refoulant la diaphragme, le foie, la rate, le cœur, la paracentèse doit être faite le plus tôt possible. Les accidents que je vous rappelais tout à l'heure sont menaçants.

Sans doute, je n'oserais pas affirmer que la mort serait nécessairement la cause immédiate de cet épanchement excessif ; mais, je ne sau-

le murmure vésiculaire était exagéré. On sentait la pointe du cœur battre en dehors et au-dessous du mamelon de ce côté droit.

La ponction me parut non-seulement indiquée, mais urgente, et M. Moynier fit l'opération. Deux litres de sérosité citrine s'écoulèrent par la canule du trocart. Ainsi que cela arrive ordinairement, et comme je vous le dirai plus loin, à mesure que la poitrine se vidait, le malade était pris de quintes de toux incessantes ; sur la fin, le liquide, changeant de nature, devint sanguinolent et même tout à fait sanglant : c'est là encore un accident que j'aurai à vous signaler lorsque je vous parlerai des phénomènes qui accompagnent la paracentèse. Au fur et à mesure que le liquide épanché s'écoulait, le cœur reprenait sa place sous la mamelle gauche ; les sons et le murmure vésiculaire revenaient aussi dans le côté affecté. Après l'opération, il y eut une tendance à la syncope et les quintes de toux se reproduisirent jusque dans la soirée. Le lendemain, l'état général était satisfaisant ; il y avait encore un peu de matité à la partie inférieure gauche de la poitrine, et la respiration était faible de ce côté. La guérison fut complète sept jours après.

En résumé, lorsque l'oppression vient s'ajouter aux signes physiques fournis par l'auscultation et par la percussion, sa signification est importante, mais son absence ne doit pas inspirer trop de sécurité ; car on risque, faute d'intervenir à propos, de perdre des malades que l'opération aurait très certainement sauvés ; l'auscultation et surtout la percussion nous donneront les indications les plus positives de l'opportunité de la paracentèse.

J'arrive maintenant, messieurs, à ce qui a trait à l'*opération en elle-même.*

Les détails dans lesquels je suis entré en vous traçant l'historique de la question me permettront d'être assez bref sur ce sujet.

Lorsque, étant donné un épanchement pleurétique aigu, la ponction de la poitrine est décidée, de quelle manière doit-on la faire ?

Je vous ai dit que pendant longtemps on s'était formé une idée fort exagérée du danger de l'introduction de l'air dans la cavité pleurale. On croyait qu'il suffisait que quelques bulles d'air pénétrassent dans la poitrine pour entraîner des accidents mortels, le contact de cet air avec le liquide épanché amenant une sorte de fermentation putride. Je vous ait dit qu'en vue de prévenir ces inconvénients, les chirurgiens avaient imaginé différents appareils, et je vous ai parlé en particulier de l'appareil de Schuh. Celui qu'avait inventé Récamier, construit d'après le même principe, se composait également d'un système de soupape adaptée au pavillon de la canule du trocart. Maintenue à l'aide d'un ressort et couverte d'un morceau de buffle, ressemblant tout à fait à la clef d'une flûte, cette soupape restait exactement appliquée sur l'orifice de l'instrument, et ne se soulevait que sous l'influence d'une pression de dedans en dehors.

Quelque ingénieux que fût cet appareil, bien moins compliqué que celui de Schuh, il présentait encore des inconvénients dont le moindre était de n'être pas à la portée de tous les praticiens. L'appareil de M. Reybard, par son extrême simplicité, offrait tous les avantages : je vous ai montré en quoi il consistait; c'est celui qu'emploient aujourd'hui tous les opérateurs[1], c'est celui dont vous me voyez me servir.

Dans les cas où M. Reybard le croyait utile, nous nous en passions généralement. C'était surtout, en effet, pour vider les collections purulentes que le chirurgien de Lyon jugeait la paracentèse nécessaire ; or, dans ces circonstances, l'introduction de l'air dans la cavité pleurale est un accident presque toujours inévitable, et dont on n'a point à se préoccuper, puisque, pour amener la guérison des empyèmes du pus, on laisse quelquefois une canule à demeure dans la poitrine, ainsi que je vous le dirai plus loin; et que, de toutes les manières, il se forme une fistule qui établit une communication entre l'extérieur et la cavité de la plèvre.

Mais lorsqu'il s'agit d'un épanchement séreux, la canule de M. Reybard est d'une utilité incontestable; il est même indispensable de s'en servir. Je parle de la canule de M. Reybard, et non de son procédé opératoire, car celui-ci est loin de présenter la même simplicité que celle-là. Voici quel était ce procédé, tel que l'a décrit l'inventeur[2]. On pénètre dans la poitrine, soit à travers un espace intercostal dont on incise les parties molles à l'aide du bistouri, soit en perforant une côte au moyen d'un foret, méthode qui, suivant M. Reybard, donne une grande facilité pour fixer la canule d'une manière plus solide, lorsqu'elle doit rester longtemps à demeure. Dans tous les cas, l'incision des parties molles doit être très étendue, et il faut surtout avoir soin de ne pratiquer à la plèvre qu'un trou suffisamment large pour admettre la canule. Aussitôt l'ouverture faite, on saisit les deux lèvres de la plaie de la peau avec le pouce et le doigt indicateur de la main gauche en les rapprochant l'une de l'autre, puis de la main droite on introduit le trocart armé d'une pièce d'emplâtre agglutinatif percée. Toutes ces dispositions paraissent nécessaires au chirurgien de Lyon pour prévenir l'entrée de l'air dans la cavité pleurale. De plus, l'instrument ne doit être introduit qu'à un degré convenable, c'est-à-dire qu'il ne faut pas l'enfoncer trop avant, de crainte qu'il ne frotte contre le poumon; afin aussi d'éviter que celui-ci ne soit blessé, l'extrémité de la canule doit être arrondie.

M. Reybard, comme je vous l'ai dit, conseillait ce procédé opératoire dans le cas de véritable empyème, c'est-à-dire lorsqu'il y avait une collection de pus. Si l'on peut se dispenser de prendre alors tant de pré-

---

1. Voyez Gaujot et Spillmann, *Arsenal de la chirurgie contemporaine.*
2. *Gazette médicale*, numéros des 16 au 25 janvier, 1841.

cautions, cette façon d'agir n'est plus seulement inutile, elle devient excessivement dangereuse dans le cas d'épanchement pleurétique simple, car on risque de transformer la pleurésie en un hydropneumothorax et en un empyème. En effet, messieurs, la canule n'est pas restée vingt-quatre heures dans la plaie, qu'elle a agi comme corps étranger, enflammant la peau, le tissu cellulaire, la plèvre, au voisinage de l'ouverture qu'on lui a faite; de plus, dans les efforts d'inspiration et d'expiration, malgré tout le soin qu'on y mettra pour l'empêcher, l'air, passant sur les côtés de la canule, s'introduit dans la cavité pleurale; à peine quelques jours se sont-ils écoulés, que l'on constate l'existence d'un hydropneumothorax, et que la sérosité si limpide contenue naguère dans la plèvre est bientôt convertie en un liquide fétide et purulent. C'est pour parer en partie à cet inconvénient que M. Reybard avait cherché à remettre en honneur la perforation d'une côte; mais il n'évitait pas le danger, il le retardait seulement. Le procédé que j'ai conseillé, et qui est aujourd'hui universellement adopté, est aussi simple qu'il est exempt de périls.

Les *instruments* indispensables se trouvent dans les mains de tous les médecins : un bistouri, mieux encore une *lancette*, beaucoup moins effrayante pour le malade, pour la petite incision qui ne doit intéresser que la peau; un *trocart* ordinaire, celui dont on se sert pour la ponction de l'abdomen ou de l'hydrocèle. Ce trocart est armé de sa baudruche dont on entoure le pavillon de la canule et que l'on ramollit en le mouillant. A défaut de baudruche, un boyau de poulet, de lapin ou de chat, un morceau de vessie, un condom, ferait l'affaire. Après avoir fixé le tube membraneux sur l'instrument avec du fil, on s'assure que cette sorte de soupape fonctionne bien en aspirant et en soufflant alternativement par l'extrémité de la canule opposée au pavillon. Enfin, comme appareil de pansement, un morceau de taffetas d'Angleterre ou de diachylon taillé en croix de Malte, destiné à fermer la plaie après l'opération.

Il s'agit à présent de déterminer le point où la ponction sera pratiquée. En moins de mots, quel est le *lieu d'élection de la paracentèse de la poitrine?*

Celui que je prends, c'est le sixième ou le septième espace intercostal, en comptant de haut en bas, à peu près à 4 ou 5 centimètres en dehors du niveau du bord externe du muscle grand pectoral.

Le malade étant à demi couché sur le bord de son lit, le tronc soutenu par des oreillers, un aide est chargé de maintenir la poitrine du côté opposé, de manière à résister au mouvement de recul involontaire que fera le patient au moment où le trocart pénétrera dans la plèvre. Avec la main gauche, on tend fortement la peau, puis avec la lancette tenue de la main droite, on fait une ponction qui, n'intéressant que la peau, sera juste assez grande pour donner passage au trocart. Cette ponction préalable est nécessaire; car il n'en est plus de la paracentèse thoracique comme de la paracentèse abdominale. Ici, en effet, vous pouvez sans inconvénient procéder en un seul temps, puisque jamais vous ne rencontrerez que des parties molles; pour la ponction du thorax, il est indispensable de faciliter l'introduction de l'instrument, car si, au moment où vous donnerez le coup de trocart, le malade, surpris par cette douleur, faisait un mouvement qui tendrait à courber en dedans la poitrine, et par conséquent à diminuer l'étendue de l'espace intercostal en rapprochant les côtes les unes des autres, vous courriez le risque de tomber sur celles-ci. Grâce au petit procédé que je vous indique, de faire une ponction préalable, ce risque n'est plus à craindre. Cela fait, vous placez la pointe de votre trocart dans la petite plaie, et par un coup sec, vous pénétrez sans aucune peine, à travers les muscles, dans la cavité thoracique.

Je recommandais autrefois une autre manœuvre que depuis j'ai jugée complètement superflue. Afin d'éviter toutes les chances d'introduction de l'air dans la poitrine, je croyais nécessaire qu'il n'y eût pas de parallélisme entre l'ouverture extérieure et l'ouverture intérieure. Pour arriver à ce but, après avoir ponctionné la peau au-dessous de l'espace intercostal par lequel je voulais pénétrer, je la tirais fortement en haut en la faisant glisser de façon que ma petite plaie correspondît à cet espace intercostal. L'opération terminée, les parties reprenant une situation normale, le parallélisme entre les deux ouvertures était détruit. Mais je me suis depuis longtemps aperçu que c'étaient là des précautions inutiles : ce parallélisme se détruit tout naturellement par un mécanisme facile à comprendre. Lorsque la poitrine est distendue par une grande quantité de liquide, les côtes et les espaces intercostaux, se trouvant dans la situation où les met une inspiration forcée, perdent nécessairement les rapports qu'ils présentent, à l'état de repos, avec les points correspondants du tégument externe, sous lequel ils jouent sans que celui-ci suive le même mouvement. Il résulte de là qu'après la ponction et après l'évacuation du liquide, le thorax reprenant son amplitude normale ou à peu près normale, les côtes et les espaces intercostaux s'abaissant, tandis que le tégument ne se déplace pas, il en résulte, dis-je, que le parallélisme entre la plaie cutanée et l'ouverture pleurale se trouve nécessairement détruit. Sans doute, il ne le sera pas aussi complètement que lorsque l'on fait la petite manœuvre dont je vous parlais tout à l'heure; mais il n'est pas indispensable qu'il le soit aussi complètement; bien plus, cela peut avoir des inconvémients lorsqu'il s'agit d'un épanchement purulent.

Bien entendu, il n'est pas question des cas dans lesquels il faut laisser une canule à demeure. Le défaut de parallélisme, cela va de soi, serait ici une complication, et d'ailleurs peu importe de chercher, au moment de l'opération, à éviter l'entrée de l'air dans la poitrine, puisque ordinairement il doit y pénétrer plus tard par la canule. Je fais donc seulement allusion aux cas d'épanchements purulents aigus traités par la simple ponction. Ici, dis-je, un manque trop absolu de parallélisme pourrait avoir de fâcheuses conséquences. Généralement après sept, huit, dix ou quinze jours, une nouvelle sécrétion purulente a eu lieu, et alors le pus se fait jour par la plaie de la poitrine qui se rouvre spontanément, ainsi que vous l'avez vu chez un malade de notre service au n° 25 de la salle Saint-Bernard. Si alors l'ouverture de la plèvre et celle de la peau ne se correspondent en aucune façon, il se fera sous les téguments une fusée purulente qui pourra amener des décollements et des fistules difficiles à guérir.

Revenons à l'opération. Le trocart a pénétré dans la cavité pleurale, ce dont on est assuré en sentant que sa pointe joue librement dans un espace creux; on retire le dard, en ayant soin de déplisser la membrane qui doit servir de soupape, et que l'on avait momentanément repliée sur le manche de l'instrument : on la déplisse de façon qu'elle fonctionne convenablement. Le dard retiré, le liquide s'écoule d'abord lentement, puis par jet continu, enfin par jets saccadés, — je vous donnerai tout à l'heure la raison de ces différences dans l'écoulement, — la membrane étant soulevée par le flot dans le mouvement d'expiration, et s'appliquant exactement sur le pavillon de la canule pendant l'inspiration. Quand l'écoulement s'est arrêté, quand on a obtenu la quantité voulue de liquide, on retire l'instrument par un mouvement brusque; on essuie les gouttelettes de sérosité et de sang qui suintent encore par la petite plaie, et l'on applique sur celle-ci la croix de Malte de taffetas gommé ou de diachylon.

Il vous arrivera certainement, messieurs, ce qui m'est arrivé trois ou quatre fois à moi-même, et ce dont vous avez été témoins dans notre service. Au moment où vous retirez le dard du trocart : ou bien, contre votre attente, il ne s'écoule par la canule aucune goutte de liquide; ou bien il ne s'en écoule qu'une très petite quantité. C'est là un accident dont vous devez être prévenus, car vous comprenez quels seront votre désappointement et votre contrariété. Vous vous êtes assurés d'une manière positive qu'il existait un épanchement dans la plèvre; la mensuration, la percussion de la poitrine vous avaient démontré que cet épanchement était considérable; vous aviez annoncé à la famille du malade qu'il y avait là trois litres d'eau que vous alliez faire sortir : vous donnez un coup de trocart, et rien ne jaillit. A quoi cela tient-il?

Je suppose un médecin pratiquant la paracentèse pour la première fois. Son diagnostic est exact; il s'est parfaitement rendu compte de la position des viscères thoraciques; il a senti et entendu les battements de la pointe du cœur; il a limité la place que cet organe occupe, et cependant il ne peut se défendre d'une certaine crainte. Mais alors même que l'épanchement est à droite, que le cœur est par conséquent très loin du point où la ponction va être faite, il hésite; alors qu'il opérerait hardiment s'il s'agissait de faire la paracentèse abdominale, opération plus dangereuse cependant que la paracentèse de la poitrine, il retient son coup, et voici ce qui peut en résulter.

La plèvre costale se trouve quelquefois doublée par des fausses membranes superposées pouvant avoir jusqu'à un centimètre d'épaisseur. Dans les premiers huit, dix ou quinze jours de la pleurésie, cette couche pseudo-membraneuse n'adhère pas fortement aux parois costales, tout en ayant une résistance assez grande pour qu'on ait de la peine à la déchirer. En pénétrant timidement dans la poitrine, au lieu de percer cette couche, on la soulève avec le trocart de telle sorte que l'on forme alors une cavité accidentelle entre les fausses membranes et les parois costales. Si, pour se rendre compte de ce qui met obstacle à l'écoulement du liquide, on introduit par la canule un stylet de trousse, une aiguille à tricoter, on sent cet obstacle qui suit les mouvements de l'inspiration et de l'expiration; on ne peut alors se défendre de l'idée que l'on est arrivé sur le poumon, et, bien que certain de son diagnostic, le médecin effrayé n'ose pas continuer l'opération.

Dans ces cas, il faut chercher à déchirer cette fausse membrane, soit avec la lance même du trocart introduite à travers la canule et poussée plus profondément, soit avec le stylet ou avec l'aiguille à tricoter, instrument excellent dans cette circonstance. Si ces tentatives ont été inutiles, il faut faire une nouvelle ponction dans un espace intercostal au-dessus de celui où la première a été pratiquée

Retenez bien ceci. S'il est nécessaire d'aller doucement dans le premier temps de l'introduction du trocart, c'est-à-dire lorsque la pointe traverse les muscles, dans le second temps, c'est-à-dire lorsqu'il les a traversés, il faut aller brusquement. En tenant votre instrument de façon à ne laisser libres qu'environ 3 centimètres, vous n'avez rien à craindre, puisque votre doigt lui-même vous empêchera d'aller plus loin que vous ne le voulez. Par cette manœuvre brusque, la fausse membrane ne fuira plus devant votre trocart, et vous pénétrerez inévitablement dans la cavité pleurale.

Dans d'autres circonstances, la ponction a été régulièrement faite, vous avez certainement pénétré dans la cavité pleurale, mais le liquide épanché ne s'écoule que goutte à goutte; c'est qu'alors vous avez affaire à une pleurésie aréolaire qu'il ne faut pas confondre avec une pleurésie enkystée. L'exhalation séreuse se trouve emprisonnée dans des cloisons fibrineuses; ces aréoles communiquent bien les unes avec les autres, ou du moins le liquide contenu dans les unes passe bien dans les autres, mais il passe lentement et goutte à goutte. Dans ce cas, il faut, soit avec la canule, soit à l'aide du stylet ou de l'aiguille à tricoter, chercher à détruire, à déchirer ces cloisons fibrineuses, et l'écoulement devient alors un peu plus facile. Je dois dire, messieurs, que ces cas-là ne sont pas communs.

Il en est un que vous rencontrerez souvent. La canule est au milieu du liquide épanché : cependant, encore, celui-ci ne coule pas. Cela dépend de la manière dont le malade respire. D'une part, soit sous l'empire d'une certaine appréhension, soit par le fait de l'habitude qu'il a prise, il ne respire qu'avec le poumon du côté sain ; d'autre part, le poumon du côté affecté, complètement refoulé contre la colonne vertébrale, ne contient pas d'air, qui peut seul, par la pression qu'il exerce de haut en bas sur le liquide, favoriser son écoulement. Cet écoulement n'a donc lieu qu'après qu'on a recommandé au patient de faire de grandes inspirations, et mieux encore de faire des efforts, de pousser comme pour aller à la garde robe.

Le liquide jaillit par la canule, puis après un certain temps il sort en bavant, le jet ne reprenant que sous l'influence des efforts. La glotte étant fermée, l'air, qui ne peut s'échapper par l'ouverture supérieure de la trachée, continue à distendre le poumon ; la capacité de la cavité pleurale se trouvant en même temps rétrécie par le fait de la contraction des muscles expirateurs et par la contraction du diaphragme, le liquide épanché, sollicité de toutes parts à sortir par l'ouverture faite à la poitrine, s'échappe par jets dont les saccades correspondent aux mouvements respiratoires et aux efforts d'expiration.

Les efforts de toux produisent les mêmes effets. Mais si au début il est nécessaire d'engager le malade à tousser, cela devient bientôt inutile. Lui qui ne toussait d'abord qu'à votre commandement, finit par avoir des quintes fréquentes et involontaires, parce que le poumon, n'ayant pas respiré depuis longtemps, éprouve, au moment où l'air pénètre dans les vésicules qui se déplissent, une sorte d'irritation, d'excitation au contact de son stimulus naturel dont il avait perdu l'habitude.

Cette toux involontaire peut devenir très violente, invincible, très fréquente et très douloureuse.

Le docteur D..., dont je vous rapportais plus haut l'histoire, se plaignait d'éprouver, à mesure que l'air pénétrait dans sa poitrine, des douleurs telles qu'il avait peur de respirer ; sa respiration était entrecoupée, saccadée, sanglotante, et ce ne fut qu'après cinq quarts d'heure de cet état qu'elle se régularisa.

Cette toux fatigante n'arrive quelquefois que plus tard dans le courant de la journée ; les douleurs qui l'accompagnent me paraissent dépendre aussi de la déchirure des fausses membranes qui fixaient le poumon à la colonne vertébrale.

Indépendamment de ce qu'ils sont utiles pour solliciter l'issue du liquide, les efforts, les quintes de toux le sont encore pour prévenir la syncope, si tant est que cette complication soit à craindre. En chassant, en refoulant, en effet, le sang vers le cerveau, ces efforts produisent une sorte de pléthore cérébrale qui s'oppose à ce que la syncope ait lieu.

Vers la fin de l'opération, le liquide qui s'écoule par la canule présente généralement des changements dans sa coloration. La sérosité est teinte en rouge par son mélange avec du sang, et très fréquemment c'est du sang presque pur. C'est ce qui a eu lieu chez le jeune garçon dont M. Moynier a publié l'observation [1]. C'est ce que je voyais chez une petite malade auprès de laquelle M. Dumontpallier me demandait en consultation.

C'était une petite fille de huit ans, qui n'accusait ni essoufflement, ni gêne de la respiration, bien que depuis quelque temps elle eût de la peine à courir, à monter un escalier, et que le moindre exercice la fatiguât. Elle disait ne souffrir de nulle part; cependant elle maigrissait, son appétit était moins soutenu, et sa maîtresse de pension, inquiète, avertit les parents, qui rappelèrent l'enfant auprès d'eux.

Il y avait une dyspnée très apparente, quoique la malade ne s'en plaignît pas; l'inspiration était courte et fréquente. Le pouls était petit, serré, très fréquent aussi. Il existait une petite toux sèche. La déformation de la cage thoracique était notable. A gauche, les dernières côtes étaient proéminentes en avant et décrivaient une ligne convexe plus élevée qu'à droite. Les espaces intercostaux étaient sensiblement effacés. La respiration costale ne semblait se faire que du côté droit. Le diamètre antéro-postérieur de la poitrine était plus considérable qu'à droite. La pointe du cœur battait au niveau du sternum. On ne sentait pas de vibrations thoraciques quand l'enfant parlait. Il y avait une matité absolue, en avant comme en arrière et latéralement, qui remontait jusque dans les régions sous-claviculaire et sus-épineuse, sans bruit skodique en avant. Absence complète de murmure respiratoire dans toute l'étendue de la poitrine de ce côté; au niveau de la racine des bronches, on entendait du souffle et du retentissement de la voix. A droite, la résonnance à la percussion était exagérée, la respiration puérile, supplémentaire, sans mélange de râle ou de tout autre bruit anomal. Il existait évidemment un épanchement pleurétique considérable du côté gauche.

L'hésitation n'était pas possible : séance tenante je pratiquai l'opération. Elle fut peu douloureuse et donna issue à 670 grammes de sérosité parfaitement limpide, qui, d'abord d'un jaune verdâtre, se colora vers la fin en rouge; quelques stries sanguinolentes se précipitèrent au fond du vase, puis il s'écoula *plusieurs cuillerées d'une sérosité ressemblant à du sang vermeil tout à fait pur.*

Un changement sensible se manifesta rapidement. Dix jours après la

1. Eug. Moynier, *Remarques sur un fait de pleurésie aiguë accompagnée d'épanchement considérable et traitée avec succès* (Bulletin général de thérapeutique, 1860 t. LIX, p. 273).

ponction, on envoya l'enfant à la campagne, et un mois après, elle avait repris sa bonne santé; il ne lui restait plus qu'un affaiblissement de la poitrine du côté affecté, affaiblissement qui tendait visiblement à diminuer.

On peut expliquer cet écoulement de sang par la lésion des petits vaisseaux qui entrent dans la composition des fausses membranes en voie d'organisation. Sous l'influence des efforts de toux, et consécutivement à la dilatation du poumon, ces fausses membranes se déchirent, et c'est à cette déchirure qu'il faut attribuer non seulement la petite hémorrhagie dont il est maintenant question, mais encore, ainsi que je vous le disais tout à l'heure, les douleurs parfois assez vives accusées par les malades, douleurs qui sont en partie aussi la conséquence de l'irritation des bronches causées par le contact de l'air qui depuis longtemps n'avait pas pénétré dans ces conduits. On peut encore expliquer l'écoulement de sang en supposant qu'au moment où le poumon se déplisse, la plèvre, intimement soudée aux fausses membranes, se sépare violemment en quelques points du poumon ou des côtes, de telle sorte que quelques-uns de ses vaisseaux se trouvent ainsi déchirés.

A mesure qu'il se refroidit dans les vases où on l'a recueilli, le liquide évacué de la cavité pleurale se prend en consistance de gelée; dans les pleurésies les plus franches, alors que la sérosité présentait une coloration jaune verdâtre la plus limpide, il est assez ordinaire de trouver quelques heures après son refroidissement, cette sérosité teinte en rose par les globules du sang qu'elle contenait, et offrant un aspect qu'on ne saurait mieux comparer qu'à celui de la gelée de groseille blanche légèrement teintée.

Pendant l'opération, et dès qu'une certaine quantité du liquide s'est écoulée, les phénomènes plessimétriques et stéthoscopiques se modifient. La sonorité revient de haut en bas, en même temps que l'oreille appliquée sur la poitrine entend le bruit d'expansion vésiculaire se faire d'abord au sommet en avant et en arrière, et progressivement dans toute l'étendue du côté malade. Cette expansion pulmonaire est accompagnée de râles muqueux et sous-crépitants produits par le passage de l'air dans les vésicules qui contiennent du mucus sécrété à la surface des bronches, produits aussi par le déplissement de ces vésicules. Quelquefois ce déplissement donne lieu à de véritables craquements.

On a débattu la question de savoir s'il était utile d'évacuer du premier coup tout ce que l'on pouvait de liquide épanché dans la cavité pleurale. Je ne comprends pas quel inconvénient il y aurait à le faire, et, pour mon compte, je n'en ai jamais vu résulter le moindre danger. Les seuls accidents dont j'aie été témoin étaient les douleurs, les écoulements de sang dont je vous ai parlé, accidents sans aucune espèce de gravité. Je crois qu'il y a au contraire un grand avantage à vider le plus complètement possible la poitrine, parce que c'est le moyen de mettre le poumon dans les meilleures conditions pour se dilater librement, et de hâter par conséquent la guérison.

Vous comprenez, messieurs, que moins il restera de liquide dans la cavité pleurale, plus le vide y sera complet, plus cette liberté de dilatation sera grande, puisque le poumon obéira tout à fait à la pression exercée sur lui par l'air qui, pénétrant par la trachée, remplit les bronches et leurs ramifications jusqu'aux vésicules. D'ailleurs, pourquoi, lorsqu'on a à sa disposition un moyen aussi expéditif de guérir promptement un mal, moyen, je le répète, totalement exempt de danger, pourquoi attendre? Je sais bien que les médecins qui, contrairement à mon opinion, veulent qu'on n'évacue qu'une partie du liquide, se fondent sur ce que, dans la paracentèse de la poitrine comme dans la paracentèse abdominale, une soustraction trop rapide et trop abondante du liquide peut amener la syncope.

Ceci m'amène à vous parler des *objections* que l'on a faites à la *paracentèse de la poitrine*.

On a donc dit que la *syncope* pouvant survenir dans le cours de l'opération ou après qu'elle avait été faite, était un accident contre lequel il fallait se tenir en garde. Sans entrer à cet égard dans une discussion théorique, je répondrai à cette objection par des faits. Depuis que je pratique et que je vois pratiquer la paracentèse dans les cas de pleurésie, je n'ai jamais entendu citer ni lu d'observations où cette complication soit mentionnée. Une fois, il est vrai, j'ai vu la syncope survenir, mais non immédiatement après l'opération et dans des circonstances toutes particulières. Le fait est assez intéressant pour que je vous le raconte en entier.

Pendant l'automne de 1848, je fus mandé par M. Bonnassies auprès d'un M. L..., demeurant à Paris, quai Bourbon, n° 19, dans l'île Saint-Louis. M. L... était goutteux depuis sa jeunesse; la diathèse était chez lui tellement prononcée, qu'outre les tophus crayeux qui déformaient toutes les articulations, il y en avait encore dans l'épaisseur de la peau des mains et des pieds, de telle sorte que cette peau avait l'apparence de la surface interne d'une aorte parsemée de points d'ossification. Depuis deux mois, M. L... était atteint d'une pleurésie à gauche; l'épanchement remplissait tout le côté, refoulant le cœur et le diaphragme. Depuis plusieurs nuits il avait des accès de suffocation qui faisaient craindre une mort imminente. Ces accès de dyspnée survenant à l'occasion du moindre mouvement, il fallait que, pour pisser ou pour aller à la garde-robe, le malade prît les précautions les plus attentives.

L'opération fut décidée et pratiquée. Elle présenta cette particularité que le poumon, à chaque secousse de toux, venait battre contre la canule. On retira 2500 grammes de sérosité citrine et parfaitement limpide. Le poumon se déplissa, et immédiatement après l'opération, on entendait dans tout le côté gauche le bruit respiratoire mêlé de quelques bulles de râle muqueux et sous-crépitants. Je dois dire pourtant que le déplissement du poumon fut extrêmement douloureux ; la douleur persistait encore le lendemain matin. M. L... déclarait que cette sensation lui était parfaitement connue ; qu'elle ne différait en rien de ce qu'il éprouvait quand la goutte envahissait les parois de la poitrine. Il y avait une fièvre assez vive ; mais l'épanchement ne s'était pas reproduit, et les râles étai ent plus gros. Rien ne faisait pressentir une terminaison fatale.

M. L... avait une violence de caractère extrême. Malgré nos ordres formels, il voulut se lever pour aller à la garde-robe. Il se leva donc, fit quelques pas dans sa chambre, s'assit sur sa chaise, et, après quelques minutes d'efforts inutiles, il se remit seul au lit. Il essaya de nouveau, mais inutilement, et fut très oppressé. Enfin, il déclara qu'il essayerait encore une fois. Ni les observations, ni les prières de sa famille ne purent l'arrêter ; il se leva résolument, se mit sur le bassin, fit quelques temps de nouveaux efforts superflus, puis regagna son lit ; mais en essayant de l'enjamber, il rendit le dernier soupir.

En jugeant ce fait d'une manière impartiale, il n'est pas permis d'imputer à la paracentèse ce fatal accident ; on peut dire qu'il fût arrivé plus tôt encore, si, avant la ponction, le malade eût été placé dans les mêmes conditions physiques et morales.

Sa syncope, à ne tenir compte que des observations publiées de la ponction de la poitrine et des cas nombreux dont j'ai moi-même été témoin, est donc un accident qui doit être fort rare. Sans doute il peut se produire, mais alors est-il imputable à l'opération ? Ne l'est-il pas plutôt aux circonstances, aux conditions organiques qui ont nécessité l'intervention chirurgicale, et que l'évacuation du liquide contenu dans la cavité thoracique ne modifie pas toujours immédiatement ?

Il faut, afin d'éviter cette complication qui peut devenir fatale, recommander aux malades un repos aussi complet que possible de corps et d'esprit, et cela après l'opération, comme on le fait d'ailleurs lorsqu'il existe un épanchement excessif, surtout s'il a déplacé le cœur et les gros vaisseaux.

Lorsque je communiquai à mes collègues de la Société des hôpitaux le fait que je viens de vous rapporter, un d'eux souleva la question de savoir si la mort subite, dans ce cas, ne pourrait pas être attribuée à la *rupture des vésicules pulmonaires* et à *l'introduction de l'air dans les veines.* A cela je répondrai que cette rupture fut bien tardive, puisque la mort n'arriva que le lendemain de l'opération ; et que si les vésicules se sont rompues au moment où le liquide fut évacué, on ne comprendrait pas comment l'entrée de l'air dans les veines se fût si longtemps fait attendre.

On a dit encore qu'à la suite des quintes de toux dont les malades sont pris pendant l'écoulement du liquide, il survenait quelquefois une expectoration de *crachats sanglants*. On a cité des cas, et l'on en a donné l'interprétation suivante. Le déplissement rapide du poumon, favorisant un afflux subit du sang dans les vaisseaux pulmonaires et bronchiques, amènerait dans les poumons une congestion active portée au point de rompre les vaisseaux et de déterminer l'hémorrhagie. J'admets encore la possibilité de cet accident, bien que je n'aie jamais vu se produire autre chose qu'une expectoration spumeuse un peu rosée; mais je ne peux lui accorder l'importance que les opposants sembleraient y attacher.

Je ne m'arrêterai pas davantage à cette autre objection que dans la paracentèse de la poitrine on pouvait s'exposer à *blesser l'artère intercostale*.

En prenant les précautions que j'ai indiquées, de faire la ponction au milieu d'un espace intercostal, d'inciser préalablement la peau de manière à pénétrer sans effort dans la cavité pleurale, le manuel opératoire est d'une excessive simplicité, et de beaucoup moins susceptible d'inconvénients que la saignée du bras ou même que l'ouverture d'un abcès, opération que nous confions cependant aux mains les plus inexpérimentées. Qui donc a vu, d'ailleurs, ces lésions de l'artère intercostal? Vos maîtres en chirurgie vous ont enseigné combien, dans les plaies de poitrine, — je parle, bien entendu, des plaies d'armes blanches, — ces lésions étaient rares. Les dispositions anatomiques des parties rendent compte de ce peu de fréquence, car l'artère intercostale est placée dans la gouttière de l'os, et son petit calibre la met à l'abri des instruments qui chercheraient à l'atteindre. C'est donc là une objection qui tombe d'elle-même.

Il n'en est plus ainsi de celles dont je veux à présent vous entretenir. Bien que très facilement réfutables, elles demandent cependant à être discutées.

Partant de cette donnée que, lorsqu'on pratique la ponction contre des épanchements dans une pleurésie aiguë, *l'épanchement se reproduisait de nouveau, la pleurésie persistant et amenant une nouvelle sécrétion dans la plèvre, on est arrivé à conclure à l'inutilité de l'opération.*

La possibilité de la reproduction du liquide est un fait incontestable. Deux choses sont en effet à considérer dans les pleurésies avec épanchement. La pleurésie proprement dite, l'inflammation de la plèvre, qui dure huit, dix ou quinze jours; l'épanchement, qui, d'abord sous la dépendance de celle-ci, persiste encore longtemps après que la phlegmasie est éteinte, absolument comme une collection de pus dans le tissu cellulaire persiste après la phlegmasie qui lui a donné naissance. Or, la collection de pus ou l'épanchement de sérosité sont les effets, les produits d'un travail pathologique qui constitue le phlegmon ou l'inflammation, mais ils ne doivent pas êtres confondus avec lui.

Je suppose qu'au moment où l'excès d'épanchement nécessitera l'opération, la pleurésie dure encore. Pour préciser les termes de la question par un exemple et des chiffres, je suppose que cette pleurésie date de douze jours, et qu'elle ne doive s'éteindre que dans trois jours : nous aurons la chance de voir l'épanchement auquel elle a donné naissance augmenter de nouveau ou se reproduire pendant ce temps ; mais voyons quelles seront les conséquences de cette intervention chirurgicale jugée si inopportune.

Il y avait, par exemple, trois litres de liquide épanché ; par la ponction, j'en fais sortir deux litres et demi. Qu'après la ponction, il s'en secrète encore un, l'épanchement ne sera toujours que d'un litre et demi, deux fois moins considérable, par conséquent, qu'il ne l'était auparavant, et pouvant persister, sans entraîner les inconvénients que son excès rendait menaçants ; sans compter qu'en n'agissant pas, nous aurions eu nécessairement, non plus trois, mais quatre litres de liquide épanché dans la cavité pleurale. Au lieu de laisser la situation s'aggraver, nous aurons donné le temps à la période inflammatoire d'arriver à son terme sans accidents ; et en soustrayant une partie de la massse du liquide, nous aurons rendu plus facile l'absorption du reste.

En outre, messieurs, pour continuer la comparaison que j'établissais il y a un instant entre les épanchements pleurétiques et les collections purulentes, de même que le pus renfermé dans son foyer va devenir à son tour cause d'un travail réactionnel inflammatoire, puisque c'est un corps étranger qui tend à être éliminé hors des parties vivantes, de même le liquide épanché dans la cavité pleurale pourra amener des phénomènes phlegmasiques ; de même aussi que, pour faire cesser l'inflammation occasionnée par la présence du pus, ouvrir l'abcès est le meilleur moyen, de même, pour éteindre la phlegmasie causée par l'épanchement pleural, le meilleur moyen est de débarrasser le plus rapidement possible la plèvre du liquide cause de ces accidents. Or la paracentèse est à coup sûr de tous le plus expéditif et le plus certain.

Admettons, si vous le voulez, que l'épanchement se reproduise assez abondamment pour nécessiter de nouveau la ponction de la poitrine. Quel inconvénient y aura-t-il à répéter une opération d'une aussi parfaite innocuité? On a dit qu'en acceptant ce principe, le malade, bientôt épuisé par ces ponctions successives, tomberait fatalement dans le marasme. Cette fatalité ne m'est rien moins que démontrée ; mais d'abord il est bien rare que nous ayons besoin de recourir plusieurs fois, chez le même individu, à la paracentèse, lorsque nous avons affaire à des hydrothorax franchement aigus. Jamais l'épanchement ne se reproduit aussi abondant, — quand il s'est reproduit, — et ordinairement l'absorption du liquide se fait naturellement. Le plus souvent, une seule ponction suffit, et c'est exceptionnellement qu'il nous a fallu la pratiquer deux fois dans un même cas. J'accorde cependant que l'épanchement se reproduise assez abondamment pour nécessiter de revenir à plusieurs reprises à la paracentèse. Pourquoi nous comporterions-nous ici autrement que nous le faisons dans les épanchements ascitiques? Les quantités de liquide que nous retirons de la cavité pleurale, quantités faibles relativement à celles que nous retirons chaque jour et sans hésiter de la cavité périto- néale, auraient-elles seules le privilège d'affaiblir les malades et de les plonger dans le marasme? Personne n'osera le prétendre. Ces données théoriques qui portent d'ailleurs à faux, doivent se taire devant la masse imposante des faits cliniques qui démontrent à tous les vrais praticiens combien sont chimériques ces inconvénients dont on voudrait accuser l'opération que nous défendons.

Quelques médecins ont prétendu que la paracentèse *prolongeait la durée de la pleurésie, loin de l'abréger*, le traumatisme consécutif à la ponction étant, suivant eux, une nouvelle cause d'inflammation des plèvres. Il est facile de réfuter cette objection, non plus seulement en s'ap- puyant sur les faits cliniques, mais encore en rappelant ce qu'on a vu dans les expériences faites sur les animaux et les observations de plaies de poitrine recueillies sur l'homme.

Lorsque avec un instrument piquant on ponctionne la poitrine d'un animal, quel que soit le nombre de piqûres que l'on ait faites, on ne trouve, en sacrifiant le sujet, rien autre chose qu'un peu de sang épanché au niveau des plaies, et des traces d'une inflammation légère, qui s'étend quelquefois à un demi-centimètres autour de la piqûre. Quant à ce qui arrive chez l'homme, vous savez combien peu sont graves les plaies de poitrine par instruments tranchants ou piquants, et que leur gravité dépend tout entière des complications qui les accompagnent. Si la pleurésie a été signalée parmi ces complications, on a eu soin d'ajouter qu'elle restait localisée, bénigne, à moins qu'il n'y ait un épanchement de sang et péné- tration de l'air dans la poitrine; ou bien, enfin, à moins qu'il ne soit tombé dans la cavité pleurale un corps étranger tel qu'un fragment de côte ou de sternum, auxquels cas il survient une pleurésie suppurée.

Donc en dehors de ces complications, les plaies de la poitrine, même celles faites par des instruments assez larges, sont exemptes de dangers; à plus forte raison en est-il ainsi de cette petite plaie faite par un tro- cart; et faite avec toutes les précautions nécessaires pour empêcher l'en- trée de l'air dans la cavité pleurale. Interrogez les malades chez lesquels la paracentèse a été pratiquée, ils vous diront tous qu'ils n'éprouvent aucune douleur au niveau du point par lequel l'instrument a pénétré. Si l'épanchement augmente consécutivement à l'opération, cette augmenta- tion dépend de ce que la pleurésie qui existait n'est pas tout à fait éteinte, et l'on ne doit pas en conclure à une exacerbation de l'inflammation, puisque le plus souvent la quantité de liquide laissée après la ponction dans la cavité pleurale diminue au lieu d'augmenter.

Que, dans les premiers temps, alors qu'elle se présentait comme une nouveauté, on ait pu craindre que la *paracentèse de la poitrine convertisse*, ainsi que le redoutaient Stokes et Watson, *un épanchement séreux en un épanchement purulent*, cette crainte était excusable ; mais aujourd'hui, que l'expérience a surabondamment démontré qu'il n'en était rien, reproduire un pareil argument contre l'opération est de l'insigne mauvaise foi ou tout au moins la preuve d'une ignorance impardonnable. J'en appelle, messieurs, à ceux de vous qui suivent régulièrement le service de la Clinique.

L'accident le plus sérieux, le seul que l'on ait à redouter dans la paracentèse de la poitrine, c'est l'*introduction persistante de l'air dans la cavité pleurale*, introduction qui, en effet peut provoquer une inflammation suppurative ; mais ce n'est pas là une objection sérieuse à faire à l'opération, puisque, grâce aux modifications apportées dans le procédé opératoire, grâce à la canule à soupape, cette introduction de l'air dans la cavité pleurale n'est plus possible aujourd'hui.

Afin de terminer ce qui est relatif à la question, un mot encore sur le traitement consécutif. Ce traitement est celui de la pleurésie ordinaire.

Pour hâter la résolution de l'épanchement, pour faciliter l'absorption du liquide qui n'a pas été complètement évacué par la canule, je prescris des préparations de digitale à l'intérieur, généralement une infusion de 50 centigrammes de feuilles pour un litre d'eau, et je fais faire sur le côté malade des lotions avec la teinture d'iode, dont l'action résolutive me paraît au moins aussi efficace que celle des vésicatoires.

Je ne vous ai parlé jusqu'à présent, messieurs, que de la paracentèse dans les cas d'épanchement séreux. *Dans les cas d'épanchement purulent,* l'opération doit être faite différemment.

Bien que, d'après les symptômes que je vous ai indiqués, vous puissiez supposer l'existence d'une pleurésie purulente, votre certitude n'est cependant jamais, sauf dans certains cas, assez absolue pour que vous ne soyez pas tenus de prendre d'abord les mêmes précautions que lorsqu'il s'agit d'un épanchement de sérosité. Vous commencez donc par ponctionner la poitrine avec le trocart ; vous retirez la canule, et vous faites le même pansement que dans le cas d'hydrothorax simple. Il peut arriver, quoique très rarement, que l'épanchement ne se reforme pas, ou bien, ce qui est encore plus rare, que, s'étant reformé, il se vide par les bronches, circonstance relativement très favorable. Mais, dans presque tous les cas, le liquide purulent s'accumule de nouveau, et la plaie primitive faite par le trocart, s'ouvrant spontanément, donne issue au pus. Désormais il s'établit une fistule qui ne disparaîtra que lorsque la guérison sera complète, ou que le pus se sera fait jour du côté des bronches, ainsi que je viens de vous dire que cela pouvait avoir lieu. Si, par une disposition rare, le pus ne s'écoule que par petites quantités, il peut arriver que la poitrine s'affaisse en même temps que le poumon reprend sa place, et que la guérison s'achève sans pneumothorax. Ordinairement, pour ne pas dire dans la presque universalité des cas, le pus sort en très grande quantité et est remplacé par l'air qui pénètre dans la poitrine; il se fait donc un hydropneuthorax, et désormais il faut intervenir chirurgicalement. Vous agrandissez alors la plaie avec un bistouri, de façon à pouvoir introduire une canule plus large que vous devez laisser à demeure. Cette canule doit être de métal, recourbée de façon que le poumon, lorsqu'il se dilatera, ne vienne pas heurter sur son extrémité. Le pavillon est garni d'une rondelle de caoutchouc qui sera interposée entre l'instrument et la peau pour empêcher celle-ci de s'excorier.

Loin de vous préoccuper du défaut de parallélisme qui était nécessaire dans le cas d'épanchement séreux, il faut aussi que le parallélisme entre les orifices interne et externe de la plaie soit aussi complet que possible. L'introduction de l'air dans la cavité pleurale n'est plus en effet à craindre, puisque vous allez chercher à modifier la membrane séreuse malade en portant sur elle un liquide irritant, la teinture d'iode, par exemple, tandis que le défaut de parallélisme rendrait d'une part le séjour de la canule à demeure plus difficile, et que, d'autre part, il pourrait être cause de la formation d'abcès et de fistules sous-cutanés. Il est néanmoins nécessaire d'éviter que l'air ne s'introduise en trop grande quantité, parce que sa présence gênerait le jeu du poumon et produirait une irritation de mauvaise nature du côté de la plèvre. Pour cela l'incision avec le bistouri ne doit être que juste suffisante pour permettre le passage de la canule.

L'incision faite, vous laissez écouler une grande partie du pus épanché sans vider complètement la cavité pleurale, comme il me paraît utile de le faire pour un épanchement séreux; puis, à l'aide d'une seringue, vous faites une injection iodée.

Voici la formule de la solution que j'emploie :

> ℞ Teinture d'iode............. 50 grammes,
>   Iodure de potassium..... ....   —
>   Eau distillée .... 100 —

Vous mélangez cette solution avec partie égale d'eau tiède.

Vous recommandez au malade de se mouvoir de façon que l'injection se mette en contact autant que possible avec toute la surface de la plèvre. Vous laissez alors sortir une partie du liquide, afin d'éviter les accidents de l'intoxication iodique, accidents qui, pour n'être pas graves, n'en doivent pas moins être prévenus. Vous fermez votre canule, et vous entourez la poitrine d'un bandage de corps fait avec de larges bandes de sparadrap.

Chaque jour vous ouvrez la canule pour laisser écouler une partie du liquide, et vous faites une nouvelle injection, augmentant ou diminuant la quantité de l'injection et les proportions de teinture, suivant que la cavité de la plèvre tend à se rétrécir, suivant aussi que le liquide qu'elle contient est plus ou moins fétide, et que ses qualités se rapprochent davantage de celles du pus louable. Alors vous ne faites plus d'injection que tous les deux, trois, quatre jours, mais en ayant soin de vider la poitrine au moins une fois toutes les vingt-quatre heures.

Ce traitement peut et doit durer longtemps; chez des enfants, je l'ai continué pendant quatre, cinq et même six mois.

C'est dans ces cas, messieurs, que vous voyez se produire des déformations considérables du thorax. La poitrine s'affaisse, et l'individu se tient forcément penché du côté malade, son épaule se rapprochant de la base du thorax qui présente un rétrécissement notable de 2, 3, 4, 5, 6 et jusqu'à 7 centimètres. En avant, il y a un aplatissement énorme; la clavicule est saillante; en arrière, l'aplatissement a lieu également.

Vous comprenez le mécanisme suivant lequel cette difformité se produit. Le poumon se trouve refoulé et maintenu contre la colonne vertébrale, vers la racine des bronches, par des fausses membranes; une fois que le liquide épanché a été à peu près complètement évacué, il se fait un vide dans la poitrine au moment où les côtes se relèvent, au moment surtout où le diaphragme s'abaisse : la pression atmosphérique s'exerce alors sans contre-poids sur la paroi thoracique qu'elle comprime et affaisse sur elle-même, tandis que, dans l'état normal, le vide qui tend à se faire dans l'inspiration étant comblé par l'air qui se précipite dans les bronches, l'équilibre persiste.

Cette déformation, qui augmente et prend quelquefois des proportions considérables chez les jeunes sujets, alarme les familles. Vous devez les rassurer; car une fois la guérison obtenue, la difformité disparaîtra rapidement. Chez l'enfant, bien que la déformation de la poitrine prenne, ainsi que je viens de vous le dire, des proportions considérables, elle n'est pas ordinairement douloureuse; mais, chez l'adulte, dont les os sont moins flexibles, les douleurs sont quelquefois intolérables, et il importe que vous en soyez prévenus afin de ne pas attribuer à quelque grave lésion les souffrances dont le malade se plaint.

A mesure que la cavité pleurale contiendra moins de liquide, le poumon obéira à la pression de l'air, qui, à chaque inspiration, c'est-à-dire vingt à vingt-cinq fois par minute, pénètre dans les bronches. On conçoit avec quelle puissance doit agir cette pression répétée un nombre immense de fois dans les vingt-quatre heures; on conçoit que sous son influence le poumon se dégage des adhérences qui l'emprisonnaient, et se dilate assez enfin pour reprendre, en partie, sa place dans la cage thoracique. Les côtes, de leur côté, affaissées, comme je vous l'ai dit, se sont rapprochées du poumon et ont fait une moitié du chemin, s'il m'est permis de me servir de cette expression.

La déformation de la poitrine est donc une condition favorable à la guérison des épanchements, puisqu'elle diminue la capacité de la cavité qui les renferme, tandis que le poumon, se dilatant progressivement de son côté, tend aussi à diminuer cette capacité, à ce point qu'il arrive un moment où le foyer n'est plus constitué que par une sorte de petite poche qui se ferme d'elle-même.

Chez les adultes et à plus forte raison chez les vieillards, dont les parois thoraciques, plus rigides que celles des enfants, cèdent moins facilement à la pression atmosphérique, la déformation s'observe aussi beaucoup moins; mais c'est probablement une des raisons pour lesquelles les pleurésies chroniques purulentes, qui guérissent le plus souvent dans l'enfance, sont, dans la vieillesse, presque toujours mortelles.

M. le docteur G. Dieulafoy a appliqué aux épanchements aigus et chroniques de la plèvre une méthode qu'il a décrite sous le nom d'*aspiration pneumatique*[1]. L'opération se pratique au moyen d'un aspirateur, qui n'est en réalité qu'une machine pneumatique de petit modèle.

L'aspirateur se compose, d'une part, d'un corps de pompe, dans lequel on fait le vide, et, d'autre part, d'aiguilles creuses, longues, extrêmement fines, destinées à être introduites dans les liquides à aspirer. Ces aiguilles, dont la plus fine, le n° 1, n'a que trois quarts de millimètre de diamètre, peuvent être introduites dans tous les organes, sans que ceux-ci en soient plus incommodés que par les aiguilles à acupuncture, dont on connaît la parfaite innocuité.

Dès que l'aiguille a été introduite dans les tissus, on la met en communication avec l'aspirateur dans lequel le vide a été préalablement établi, et le liquide, quelle que soit sa nature, séreux, purulent ou sanglant, sollicité par la puissance du vide, se précipite aussitôt dans le corps de pompe de l'instrument.

Relativement aux épanchements de la plèvre, l'aspiration remplit deux conditions : elle est à la fois un moyen de diagnostic et un moyen de traitement.

Elle sert à confirmer le diagnostic dans les cas douteux difficiles, quand il s'agit, par exemple, d'une pleurésie anomale, ou d'épanchements enkystés ou interlobaires qui ne trahissent souvent leur présence que par des signes incertains.

Supposons qu'on veuille déterminer l'existence d'une collection de la plèvre ou du poumon : on introduit d'abord l'aiguille creuse n° 1 dans l'espace intercostal désigné à l'avance, et à peine cette aiguille a-t-elle parcouru un centimètre dans la profondeur des tissus (c'est-à-dire aus-

1. Dieulafoy, *Traité de l'aspiration*, Paris, 1873, in-8. — *Mémoire sur la thoracentèse par aspiration dans la pleurésie aiguë*, Paris, 1878; — *Nouveau Dictionnaire de médecine et de chirurgie pratiques*, Paris, 1880, t. XXVIII, p. 738.

sitôt que les ouvertures pratiquées à son extrémité sont cachées), on la met en rapport, au moyen d'un tube de caoutchouc, avec l'aspirateur dans lequel le vide a été préalablement établi.

Alors, on ouvre le robinet correspondant à l'aspirateur, on pousse peu à peu vers la cavité thoracique cette aiguille qui *porte le vide avec elle*, et c'est *le vide à la main* qu'on traverse les tissus, à la recherche de l'épanchement. Les yeux de l'opérateur restent fixés sur l'aspirateur ou sur l'index en cristal qui le précède, et au moment où l'aiguille rencontre le liquide, on voit celui-ci se précipiter dans le corps de pompe, et le diagnostic s'inscrit de lui-même dans l'aspirateur. Grâce à cette manœuvre, et ayant à son service le vide préalable, on est certain de ne pas outre-passer la couche liquide.

On peut faire sans aucun inconvénient plusieurs explorations successives ; si l'aiguille, au lieu de rencontrer un liquide, ne trouve sur son passage que le poumon, ou une lésion solide de l'organe, on voit une petite quantité de sang monter dans l'aspirateur, et alors on retire l'aiguille. Cette piqûre du poumon est complètement innocente, c'est à ce point qu'on peut se demander si la *saignée locale* de l'organe ne serait pas quelquefois indiquée.

Nous avons dit que l'aspiration constituait une méthode de traitement pour les épanchements de la plèvre. Il faut distinguer deux cas : le liquide est simple, ou il est purulent.

Quand le liquide est simple, c'est-à-dire dans les pleurésies franchement aiguës ou subaiguës, M. Dieulafoy conseille de pratiquer l'aspiration sans retard, et sans soumettre le malade au traitement trop long et trop peu favorable par les vésicatoires et les badigeons à la teinture d'iode. Le manuel opératoire ne diffère en rien de celui que nous venons d'indiquer ; l'écoulement se fait d'une manière *lente et uniforme*, ce qui a cet avantage sur la paracentèse de la poitrine par les procédés ordinaires, que le malade n'est pas pris de ces accès de toux que j'ai signalés.

Dans ces cas, M. Dieulafoy se sert de l'aiguille n° 2, dont le diamètre mesure 1 millimètre un quart. L'introduction de cette aiguille dans l'espace intercostal est autrement facile, chez les enfants surtout, que l'introduction d'un trocart ; la douleur est insignifiante, et quand à l'entrée de l'air dans la cavité thoracique, elle est absolument impossible, puisque tout se passe entre une cavité remplie de liquide, et un appareil dans lequel le vide a été préalablement établi. La seule objection qu'on puisse faire à cet ingénieux procédé est la lenteur de l'opération.

C'est dans le cas de pleurésie purulente que la méthode de M. Dieulafoy a de manifestes avantages. Ce médecin établit d'abord une différence bien tranchée entre les pleurésies purulentes avec et sans fausses membranes. Dans les pleurésies purulentes et riches en fausses membranes ou en détritus organiques, ce qu'on observe dans les gangrènes de la plèvre, dans les pleuro-pneumonies traumatiques dans les kystes simples ou hydatiques transformés, etc., M. Dieulafoy croit qu'il n'y a qu'un seul traitement véritablement bon, c'est l'opération de l'empyème. Au contraire, dans les pleurésies qui ne doivent leur purulence qu'à l'ancienneté de l'épanchement, ou à l'état général du sujet (état puerpéral, scarlatine, diathèse tuberculeuse, etc.), les fausses membranes sont relativement rares, et l'aspiration doit être pratiquée.

M. E. Bouchut a traité au moyen de l'aspiration plusieurs épanchements pleuraux de cette nature[1]. Il faut avoir la patience d'aspirer ces collections aussi souvent qu'elles se reforment, et il est rare qu'on n'en soit pas maître après six, huit ou dix aspirations, sans qu'il soit nécessaire de pratiquer d'injections irritantes, et c'est là un réel progrès. Les résultats de cette dernière opération sont lents et douteux. A cet égard, M. Dieulafoy professe cette idée, qu'il essaye de généraliser et qui n'est que l'expression de son expérience :

Quand un liquide, quelle que soit sa nature, s'accumule dans une cavité séreuse ou dans un organe, et quand cette séreuse ou cet organe sont accessibles sans danger pour le malade à nos moyens d'investigation, notre premier soin doit être de retirer ce liquide ; *s'il se forme de nouveau, on le retire encore, et plusieurs fois si cela est nécessaire, de manière à épuiser cette source par un moyen tout mécanique et absolument inoffensif, avant de songer à modifier la sécrétion par des agents irritants et quelquefois redoutables.*

Dans les cas d'épanchement thoracique purulent, et après la paracentèse de la poitrine par le procédé ordinaire, M. Potain a imaginé un ingénieux moyen de laver la plèvre à l'aide d'un *siphon*. Son appareil se compose de deux longs tubes en caouthouc, unis à l'une de leurs extrémités, par lesquelles ils s'ouvrent tous deux dans un tube de verre effilé à l'un de ses bouts : cette soudure donne à l'appareil la forme d'un Y. Les tubes sont inégaux : le plus long est muni d'une couronne de plomb qui sert à le retenir au fond d'un réservoir rempli d'eau à 40°, d'un liquide désinfectant (eau phéniquée ou chlorurée) ou d'un liquide irritant (eau iodée), réservoir qui doit être situé plus haut que le malade. Le second tube, plus court, pend le long du lit et plonge dans un vase à demi plein d'eau tiède, deux pinces à pression continue sont annexées à cet appareil. Lorsque l'on veut employer ce siphon, à la canule du trocart introduite par ponction dans la poitrine on substitue un tube de caoutchouc de même calibre, et l'on retire la canule. Ce tube est fixé aux parois thoraciques par une rondelle de caoutchouc qu'il traverse en son centre et qui

---

1. E. Bouchut, *Mémoire sur la thoracocentèse par succion dans la pleurésie purulente* (Gazette des hôpitaux, 1872); — *Traité des maladies des nouveau-nés, des enfants à la mamelle et de la seconde enfance*, p. 403.

est maintenue adhérente à la peau à l'aide de collodion ; l'extrémité inférieure de ce tube est fermée par une pince à pression continue.

Si l'on veut laver la plèvre après l'écoulement du liquide purulent, on
procède de la façon suivante : on introduit l'extrémité effilée du tube de
verre dans le tube pleural, on place l'extrémité du long tube de verre
en Y dans le liquide à injection chaud et celle du plus court dans le vase
inférieur ; on laisse le tube pleural fermé, on laisse ouverts les deux
grands tubes, on pratique l'aspiration à l'extrémité du tube le plus court
(tube d'écoulement), et alors le liquide du vase supérieur s'écoule par le
mécanisme du siphon. Si l'on ferme alors à l'aide d'une pince le tube
d'écoulement et que l'on ouvre le tube pleural, le liquide se précipitera
dans la cavité thoracique ; lorsque trois à quatre cents grammes de liquide
auront été ainsi injectés, on ferme le tube qui amène le liquide du réservoir et on ouvre celui qui sert à l'écoulement. Aussitôt le liquide, mélangé
de pus, qui remplissait la poitrine, s'écoule dans le vase inférieur. La couche de liquide que celui-ci contient prévient l'entrée de l'air dans la
plèvre, au cas où l'appareil ne fonctionne pas. En répétant cette manœuvre cinq ou six fois, la poitrine sera bien lavée, le liquide sortira limpide.
Deux litres de liquide servent au lavage, et l'opération dure trente à
trente-cinq minutes. Le tube de verre sert à juger du fonctionnement de
l'appareil ; il faut avoir soin, avant d'enlever cet appareil, de fermer le
tube de caoutchouc fixé à demeure dans la plèvre ; il faut aussi fermer le
tube d'écoulement ; l'appareil est ainsi amorcé.

A côté des avantages de ce procédé, il importe de mentionner ses inconvénients, qui sont (indépendamment de la difficulté de maintenir la sonde
dans la plaie et de l'entrée possible de l'air dans la plèvre) de produire
une fistule pleurale et de se boucher souvent dès qu'il existe d'épaisses
fausses membranes. Quand ces fausses membranes sont très abondantes,
le mieux est de se résoudre à l'opération de l'empyème[1].

Le procédé de M. Potain a donné des succès, mais après plusieurs
mois de traitement.

Messieurs, promettez-moi, en terminant ces conférences sur le paracentèse de la poitrine, de vous rapporter une dernière observation, intéressante à plus d'un titre, mais surtout bien propre à démontrer encore les
avantages pour moi incontestables de cette opération, et son innocuité
dans les cas mêmes où elle semblerait le plus contre-indiquée en raison
des complications qui accompagnent l'hydrothorax.

Cette observation est celle d'un homme de trente-six ans, entré le
11 avril 1863, salle Sainte-Agnès, n° 25.

1. *Journal de médecine et de chirurgie pratiques*, 1871 ; — *Gazette des hôpitaux*,
nov. 1871.

Il disait n'être malade que depuis trois mois, ne tousser et n'éprouver d'oppression que depuis cette époque. Depuis lors aussi, il crachait du sang de temps à autre. En réalité, il était atteint d'une *insuffisance des valvules aortiques*, avec rétrécissement probable de l'orifice. Le cœur était considérablement hypertrophié, et il y avait de la voussure précordiale : à la base, souffle très intense, quoique doux, au second temps, et souffle beaucoup moins net au premier temps. Le pouls était d'ailleurs bondissant comme dans l'insuffisance. Il y avait de l'œdème des extrémités inférieures depuis trois semaines.

Le 14 mai, à la suite d'une oppression assez considérable, le malade cracha en très grande abondance du sang noirâtre ou mêlé à du mucus bronchique, comme dans l'*apoplexie pulmonaire*. C'était, en effet, un accident de cette nature qui était survenu chez cet homme.

Le lendemain, dans le côté gauche de la poitrine survint une violente douleur qui arrache des cris déchirants. Cependant il n'y a rien de notable à l'auscultation. Le jour suivant, un peu de crépitation au niveau du bord axillaire de l'omoplate.

Le 17, frottement superficiel, rude, ronflant ; matité notable dans le tiers inférieur de la poitrine. La douleur pleurétique persiste avec la même intensité.

Le 18, tous les signes non douteux d'un épanchement se manifestent enfin : *matité* dans les deux tiers inférieurs de la poitrine à gauche ; *abolition du murmure vésiculaire* en ces points ; *souffle et égophonie* type à la jonction du tiers supérieur avec le tiers moyen de la poitrine en arrière. La douleur est toujours très vive.

Le 19, matité jusqu'au sommet de la poitrine en arrière, son skodique en avant ; cœur dévié à droite ; oppression considérable ; anxiété extrême ; reconnaissant pour causes : l'affection cardiaque, la torsion du cœur sur son axe, l'abondance de l'épanchement et la persistance de la douleur.

Le 20, M. Peter pratique la paracentèse, qui donne issue à 200 grammes de sérosité non mélangée de sang, et cependant riche en fibrine. Ce qui démontre tout à la fois qu'il n'y a ni hémato-pneumothorax, puisque la sérosité ne contient pas de sang ; ni hydrothorax simple, puisque cette sérosité est fibrineuse ; c'est-à-dire, en d'autres termes, qu'il s'agit d'une véritable pleurésie.

Un soulagement notable suit l'évacuation de cette sérosité. Mais, trois jours plus tard, l'apoplexie se renouvelle et provoque le retour des douleurs et la reproduction de l'épanchement, qui remonte, six jours après la paracentèse, jusqu'à la première côte, la pointe du cœur bat sous le mamelon droit.

Comme il y a un œdème très considérable des extrémités inférieures, on pratique des frictions avec l'huile de croton tiglium, afin de provoquer la sortie de la sérosité qui infiltre le tissu cellulaire. Le 29, grâce à ces frictions, la sérosité s'écoule en très grande abondance par les jambes. Il y a du mieux.

Cependant, bien que l'épanchement thoracique en soit un peu diminué, on est obligé de recourir, le 31, à une nouvelle ponction de la poitrine qui donne issue à 1700 grammes d'une sérosité absolument semblable à celle fournie par la première paracentèse. Cette opération est suivie de quintes de toux, pendant lesquelles on entend le poumon se déplisser et reprendre sa place, en même temps qu'on voit le cœur revenir en partie à la sienne; cependant il bat encore un peu plus en dedans qu'à l'état normal.

Depuis cette seconde ponction, la respiration se perçoit dans toute l'étendue de la poitrine à gauche, bien qu'elle soit obscurcie par la présence des fausses membranes qui tapissent la plèvre. Ainsi l'épanchement ne s'est pas reproduit.

Il y a aujourd'hui dix jours que cette nouvelle opération a été faite et qu'a définitivement cessé un état d'angoisse qui n'eût pas été longtemps compatible avec la vie, si l'on songe que l'épanchement venait s'ajouter à des causes multiples de mort, en supprimant pour ainsi dire tout un poumon à un homme dont l'hématose était déjà si compromise par son affection cardiaque.

On aura sans doute remarqué que, sans dépendre de l'affection du cœur, à la façon de l'hydrothorax, la pleurésie dans ce cas était liée indirectement à cette affection. C'est l'apoplexie pulmonaire qui a servi d'intermédiaire entre la maladie du cœur et l'épanchement pleural; non pas qu'il y ait eu rupture de la plèvre viscérale et épanchement sanguin dans la cavité du thorax (l'absence de coloration du liquide le démontre), mais quelques foyers superficiels ont pu irriter la plèvre et déterminer l'exsudation séreuse.

De ce que l'épanchement s'est reproduit après une première ponction, contestera-t-on l'utilité de la paracentèse de la poitrine? il faudrait oublier que l'évacuation du liquide a très probablement empêché le malade de mourir asphyxié ou de périr subitement dans une syncope. La pleurésie d'ailleurs a duré un temps très court, si l'on compare sa durée à celle qu'il était naturel d'attendre d'un épanchement aussi abondant, chez un homme condamné par l'affection cardiaque aux infiltrations séreuses et dont les tissus étaient peu propres par conséquent au travail de la résorption.

Il est possible que le liquide se reproduise; mais si l'état général s'est amélioré, une troisième ponction pourra prolonger encore les jours de ce malade, qui, privé des secours de la paracentèse, n'aurait pas supporté deux épanchements aussi considérables, et serait encore moins à même d'en supporter un troisième sans succomber aux accidents qui en résulteraient.

C'est donc parce que je suis convaincu de l'utilité, je dirai plus, de la nécessité de notre intervention chirurgicale chez cet homme, que j'appelle toute votre attention sur un fait qui me paraît comporter plus d'un utile enseignement.

A propos de ce fait, le rédacteur de la *Gazette des hôpitaux* rappelle qu'un de mes élèves, M. A. Masson (d'Yvetot), a rapporté dans un mémoire douze cas de paracentèse de la poitrine pratiquée par lui. « Dix fois, sur ces douze cas, l'opération a eu un plein succès, et l'auteur, bien placé pour ne pas perdre de vue les malades, a pu s'assurer que la guérison, presque toujours très rapidement obtenue, était définitive. Jamais la plus légère complication imputable à la thoracentèse n'est venue mettre obstacle à la guérison. Dans deux cas seulement la thoracentèse n'a pas guéri les malades, ou plutôt ceux-ci sont morts malgré la ponction. Une femme, par exemple, ponctionnée pour une pleurésie tuberculeuse, est morte six mois après de sa phthisie. Un homme atteint d'hydropneumothorax avec un abcès au poumon, mourut après avoir à plusieurs reprises vomi des flots de pus.

« Le plus souvent, c'est quand le cœur était déplacé par l'épanchement que M. Masson a fait la ponction de la poitrine. La possibilité de la mort subite par le seul fait d'un épanchement abondant n'a pas peu contribué à dissiper chez lui toute hésitation. L'histoire du malade qui fait le sujet de sa première observation est un exemple frappant de cette issue terrible de quelques pleurésies.

» M. Masson a opéré aussi deux malades chez lesquels l'épanchement n'était pas abondant, mais qui cependant dépérissaient rapidement, et de façon à faire craindre une explosion tuberculeuse [1]. »

Je tenais, messieurs, à vous signaler ces faits empruntés à la pratique d'un de nos honorables confrères. Ajoutés à d'autres que vous trouverez dans les différents recueils de médecine, ils viennent corroborer tout ce que je vous ai dit de la paracentèse de la poitrine, heureux si j'ai pu vous convaincre des services que cette opération est appelée à rendre, et diminuer l'effroi qu'elle semble encore inspirer à quelques médecins.

1. *Gazette des hôpitaux*, 1er juin 1863.

XXXIII. — ÉPANCHEMENTS TRAUMATIQUES DE SANG DANS LA PLÈVRE. — PARACENTÈSE DE LA POITRINE.

I. Épanchement de sang dans la cavité de la plèvre arrête mécaniquement l'hémorrhagie traumatique. — La paracentèse est alors non seulement inutile, elle peut être nuisible. — Le sang se coagule immédiatement. — Son contact est à peine irritant pour la plèvre. — La résorption s'en opère avec une grande rapidité.

MESSIEURS,

Dans l'une de nos conférences précédentes, je vous ai parlé des épanchements séro-sanguins de la plèvre, se reproduisant quelquefois d'une manière aiguë, surtout dans le cours des fièvres éruptives, et d'une manière chronique, dans le cas où il existait des productions cancéreuses de la plèvre. — Aujourd'hui je veux vous parler des collections sanguines qui se font dans la plèvre à la suite des plaies de poitrine.

Quoique les épanchements de sang dans la cavité pleurale ressortissent plus spécialement à la chirurgie et qui semblent devoir rester étrangers à l'enseignement d'un professeur de clinique médicale, cependant, comme jadis j'ai fait sur ce point de pathologie de nombreuses expériences[1] dont les résultats n'ont pas reçu une publicité suffisante, comme d'ailleurs les épanchements sanguins dans la cavité de la plèvre sont très souvent l'occasion du développement de pleurésies et d'empyèmes qui rentrent alors jusqu'à un certain point dans le domaine de la médecine, j'ai cru devoir aborder ce sujet et ne pas vous laisser ignorer ce que je savais sur cette question.

Lorsque, après une plaie de poitrine, il se fait un épanchement de sang dans la cavité de la plèvre, quelle conduite le médecin doit-il tenir?

Beaucoup de chirurgiens ont donné le précepte de retirer le sang par la succion, en se servant de la plaie elle-même; d'autres ont voulu la ponction; d'autres encore voulaient que l'on ouvrît avec un couteau un espace intercostal et que l'on retirât le sang épanché.

Permettez-moi, messieurs, de discuter ces divers procédés; mais auparavant tâchons de comprendre les indications qui se présentent. Nous supposons l'existence d'un épanchement considérable; car jusqu'ici, personne n'a conseillé une intervention active lorsqu'il s'agit d'une hémorrhagie très limitée. Or, une hémorrhagie considérable peut venir de deux

---

1. Les résultats de ces expériences faites en 1829 par M. Leblanc, mon collègue à l'Académie, et par moi, ont été publiés en 1834 dans le *Journal de médecine vétérinaire*, 5° année, p. 104 et suiv.

sources : d'une artère des parois thoraciques, d'un des vaisseaux du poumon. Si l'hémorrahgie provient d'un des vaisseaux de la paroi thoracique, je cherche vainement comment les divers procédés dont je viens de parler pourraient avoir la moindre utilité ; je comprendrais mieux que la compression exercée sur l'ouverture du vaisseau par le sang accumulé aidât à la formation du caillot obstructeur. Mais si l'hémorrhagie provient du poumon, il est facile de voir que l'épanchement lui-même est une des plus importantes conditions de guérison. En effet, à mesure que le sang s'épanche dans la plèvre, le poumon est aplati et refoulé, et les vaisseaux incisés cessent de donner du sang, parce qu'ils sont énergiquement comprimés : de sorte que l'épanchement devient encore une condition matérielle de guérison.

Il se passe en outre un fait curieux lorsque l'on fait sur un cheval, par exemple, une plaie du poumon. Si un vaisseau d'un gros calibre est coupé, il se produit une grande hémorrhagie dans la plèvre, en même temps que le sang se répand dans les bronches, et l'animal meurt ordinairement en assez peu de temps ; mais quand la plaie n'a intéressé que des vaisseaux d'un ordre secondaire, il se fait d'abord une hémorrhagie assez abondante dans la plèvre et à la surface des bronches ; mais bientôt le poumon est comprimé par l'épanchement qui s'accumule, et l'hémorrhagie cesse.

Si, peu après, on sacrifie l'animal, outre l'épanchement dont je vous parlais tout à l'heure, on trouve dans le poumon lui-même une lésion extrêmement curieuse et fort mal décrite jusqu'ici. Tout le long de la plaie pénétrante il y a une infiltration sanguine dans les cellules pulmonaires, infiltration qui s'étend à un ou plusieurs centimètres. Le sang épanché dans les cellules est d'autant plus noir, d'autant plus intimement infiltré, que l'on est plus près du trajet de l'instrument vulnérant, et au voisinage de ce trajet on trouve des altérations identiques avec celles qui caractérisent les noyaux récents d'apoplexie pulmonaire.

Le trajet lui-même se trouve fermé par de la fibrine, véritable caillot occupant le trajet de la plaie comme une lame dans un fourreau. Ce caillot protecteur se retrouve quelquefois une demi-heure après que la blessure a été faite, et, lorsqu'on veut l'arracher, il faut le rompre, attendu qu'il s'enfonce soit dans le tissu cellulaire interlobulaire, soit dans les cellules, par des radicules fibrineuses innombrables qu'il faut briser pour l'attirer au dehors.

Si l'autopsie de l'animal n'est faite que quarante-huit ou soixante et douze heures après la blessure, on voit alors que celle-ci s'est fermée par un procédé vraiment remarquable. Les lèvres de la plaie pulmonaire se sont enflammées, et, à l'entour, la plèvre elle-même a participé à l'inflammation dans l'étendue d'un à plusieurs centimètres ; il s'est fait alors une exsudation plastique adhérente à la membrane séreuse et venant se confondre avec le noyau fibrineux du trajet de la plaie, noyau avec lequel celle-ci contracte des adhérences intimes. De sorte que cette plaie, dans tout son trajet, se trouve oblitérée par un caillot fibrineux, et que ses lèvres sont recouvertes par un disque fibrineux, adhérent tout à la fois à la plèvre, aux lèvres de la solution de continuité et au caillot obturateur. Cela ressemble assez bien à un grand clou fibrineux dont la tige remplirait le trajet de l'instrument vulnérant, tandis que la tête serait aplatie sur le poumon, auquel elle adhérerait intimement.

Or, messieurs, qui ne voit qu'en vidant le sang que la cavité pleurale contient, à mesure qu'il s'épanche, le chirurgien empêche l'aplatissement du poumon, remède si puissant contre l'hémorrhagie, et qu'il empêche en outre la formation de ce caillot obturateur que je viens de vous décrire avec tant de soin ?

Considérez bien que, en ouvrant les parois de la poitrine, on provoque des efforts de toux violents, bien propres encore à augmenter l'hémorrhagie et à ébranler le caillot obturateur à mesure qu'il tend à se constituer.

Je viens de raisonner dans l'hypothèse de l'opération de l'empyème tentée pour débarrasser la cavité pleurale remplie de caillots. Il s'agit maintenant de savoir s'il est possible d'atteindre ce but.

Leblanc et moi nous pratiquions à la poitrine d'un cheval, entre les côtes moyennes, une petite incision à la peau ; nous divisions l'espace intercostal avec soin, et lorsque nous arrivions sur la plèvre, nous l'ouvrions dans l'étendue de quelques millimètres seulement, de manière à ne pas intéresser le poumon. Nous ouvrions alors d'un coup de flamme la veine jugulaire de l'animal, puis à l'aide d'une espèce d'entonnoir, dont la petite extrémité était placée dans la plèvre, et dont le pavillon recevait le produit de la saignée, nous faisions passer dans la cavité pleurale 100, 200, 400, et jusqu'à 3000 grammes de sang. Cela fait, nous fermions la plaie avec une suture entortillée. Au lieu d'introduire directement le sang de la veine jugulaire dans la plèvre, nous le recevions le plus souvent ans une seringue, et avant qu'il eût pu se coaguler, nous l'injections dans la cavité pleurale. Nous faisions aussi la section d'une artère intercostale ; nous laissions couler dans la plèvre une certaine quantité de sang.

Cette opération était pratiquée sur plusieurs chevaux, et les animaux étaient sacrifiés, les uns immédiatement, les autres à une, deux, vingt-quatre, quarante-huit, soixante et douze heures, six, dix jours d'intervalle.

Or, sans aucune exception, quelque court que fût l'intervalle que nous avions mis entre l'injection et l'autopsie, nous *trouvions le sang coagulé*. La rapidité de la coagulation du sang est telle que, lorsque dans nos expériences nous ouvrions une artère intercostale, et que nous faisions couler le sang directement dans la cavité pleurale, si, en même temps, nous faisions une ouverture dans la partie la plus déclive, il s'écoulait à peine quelques gouttes de sang. La même chose avait lieu lorsque nous injections 1, 2 et jusqu'à 3 kilogrammes de sang veineux provenant de la jugulaire, et lorsque ce sang était injecté tout à fait liquide.

Nous avons plusieurs fois répété l'expérience suivante. Dès que l'injection était terminée, nous assommions le cheval d'un coup de marteau sur la tête; sans tarder un instant, nous ouvrions le ventre, nous mettions à nu le diaphragme, et, pendant que le cœur battait encore, par conséquent pendant que la vie physiologique était encore parfaitement conservée, nous ouvrions par le diaphragme la cavité pleurale, et nous *trouvions le sang pris en caillot.* Il était pris en caillot, tandis que du sang du même cheval, de la même saignée, extrait avant le sang injecté dans la plèvre, et laissé à l'air libre dans une éprouvette, n'était qu'imparfaitement coagulé. Disons que, lorsque l'autopsie était faite avec la plus grande rapidité, il ne s'était pas écoulé cinq minutes entre le moment où l'injection pleurale avait été pratiquée et celui où nous pouvions constater dans la plèvre l'état du sang.

Or, messieurs, lorsque l'on reçoit comparativement, dans deux éprouvettes, le sang de la veine d'un homme bien portant et celui qui provient d'une saignée faite à un cheval parfaitement sain, on constate que le sang de l'homme se coagule beaucoup plus vite que celui du cheval.

Tirez-en maintenant les conséquences. Ces conséquences, vous les avez déjà déduites. Lorsque, à la suite d'une plaie de poitrine, il se fait un épanchement de sang dans la plèvre, le sang se coagule en quelques minutes, par conséquent l'opération de l'empyème est insensée, puisqu'elle est inutile. Que l'on opère la succion, la pire et la plus absurde de toutes les opérations; que l'on essaye de retirer le sang avec une pompe, ce qui est encore plus dangereux, puisque c'est une succion plus forte encore; que l'on fasse la simple ponction, que l'on incise un espace intercostal, il sera impossible de retirer du sang, puisqu'il est pris en caillot.

Cependant, messieurs, vous entendez dire aux chirurgiens les plus expérimentés, vous lisez dans les auteurs les plus accrédités, qu'ils ont pu, après une plaie de poitrine, retirer par la ponction ou par l'incision une assez grande quantité de sang liquide. Les expériences que j'ai relatées ont été faites, ainsi que je vous l'ai dit, il y a plus de quarante ans, par M. Leblanc et moi; comme vous devez bien le supposer, elles ont été discutées, leurs résultats ont été contestés. On a dit d'abord que le sang en contact avec les parties vivantes, par conséquent à la même température que celle qu'il avait en sortant de la veine, ne se coagulait pas, ou tout au moins se coagulait moins vite que le sang qui restait dans un vase exposé au contact de l'air, et l'on niait tout simplement la rapide coagulation que nous avions constatée, ou tout au moins on l'interprétait d'une façon toute différente. Or, les expériences que M. Leblanc et moi avons faites sur l'influence qu'exerce la température sur la coagulation du sang extrait des vaisseaux, expériences qui ont été répétées, et qui aujourd'hui ne sont plus discutées, établisent que la coagulation du sang se fait d'autant plus vite que ce liquide est tenu à une température plus élevée. Ainsi, pour ne citer que le résumé de nos expériences, lorsque, recevant le sang d'un cheval dans dix éprouvettes, nous placions ces éprouvettes dans des liquides dont la température variait de zéro à 40 degrés, nous pouvions constater qu'en maintenant le sang à zéro, il restait liquide plusieurs jours de suite, tandis qu'il était coagulé en moins de deux minutes quand l'éprouvette était maintenue dans de l'eau à 40 degrés, et que la coagulation était de moins en moins rapide à mesure que nous descendions l'échelle thermométrique.

Or, les choses ne se passent pas autrement dans la cavité pleurale : le sang s'y coagule en très peu de temps parce qu'il y trouve une température élevée ; et la légère agitation que lui communiquent les mouvements de la respiration retarde de quelques minutes tout au plus cette coagulaion, si tant est qu'elle la retarde.

Les chirurgiens ont donc mal compris ce qui se passe ; il y a une confusion que je tiens à dissiper.

Le caillot qui se forme dans la plèvre ne diffère pas beaucoup de celui qui se forme dans un vase où le sang est seul. Il en diffère pourtant un peu. Dans un vase, la coagulation est plus lente ; par conséquent, les globules rouges plus pesants ont le temps de se précipiter avant que la fibrine se soit condensée : il en résulte que ce que l'on appelle la couenne inflammatoire, composée de fibrine et de sérum, est toujours d'autant plus abondante, toutes choses étant égales d'ailleurs, que le sang se maintient plus longtemps liquide. Le caillot, au contraire, se prend en masse et sans couenne lorsque la coagulation est très rapide ; c'est ce qui arrive dans la plèvre. Mais, après un temps assez court, la sérosité emprisonnée dans le caillot s'en empare en partie, et, comme brassée par les mouvements de la respiration, elle est toujours mêlée à une grande quantité de globules ; au premier aspect, elle ressemble à du sang liquide. Il y a donc, dans un empyème de sang, deux choses : un caillot, qui occupe ordinairement les parties les plus déclives, et de la sérosité sanglante, qui ne se comporte pas autrement que la sérosité d'une pleurésie. Si donc le chirurgien fait la ponction, il pourra retirer une assez grande quantité de sérosité profondément teintée par le cruor, et croire avoir retiré du sang liquide.

La quantité de ce liquide sanglant pourra encore être acrue par une circonstance que je dois vous indiquer. La présence du sang, — je l'établirai tout à l'heure, — n'est pas fort irritante ; mais la lésion qui a causé l'épanchement sanguin est un peu plus offensive, et amène assez communément une phlegmasie de la plèvre et du poumon. Les choses deviennent

bien plus graves quand il se fait un pneumothorax. Dans ce cas, l'épanchement séreux provient de deux sources : du caillot lui-même, et c'est
la moins abondante; de la plèvre enflammée, et l'on comprend que l'on
ne puisse calculer la quantité qui sera exhalée. De toute façon, le liquide
sécrété par la plèvre irritée, continuellement en contact avec le caillot
sanguin, dissoudra beaucoup de globules cruoriques, puis, quand on fera
la paracentèse, on croira retirer du sang liquide, lorsque, par le fait, on
ne retire que de la sérosité sanglante.

Nous avons vu, messieurs, que la ponction de la poitrine, que l'incision des espaces intercostaux, étaient des opérations inutiles dans le traitement de l'épanchement sanguin traumatique; il me sera facile de
prouver qu'elles peuvent être au moins nuisibles et souvent fatales. J'admets sans peine que la ponction instituée avec les instruments et avec les
précautions que tout le monde adopte aujourd'hui, c'est-à-dire à l'aide du
trocart muni d'une baudruche, soit une opération le 'plus souvent inoffensive; mais, exceptionnellement, elle donne lieu à une pleurésie circonscrite, ce qui, dans l'espèce, pourrait n'être pas sans quelques inconvénients. S'il n'y a, dans la cavité pleurale, que la sérosité qui s'est séparée
du caillot, la ponction n'en vaut guère la peine, car cette sérosité va
bientôt être résorbée. Si l'épanchement, si surtout la cause traumatique
qui l'a produit a déterminé une pleurésie et un épanchement consécutif,
j'accepte que la ponction puisse être utile dans ce cas, mais dans ce cas
seulement.

Quant à l'incision faite dans un espace intercostal, comme nous la faisons habituellement lorsqu'il existe des épanchements purulents, et lorsque ces épanchements purulents se sont renouvelés après une ponction
simple, elle ne peut être que très dangereuse.

J'ai dit assez qu'elle devait être inutile, puisque le sang était pris en
caillot; on conçoit que ce caillot ne peut sortir par l'ouverture, quand
bien même on la ferait infiniment plus large qu'on ne la fait ordinairement.

Si cette incision est inutile, il s'en faut beaucoup qu'elle soit exempte
de danger. Si petite qu'elle soit, elle a pour conséquence nécessaire l'introduction de l'air dans la cavité pleurale, et cette introduction, quand
elle est renouvelée[1], amène infailliblement une pleurésie et un hydropneumothorax, affections extrêmement graves. Le sang épanché dans la
poitrine se putréfie, et l'on comprend tous les dangers qui peuvent en

<hr/>

[1]. On peut se convaincre par l'expérimentation, sur les animaux, de la parfaite
innocuité de l'introduction accidentelle de l'air dans la cavité de la plèvre; mais le
renouvellement de cette introduction, lors même que l'on procède avec soin, amène
une pleurésie. Que si une ouverture permanente est faite à la poitrine, la pleurésie et
l'hydropneumothorax sont inévitables. (Voyez la relation de nos expériences, *Journal
de médecine vétérinaire*, 5ᵉ année, p. 104 et suiv.)

résulter. J'ai la conviction bien profonde que la plupart des insuccès que jadis les chirurgiens avaient à la suite des plaies de poitrine tenaient précisément à cette manœuvre périlleuse, qui, Dieu merci, est aujour- d'hui abandonnée par la plupart des praticiens. Nos expériences en ont surabondamment démontré le péril.

Ceux qui veulent encore recourir à l'évacuation du sang épanché dans la cavité pleurale, et faire ce que l'illustre Dupuytren a tenté à ce point de vue, lors de l'assassinat du duc de Berry, sont influencés par trois idées fausses. Ils pensent que le sang reste liquide, qu'il est irritant, qu'il ne se résorbe qu'avec une extrême difficulté.

Les expériences que nous avons faites avec M. Leblanc ont démontré la fausseté de ces trois opinions.

Déjà nous avons établi que le sang se congulait à l'instant même où il s'épanchait, et que par la ponction ou l'incision on ne pouvait retirer autre chose que la sérosité séparée du caillot, ce qui n'en vaut réelle- ment pas la peine.

Voyons si le sang est irritant.

Dans les nombreuses expériences que nous avons instituées, lorsque nous faisions le sacrifice d'un cheval, quatre, six, huit jours après l'injec- tion du sang dans la plèvre, si nous trouvions un caillot, et nous en trou- vions quelquefois, comme je le dirai tout à l'heure, du moins ne trou- vions-nous jamais de traces de pleurésie. J'admets pourtant qu'un épan- chement sanguin ne soit pas d'une parfaite innocuité, et qu'il doive irriter un peu la membrane séreuse ; j'admets surtout qu'il puisse dispo- ser l'individu qui le porte à prendre une pleurésie, alors que dans toute autre circonstance il n'en eût pas pris.

Il y a quelques mois, un jeune homme faisait des armes avec un de ses amis ; dans un assaut assez animé, le bouton du fleuret de son adversaire se cassa sans qu'on s'en aperçût, et un coup violent porté dans le creux de l'aisselle droite pénétra dans la poitrine. Il n'y eut point de sang ré- pandu au dehors, point d'ecchymose sous-cutanée, par conséquent aucun des vaisseaux de la région axillaire ne fut intéressé. Mais quelques ins- tants s'étaient à peine écoulés, que le jeune blessé éprouva, dans la ré- gion du foie, une douleur extrêmement vive, tout à fait analogue à celle que produit, dans le bas-ventre, l'hémorrhagie du pavillon de la trompe qui constitue l'hématocèle rétro et péri-utérine.

Quelques jours de repos calmèrent tous ces accidents. Il n'y eut pas de fièvre, et le malade put, quinze jours après sa blessure, assister sans fatigue à une course de chevaux. Mais les jours suivants il y eut du malaise et un peu de toux. Je fus alors appelé en consultation par mon honorable ami M. le docteur Reis ; nous constatâmes l'existence d'un épan- chement peu considérable dans la plèvre droite. Cet épanchement fit de rapides progrès : bientôt il devint si considérable, que nous dûmes songer à la paracentèse. Un troisième confrère nous fut adjoint en consultation, et l'on crut devoir ajourner l'opération. Quinze jours plus tard (deux mois et demi après l'accident), l'épanchement pleural se fit jour dans les bronches. Le jeune homme rendit d'abord une énorme quantité de pus légèrement teint de sang, puis peu à peu l'expectoration diminua, et tout était fini de ce côté quatre mois après l'accident.

Que si l'hémorrhagie traumatique de la plèvre peut être la cause d'un appel fluxionnaire qui dispose à la pleurésie, à combien plus forte raison l'opération de l'empyème aggravera-t-elle la situation du malade !

Nous venons de voir, messieurs, que le sang se coagule immédiatement dans la plèvre quand il y est épanché ; qu'il n'y cause qu'une irritation très modérée ; il faut montrer maintenant qu'il y est résorbé avec une rapidité si extraordinaire qu'on n'y pourrait croire, si l'expérience ne le démontrait de la manière la plus positive.

Lorsque, dans la poitrine d'un cheval, on injecte 200 grammes de sang tiré de la veine, ou bien quand on coupe une artère intercostale et qu'on laisse couler le sang dans la cavité pleurale, le plus ordinairement après quarante-huit heures, on n'en découvre pas de traces, tout au plus trouve-t-on un peu de sérosité sanglante ; si la quantité a été de 500 grammes, après trois jours on ne trouve plus qu'un petit caillot sanguin, plus de quatre cinquièmes du liquide ont été résorbés.

En portant à 1 et même à 3 kilogrammes la quantité de sang, il y en a déjà plus de la moitié de disparu après quarante-huit heures ; trois jours plus tard, il ne reste qu'un petit caillot et un peu de sérosité rougeâtre, comme dans le cas précédent. Pas une seule fois, dans nos expériences, nous n'avons trouvé sur la plèvre le moindre signe de phlegmasie. J'accepte que la plèvre du cheval est peut-être plus patiente que celle de l'homme ; j'accepte encore que ce sang peut être, comme je l'ai admis plus haut, une cause momentanée d'appel fluxionnaire ; mais enfin, en présence de ces faits, en présence de ces expériences, n'étais-je pas en droit de vous dire que, dans les épanchements traumatiques de la plèvre, le chirurgien devait rester spectateur, et que le repos le plus absolu, une diète assez sévère, étaient probablement les meilleurs moyens à mettre en œuvre ?

Cependant les plaies de poitrine compliquées d'hémorrhagies pleurales sont quelquefois si effroyablement graves, indépendamment de la perte de sang, que nos expériences ne résolvent pas toutes les difficultés. Je dois ajouter quelques mots à ce que je vous ai déjà dit.

Le sang injecté dans la plèvre ne s'y comporte pas à la manière d'un corps étranger. Il semble ne pas irriter la membrane séreuse plus que l'aliment n'irrite l'estomac, plus que les matières fécales n'irritent le côlon, plus que l'urine n'irrite la vessie. Mais quelquefois l'urine irrite la vessie, c'est lorsqu'elle est altérée ; or si les affections de vessie sont sou-

vent la cause de l'altération du fluide urinaire, que de fois aussi l'altération de l'urine est-elle cause d'un catarrhe vésical ! Il en est de même
pour le sang qui se trouve dans la cavité pleurale : si la plaie de poitrine
amène simultanément un épanchement d'air, le sang s'altérera immédiatement et agira comme un corps étranger. Lorsque dans nos expériences nous laissions le sang se coaguler dans une éprouvette, et que,
quelques heures plus tard, nous introduisions ces caillots dans la cavité
pleurale, ils s'y putréfiaient, et les animaux succombaient rapidement à
des pleurésies fort graves. Cette expérience est une preuve de plus des
dangers qui attendent l'opération de l'empyème pratiquée pour débarrasser
la poitrine des caillots qu'elle contient.

Mais si, malgré le médecin, l'air et le sang s'étant simultanément fait
jour dans la cavité pleurale, une inflammation violente s'allume, le devoir
du praticien est de faire alors au plus vite l'opération de l'empyème, d'injecter de la teinture d'iode ; en un mot, d'agir comme nous avons conseillé
de le faire dans les collections purulentes graves et dans l'hydropneumothorax.

XXXIV. — HYDATIDES DU POUMON.

Hydatides du poumon, bien que rares, plus fréquentes que celles de la plèvre. — Excessive difficulté du diagnostic. — Ressemblance avec la phthisie pulmonaire. — Guérison possible par l'évacuation spontanée à travers les bronches. — Réserve pronostique et thérapeutique.

MESSIEURS,

Les exemples d'hydatides du poumon cités par M. Davaine dans son bel ouvrage sur les entozoaires[1] sont relativement peu nombreux, et si vous interrogez à ce sujet vos maîtres dans les hôpitaux, la plupart d'entre eux vous avoueront n'en avoir jamais vu. Bricheteau, qui s'était occupé d'une manière toute spéciale des maladies de poitrine, n'en avait observé que deux cas dans le cours d'une carrière médicale de plus de quarante années ; M. Andral n'en rapporte que cinq. Quant à moi, je n'en avais également rencontré qu'un seul fait, lorsque s'est présenté celui qui me fournit aujourd'hui l'occasion de vous entretenir de cette singulière affection.

Le malade qui en était atteint, vous vous le rappelez, était un jeune homme de dix-sept ans, entré vers la fin du mois de décembre 1861 dans la salle Sainte-Agnès. A son arrivée, nous constatons chez lui l'existence d'une bronchite aiguë généralisée, avec prédominance des accidents dans le poumon droit. Les gros râles muqueux ressemblant à du gargouillement que nous entendions de ce côté de la poitrine, le bruit d'expiration prolongée, la diminution de la sonorité à la percussion au niveau de la fosse sus-épineuse de l'omoplate, enfin la déformation *hippocratique* des doigts, nous firent craindre que la bronchite ne fût doublée de tubercules. Cette hypothèse était d'autant plus vraisemblable, que le malade disait être sujet à contracter des rhumes chaque hiver depuis l'âge de six ans, et qu'il ajoutait avoir eu à différentes reprises des hémoptysies abondantes. Nous réservâmes néanmoins notre diagnostic, l'état catarrhal aigu des bronches masquant les signes caractéristiques de l'affection tuberculeuse. Bientôt, les accidents aigus s'étant calmés, la fièvre ayant cessé, et les râles étant devenus de moins en moins abondants, le bruit respiratoire nous parut plus normal dans le poumon droit. Cependant, quelques jours

1. Davaine, *Traité des entozoaires et des maladies vermineuses de l'homme et des animaux domestiques*, 2ᵉ édition, Paris, 1877, in-8. — Voyez en outre Hearn, *Kystes hydatiques du poumon et de la plèvre*, thèse de Paris, 1875. — Letulle, *Nouveau Dictionnaire de médecine et de chirurgie*, t. XXIX, p. 474-XXVI.

plus tard, le jeune homme reprenait de la fièvre qui revenait surtout le soir et il se plaignait de douleurs dans le côté droit. En examinant la poitrine, nous trouvions de ce côté de la matité dans les deux tiers inférieurs, de l'absence des vibrations thoraciques, de la broncho-égophonie, phénomènes qui, joints à une oppression notable, indiquaient l'existence d'un épanchement pleurétique compliquant la bronchite, de nouveau caractérisée par les râles muqueux et par l'expectoration de crachats mucoso-purulents. Ces symptômes locaux, le mauvais état général, nous donnaient à penser qu'il se faisait peut-être de nouvelles manifestations tuberculeuses dans le poumon droit, lorsque tout à coup, dans la nuit du 18 au 19 janvier, le malade fut pris d'une oppression extrême avec menaces de suffocation, et, après quelques violentes secousses de toux, rejeta par la bouche une grande quantité de muco-pus. Il en éprouva un soulagement passager; puis de nouveaux accès de toux provoquèrent le rejet de nouvelles matières purulentes : le lendemain matin, nous constations qu'il en avait ainsi rendu la valeur d'un demi-litre. Ces vomiques avaient été suivies d'un changement notable. Je pensais que l'épanchement dont la veille j'avais reconnu l'existence s'était fait jour à travers une bronche, et comme il n'y avait aucun signe d'hydropneumothorax, j'en concluais que nous avions eu très probablement affaire à une pleurésie enkystée, ou à une pleurésie interlobaire, lorsqu'en examinant attentivement les matières contenues dans le crachoir, nous découvrîmes des lambeaux pseudo-membraneux de couleur blanchâtre. Ces lambeaux, lavés avec soin, étaient blancs, opaques, peu épais, à bords déchirés. Malgré la rareté du fait, nous nous arrêtâmes à l'idée d'une tumeur hydatique du poumon dont nous avions les débris sous les yeux. L'examen microscopique, fait par M. Charles Robin, ne laissa bientôt plus aucun doute à cet égard dans notre esprit. Pendant trois jours, le malade rendit encore des fragments pseudo-membraneux en même temps que du muco-pus mélangé avec un peu de sang. L'expectoration devint de moins en moins abondante; la fièvre cessa, et, chaque jour, on pouvait constater une amélioration marquée dans l'état général. Bientôt il n'y eut presque plus de matité à la partie inférieure et postérieure de la poitrine, l'expiration restant toutefois soufflante en cette région, où l'on entendait encore de gros râles muqueux. Le mieux fit de rapides progrès, et tous les phénomènes locaux avaient disparu quand, après deux mois de séjour à l'hôpital, ce jeune homme nous quitta entièrement guéri.

Mais, avant de vous parler des difficultés du diagnostic des hydatides du poumon, de leur marche, de leurs divers modes de terminaison, permettez-moi d'appeler votre attention sur la valeur sémiotique de la déformation des doigts que nous avions notée chez notre malade.

Dans les livres hippocratiques, il est dit que, chez les phthisiques, les ongles se raccourcissent, *tabidis ungues contrahuntur*, qu'ils deviennent crochus, *tabidis ungues adunci*[1]. Ce fait d'observation clinique avait été non pas nié, mais oublié, lorsqu'en 1832 M. Pigeaux le signala de nouveau. L'année suivante, je publiai sur ce sujet un travail accompagné d'une planche fort bien dessinée par un de mes élèves, M. le docteur Jardon, et maintenant il n'est pas un médecin qui ne sache ce qu'il faut entendre par la *déformation hippocratique des doigts*. Cette déformation consiste en un raccourcissement de la phalange unguéale avec élargissement de la pulpe digitale. En même temps que l'ongle s'incurve vers la région palmaire, l'extrémité du doigt prend la forme de la grosse extrémité d'une massue, et quelquefois s'aplatit comme une tête de serpent. Le plus souvent, cette déformation se produit lentement, d'autres fois elle se fait avec une extrême rapidité, et les malades souffrent du travail qui s'opère. Les autres phalanges ne subissent aucune modification. En quelques cas, les orteils sont le siège d'une déformation analogue, mais en général beaucoup moins accusée.

La déformation hippocratique des doigts s'observe surtout chez les individus arrivés au second et au troisième degré de la phthisie pulmonaire tuberculeuse ; on ne la rencontre pas chez les scrofuleux, et rarement elle existe chez les malades atteints de phthisie abdominale, à moins que ces malades ne soient en même temps affectés de tubercules du poumon.

Elle s'observe encore, et les anciens l'avaient dit, chez les individus atteints de maladies chroniques de la poitrine en dehors de toute affection tuberculeuse. Il y a plusieurs années, je l'avais notée sur un enfant que je croyais tuberculeux, et chez lequel la paracentèse de la poitrine, pratiquée en vue de combattre un énorme épanchement pleurétique, avait laissé une fistule qui, pendant plusieurs mois, donna passage à une grande quantité de sérosité purulente. Cet enfant, devenu adolescent, gardait toujours sa fistule, sa poitrine avait subi un rétrécissement considérable, mais je ne constatai jamais chez lui de signes de tuberculisation. En 1859, une malade, à laquelle je fis deux ponctions de la poitrine à des intervalles de temps très rapprochés, dans un cas de pleurésie purulente survenue à la suite de l'accouchement, conserva pendant deux ans une fistule thoracique; ses doigts subirent également la déformation hippocratique, mais jamais non plus je ne constatai chez elle des signes de tubercules. Je crois donc que la *déformation hippocratique des doigts* peut accompagner les affections chroniques de la poitrine. Ces deux faits et d'autres que je pourrais vous citer montrent qu'elle est susceptible de se produire dans les maladies de la plèvre; je l'ai observée chez les individus affectés de bronchite avec emphysème, chez d'autres qui n'avaient que de l'asthme nerveux ; je l'ai observée aussi chez des malades atteints d'affections organiques du cœur. C'est principalement chez les phthisiques

1. Voyez Hippocrate, *Œuvres*, traduction Littré.

qu'on la rencontre, et que l'incurvation de l'ongle est d'autant plus marquée que la phthisie est plus avancée. A ce titre, cette déformation spéciale des doigts est de quelque valeur dans le diagnostic de cette dernière maladie.

Revenons maintenant aux *hydatides du poumon*.

Les détails dans lesquels je suis entré à propos de notre malade de la salle Sainte-Agnès vous ont fait voir combien le diagnostic était embarrassant. C'est qu'en effet, les hydatides du poumon ne révèlent leur présence par aucun symptôme spécial. Étudiez les observations consignées dans la science, et vous verrez que dans un grand nombre, sinon dans la plupart des cas, les phénomènes morbides dont elles provoquent l'évolution ont été rapportés, tantôt à l'existence d'un épanchement pleurétique, tantôt à la phthisie pulmonaire. Lorsque des hydatides ou des fragments d'hydatides auront été rejetés par l'expectoration, le doute ne sera plus possible ; mais alors encore il s'agira de déterminer le siège précis que la tumeur occupait ; il s'agira de rechercher si elle s'était développée dans le parenchyme même du poumon, ou dans la cavité pleurale, si ce ne sont pas des hydatides du foie qui se sont fait jour dans la poitrine.

Les tumeurs hydatiques intrathoraciques; e rencontrent beaucoup plus fréquemment dans le parenchyme des poumons que dans la cavité de la plèvre ; telle est la conclusion à laquelle est arrivé M. Davaine en analysant les faits qu'il a recueillis. Cette opinion, émise déjà par Laennec, est également celle de M. J. Cruveilhier. Le simple raisonnement aurait dû d'ailleurs faire prévoir qu'il en était ainsi, si l'on considère que c'est dans les organes parenchymateux, le foie, la rate, les reins, dans l'épaisseur des masses musculaires, que les hydatides se développent le plus habituellement, pour ne pas dire toujours. L'appareil respiratoire ne pouvait point échapper à cette règle générale ; aussi M. Davaine pense-t-il même qu'un grand nombre de prétendues hydatides de la plèvre n'étaient rien autre que des hydatides du poumon consécutivement tombées dans la cavité pleurale. Il se peut, en outre, que des tumeurs voisines de la périphérie du poumon viennent, en se développant lentement du côté de cet organe, décoller dans une plus ou moins grande étendue le feuillet viscéral de la plèvre qu'elles refoulent vers son feuillet costal, de telle sorte que la poche hydatique semble placée dans la cavité séreuse, bien qu'en réalité elle soit tout à fait en dehors de celle-ci. Tel paraît avoir été le cas dans une observation rapportée par Dupuytren et Geoffroy intitulée *Double kyste de la plèvre*. Dans cette observation, en effet, il est dit que le malade avait eu de nombreuses hémoptysies, ce qu'on ne comprendrait guère en admettant que le kyste n'eût pas d'abord occupé le parenchyme pulmonaire, puisque nous savons que les crachements de sang sont des symptômes très habituels des maladies du poumon, tandis qu'on ne les voit jamais survenir dans les affections de la plèvre. Ces hémoptysies ont du reste été notées dans presque toutes les observations d'hydatides du poumon. Un individu, dont l'histoire a été publiée par M. L. Husson[1], avait, à quinze reprises différentes, rendu des hydatides par l'expectoration, et chaque fois ces accidents avaient été précédés de crachements de sang : il ne présenta jamais aucun des signes rationnels ou physiques de la tuberculisation pulmonaire₂: la santé générale était satisfaisante.

Messieurs, lorsque des tumeurs hydatiques situées dans les parties superficielles du poumon se développent avec une certaine lenteur du côté de la plèvre, il peut ne pas en résulter d'autres accidents que ceux qui accompagnent les épanchements pleurétiques plus ou moins abondants ou qui sont occasionnés par le refoulement du poumon dans la gouttière vertébrale. Ces accidents sont plus ou moins sérieux, et quand ils sont déterminés par un double kyste, comme dans le cas de Dupuytren et Geoffroy, la gêne de la respiration est susceptible d'être portée à un tel degré, que les malades meurent emportés par des accès de suffocation.

Mais quand une tumeur hydatique du poumon s'ouvre brusquement dans la cavité pleurale, les conséquences en sont bien autrement graves, car elle va provoquer une pleurésie suraiguë, et, quand elle se fait jour tout à la fois du côté de la plèvre et du côté des bronches, un hydropneumothorax, ainsi que cela avait eu lieu dans le cas suivant, consigné par M. Mercier[2]. Un homme de trente-huit ans, sujet depuis plusieurs années à de fréquentes hémoptysies, bien qu'il ne présentât d'ailleurs aucun signe d'affection tuberculeuse du sommet des poumons, fut subitement pris d'une douleur aiguë dans le côté droit; l'examen de la poitrine fit reconnaître un hydropneumothorax, et le malade succomba rapidement. A l'autopsie, on trouva dans la cavité pleurale une hydatide nageant au milieu du liquide épanché; dans la partie du lobe du poumon respondant à la scissure interlobaire, il y avait une caverne creusée dans le parenchyme de l'organe et au niveau de laquelle on voyait une bronche ulcérée.

Il est évident, ou tout au moins très probable, que, dans ce cas, le travail d'élimination, en s'opérant simultanément du côté des bronches et du côté de la plèvre, avait amené la perforation pulmonaire et causé l'hydropneumothorax. Les hémoptysies qui s'étaient produites pendant la vie, l'existence, constatée après la mort, d'une caverne creusée dans le parenchyme du poumon et contenant encore l'hydatide, semblaient démontrer clairement le siège de l'affection. Toutefois, en raison de ce que la caverne occupait le niveau de la scissure interlobaire, on pouvait se demander si la poche ne s'était pas primitivement formée dans cette

1. *Bulletins de la Société anatomique*, tome XV, p. 172.
2. *Ibid.*, tome XIII, p. 71.

scissure, d'où elle aurait envahi et creusé le parenchyme pulmonaire; cependant, en comparant ce fait avec ceux dans lesquels des hydatides occupaient incontestablement le poumon lui-même; en considérant, ainsi que je le disais tout à l'heure, que c'est le plus ordinairement dans les organes parenchymateux que ces entozoaires se développent; on est en droit de conclure du général au particulier, et d'admettre qu'ici le siège primitif de la tumeur était bien effectivement celui que l'examen cadavérique permettait de lui assigner.

Ce fait peut vous donner une idée de la difficulté que déjà on éprouve parfois à déterminer, sur le cadavre, le siège précis d'une hydatide des poumons, alors que la tumeur, n'étant pas située dans l'intérieur même du parenchyme, vient faire saillie à la surface de l'organe. Nous n'avons pas besoin de dire combien plus grande sera cette difficulté au lit du malade. Cependant, quand la guérison radicale a lieu après que des hydatides ont été rejetées par l'expectoration, il est permis au médecin de penser que ces hydatides occupaient la profondeur du poumon, et que l'affection s'est ainsi jugée par les bronches; et lorsqu'un hydropneumothorax se produit, il est à présumer, non pas que les hydatides siégeaient dans la cavité pleurale, mais dans un point voisin de la périphérie du poumon.

Une circonstance qui rend assez bien compte de la facilité avec laquelle les hydatides peuvent s'échapper par les canaux bronchiques, alors que ces canaux ont été ouverts par une ulcération, c'est que, ainsi que le faisait remarquer M. Houel, dans un rapport lu par lui à la Société anatomique, à l'occasion d'un fait d'hydatides des poumons présenté par M. Pinault; c'est que, dis-je, souvent ces hydatides ne sont point enfermées dans un kyste adventice, et qu'alors que cette poche existe, elle est extrêmement mince. Cette absence du kyste adventice, ou bien la ténuité de l'enveloppe qui le constitue, rend compte aussi de la possibilité pour les tumeurs hydatiques du poumon de se rompre sous l'influence d'une affection inflammatoire de l'appareil respiratoire, comme cela est arrivé chez notre malade de la salle Sainte-Agnès.

Messieurs, il ressort des recherches statistiques faites par M. Davaine, qu'il est beaucoup plus rare de rencontrer plusieurs tumeurs hydatiques dans un poumon, qu'une seule dans chacun des deux poumons, mais il est encore plus commun de n'en trouver que dans un seul, et alors c'est ordinairement dans le droit, quelquefois dans le lobe supérieur, plus habituellement dans le lobe inférieur.

Cette singulière coïncidence de la fréquence plus grande des hydatides dans le lobe inférieur du poumon droit et de l'extrême fréquence de ces entozoaires dans la glande hépatique a fait supposer qu'un certain nombre d'observations d'hydatides intrathoraciques devaient être rapportées à des cas où des hydatides du foie étaient passées dans la poitrine.

Il existe maintenant, en effet, dans la science, des exemples assez multipliés de ce passage des hydatides du foie dans la cage thoracique. En 1836, M. Dolbeau[1] a appelé l'attention des médecins sur la tendance qu'ont généralement les grands kystes de la surface convexe du foie à envahir ainsi la poitrine en refoulant le diaphragme et le poumon, en même temps qu'ils abaissent le foie et gagnent la région épigastrique. L'envahissement de la cavité thoracique par ces kystes peut être tel, que le poumon, refoulé jusque dans la région claviculaire et dans la gouttière vertébrale, se trouve réduit au tiers et même au quart de son volume normal. On comprend qu'un pareil envahissement d'une tumeur abdominale dans la poitrine ne puisse se faire sans que le diaphragme subisse un amincissement extrême : c'est ce qui a lieu en effet; le diaphragme ainsi aminci contracte des adhérences avec la poche qui l'a entraîné dans son mouvement d'ascension. Il en résulte, — et je vous rappelerai à ce sujet l'observation de M. Empis, que je vous citais dans une de nos précédentes conférences[2], — il en résulte que lorsqu'on cherche à reconnaître l'affection à laquelle on a affaire, on ne trouve nécessairement que les signes d'un épanchement thoracique : la matité absolue dans une étendue plus ou moins grande de la partie inférieure du thorax; l'absence de vibration thoracique, l'absence de murmure vésiculaire, l'absence enfin du souffle et de l'égophonie, conséquences du déplacement, du refoulement du poumon dont la place est prise par une tumeur liquide. La marche de la maladie, la déformation de la poitrine, déformation qui s'étend à la région du foie où elle présente un aspect assez caractéristique, fournissent les seuls éléments du diagnostic.

Ce travail inflammatoire lent et plus ou moins sourd qui a déterminé les adhérences entre le kyste du foie et le diaphragme, peut, en s'étendant par contiguïté à la plèvre et au poumon, produire les mêmes adhérences entre le poumon, la plèvre, le diaphragme et la tumeur, adhérences qui sont une condition favorable à l'heureuse terminaison de la maladie. Si, en effet, des adhérences ne s'établissent pas avec le poumon (ce qui est rare, bien qu'on en ait cité des exemples), la poche hydatique s'ouvre alors, à travers le diaphragme perforé, dans la cavité pleurale, et occasionne une pleurésie presque invariablement mortelle; au contraire, lorsque ces adhérences sont telles que le poumon, la plèvre, le diaphragme et le kyste sont intimement unis, la tumeur, qui finit toujours par se rompre, s'ouvre dans la cavité qu'elle s'est creusée au milieu du parenchyme pulmonaire et se vide par les bronches.

Des faits de ce genre ont été publiés en assez grand nombre aujour-

---

1. Dolbeau, *Études sur les grands kystes de la surface convexe du foie*, thèse de Paris, 1856.
2. Voyez *Paracentèse de la poitrine*, p. 732.

d'hui; vous en trouverez consignés, entre autres, dans la thèse de M. Cadet-Gassicourt[1], dans le mémoire de M. E. Leudet (de Rouen)[2]. Déjà Bricheteau[3], en faisant ressortir tout l'intérêt qui s'attache à ce sujet, avait indiqué l'heureux mode de terminaison des tumeurs hydatiques du foie se vidant par les bronches. Dans l'observation d'un malade qu'il avait eu occasion de voir avec Nathalis Guillot, il rapporte qu'aussitôt après que ce malade eut rejeté par l'expectoration des matières renfermant des débris d'hydatides, on constata, par l'ausculation, l'existence d'une caverne creusée simultanément dans le parenchyme pulmonaire et dans le foie, et qui était nettement caractérisée par le souffle amphorique et par la pectoriloquie. La matière de l'expectoration, — et ce fait indiquait suffisamment le siège de la tumeur dans le foie, — la matière de l'expectoration était constituée par un liquide filant, jaune, prenant, lorsqu'on le traitait par l'acide nitrique, une coloration vert-de-gris. Au moment où il le rendait, le malade accusait un goût salé très prononcé, dû probablement au chlorure de sodium, dont l'analyse chimique a démontré la présence dans le liquide des kystes hydatiques.

Ce liquide filant, coloré en jaune par la bile, a quelquefois aussi une coloration d'un brun chocolat, qu'il emprunte à de la matière colorante du sang et aussi à des cellules hépatiques visibles au microscope.

Les faits qui ont servi de base à ce travail de Bricheteau, auquel je vous renvoie, ont été puisés dans sa pratique nosocomiale, et il en a joint d'autres empruntés à un curieux mémoire d'Hébréard, ancien médecin de l'hospice de Bicêtre. Mais ce qui est relatif à ce sujet trouvera bien mieux sa place quand nous parlerons des kystes du foie ; je remets donc à une autre occasion pour compléter ce que je ne fais que vous indiquer aujourd'hui. J'ajouterai seulement que la thèse de M. Cadet-Gassicourt est venue ajouter des notions nouvelles à ce qu'on savait jusque-là des éléments de diagnostic des kystes intrathoraciques, point capital dans la question qui doit préoccuper les cliniciens.

Avant de terminer, je dois vous rappeler succinctement une observation de M. Vigla[4]. Il s'agissait d'un homme âgé de trente-deux ans, qui, à la suite d'une contusion violente produite par un coup de pied de taureau sur le côté droit de la poitrine, se plaignait d'une douleur dans l'hypochondre droit et d'une oppression qui, depuis quinze mois, époque à la-

---

1. Cadet-Gassicourt, *Recherches sur la rupture des kystes hydatiques du foie à travers la paroi abdominale et dans les organes voisins*, thèse de doctorat, Paris, 1856, n° 50.

2. E. Leudet (de Rouen), *Mémoire sur le traitement des kystes hydatiques du foie,* lu à la Société médicale des hôpitaux (*Archives générales de médecine*, janvier et février 1860).

3. Bricheteau, *Revue médico-chirurgicale*, 1852.

4. Vigla, *Mémoire sur les hydatides de la cavité thoracique* (*Archives générales de médecine*, septembre et novembre 1855, vol. II, 5e série, t. VI).

quelle l'accident était arrivé, allait toujours en augmentant. Cette dyspnée était devenue si considérable depuis cinq mois, que le malade avait
été obligé de renoncer à ses occupations. Il n'avait d'ailleurs que peu
ou point de toux, pas d'expectoration, jamais il n'avait eu d'hémoptysie;
bien qu'il présentât les symptômes d'une anémie assez prononcée, il n'accusait aucune autre souffrance organique que celle dont les organes
respiratoires semblaient être le siège, et il disait que les troubles de la
respiration qui le tourmentaient n'avaient jamais été accompagnés de
fièvre.

La douleur intense dont il se plaignait paraissait limitée sous le sein
droit et ne s'étendait pas fort loin; l'oppression, qui était continue, devenait excessive quand il marchait ou même seulement quand il avait
parlé quelque temps; il lui était impossible de se coucher sur le côté
gauche, et il se tenait habituellement assis dans son lit. En examinant sa
poitrine, on constatait que le côté droit, beaucoup plus développé que le
gauche, offrait à sa partie antérieure une voussure très prononcée avec
élargissement des espaces intercostaux correspondants, qui étaient au
moins aussi saillants que les côtes. De ce côté aussi la sonorité normale
était complètement remplacée par une matité absolue qui s'étendait depuis le deuxième espace intercostal jusqu'à l'ombilic, mesurant ainsi, suivant une ligne parallèle au sternum, 28 centimètres; et transversalement
dépassant la ligne médiane, de telle sorte que l'espace occupé par elle se
trouvait circonscrit, en bas, par une ligne qui, après avoir passé par le
niveau de l'ombilic, se portait de là obliquement sous l'aisselle gauche;
en haut par une ligne qui, suivant le bord supérieur de la seconde côte,
passait sur le sternum à 3 centimètres au-dessous du niveau de la fourchette de cet os, et allait, en décrivant une courbe, rejoindre sous
l'aisselle gauche la ligne inférieure. Elle occupait donc ainsi tout le côté
droit de la poitrine, empiétant un peu le côté gauche. Lorsqu'en appliquant la main sur ce côté, on demandait au malade de parler, on constatait l'absence absolue de vibration thoracique, de même qu'en appliquant l'oreille, on n'entendait ni murmure vésiculaire, ni bruit anomal
en avant, tandis qu'en arrière le bruit respiratoire était exagéré dans les
trois quarts supérieurs du côté droit, comme il l'était aussi dans le côté
gauche. De plus, à droite, on entendait une résonnance amphorique de
la voix et même du bruit respiratoire, semblable à celle que l'on entend
dans certains épanchements pleurétiques, sans souffle d'ailleurs et sans
égophonie.

Aucune lésion du parenchyme pulmonaire ne paraissait capable de
produire une semblable déformation de la poitrine. On ne pouvait pas
davantage s'arrêter à l'idée d'un hydrothorax, car il était difficile d'admettre qu'un épanchement pleurétique enkysté ait pu se distribuer aussi
inégalement, aussi irrégulièrement, que, respectant le premier espace

TROUSSEAU, Clinique. I. — 54

intercostal, les trois quarts postérieurs et supérieurs de la cavité thoracique du côté droit, il avait envahi le côté gauche et refoulé le diaphragme
jusqu'au niveau de l'ombilic. L'hypothèse d'une tumeur solide, d'un
cancer, d'un anévrysme de l'aorte ou d'une de ses branches principales,
n'était pas plus sontenable. D'une part, une tumeur solide eût transmis
le bruits respiratoires et les bruits cardiaques qui manquaient absolument; d'autre part, une tumeur cancéreuse, qui seule aurait peut-être pu
prendre un pareil développement, ne l'aurait pas fait sans avoir
donné lieu à des phénomènes généraux de cachexie. Une fluctuation
sourde et profonde dont on avait saisi la sensation fournissait un signe
qui, joint aux autres, justifiait la présomption que l'on s'était formée de
l'existence d'un kyste hydatique.

Une ponction exploratrice pratiquée par M. Monod, justifia le diagnostic. Le liquide qui sortit par la canule du trocart capillaire était transparent comme de l'eau de roche, sans réaction sur le papier de tourne-
sol, et ne donnant, traité par l'acide nitrique ou par la chaleur, aucun
précipité albumineux. On ponctionna alors avec un plus gros trocart, et
l'on retira 2450 grammes de liquide semblable au premier, dont les dernières portions entraînèrent des débris de membranes transparentes, qui,
soumises à l'examen de M. Charles Robin, furent reconnues pour des débris d'hydatides.

On pratiqua une injection iodée. Trente-sept jours après l'opération,
cinquante et un jours après son entrée à la maison de santé, le malade
demandait sa sortie pour reprendre ses travaux, et lorsque M. Vigla le
vit onze mois après, la guérison était aussi complète que possible.

Je dois faire remarquer, messieurs, la valeur de cette *voussure toute
spéciale* du thorax dans l'observation dont je vous ai présenté le résumé.
C'est un signe diagnostique de la plus grande signification, et qui, à lui
seul, pourra vous autoriser, à l'exemple de M. Vigla, à tenter la ponction
exploratrice.

Cette forme si particulière, que prend la poitrine dans ces cas, m'avait
déjà conduit à diagnostiquer une tumeur hydatique intrathoracique chez
une petite fille de sept ans que je voyais en 1848.

Cette petite fille présentait toutes les apparences d'une phthisique; depuis longtemps elle avait de l'oppression, de la toux; elle était arrivée à
un degré extrême d'émaciation. Mais comme en examinant sa poitrine
j'avais trouvé, en même temps qu'une matité absolue et une absence
complète de vibrations thoraciques, une saillie globuleuse du thorax, dont
le maximum correspondait au niveau des sixième et septième côtes;
comme il n'y avait point eu d'hémoptysie, et que l'auscutation ne me révélait l'existence d'aucune lésion aux sommets des poumons, je proposai la
ponction de la poitrine. On s'y refusa, et j'appris que l'enfant avait succombé quelque semaines après ma visite.

L'histoire clinique des kystes hydatiques du poumon est loin d'être complète; le début insidieux, la marche lente ou rapide de cette affection, l'ignorance presque absolue où nous sommes de son étiologie, vous disent assez la difficulté du sujet. La plupart des faits ont été méconnus pendant la vie des malades, la nature de la maladie ne fut que rarement soupçonnée, et pendant longtemps on n'eut seulement que des données fournies par l'anatomie pathologique. Mais ces données étaient importantes et capables d'éclairer le diagnostic. Le médecin savait ainsi qu'il pouvait rencontrer des hydatides dans le poumon, rarement, peut-être jamais, dans la plèvre; que souvent des hydatides du foie pouvaient passer dans la cavité thoracique; que la présence des hydatides dans la poitrine coïncidait le plus ordinairement avec l'existence de ces entozoaires dans d'autres organes, plus particulièrement dans le foie, ce qui expliquait leur siège de prédilection dans le poumon droit.

On savait encore que ces hydatides pulmonaires étaient susceptibles d'acquérir le volume d'une tête d'adulte; que leur enveloppe adventice était très mince ou manquait complètement; qu'une inflammation aiguë du poumon amenait leur rupture, tantôt dans la cavité pleurale, où elles provoquaient les accidents de l'hydropneumothorax, tantôt vers les canaux bronchiques, à travers lesquels elles sont éliminées par lambeaux ou en totalité. Les autopsies nous avaient montré ces vastes clapiers pulmonaires et hépatiques communiquant entre eux par une large fistule diaphragmatique. C'en était assez pour que nous fussions conduits à soupçonner dans certains cas, à affirmer dans d'autres, l'existence d'hydatides pulmonaires.

A Hébréard et Bricheteau, à MM. Vigla, Cadet-Gassicourt et Davaine revient une part importante, et que je me plais à reconnaître, dans l'élucidation de cette importante question du diagnostic des hydatides du poumon.

Les hydatides du poumon pourront être soupçonnées lorsqu'il existera un certain ensemble de symptômes et une déformation particulière du thorax. Mais, une fois le fait reconnu, il faudra chercher à déterminer le siège primitif probable de ces entozoaires.

Le plus souvent, les malades affectés d'hydatides du poumon présenteront plusieurs des signes rationnels et physiques qui appartiennent à la phthisie ou à la pleurésie chronique. En effet, la plupart vous diront que, depuis longtemps, ils sont sujets à des hémoptysies plus ou moins abondantes, plus ou moins fréquentes, qu'ils ont de l'oppression; vous entendrez des râles disséminés dans la poitrine; quelquefois vous trouverez de la matité dans l'un ou l'autre sommet du thorax, quand il y aura en même temps des tubercules. Mais, en dehors de cette complication exceptionnelle, l'étude attentive de la marche de l'affection, l'interprétation raisonnée de quelques-uns des symptômes, vous permettront de

tion de l'acide nitrique, passe au vert-de-gris, et est évidemment due aux principes colorants de la bile. Quelquefois ces liquides sont d'un brun chocolat, dû à leur mélange avec une certaine quantité de sang. De plus, la tumeur que le foie augmenté de volume formait dans la région de l'hypochondre droit diminue ; les mouvements du diaphragme, jusque-là considérablement gênés, peuvent devenir plus faciles. Enfin, les gargouillements, le souffle amphorique, la résonnance de la voix que l'on entend en appliquant l'oreille ou le stéthoscope à la place occupée auparavant par la tumeur; démontrent l'existence d'une caverne, qui s'est évidemment creusée tour à tour dans le poumon et dans le foie.

Messieurs, lorsque vous aurez diagnostiqué une tumeur hydatique intrathoracique, soyez d'une extrême réserve dans le pronostic.

Tout en pouvant espérer que les choses marcheront bien, que la maladie se terminera heureusement par les seuls efforts de la nature et suivant le mécanisme sur lequel je me suis longuement étendu, vous ne devez pas oublier que ce travail d'élimination si favorable peut ne pas s'accomplir sans danger. Au début, il peut donner lieu à des accès de suffocation ; la présence dans les voies aériennes des hydatides et des liquides qui irritent la membrane muqueuse des bronches, celle de la trachée et le larynx, peut occasionner des quintes de toux susceptibles elles-mêmes de provoquer des hémorraghies mortelles, comme M. le docteur Pillon en a rapporté un exemple. Vous devez craindre l'hydropneumothorax et ses conséquences fatales. Vous avez à redouter aussi l'asphyxie, conséquence de la gêne apportée à la respiration, quand la tumeur, ayant des proportions considérables, arrive à comprimer le poumon, et cela, non seulement dans les cas analogues à celui de Dupuytren et Geoffroy, où la tumeur intrathoracique est double, mais alors encore qu'il n'y en a qu'une d'un seul côté.

En dehors de ces circonstances fâcheuses, et lorsque les hydatides auront trouvé leur voie par les tuyaux bronchiques, vous pourrez espérer la guérison, une guérison assez prochaine. Les accidents inflammatoires qui accompagnaient le travail d'élimination cessent ; la fièvre tombe, l'appétit renaît, et le retour à la santé peut être complet au bout de quelques semaines.

En présence de ces tumeurs hydatiques intrathoraciques, la médecine a-t-elle à intervenir activement ? Le plus sage est de s'abstenir ; ici encore, comme en tant d'occasions, il faut savoir attendre en surveillant attentivement son malade, en cherchant à modérer les accidents inflammatoires et à soutenir les forces de l'économie.

L'extrême prudence que je vous conseille va jusqu'à repousser les ponctions exploratrices qu'on serait tenté de faire pour éclairer un diagnostic incertain. Ces ponctions peuvent être fatales, alors que des adhérences ne se sont pas établies entre la tumeur et les parois de la poitrine, en devenant la cause d'un épanchement pleural dont je vous ai dit les dangers. Or, il est impossible, même au médecin le plus expérimenté, d'affirmer que ces adhérences existent. Que si les circonstances vous commandaient rigoureusement d'intervenir et de donner issue aux liquides, la première indication serait de provoquer l'inflammation adhésive si absolument nécessaire ; ce qui ne se pourrait qu'autant que la tumeur serait en contact avec la cage thoracique et qu'il n'y aurait pas de lamelle de poumon interposée entre elles. L'acupuncture multiple répétée plusieurs jours de suite remplirait cette indication, et cette indication remplie, la ponction avec le bistouri, ou avec un gros trocart, serait employée pour vider la poche, dans laquelle on ferait ensuite des injections iodées.

En définitive, ce mode de traitement ne différerait en rien de celui que j'ai adopté pour la guérison des kystes hydatiques du foie, et que je me réserve de vous exposer en détail quand l'occasion se présentera de vous parler de cette affection. Jamais je ne l'ai employé contre les hydatides du poumon, j'ignore même s'il l'a jamais été, et, par conséquent, je n'en saurais prévoir les résultats.

XXXV. — ABCÈS PULMONAIRES, VOMIQUES PÉRIPNEUMONIQUES.

Ce sont des affections rares en dehors des cas où l'on a affaire à des vomiques tuberculeuses, à des abcès métastatiques. — Elles sont moins rares chez les enfants,
mais alors ces abcès pulmonaires se montrent dans la pneumonie lobulaire. — Le
diagnostic des vomiques péripneumoniques est difficile. — On peut les confondre
avec les abcès pleuraux.

MESSIEURS,

A la fin de notre dernière conférence, je vous ai montré les poumons
de deux individus morts dans nos salles de pneumonie aiguë.

Dans l'une de ces autopsies, vous avez pu voir le poumon gauche avec
un vaste foyer qui occupait les parties inférieure et antérieure du lobe
supérieur. Ce foyer, constitué par une cavité capable de loger un gros œuf
de poule, était divisé, par des cloisons incomplètes, en loges communiquant les unes avec les autres ; les parois étaient formées par le parenchyme pulmonaire induré et grisâtre. Il communiquait avec la cavité
pleurale par une large ouverture en forme de boutonnière, située sur le
bord antérieur de ce lobe pulmonaire et pouvant mesurer 2 centimètres
en longueur. Partout ailleurs, le parenchyme du poumon paraissait sain
et ne présentait aucune trace de tubercules. Le foyer lui-même ne contenait aucune matière analogue à la matière tuberculeuse ; enfin il n'exhalait pas la moindre odeur de gangrène. La cavité pleurale correspondante était remplie d'une grande quantité de pus blanc, crémeux, inodore ;
les surfaces viscérale et pariétale de la membrane séreuse étaient couvertes, dans les deux tiers inférieurs, d'une couche pultacée, pseudomembraneuse, épaisse, d'un blanc verdâtre. Le long de la colonne vertébrale
et au niveau du diaphragme, le poumon adhérait intimement aux parois
de la cavité thoracique ; toutefois, en exerçant une traction sur elles, les
adhérences cédaient facilement, excepté au niveau du diaphragme où
elles étaient si résistantes, qu'il fallut enlever ce muscle avec le poumon.
D'un bon tiers moins volumineux que le droit, le poumon gauche avait
son lobe supérieur affaissé sur lui-même et appliqué le long du rachis.
En cherchant à l'insuffler, on ne pouvait arriver à le gonfler, l'air s'échappant à travers l'ouverture du foyer dont je vous ai parlé.

Le poumon droit ne présentait rien d'anomal que des adhérences
pleurales anciennes, assez peu résistantes.

Dans l'autre autopsie, vous voyez également un vaste foyer purulent du poumon gauche, à un degré moins avancé que dans le premier cas, et commençant seulement à se former. De plus, tandis qu'ici l'abcès pulmonaire était la conséquence d'une péripneumonie circonscrite ou partielle, là il existait au milieu d'un lobe enflammé dans toute son étendue.

Le tissu pulmonaire présentait, en effet, la consistance du tissu hépatique. Les deux lobes de ce poumon gauche, complètement pris, avaient une coloration grise très manifeste, et à la surface du poumon incisé, on voyait sourdre du parenchyme condensé une grande quantité de liquide écumeux, grisâtre, de sanie purulente. Le tissu se déchirait aisément sous la pression du doigt, et à la partie postérieure et supérieure du lobe inférieur, on voyait le foyer dont nous parlons. D'une capacité égale à celle de l'abcès que nous avions trouvé à notre première autopsie, ce foyer, complètement rempli d'une matière putrilagineuse de couleur de brique pilée, n'était séparé de la scissure interlobaire que par une lame très mince de tissu pulmonaire. L'autopsie avait été faite avec grand soin, sans violence, et il ne nous parut pas probable qu'il y eût eu attrition du tissu par la pression de la main de l'élève chargé de l'opération; toutefois, je dois dire que j'ai conservé et que je conserve encore quelques doutes.

Ce sont là, messieurs, deux exemples de ce que l'on appelait des *vomiques*, des abcès du poumon; abcès phlegmoneux, très différents de ces collections purulentes que nous observons chez les individus tuberculeux, très différents aussi des abcès dits *métastatiques* qui se rencontrent à l'autopsie des malades emportés par une infection, par une résorption putrides, et qui sont une des lésions caractéristiques de la diathèse purulente.

Ces vomiques, non tuberculeuses, non métastatiques, franchement inflammatoires, sont des lésions excessivement rares, du moins chez les adultes. Je fais cette restriction, parce qu'en effet, chez les individus en bas âge, elles sont très fréquentes, et en cela je suis complètement d'accord avec les observateurs qui, dans ces derniers temps, ont écrit sur la pneumonie des enfants.

L'exception rentre cependant jusqu'à un certain point dans la règle générale, en ce sens que les abcès pulmonaires ne se trouvent que dans la pneumonie lobulaire, affection bien différente de la pneumonie lobaire.

Ces *abcès pulmonaires chez les enfants*, tantôt se montrent disséminés en très petit nombre dans le parenchyme pulmonaire; tantôt ils sont tellement rapprochés qu'ils ressemblent à des myriades de tubercules. Ce dernier aspect est celui sous lequel ils se présentent le moins souvent. Quand ils sont en très petit nombre, ou bien ils forment à la surface du poumon de petites ampoules faisant saillie sous la plèvre; ou bien ces petites ampoules, vidées dans les bronches, laissent à leur place une cavité pleine d'air; ou bien encore elles contiennent à la fois de l'air et du pus. Dans ces divers états, il est difficile de dire si l'ampoule est formée par un lobule suppuré ou par une dilatation de l'extrémité d'une bronche venant aboutir à un lobule dont les cellules ont été rompues ; ce ne serait alors qu'une variété de l'emphysème vésiculaire. Mais quand les abcès sont extrêmement nombreux, l'aspect du poumon a quelque chose de spécial qu'il importe de décrire fidèlement.

La pneumonie lobulaire est alors agrégée ou pseudo-lobaire, c'est-à-dire que les lobules enflammés se réunissant en masses assez volumineuses, envahissent la presque totalité ou même la totalité d'un lobe, à la façon de la pneumonie de l'adulte.

Deux jeunes enfants furent pris de pneumonie aiguë. L'aîné fut conduit à l'hôpital des Enfants malades où il mourut quelques jours plus tard; l'autre, allaité par sa mère, fut amené à l'hôpital Necker où il fut placé dans mon service de la salle Sainte-Julie.

La pneumonie était des plus évidentes, mais elle semblait n'occuper que le côté gauche. De ce côté, en effet, on entendait un souffle très prononcé, et en même temps un retentissement considérable du cri. Il y avait du râle sous-crépitant assez gros, peu d'obscurité du son. Ces signes persistèrent jusqu'à la fin. A droite, la respiration était faible, et, deux jours avant la mort, on commença à entendre quelques bulles de râle sous-crépitant, sans mélange de souffle. Cependant il y eut toujours une fièvre vive et beaucoup d'oppression.

A l'autopsie, lorsque les poumons furent déposés sur la table anatomique, on aperçut à travers la plèvre une multitude de taches d'un blanc jaunâtre, qui tranchaient vivement sur la couleur rouge du parenchyme hépatisé. Il semblait que ce parenchyme fût farci de tubercules à l'état de crudité ou de ramollissement. En coupant nettement une grande masse de poumon, l'aspect était le même, à cela près pourtant que l'on voyait évidemment du pus salissant la surface des tissus incisés, et par conséquent modifiant un peu l'aspect des parties. Si maintenant on laissait tomber un filet d'eau sur ces tissus ainsi altérés, l'eau entraînait du pus qui laissait à découvert une cavité peu régulière, à parois mal déterminées. Ailleurs, le filet d'eau n'entraînant pas la totalité de la matière purulente, il restait une cavité encore plus mal déterminée que tout à l'heure, et une masse assez molle, mais pourtant adhérente au parenchyme. Enfin, parmi ces portions de poumon qui simulaient au premier abord des tubercules, il en était dont l'eau ne détachait rien, quoiqu'elles fussent très friables. Tout à l'entour le parenchyme était hépatisé.

Une attention, même assez superficielle, ne nous laissa pas longtemps croire à l'existence des tubercules; il devenait évident que nous avions affaire à une pneumonie lobulaire qui était passée par quatre degrés : hépatisation rouge, c'était la plus grande masse des lobules ; hépatisation blonde, correspondant au troisième degré de la pneumonie de l'adulte;

ramollissement partiel des lobules passés à l'hépatisation blonde ; enfin, ramollissement complet de ces mêmes lobules, véritables vomiques péripneumoniques.

Il était assez remarquable que ces quatre degrés s'observassent dans le poumon gauche, qui avait été envahi le premier et avec le plus de violence, tandis que le poumon droit, frappé seulement deux ou trois jours avant la mort, n'offrait que les deux premiers degrés.

J'eus soin de faire remarquer, pendant l'autopsie, combien ces lésions différaient des tubercules, et l'on ne pouvait pas ne pas reconnaître, dans ces lobules enflammés, exactement les mêmes formes que l'on voit à la fois dans les lobes entiers chez l'adulte.

D'ailleurs l'extrême acuité de la maladie indiquait une pneumonie franche, et, bien que, chez certains enfants qui jusqu'ici avaient à peine toussé, j'aie vu des pneumonies aiguës tuer en quelques jours, et l'autopsie permettre de disséquer un poumon rempli de tubercules à divers états, il n'en est pas moins vrai que l'anatomie pathologique fournit des moyens de distinguer ces pneumonies compliquées de tubercules de celles où le tissu pulmonaire est farci d'abcès. Tout récemment encore, je vous ai fait voir à tous, dans cet amphithéâtre, les poumons d'un enfant à la mamelle où vous trouviez quelques milliers de petites ampoules remplies de pus parfaitement lié. L'enfant n'avait été malade que quinze jours.

Je reviens à ce qui se passe *chez les adultes*. Les *vomiques* non tuberculeuses, non métastatiques, purement inflammatoires, sont, vous disais-je, chez eux, excessivement rares, à ce point que pour ma part je suis resté près de vingt-cinq ans médecin d'hôpital sans en avoir rencontré un seul exemple. C'est par une de ces singulières coïncidences qui arrivent quelquefois dans la pratique, que les deux cas que nous avons vus ensemble se sont présentés durant la même semaine à notre observation, et encore un de ces faits a-t-il laissé quelque doute dans mon esprit. Cette lésion est assez rare pour que Laennec, dont l'opinion doit être d'une grande autorité en pareille matière, affirme que, sur plusieurs centaines d'ouvertures d'individus morts de péripneumonie, il ne lui est pas arrivé, dans un espace de plus de vingt ans, de rencontrer plus de cinq à six fois des collections de pus dans un poumon enflammé. « Encore, ajoute l'immortel auteur du *Traité de l'auscultation médiate*, elles étaient peu considérables, peu nombreuses, et dispersées çà et là dans les poumons qui présentaient le troisième degré de l'inflammation. » Une seule fois il rencontra un foyer purulent assez considérable, analogue à celui que nous trouvions dans la première de nos autopsies. Indépendamment des observations qui lui étaient particulières, et, dit-il, malgré le zèle avec lequel on cultivait en France l'anatomie pathologique depuis une vingtaine d'années, il ne connaissait que deux autres cas bien constatés d'abcès du poumon ; l'un avait été communiqué en 1823 à l'Académie de médecine.

par Honoré, l'autre avait été publié par M. Andral[1]. A l'appui de ce grand témoignage, nous apporterons celui du professeur Chomel, qui, dans un espace de vingt-cinq années, n'a rencontré que trois fois, dans le parenchyme pulmonaire, des collections de pus qui ne paraissaient pas dues au déchirement que détermine si souvent, dans un poumon frappé d'infiltration purulente, la pression des doigts au moment où l'on arrache ce viscère de la cavité qui le renferme[2].

La vomique franchement péripneumonique est donc une affection très-rare, chez les adultes du moins, et dans les conditions analogues à celles que nous venons d'observer dans nos salles. Rappelez-vous d'autant plus ces faits, que vous n'en retrouverez peut-être plus d'exemples avant longtemps.

Résumons maintenant en peu de mots l'histoire de nos malades, — histoire intéressante à beaucoup d'égards, au point de vue surtout du diagnostic de la pneumonie, j'entends le vrai diagnostic de cette maladie, que la clinique seule peut vous faire connaître, en présence duquel les médecins les plus expérimentés se trouvent parfois embarrassés, et non point de ce diagnostic ordinairement si simple et si facile que vous apprenez théoriquement dans les traités classiques.

Le premier de nos malades était un jeune homme de vingt-six ans, de vigoureuse constitution. Entré le 25 mars à l'hôpital, il était souffrant depuis quatre jours. Le mal avait débuté par une violente douleur de l'épaule gauche, qu'il avait éprouvée en sortant d'un bal, à la suite duquel il s'était exposé à une transition brusque du chaud au froid. Cependant il se remit le lendemain au travail, et, bien que, le soir de ce jour, sa douleur fût augmentée, bien qu'il s'y joignît de la fièvre, de l'oppression, de la toux, bien qu'il eût passé la nuit sans dormir, il reprit encore ses occupations le 23 mars; il mangea peu à son repas de midi; le soir il eut beaucoup de peine à regagner son logis. Dans la nuit, la douleur d'épaule s'accrut encore; il s'y ajouta une autre douleur occupant la base de la poitrine au-dessous de la mamelle gauche, accompagnée d'un très gros frisson. Le 25, ainsi que je vous l'ai dit, il entrait à l'Hôtel-Dieu où nous le vîmes le lendemain matin. Sa fièvre était ardente; sa figure exprimait l'anxiété la plus vive. Il était dans une grande agitation; il ne se plaignait que de la douleur d'épaule qui s'exagérait par la toux et par les efforts de la respiration, laquelle était gênée, difficile. Toutefois, si les mouvements de l'articulation étaient pénibles, la pression n'augmentait pas la douleur que le malade accusait dans cette région; il se plaignait aussi, mais modérément, de son point de côté. La toux n'était pas accompagnée d'expectoration. Cependant l'intensité du

1. Andral, *Clinique médicale*, t. II, p. 313.
2. Chomel, *Dictionnaire de médecine* en 30 vol., Paris, 1842, t XXV, p. 151.

mouvement fébrile, l'anxiété considérable, me faisaient penser à une pneumonie profondément située, inaccessible à nos moyens d'investigation, tandis que la douleur locale donnait l'idée d'un rumathisme articulaire à son début qui peut-être se généraliserait le lendemain. Suivant cette dernière indication, je fis appliquer dix ventouses scarifiées *loco dolenti*. Dès le soir, cette douleur était moindre à l'épaule, mais le point de côté était plus douloureux, accompagné d'une anxiété extrême, d'une gêne considérable dans les mouvements respiratoires et dans les efforts de toux. Le lendemain, ces accidents étaient très prononcés, la fièvre était plus vive, l'agitation plus grande. La percussion ne nous donnait qu'un peu de matité à la région du cœur; l'auscultation ne révélait aucun phénomène appréciable. L'expansion pulmonaire était, il est vrai, entravée par la douleur qui empêchait les mouvements du thorax. Cependant, les crachats, jusque-là peu abondants et albumineux, se coloraient en jaune sucre d'orge; ils étaient visqueux et expectorés avec peine. Le soir, il s'en ajouta d'autres, sanglants, apoplectiques, d'un rouge vif, aérés, mais encore adhérents. Notre diagnostic pneumonie se confirmait, bien que les signes physiques manquassent absolument; la percussion seule nous donnait de la matité à la région du cœur, matité qui se limitait dans une étendue de 10 centimètres environ, du mamelon au sternum, où l'on constatait un certain degré de voussure : la pression exercée sur cette région faisait souffrir le malade qui accusait une poignante douleur. Je conclus à une péricardite compliquant la pneumonie. L'autopsie, sur laquelle je reviendrai, nous montrera notre erreur sur ce point; il existait seulement une hypertrophie considérable du cœur.

Je prescrivis, le 23, une application de vingt ventouses scarifiées sur la région précordiale; on continua de donner un gramme de kermès en dix pilules, médication qui avait été commencée la veille. L'expectoration, toujours difficile, avait encore changé de nature; les crachats étaient couleur jus de pruneaux, un peu visqueux, adhérents au vase; le 29 seulement, cinquième jour de l'entrée du malade à l'hôpital, neuvième jour du début de son affection, on commença à entendre du râle crépitant; mais ce bruit était si loin sous l'oreille, si difficile à percevoir, que l'on pouvait en contester l'existence. Les accidents généraux persistaient d'ailleurs en augmentant d'intensité.

Le 30 mars, les crachats avaient pris la coloration chocolat, sans fétidité. L'auscultation de la poitrine faisait entendre en arrière un souffle tubaire à timbre assez éclatant, bien que le souffle parût éloigné de l'oreille, et mêlé de râles muqueux à bulles moyennes. Le retentissement de la voix était broncho-égophonique. La matité, dans la fosse sous-épineuse, était remplacée depuis l'angle inférieur de l'omoplate jusqu'en bas par une sonorité exagérée que l'on obtenait en percutant avec force. Cette exagération était si grande en avant jusqu'au niveau du mamelon, alors même que la percussion était modérée, que le son en était comme stomacal. Nous disions alors : Cet homme a une pneumonie, pneumonie centrale qui, envahissant jusqu'à la partie antérieure du poumon, a perforé le parenchyme, et déterminé un épanchement d'air et de pus dans la cavité pleurale, en établissant une communication entre cette cavité et les bronches ; en un mot, nous diagnostiquâmes une vomique péripneumonique avec hydropneumothorax.

Le 31 mars, nous notions l'affaiblissement du murmure vésiculaire sous la clavicule gauche ; le souffle lointain à timbre amphorique vers la région précordiale ; l'absence du bruit respiratoire en bas. En arrière, le murmure vésiculaire était tellement faible qu'on l'entendait à peine dans la région de l'omoplate ; il était remplacé par le souffle amphorique très lointain, à partir de l'angle inférieur de cet os ; la voix avait une résonnance métallique, mais voilée ; les bruits du cœur s'entendaient par propagation en arrière.

Le 1er avril, l'expectoration, qui la veille avait une couleur chocolat commençant à se mélanger de crachats verdâtres, devint abondante, formée par un liquide assez épais, dans lequel nageaient des crachats verdâtres sans trace de sang, aérés, non visqueux. L'auscultation faisait entendre encore le souffle amphorique qui se produisait et disparaissait alternativement, mais auquel s'ajoutait un bruit analogue à celui que produiraient des bulles d'air traversant un liquide qu'elles feraient bouillonner.

Le 3 avril, les accidents généraux étaient tellement augmentés, l'état du malade était si grave, si désespéré, qu'il ne fut plus possible de songer à le faire changer de position pour examiner sa poitrine en arrière. L'expectoration était rare, et, dans le crachoir, on voyait quatre à cinq larges crachats épais, verdâtres, purulents. Le pouls était petit, à 140, intermittent ; la peau, couverte de sueur visqueuse, présentait une cyanose très caractérisée ; l'anxiété était extrême ; l'oppression excessive, la voix presque éteinte.

Le 4 avril, ce jeune homme était à l'agonie ; il avait rendu, le matin et dans la nuit, une grande quantité de pus épais, crémeux, blanc verdâtre, inodore, qui remplissait deux crachoirs. Le soir, il fut pris de *subdelirium*, et le matin du 5 avril il expirait.

L'autopsie nous montrait les lésions que je vous ai fait voir ; de plus, ainsi que je vous l'ai dit, nous trouvions le péricarde intact ; mais le cœur, très volumineux, occupant l'espace que nous avions limité avec le plessimètre, appuyait sur le poumon induré ; ce qui, sans aucun doute, exagérant la voussure et la matité précordiale, nous avait fait croire à l'existence d'une péricardite.

Le second de nos malades était un homme de cinquante-trois ans, également fort et vigoureusement constitué ; il se plaignait depuis six

mois de fréquents maux de tête, de grandes lassitudes. Huit jours avant
son entrée à l'Hôtel-Dieu, le 8 avril, il s'était trouvé plus fatigué, plus
fourbu, selon son oppression, qu'il ne l'était d'habitude. Il avait été pris
de fièvre, sans gros frisson ni point de côté. Il disait n'avoir pas d'oppression, mais la valeur de ce renseignement était nulle, car, lors de son arrivée, il disait encore n'être point oppressé, bien que nous pussions constater une gêne notable de la respiration, qui était courte, fréquente,
anxieuse. Il avait une fièvre considérable. A la percussion, la poitrine
rendait à droite un son normal ; à gauche, en avant, sous la clavicule, le
son était exagéré, skodique. En arrière, il était mat de haut en bas. Le
murmure vésiculaire, normal à droite, en avant comme en arrière, l'était
également à gauche, là où nous constations la sonorité ; mais, en arrière,
il était remplacé par un souffle tubaire des plus intenses, avec bronchophonie ; son summum d'intensité était dans la fosse sous-épineuse.

Le soir de l'entrée du malade à l'hôpital, il n'avait rejeté qu'un crachat
jaune safrané, spumeux, aéré, non adhérent au vase. Le 9, au matin,
son crachoir était au tiers rempli de crachats diffluents, verdâtres, quelques-uns brunâtres rappelant le brun de la rouille. Je fis faire une saignée de deux palettes en même temps que je prescrivis 50 centigrammes
de kermès en cinq pilules. Le soir de ce jour, le sang, qui avait bien
coulé, présentait un aspect diffluent ; le caillot non rétracté était couvert
d'une couenne peu épaisse, verdâtre. Le pouls était dépressible, mou
comme le matin ; on n'osa pas insister sur les émissions sanguines.

Le 10 avril, le crachoir était encore rempli au tiers de crachats très
diffluents, aérés, couleur de dissolution de gomme sale, tirant un peu sur
le jus de pruneaux. Le pouls avait la fréquence et les autres caractères
qu'il présentait la veille. L'oppression était extrême, elle augmenta encore dans la soirée ; le malade tomba dans l'assoupissement, son expectoration prit la coloration chocolat ; son pouls très mou battait 136 à la minute. Il succomba le 11 avril à quatre heures du matin.

Nous trouvions, à l'ouverture du corps, les lésions de la pneumonie
suppurée et peut-être une vomique commençante, ainsi que je vous l'ai
dit.

A ces deux observations de vomiques péripneumoniques, j'en ajouterai
une troisième empruntée aux *Leçons cliniques* de Graves (leçons sur les
Abcès dans le poumon).

« Au début du printemps de 1841, le docteur Brereton m'emmena voir,
avec lui, à Sandfort, un jeune garçon de quatorze à quinze ans qui, quinze
jours auparavant, avait éprouvé les symptômes d'une pleuropneumonie
avec douleur vive dans le côté et toux très violente : il avait expectoré des
crachats caractéristiques, et d'autres, couleur jus de pruneaux ; les symptômes généraux avaient été fort graves, aussi bien que les symptômes locaux inflammatoires ; du moins, ils n'avaient pas cédé à un traitement.

très judicieux et d'ailleurs fort actif. Dix jours environ après ma première visite, les choses allèrent de mal en pis, et, à ce moment, le pouls battait à peu près 140 fois : la dyspnée était excessive, avec agitation, jactitation, insommie, une toux incessante la nuit et le jour. Le cas nous parut désespéré, et nous attendions la mort d'heure en heure. La pneumonie occupait la presque-totalité du poumon droit, et, de ce côté, nous avions une grande matité. Notons que, dans la première période de la maladie, on avait entendu des *râles crépitants* dans toute l'étendue des poumons. »

L'illustre clinicien de Dublin comprenait à merveille que le fait dont il est ici question pouvait être considéré comme une vomique pleurale ; mais il a soin de dire, et ceci est capital, qu'il y avait eu des *râles crépitants* au début dans toute l'étendue des poumons, ce qui ne permet guère de supposer autre chose que l'existence d'une pneumonie. Je veux cependant faire une réserve. Graves dit : *On avait entendu des râles crépitants.* J'aurais mieux aimé qu'il les eût entendus lui-même.

« Pendant que les choses étaient dans ce triste état, continue Graves, le malade fut pris, dans la nuit, d'une difficulté énorme de respirer, avec anxiété et douleur de côté ; on le crut sur le point de rendre l'âme. Lorsque tout à coup, après un effort soudain, il rendit une grande quantité de matière purulente ; immédiatemment après, il fut comparativement mieux. Une lutte semblable se répéta la nuit suivante ; elle eut le même résultat.

» Quand je vis ce jeune garçon le lendemain matin, je le trouvai, à quelques égards, dans une meilleure condition ; toutefois, il avait encore une grande faiblesse, beaucoup de fièvre et de difficulté pour respirer.

» En examinant le côté droit de la poitrine, toute la partie antérieure, à partir de la clavicule jusqu'en bas, jusqu'au niveau du diaphragme, rendait un son très différent de celui que j'avais noté auparavant ; alors ce son était mat et maintenant il était clair. Le côté de la poitrine était évidemment dilaté et le stéthoscope y découvrait un tintement métallique toutes les fois que le malade toussait ou parlait. Ce phénomène me prouva qu'il existait un abcès très grand dans le poumon, communiquant, d'une part, avec les bronches, et probablement, d'autre part, avec la cavité pleurale. Je jugeai le cas tout à fait sans ressource.

» A quinze jours de là ou un peu plus tard, survint encore une expectoration purulente, qui se renouvela, mais chaque fois en moindre quantité et chaque fois avec une notable amélioration. Enfin, six semaines après la première expectoration purulente, la convalescence était très avancée, et aujourd'hui ce jeune garçon est fort et parfaitement bien portant. »

Les deux cas que nous avons observés ensemble, celui de Graves, qui ne rapporte d'autres encore, ceux observés par Laennec, par Honoré, par

Andral et Chomel, établissent d'une façon incontestable l'existence possible de cette vomique péripneumonique franchement inflammatoire.

Mais ce n'est pas tout, messieurs, que de constater l'existence d'une vomique à l'ouverture du corps, il faut tâcher de la constater au lit des malades, de la diagnostiquer sur le vivant. Voyons donc s'il y a des signes capables de nous faire reconnaître cette maladie.

Les éléments de ce diagnostic sont généralement peu nombreux. Les signes indiqués par Laennec, le râle muqueux très fort, à grosses bulles manifestement caverneux, se faisant entendre dans le lieu de l'abcès; la pectoriloquie évidente remplaçant la bronchophonie qui existait précédemment; la respiration et la toux devenant caverneuses, de bronchiques qu'elles étaient; *le souffle, dans l'oreille* lorsque l'abcès est voisin de la surface du poumon, *voilé* lorsque quelque partie des parois de l'abcès est mince et molle, ces signes réunis ont été très rarement constatés. Ils sont loin d'être aussi faciles à distinguer que le prétend Laennec: la pectoriloquie, le souffle dans l'oreille, en particulier, appartiennent aussi bien et bien plus à la vomique pleurale qu'à la vomique péripneumonique; on en demeure convaincu lorsqu'on lit le chapitre *Abcès du poumon* dans les *Leçons cliniques* de Graves. Cet auteur rapporte trois ou quatre faits qui lui appartiennent autant qu'ils appartiennent à Stokes et qui sont des cas d'abcès pleuraux ouverts dans la cavité des bronches. Toutefois, en considérant ce qui s'est passé chez le malade de notre première observation, en considérant qu'ici la vomique a été reconnue sur le vivant, nous ne pouvons nous refuser à admettre qu'il existe quelques signes essentiels. Outre ceux qui ont été indiqués par Laennec, il en est d'autres plus importants selon moi.

D'abord, il a existé une pneumonie aiguë, très-aiguë; puis, à une période plus avancée, l'individu rejette tout à coup, par l'expectoration, une grande quantité de matière puriforme mélangée de sang, présentant, en raison de ce mélange, la coloration chocolat : c'est quelquefois une expectoration diffluente ressemblant tantôt à celle que l'on observe dans certains cas d'apoplexie pulmonaire, tantôt au liquide contenu dans certains abcès du foie, dans certains abcès formés dans la profondeur du tissu musculaire. C'est un mélange de sang et de pus. En même temps surviennent des phénomènes stéthoscopiques nouveaux : on a, dans un point limité du poumon, une respiration amphorique, un gargouillement à grosses bulles, et quelquefois aussi il s'y joint un bruit métallique qui se passe dans la caverne.

Chez notre premier malade, ce n'est pas l'expectoration qui nous a conduit seule au diagnostic. Les crachats, d'abord hémorrhagiques, étaient cependant devenus couleur chocolat, c'est-à-dire mélangés de pus et de sang. C'est au sixième jour de l'entrée à l'hôpital, au dixième de la maladie, alors que se sont manifestés tout à coup les symptômes de l'hydropneumothorax, alors aussi que nous avons vu rendre du pus par la bouche en grande quantité, que nous avons diagnostiqué la vomique. Mais il a fallu la réunion de tous ces signes, expectoration particulière, souffle amphorique et tintement métallique, pour arriver à la conclusion.

Quant au second de nos malades, chez lequel il nous a semblé que la vomique commençait à se former, chez lequel l'abcès pulmonaire était encore rempli de la matière putrilagineuse que vous avez vue à l'autopsie, nous n'avons reconnu rien autre chose que l'existence de la pneumonie au troisième degré, et vous comprenez qu'il était difficile qu'il en fût autrement, le clapier n'étant pas encore vidé et ne communiquant ni avec les bronches ni avec la cavité pleurale.

C'est donc la quantité des crachats, cette quantité augmentant tout à coup, c'est leur nature particulière, leur diffluence succédant à leur viscosité, qui guident dans le diagnostic de la vomique ouverte soit simplement dans les bronches, soit, comme dans le cas de Graves et dans le nôtre, ouverte en même temps dans la cavité pleurale. L'époque à laquelle s'est faite cette communication est peut-être l'élément capital du diagnostic. Pour peu que vous y fassiez attention, il est à peu près impossible qu'une vomique péripneumonique s'ouvre tard. L'abcès qui s'est formé dans le parenchyme tendra, comme tout abcès franchement inflammatoire, à aboutir au dehors, et nécessairement le pus se fera jour par les bronches divisées et détruites qui correspondent à la cavité même du foyer ; si, en même temps, elle s'ouvre dans le sac pleural, la vomique péripneumonique ne s'en fait pas moins rapidement jour du côté des bronches, car il n'est pas d'exemple dans la science qu'elle se soit ouverte plus tard que le vingtième ou le vingt-cinquième jour. Les abcès qui s'ouvrent le quarantième, le cinquantième, le soixantième jour, sont des abcès de la grande cavité pleurale, ou des abcès formés entre les lobes du poumon. En effet, dans un assez grand nombre de cas, on rencontre entre les lobes du poumon une collection tantôt séreuse, tantôt séro-purulente, quelquefois purulente, emprisonnée entre les lobes par des fausses membranes qui ferment la scissure interlobaire ; ces collections, en quelque sorte indépendantes de la cavité pleurale, appartiennent cependant à la plèvre ; comme les collections purulentes de celle-ci, elles pourront se faire jour dans les bronches, en perforant le parenchyme pulmonaire, et le malade présentera alors les accidents de la vomique pleurale. Mais, comme les signes de l'épanchement dans la grande cavité auront nécessairement manqué ; qu'en définitive, il n'existait qu'une matité semblant appartenir au poumon, on croira avoir affaire à une vomique péripneumonique. Toutefois, ces prétendus abcès du poumon s'ouvrent, je le répète, très tard, six semaines, deux mois, quelquefois trois, quelquefois quatre mois après le début de la pleuropneumonie. Cette pleuropneumonie primordiale est la cause de l'erreur ;

où en a suivi toutes les phases, ce que l'on constatait semblait en être la suite, et se rapporter à la lésion du poumon et non à celle de la plèvre. Vous croyez alors d'autant plus à la vomique pulmonaire, que les bruits de gargouillement paraissent limités dans le poumon, et ne sont pas accompagnés des signes ordinaires de l'hydropneumothorax.

Ce qui arrive dans la pleurésie interlobaire arrive aussi dans les pleu-résies circonscrites de la grande cavité pleurale elle-même. Vous savez, en effet, pour en avoir vu de nombreux exemples, que, dans quelques circonstances, des adhérences se forment entre le feuillet viscéral et le feuillet costal de la plèvre, qu'une pleurésie existant à la base de la poi-trine se guérit, tandis qu'une pleurésie de la partie supérieure n'entre pas en résolution et marche à la suppuration. Il survient alors une lésion difficile à reconnaître. Supposons qu'il existât préalablement une pleuro-pneumonie ; l'inflammation pulmonaire s'était manifestée par l'expectora-tion sanglante et muqueuse, puis les crachats avaient pris la coloration rouillée, marmelade d'abricots ; le stéthoscope faisait entendre les râles crépitants pathognomoniques : la pleurésie elle-même avait été caractéri-sée par ce point de côté violent, différent de cette sensation de poids et d'angoisse que les anciens auteurs rapportaient plus spécialement à la pé-ripneumonie. Des adhérences s'étaient établies entre le poumon enflammé et la plèvre costale. Entre ces adhérences, l'épanchement pleurétique persis-tant était devenu d'abord séro-purulent, puis tout à fait purulent. Cependant on percevait toujours dans le point correspondant de la matité et du souffle, souffle quelquefois considérable malgré le volume de l'épanchement ; car vous ne l'ignorez pas, le souffle et l'existence d'un épanchement considé-rable ne s'excluent pas. Vous aviez donc là une pleurésie circonscrite, au ni-veau de laquelle le poumon comprimé s'affaissait sur lui-même, en pro-portion de l'épanchement qui finissait par aplatir complètement le paren-chyme pulmonaire. Il devenait alors très difficile de suivre cette évolution, et, dans ce cas, on pouvait croire à une induration pulmonaire existant seule, en raison des signes stéthoscopiques perçus par l'oreille, à savoir le souffle bronchique, le retentissement de la voix, quelquefois même de gros râles gargouillants, phénomènes qui se passent dans la cavité des bronches non encore complètement aplaties, et qui se propagent à travers le parenchyme condensé du poumon et le liquide épanché dans le kyste pleu-ral. On diagnostique alors une pneumonie devenue chronique. Cependant, deux, trois mois à partir de l'invasion, le malade rend tout à coup un flot de pus par la bouche, il a une vomique dans le sens littéral du mot *ro-mere*, vomir ; puis vous entendez dans la poitrine des gargouillements à très grosses bulles, du tintement métallique, et vous concluez que dans le point induré du poumon, il s'est produit une caverne, alors que cette caverne est constituée par la plèvre. Le seul élément du diagnostic diffé-rentiel était, dans ce cas, l'époque de l'ouverture de l'abcès, l'époque d'apparition de la *vomique;* or, commme je vous le disais plus haut, de tous les signes donnés pour reconnaître les abcès du poumon, l'époque de leur apparition est certainement le signe capital.

En tenant particulièrement compte de ce signe, les erreurs qui consistent à confondre les abcès pleuraux et les abcès pulmonaires pourront être évitées, alors surtout que l'on a suivi le malade depuis le début de son affection. Dans le cas contraire, alors que l'on voit le malade loin du début de son affection, ces erreurs, bien que plus faciles à commettre, peuvent encore ne pas être commises. Généralement, en effet, un épanchement pleural se reconnaît aisément; la matité absolue, la dilatation de la poitrine, qui, jamais, absolument jamais, n'accompagne la pneumonie, l'absence de vibration thoracique, sont des phénomènes suffisamment caractéristiques; dans quelques circonstances rares, il est vrai, l'absence de vibration thoracique a lieu dans la pneumonie; d'un autre côté, cette vibration peut se produire dans certains cas de pleurésie, alors que celle-ci, par exemple, est accompagnée de bronchophonie. Mais, lorsqu'à ces phénomènes indiqués s'en ajoutent d'autres, tels que le refoulement du médiastin, le déplacement du cœur vers le côté sain de la poitrine, l'abaissement du foie ou de la rate, on ne saurait plus hésiter à reconnaître un grand épanchement pleural, on ne pourrait le confondre avec une pneumonie. Et si, dans ces cas, le malade a rendu tout à coup par la bouche une grande quantité de pus, sans examiner davantage la poitrine, sans avoir besoin de recourir au plessimètre ou au stéthoscope, vous pouvez affirmer que ce pus provient de la plèvre; l'auscultation confirmera ce diagnostic, en vous faisant percevoir, le plus ordinairement, les signes de l'hydropneumothorax.

J'ai insisté sur cet important sujet, en traitant l'histoire de la pleurésie et du pneumothorax. Je vous rappellerai seulement ici que ces grandes collections purulentes des plèvres peuvent s'ouvrir dans les bronches sans que, d'ailleurs, il en résulte nécesairement un grand dommage pour l'individu.

Il y a vingt ans, M. le docteur Bordes me mandait en consultation pour un fruitier de la rue des Gravilliers, chez lequel nous devions nous rencontrer à dix heures et demie du matin. Il avait reconnu un épanchement thoracique considérable, datant déjà de deux mois et plus; il me priait d'arriver avec les instruments nécessaires pour pratiquer la ponction de la poitrine; j'arrivai, en effet, prêt à faire cette opération, lorsque le malade me montra, dans un saladier, 5 litres de pus qu'il avait rendus pendant la nuit. Le reste du jour, il en rendit une grande quantité, et, en moins d'une semaine, il en rendit 11 litres, qui furent mesurés exactement. Pendant encore trois semaines ou un mois, il continua de *vomir* du pus, pour me servir de son expression; aujourd'hui il se porte à merveille.

Les grandes vomiques pleurales peuvent donc, comme les vomiques pulmonaires, se faire jour à travers les bronches ; mais, indépendamment des signes que nous avons donnés, la quantité même de pus rendue ne permettrait pas au pratricien d'avoir un intant de doute. Il est impossible qu'un abcès du poumon contienne un litre de pus ; à mon avis, cela est impossible, tandis que les abcès de la plèvre peuvent en renfermer 2, 3, 4 litres ; de plus, comme le pus se renouvelle chaque jour, un individu peut en rendre des quantités plus considérables encore. Ainsi, Legroux a cité le fait d'un individu qui, dans un espace de temps assez long à la vérité, en avait rendu 42 à 43 litres, qui avaient été mesurés ; et dans une des séances de la Société médicale des hôpitaux de Paris, de l'année 1854, je lisais à mes collègues l'observation, recueillie par moi, d'une petite fille de six ans, que j'avais opérée d'un empyème, et qui, dans l'espace d'un peu plus de six mois, rendit une quantité de pus qui, pouvant être évaluée à 200 grammes par jour, atteignit par conséquent l'énorme poids de 40 kilogrammes.

Cette différence capitale entre la quantité de pus expectorée dans le cas de vomique pleurale et celle qui est rendue lorsqu'il existe une vomique pulmonaire, rend donc le diagnostic entre ces deux affections facile à établir. Ainsi, quantités différentes du pus rendu, époque différente de l'ouverture des vomiques, tels sont les éléments essentiels de ce diagnostic. Toutefois, chez les enfants, ce dernier élément peut faire défaut.

Chez les enfants, en effet, les collections purulentes de la plèvre peuvent se faire jour dans les bronches avec une très grande rapidité. Une pleurésie a été nettement constatée à son début. L'épanchement a été reconnu, il a augmenté ; bientôt se sont manifestés les symptômes indiquant qu'il est devenu purulent ; puis, vers le quinzième, le dix-huitième, le vingtième jour de son affection, le malade rend des flots de pus par la bouche. Il est impossible de méconnaître là une vomique pleurale. Chez l'adulte, ces cas sont exceptionnels ; ils s'observent cependant dans certains cas de diathèse de suppuration. Chez les femmes, par exemple, en état puerpéral, vous pourrez voir des abcès pleuraux se former très rapidement, et très rapidement aussi, plus rapidement que cela n'arrive dans les cas ordinaires, se faire jour à travers les bronches. Il y aurait alors de grandes difficultés de diagnostic, l'apparition rapide du pus dans les matières de l'expectoration pourrait donner des doutes ; mais si l'on a assisté au début des accidents, si l'on a reconnu l'existence d'une pleurésie suppurée, ce que feraient soupçonner et l'état puerpéral dans lequel se trouve placée la malade, et les symptômes généraux qu'elle aura éprouvés, vous songerez aux réserves qu'il faut faire quand la vomique se fait jour au dehors.

Relativement à l'anatomie pathologique, j'appellerai votre attention sur les caractères qui distinguent ces collections purulentes, résultat d'une inflammation franchement aiguë, des vomiques que nous rencontrons chez les phthisiques. Je ne saurais mieux faire que de reproduire textuellement ici ce que Laennec a écrit sur ce sujet :

« Quoique la couleur et l'aspect de la matière tuberculeuse, dit-il, soient assez semblables, dans quelques cas, à ceux du pus, ils en diffèrent cependant le plus ordinairement par le mélange de fragments de tubercules ramollis de consistance friable. L'exacte circonscription, d'ailleurs, des excavations formées par le ramollissement de la matière tuberculeuse, la fermeté de leurs parois, la fausse membrane molle qui les unit dans tous les cas, et la membrane demi-cartilagineuse qui lui succède quelquefois, suffisent pour caractériser une lésion bien différente des foyers purulents décrits ci-dessus. » J'ajouterai, messieurs, que l'on ne voit jamais de vomique tuberculeuse sans trouver en même temps de nombreuses masses de tubercules à divers degré d'évolution, soit dans le même poumon, soit dans l'autre.

Relativement au *pronostic*, je ne puis parler ici d'après ma seule expérience, puisque, ainsi que je vous l'ai dit, je n'avais jamais rencontré d'exemples d'abcès du poumon avant les deux cas qui ont été le sujet de cette conférence. A en juger d'après ces cas, à en juger d'ailleurs aussi par ce qu'ont écrit les auteurs qui en ont parlé, les pneumonies qui se terminent par des abcès entraînent généralement la mort. A la vérité, Laennec, Graves et d'autres avec eux, admettent la possibilité d'une heureuse terminaison, les collections purulentes se faisant alors jour par les bronches et les foyers se cicatrisant ; mais, sans nier la possibilité de cette guérison, je partage l'avis des médecins qui regardent ces cas heureux comme devant être excessivement rares et tout à fait exceptionnels,

Enfin, quant au *traitement*, vous comprenez, messieurs, qu'il n'a rien de spécial. Jusqu'au moment où l'existence de l'abcès pulmonaire peut être reconnue, ce traitement ne diffère en rien de celui de la pneumonie ordinaire ; une fois l'abcès formé, notre intervention ne saurait avoir prise sur une affection de cette nature, placée tout à fait en dehors de nos moyens d'action.

XXXVI. — TRAITEMENT DE LA PNEUMONIE.

De la pneumonie franche exempte de toute complication. — La médecine expectante. — Les émissions-sanguines locales et générales. — Les vésicatoires. — Les préparations antimoniales, et principalement le kermès, donnés à haute dose selon la méthode de Rasori. — Traitement par les substances alcooliques.

MESSIEURS,

Il est assurément, dans les différents hôpitaux que vous fréquentez, peu de services où l'on emploie les émissions sanguines générales ou locales aussi sobrement que dans le nôtre. C'est qu'en effet la nécessité, l'utilité même de cette médication, sont loin de me paraître aussi clairement démontrées, quant à présent, qu'elles semblent l'être à la plupart des médecins aux yeux desquels nier l'influence des saignées dans les phlegmasies pulmonaires serait presque nier l'évidence.

Même dans la pneumonie, maladie qui, selon les idées reçues, commanderait plus que toute autre les émissions sanguines, vous m'entende bien rarement les prescrire. Si, en quelques circonstances, j'y ai recours parce qu'elles me paraissent indiquées en vue de certaines complication plutôt que pour combattre l'élément inflammatoire ordinaire de la fluxion de poitrine, ces circonstances sont trop exceptionnelles pour infirmer en rien la règle de conduite que je me suis tracée déjà depuis un grand nombre d'années.

Cette pratique, messieurs, diffère tant de celle qui est suivie, je dois le dire, presque universellement; elle se trouve tellement en opposition avec ce qui est accepté par le public non médical qui ne saurait comprendre qu'une fluxion de poitrine guérisse sans saignée, que je dois entrer dans des explications à ce sujet, en vous exposant mes idées sur le traitement de la pneumonie.

La pneumonie n'est pas une de sa nature; les formes qu'elle revêt, son plus ou moins d'intensité ou d'étendue, l'influence des constitutions médicales régnantes, les conditions individuelles des malades, telles que l'âge, le sexe, le tempérament; les conditions de santé antérieure, les maladies que l'inflammation pulmonaire peut compliquer, ou bien au contraire les accidents qui peuvent se jeter à la traverse, sont autant de circonstances dont le médecin doit avant toutes choses s'enquérir, dont il doit tenir compte, et qui, modifiant singulièrement la maladie, sont aussi la source d'indications thérapeutiques très différentes.

Nous laisserons de côté, pour un instant, cette espèce particulière de pneumonie que j'appelle plus volontiers *catarrhe péripneumonique*, qui s'observe chez les jeunes enfants dans les deux premières années de la vie; qui, chez l'adulte, se montre comme l'un des plus redoutables épiphénomènes, dans le cours des fièvres graves; plus particulièrement dans le cours de .a rougeole, dans la coqueluche, et dont, en d'autres occasions, je vous ai dit la gravité.

Nous laisserons également de côté les pneumonies compliquées de symptômes particuliers qui leur impriment un cachet spécial; il me suffira de vous désigner la *pneumonie bilieuse*, si merveilleusement décrite par Stoll, mais que nous rencontrons rarement aujourd'hui, ce qui dépend probablement de ce que nous ne traversons pas des constitutions médicales analogues à celles dans lesquelles Stoll observait : les *pneumonies ataxiques, adynamiques*, qui empruntent leur dénomination à la prédominance des accidents nerveux, les *pneumonies arthritiques, rhumatiques*, espèces incontestables dont on a voulu nier l'existence.

La pneumonie dont je veux vous parler est la *pneumonie franche légitime (peripneumonia vera)*, celle qui se présente le plus souvent à notre observation, et qui survient généralement sous l'influence d'une cause occasionnelle, le plus ordinairement sous l'influence d'un refroidissement. La période d'incubation est de courte durée ou même n'existe pas.

La maladie s'annonce par un *frisson* souvent des plus intenses qui manque cependant quelquefois. Les phénomènes locaux ouvrent d'ordinaire la scène ; c'est un *point de côté*, d'une étendue variable, accusé par la plupart des malades à la base de la poitrine, et plus spécialement au-dessous du mamelon, augmentant ordinairement dans les efforts d'inspiration et de toux, s'exaspérant par la pression. Les *mouvements respiratoires* s'accélèrent, il y a une *oppression* bien plus apparente néanmoins que réelle. La *toux*, d'abord sèche et pénible, est un symptôme presque constant.

Ces phénomènes locaux sont accompagnés d'un *mouvement fébrile* intense ; la peau est chaude, quelquefois d'une sécheresse brûlante, mais plus ordinairement couverte de sueurs plus ou moins abondantes. Le malade se plaint d'un sentiment de malaise, de brisement général, de céphalalgie ; la face est rouge, animée ; la langue est couverte d'un enduit saburral, blanc, quelquefois jaunâtre à la base ; la soif est vive, l'appétit perdu. Souvent des vomissements bilieux ont annoncé le début des accidents ; enfin, il est très commun qu'il y ait de la *diarrhée* ; généralement aussi il s'est développé sur les lèvres, autour des narines, sur le visage, de nombreuses bulles d'*herpès*.

Dans les premières vingt-quatre heures, la toux est ordinairement sèche ou du moins l'*expectoration* qui l'accompagne n'a encore rien de caractéristique ; mais le lendemain elle tend à revêtir l'aspect qui deviendra de plus en plus spécifique. Visqueux, glutineux, demi-transparents, les *crachats peripneumoniques* sont finement aérés, et s'ils ne sont pas encore fortement rouillés, s'ils sont en général tout à fait sanglants, quelques-uns du moins présentent quelques stries, ou un petit noyau compacte dont la couleur passe du jaune ambré à la teinte sucre d'orge. Cette coloration, due au mélange du sang combiné avec le mucus sécrété, se prononce de plus en plus, présentant diverses nuances, particulièrement celle de la marmelade d'abricots, du safran, de la rouille. En même temps aussi, ces crachats, devenus plus abondants, se prennent en masse dans le crachoir et forment une nappe demi-transparente, comme de la corne blonde. Ils sont fortement adhérents au fond du vase.

A eux seuls ils suffiraient pour faire reconnaître la maladie; mais d'autres phénomènes physiques, dont la percussion et l'auscultation nous révèlent l'existence, sont des signes pathognomoniques de l'état inflammatoire du parenchyme pulmonaire.

Dans les premières vingt-quatre heures ces signes ne se manifestent pas encore, du moins la percussion ne fournit aucun élément positif de diagnostic, la résonnance thoracique n'étant pas sensiblement modifiée, l'altération des bruits respiratoires ne donnant plus à l'auscultation que des résultats à peu près négatifs; mais, le second jour, une *matité* plus ou moins prononcée se révèle au niveau des parties affectées, et là aussi on entend les *bruits anomaux* qui se prononcent de plus en plus.

C'est d'abord le *râle crépitant* fin, à bulles très égales, il s'entend dans l'inspiration; les secousses de toux, loin de le faire disparaître, le font au contraire arriver par bouffées dans l'oreille du médecin qui ausculte. Cette crépitation témoigne de l'engouement du poumon, et je n'ai pas besoin de discuter ici les théories suivant lesquelles on a expliqué sa production[1]. Bientôt ce râle est accompagné, puis remplacé par la *respiration bronchique* que l'on appelle aussi *souffle bronchique*. Susceptible de présenter des nuances variées, ce souffle est tantôt éloigné de l'oreille, tantôt au contraire il est rude, bruyant, quelquefois large et diffus, d'autres fois resserré et retentissant (*souffle tubaire*). Commençant le plus souvent par ne remplacer que l'expiration, il envahit l'inspiration et s'entend aux deux temps. La voix, qui jusqu'alors n'avait présenté qu'un retentissement un peu plus prononcé, résonne bruyamment dans les bronches, transmise à l'oreille par le tissu pulmonaire hépatisé qui, plus dense que le reste du poumon, devient un excellent conducteur du son. Cette *bronchophonie* n'est jamais plus prononcée que lorsque la pneumo-

1. Sans vouloir rien enlever à la gloire de Laennec, à qui revient entièrement l'honneur d'avoir tout à la fois découvert l'auscultation et de l'avoir portée du premier coup au plus haut degré de perfection, il m'a paru intéressant de rapporter ici le passage suivant, emprunté à van Swieten, d'après lequel il semblerait que non seulement les anciens avaient l'idée de l'existence du râle crépitant, mais encore en donnaient la théorie. « Plerumque tunc simul adest ingratus in pectore strepitus, qui fit vel ab acri » muco hic collecto, irretito; vel a vesiculis pulmonum siccis, hincque *crepitantibus* » instar corii rarefacti, dum inspirando extenduntur. » (G. van Swieten, *Comment. id Herm. Boerhaavii Aphorism.*, § 826, *Peripneumonia vera*, t. II, p. 659.)

nie occupe la racine ou le sommet de l'organe, là où les rameaux bronchiques sont plus larges qu'ailleurs.

Aux limites des points où l'on entend le souffle et le retentissement de la voix, on entend aussi souvent des râles crépitants.

Ces signes physiques caractéristiques de la maladie nous échappent quelquefois, soit que l'inflammation, confinée dans le milieu de l'épaisseur du poumon, reste latente, soit que nous ne les recherchions pas assez attentivement. Il vous arrivera, en effet, de les entendre seulement tout à fait dans le creux de l'aisselle.

En même temps que ces phénomènes locaux se manifestent, les phénomènes généraux persistent, et ils ne sont jamais plus prononcés que du cinquième au huitième jour. La fièvre est alors plus vive. La coloration de la face, portée à son plus haut degré, ne l'est nulle part plus qu'aux pommettes dont la rougeur était regardée par nos devanciers comme un des symptômes caractéristiques de la péripneumonie.

Des médecins ont soumis leurs malades à l'expectation. C'était là la pratique adoptée depuis longtemps par Magendie, et, sans aucun doute, quelques-uns d'entre vous ont entendu parler des travaux publiés dans ces dernières années par MM. Dietl (de Vienne) [1], Niemeyer (de Greifswald), Schmidt, etc.; des faits rapportés par M. le docteur Laboulbène [2], beaucoup auront lu le mémoire posthume de Legendre, intitulé *De l'expectation dans la pneumonie franche* [3]. Eh bien! messieurs, ces expériences ont permis de connaître la marche naturelle que suit, dans un grand nombre de cas, la pneumonie franchement inflammatoire. Elle tend généralement vers la guérison, et celle-ci arrive généralement aussi du neuvième au onzième jour [4].

Selon M. le docteur Bourgeois (d'Étampes), qui depuis vingt-cinq ans s'abstient de toute médication énergique dans le traitement de la pneumonie, et qui a publié une note à ce sujet [5], au huitième jour, dans les cas heureux, une tendance marquée à la diminution de tous les symptômes se prononce. Les crachats sont moins foncés et moins visqueux; la respiration est un peu moins gênée; il n'y a plus de point de côté; l'enduit saburral de la langue a diminué d'épaisseur; le sommeil, qui les jours précédents manquait, ou était remplacé au contraire par un assoupissement continuel, revient; vers la fin de ce jour, l'assoupissement cesse, et le malade éprouve un commencement de besoin de réparation.

1. Dietl, *Der Aderlassen der lungenent zundung*, Wien, 1849; — *Wiener medicinische Wochenschr*, 1852 et *Arch. gén. de méd.*, 1853.

2. Laboulbène, *Société médicale des hôpitaux*, 1853.

3. Legendre, *Archives générales de médecine*, septembre 1859.

4. Voyez Hanot, *Du traitement de la pneumonie aiguë*, thèse de concours pour l'agrégation, Paris, 1880.

5. Bourgeois (d'Étampes), *Union médicale*, septembre 1859.

Le neuvième jour, l'amélioration est presque constante; la toux est, il est vrai, plus fréquente, mais plus grasse; les crachats, plutôt albumineux que gélatiniformes, sont presque toujours décolorés; le point de côté a complètement disparu, bien que quelquefois il revienne encore dans de fortes quintes de toux ou dans de grandes inspirations; la langue est nettoyée; l'appétit est prononcé; les urines, ardentes et sécrétées en petite quantité pendant la période aiguë de la pneumonie, sont redevenues abondantes et à peu près normales, sans dépôt ni même de troubles qui, lorsqu'ils ont lieu, ne se montrent guère que pendant la convalescence; en un mot, l'appareil symptomatique du mal s'efface, *bien que les signes physiques persistent encore dans leur plénitude.*

Le dixième jour, le malade entre en pleine convalescence. Enfin, si rien n'entrave la marche du rétablissement, à la fin du deuxième septénaire, il peut commencer à reprendre ses occupations dans le cas où elles ne sont pas fatigantes. Pourtant si l'on ausculte alors, on retrouve encore et la matité et le râle crépitant qui avait repris à son tour la place du souffle tubaire, mais râle crépitant ou pour mieux dire sous-crépitant humide, *râle de retour,* comme on l'appelle, et qui annonce en effet le retour de l'air dans les vésicules pulmonaires d'où l'hépatisation l'avait chassé. Plusieurs semaines seront souvent encore nécessaires pour que ces signes d'engorgement du poumon disparaissent complètement.

Dans la pneumonie franche, la *température* s'élève brusquement dès que commence le frisson initial; elle atteint souvent et peut même dépasser 39 degrés dès les premiers jours de la maladie. Elle reste alors à cette hauteur avec de légères oscillations irrégulières. Le cas est grave si la température s'élève à 40 degrés et au-dessus. La défervescence a lieu ordinairement du cinquième au septième ou neuvième jour; elle s'accomplit brusquement et rapidement : en douze ou trente-six heures au plus, la température tombe de trois degrés ou même davantage. Dès que la normale est atteinte, la période de résolution commence et le malade peut être considéré comme convalescent. Parfois, au moment de la défervescence, la température tombe un instant au-dessous de la normale : il y a là un collapsus momentané.

Ces données, qui sont l'expression des nombreuses recherches de Wunderlich, vous avez pu les vérifier chez un malade couché au n° 20 de notre salle Sainte-Agnès. Cet homme, âgé de vingt-sept ans, adonné à la boisson et affecté de tremblement alcoolique, avait une pneumonie étendue du sommet droit. Dès les premiers jours on trouvait une quantité notable d'albumine dans les urines; la nuit du sixième jour, il y avait du délire, qui persistait le septième et le huitième jour. Cependant le neuvième jour la convalescence commençait franchement, et, le onzième, l'albumine disparaissait des urines. Voici quelle avait été la marche de la température. A l'entrée du malade à l'hôpital, le quatrième jour, la température était de 39 degrés; le matin du cinquième jour, elle atteignait $40°,2$, tombait à $39°,6$ le soir sous l'influence du traitement antiphlogistique ; se maintenait toute la journée du sixième jour, matin et soir, à $40°$, 4 ; retombait le soir du huitième jour à $39°,8$, puis le matin du dixième jour elle tombait à *trente-six degrés six dixièmes* (c'est-à-dire au-dessous de la normale), pour remonter à $37°$, $37°,2$, chiffre auquel elle resta définitivement.

Au début d'une maladie inflammatoire de la poitrine, avec point de côté, il est parfois bien difficile à l'aide des seuls signes physiques et réactionnels de savoir s'il s'agit d'une pneumonie ou d'une pleurésie ; eh bien, si, dès les premiers jours, la température s'élève rapidemment et qu'elle atteigne 39 degrés et *à fortiori* un chiffre plus élevé, on peut exclure la pleurésie et diagnostiquer une pneumonie ; réciproquement la persistance d'une température relativement peu élevée permet de conclure à la probabilité d'une pleurésie, et, en tout cas, de rejeter l'existence de la pneumonie franche.

De ce que, dans un certain nombre de cas, la pneumonie a guéri d'elle-même, faut-il en conclure que la médecine doive être expectante? Je ne le crois pas, et pour ma part je ne saurais rester inactif en face de cette maladie. Dès que je suis appelé auprès d'un malade atteint de pneumonie franche sans aucune complication, je m'empresse d'intervenir à l'aide d'une *médication antiphlogistique.*

Je n'ai que très exceptionnellement récours aux *évacuations sanguines* locales ou générales. Lorsque des symptômes de pléthore considérable menacent d'introduire des complications dans la marche de la maladie, je fais quelquefois, mais bien rarement, ouvrir la veine. Toutefois, après une saignée de 4 à 500 grammes, je me suis rarement trouvé dans la nécessité d'y revenir. Pour combattre et modérer le point de côté quand il cause une douleur excessive, je prescris une ou deux applications de ventouses sèches ou scarifiées *loco dolenti;* on bien j'instille quelques gouttes de solution d'atropine dans le tissu cellulaire sous-cutanée; mais là se borne l'usage que je fais de ces moyens thérapeutiques. La méthode des saignées, adoptée par la presque universalité des praticiens qui l'emploient d'ailleurs en en variant les formules, est aujourd'hui vivement combattue. Quelques cliniciens, non seulement contestent son efficacité, mais encore la regardent comme nuisible en général. Ils ne font d'exception que pour les cas dans lesquels les accidents phlegmasiques sont accompagnés des symptômes d'une réaction exagérée, tels qu'une céphalalgie intense, la somnolence, une dyspnée considérable, etc. Dans ces circonstances encore, tout en permettant la saignée, qu'ils regardent comme un moyen de procurer aux malades un soulagement momentané, ils insistent sur la nécessité de tirer modérément du sang. Si, dans ces cas, les émissions sanguines peuvent être des palliatifs, jamais, suivant eux, elles ne constituent un moyen curatif, encore moins sont-elles susceptibles de *juguler* le mal comme on l'a prétendu. Bien plus, en consultant les statistiques établies pour élucider cette question, les médecins dont je vous parle sont arrivés à cette conclusion que la mortalité dans la pneumonie était plus grande pour les individus qui ont été saignés que pour ceux qui ne l'ont pas été; que, par conséquent, « la saignée a été cause de ces morts plus fréquentes, malgré le bien-être momentané qu'elle a pu procurer au malade immédiatement après la déplétion sanguine. »

Ces idées sur l'influence fâcheuse des saignées dans la pneumonie, vous les avez entendu développer par Beau dans ses leçons cliniques. En vous citant des faits tirés de sa propre expérience, en s'appuyant sur d'autres qu'il empruntait à la pratique de plusieurs de nos confrères français et étrangers, mon honorable collègue de l'hôpital de la Charité a cherché à vous les expliquer, entrant à ce sujet dans des considérations de physiologie pathologique [1].

Bien que moi aussi je conteste les avantages des émissions sanguines dont l'efficacité, dans le traitement de la pneumonie en particulier, me paraît avoir été vantée outre mesure d'une manière absolue, je ne puis partager complètement les opinions des détracteurs de la saignée. Bien que je ne reconnaisse point son utilité dans la majorité des cas, eu égard aux constitutions médicales que nous traversons depuis plusieurs années, je n'admets pas, alors surtout qu'elle est pratiquée dans une juste proportion, qu'elle entraîne les funestes conséquences dont on s'est plu, je crois, à rembrunir le tableau. Si, d'une manière générale, je m'abstiens de la prescrire, ce n'est pas que je pense qu'elle soit cause de ces morts fréquentes dont on l'a accusée, mais que mon expérience m'a appris qu'elle abrégeait rarement la durée de la maladie, et qu'elle retardait souvent le retour complet à la santé, en affaiblissant les malades et en prolongeant les convalescences.

Les *antimoniaux* n'ont pas ces inconvénients.

Leurs propriétés antiphlogistiques sont aussi incontestables que celles de la saignée; seulement elles s'exercent d'une autre façon. Tandis qu'en effet les évacuations sanguines font taire les accidents inflammatoires, en enlevant à la phlegmasie ses matériaux et son aliment, tandis qu'elles n'épuisent la maladie qu'à la condition d'épuiser le malade, les préparations antimoniales ont une action tout autre, et n'entraînent jamais à leur suite le long et excessif affaiblissement qui accompagne souvent la convalescence des pneumonies traitées par les saignées répétées.

Cette action des antimoniaux a été interprétée de bien des manières différentes. Rasori l'expliquait en disant que ces médicaments épui-

1. *Gazette des hôpitaux*, numéros des 6 et 8 septembre 1859.

saient la *diathèse du stimulus*, sans trop définir ce qu'il entendait par là [1].

Suivant Dance et Chomel, l'antimoine n'a aucune propriété spéciale. Sans action lorsqu'il est parfaitement toléré, il n'agit qu'autant qu'il purge ou fait vomir, et ne diffère dès lors en rien des autres agents de la médication évacuante.

L'opinion de Broussais se rapproche beaucoup de celle-ci, puisque le célèbre professeur du Val-de-Grâce regarde les antimoniaux comme des révulsifs plus puissants encore que les vésicatoires et les sinapismes que l'on applique sur la peau, attendu qu'ils agissent sur une plus grande surface, que de plus, ils provoquent souvent une abondante sécrétion de la membrane muqueuse gastro-intestinale [2].

Je ne vois en thérapeutique que deux choses : le médicament appliqué à l'organisme et le résultat éloigné de cette application. Quant aux phénomènes intermédiaires, ils nous échapperont toujours.

Je me suis demandé si l'on ne pouvait pas admettre pour l'antimoine une action toxique se faisant sentir spécialement sur le cœur et sur les organes respiratoires, soit directement soit par l'intermédiaire des centres nerveux [3], de même que beaucoup de substances médicamenteuses ou une action spéciale incontestable sur certains appareils. Cette action spéciale de l'antimoine me semblait démontrée par ses effets physiologiques qui se traduisent par le ralentissement et l'affaiblissement du pouls, en même temps que par le ralentissement des phénomènes de la respiration. Partant de là, les effets thérapeutiques de ces médicaments dans la pneumonie pouvaient être interprétés par le fait d'une diminution dans la quantité de sang envoyé au poumon enflammé qui, de son côté, ayant une activité moindre, se trouverait dans les conditions où le chirurgien place un membre fracturé, c'est-à-dire dans un repos sinon absolu, du moins relatif.

L'expérimentation sur les animaux est venue confirmer ces idées que je m'étais faites de l'action toxique des préparations antimoniales sur le cœur et sur les organes respiratoires. En 1856, les expériences d'Ackermann et plus tard celles de M. Pécholier sont venues démontrer l'exactitude de cette opinion. Si, en effet, comme l'a fait encore tout récemment dans des vivisections confirmatives, mon collègue le professeur Germain Sée, si, dis-je, on injecte une solution de tartre stibié dans les veines de lapins ou de cabiais, on observe bientôt un ralentissement ma-

1. Rasori, *Sur l'emploi de l'émétique à haute dose dans le traitement de la péripneumonie inflammatoire*, inséré par Bayle dans sa Bibliothèque de thérapeutique, Paris, tome Ier.

2. Broussais, *Histoire des phlegmasies ou inflammations chroniques*, 5e édition, Paris, 1838.

3. Trousseau et Bonnet, *Essai thérapeutique sur l'antimoine* (Journal hebd. de méd. et de chirurgie pratiques, Paris, 1833, t. X).

nifeste du pouls avec diminution de la pression artérielle et souvent irrégularité des pulsations, en même temps qu'une dépression considérable
des forces. Or, ce ralentissement du pouls et cette diminution de la pression artérielle tiennent à la diminution et dans la fréquence et dans l'énergie des contractions du cœur; ce qu'on peut attribuer à une action directe
et jusqu'à un certain point paralysante du tartre stibié sur les ganglions
intrinsèques du cœur, lesquels, comme on sait, sont les ganglions auto-
moteurs de cet organe.

Quelle que soit l'explication que l'on donne, l'utilité des antimoniaux
dans le traitement de la pneumonie est aujourd'hui assez généralement
reconnue. Attaquée avec une violence souvent peu équitable, vantée par
d'autres avec une exagération passionnée, cette médication est en définitive entrée dans le domaine de la thérapeutique. Mais si l'*émétique à
haute dose* a fini par convaincre les plus incrédules, il n'en est pas de
même des autres préparations antimoniales. Ainsi le kermès que vous me
voyez employer de préférence au tartre stibié (je vais vous en donner les
raisons), l'oxyde blanc d'antimoine que quelques-uns regardent comme
inerte, n'ont pas encore conquis le même droit de cité.

De toute évidence pourtant, le *kermès*, dans le traitement de la péripneumonie, ne le cède en rien à l'émétique. De plus il a sur lui cet avantage d'être beaucoup moins irritant, et de causer bien plus rarement ces
phlegmasies de la gorge, ces inflammations gastro-intestinales, qui ne
permettent pas toujours de continuer l'emploi du tartre stibié aussi longtemps qu'il serait convenable de le faire, pour amener à bien la résolution
de l'inflammation pulmonaire et surtout pour s'opposer à toute récidive.

Quant à l'*oxyde blanc d'antimoine*, des faits nombreux m'ont démontré son heureuse influence, principalement dans le traitement de la pneumonie des enfants. Toutefois, on est forcé d'en porter les doses assez haut,
et le kermès peut à coup sûr, à moindres doses, produire les mêmes résultats.

On a paru surpris, bien plus qu'on ne l'était en réalité, de ce que je
semblais abandonner certaines préparations qu'à une autre époque j'avais
préconisées; cela m'a valu de la part d'esprits étroits ou malintentionnés
d'amères critiques et même de fortes injures. On aurait pu me les épargner, si l'on avait voulu se rappeler cette grande loi de thérapeutique
générale, que les *constitutions médicales ont une influence immense
sur le mode d'action des médicaments.*

Cette grave question touche de trop près à la clinique pour ne pas la
discuter devant vous, comme je la discutais autrefois dans mes cours à la
Faculté, et comme nous l'avons fait, mon ami Pidoux et moi[1].

On peut légitimement considérer les substances médicamenteuses,

1. *Traité de thérapeutique*, 9ᵉ édition, Paris, 1875.

quand elles sont appliquées au corps de l'homme, comme des agents
morbifiques, semblables à ceux qui nous assiègent communément. Or,
on se demande tout d'abord si les agents morbifiques ordinaires ont toujours le même mode d'action : c'est à l'expérience de répondre.

Un homme, dans une certaine constitution épidémique, est exposé à
l'intempérie de l'air; il contracte une pneumonie, plus tard un rhumatisme articulaire, ailleurs une pleurésie, dans d'autres cas une colite. La
même cause ici a déterminé une fluxion inflammatoire sur des organes
différents. Ce fait s'offre si souvent à l'observation, qu'il ne peut être contesté par personne. Ainsi, pendant l'épidémie du choléra en 1832, la
cause en apparence la moins propre à troubler les fonctions digestives
causait de la diarrhée et quelquefois le choléra d'emblée. Deux ans plus
tard, pendant le règne de la grippe, cette même cause déterminante à
laquelle nous avions rapporté le choléra donnait alors lieu à une forme
particulière de catarrhe.

Or, rien n'avait été changé dans la cause; elle était identique avec elle-
même. Comment ne produisait-elle pas les mêmes effets?

C'est que, dans l'action d'une cause, il y a deux choses également importantes à considérer : d'abord la nature de la cause qui reste toujours
semblable à elle-même, et le support de la cause, savoir l'économie à laquelle elle s'applique, qui varie à l'infini, et qui réagit en vertu de l'i-
diosyncrasie d'abord, et aussi en vertu d'une disposition accidentelle qui,
à elle toute seule, exerce une immence influence. C'est cette disposition
qui, départie à un grand nombre d'individus dans un même temps, dans
un même pays, prend le nom de *constitution épidémique*, laquelle est à la
masse ce que l'*idiosyncrasie* ou la *constitution particulière* est à l'individu.

Quand donc tous ou presque tous les hommes ont une *constitution accidentelle commune* qui s'appelle *constitution médicale* ou *épidémique*,
la même cause, qui en dehors de cette constitution produisait des effets
donnés, produira des effets tout différents, parce que précisément le support de la cause, savoir l'économie, se trouvera dans une position différente, en vertu de laquelle elle réagira différemment.

Or, le médicament appliqué à l'homme trouve le malade, non seulement avec l'infirmité spéciale contre laquelle il est administré, mais encore
avec la constitution commune ou épidémique qui nécessairement va
modifier ses effets. Pour prendre un exemple, supposons dans un pays
une constitution cholérique. Si le mercure est employé en frictions dans
la péritonite puerpérale ou le rhumatisme articulaire, il pourra survenir
presque immédiatement, du côté du tube digestif, des accidents dont la
gravité pourra être extrême; de sorte que, dans ce cas, le mercure, dis-
trait de son action naturelle, est allé irriter l'intestin avant d'avoir manifesté les effets qu'il produit ordinairement.

Ici l'exemple est grossièrement évident; mais, pour n'être pas aussi nettement manifeste, l'influence de la constitution médicale n'en est pas moins constante dans une foule d'autres circonstances, et il est bien facile de recueillir à ce sujet les témoignages de tous les médecins qui ont écrit avant notre siècle d'expérimentation inintelligente.

Aujourd'hui un médecin se met en tête une idée thérapeutique, ou plutôt une idée d'expérimentation, ce qui n'est pas la même chose. Il va soumettre, sans acception d'âge, de sexe, de tempérament, de constitution médicale, tous ses malades à un traitement identique pendant une longue période d'années, puis enregistrant gravement le nombre des décès et des guérisons mois par mois, an par an, il tirera de là des lois thérapeutiques qu'il regardera comme irréfragables. Peu lui importe que telle année il ait eu à déplorer une mortalité effroyable, que telle autre il ait à se réjouir d'un grand nombre de guérisons. Pour lui, c'est une question de chiffres; il veut des additions, et le résultat est ce qu'il appelle une loi.

Mais si vous lui demandez pourquoi, il y a quinze ans, il a perdu un malade sur trois, et pourquoi maintenant il en perd un sur dix, il ne s'en inquiète guère, il conclut avec aplomb que la maladie était moins grave aujourd'hui qu'il y a quinze ans. La conclusion serait légitime s'il avait abandonné ses malades aux seuls efforts de la nature; mais il compte pour rien son traitement, mais il ne comprend pas que l'année dans laquelle il a perdu le plus de malades serait peut-être celle où il en serait mort le moins si le traitement eût été tout autre.

Quand on lit avec attention les belles pages de Sydenham et de Stoll sur les modifications thérapeutiques que nécessitaient les constitutions épidémiques qu'ils observaient avec tant de soin, on reste convaincu, d'une part, de l'étroitesse de vue des médecins qui restent toujours dans la même voie, malgré le changement de constitution; d'autre part, de l'influence extrême que ce changement de constitution exerce sur le mode d'action des mêmes médicaments dans une maladie dont la manifestation locale est la même.

Vous comprendrez maintenant, messieurs, pourquoi, en vous disant au commencement de cette leçon que la nécessité, l'utilité même des émissions sanguines dans les pneumonies ne me paraissaient pas clairement démontrées, j'ai eu soin d'ajouter : *quant à présent;* c'est qu'en effet nous traversons depuis plusieurs années des constitutions médicales qui ne commandent pas l'emploi de cette médication, comme elles l'ont commandé à une autre époque, comme elles le commanderont peut-être plus tard.

De même, lorsque Stoll et plus encore Rivière préconisaient la médication vomitive, c'est que cette médication répondait aux indications d'une constitution médicale qui dominait alors, tandis que depuis longtemps cette contitution médicale ne se présentant plus, nous avons rarement occasion d'observer ces pneumonies bilieuses qui nécessitent, avant toute chose, l'emploi des évacuants.

Revenons aux antimoniaux administrés à haute dose.

Pour bien vous faire saisir la différence immense qui sépare leur mode d'action lorsqu'on les étudie à différentes époques, il nous suffira de jeter un coup d'œil sur leurs effets immédiats, et l'on jugera par là quelle doit être leur influence secondaire. Vous admettez aisément que s'il est possible de mal juger les résultats secondaires d'une médication, au moins est-il toujours impossible de se tromper sur son action immédiate. Or, tandis que pendant un certain temps, aussi bien à l'hôpital que dans notre pratique particulière, nous ne pouvions dépasser pour l'adulte la dose d'un gramme d'oxyde blanc d'antimoine pour un jour, sans provoquer des vomissements et de la diarrhée ; tandis que dans ce même temps nous ne pouvions prescrire le kermès à plus de 30 à 50 centigrammes, à la condition encore de le mêler à une assez grande quantité d'opium pour le faire tolérer ; tandis qu'enfin nous étions obligé de renoncer à l'émétique qui ne pouvait être supporté par les malades, et qui amenait constamment de graves accidents ; à une autre époque, nous donnions sans crainte, du premier coup, à un adulte, jusqu'à 16 grammes d'oxyde blanc d'antimoine à prendre dans les vingt-quatre heures, sans que le malade éprouvât même un soulèvement d'estomac ; nous portions d'emblée le kermès à la dose de 2 à 3 grammes, sans avoir besoin de lui associer l'opium ; nous n'hésitions pas à conseiller un gramme de tartre stibié, et c'est à peine si une dose aussi élevée faisait vomir une ou deux fois.

En présence de ces effets immédiats si différents, on doit se demander si les effets secondaires ne varient pas de la même façon. Non seulement la préférence qu'il faut accorder à telle ou telle autre de ces préparations n'a rien d'absolu, mais encore les doses auxquelles il faut les prescrire sont également subordonnées à l'influence des conditions médicales.

Cela vous démontre enfin que les contradictions que l'on m'a reprochées, eu égard aux vertus thérapeutiques de ces médicaments étaient bien plus apparentes que réelles.

En définitive, ce qui me semble aujourd'hui le mieux réussir dans le traitement de la pneumonie, — je parle, bien entendu, de la pneumonie franche exempte de toute espèce de complication, — c'est la médication contro-stimulante, pour employer l'expression de Rasori, ce sont les préparations antimoniales, et, parmi celles-ci, le kermès doit avoir la préférence.

L'efficacité des saignées me paraît, quant à présent, fort contestable.

Quant aux *vésicatoires*, dont l'usage a été extrêmement répandu, parce qu'on pensait qu'ils hâtaient considérablement la résolution de l'inflammation, je partage complètement l'opinion d'un grand nombre de mes confrères, à savoir que, au plus fort de la maladie, ils peuvent ajouter à l'excitation fébrile, et qu'à une époque plus avancée, ils deviennent inutiles. De plus, ces vésicatoires, dans certaines constitutions médicales, peuvent être le point de départ d'érysipèles des plus graves.

C'est donc au kermès ou au kermès associé à la digitale que j'ai recours. Il n'est pas de semaine, je dirais même de jour, où vous ne m'entendiez le prescrire. Vous connaissez par conséquent la méthode suivant laquelle je l'administre.

Afin d'éviter les inconvénients qu'il présente quand il est pris sous forme de potion, inconvénients qu'il doit à ses propriétés irritantes topiques, à savoir, de provoquer sur la langue, sur le pharynx, sur l'œsophage, une inflammation pustuleuse analogue à celle que détermine le tartre stibié appliqué en frictions sur la peau; afin, dis-je, d'éviter ces inconvénients, je le donne en pilules. Je fais faire des pilules contenant 10 centigrammes de kermès et 1 centigramme d'extrait de digitale incorporés au savon médicinal, dont le malade doit prendre soit dix, soit vingt et même vingt-cinq dans le courant de la journée, à intervalles aussi égaux que possible. Lorsque ces pilules amènent des vomissements et de la diarrhée, j'ai soin de faire donner avec chacune d'elles *une goutte de laudanum de Sydenham*, de façon à établir la tolérance. Je continue cette indication pendant toute la période aiguë de la maladie, et je ne l'interromps pas tout à fait, mais je diminue les doses du médicament, alors que les accidents fébriles sont calmés.

Grâce à ce mode d'administration, vous ne voyez jamais le kermès produire la pustulation. Cela, messieurs, vient à l'encontre de l'opinion de ceux qui prétendent, avec Laennec, que cette pustulation est l'indice d'une saturation de l'économie par les préparations antimoniales, absolument comme la salivation et la stomatite mercurielles sont le fait de la saturation, d'une sorte d'infection générale de tout le système par le mercure. Si cette opinion que je combats était l'expression réelle des faits, vous obtiendriez aussi rapidement cette saturation par l'emploi des pilules que par celui des potions; de même que la stomatite mercurielle se produit aussi bien à la suite des frictions et des bains hydragyriques qu'à la suite de l'administration des mercuriaux à l'intérieur. Or, je le redis encore, les antimoniaux donnés en pilules, à quelque dose que ce soit, n'amènent jamais les accidents inflammatoires de la bouche, du pharynx et de l'œsophage comme ils le font, alors qu'administrés en potion, ils restent longtemps en contact avec la membrane muqueuse.

Dans ces dernières années, Robert Bentley Told a employé avec succès les préparations *alcooliques* au traitement de la pneumonie et de certaines autres affections où existe une tendance à la dépression[1]. Les sub-

1. Todd, *Clinical lectures on certain acute diseases*. London, 1867.

stances alcooliques ayant, dit-il, le triple avantage de constituer un ali-ment facilement assimilable, de relever les forces du système nerveux et de maintenir la chaleur animale[1]. En France, le professeur Béhier a, l'un des premiers, préconisé cette méthode et en a obtenu de très beaux résultats. Il donne, dès le premier jour, 80 grammes d'eau-de-vie étendue de 50 grammes d'eau édulcorée, par cuillerée à soupe toutes les deux heures; et, dans l'heure intercalaire, il fait administrer une cuillerée à soupe d'une potion contenant 8 grammes d'acétate d'ammoniaque. En même temps, il permet quelques aliments azotés, le *beefteak*, le bouillon, la gelée de viande, les laits de poule; et évite les aliments carbonés, craignant que leur action ne soit trop vive sur le poumon enflammé. Dès le second jour du traitement la dose d'eau-de-vie peut être portée à 100 et même 150 grammes[2].

L'exemple de M. Béhier, a été suivi, et la *potion de Told*, comme ce médecin a eu l'heureuse idée de la baptiser afin d'éviter les préjugés ou les commentaires malveillants, a été fructueusement employée même chez les enfants de deux ans à deux ans et demi, qui peuvent supporter, sans éprouver d'ivresse, jusqu'à 80 grammes d'eau-de-vie. Cette médication agit-elle en relevant le système nerveux ou en diminuant la caloricité? Les expériences physiologiques sont encore trop contradictoires pour qu'on puisse sûrement théoriser.

Je dois encore vous signaler un traitement tout récemment préconisé par M. Strohl (de Strasbourg) : c'est l'emploi de *l'acétate neutre de plomb* à la dose quotidienne de 30 à 60 centigrammes et davantage, surtout en potion. Son action, dit-il, est incontestablement supérieure dans la pneumonie des vieillards; mais il peut être administré à tous les âges. Sous son influence, le pouls diminue rapidement de fréquence; la fièvre et la chaleur tombent 25 fois sur 27 dans les six jours de traitement. On uspend la médication dès que la résolution est manifeste[3].

PNEUMONIE ÉRYSIPÉLATO-PHLEGMONEUSE.

Messieurs, je mets sous vos yeux les poumons d'un individu qui a succombé à une pneumonie de forme spéciale que j'ai appelée *pneumonie érysipélato-phlegmoneuse*. Voici la raison pour laquelle j'ai cru devoir la désigner ainsi. Généralement, vous le savez, l'inflammation franche du parenchyme pulmonaire se comporte à la façon des phlegmons, en ce sens que, frappant l'organe dans une plus ou moins grande étendue, elle est tout de suite ce qu'elle doit être, ou, du moins, reste localisée dans les

1. R. B. Todd, *Clinical lectures on certain diseases*, Londres, 1867.
2. Béhier, *Conférences de clinique médicale, faites à la Pitié*, Paris, 1864.
3. E. Strohl, *Traitement de la pneumonie par l'acétate neutre de plomb*, Paris, 1872

points qu'elle a du premier coup envahis, absolument comme un phlegmon du tissu cellulaire reste confiné là où il s'est établi. Cette forme de pneumonie franche accomplit son évolution tout entière, passant du premier au second degré, quelquefois au troisième ; alors, ou bien la résolution pourra s'opérer et le malade guérir, après avoir expectoré des crachats auxquels le pus donne un aspect caractéristique ; ou bien encore ce pus se réunira en collection, et constituera un véritable abcès qui pourra se vider brusquement par les canaux bronchiques.

Mais l'autre forme de pneumonie, à laquelle a succombé l'individu dont nous faisons en ce moment l'autopsie, n'a plus ces allures franches. La phlegmasie parenchymateuse, au lieu de se limiter là où elle s'est primitivement développée, a une singulière tendance à envahir les autres parties, elle a une forme ambulatoire analogue à celle que présente le phlegmon du tissu cellulaire que l'on nomme l'érysipèle phlegmoneux.

En deux mots, voici ce qui s'est passé chez notre malade. — Il est entré dans les salles de la Clinique, il y a dix jours, se plaignant d'un point de côté violent, tout à fait à la base de la poitrine, du côté droit. Dans son crachoir nous voyions des crachats péripneumoniques très légèrement visqueux. L'oppression était considérable, la fièvre ardente. Bien que ces éléments de diagnostic ne laissassent aucun doute possible sur l'existence d'une pneumonie, nous n'en trouvions aucun signe physique à l'auscultation. Nulle part, quelque attention que nous y ayions mise, nous n'entendions de râles ou de souffle. Nous pensions donc à une pneumonie centrale et nous prévoyions bien que prochainement l'hépatisation, étant plus avancée, arriverait jusqu'à la surface, et qu'à ce moment se produiraient les phénomènes stéthoscopiques que nous cherchions alors en vain. À notre seconde visite, en effet, au niveau de la dixième côte en avant, nous entendions quelques râles crépitants fins. Rien ne manquait dès lors pour caractériser la lésion.

Cependant, les jours suivants, les notions fournies par les signes physiques nous indiquaient que la phlegmasie pulmonaire s'étendait ; elle gagna d'abord vers le milieu du creux axillaire, puis sembla s'arrêter, et dans l'ensemble des symptômes présentés par le malade, nous constatâmes une amélioration réelle. La fièvre était tombée, l'appétit commençait même à se prononcer, lorsque bientôt la partie postérieure du lobe inférieur se prit, bientôt encore le lobe supérieur s'engagea à son tour ; les accidents généraux reprirent aussi une acuité considérable ; des phénomènes ataxiques, le délire survinrent, et l'individu succomba.

Voici donc, messieurs, une pneumonie très peu grave en apparence, très-circonscrite à son début, paraissant se limiter dans un très petit espace le premier jour, semblant même entrer en résolution, qui se développe tout à coup avec une nouvelle et une plus grande violence, pour envahir successivement, dans l'espace de neuf à dix jours, la totalité du poumon, absolument comme nous voyons l'érysipèle phlegmoneux primitivement limité à l'extrémité d'un membre, l'envahir progressivement tout entier et déterminer les plus grands désordres.

C'est là une forme des plus mauvaises de la pneumonie, une de ces formes qui rendent impuissants nos moyens d'action, parce que la constitution de l'individu, s'épuisant sous les coups répétés de la maladie, les médications les plus utiles deviennent rapidement inefficaces.

TRAITEMENT DES PNEUMONIES AVEC DÉLIRE PAR LES PRÉPARATIONS DE MUSC.

Le musc ne trouve pas ses indications dans toutes les pneumonies avec délire. — Distinctions essentielles à établir à ce sujet.

Messieurs,

Vous m'avez vu donner à une malade couchée au n° 24 de notre salle des femmes et qui est atteinte d'une rechute de pneumonie, vous m'avez vu donner, dis-je, du *musc* pour la seconde fois ; je vous dois compte des raisons qui m'ont fait agir ainsi et des conditions dans lesquelles l'administration de ce médicament me paraît utile.

Et d'abord, messieurs, le musc, dans le traitement de la pneumonie, est un remède auquel nous avons rarement recours. Il se passera sans doute plusieurs mois avant de se rencontrer des cas pour lesquels il sera indiqué ; mais comme, quelque rares qu'elles soient, ces circonstances pourront se présenter et vous embarrasser singulièrement, il est nécessaire de vous les bien faire connaître. C'est dans certaines pneumonies avec délire, dans celles que les anciens appelaient ataxiques, malignes, que cette médication joue un rôle important, et c'est aussi à Récamier que revient la gloire de l'avoir, dans ce siècle, mise en honneur.

Que faut-il entendre par pneumonie ataxique, ou, pour parler plus exactement, qu'est-ce que l'ataxie dans la pneumonie ?

Des désordres nerveux, le délire en particulier, survenant dans le cours des maladies, ne suffisent pas pour caractériser l'ataxie. Afin de bien nous entendre sur ce point, il est indispensable de distinguer, dans la pneumonie dont nous nous occupons exclusivement ici, plusieurs sortes de délire.

Premièrement, celui qui dépend de l'intensité de la fièvre péripneumonique et qui prouve seulement que le cerveau partage l'excitation fébrile de tous les appareils. Il est peu commun, si ce n'est pendant la nuit, lorsque les malades s'assoupissent ; on l'observe ou on peut l'observer dans toutes les maladies aiguës avec fièvre, car il 'a rien de spécial.

A coup sûr, un tel délire ne sera pas modifié par le musc, parce que cet agent est sans puissance contre la fièvre inflammatoire péripneumonique elle-même, et que le délire cédera aux moyens qui enrayeront celle-ci. Il faut encore tenir compte d'un délire qui ne réclame pas davantage l'intervention du musc, et qui survient chez les personnes plus particulièrement excitables. Nous savons tous en effet qu'il est des gens qui délirent sous l'influence de la moindre excitation fébrile, à plus forte raison lorsque l'inflammation du poumon soulève une excitation fiévreuse très intense.

Deuxièmement, le délire lié à la suppuration du parenchyme pulmonaire, et qui est probablement du même genre que tous les délires produits par les infections purulentes; c'est de celui-là qu'on peut dire avec Hippocrate : *A peripneumonia phrenitis malum.* Il est presque constamment funeste, indépendamment de l'étendue de la pneumonie : le musc ne saurait l'atteindre.

Troisièmement, un délire causé par une ou plusieurs complications phlegmasiques siégeant ailleurs que dans la poitrine, et méconnues du praticien; ce cas rentre dans la première variété.

Quatrièmement, un délire dépendant plutôt de la malignité de la cause de la pneumonie que de celle-ci. Il se rencontre dans les pneumonies produites par les empoisonnements, soit que le poison appartienne à la matière médicale, soit qu'il consiste dans des miasmes morbifiques venus de l'atmosphère, soit encore qu'il ait été engendré au sein de l'économie. Ici, la pneumonie et le délire sont des effets de la même cause. Cela se voit dans les pneumonies qui compliquent les fièvres putrides, la morve aiguë etc., etc., les empoisonnements par les substances âcres, etc. Le musc ne trouve pas là encore son indication.

Enfin, c'est une espèce de *subdelirium* avec défaut d'harmonie entre les différents symptômes, et prédominance des accidents nerveux qui sont sans rapport évident avec l'inflammation du poumon. Cet état toxique s'accroît sous l'influence des antiphlogistiques ou des antimoniaux. A n'en juger que par le diagnostic qu'on obtient avec le stéthoscope et le plessimètre, la pneumonie est peu grave, et cependant la résistance vitale, défaillante, désordonnée, s'affaisse tout à coup, et le malade meurt. Voilà l'*ataxie*, voilà la *malignité*.

Ce qui caractérise cette espèce de délire, c'est l'impossibilité de le rattacher à quelque état matériel connu, soit des fluides, soit des solides, et ce serait perdre son temps que d'en chercher la condition ou la cause dans un pareil état.

Cette ataxie se traduit, je le répète, par un défaut d'harmonie entre les désordres locaux et les désordres généraux, et aussi par le défaut d'harmonie entre les divers troubles fonctionnels qui marchent d'ordinaire parallèlement ou qui sont corrélatifs. Expliquons notre pensée.

Un individu prend une pneumonie très légère; supposons que cette maladie règne épidémiquement, de telle sorte qu'un certain nombre de sujets soient également atteints de cette affection comparable à celle du premier. Tandis que chez aucun d'eux ne surviendront des accidents nerveux, ou que du moins ces accidents nerveux sont en rapport avec l'étendue plus ou moins considérable de la lésion pulmonaire, chez l'individu en question, le délire se déclarera dès le début, d'une part sans que la phlegmasie ait pu arriver à un tel degré qu'on puisse supposer que l'excès d'inflammation soit la cause des accidents qui se manifestent, d'autre part sans que la phlegmasie soit arrivée à la période de suppuration, ce qui, je vous l'ai dit tout à l'heure, expliquerait le délire.

Il faut donc admettre chez cet individu une modalité particulière du système nerveux en vertu de laquelle les centres de l'innervation témoignent de désordres qui ne sont nullement légitimés par le peu de gravité de la lésion locale. — C'est là un premier point.

En second lieu, défaut d'harmonie entre les troubles fonctionnels parallèles ou corrélatifs.

Dans la pneumonie, dans la fièvre péripneumonique marchant régulièrement, en même temps que le pouls acquiert une fréquence considérable, les mouvements respiratoires s'accélèrent d'une façon relative. Si bien que les pulsations s'élevant à 120 par minute, par exemple, nous comptons de 36 à 40 inspirations dans le même temps; ici les désordres de la respiration répondent à ceux de la circulation. Voyons ce qui se passe dans la pneumonie ataxique.

Chez la femme qui fait l'objet de cette conférence, j'insiste sur ce point, et je vous prie de ne pas l'oublier, le pouls battait 84 fois par minute, et cependant les mouvements respiratoires montaient jusqu'à 88. La respiration avait donc une fréquence qui n'était nullement en rapport avec celle qu'elle présente d'ordinaire, eu égard aux battements artériels; au lieu d'être d'un tiers environ moins accélérée que ceux-ci, elle l'était au contraire davantage. Il y avait donc là par conséquent un défaut d'harmonie entre des troubles fonctionnels qui marchent d'habitude parallèlement.

Il se peut aussi, messieurs, que le défaut d'harmonie qui caractérise l'ataxie porte, non plus, sur le trouble des fonctions respiratoires ou circulatoires, comparées l'une à l'autre, mais bien sur les deux comparées aux fonctions nerveuses : ainsi, il se peut qu'avec le délire, la respiration soit sans fréquence extraordinaire, et la fièvre très modérée, à en juger par le nombre de pulsations, par la température de la peau.

Dans quelles circonstances et chez quels individus ce délire particulier se rencontre-t-il? C'est chez les femmes plus souvent que chez les hommes, et cela se comprend, car, chez les premières, les affections qui se traduisent par des ébranlements irréguliers du système nerveux sont plus communes que chez les seconds.

C'est aussi chez les hommes qui se sont adonnés aux liqueurs alcooliques ou qui font habituellement des excès de boisson. Chez ces malades, les accidents nerveux dont nous parlons se produisent non seulement à l'occasion d'une phlegmasie, comme la pneumonie, mais encore quand ces individus éprouvent quelques graves lésions traumatiques, comme une fracture compliquée des membres, comme quelque grand fracas articulaire, ou bien lorsqu'ils subissent une opération chirurgicale tant soit peu sérieuse, ainsi qu'on l'a établi en 1870 et 1871 dans une belle discussion à l'Académie de médecine [1]. N'avez-vous pas entendu dire cent fois qu'une espèce de *delirium tremens* survenait chez les blessés ou les opérés qui ont abusé des liqueurs alcooliques ? Or ce délire est tout à fait analogue aux accidents nerveux que je vous signale ; il peut se manifester chez les mêmes individus dans le cours d'une pneumonie, comme dans le cours de toute autre phlegmasie ou d'une pyrexie.

Ce *délire des ivrognes*, toutefois, diffère quant à sa nature de celui qui caractérise plus spécialement la malignité. C'est un délire purement nerveux ; le cerveau est dans un violent état d'excitation, les malades s'agitent, veulent se lever, ils déraisonnent avec une vivacité furieuse, absolument comme s'ils étaient dans la période d'expansion et de réaction de l'inébriation alcoolique ; mais la résistance vitale ne fléchit pas comme dans le cas d'ataxie.

Si vous employez le musc pour combattre le délire qui est le fait de l'excitation fébrile, ou qui survient dans la pneumonie suppurée, si vous l'employez dans les cas où les accidents nerveux dépendent de la malignité de la cause qui domine la phlegmasie pulmonaire elle-même, vous n'aurez pas compris l'indication, et vous échouerez inévitablement. La conséquence de votre erreur sera fatale. Ne reconnaissant point au musc la vertu dont il jouit lorsqu'il est donné à propos, vous vous refuserez de l'administrer alors que vous étiez en droit d'en attendre les meilleurs effets.

Ces merveilleux résultats, Michel Sarcone les avait constatés lorsqu'il réprima à l'aide de la médication que je préconise, le délire et une excitabilité funeste qui se développaient chez quelques-uns de ses malades dans une terrible épidémie à Naples.

« Quand il y avait menace de délire, dit-il [2], et qu'il paraissait dans l'ensemble des symptômes une sensibilité manifeste, à laquelle il se joignait de l'insomnie et un trouble extrême dans ces affections, les seuls remèdes qui convenaient alors étaient ceux qui pouvaient introduire dans la machine un principe de calme et de repos. Or, on ne peut pas

---

1. *De la gravité des lésions traumatiques et des opérations chirurgicales chez les alcooliques*, communication à l'Académie de médecine par Verneuil, Hardy, Gublers Gosselin.

2. Michel Sarcone, *Histoire des maladies observées à Naples*, Lyon 1805, t. II. p. 24.

assez louer dans ce cas l'avantage que procurait à nos malades l'emploi des deux calmants et des narcotiques prudemment administrés.

» Tel était surtout le musc odorant qui jouissait de la plus grande efficacité pour adoucir et réprimer ce principe de sensibilité convulsive qu'on voyait dominer chez quelques-uns à un degré très éminent. Ceux-ci tombaient d'abord dans un engourdissement agréable et inespéré, puis passaient par degrés au repos, à l'assoupissement et au sommeil; leur pouls acquérait une certaine ondulation régulière : la respiration devenait moins suspirieuse. S'il arrivait quelquefois qu'on n'eût pu éviter le délire, celui-ci ne fut certainement pas aussi véhément qu'il avait menacé de l'être par l'activité des symptômes réunis; il ne parvint jamais à ces dangereuses extrémités auxquelles il arrivait chez ceux chez lesquels cette drogue, par je ne sais quels préjugés mal entendus, ne fut jamais employée ou ne le fut que plus tard. »

Entendons-nous bien, messieurs, sur ce point; ce n'est pas d'une manière générale dans la pneumonie avec délire, pas plus que ce n'est dans la scarlatine, dans la variole avec délire, que je donne le musc; mais c'est dans cette forme particulière qui, se montrant dans ces maladies sans que leurs autres manifestations dénotent une grande gravité, témoigne des désordres nerveux. Le musc devient dans ce cas une sorte de régulateur du système nerveux, lequel répond alors d'une façon régulière aux attaques de la maladie.

Que s'est-il passé chez notre femme du n° 24 de la salle Saint-Bernard?

Dès le second jour de sa pneumonie, elle a eu du délire, l'affection locale restant d'ailleurs peu étendue et n'ayant pas dépassé le second degré; les mouvements respiratoires s'élevaient à 88, bien que le pouls ne battît que 84 fois par minute. L'ataxie était évidente; l'indication du musc était précise. Tout en l'administrant, je n'en ai pas moins continué de donner le kermès qui s'adressait à l'élément inflammatoire, tandis que le remède antispasmodique s'adressait à l'élément nerveux.

Vous avez vu les résultats de cette médication. Sans doute, en auscultant la poitrine, vous avez pu vous convaincre que je n'avais en rien enrayé les progrès de l'inflammation parenchymateuse du poumon. Je n'avais pas cette prétention; car si, par quelque médication que ce soit, par les antimoniaux comme par les saignées, dont les indications sont subordonnées, comme je vous l'ai dit précédemment, aux constitutions médicales régnantes, on mène à bien la résolution de la pneumonie, on ne peut espérer de la *juguler* en vingt-quatre, trente-six ou quarante-huit heures, ainsi que quelques médecins se l'imaginent. Je m'attendais donc à voir l'affection locale parcourir ses périodes, mais je m'attendais aussi à voir les accidents nerveux cesser. Et en effet, les mouvements respiratoires sont tombés de 88 à 44, bien que, la lésion pulmonaire

étant un peu plus étendue qu'auparavant, on dût s'attendre à les voir
s'accélérer, si cette accélération eût été subordonnée à l'état du poumon.
Quoiqu'ils ne soient point encore arrivés au chiffre qu'ils doivent avoir
quand les choses marchent régulièrement, tout fait espérer que demain
ils y arriveront.

Le délire très violent qui pouvait inspirer des inquiétudes s'est calmé ;
il n'y a plus eu cette nuit qu'un peu d'agitation, et, ce matin, la malade
répond très nettement aux questions qu'on lui adresse. Le musc a amené
cette sédation sans que j'aie eu besoin d'en donner plus de 50 centigrammes dans les vingt-quatre heures. J'en continue aujourd'hui l'usage.
Enfin, comme depuis trois jours cette femme est tout à fait privée de
sommeil, si cette insomnie, qui est encore un phénomène de l'ataxie,
persiste, ou bien j'associerai au musc de petites quantités d'opium, ou
bien je donnerai l'opium seul.

Cette association des deux médicaments a été également conseillée par
Sarcone, « quand il se joignait à l'excès de sensibilité des veilles fatigantes et opiniâtres. »

Mais ce n'est pas tout que de saisir l'indication du musc dans la pneumonie avec délire, son administration exige quelques règles indispensables à connaître. On peut en prescrire jusqu'à *un gramme* et plus par
jour, en distribuant cette dose en dix pilules dont une est donnée toutes
les heures, et en continuant ainsi jusqu'à ce qu'on obtienne une rémission des accidents, ce qui a lieu ordinairement au bout de huit ou de dix
heures au plus ; après quoi, d'après Récamier, il ne faut pas compter sur
ses effets qui sont prompts ou nuls.

Je termine par un mot relatif encore à notre malade. Sa pneumonie est
peu étendue, et les symptômes réactionnels, dégagés de la complication
des accidents nerveux, indiquent aussi qu'elle est sans gravité. La guérison me paraît donc assurée[1].

Je tenais beaucoup, messieurs, à vous dire ces choses, à vous bien
préciser les indications de la médication que vous m'avez vu employer,
parce que souvent j'ai entendu attaquer son efficacité par des hommes
très recommandables qui, ayant administré le musc dans des pneumonies
avec délire, n'avaient pas réussi. La cause de leur insuccès dépendait,
non de ce que le remède était mauvais, mais de ce qu'il était donné mal
à propos dans des cas où l'on avait affaire à ces espèces de délire bien
différents de celui dont il est ici question. C'est avec ces erreurs de
diagnostic qu'on compromet les meilleurs agents thérapeutiques. Lorsque
vous confondez les uns avec les autres les phénomènes qui surviennent
dans le cours d'une même maladie, vous échouez inévitablement en les

1. En effet, après quelques jours de traitement, cette femme, complètement guérie,
a pu quitter l'hôpital.

attaquant par le même remède; puis, ce remède vous ayant fait défaut, parce qu'il ne trouvait pas sa véritable indication, vous méconnaissez son utilité, et vous vous privez d'un moyen d'action puissant dans des circonstances où il vous serait réellement utile.

PNEUMONIE DU SOMMET.

Elle n'est pas nécessairement accompagnée de délire, et celui-ci peut survenir également dans les phénomènes qui occupent le centre ou la base d'un lobe. — Elle n'est pas nécessairement plus grave que d'autres et elle peut guérir aussi rapidement. — Il y a des restrictions à faire pour les cas où elle survient chez des individus tuberculeux.

MESSIEURS,

Aux n⁰ˢ 4 et 18 de notre salle Sainte-Agnès, vous avez vu deux hommes atteints de pneumonie aiguë franche. Ces deux hommes, dans la force de l'âge, n'ayant pas dépassé la trentaine, d'une vigoureuse constitution, avaient pris la maladie qui les amenait à l'hôpital dans les conditions où elle se prend le plus habituellement, c'est-à-dire à la suite d'un refroidissement. Chez tous deux, elle offrait cette particularité que l'affection inflammatoire occupait le sommet du poumon. Tous deux ont prafaitement et très rapidemment guéri : aucune complication n'est venue se jeter à la traverse. Rappelons rapidemment les faits.

Le premier sujet était tombé malade il y a sept jours; un gros frisson, un point de côté annoncèrent le début des accidents; presque aussitôt survint de la toux accompagnée d'expectoration. La fièvre, qui s'était déclarée tout de suite, ne l'a pas quitté depuis lors. A son entrée à l'hôpital, le troisième jour de sa maladie, nous trouvions dans son crachoir des crachats caractéristiques, d'un jaune safrané, aérés, visqueux, adhérents au vase, ne laissant aucun doute sur le diagnostic que nous avions à porter. La dureté du son rendu par la percussion du thorax au niveau de la fosse sus-épineuse de l'omoplate du côté gauche et sous la clavicule, les râles crépitants, l'expiration soufflante perçus en auscultant ces régions, confirmaient l'existence d'une affection que l'inspection des crachats et les symptômes accusés par la malade indiquaient déjà suffisamment. Nous avions donc bien affaire à une pneumomie, et à une pneumonie du sommet gauche.

Le lendemain, l'expiration soufflante avait fait place à du souffle tubaire, et des bouffées plus nombreuses de râles crépitants fins s'entendaient dans une étendue plus considérable que la veille. Le sixième jour les phénomènes stéthoscopiques étaient encore plus prononcés.

Contrairement à ce que nous avions fréquemment observé cette année, cet homme se plaignait d'une constipation opiniâtre qui n'avait pas cédé, nonobstant l'emploi du kermès dont il a pris cependant chaque jour des quantités assez notables. Je dus, pour faire cesser cet accident, donner deux pilules de calomel de 5 centigrammes chacune, et de plus, 2 grammes de jalap en poudre. Cette purgation amena les effets que nous attendions.

Ce matin, huitième jour du début de la maladie, nous trouvons notre homme sans fièvre, la peau bonne, le pouls ample et nullement accéléré, tout en conservant une amplitude en rapport avec la constitution et les forces du sujet. Les phénomènes stéthoscopiques se sont modifiés, et l'on entend maintenant le murmure vésiculaire, accompagné, il est vrai, de râles muqueux sous-crépitants fins, là où nous entendions, il y à quarante-huit heures, le souffle tubaire et des râles crépitants.

La pneumonie est donc franchement entrée en résolution. Cependant hier nous avons été frappé d'un fait qui, bien que l'état du malade parût satisfaisant, ne laissa pas que d'appeler notre attention. Je veux parler des caractères que présentèrent les crachats. La couleur safranée qu'ils avaient les premiers jours était devenue plus foncée, et hier ces crachats, tout en conservant leur viscosité, avaient pris cette couleur lie de vin, jus de pruneaux, généralement d'un si fâcheux présage. Toutefois, comme ces crachats étaient toujours visqueux, je m'alarmai moins de leur aspect. Ce n'est pas tant en effet la couleur jus de pruneaux que la diffluence particulière succédant à la viscosité qui, dans l'expectoration péripneumonique, constitue un signe de mauvais augure. Ce matin, vous avez pu le constater comme moi, les crachats ont repris une légère teinte safranée et sont d'ailleurs peu nombreux.

L'histoire de notre second malade est à peu de chose près identique avec celle du premier. Sa péripneumonie, contractée dans des circonstances analogues, a occupé le même siège, sa marche a été la même, et la guérison est arrivée avec la même rapidité.

Dans ces deux cas, ma médication a été la même ; c'est aux antimoniaux, c'est au kermès que j'ai eu recours.

Ces observations trouvent parfaitement leur place à la suite de ce que je viens de vous dire du musc dans la pneumonie. En effet, messieurs, le délire, qui est si merveilleusement combattu par cette médication, n'est jamais peut-être plus fréquent que dans les pneumonies du sommet. La raison, je l'ignore, mais le fait est assez généralement accepté. Il n'en faut pas conclure cependant que la pneumonie du sommet entraîne nécessairement ces accidents nerveux : les deux hommes de la salle Sainte-Agnès en sont la preuve. Ces deux malades vous montrent en outre que la pneumonie du sommet n'est pas fatalement plus grave que celle de la base.

Je ne conteste pas que chez les individus sous l'empire d'une diathèse tuberculeuse, cette pneumonie du sommet ne soit une affection plus sérieuse que chez tout autre, non point par elle-même, mais parce qu'elle peut hâter le développement de la phthisie, en sollicitant la mani-

festation de la diathèse, en accélérant l'évolution des productions tuberculeuses dont le siège de prédilection est le sommet du poumon. Cette
restriction faite, je maintiens ma proposition que la pneumonie du sommet n'est pas plus redoutable que celle de la base ou du centre. Ce qui
fait la gravité de l'inflammation, ce n'est pas son siège; c'est, d'une part,
son étendue, une pneumonie qui envahit simultanément tout un poumon
étant, toutes choses égales d'ailleurs, plus grave que celle qui n'affecte
qu'un lobe, la pneumonie double étant toujours très dangereuse; c'est,
d'autre part, sa nature, je dirais sa spécialité, qui varie suivant les constitutions épidémiques, suivant l'état antérieur du malade, suivant certaines
influences dont la connaissance intime nous échappe, et qui ne se révèlent
à nous que par leurs effets

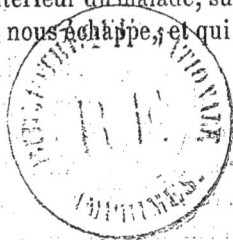

FIN DU TOME PREMIER.

TABLE DES MATIÈRES

CONTENUES DANS LE TOME PREMIER.

FIN DE LA TABLE DU TOME PREMIER

BOURLOTON. — Imprimeries réunies, B.

COMMENTAIRES THÉRAPEUTIQUES DU CODEX MEDICAMENTARIUS

OU HISTOIRE DE L'ACTION PHYSIOLOGIQUE ET DES EFFETS THÉRAPEUTIQUES
DES MÉDICAMENTS INSCRITS DANS LA PHARMACOPÉE FRANÇAISE

Par Adolphe GUBLER

Professeur de thérapeutique à la Faculté de médecine

Troisième édition, revue et augmentée, en concordance avec l'édition du Codex de 1884,

Par Ernest LABBÉ

Ancien interne des hôpitaux

Ouvrage complet, 1 vol. gr. in-8 de 1056 pages, cartonné. . . . . 16 fr

LA GYMNASTIQUE

NOTIONS PHYSIOLOGIQUES ET PÉDAGOGIQUES, APPLICATIONS HYGIÉNIQUES ET MÉDICALES

Par A. COLLINEAU

Docteur en médecine

1 vol. in-8 de 824 pages avec 156 fig. Prix . . . . 10 fr.

L'ouvrage de M. Collineau est un livre bon, utile, savamment composé, consciencieusement pensé, d'une lecture attachante, instructive, aussi pratique que théorique et dont le succès ira en s'affermissant de plus en plus.

Louis MARTINET, *L'Homme, Journal des sciences anthropologiques*, 10 août 1884.

Le livre actuel est une œuvre de maturité et d'expérience. Sa lecture n'aura pas seulement pour heureux effet de convaincre les plus récalcitrants, mais bien aussi de satisfaire les plus exigeants.

On doit remercier l'auteur d'avoir mis à la portée des médecins un livre aussi complet dont l'utilité n'est plus à démontrer. Pour notre part, et nous ne sommes pas les seuls, nous l'avons lu avec intérêt et nous aimerons souvent à le consulter avec profit.

C. ELOY, *Union médicale*, 20 avril 1884.

Ce livre est un exposé complet de tout ce qui a trait à la gymnastique.

Une première partie purement historique nous conduit, par les époques successives, à la seconde génération des gymnastes modernes, depuis Ling, Jahn, Clias et Amoros jusqu'à nos jours.

La deuxième partie, consacrée à la *physiologie*, examine avec méthode et des détails très circonstanciés l'influence de la gymnastique sur les fonctions de nutrition et de relation.

Dans la troisième partie l'auteur étudie les *attitudes et les exercices* d'assouplissement, la marche, la course, le saut, la danse, les équilibres, la phonation, la natation, l'équitation et les jeux divers, au triple point de vue hygiénique, médical et pédagogique.

La quatrième partie est consacrée à la *gymnastique d'application*, aux agrès et appareils avec appréciations sur la gymnastique suédoise, celle de chambre et la gymnastique militaire.

Une dernière partie traite des *effets thérapeutiques de la gymnastique* et permet d'apprécier les développements donnés par l'auteur à une question aussi importante.

Son ouvrage témoigne d'un long travail et d'un sage esprit critique.

Gazette médicale de l'Algérie, 31 août 1884.

PRÉCIS DES MALADIES DE L'OREILLE

Comprenant :

L'ANATOMIE, LA PHYSIOLOGIE, LA PATHOLOGIE, LA THÉRAPEUTIQUE, LA PROTHÈSE,
L'HYGIÈNE, LA MÉDECINE LÉGALE, LA SURDITÉ ET LA SURDI-MUTITÉ
ET LES MALADIES DU PHARYNX ET DES FOSSES NASALES

Par le Dr M.-E. GELLÉ

Professeur particulier d'otologie.

1 vol. in-18 jésus de 708 pages avec 157 figures. 9 fr.

Ce *Précis des maladies de l'oreille* contient tout ce qu'il importe au praticien de savoir en otologie.

Il traite de l'oreille externe, de la membrane du tympan, de la cavité tympanique ou caisse, des cellules mastoïdiennes, de la trompe d'Eustache, de l'oreille interne ou labyrinthe, puis du nerf auditif et des centres acoustiques.

L'anatomie, la physiologie, la pathologie et la thérapeutique médico-chirurgicale sont exposées avec grands détails.

Ce livre est essentiellement un livre français. Dr R., *Mouvement médical*.

TRAITÉ DE THERMOMÉTRIE MÉDICALE

comprenant :

LES ABAISSEMENTS DE TEMPÉRATURE, ALGIDITÉ CENTRALE ET LA THERMOMÉTRIE LOCALE

Par le Dr P. REDARD

Chef de clinique chirurgicale de la Faculté de médecine.

1 vol. in-8° de 700 pages, avec 50 figures. . . . . 12 fr.

BOURLOTON. — Imprimeries réunies, B.